高级卫生专业技术资格考试指导用书

精 装
珍藏本

口腔内科学

高级教程

主编／凌均棨

高级卫生专业技术资格考试指导用书编辑委员会

中华医学会组织编著

中华医学电子音像出版社
CHINESE MEDICAL MULTIMEDIA PRESS

北 京

图书在版编目（CIP）数据

口腔内科学高级教程/凌均棨主编. — 北京：中华医学电子音像出版社，2016.12

ISBN 978-7-83005-112-9

Ⅰ. ①口… Ⅱ. ①凌… Ⅲ. ①口腔内科学-资格考试-教材 Ⅳ. ①R781

中国版本图书馆 CIP 数据核字（2016）第 322015 号

请扫描左侧的二维码下载"职称考试习题在线"App 并安装，点击"快速注册"，填入信息，注册成功后登录，刮开书籍封底的防伪标，输入上面 16 位序列号，在"我的书籍"中即可出现所购买图书名称，点击进入习题界面，即可开始练习及模拟考试。

习题在线 App ISBN 978-7-89419-140-3

App 客服邮箱：xitizaixianapp@163.com

口腔内科学高级教程

KOUQIANG NEIKEXUE GAOJI JIAOCHENG

主　　编：凌均棨
策划编辑：李春风　何海青　吴　超
文字编辑：杨善芝　李香玉
责任印刷：李振坤
出版发行：中华医学电子音像出版社
通信地址：北京市东城区东四西大街 42 号中华医学会 121 室
邮　　编：100710
E-mail：cma-cmc@cma.org.cn
购书热线：010-85158550
经　　销：新华书店
印　　刷：北京虎彩文化传播有限公司
开　　本：889 mm×1194 mm　1/16
印　　张：38.75
字　　数：1107 千字
版　　次：2016 年 12 月第 1 版　2018 年 6 月第 3 次印刷
定　　价：240.00 元（含习题 App）

内 容 提 要

　　本书由《中国卫生人才》杂志社和中华医学会共同组织国内权威专家编写，按照国家对高级卫生专业技术资格人员的专业素质要求，集中、准确地介绍了口腔内科学的基础理论和临床技能，重点阐述了常见病的防治新法、疑难病例分析、国内外发展现状和发展趋势等前沿信息，不仅能指导拟晋升高级职称的应试者考前复习，还可以帮助主治医师及其他相关中级职称医务人员开展继续教育，提高临床会诊、病例综合分析和运用先进医疗技术的能力。

　　书配"职称考试习题在线"App，内含与指导用书内容配套的"章节练习""专项练习""模拟考试"和"我的错题"，通过练习，巩固知识、提高机考实战能力。

　　本书以"纸质书+App"形式出版，兼顾科学性、系统性与适用性，是中、高年资医师必备案头工具书。

高级卫生专业技术资格考试指导用书
口腔内科学高级教程
编 委 会

主　　编　凌均棨
编　　委　（以姓氏笔画为序）
　　　　　王小竞　第四军医大学口腔医学院
　　　　　韦　曦　中山大学光华口腔医学院
　　　　　付　云　中山大学光华口腔医学院
　　　　　冯希平　上海交通大学口腔医学院
　　　　　台保军　武汉大学口腔医学院
　　　　　闫福华　南京大学口腔医学院
　　　　　孙　正　首都医科大学口腔医学院
　　　　　麦　穗　中山大学光华口腔医学院
　　　　　吴亚菲　四川大学华西口腔医学院
　　　　　吴补领　南方医科大学口腔医学院
　　　　　邹　静　四川大学华西口腔医学院
　　　　　宋光泰　武汉大学口腔医学院
　　　　　林正梅　中山大学光华口腔医学院
　　　　　林焕彩　中山大学光华口腔医学院
　　　　　周　刚　武汉大学口腔医学院
　　　　　周红梅　四川大学华西口腔医学院
　　　　　荣文笙　北京大学口腔医学院
　　　　　凌均棨　中山大学光华口腔医学院
　　　　　梁　敏　中山大学光华口腔医学院
　　　　　梁景平　上海交通大学口腔医学院
　　　　　葛立宏　北京大学口腔医学院
　　　　　程　斌　中山大学光华口腔医学院

序

　　《卫生部关于加强"十一五"期间卫生人才队伍建设的意见》提出，要加强高层次卫生人才队伍建设，进一步完善卫生人才评价体系，加快推进卫生人才工作体制机制创新，为卫生人才队伍发展提供良好的政策环境。中华医学会作为国内医学界有一定影响的学术团体，有责任也有义务为提高卫生技术人才队伍的整体素质，进一步完善高级卫生专业技术资格的评价手段，逐步推行考评结合的评价方法，做出应有的努力。

　　为推进科学、客观、公正的社会化卫生人才评价体系尽快实施，《中国卫生人才》杂志社、中华医学会共同组织、编辑、出版了这套《高级卫生专业技术资格考试指导用书》（以下简称《指导用书》）。

　　我国每年有 20 万以上需要晋升副高级和正高级职称的卫生专业人员，这些高级技术人员是我国医学发展的中坚力量，身肩承上启下的重任。考试政策的出台有助于促进不同地区同专业、同职称的医务人员职称与实践能力的均衡化。因此，本套书的内容不仅包括高年资医务人员应该掌握的知识，更力求与时俱进，能反映目前本学科发展的国际规范指南和前沿动态，巩固和提高主治医师以上职称医务人员临床诊治、临床会诊、综合分析疑难病例及开展医疗先进技术的能力，也将作为职称考试的参考依据之一。相信此书的出版不仅能帮助广大考生做好考前复习工作，还将凭借其不断更新的权威知识成为高年资医务人员的案头工具书。

　　本套《指导用书》所有参编人员均为国内各学科的学术带头人、知名专家。在编写过程中曾多次召开组稿会和定稿会，各位参编的专家、教授群策群力，在繁忙的临床和教学工作之余高效率、高质量地完成了本套书的编写工作，在此，我表示衷心的感谢和敬佩！

前　言

口腔内科学作为口腔医学专业的一个重要组成部分,在其发展之初就包含着牙医学与内科学知识的交集,故其所探讨与研究的范围也极其广泛,包括牙体硬组织疾病、牙髓病、根尖周病、牙周组织病和口腔黏膜病等。在临床工作中口腔内科医师更多的是面对多种口腔疾病而非单一疾病,这种复杂性和特殊性要求口腔内科的从业医务人员有扎实而丰富的医学基础知识、过硬的临床技能及统筹兼顾的思维能力。

随着我国医疗体制改革的不断深入,卫生高级技术资格评审现已逐步进入考评相结合的阶段,对晋升副主任医师、主任医师资格的医疗从业人员在全国范围内进行统一理论考试,以此种方式对口腔内科高级医师进行全面评估。为了配合口腔内科专业高级技术资格全国统一理论考试,使临床医师更好地掌握卫生高级技术资格所要求的知识与技能,更加安全、有效地从事医疗、预防和保健工作,中华医学会组织全国多家院校临床一线的知名专家集体编写了《高级卫生专业技术资格考试指导用书》。《口腔内科学高级教程》为本套教程之一,包括牙体牙髓病学、牙周病学、口腔黏膜病学、儿童口腔医学、口腔预防医学共5部分内容。编写过程中,我们根据国家对高级卫生专业技术资格人员专业素质的要求,严格按照考试大纲,参考国内外相关教材、文献和反映本学科发展的国际规范指南,系统介绍口腔内科学的理论基础、临床治疗实践及国内外研究进展和前沿动态,全面地反映本学科的基本现状。本书不仅涵盖晋升考试大纲要求掌握的知识点,而且力求提高医务人员临床诊疗,综合分析疑难病例及开展医疗先进技术的能力。为配合考生复习应试,配复习光盘1张,每个章节配有单选题、多选题、共用题干单选题和案例分析题等模拟习题,希望通过这些习题巩固和加深医师对本书内容的理解,以达到灵活运用,融会贯通的目标。

参与本书编写的编委均为口腔内科领域的知名专家及学科带头人。在编写过程中各位参编专家、教授群策群力,在繁忙的医疗、教学、科研工作之余,高质量、高效率地完成了本书的编写工作。在此对他们的辛勤工作以及严谨认真的工作态度表示衷心感谢和敬佩!希望本书能为广大考生提供帮助,书中遗误之处,恳请读者不吝赐教,以便及时修订。

凌均棨

2015 年 7 月于广州

出 版 说 明

为了进一步深化卫生专业职称改革，2000 年人事部、卫生部下发了《关于加强卫生专业技术职务评聘工作的通知》（人发 [2000]114 号）。通知要求，卫生专业的副高级技术资格通过考试与评审相结合的方式获得；正高级技术资格通过答辩，由评审委员会评议，通过后即获得高级资格。根据通知精神和考试工作需要，副高级技术资格考试在全国各个省、自治区、直辖市职称改革领导小组的领导下设立了多个考区。目前，很多地区正高级技术资格的评审工作也逐渐采用考评结合的方法。通过考试取得的资格代表了相应级别技术职务要求的水平与能力，作为单位聘任相应技术职称的必要依据。

高级技术资格考试制度的逐渐完善，使与其相配套的考前辅导及考试用书市场明显滞后的矛盾日渐突出。鉴于职称改革制度和考生的双重需求，《中国卫生人才》杂志社和中华医学会共同组织医学各学科权威专家编辑、出版了《高级卫生专业技术资格考试指导用书》（以下简称《指导用书》）。《指导用书》在介绍基本理论知识和常用治疗方法的基础上更注重常见病防治新法、疑难病例分析、国内外发展现状和发展趋势等前沿信息的汇集，与国家对高级卫生专业技术资格人员的专业素质要求相一致。《指导用书》的编者主要由从事临床工作多年，在本学科领域内具有较高知名度的副主任医师职称以上的专家及教授担任，以确保其内容的权威性、实用性和先进性。本套出版物以纸质载体配合 App 的形式出版，其中纸质载体以专业知识为主，练习题库、模拟试题等内容以 App 形式出版，方便考生模拟练习，增加实战能力。本套出版物根据《高级卫生专业技术资格考试大纲》对各专业知识"了解""熟悉"和"掌握"的不同层次要求安排简繁，重点突出，便于考生复习、记忆。

考试不是目的，而是为了加强临床医务人员对学科知识的系统了解和掌握，是提高医疗质量的一种手段。因此，本套出版物的受益者不仅仅是中、高级技术资格应考人员，其权威、专业、前沿的学科信息将会对我国医学科学的发展、医学科技人才的培养及医疗卫生工作的进步起到推动和促进作用。《指导用书》各学科分册于 2009 年陆续出版。2016 年 5 月起，本套出版物由中华医学会中华医学电子音像出版社编辑、出版、发行。

目　录

第一篇　牙体牙髓疾病

第1章　口腔检查 …………………… (1)
　　一、检查前准备 …………………… (1)
　　二、检查内容 ……………………… (1)
　　三、X线检查 ……………………… (4)
　　四、实验室检查 …………………… (5)
　　五、病历记录 ……………………… (5)
第2章　龋病 ………………………… (8)
　第一节　龋病病因 ………………… (9)
　　一、牙菌斑 ………………………… (9)
　　二、饮食 …………………………… (15)
　　三、宿主 …………………………… (16)
　　四、其他影响因素 ………………… (18)
　第二节　发病机制 ………………… (19)
　　一、内源性理论 …………………… (19)
　　二、外源性学说 …………………… (19)
　　三、蛋白溶解学说 ………………… (19)
　　四、蛋白溶解-螯合学说 ………… (20)
　　五、Miller化学细菌学说 ………… (20)
　　六、龋病病因四联因素理论 …… (20)
　　七、广义龋病生态学假说 ……… (21)
　第三节　病理特点 ………………… (21)
　　一、牙釉质龋 ……………………… (21)
　　二、牙本质龋 ……………………… (22)
　　三、牙骨质龋 ……………………… (22)
　　四、脱矿和再矿化 ………………… (22)
　第四节　临床表现和诊断 ………… (22)
　　一、临床表现 ……………………… (22)
　　二、诊断 …………………………… (23)
　第五节　龋病的非手术治疗 ……… (24)
　　一、药物治疗 ……………………… (25)
　　二、再矿化治疗 …………………… (25)

　　三、预防性树脂充填术 ………… (25)
　第六节　牙体修复 ………………… (26)
　　一、生物学基础 …………………… (26)
　　二、修复与材料选择的原则 …… (27)
　第七节　窝洞 ……………………… (28)
　　一、分类与结构 …………………… (28)
　　二、窝洞预备 ……………………… (29)
　第八节　银汞合金充填术 ………… (33)
　　一、窝洞预备要求 ………………… (33)
　　二、银汞合金的调制 ……………… (35)
　　三、银汞合金的充填 ……………… (35)
　　四、汞污染、汞中毒和汞接触过敏
　　　　…………………………………… (37)
　　五、预防 …………………………… (37)
　第九节　牙体缺损的黏结修复 …… (37)
　　一、牙体黏结技术原理 ………… (37)
　　二、牙色修复材料 ………………… (39)
　　三、复合树脂直接修复术 ……… (40)
　　四、前牙复合树脂直接修复 …… (42)
　　五、后牙复合树脂直接修复 …… (43)
　　六、牙体缺损直接修复的临床疗效
　　　　评价 ……………………………… (43)
　第十节　深龋与根面龋处理 …… (45)
　　一、深龋处理 ……………………… (45)
　　二、根面龋处理 …………………… (45)
　第十一节　龋病治疗并发症及处理
　　　　…………………………………… (46)
　　一、意外穿髓 ……………………… (46)
　　二、充填后疼痛 …………………… (46)
　　三、充填体折断、脱落 …………… (47)
　　四、牙折裂 ………………………… (47)

五、继发龋 …………… (47)

第3章　牙体硬组织非龋性疾病 …… (49)

第一节　牙发育异常和着色牙 …… (49)
一、牙发育异常和结构异常 …… (49)
二、遗传性牙本质障碍 …… (50)
三、先天性梅毒牙 …… (52)
四、着色牙 …… (54)
五、牙形态异常 …… (61)
六、牙数目异常 …… (64)
七、牙萌出异常 …… (64)

第二节　牙外伤 …… (65)
一、牙振荡 …… (65)
二、牙脱位 …… (65)
三、牙折 …… (66)

第三节　牙慢性损伤 …… (70)
一、磨损 …… (70)
二、磨牙症 …… (71)
三、楔状缺损 …… (71)
四、酸蚀症 …… (72)
五、牙隐裂 …… (72)
六、牙根纵裂 …… (73)

第四节　牙本质过敏症 …… (74)

第4章　牙髓病和根尖周病 …… (78)

第一节　牙髓及根尖周组织生理学
特点 …… (80)
一、牙髓形态及组织结构 …… (80)
二、牙髓的功能 …… (81)
三、牙髓增龄性变化 …… (84)
四、根尖周组织生理学特点 …… (85)

第二节　病因及发病机制 …… (86)
一、微生物因素 …… (86)
二、物理因素 …… (88)
三、化学因素 …… (89)

第三节　病史采集和临床检查方法
…… (89)
一、病史采集 …… (89)
二、临床检查方法 …… (91)

第四节　牙髓病的临床表现及诊断
…… (96)
一、分类 …… (96)

二、牙髓病的临床诊断程序 …… (97)
三、各型牙髓病的临床表现及诊断
要点 …… (97)
四、非牙源性牙痛的鉴别诊断思路
…… (101)

第五节　根尖周病的临床表现及
诊断 …… (103)
一、急性根尖周炎 …… (103)
二、急性浆液性根尖周炎 …… (103)
三、急性化脓性根尖周炎 …… (103)
四、慢性根尖周炎 …… (105)

第六节　牙髓病和根尖周病治疗
概述 …… (106)
一、治疗原则和治疗计划 …… (106)
二、病例选择 …… (107)
三、术前感染控制 …… (108)
四、疼痛的控制 …… (110)
五、应急处理 …… (112)

第七节　活髓保存与根尖诱导
成形术 …… (113)
一、盖髓术 …… (113)
二、牙髓切断术 …… (115)
三、根尖诱导成形术 …… (117)
四、根尖屏障术及牙髓血供
重建术 …… (118)

第八节　根管治疗术 …… (120)
一、根管治疗的原理 …… (120)
二、适应证 …… (121)
三、操作原则 …… (122)
四、疗效和预后 …… (125)

第九节　髓腔应用解剖与开髓 … (126)
一、髓腔应用解剖 …… (126)
二、髓腔通路预备 …… (128)

第十节　根管预备与消毒 …… (129)
一、根管预备 …… (129)
二、根管消毒及暂封 …… (135)

第十一节　根管充填 …… (136)
一、根管充填的时机 …… (136)
二、根管充填材料 …… (136)
三、根管充填方法 …… (138)

四、根管充填质量的评价 ……… （140）
　第十二节　显微根管治疗与根管
　　　　　　外科 ……… （140）
　　一、显微根管治疗 ……… （140）
　　二、根管外科 ……… （143）
　第十三节　根管治疗并发症及根管
　　　　　　再治疗 ……… （147）
　　一、根管治疗并发症的预防和
　　　处理 ……… （147）
　　二、根管治疗后疾病的病因 …… （150）
　　三、根管治疗后疾病的诊断及
　　　处理原则 ……… （151）

四、根管再治疗 ……… （151）
　第十四节　根管治疗后的牙体修复
　　　　　　 ……… （153）
　　一、牙体修复是根管治疗疗效的
　　　保障 ……… （153）
　　二、牙体修复前的评估及方法
　　　选择 ……… （153）
　　三、根管治疗后牙的椅旁修复
　　　 ……… （155）
　　四、根管治疗后牙的间接修复
　　　 ……… （156）

第二篇　牙周病学

第5章　牙周组织的应用解剖和生理
　　　 ……… （161）
　第一节　牙龈的应用解剖和生理
　　　　 ……… （161）
　　一、牙龈的表面解剖标志 ……… （161）
　　二、牙龈的组织结构 ……… （162）
　第二节　牙周膜的应用解剖和生理
　　　　 ……… （165）
　　一、牙周膜的组织结构 ……… （165）
　　二、牙周膜的功能 ……… （166）
　第三节　牙槽骨的应用解剖和生理
　　　　 ……… （166）
　　一、牙槽骨的结构 ……… （166）
　　二、牙槽骨的变化 ……… （166）
　　三、骨开窗、骨开裂 ……… （167）
　第四节　牙骨质的应用解剖和生理
　　　　 ……… （167）
　　一、牙骨质的组织结构 ……… （167）
　　二、釉牙骨质界 ……… （167）
　　三、牙骨质的功能 ……… （167）
　　四、牙骨质吸收和修复 ……… （168）
　第五节　牙周组织的血液供应及神经
　　　　　支配 ……… （168）
　　一、牙周组织的血供 ……… （168）
　　二、牙周组织的神经 ……… （168）

　第六节　牙周组织的增龄性变化
　　　　 ……… （168）
　第七节　前牙美学区的临床特点
　　　　 ……… （169）
　　一、牙龈曲线的形态特点 ……… （169）
　　二、牙周生物型 ……… （169）

第6章　牙周病学的分类和流行病学
　　　 ……… （171）
　第一节　牙周病学的定义 ……… （171）
　　一、牙龈病 ……… （171）
　　二、牙周炎 ……… （171）
　第二节　牙周病的分类 ……… （171）
　　一、1999年新分类法 ……… （171）
　　二、1999年新分类方法的主要变动
　　　 ……… （173）
　第三节　牙周病的流行情况 ……… （174）
　　一、牙周病流行病学常用的研究方法
　　　 ……… （174）
　　二、牙周病流行状况及经典研究
　　　 ……… （174）
　　三、牙龈炎的流行情况 ……… （175）
　　四、牙周炎的流行情况 ……… （175）
　　五、牙周病损具有部位特异性
　　　 ……… （175）
　　六、牙周病和龋病的关系 ……… （175）

七、影响牙周病流行的因素 …… （175）

第7章　牙周病的病因与促进因素
…………………………………… （178）

第一节　牙周病微生物学 …… （178）

一、牙周病微生物学概述 …… （178）

二、牙周病的始动因子——牙菌斑

生物膜 …………………… （179）

第二节　牙周病的局部促进因素

…………………………………… （186）

一、牙石 ………………… （186）

二、解剖性危险因素 …… （188）

三、食物嵌塞 …………… （189）

四、𬌗创伤 ……………… （191）

五、不良习惯 …………… （193）

六、牙面色素沉着 ……… （193）

七、其他因素 …………… （194）

第三节　牙周病宿主的免疫炎症反应

和促进因素 …… （196）

一、牙周组织的防御机制 …… （196）

二、牙周病宿主的免疫炎症反应

…………………………………… （197）

三、牙周病的全身促进因素 …… （198）

第8章　牙周组织疾病 ……… （202）

第一节　牙周病的主要症状和临床病理

…………………………………… （202）

一、牙龈的炎症和出血 …… （202）

二、牙周袋的形成 ……… （203）

三、牙槽骨吸收 ………… （205）

四、牙松动和移位 ……… （206）

第二节　牙龈病 ………… （206）

一、慢性龈炎 …………… （207）

二、受全身因素影响的牙龈病

…………………………………… （208）

三、牙龈瘤 ……………… （212）

四、急性坏死性溃疡性龈炎 …… （213）

第三节　慢性牙周炎 …… （215）

一、清除局部致病因素 …… （217）

二、牙周手术 …………… （218）

三、建立平衡的𬌗关系 …… （218）

四、全身治疗 …………… （218）

五、拔除患牙 …………… （218）

六、维护期的牙周支持疗法 …… （218）

第四节　侵袭性牙周炎 …… （218）

一、局限型侵袭性牙周炎 …… （219）

二、广泛型侵袭性牙周炎 …… （221）

第五节　反映全身疾病的牙周炎

…………………………………… （223）

一、掌跖角化-牙周破坏综合征

…………………………………… （223）

二、Down 综合征 ……… （224）

三、家族性和周期性白细胞缺乏症

…………………………………… （224）

四、粒细胞缺乏症 ……… （225）

五、白细胞功能异常 …… （225）

六、糖尿病 ……………… （226）

七、艾滋病 ……………… （226）

第六节　牙周-牙髓联合病变 …… （227）

第七节　牙周脓肿 ……… （229）

第八节　牙周炎其他伴发病变 …… （231）

一、根分叉病变 ………… （231）

二、牙龈退缩 …………… （233）

三、牙根敏感及根面龋 …… （234）

第9章　牙周病的检查和诊断 …… （236）

第一节　病史收集 ……… （236）

一、系统病史 …………… （236）

二、口腔病史 …………… （236）

三、牙周病史 …………… （236）

四、家族史 ……………… （236）

第二节　牙周组织检查 …… （236）

一、口腔卫生状况 ……… （237）

二、牙龈状况 …………… （237）

三、牙周探诊 …………… （238）

四、牙的松动度 ………… （238）

第三节　𬌗与咬合功能的检查 …… （239）

一、𬌗的检查 …………… （239）

二、早接触的检查 ……… （239）

三、𬌗干扰的检查 ……… （239）

四、𬌗检查的方法步骤 …… （239）

五、食物嵌塞的检查 …… （240）

第四节　X线片检查 …… （240）

一、正常牙周组织的 X 线像 ……（240）

二、牙周炎时的 X 线像 ………（240）

第五节 牙周病历的特点及书写要求

……………………………（241）

第六节 牙周炎的辅助诊断方法

……………………………（241）

一、微生物学检查 …………（241）

二、压力敏感探针检查 ………（242）

三、X 线片数字减影技术检查牙槽

骨吸收 ………………（242）

四、牙动度仪检测牙的松动度

……………………………（242）

五、骀力计检查咬合力 ………（242）

六、龈沟液的检查 …………（242）

七、危险因素的评估 ………（242）

第 10 章 牙周病的治疗 …………（244）

第一节 牙周病的危险因素评估和预后

……………………………（244）

一、临床危险因素评估 ………（244）

二、牙周病的预后 …………（245）

第二节 牙周病的治疗计划 ……（246）

一、总体治疗目标 …………（246）

二、治疗程序 ………………（247）

第三节 牙周病基础治疗 ………（248）

一、菌斑控制 ………………（248）

二、龈上洁治术 ……………（252）

三、龈下刮治术及根面平整术

……………………………（256）

四、牙周病的药物治疗 ………（258）

第四节 牙周病的手术治疗 ……（264）

一、概述 ……………………（264）

二、牙龈切除术及牙龈成形术

……………………………（266）

三、翻瓣术 …………………（267）

四、磨牙远中楔形瓣切除术 ……（272）

五、牙周骨手术 ……………（272）

六、牙周再生性手术 ………（272）

七、根分叉病变的手术治疗 ……（276）

八、牙冠延长术 ……………（277）

九、膜龈手术 ………………（278）

第五节 牙周健康与修复治疗和正畸

治疗的关系 ………………（281）

一、牙周健康与修复治疗的关系

……………………………（281）

二、牙周健康与正畸治疗的关系

……………………………（282）

第六节 牙周病的预防和疗效维护

……………………………（284）

一、预防牙周病的基本原则 ……（284）

二、疗效维护期的牙周支持治疗

……………………………（285）

第 11 章 牙周医学 ……………（290）

第一节 牙周感染对某些全身疾病的

影响 ………………………（290）

一、牙周炎与全身疾病和健康的

关系 ………………（290）

二、牙周炎影响全身疾病的可能

机制 ………………（291）

第二节 伴全身疾病患者的牙周治疗

……………………………（292）

一、糖尿病 …………………（292）

二、心脑血管疾病 …………（293）

三、凝血机制异常者 ………（294）

四、传染性疾病 ……………（295）

五、需放射治疗的头颈部肿瘤患者

……………………………（295）

六、女性患者（妊娠、哺乳）……（295）

七、老年患者的治疗特点 ……（296）

八、器官移植患者 …………（296）

第 12 章 种植体周围组织的病变

……………………………（297）

第一节 种植体周围组织 ………（297）

一、种植体-种植体周围软组织界面

……………………………（297）

二、种植体-骨界面 …………（297）

三、种植体周围组织与牙周组织的

比较 ………………（298）

第二节 牙周病患者的种植治疗

……………………………（298）

一、预后和风险 ……………（298）

二、检查及危险因素评估 ……… （298）
三、种植时机 ……………… （299）
四、牙周炎患者种植治疗中的特点
…………………………………… （299）
五、评估和维护 …………… （300）
第三节 种植体周围组织病变 … （300）

第三篇　口腔黏膜疾病

第13章　口腔黏膜病概论 ………… （307）
第14章　口腔黏膜感染性疾病 …… （309）
　第一节　口腔单纯疱疹 ………… （309）
　第二节　带状疱疹 ……………… （311）
　第三节　手足口病 ……………… （312）
　第四节　球菌性口炎 …………… （313）
　第五节　口腔念珠菌病 ………… （314）
第15章　口腔黏膜超敏反应性疾病
…………………………………… （318）
　第一节　药物过敏性口炎 ……… （318）
　第二节　过敏性接触性口炎 …… （320）
　第三节　血管神经性水肿 ……… （322）
　第四节　多形性红斑 …………… （323）
第16章　口腔黏膜溃疡性疾病 …… （325）
　第一节　复发性阿弗他溃疡 …… （325）
　第二节　创伤性溃疡 …………… （327）
第17章　口腔黏膜大疱类疾病 …… （328）
　第一节　天疱疮 ………………… （328）
　第二节　良性黏膜类天疱疮 …… （330）
　第三节　大疱性类天疱疮 ……… （332）
第18章　口腔斑纹类疾病 ………… （335）
　第一节　口腔扁平苔藓 ………… （335）
　第二节　口腔白色角化症 ……… （337）
　第三节　口腔白斑病 …………… （338）
　第四节　口腔红斑病 …………… （340）
　第五节　盘状红斑狼疮 ………… （340）
　第六节　口腔黏膜下纤维性变 … （343）
第19章　韦格纳肉芽肿病 ………… （345）
第20章　唇舌疾病 ………………… （347）
　第一节　唇炎 …………………… （347）
　一、光化性唇炎 ………………… （347）
　二、良性淋巴组织增生性唇炎
…………………………………… （348）
　三、腺性唇炎 …………………… （348）

四、浆细胞性唇炎 ……………… （349）
五、肉芽肿性唇炎 ……………… （349）
六、梅-罗综合征 ……………… （350）
七、慢性非特异性唇炎 ………… （351）
　第二节　口角炎 ………………… （352）
一、营养不良性口角炎 ………… （352）
二、感染性口角炎 ……………… （352）
三、接触性口角炎 ……………… （352）
四、创伤性口角炎 ……………… （352）
　第三节　舌疾病 ………………… （353）
一、地图舌 ……………………… （353）
二、沟纹舌 ……………………… （353）
三、舌乳头炎 …………………… （354）
四、毛舌 ………………………… （354）
五、正中菱形舌 ………………… （355）
六、舌扁桃体肥大 ……………… （355）
七、萎缩性舌炎 ………………… （355）
八、舌淀粉样变 ………………… （356）
九、灼口综合征 ………………… （356）
第21章　性传播疾病的口腔表征
…………………………………… （359）
　第一节　梅毒 …………………… （359）
　第二节　淋病 …………………… （361）
　第三节　尖锐湿疣 ……………… （362）
第22章　艾滋病的口腔表征 ……… （364）
第23章　系统疾病的口腔表征 …… （368）
　第一节　造血系统疾病 ………… （368）
一、贫血 ………………………… （368）
二、血细胞异常 ………………… （369）
三、出血性疾病 ………………… （370）
　第二节　维生素缺乏症 ………… （370）
一、维生素 B_2 缺乏症 ………… （370）
二、烟酸缺乏症 ………………… （371）
三、维生素 C 缺乏症 …………… （371）

第三节　内分泌及代谢疾病 …… (372)
　　一、垂体病 ……………………… (372)
　　二、甲状腺及甲状旁腺病 ……… (372)
　　三、肾上腺皮质病 ……………… (373)
　　四、糖尿病 ……………………… (373)
第四节　传染性疾病 ……………… (374)
　　一、猩红热 ……………………… (374)
　　二、白喉 ………………………… (374)
　　三、麻疹 ………………………… (374)
第五节　重金属及非金属中毒 … (375)
　　一、铅中毒 ……………………… (375)
　　二、汞中毒 ……………………… (375)
　　三、铋中毒 ……………………… (375)

四、磷中毒 …………………………… (376)
第六节　皮肤黏膜淋巴结综合征
　　　　………………………………… (376)

第24章　口腔黏膜色素异常 ……… (378)
第一节　内源性色素沉着 ………… (378)
　　一、黑素沉着异常 ……………… (378)
　　二、血色素沉着症 ……………… (380)
　　三、胆红素沉着症 ……………… (380)
第二节　外源性色素沉着 ………… (380)
　　一、金属性色素沉着症 ………… (380)
　　二、药物性色素沉着症 ………… (380)
　　三、烟草性色素沉着 …………… (381)
第三节　色素脱失 ………………… (381)

第四篇　儿童口腔医学

第25章　概论 ……………………… (382)
　　一、儿童口腔医学简介 ………… (382)
　　二、儿童口腔医学的概念和特点
　　　　………………………………… (383)
　　三、儿童口腔医学的学科范畴
　　　　………………………………… (383)

第26章　儿童口腔疾病病史的采集、口
　　　　腔检查及治疗计划的制订
　　　　………………………………… (385)
第一节　病史的采集 ……………… (385)
第二节　儿童口腔检查 …………… (385)
　　一、儿童口腔基本检查方法 …… (386)
　　二、儿童口腔辅助检查方法 …… (387)
第三节　儿童口腔科临床资料 … (389)
　　一、门诊病历 …………………… (389)
　　二、记存模型 …………………… (389)
　　三、影像资料 …………………… (389)
第四节　儿童口腔疾病治疗计划的制订
　　　　………………………………… (389)
　　一、儿童口腔治疗计划的内容
　　　　………………………………… (389)
　　二、儿童口腔治疗前的安排与告知
　　　　………………………………… (390)
第五节　不同年龄阶段儿童的口腔

检查与治疗计划侧重点
　　　　………………………………… (390)
　　一、3 岁以下 …………………… (390)
　　二、3—6 岁 ……………………… (390)
　　三、6—12 岁 …………………… (391)
　　四、12 岁以上 …………………… (391)

第27章　乳牙及年轻恒牙的解剖形态
　　　　与组织结构特点 ………… (392)
第一节　乳牙的解剖形态 ……… (392)
　　一、乳牙的牙体形态 …………… (392)
　　二、乳牙的髓腔形态 …………… (394)
第二节　乳牙的组织结构特点 … (394)
　　一、牙釉质 ……………………… (394)
　　二、牙本质 ……………………… (395)
　　三、牙髓 ………………………… (396)
第三节　乳牙牙根的生理性吸收
　　　　………………………………… (396)
　　一、乳牙的牙根稳定期 ………… (396)
　　二、乳牙牙根生理性吸收的特点
　　　　………………………………… (396)
　　三、影响乳牙牙根吸收的因素
　　　　………………………………… (396)
第四节　年轻恒牙的特点 ……… (397)
　　一、年轻恒牙的解剖形态特点及临床

意义 …………………………（397）

二、年轻恒牙的组织结构特点及临床

意义 …………………………（397）

第28章 儿童颅面部与牙列的生长发育

………………………………（399）

第一节 生长发育分期及各期特点

………………………………（399）

生长发育分期及各期特点

………………………………（399）

第二节 颅面骨骼的生长发育 …（401）

一、颅骨的生长 ………………（401）

二、面骨的生长 ………………（401）

第三节 牙和𬌗的发育 …………（402）

一、牙的发育过程 ……………（402）

二、萌出的时间和顺序 ………（403）

三、牙列与咬合的发育 ………（403）

第29章 牙发育异常 …………（407）

第一节 牙数目异常 ……………（407）

一、牙数目不足 ………………（407）

二、牙数目过多 ………………（408）

第二节 牙形态异常 ……………（409）

一、畸形牙尖与畸形窝 ………（409）

二、过大牙、过小牙及锥形牙 …（411）

三、双牙畸形 …………………（411）

四、弯曲牙 ……………………（412）

五、牙髓腔异常 ………………（412）

六、釉珠 ………………………（413）

第三节 牙结构异常 ……………（413）

一、釉质发育不全 ……………（413）

二、牙本质发育不全 …………（414）

三、氟牙症 ……………………（415）

四、四环素着色牙 ……………（415）

五、先天性梅毒牙 ……………（415）

六、牙根发育不良 ……………（416）

七、萌出前牙冠内病损 ………（416）

第四节 牙萌出与脱落异常 ……（416）

一、牙萌出过早 ………………（416）

二、牙萌出过迟 ………………（417）

三、牙异位萌出 ………………（417）

四、牙脱落异常 ………………（417）

第30章 儿童口腔诊疗行为管理

………………………………（420）

第一节 概述 ……………………（420）

一、定义 ………………………（420）

二、儿童口腔科医患关系的特点

………………………………（420）

三、行为管理内容及其目的 ……（420）

四、行为管理的过程 …………（421）

第二节 儿童口腔科非药物行为管理

………………………………（421）

一、儿童口腔诊治过程中的不良心

理反应 ………………………（421）

二、影响儿童口腔治疗行为的因素

………………………………（422）

三、不同年龄组儿童口腔患者接诊

技术 …………………………（422）

四、非药物行为管理方法 ……（423）

五、监护人在行为管理中的作用

………………………………（424）

第三节 儿童口腔科治疗中的焦虑

和疼痛控制 …………（424）

一、笑气-氧气吸入镇静技术 ……（424）

二、口服药物镇静技术 ………（426）

三、静脉注射镇静技术 ………（427）

四、全身麻醉下儿童牙科治疗技术

………………………………（427）

第31章 儿童龋病 …………（429）

第一节 乳牙龋病的治疗 ……（429）

一、好发牙位及好发牙面 ……（429）

二、乳牙龋的特殊类型 ………（429）

三、乳牙龋的临床特点 ………（430）

四、乳牙龋病的治疗 …………（430）

第二节 年轻恒牙龋病的治疗 …（432）

一、年轻恒牙龋的临床特点 …（432）

二、年轻恒牙易患龋的因素 …（433）

三、好发部位 …………………（433）

四、年轻恒牙龋的治疗 ………（433）

五、年轻恒牙龋修复治疗的临床特点

………………………………（434）

第三节 儿童龋病的预防 ………（434）

一、龋风险评估 …………… （434）
二、儿童龋病治疗中的个性化防龋
　　………………………………（435）

第32章　儿童牙髓病和根尖周病
　　………………………………（436）
第一节　乳牙牙髓病和根尖周病的
　　　　检查和诊断方法 ……（436）
　一、收集病史 …………………（436）
　二、临床检查 …………………（436）
　三、X线检查 …………………（436）
第二节　乳牙牙髓病和根尖周病的
　　　　临床表现和诊断 ………（437）
　一、各型乳牙牙髓病的临床表现及
　　　诊断要点 ………………（437）
　二、乳牙根尖周病的临床表现和诊断
　　………………………………（438）
第三节　乳牙牙髓治疗 …………（438）
　一、治疗目的 …………………（438）
　二、治疗原则 …………………（438）
　三、治疗方法 …………………（438）
第四节　年轻恒牙的牙髓病和根尖周病
　　………………………………（441）
　一、年轻恒牙牙髓病和根尖周病的
　　　检查和诊断方法 ………（441）
　二、年轻恒牙牙髓治疗原则 …（442）
　三、年轻恒牙活髓保存治疗 …（442）
　四、年轻恒牙感染牙髓的治疗方法
　　………………………………（444）

第33章　儿童牙外伤 ………（446）
第一节　儿童牙外伤的概述及其分类
　　………………………………（446）
　一、儿童牙外伤的发病情况和危害
　　………………………………（446）
　二、牙外伤的分类 ……………（447）
　三、儿童牙和支持组织损伤的临
　　　床检查 …………………（447）
第二节　儿童恒牙外伤的诊治 …（448）
　一、釉质裂纹和冠折 …………（448）
　二、冠根折 ……………………（449）
　三、根折 ………………………（449）

四、牙脱位性损伤 ……………（450）
五、全脱出 ……………………（450）
六、儿童恒牙外伤预后评估 …（451）
第三节　乳牙外伤 ………………（452）
　一、诊治原则 …………………（452）
　二、牙折断 ……………………（452）
　三、脱位性损伤和全脱出 ……（452）
第四节　牙外伤伴发的支持组织损伤
　　………………………………（453）
　一、支持骨组织损伤 …………（453）
　二、牙龈和口腔黏膜损伤 ……（453）
第五节　儿童牙外伤的预防 ……（453）
　一、乳牙外伤的预防方法 ……（453）
　二、恒牙外伤的预防方法 ……（453）
　三、运动防护牙托 ……………（454）

第34章　儿童牙周组织疾病及常见
　　　　口腔黏膜病 …………（455）
第一节　儿童牙周组织疾病 ……（455）
　一、儿童牙周组织特点 ………（455）
　二、儿童牙龈病 ………………（455）
　三、儿童牙周病 ………………（458）
第二节　儿童常见口腔黏膜疾病
　　………………………………（460）
　一、急性假膜型念珠菌口炎 …（460）
　二、疱疹性口炎 ………………（461）
　三、创伤性溃疡 ………………（462）
　四、儿童常见唇舌疾病 ………（462）

第35章　咬合诱导 …………（465）
第一节　咬合诱导的概念 ………（465）
第二节　牙列发育咬合紊乱的检查
　　………………………………（465）
　一、病史采集 …………………（465）
　二、一般检查 …………………（465）
　三、X线检查 …………………（465）
　四、照相 ………………………（465）
　五、取研究模型 ………………（465）
　六、模型测量与预测分析 ……（465）
　七、诊断与治疗计划制定 ……（467）
第三节　儿童时期的间隙管理 …（467）
　一、间隙保持的意义 …………（467）

二、间隙保持应考虑的因素 …… （467）

三、间隙保持器应具备的条件

………………………………（468）

四、间隙保持器的分类及其优缺点

………………………………（468）

五、间隙保持器的适应证和制作技术

………………………………（468）

六、戴间隙保持器后的管理 …… （470）

第四节 恒牙萌出间隙不足的治疗

………………………………（470）

一、片切法 ………………………（470）

二、间隙恢复法 …………………（470）

三、牙弓扩大 ……………………（470）

四、序列拔牙法 …………………（471）

第五节 牙萌出障碍的治疗 …… （471）

牙萌出障碍的原因 ……………（471）

第六节 口腔不良习惯的治疗 … （472）

一、吮指习惯 ……………………（472）

二、吐舌习惯 ……………………（472）

三、异常唇习惯 …………………（472）

四、口呼吸 ………………………（472）

五、偏侧咀嚼 ……………………（472）

六、夜磨牙习惯 …………………（472）

第七节 乳牙反𬌗 ………………（473）

一、乳前牙反𬌗 …………………（473）

二、乳后牙反𬌗 …………………（474）

第八节 咬合紊乱的早期预防 … （474）

一、孕期的预防 …………………（474）

二、婴幼儿时期的预防 …………（474）

三、儿童时期的防治 ……………（474）

第九节 发育中咬合关系的综合治疗

………………………………（475）

一、牙全面检查 …………………（475）

二、早期治疗的指征 ……………（475）

三、早期开展咬合诱导的目的

………………………………（475）

四、牙列的发育阶段 ……………（475）

第36章 儿童口腔外科治疗 ………（477）

第一节 乳牙及年轻恒牙的拔除

………………………………（477）

一、乳牙拔除 ……………………（477）

二、年轻恒牙的拔除 ……………（479）

第二节 多生牙的拔除及阻生牙的

开窗助萌 ………………（480）

一、多生牙的拔除 ………………（480）

二、阻生牙的开窗助萌 …………（481）

第三节 口腔软组织及牙槽外科手术

………………………………（483）

一、系带修整术 …………………（483）

二、黏液腺囊肿 …………………（484）

三、牙瘤 …………………………（484）

四、含牙囊肿 ……………………（485）

五、颌面软组织创伤 ……………（485）

第37章 残疾儿童的口腔医疗 ……（487）

第一节 概述 ……………………（487）

一、基本概念 ……………………（487）

二、残疾的分类标准 ……………（487）

三、残疾儿童的口腔医疗 ………（488）

第二节 精神发育迟滞 …………（490）

一、一般情况 ……………………（490）

二、口腔健康状况 ………………（490）

三、口腔疾病治疗及保健 ………（490）

第三节 脑性瘫痪 ………………（490）

一、一般情况 ……………………（490）

二、脑瘫的临床表现 ……………（491）

三、口腔健康情况 ………………（491）

四、口腔疾病治疗 ………………（491）

第四节 自闭症 …………………（492）

一、一般情况 ……………………（492）

二、口腔情况 ……………………（492）

三、口腔疾病治疗 ………………（492）

第五节 躯体残疾 ………………（492）

一、一般情况 ……………………（492）

二、口腔健康状况 ………………（492）

三、口腔疾病治疗 ………………（492）

第六节 视力障碍 ………………（493）

一、一般情况 ……………………（493）

二、口腔健康状况 ………………（493）

三、口腔疾病治疗 ………………（493）

第七节 听力障碍 ………………（493）

一、一般情况 ……………… (493)

二、口腔保健 ……………… (494)

三、口腔疾病治疗 ………… (494)

第 38 章　全身性疾病在儿童口腔的表现

　……………………………… (495)

第一节　血友病 …………… (495)

一、临床分型 ……………… (495)

二、口腔治疗 ……………… (496)

第二节　白血病 …………… (497)

第三节　艾滋病 …………… (498)

第四节　糖尿病 …………… (499)

第五节　遗传性外胚叶发育不全综合征

……………………………… (500)

第六节　锁骨颅骨发育不全综合征

……………………………… (501)

第七节　低磷酸酯酶症 …… (502)

第八节　唐氏综合征 ……… (503)

第九节　掌跖角化-牙周破坏综合征

……………………………… (504)

第十节　朗格汉斯细胞组织细胞增生症

……………………………… (504)

第十一节　Axenfeld-Rieger 综合征

……………………………… (505)

第十二节　白细胞功能异常 …… (506)

第五篇　口腔预防医学

第 39 章　口腔预防医学概述 ……… (507)

第一节　口腔预防医学的概念 … (507)

一、口腔预防医学的定义 … (507)

二、口腔预防医学与其他学科的关系

……………………………… (507)

第二节　口腔预防医学发展简史

……………………………… (507)

一、古代口腔疾病的预防 … (507)

二、口腔预防医学的诞生 … (507)

三、我国口腔预防医学的发展

……………………………… (508)

第三节　口腔预防医学的研究对象

　　　　及内容 …………… (508)

一、口腔预防医学研究对象 … (508)

二、口腔预防医学研究内容 …… (508)

三、三级预防原则 ………… (508)

第 40 章　口腔流行病学 ……… (510)

第一节　口腔流行病学及其作用

……………………………… (510)

一、口腔流行病学的定义 … (510)

二、口腔流行病学的作用 …… (510)

三、口腔流行病学研究方法 …… (510)

第二节　口腔健康指数 ……… (511)

一、测量龋病指数 ………… (511)

二、测量牙周健康指数 …… (513)

三、测量氟牙症指数 ……… (515)

第三节　口腔健康调查 ……… (516)

一、调查目的 ……………… (516)

二、捷径调查 ……………… (516)

三、抽样方法 ……………… (516)

四、样本含量 ……………… (516)

五、调查项目 ……………… (517)

六、预调查 ………………… (517)

七、调查的实施 …………… (517)

八、信度和效度 …………… (517)

九、临床检查的质量控制 … (518)

第四节　口腔健康问卷调查 …… (518)

一、问卷调查内容 ………… (519)

二、问卷结构 ……………… (519)

三、调查方式 ……………… (519)

四、问卷调查质量控制 …… (519)

第五节　口腔疾病流行情况和影响

　　　　因素 ……………… (519)

一、龋病流行情况和影响因素

……………………………… (519)

二、牙周病流行情况和影响因素

……………………………… (521)

第 41 章　循证口腔医学及其应用

　……………………………… (523)

第一节　循证口腔医学概述 …… (523)

一、主要特征 …………… (523)
二、实践方法 …………… (523)
第二节 循证口腔医学的证据 … (524)
一、证据等级 …………… (524)
二、证据来源 …………… (524)
三、系统评价方法 ……… (525)
第三节 循证口腔医学在口腔疾病
预防中的应用 ……… (525)
一、幼儿使用含氟牙膏预防龋病的
安全性 ……………… (525)
二、口腔正畸患者局部用氟防龋方法
……………………… (526)

第42章 龋病的预防 ……… (527)
第一节 龋病易感人群预测 …… (527)
一、通过既往史预测 …… (527)
二、通过临床状况预测 … (527)
三、通过实验室检测结果预测
……………………… (528)
第二节 龋病的预防方法 ……… (528)
一、龋病的预防策略 …… (528)
二、龋病的预防方法 …… (528)
第三节 氟化物与牙健康 ……… (531)
一、氟化物与人体健康 … (531)
二、氟化物防龋的全身应用 … (533)
三、氟化物的局部应用 … (534)
第四节 窝沟封闭术 …………… (536)
一、窝沟解剖形态及患龋特点
……………………… (536)
二、窝沟封闭的临床应用 … (536)

第43章 牙周病的预防 ……… (539)
第一节 牙周病的始动因素 …… (539)
第二节 牙周病的危险因素 …… (539)
一、局部危险因素 ……… (539)
二、全身危险因素 ……… (539)
三、行为危险因素 ……… (540)
四、人口社会背景危险因素 … (540)
第三节 牙周病的分级预防 …… (540)
一、概述 ………………… (540)
二、预防水平 …………… (540)
第四节 控制菌斑 …………… (541)

一、菌斑控制的评估 …… (541)
二、菌斑控制的机械性措施 … (541)
三、菌斑控制的化学方法 … (542)
第五节 控制局部相关危险因素
……………………… (543)
一、改善食物嵌塞 ……… (543)
二、调𬌗 ………………… (543)
三、破除不良习惯 ……… (543)
四、预防、矫治错𬌗畸形 … (543)
五、制作良好的修复体 … (543)
第六节 提高宿主抵抗力 ……… (543)

第44章 自我口腔保健方法 … (545)
第一节 漱口 …………………… (545)
一、漱口方法 …………… (545)
二、漱口剂的种类和作用 … (545)
第二节 刷牙 …………………… (545)
一、牙刷 ………………… (545)
二、牙膏 ………………… (546)
三、刷牙 ………………… (547)
第三节 牙间隙清洁 …………… (548)

第45章 其他口腔疾病的预防 … (549)
第一节 口腔癌的预防 ………… (549)
一、危险因素 …………… (549)
二、预防 ………………… (550)
第二节 牙本质敏感的预防 …… (550)
一、危险因素 …………… (551)
二、预防 ………………… (551)
第三节 牙外伤的预防 ………… (551)
一、危险因素 …………… (551)
二、预防 ………………… (551)
第四节 牙酸蚀症的预防 ……… (552)
一、危险因素 …………… (552)
二、预防 ………………… (553)
第五节 错𬌗畸形的预防 ……… (553)
一、危险因素 …………… (553)
二、预防 ………………… (554)

第46章 特定人群的口腔保健 … (556)
第一节 妊娠期妇女的口腔保健
……………………… (556)
一、妊娠期妇女的口腔问题 … (556)

二、妊娠期妇女口腔保健的方法
………………………………（556）

第二节 婴儿期儿童的口腔保健
………………………………（557）

一、婴儿期儿童的口腔问题 ……（557）

二、婴儿期儿童口腔保健的方法
………………………………（557）

第三节 学龄前期儿童的口腔保健
………………………………（557）

一、学龄前期儿童的口腔问题
………………………………（557）

二、学龄前期儿童口腔保健的方法
………………………………（557）

第四节 学龄期儿童的口腔保健
………………………………（558）

一、学龄期儿童的口腔问题 ……（558）

二、学龄期儿童口腔保健的方法
………………………………（558）

第五节 老年人的口腔保健 ……（559）

一、老年人的口腔问题 …………（559）

二、老年人口腔保健的方法 ……（559）

第六节 残疾人的口腔保健 ……（560）

一、残疾人的口腔问题 …………（560）

二、残疾人口腔保健的方法 ……（560）

第 47 章 口腔健康促进 ……………（562）

第一节 口腔健康促进的内涵 …（562）

第二节 口腔健康促进的组成、途径
和任务 ………………（562）

一、组成 …………………………（562）

二、途径 …………………………（562）

三、任务 …………………………（563）

第三节 口腔健康促进的计划、实施
和评价 ………………（563）

一、计划 …………………………（563）

二、实施 …………………………（563）

三、评价 …………………………（563）

第四节 口腔健康教育 …………（564）

一、概念 …………………………（564）

二、方法 …………………………（564）

三、注意事项 ……………………（564）

四、口腔健康教育的计划、实施和评价
………………………………（565）

第 48 章 社区口腔卫生服务 ………（567）

第一节 社区口腔卫生服务基本概
念和任务及内容 ………（567）

一、基本概念 ……………………（567）

二、社区口腔卫生服务的任务和基
本原则 ………………（568）

三、社区口腔卫生服务的内容
………………………………（568）

第二节 社区口腔卫生服务计划的
制订、实施与评估 ………（569）

一、社区口腔卫生服务计划的制订
………………………………（569）

二、社区口腔卫生服务计划的实施
………………………………（571）

三、社区口腔卫生服务计划的评估
………………………………（572）

第三节 卫生保健策略与社区口腔
卫生服务 ………………（572）

一、初级卫生保健 ………………（572）

二、初级口腔卫生保健 …………（573）

三、社区口腔卫生服务与初级口腔
卫生保健的关系 ………………（574）

第 49 章 口腔卫生服务和口腔卫生政策
………………………………（576）

第一节 口腔卫生服务 …………（576）

一、口腔卫生服务需要、需求和利用的
定义 ………………（576）

二、中国口腔卫生服务需要、需求和
利用情况 ………………（576）

三、影响我国口腔卫生服务利用的
原因 ………………（577）

四、提高口腔卫生服务利用的措施
………………………………（577）

第二节 口腔卫生政策 …………（578）

一、口腔卫生政策定义及制定
………………………………（578）

二、国际口腔公共卫生政策概况
………………………………（578）

三、中国口腔卫生政策 ……………（580）

第 50 章　口腔医疗保健中的感染与控制

…………………………………（582）

第一节　口腔医疗保健中的感染传
　　　　播及感染疾病 …………（582）

一、感染的传播 …………………（582）

二、口腔医疗保健中的感染 ……（583）

第二节　口腔医疗保健中的感染控
　　　　制措施及方法 …………（584）

一、患者健康检查与评估 ………（584）

二、患者防护 ……………………（585）

三、医务人员防护 ………………（585）

四、环境防护 ……………………（587）

五、口腔器械设备的消毒与灭菌

…………………………………（588）

六、医疗废物处理 ………………（592）

附录 ………………………………（593）

附录 A　高级卫生专业技术资格
　　　　考试大纲（口腔内科专业
　　　　——副高级） …………（593）

附录 B　高级卫生专业技术资格
　　　　考试大纲（口腔内科专业
　　　　——正高级） …………（595）

第1章

口腔检查

一、检查前准备

口腔疾病常常与全身疾病关系紧密,因此,在口腔检查中检查者不仅应关注牙体、牙周、口腔黏膜及颌面部情况,还应具有整体观念,对患者的全身状况给予关注,必要时须请相关科室人员会诊。

(一)医师的准备

在口腔检查与治疗过程中,需要建立良好的医患关系。在对患者进行检查前,需要首先进行手部的消毒:剪短指甲,肥皂洗手,清水冲洗后佩戴一次性医用手套。

(二)检查器械的准备

1. 椅位的检查和调节　　口腔检查的第一步要进行椅位检查与调节。一般的,患者的头、颈和背应处于一条直线。检查上颌牙时,椅背应稍向后仰,使上颌牙列与地面呈 45°;检查下颌牙时,椅背应稍直立,使下颌牙平面与地面基本平行。牙椅的灯光要照射在患者口腔的拟检查部位,避免因强光照射引起患者眼不适。在检查过程中,医师要注意坐姿,无法直视的部位应尽量使用口镜,减少身体前屈、弯腰低头等动作,以减轻疲劳,预防颈椎、腰椎病的发生。

2. 口腔检查器械　　口腔检查时需要特殊的口腔检查器械,如口镜、探针、镊子等。检查时,医师一般左手持口镜,右手持镊子或探针。根据检查目的的不同亦可辅以其他器械,如牙周探针等。所有器械须经严格消毒后方可使用。

(1)口镜:口镜分平面和凹面两种,后者有放大作用,应根据需要选用。口镜可用于牵拉颊部或推压舌体,以便于医师检查内部情况;通过镜像反射,医师可对上颌牙等难以直视的部位进行检查。口镜还可用于聚集光线,增加检查部位的亮度与可视度。

(2)镊子:镊子的主要作用为夹持,如各种敷料、异物及其他小器械;也可用于夹持牙以检查松动度;还可用镊子末端敲击牙以检查其叩痛情况。

(3)探针:探针的两头弯曲形态不同,一端呈半圆形,另一端呈三弯形,医师可通过探诊时的手感检查牙各面的点、隙、裂、沟及龋洞等情况,结合患者的主观感觉,寻找牙的表面敏感区域及敏感程度,亦可粗略探测牙周袋。专门的牙周探针不同于普通探针,其具有刻度,且尖端圆钝,能准确测量牙周袋深度,避免刺伤袋底。

二、检查内容

(一)一般检查

1. 问诊　　问诊是医师与患者通过交谈,以了解患者疾病的发生、发展和诊疗情况的过程。问诊内容一般包括主诉、现病史、既往史和系统回顾,对怀疑有遗传倾向疾病的患者还应询问家族史。

(1)主诉:主诉是患者感受最明显的症状,也是本次就诊的主要原因。主诉的记录应包含症状、部位和患病时间等要素,如"上颌后牙冷热激发痛 1 周"。

(2)现病史:现病史是病史的主体部分,是反映疾病发生、发展过程的重要依据。现病史的基本内容包括发病情况、患病时间、主要症状、可能诱因、症状加重或缓解的原因、病情发展及演变和诊治经过及效果等。在牙体牙髓病科,患者常见的症状为疼痛。疼痛性质对明确诊断意义重大，故应仔细询问。

(3)既往史:是患者过去的患病情况,包括外伤史、手术史及过敏史等。

(4)系统回顾:有些口腔疾病与全身情况有关,如一些患有血液病、内分泌疾病或维生素缺乏的患者可能因牙龈出血等症状到口腔科就诊,故应询问全身系统性疾病情况。

(5)家族史:当现有疾病可能有遗传倾向时,应对家族史进行询问并记录。

2. 视诊 视诊,是指医师用眼对患者全身和局部情况进行观察、以判断病情的方法,内容如下。

(1)全身情况:通过视诊可对患者的全身状况进行初步了解,如患者的精神状态、营养和发育状况等,一些疾病具有特殊的面容或表情特征,医师可通过视诊发现。

(2)颌面部:首先观察左、右面部是否对称,有无肿胀、肿物或畸形;患者是否具有急性疼痛面容;面部皮肤的颜色及光滑度如何,有无瘢痕或窦道;检查面神经功能时,观察鼻唇沟是否变浅或消失,做闭眼、吹口哨等动作时面部两侧的运动是否协调,有无口角歪斜等。

(3)牙体:重点检查主诉牙,兼顾其他牙

①颜色和透明度。颜色和透明度的改变常能为诊断提供线索,如龋齿呈白垩或棕褐色,死髓牙呈暗灰色,四环素牙呈暗黄或灰棕色,氟牙症患牙呈白垩色或具有黄褐色斑纹等。

②形状。牙体的异常形状包括前磨牙的畸形中央尖、上颌切牙的畸形舌侧窝、畸形舌侧沟、融合牙、双生牙、结合牙和先天性梅毒牙等,这些情况均由于先天缺陷导致牙齿硬组织破坏,常引起牙髓炎等。另外,还须注意过大牙、过小牙和锥形牙等牙形态异常改变。

③排列和接触关系。牙列有无错位、倾斜、扭转、深覆盖/殆、开殆、反殆等情况。

④牙体缺损。可与探诊相结合。对于龋洞、楔状缺损和外伤性缺损等要注意其大小和深浅,特别要注意是否露髓。牙冠破坏1/2以上者称为残冠,牙冠全部或接近全部丧失者称为残根。原则上,有保留价值的残冠、残根应尽量保留。

(4)牙龈和牙周组织:正常牙龈呈现粉红色,表面可有点彩,发生炎症时牙龈局部肿胀、点彩消失,因充血或淤血可呈现鲜红色或暗红色,还可因血液病出现苍白、渗血、水肿、糜烂等;必要时应行血液检查以排查;牙间龈乳头有无肿胀、充血、萎缩、增生或坏死等;有无牙周袋,若有,累及范围及深度如何、袋内分泌情况如何等。

(5)口腔黏膜:指覆盖在唇、舌、腭、咽等部位的表层组织。检查中应注意以下变化。

①色泽。口腔黏膜处于炎症时出现充血、发红,扁平苔藓可有糜烂和白色网状纹,白斑时可有各种类型的白色斑片。

②溃疡。复发性口疮、口腔黏膜结核和癌症等均可表现为溃疡。除对溃疡的外形、分泌情况、有无局部刺激物等进行视诊外,还须结合问诊了解溃疡发生的持续时间和复发情况,结合触诊等了解溃疡质地是否坚硬,有无周围浸润等情况的发生。

③肿胀或肿物。须结合其他检查,确定有无牙源性损害,有无压痛,活动度如何,有无粘连,边界是否清楚等。

另外,还应注意舌背有无裂纹、舌乳头的分布和变化及舌体的运动情况等。

3. 探诊 探诊指利用探测器械(探针)进行检查的检查方法。

(1)牙体:主要用于对龋洞的检查,明确龋洞部位、范围、深浅、探痛情况等。对于活髓牙,龋洞较深时探诊动作一定要轻柔,以免触及穿髓点引起剧痛。勿遗漏邻面和龈下的探诊检查。探诊还应包括明确牙的敏感区域、敏感程度、充填体边缘的密合情况及有无继发龋等。

(2)牙周:探查牙龈表面质感是松软还是坚实,牙周袋的深浅,牙龈和牙的附着关系,了解牙周袋深度和附着情况。探诊时要注意以下几点。

①支点稳定。尽可能贴近牙面,以免器械失控而刺伤牙周组织。

②角度正确。探诊时探针应与牙体长轴方向一致。

③力量适中。掌握力度大小,在发现病变的同时不引起伤痛。

④面面俱到。按一定的顺序,如牙体近中、中、远中进行牙周探诊并做记录,避免漏诊。

(3)窦道:窦道口多见于牙龈,偶见于皮肤表面。窦道的存在提示有慢性根尖周炎的患牙存在,但患牙位置不一定与窦道口对应,可将圆头探针插入窦道并缓慢推进以明确来源。

4. 叩诊 叩诊是用口镜或镊子末端叩击牙,通过患者的反应和叩击声音检查患牙的方法。叩诊要注意以下几点。

(1)选择对照牙:健康的对侧同名牙或邻牙是最好的阴性对照。叩诊时,应从健康牙开始,逐渐过渡到可疑牙。牙对叩诊的反应一般分为5级:(一)、(±)、(＋)、(＋＋)、(＋＋＋),分别代表"无、可疑、轻度、中度、重度"叩痛。

(2)叩击方向:垂直叩诊主要用于检查根尖部的急性炎症情况,水平叩诊主要检查牙体周围组织的炎症情况。

(3)力度适中:以健康的同名牙或邻牙叩诊无痛的最大力度为上限,对于急性尖周炎的患牙,叩诊力度要小,以免增加患者的痛苦。

5. 触诊　触诊是用手指或器械在病变部位进行触摸或按压,依靠检查者和被检查者的感觉对病变的硬度、范围、形状、活动度等进行检查的方法。口内检查时应戴手套或指套。

(1)颌面部:医师用手指触压颌面部以明确病变范围、硬度、触压痛情况、波动感和动度等。

(2)淋巴结:与口腔疾病关系密切的有颌下、颏下、颈部淋巴结。检查时可嘱患者放松,头部略低下并偏向检查者,检查者一手固定患者头部,另一手触诊相关部位的淋巴结。触诊有助于检查发生病变的淋巴结,其在大小、数目、硬度、压痛和粘连情况等方面会有所变化。炎症发生时,相关区域淋巴结出现增大、压痛,但质地无甚变化;肿瘤转移时,相关淋巴结常增大、质硬、无触痛且多与周围组织粘连;结核性淋巴增大多见于颈部,淋巴结可成串、相互粘连且易破溃。

(3)颞下颌关节:检查者面对患者,以双手示指和中指腹面贴于患者的耳屏前,嘱其做开闭口动作,继而做侧方运动,观察双侧运动是否对称、协调;检查关节运动中有无轨迹异常,有无杂音;张口度的检查是颞下颌关节检查的重要内容,张口度大小以大张口时上、下中切牙切缘间能放入自己横指(通常是示指、中指和环指)的数目为参考(表1-1)。

表1-1　张口受限程度的检查记录方法和临床意义

能放入的手指数	检查记录	临床意义
3	正常	无张口受限(张口度正常)
2	Ⅰ度受限	轻度张口受限
1	Ⅱ度受限	中度张口受限
1以下	Ⅲ度受限	重度张口受限

(4)牙周组织:检查者将手指尖置于牙颈与牙龈交界处,嘱患者做咬合动作,手感振动较大时提示存在创伤殆可能。

(5)根尖周组织:用手指尖或镊子夹一棉球轻压根尖部,根据压痛、波动感或脓性分泌物情况判断根尖周组织的炎症情况。

6. 嗅诊　嗅诊指通过气味的鉴别进行诊断的检查方法,一般在问诊过程中即已完成。凡口腔卫生不佳,或存在暴露的坏死牙髓,或坏死性龈口炎等可有明显的口臭甚至腐败性恶臭。

7. 松动度检查　用镊子夹持住牙冠或将镊尖并拢置于殆面中央进行摇动可检查牙的松动情况。依据松动幅度或松动方向,可将牙松动程度分为3级(表1-2)。

表1-2　牙松动度检查的依据和分极

分级依据	Ⅰ度	Ⅱ度	Ⅲ度
松动幅度	<1mm	1~2mm	>2mm
松动方向	唇(颊)舌向	唇(颊)舌向近、远中向	唇(颊)舌向近、远中向、殆龈向

8. 咬诊　咬诊是检查牙有无咬合痛或有无早接触点的检查方法。可通过空咬或咬棉签、棉球等实物时的疼痛情况判断有无根尖周病、牙周病、牙隐裂或牙本质敏感等,亦可将咬合纸或蜡片置于牙殆面,嘱其做各种咬合动作,根据留在牙面上的色迹深浅或蜡片厚薄确定早接触点,还可通过特殊的咬诊工具对出现咬合痛的部位进行定位。

9. 冷热诊　冷热诊是通过观察牙齿对不同温

度的反应对牙髓状态进行判断的方法。正常牙髓对温度有一定的耐受范围（20～50℃）。牙髓发生炎症时，疼痛阈值降低，造成感觉敏感。牙髓变性时，疼痛阈值提高，造成感觉迟钝。牙髓坏死时通常无感觉。

用于冷诊的刺激物须低于 10℃，如冷水、无水乙醇、氯乙烷、冰条或冰棒等，用于热诊的刺激物须高于 60℃，如加热的牙胶、金属等。

（二）特殊检查

当经过一般检查后仍无法确诊时，可借助一些特殊器械、设备进行检查，称之为特殊检查，常见如下。

1. 牙髓电活力测试法　牙髓电活力测试法是通过观察牙对不同强度电流的耐受程度对牙髓状态进行判断的方法。电测仪经过不断改进，体积更小，重量更轻，使用时更加便捷。使用电测仪时需要将患牙隔湿，然后将检测头置于待测牙面，调整刻度以变换电流的刺激强度，同时观察患者的反应，当患者示意疼痛时离开牙面。判读牙髓电活力测试结果时需要注意假阳性和假阴性的排除，必要时结合其他感觉测试结果，综合分析，得出牙髓的状况。

有些电测仪在使用时有其他要求，如需佩戴口内挂钩、仪器检查头与牙面间间隔导电介质等，还应注意如安装有心脏起搏器、全冠修复牙等禁忌证，在使用前应仔细阅读说明书。

2. 激光龋齿探测仪　德国 KaVo 公司于 1998年生产的激光龋齿探测仪，可利用激光激发荧光诊断龋齿，并通过客观数值反映龋损的程度。激光龋齿探测仪是新近出现的一种便携式诊断龋齿仪器，其具有的 A 型探头末端较尖，可对牙面的窝沟进行点探测并将龋损程度数值化，对早期𬌗面龋的探测更为精确，有助于诊断无洞型龋损。

3. 诊断性备洞　临床上有时难以对牙髓状况进行准确判定，这时可通过诊断性备洞进行检查。当患牙牙髓存有活力时，备洞至牙本质会有感觉，反之，则说明患牙牙髓坏死。

4. 局部麻醉法　局部麻醉法是通过麻醉方式确定疼痛部位的方法。如当牙髓炎患者无法分清疼痛牙位置时，可用局部麻醉药（2%普鲁卡因或利多卡因等）将三叉神经中的某一支麻醉后再行检查。需要注意的是，局部麻醉法可较好地区分上、下颌牙的疼痛，但对于下颌同侧牙列效果不佳。

5. 穿刺检查　穿刺检查是用注射器刺入肿胀物抽出其中的液体等内容物进行检查的方法。穿刺检查一般在局部麻醉和常规消毒处理后进行，抽取物通常需要进行肉眼和显微镜检查。

（1）肉眼观察通过对抽取物颜色与性状的观察，初步确定是脓液、囊液还是血液等。

（2）显微镜检查在显微镜下，脓液主要为中性粒细胞，慢性炎症多为淋巴细胞，囊液可见胆固醇结晶和少量炎细胞，血液主要为红细胞。

三、X 线检查

X 线检查的应用愈发广泛，已成为牙科领域重要的辅助检查手段。正常的牙体组织在 X 线片上的表现为：牙釉质、牙本质为白色的 X 线阻射影，牙髓组织为黑色的 X 线透射影，根尖周膜为 X 线透射影，根尖周的牙槽骨为密度低于牙釉质、牙本质的 X 线阻射影。

（一）分类

根据检查需要，涉及牙体牙髓病的 X 线检查通常分为根尖片、𬌗翼片、曲面体层片及锥形束 CT。

1. 根尖片　根尖片分为平行投照和分角线投照技术，可用于了解特定牙位的牙体、牙周、牙髓及根尖周组织情况，具有放射剂量小、空间分辨率高、操作简单等优点，是牙体牙髓病诊疗过程中最常用的 X 线检查技术。但需要指出，X 线影像是三维物体的平面投射结果，存在影像重叠、变形失真等问题。另外，根尖周的骨质破坏需要到一定程度才可能在根尖片上反映出来，因此必须结合临床检查方能得出准确的诊断。

2. 全口牙位曲面体层 X 线片　曲面体层摄影是利用体层摄影和狭缝摄影原理，仅需一次曝光即可获得上、下颌的牙列影像，进而了解多个牙位的病变情况，也可用于观察牙槽嵴的吸收状况、龋病及牙根形成等情况。拍摄全口牙位曲面体层 X 线片的放射剂量较全口根尖片显著减少，同时，曲面体层片还可了解颌骨内病变。但是，曲面体层片的清晰度不及根尖片，如需了解特定牙位的牙体或根尖周情况时，需要补充根尖片。

3. 锥形束 CT　锥形束 CT（CBCT）于 2000 年左右开始应用于口腔临床，其采用锥形 X 射线束和二维探测器，取代了传统的扇形束和一维探测器。扫描时，锥形 X 射线只需围绕患者 1 周，即可完成数据采集进行三维重建。锥形束 CT 的有效放射剂量与曲面体层摄影类似，远小于常规医用 CT。在牙体牙髓病的诊疗中，CBCT 可用于检查牙体、根管系统、根尖周等组织结构,由于其解决了常规 X 线片结构重叠与清晰度的问题,可作为进一步的检查手段。

(二)应用

1. 诊断

(1)牙体牙髓病:龋齿,如邻面龋、龈下龋、隐匿性龋、充填物底壁或边缘的继发龋等,还可用于龋病的流行病学调查;牙体发育畸形,如畸形舌侧窝、畸形中央尖等;牙根发育情况,如牙根内吸收和外吸收、根折、牙根发育不全、牙骨质增生等;髓腔情况,如髓腔钙化、髓石大小及位置、根管的数目、弯曲、粗细和走行等。

(2)根尖周病:各种根尖周病,如根尖周肉芽肿、脓肿、囊肿及致密性骨炎等。

(3)牙周病:牙槽骨吸收、破坏的程度和类型。

(4)颌面外科疾病:阻生牙、埋伏牙、先天性缺牙、恒牙萌出状态等;颌骨炎症、囊肿、肿瘤等。

2. 治疗 治疗前可用于手术难度的预估,如患牙的根管钙化情况、骨粘连情况等;治疗中可用于判断根管充填质量、牙根残留情况等;用于疗效追踪时可检查根尖周破坏区域是否愈合等。

四、实验室检查

(一)血常规检查

在牙体牙髓病的诊治过程中,有时需要进行血常规检查了解患者的健康状态,以初步排除血液系统疾病。例如,进行根尖外科手术前常需要进行血常规检查,若血小板计数偏低,则须暂缓手术。在急性根尖周炎并发间隙感染且患者全身症状明显时,有时也需要进行血常规检查以了解感染情况,进而指导全身用药。

(二)细菌学检查

细菌学检查包括涂片、细菌培养、药敏实验等。必要时,细菌学检查有助于选择临床用药。例如,在治疗难治性根尖周炎时,可以根据感染根管的细菌学检查结果针对性选择抗菌药物,并可通过药敏实验提高治疗有效率。

(三)细胞学检查

细胞学检查即脱落细胞学检查,是根据细胞形态学改变判断机体病理变化的方法。由于肿瘤细胞易脱落,在显微镜下观察脱落细胞的形态有利于肿瘤的早期诊断。与活检相比,细胞学检查操作简单、安全、无痛、经济,能在短时间内初步确定肿块性质,且可多次进行。但是,细胞学检查的取材范围局限,无法准确反映肿瘤类型、恶化程度、与邻近组织关系等,假阴性率较高,所以,细胞学检查不能完全取代活检。

1. 适应证 可用于检查缺乏症状、取材困难的颌面部上皮来源癌瘤,但针对非上皮来源的肿瘤如肉瘤等因细胞不脱落而不能应用。

2. 取材方法 从病变表面刮下少许组织,往复或转圈法涂片,干燥后甲醇(乙醚甲醇比为1:1)固定,苏木精-伊红染色,显微镜观察有无形态异常的肿瘤细胞。

3. 活体组织检查 当对口腔及颌面部病变无法确诊时,可采用活体组织检查即活检。活检结果常常对治疗方案和手术范围产生重要影响。

(1)适应证:①判断口腔肿瘤性质及浸润情况;②判断口腔黏膜病是否为癌前病变,或有无恶变倾向;③确定是否为特殊感染,如梅毒、结核等;④有些肿块在术中切除后,还需要对其进行活检以明确诊断及制订下一步治疗方案。

(2)取材方法:术前准备、所用器械及术后处理同外科小手术。取材部位要有代表性,术中要减少出血,避免造成新的创伤。行活检时,病变小、有蒂或包膜完整的良性肿瘤应予全部切除;溃疡或疑为恶性肿瘤者在切除时应避开中央已坏死组织,切取边缘部;对于病变复杂者可多点取材。当活检结果与临床判断不符时,应综合多种因素,谨慎做出判断。

五、病历记录

病历是关于检查、诊断和治疗过程的客观记录,是分析、研究疾病规律的原始资料,还是重要的法律依据,应予认真、严肃对待。

(一)一般资料

病历的一般资料记录于封面或首页上,包含项目与全身性疾病病历要求相同,包括姓名、性别、年龄、民族、药物过敏史等。身份证号码、联系方式等信息是疗效复查、资料保存和查询所需,应认真工整填写,不要漏填。

(二)主诉

以患者角度,用一句话描述出本次就诊的主要原因。主诉通常是患者对所患疾病的症状、部位和时间的描述,避免使用专业术语。

(三)现病史

现病史是与主诉有关的疾病历史。要客观详细地记录清楚疾病发展过程,疼痛性质、部位、变化、加重或缓解的原因等,作为诊断依据。

(四)既往史

特别要注意记录药物过敏史、出血和止血等情况。

(五)口腔检查

在全面检查的基础上,着重记录与主诉相关的体征。如对于以牙痛为主诉的检查,牙周、黏膜、牙列及颌面部阳性所见均应做简要记录。

(六)诊断

以主诉相关疾病为第一诊断,其他诊断依据严重程度由高到低的顺序记录。

(七)治疗计划

治疗计划与诊断顺序相对应,治疗计划的制定原则是按轻重缓急分步实施,优先解决主诉问题或疼痛问题,其次解决功能、美观等其他问题。

(八)知情同意书

制订治疗计划后,需要对患者详细讲解所患疾病及可行治疗方案,并要求患者根据自身情况加以选择。患者被治疗前应签署知情同意书,以示同意医师对其所患疾病进行的治疗,同时,也是保障患者权益的保证。

(九)治疗过程记录

涉及牙体的疾病应写明牙位、龋洞或缺损部位,处理过程中的关键步骤及所见,例如腐质去除后所见,达牙本质深度,有无露髓点,敏感程度如何,所行处理或所用充填材料。

涉及牙髓的疾病应记录开髓时情况,是否麻醉下进行,有无渗出,出血量及颜色,拔髓时牙髓外观,根管数目及通畅程度。根管治疗时,还应记录各根管的预备情况以及工作长度(以 mm 为单位),所封药物或根充材料,以及充填后 X 线片表现等。

复诊病历应记录上次治疗后至本次复诊期间的症状变化和术后反应,本次治疗前的检查情况,本次治疗内容以及下次就诊计划。

每次的治疗记录都可能成为日后的参考依据,因此,每次治疗完成后都应记录治疗日期、检查情况、治疗项目、治疗效果及医嘱等,并有记录者签名。

如若需要用药,则应详细记录药名、剂量、用法、效果及不良反应等;如若涉及化验,应当记录化验项目以及重要结果。

(十)牙位记录

在口腔病历书写中常涉及牙的位置,即牙位。理想的牙位表示方法应简明易学、明确、无歧义、方便计算机输入等。迄今为止,牙位的记录方式有多种,现将最常用的 3 种分述如下。

1. **符号法** 也称 Palmer 符号法,是目前包括我国在内的许多国家在临床上最常用的方法。其特点是由符号"＋"将上、下颌及左、右侧牙分开,2 条线相交叉表示上、下、左、右 4 个象限,在相应象限中填上数字或字母表示牙位。数字 1～8 依次表示恒中切牙至第三恒磨牙,罗马字母 Ⅰ～Ⅴ或英文字母 A～E 依次表示乳中切牙至第二乳磨牙。全部牙位示意如下。

(1)恒牙

8 7 6 5 4 3 2 1	1 2 3 4 5 6 7 8
8 7 6 5 4 3 2 1	1 2 3 4 5 6 7 8

(2)乳牙

Ⅴ Ⅳ Ⅲ Ⅱ Ⅰ	Ⅰ Ⅱ Ⅲ Ⅳ Ⅴ
Ⅴ Ⅳ Ⅲ Ⅱ Ⅰ	Ⅰ Ⅱ Ⅲ Ⅳ Ⅴ
E D C B A	A B C D E
E D C B A	A B C D E

举例来说,当表示某个牙位时,需先写出符号"＋",相应的位置标明相应数字或字母即可,如右下第一恒磨牙为 6|,左上第二乳磨牙为 |Ⅴ 或 E|。

(3)特点:符号法的优点是简单明了,容易掌握,且同名牙相似性表现良好;缺点是任何牙位的记录都需要"＋"符号,打字和排版时不甚方便。

2. **通用法** 通用法目前在美国等国的应用较普遍,具体说来,恒牙从右上第三磨牙起顺时针方向旋转至右下第三磨牙止,分别用阿拉伯数字 1～32 表示;乳牙从右上第二乳磨牙起顺时针方向旋转至右下第二乳磨牙止,分别用英文大写字母 A～T 表示。借助符号法的"＋"字,全部牙位示意如下。

(1)恒牙

1 2 3 4 5 6 7 8	9 10 11 12 13 14 15 16
32 31 30 29 28 27 26 25	24 23 22 21 20 19 18 17

(2)乳牙

A	B	C	D	E		F	G	H	I	J
T	S	R	Q	P		O	N	M	L	K

(3)特点：优点是不需要"＋"符号，给打字和排版带来方便。特定数字和字母表示特定牙位，不易混淆，如右下第一恒磨牙为"30"，左上第二乳磨牙为"J"；缺点是缺乏象形文字的简单明了，同名牙的相似性无法表现，数字和字母量多（数字32个，字母20个），较难掌握。

3. FDI 法 FDI 法由国际牙科联盟（Federation DentaireInternational，FDI）于1970年编制，后得到国际标准化组织（International Standards Organization，ISO）的认可。具体来说，无论恒牙还是乳牙，一律用两位阿拉伯数字表示，十位数表示象限，上右、上左、下左和下右4个象限按顺时针方向旋转，在恒牙分别用1、2、3、4表示，在乳牙分别用5、6、7、8表示，个位数用1～8依次表示恒牙的中切牙到第三磨牙，或1～5依次表示乳牙的中切牙到第二磨牙。借用符号法的"＋"字，全部牙位示意如下。

（1）恒牙

18	17	16	15	14	13	12	11		21	22	23	24	25	26	27	28
48	47	46	45	44	43	42	41		31	32	33	34	35	36	37	38

（2）乳牙

55	54	53	52	51		61	62	63	64	65
85	84	83	82	81		71	72	73	74	75

（3）特点：优点是去掉了"＋"符号，便于打字和排版；只用8个阿拉伯数字即可使52个牙位得到体现，简单、规律，且同名牙的相似性得到很好体现。缺点是直观性较符号法稍差。

综上，FDI/ISO法兼有前述两种方法的优点，是迄今为止最完善的牙位记录方法，建议推广。

需要指出：表示象限和牙的数字要分别读。如右下第一恒磨牙的"46"要读成"4、6"；左上第二乳磨牙的"65"要读成"6、5"。

（麦 穗）

■参考文献

[1] 周学东，王翰章.中华口腔医学.2版.北京：人民卫生出版社，2009.

[2] 顾迎新，朱亚琴.锥束CT（CBCT）在牙体牙髓病诊治中的应用进展.牙体牙髓牙周病学杂志，2009，19（4）：238-244.

[3] 马慧，蔡映云.血常规检查的临床思维.中国实验诊断学，2007，11（2）：272-275.

[4] Mah J，Danforth RA，Bumann A，et al. Radiation abs orbed in maxillofacial imaging with a new dental computed tomography device. Oral Surg Oral Med Oral Pathol Oral RadiolEndod，2003，96（4）：508-513.

第 2 章

龋 病

龋病(dental caries or tooth decay)是在以细菌为主的多种因素影响下,牙体硬组织发生慢性进行性破坏的一种疾病。

龋病是人类的常见病、多发病之一,在各种疾病的发病率中,龋病位居前列。就病因学角度而言,龋病可称为是牙体硬组织的细菌感染性疾病。致龋的多种因素主要包括细菌和牙菌斑、食物及牙所处的环境等。

(一)主要特征

患龋病时牙体硬组织的病理改变涉及釉质、牙本质和牙骨质,基本变化是微生物在牙面将蔗糖转化为酸,从而造成无机物脱矿和有机物分解。

龋病的临床特征是牙体硬组织在色、形、质各方面均发生变化。初期时牙龋坏部位的硬组织发生脱矿,微晶结构改变,牙透明度下降,致使釉质呈白垩色。继之病变部位有色素沉着,局部可呈黄褐色或棕褐色。随着无机成分脱矿、有机成分破坏分解的不断进行,釉质和牙本质疏松软化,最终发生牙体缺损,形成龋洞。龋洞一旦形成,则缺乏自身修复能力。

(二)研究内容

由于龋病是一种多因素导致的疾病,因此,龋病学研究的内容应该包括涉及龋病发生的多种因素。这些因素包括细菌及其所处的微环境即牙菌斑;宿主的抵抗力,包括牙结构及其所处的环境,如唾液的影响等;细菌代谢的底物,主要是蔗糖的摄入量和频率。

随着生物化学、生理学、分子生物学研究领域的进展,新的技术和手段不断引入龋病学的研究之中,如细菌的糖代谢,细菌附着的分子机制,细菌代谢产物对牙面的破坏作用;唾液生化变化及其对牙面的影响;运用分子生物学理论和技术对致龋菌重组,改变其遗传性状;以免疫学方法及遗传工程技术制备防龋疫苗等。

(三)流行病学

1. 患病率与发病率

(1)患病率(prevalence rate)即患龋率,表示病程长的慢性病(如龋病)存在或流行的频率。这一指标所表示的概念,是在调查或检查时点(point),一定人群中的患龋情况。

(2)发病率(incidence rate)表示在某一特定观察期间内,可能发生某病(如龋病)的一定人群新发生龋病的频率。

2. 龋均

龋均即每个患者所患龋齿的均数。在同一个体口腔中有正在发展的龋牙,有已充填过的龋牙,也有因龋而已经拔除的牙,这些牙均应统计在内。每个人的患龋牙均数包含了上述 3 种情况。

目前常用反映龋均的指数是龋失补(DMF)指数,DMF 为 decayed-missing-filled 的缩写,即龋齿数、因龋失牙数、因龋补牙数的总和,称龋失补指数。它是一种不可逆指数,能反映一个人的终身龋病经历。目前在龋病流行病学研究中,该指数被广泛使用,具有重要参考价值。

根据龋病记录的详细程度,又可将其分为 DMFT 指数和 DMFS 指数。

DMFT 指数反映患者口腔中罹患龋病的牙数,"T"为 tooth 的缩写。一组人群的 DMFT 指数就是受检人群中平均每个个体罹患龋齿的牙数。

DMFS 指数中"S"代表受龋病累及的牙面数(surface)。DMFS 指数较 DMFT 指数更具敏感性,特别适用于在较短期间内观察龋病的预防效果。

乳牙的龋病记录可采用 dmf 指数,其内容和意义与 DMF 指数相同。视需要可选用 dmft 或 dmfs。

3. 好发部位

(1)好发牙位:在恒牙列中,下颌第一磨牙患龋的频率最高,其次是下颌第二磨牙,以后依次是上颌第一磨牙、上颌第二磨牙、前磨牙、第三磨牙、上颌前牙。患龋率最低的是下颌前牙。在乳牙列中,患龋率最高的牙是下颌第二乳磨牙,其次是上颌第二乳磨牙,以后依次是第一乳磨牙、乳上颌前牙、乳下颌前牙。

恒下颌前牙患龋者少,但乳下颌前牙发生龋病却较多。

(2)好发牙面:龋损的好发牙面以𬌗面居首位,其次是邻面,再次是颊面。

4. 现代人龋病流行情况　在龋病流行病学研究中,10－12 岁年龄组的资料能更客观地反映流行情况。在 20 世纪 70 年代以前,工业化程度高的国家龋病指数较高,DMFT 约为 4.5。这些国家中,DMFT 超过 5.6 的国家有新西兰、澳大利亚、巴西和阿根廷。美国、苏联、墨西哥的 DMFT 位于高度(>4.5)至中度(2.7～4.4)。在非洲的某些国家以及远东,如中国、马来西亚,10－12 岁儿童的 DMFT 低于 2.6。

从 20 世纪 80 年代开始至 90 年代,发展中国家开始出现龋病上升趋势。

在对我国的龋病流行病学资料进行研究分析后发现,20 世纪 80 年代前的近 40 年间,我国龋病发展趋势平稳,并无急剧上升迹象。但目前的流行状况应引起关注,要采取有力措施,限制其上升。

2005 年第 3 次全国口腔健康流行病学调查资料表明,5 岁儿童乳牙龋病的患病率为 66.0%,龋均为 3.5;35－44 岁中年人龋病患病率为 88.1%,龋均为 4.5;65－74 岁老年人龋病患病率为 98.4%,龋均为 14.7。

第 3 次全国口腔健康流行病抽样调查(2005年)与第 2 次(1995 年)相隔 10 年。龋病在我国呈现新的发展趋势,主要表现为学龄前儿童和中、小学龋病出现下降趋势,但中、老年人龋病患病水平有所上升。10 年来我国学龄前儿童口腔健康状况有了明显改善,已接近我国 2010 年口腔保健目标。但同发达国家相比,仍处于世界较高水平,乳牙防治工作仍然十分艰巨。

依据世界卫生组织标准,12 岁年龄组恒牙龋均在 1.1 以下为很低水平。我国 12 岁学生龋均 1995 年为 0.88,2005 年为 0.54,一直处于世界很低水平,且仍有下降趋势。调查发现 12 岁学生龋坏主要集中在第一恒磨牙,因而,宣传及推广窝沟封闭仍然是今后预防龋齿的工作重点。

2005 年调查显示 35－44 岁中年人的龋均为 4.5,65－74 岁老年人的龋均为 14.7,与 1995 年(对应为 2.11 和 2.49)相比都有不同程度上升。因此,应加强中、老年人的龋病防治。2009 年调查显示广州市 18－74 岁城乡居民牙髓病的患病率为 28.42%,其中男性为 27.14%,女性为 29.82%,患病率随着年龄增长呈增高趋势。

5. 流行趋势　自 20 世纪 70 年代开始,一些发达国家的龋病流行情况开始出现了下降趋势。综合大量文献报道可看出,在 15 年时间内,西方国家学龄儿童龋病发病率下降了 50%。

荷兰、丹麦、英国的研究也报道了类似的结果。这些地区居民饮用氟化水的比率不高,但采用了其他摄氟途径如含氟牙膏、氟化食盐、氟化牛奶等方式,使居民每日摄入的氟量增加,加之其他口腔预防保健措施的普及,达到了与美国同样的效果。

综合这些报道可知,龋病流行模式是可以逆转的,具体表现在无龋个体增加,龋坏牙数减少,龋坏的牙面数减少,特别是平滑面患龋率下降等。

与西欧和北美龋病流行急剧下降的情况相反,一些发展中国家儿童患龋率正在迅速增加。据美国全球健康政策(U. S. Global Health Policy)2011年报道,15 岁以下人口占全球总人口的 27%即约 15 亿,其中 81%即 12 亿儿童生活在发展中国家,龋病的防治任务非常艰巨。

第一节　龋病病因

一、牙菌斑

牙萌出至口腔后,在很短时间内有一些有机物沉积于牙面,这些后天获得的沉积物含有各种底物,如有机酸、细菌抗原、细胞毒性物质、水解酶等,这些物质可以导致龋病或牙周病。涉及牙面有机物的命名甚多(表 2-1),各有其功能或影响,其中最具有临床意义的牙面沉积物是牙菌斑。

表 2-1　釉质表面的有机沉积物

来源	常用名
胚胎来源	
无细胞层	原发性釉护膜(primaryenamel cuticle)
	Nasmyth 膜
有细胞层	残余釉上皮(reduced enamel epithelium)
萌出后获得性结构	
萌出后获得性膜	获得性膜(acquired pellicle)
食物碎片	食物碎片(food debris,materia alba)
稠密细菌层	牙菌斑(dental plaque)
钙化物质	牙结石(calculus,tartar)

牙菌斑是牙面菌斑的总称,依其所在部位可分龈上菌斑和龈下菌斑。龈上菌斑位于龈缘上方,在牙周组织相对正常的情况下,革兰阳性菌占 61.5%。龈下菌斑位于龈缘下方,以革兰阴性菌为主,占 52.5%。

（一）结构

牙菌斑结构有显著的部位差异,平滑面菌斑、窝沟菌斑的结构各具特征。

1. **平滑面菌斑**　为了描述方便,通常人为地将平滑面菌斑分为 3 层,即菌斑-牙界面、中间层和菌斑表层。

(1)菌斑-牙界面:最常见的排列是细菌位于获得性膜上方。获得性膜可以是完整的一层,并有相当厚度和连续性,细菌细胞呈扇贝状排列于获得性膜表面。获得性膜也可为一菲薄不连续的电子稠密层,有些部位看不见获得性膜,微生物与釉质羟磷灰石晶体直接接触。釉质表面呈扇贝状外观,表明细菌对釉质呈活动性侵犯状态。

(2)中间层:包括稠密微生物层(condensed microbial layer)和菌斑体部(body of the plaque)。在界面外方有稠密的球菌样微生物覆盖,又称稠密微生物层,该层为 3~20 个细胞深度。虽然有时可见一些细菌细胞壁较厚,表明这些微生物繁殖率很低,但活性分裂细胞多见。有些微生物呈柱形外观,可能是由于侧向生长受限或营养供应不足,只能垂直生长所致。

稠密微生物层外方为菌斑体部,占菌斑的最大部分。由各种不同的微生物构成,通常呈丛状。有时丝状微生物排列呈栅栏状,垂直于牙面。

(3)菌斑表层:菌斑表层较其他部分更为松散,细胞间间隙较宽,菌斑的表面微生物差异很大,可能是球菌状、杆菌状、玉米棒或麦穗样形式

的微生物。

牙菌斑中除了细胞成分外,还有细胞间基质。基质可以呈颗粒状、球状或纤维状,由蛋白质和细胞外多糖构成,其中一些在细菌附着过程中具有重要作用。在菌斑-牙界面,菌斑基质与获得性膜连续。

2. **窝沟菌斑**　窝沟中的菌斑与平滑面菌斑显著不同,窝沟中滞留有微生物和食物分子,微生物类型更为有限。在均质性基质中以革兰阳性球菌和短杆菌为主,偶尔可见酵母菌。缺少栅栏状排列的中间层,分枝丝状菌罕见,在一些区域仅见细胞躯壳,在细菌细胞内及其周围可能发生矿化。

（二）组成

菌斑由约 80%水和 20%固体物质构成。固体物质包括糖类、蛋白质、脂肪及无机成分,如钙、磷和氟等。蛋白质是其主要成分,它占菌斑干重的 40%~50%,糖类为 13%~18%,脂肪为 10%~14%。

1. **糖类**　在菌斑的水溶性抽提物中,葡萄糖是主要的糖类成分。另外,可检测出一定数量的阿拉伯糖(arabinose)、核糖(ribose)、半乳糖(golactose)和岩藻糖(fucose)。许多糖类以胞外聚合物形式存在,如葡聚糖、果聚糖和杂多糖(heteropolysaccharides)。所有这些多糖均由菌斑微生物合成(表 2-2)。

表 2-2　形成胞外多糖的微生物

葡聚糖	果聚糖	杂多糖
血链球菌	黏性放线菌	黏性放线菌
变异链球菌	变异链球菌	布赫内乳杆菌
唾液链球菌	唾液链球菌	纤维乳杆菌
轻链球菌		干酪乳杆菌
干酪乳杆菌		
嗜酸乳杆菌		
奈瑟菌属		

葡聚糖和果聚糖均用作菌斑代谢的糖类贮库，同时，葡聚糖还具有促进细菌附着至牙面及细菌间选择性黏附的功能。除胞外聚合物外，菌斑糖类也以细菌细胞壁肽聚糖（peptidoglycans）和细胞内糖原形式存在。在外源性可发酵糖类缺乏时，微生物通过降解其胞内多糖产酸。

2. 蛋白质　菌斑中的蛋白质来源于细菌、唾液、龈沟液。从菌斑中已鉴定出一些唾液蛋白质如淀粉酶、溶菌酶、IgM、IgA、IgG 和清蛋白等。IgG、IgA 和 IgM 主要来源于龈沟液。

通过免疫荧光抗体技术或菌斑中的酶活性试验已对菌斑中的细菌蛋白质有所认识。细菌酶包括葡糖基转移酶、葡聚糖水解酶（glucanhydro-lase）、透明质酸酶（hyaluronidase）、磷酸酶（phos-phatase）和蛋白酶。菌斑中这些酶的意义尚不清楚。抗体可能具有免疫功能，蛋白质有缓冲能力。

3. 无机成分　菌斑中无机成分的含量取决于菌斑的部位和年龄。菌斑中含有钙、磷酸盐和高浓度的氟。菌斑中氟化物浓度为 14～20 ppm（1 ppm＝1 mg/L），大大高于唾液中浓度（0.01～0.05 ppm）和饮水中浓度（0～1 ppm）。大多数氟化物与无机成分或细菌结合。细菌发酵糖类时，菌斑 pH 下降，释放出游离的氟离子，这将阻止 pH 进一步下降和（或）形成氟磷灰石，有利于龋病停滞。

（三）形成和发育

在形态学和微生物学系列分析的基础上，对菌斑形成已有了充分认识。可将菌斑形成过程区分为 3 个阶段：获得性膜形成和初期聚集、细菌迅速生长繁殖和菌斑成熟。这些阶段具有连续性，在实际情况下很难决然分开。

牙菌斑形成的先驱是获得性膜形成，细菌黏附于获得性膜上形成牙菌斑。

1. 获得性膜

（1）形成过程：唾液蛋白或糖蛋白吸附至牙面所形成的生物膜（biofilm）称获得性膜（acquired pellicle）。获得性膜的形成部位不仅仅限于牙，它也可在玻璃珠表面、各种修复材料及义齿上形成。

清洁并抛光牙面后，20min 内牙表面即可由无结构物质形成拱形团块，厚度为 5～20 μm，这便是获得性膜。1h 后，拱形沉积物数量增加，并开始互相融合；24h 后，散在沉积物完全融合，牙面被这些不定型物质完全覆盖。

获得性膜厚度的个体差异很大，为 30～60μm。在羟磷灰石表面形成的获得性膜有 3 种形态，分别

为球状、毛状和颗粒状。然而羟磷灰石表面结构与釉质不尽相同，固体表面性质对蛋白吸附类型有重要影响，各种形态学类型与此有关。

牙面获得性膜可人为地分为两层：外层为表面膜，其下方为表面下膜。表面下膜由树枝状突起构成，扩散至釉质晶体间隙，进入釉质深度为 1～3 μm。

（2）获得性膜由蛋白质、糖类和脂肪组成：获得性膜中蛋白质的总体特征是有高含量的甘氨酸、丝氨酸和谷氨酸，它们占氨基酸总量的 42%。其次为天冬氨酸、脯氨酸、丙氨酸、亮氨酸。迄今为止，从获得性膜中已鉴定出了 10 余种不同类型的蛋白质，其比例取决于受试者个体情况。典型的唾液蛋白质如淀粉酶、溶菌酶和 IgA，在获得性膜和牙菌斑中均能恒定地检出。清蛋白、IgG 和 IgM 在获得性膜中也能经常发现。

上述的化学分析结果提示获得性膜组成成分与全唾液或唾液糖蛋白具有相似性。三者之间的相似性从某种程度上证实了获得性膜的来源是唾液蛋白质对牙选择性吸附的结果。

获得性膜的糖类成分包括葡萄糖、半乳糖、葡糖胺、半乳糖胺、甘露糖和岩藻糖。脂肪含量约为 20%，其中主要是糖脂（13%），中性脂肪和磷脂共占 5%。

（3）功能　获得性膜的功能：包括修复或保护釉质表面；为釉质提供有选择性的渗透性；影响特异性口腔微生物对牙面的附着；作为菌斑微生物的底物和营养等。

2. 细菌附着　牙面获得性膜形成后，很快便有细菌附着。细菌附着至获得性膜的具体时间，各研究结果报告不一，由数分钟至数小时不等。最初附着至牙面的细菌为球菌，其中主要是血链球菌。不同的菌种以不同的速率吸附至获得性膜上。细菌选择性吸附的部分原因是由于细菌表面成分中有与获得性膜互补的受体。

由于变异链球菌在龋病发病过程中的重要性，故对变异链球菌早期附着进行了大量研究。变异链球菌的附着包括 2 个反应过程：初期时在细菌细胞壁蛋白与获得性膜的唾液糖蛋白之间产生微弱的吸附，此后是由葡聚糖同细胞表面受体以配位体形式结合。口腔链球菌的选择性附着开始是非特异性、低亲和力、非常迅速的结合反应，继之才是特异性、高亲和力、缓慢然而是对获得性膜强有力的附着。

在细菌附着至牙面过程中,唾液黏蛋白(mucin)也发挥了重要作用。目前已证实唾液中有两种不同类型的黏蛋白,分别为 MG1 和 MG2。MG1 是构成获得性膜的主要成分。一方面,MG1 黏蛋白作为获得性膜的主体形式接受细菌的选择性附着;另一方面,它可以作为营养底物供细菌生长和分裂。但是唾液中的 MG2 黏蛋白能够结合至细菌表面的附着素(adhesins)上,导致细菌凝聚,使细菌从口腔中清除。

牙面经清洁处理后 8h 至 2d 细菌迅速生长,已在获得性膜上牢固附着的细菌自身繁殖,细菌在局部聚集为若干层。约 2d 后菌斑开始成形,由于细菌团块是不稳定的实体,因此能连续无限制形成,在这一阶段,微生物总量仍然相对恒定,但其组成变得更为复杂。总的模式是早期以链球菌为主,继之有较多更为厌氧的细菌和丝状菌丛,特别是放线菌数量增加。早期菌斑中链球菌、奈瑟菌和放线菌是主要微生物,至第 9 天时链球菌仍然是主体,其次是放线菌,同时两种厌氧微生物韦永菌和梭状杆菌增加。接着各种革兰阴性菌如类杆菌、梭状杆菌和密螺旋体增加,各种细胞类型形成具有高度特异性和有秩序的共集桥(coaggregation bridge)。

(四)微生物学

口腔中存在着天然菌群,其种类繁多,目前已知至少有 700 多种。口腔各部位的微生物群体差异很大,牙面沟裂、牙邻面、口腔黏膜表面和牙龈沟均有不同的菌群分布,在口腔疾病发生发展过程中分别起到不同作用。临床观察证实,不是所有的牙面都易受到龋病损害,龋病的产生必须取决于一些重要条件,即在牙表面有比较隐蔽的部位;保持高浓度的致龋菌;能使致龋菌持续发挥损害作用的因素。这一过程只有依靠牙菌斑才能介导和完成。

1. 微生物与龋病 为了阐明微生物的致龋机制,动物实验是重要的方法和手段。1946 年,证实了青霉素能抑制大鼠的龋病,这一发现是对龋病细菌学病因的重要支持。

Orland 等于 1954 年首次进行了龋病研究的悉生动物实验。他们的研究表明,使用高糖类饮食,无菌鼠不发生龋病,然而在同样条件下饲养的动物,在饲料中加入细菌后,动物口腔就具有代谢单糖和双糖产酸的能力,并造成磨牙龋病损害。其后又证实了一些产酸的口腔细菌能导致无菌鼠发生龋病(表 2-3)。

表 2-3 口腔细菌与龋病损程度的关系

病菌种类	龋病损程度
变异链球菌	＋＋＋
唾液链球菌	＋＋＋
米勒链球菌	＋＋－
血链球菌	－＋－
轻链球菌	－＋－
消化链球菌	－＋－
黏性放线菌	－＋＋
内氏放线菌	－＋＋
伊氏放线菌	－＋＋
干酪乳杆菌	－＋－
嗜酸乳杆菌	－＋－

由无菌鼠的实验研究证实:没有微生物存在就不会发生龋病;龋病损害只在饲以糖类饮食的动物中发生;凡能造成龋病损害的微生物均能代谢蔗糖产酸;但不是所有能产酸的微生物均能致龋。

大量的动物实验研究结果证实:动物口腔中具有天然菌群,外源性细菌定居将很困难;能诱发动物产生龋病的微生物主要是变异链球菌,但某些唾液链球菌、黏性放线菌、发酵乳杆菌和唾液乳杆菌、血链球菌也能诱导日常大鼠产生龋病;这些微生物均能产酸,能与口腔中其他的天然菌群竞争,最后在牙面附着;各菌种诱导龋病形成的能力存在着差异。

第二方面的研究涉及多糖。大量研究注意到人类牙菌斑中胞外多糖的合成,其中 α-1,3 链的不溶性葡聚糖又称变聚糖(mutan),在龋病发病过程中意义最大。龋活跃患者牙菌斑中分离出的不溶性葡聚糖较无龋患者显著增多。变异链球菌、血链球菌、轻链球菌、黏性放线菌、内氏放线菌均能合成胞外不溶性葡聚糖。此外,上述细菌还具有合成细胞内多糖的能力,这类细菌的比例与龋病发病呈正相关。当外源性糖原长期缺乏时,这类细菌能在牙菌斑内维持并继续产酸。

对人类龋病微生物的研究还发现,产碱细菌能减轻牙菌斑中酸的有害影响。如牙菌斑中的韦永菌能利用其他细菌产生的乳酸,将其转变为丙酸或其他弱酸,反应的结果导致酸分子总量降低,减少牙脱矿。

2. 菌斑微生物 龈上牙菌斑中大多为革兰阳性菌兼性厌氧菌,主要为链球菌属。在链球菌中最常见的是血链球菌,约占细菌总量的 10%。此外,几乎所有标本中均能发现黏性放线菌、内氏放线菌和衣氏放线菌。能规律性分离的其他革兰阳性菌株为轻链球菌、变异链球菌、罗氏龋齿菌（Rothia-dentocariosa）、消化链球菌和表皮葡萄球菌。革兰阴性菌包括有产碱韦永菌和口腔类杆菌。成熟牙菌斑菌种组成的百分比见表 2-4。

表 2-4 成熟牙菌斑细菌比例

病菌种类	百分比（%）
兼性厌氧链球菌	27
兼性类白喉杆菌	23
厌氧类白喉杆菌	18
陈链球菌	13
韦永菌	6
类杆菌	4
梭状菌	4
奈瑟菌	3
弧菌	2

菌斑结构和微生物组成受到局部微环境因素影响，平滑面和窝沟内菌斑的微生物组成不尽相同。

3. 致龋微生物　牙菌斑中的微生物与龋病发病密切相关，随着龋病的发生，牙菌斑内细菌比例可不断发生变化，某些菌种数量增加时，另一些细菌数量可能减少（图 2-1）。

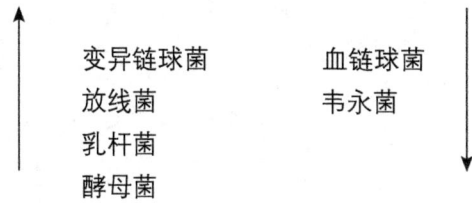

图 2-1　龋病发病期间牙菌斑细菌变化

常见的致龋微生物包括链球菌属、乳杆菌属、放线菌属等。

（1）链球菌属：口腔中所有部位均能分离出链球菌，该菌群多数为革兰阳性菌兼性厌氧菌。在口腔天然菌群中链球菌所占比例很大，链球菌在口腔中各部位所分离的比例不同，在菌斑内占 28%，龈沟中为 29%，舌面占 45%，唾液中达 46%。

根据 Colman 和 Williams 的命名学标准，常见的口腔链球菌种及其生化反应见表 2-5。它们均与龋病发病有一定关系，下面对其分别描述。

表 2-5　常见的口腔链球菌

菌种	酵解 甘露糖醇	酵解 山梨醇	水解精氨酸产氨	水解七叶树苷	V.P 试验	产生过氧化氢	由蔗糖产生多糖 菌落外观	由蔗糖产生多糖 化学性质
变异链球菌	+	+	−	+	+	−	硬	变聚糖/葡聚糖
血链球菌	−	−	+	+	−	+	硬	葡聚糖
轻链球菌	−	−	−	+	+/−	−	硬/软	葡聚糖
米勒链球菌	−	−	+	+	+	−	软	—
唾液链球菌	−	−	+	−	+	−	黏液样	果聚糖

①血链球菌（streptococcus sanguis）：血链球菌是最早在牙面定居的细菌之一，也是口腔中常分离到的链球菌种。目前已证实血链球菌在动物模型中具有致龋性，但人类患龋者口腔中血链球菌的检出率并不增高。

②变异链球菌（streptococcus mutans）：该菌于1924 年由 Clarke 首先描述为致龋菌。经反复研究证实，变异链球菌可以造成啮齿类动物和灵长类动物实验性龋，同时也有证据表明该菌与人类龋病密切相关。变异链球菌的致龋性主要取决于其产酸性和耐酸性。在菌斑中生存的变异链球菌可使局部 pH 下降至 5.5 以下，从而造成局部脱矿，龋病病变过程开始。

基于变异链球菌细菌壁抗原成分的差异，学者们将其分为 8 种血清型亚种（a～h）。有的学者提出根据生化反应的生物分型方法，将变异链球菌分为 Ⅰ～Ⅴ 共 5 种生物型（表 2-6）。

表 2-6 变异链球菌组分类

变链菌	参考命名	血清型	生物型	G+C(mol×10⁻²)	宿主
S. cricetus	仓鼠链球菌	a	III	43~44	仓鼠
S. rattus	鼠链球菌	b	II	42~43	大鼠
S. mutans	变异链球菌	c,e,f	I	36~38	人,猴
S. sobrinus	茸毛链球菌	d,g,h	IV	44~45	人,猴
S. ferus	野生鼠链球菌	c	—	44	野生鼠
S. macacae	猴链球菌	e	V	35~36	猴

③轻链球菌(streptococcus mitis):轻链球菌可能是牙菌斑中最常分离到的细菌。轻链球菌能储存多糖,这一特征使菌斑在缺乏糖类的情况下继续产酸。但目前尚无报告证实轻链球菌与龋病的正相关关系。

(2)乳杆菌属(lactobacillus) 乳杆菌属包括一些革兰阳性菌兼性厌氧和专性厌氧杆菌。能将其分为两组:一为同源发酵菌种(homofermentative species),利用葡萄糖发酵后主要产生乳酸,比例超过 65%,这一类乳杆菌的代表为干酪乳杆菌(L. casei)和嗜酸乳杆菌(L. acidophilus),这两种乳杆菌与龋病密切相关;另一类为异源发酵菌种(heterofermentative species),发酵后产生乳酸和较大量的乙酸、乙醇和 CO_2,该菌种的代表为发酵乳杆菌(L. fermentum)。在唾液样本中最常分离到的菌种为嗜酸乳杆菌,在牙菌斑中最常见者为发酵乳杆菌。

某些乳杆菌在动物实验中具有致龋性,但次于变异链球菌,且仅能导致窝沟龋。乳杆菌对人类的致龋作用较弱,它更多地涉及牙本质龋,在龋病发展过程中作用较大。有些学者认为,乳杆菌数量增加不是导致龋病开始的原因,而是龋病进展的结果。

(3)放线菌属:放线菌是一种革兰阳性菌不具动力、无芽胞形成的微生物,呈杆状或丝状,其长度有显著变化。丝状菌通常较长、较细并可能出现分支。在口腔中发现的放线菌种可分为两类。其一为兼性厌氧菌,包括内氏放线菌(A. naeslundi)和黏性放线菌(A. viscosus),另一类为厌氧菌,包括依氏放线菌(A. israelii)、迈氏放线菌(A. meyeri)和溶牙放线菌(A. odontolyticus)。

所有的放线菌均能发酵葡萄糖产酸,主要产生乳酸,少量乙酸、琥珀酸及痕量甲酸。在悉生动物实验中证实,接种黏性放线菌和内氏放线菌后,可在实验动物中造成根部龋、窝沟龋和牙周组织破坏,因此目前有关放线菌的研究多集中在这两种细菌。黏性放线菌可分为两种血清型,内氏放线菌可分为 4 种血清型。

(4)龋病进程中的微生物组成的变化及影响:新清洁过的牙面最初定植者为高度选择性的口腔微生物,主要是血链球菌,口腔链球菌和轻链球菌。但还有其他种细菌,如放线菌。令人吃惊的是,无论个体的龋活性如何,变异链球菌在最初定植的链球菌中仅占 2% 或更少。血链球菌、放线菌和其他的草绿色链球菌常被称为"非变异链球菌性链球菌",以与变异链球菌相区别。釉质出现白垩色病损时,牙菌斑中的变异链球菌比例高于临床上正常的牙面部位。然而,非变异链球菌在白垩色病损中依然是主要微生物。即使在变异链球菌和乳杆菌缺乏的条件下,早期定植的微生物群也可导致釉质溶解。在牙本质龋病损中,包括猖獗龋(猛性龋),变异链球菌约占整个菌群的 30%,提示变异链球菌与龋病的进展密切相关。乳杆菌、普氏菌和双歧杆菌也较常见。

牙菌斑微生物的菌斑形成和成熟过程中不断发生变化,从非变异链球菌和放线菌为主,到以变异链球菌和产酸性非变异链球菌、乳杆菌和双歧杆菌为主。

(五)物质代谢

菌斑中的物质代谢,包括糖代谢、蛋白质代谢和无机物代谢。这些代谢活动可能对牙的各种成分造成影响。其中最重要的是糖代谢。

菌斑细菌致龋的基础是糖代谢。变异链球菌等致龋菌以糖作为能源,通过分解代谢和合成代谢两条途径致龋。

1. 糖的分解代谢 口腔及牙菌斑是口腔细菌生长代谢的外环境,饮食中的糖类是其能量代谢的底物。细菌通过酶的作用如 α-淀粉酶、糖苷酶等切断多糖链上各单糖之间的糖苷键,将多糖转变为单糖。多糖降解成单糖或双糖后才能被菌体利用。

此外,胞外蔗糖酶(又称转换酶,invertase)也可将胞外的蔗糖直接转化为葡萄糖和果糖,以利于菌体细胞提取能源。

口腔细菌通过透性酶(permease)转运系统和磷酸转移酶系统(phosphotransferase,PTS)完成糖的主动转运过程,实现糖的吸收,将糖由胞外转入胞内。

口腔链球菌细胞内糖代谢途径包括有氧氧化和无氧酵解,两种途径有一共同过程是产生丙酮酸。在有氧的条件下,丙酮酸完全氧化生成 CO_2 和 H_2O,并产生大量能量。在无氧条件下,丙酮酸则通过酵解方式最终生成有机酸。牙菌斑中生成的有机酸可为乳酸、乙酸、甲酸、丙酸等,细菌种类不同,发酵的最终产物也不同。

2. 糖的合成代谢

(1)胞内聚合物:口腔细菌通过分解代谢获得能量的同时,还进行合成代谢,形成细胞内聚合物储存能源。在外源性能源缺乏时,细胞内聚合物便发挥作用,维持细菌细胞生存。口腔细菌的胞内聚合物包括细胞内多糖(糖原)、聚-β羟丁酸、聚磷酸盐等。胞内多糖是变异链球菌的毒力因素之一。缺乏胞内多糖的变异链球菌突变株在定菌鼠的沟裂及平滑面的致龋力明显减弱。

(2)胞外聚合物:口腔细菌包外聚合物主要是胞外多糖,包括葡聚糖、果聚糖和杂多糖。葡聚糖和果聚糖是由变异链球菌和其他少数口腔细菌结构酶(constitutive enzyme)如葡糖基转移酶(glucosyltransferase,GTF)和果糖基转移酶(fructosyltransferase,FTF),利用蔗糖合成的胞外多糖。

(六)致龋性

牙菌斑的致龋作用可以概括为菌斑中的细菌代谢糖类产酸,但由于菌斑基质的屏障作用,这些酸不易扩散,因而导致局部 pH 下降,造成牙体硬组织脱矿,最终形成龋齿。

1. 釉质溶解的化学反应过程 菌斑中的细菌产生的有机酸包括乳酸、乙酸、丙酸等,这些有机酸在菌斑内形成一种浓度梯度,导致氢离子和半解离的酸扩散至釉质表面。电镜观察,釉质与酸接触后在其表面出现一些直径为 $0.1\sim1~\mu m$ 的微孔,称之为焦孔(focal holes)。釉质结构的病理通道表现为被扩大了的釉柱连接处和柱鞘。酸可以通过这些病理通道到达釉质晶体表面,并与蛋白质和脂质竞争晶体表面的活性部位,然后使晶体脱矿。

2. 细菌的作用 虽然细菌与龋病发生的密切关系已获公认,但有关菌斑细菌的作用,仍有两种不同的理论,即非特异性菌斑学说和特异性菌斑学说。非特异性菌斑学说认为龋病不是由某些特异性致龋菌引起,而是由所有菌斑细菌产生的毒性物质所致。理由是菌斑中很多微生物均能产酸,能在菌斑中释放乳酸等有机酸和其他毒性产物。推测宿主有一个承受这些毒性产物的阈值或称临界值(threshold),若刺激在阈值以下则可被宿主的防御机制如唾液缓冲、免疫反应等抑制,不造成龋病。若刺激超过了宿主防御能力,则会导致龋病发生。与此理论相反,特异性菌斑学说认为只有特异性的致病菌才能引起龋病。特别是变异链球菌具有重要作用。变异链球菌组细菌能较恒定地引起鼠磨牙的点隙沟裂龋、平滑面龋和根面龋,放线菌主要引起根面龋,而血链球菌、唾液链球菌、乳杆菌、肠球菌等仅偶尔引起点隙沟裂龋。大量流行病学调查发现口腔中的变异链球菌组细菌与龋病发生关系密切。目前大多数学者认同特异性菌斑学说。

二、饮 食

饮食对龋病的影响一直受到关注。但是食物和饮食结构复杂,不同人群,不同进食方式下的观察可以得出完全相反的结论。营养素是人们从饮食中必须获取的物质,七大营养素包括:糖类、蛋白质、脂类、维生素、无机盐、膳食纤维和水。

(一)糖类

1. 糖类的种类 糖类是具有多羟基醛或多羟基酮及其缩聚物和某些衍生物的总称。由于大部分糖类都能为人体提供可以直接使用的热量,人们每天摄入的 50%～60% 的热量来自糖类。糖类与龋病发生有着密切关系。糖类由多种组成,其生物性状和在口腔内被细菌所利用的能力不同,因此,其对龋病的影响也不同,甚至截然相反。根据分子组成的复杂程度,糖类可分为单糖、多糖和糖衍生物。口内主要致龋菌变异链球菌就可以通过 3 条途径代谢蔗糖:①将蔗糖转变为胞外多糖。②经糖酵解途径产生乳酸,并为细菌活动提供能量。③合成糖原作为胞内多糖贮藏。变异链球菌对蔗糖的代谢活动产生乳酸,其终末 pH 可达到 4.5 以下,此时,只有变异链球菌和乳杆菌可以耐受。蔗糖的致龋作用主要是通过一些细菌酶的代谢作用所致,其中最主要的是 GTF,GTF 对蔗糖具有高度特异性。

2. 糖类的摄入量和摄入频率 糖类的种类和

生物性状不同对致龋能力有影响,其摄入量和摄取频率也对龋病发病有举足轻重的作用。限制糖类的摄取可以减少龋病的发生。进食频率能够促进龋病活跃性。高进食频率可恒定地为口腔微生物提供营养,并持续维持口腔内较低的 pH,使牙长时间处于脱矿状态。

(二)蛋白质

蛋白质对牙的影响,主要体现在牙萌出前的生长发育期。在此期间缺乏蛋白质即可影响到牙的形态和萌出模式,使其对龋病的敏感性增加。动物实验表明,用胃管喂以蛋白质缺乏的大鼠,其子代牙的釉质基质缺陷,萌出模式发生改变,使抗龋能力下降。这些改变一旦形成,即使以后再饲以富含蛋白质的食物也不能逆转。牙发育期蛋白质的缺乏也可造成涎腺发育异常而使牙失去唾液的保护作用而易患龋。

牙一旦萌出后,蛋白质对牙面的局部作用是否会促进龋病,目前尚缺乏足够的研究。

(三)脂类

在动物的饮食中补充脂肪可减少龋病发生。中链脂肪酸及其盐类在低 pH 条件下具有抗龋性质,如壬酸。动物实验表明月桂酸、亚油酸与油酸能抑制牙面生物膜的形成,亚油酸和棕榈油酸能抑制变异链球菌产酸。在饲料中加入甘油月桂酸酯有明显抑制鼠患龋的作用。

(四)维生素

维生素是生物的生长和代谢所必需的微量有机物。维生素 D 与体内钙化组织和器官的发育、代谢密切相关。缺乏维生素 D 会使牙钙化发生障碍。此外,缺乏维生素 A 会影响发育中釉质的角蛋白样物质的代谢,缺乏维生素 C 则会影响牙本质中的胶原代谢。所有这些都会降低牙萌出后的抗龋力,但这些物质的缺乏所造成的影响只在牙发育时期。

动物实验表明:缺乏维生素 A 的田鼠患龋率比不缺乏维生素 A 者高 3 倍多。当维生素 A 缺乏时,田鼠涎腺有萎缩性变化。

(五)无机盐

1. 钙磷盐　无机盐即无机化合物中的盐类,旧称矿物质。对骨和牙齿发育最重要的矿物质是磷与钙,它们是钙化组织的重要组成部分。磷酸盐之所以可以控制龋病,一方面它可以缓冲菌斑内的 pH,另一方面它可以促进牙面的再矿化,从而增强牙的抗龋能力。

2. 氟　除了每日膳食需要量在 100mg 以上的常量元素如钙、磷、钾、钠外,在重要的微量元素中,与龋病关系最密切的是氟元素。其抗龋机制主要是在牙表面形成氟磷灰石,具有更强的抗酸能力。在牙萌出后,局部用氟也有助于已经存在的龋病釉质的再矿化,降低牙对致龋菌的敏感性,并干扰细菌代谢,从而抑制龋病。

3. 其他无机物　硒、锂、钡、钒、硼、铁、锶、铝等元素也与龋病发病有关,它们能降低机体对龋病的敏感性,另一些元素如锰、镁、铜、镉、钠则有增加机体对龋病敏感性的作用。

三、宿　主

影响龋病发病的宿主因素主要包括牙和唾液。发育良好的牙,即使其他致龋因素很强也不会发病。唾液对维持口腔正常 pH,保持牙面完整性,促进已脱矿牙的再矿化等方面具有重要影响,涎腺因各种因素遭到破坏后,很容易发生慢性龋或急性龋(如放射性龋)。

(一)牙

牙和牙弓形态在龋病发病过程中有重要影响,没有缺陷或缺陷很少的牙,一般不发生龋齿。临床观察证实,后牙窝沟对龋病高度敏感。牙对龋病的敏感性与窝沟深度呈正相关。

牙各表面对龋的敏感性不尽相同,某些表面易患龋,另一些表面则很少波及。凡有滞留区形成的部位则易造成龋病损害。牙排列不整齐、拥挤和牙重叠均有助于龋病发生。

牙的理化性质、钙化程度、微量元素含量等因素也影响龋病的发生发展。矿化良好的牙不易患龋。釉质中氟、锌含量较高时,患龋的概率亦转低。

釉质表面层较表面下层更具抗龋能力。初期龋损部位的显微放射摄片经常发现釉质表层下已显著脱矿,而其表层仅轻度受累。有些理论将这种现象解释为:在龋病发病过程中内层釉质脱矿的矿物质被转运至表层,一旦菌斑液中的酸为唾液中的碱性缓冲体系中和,表层所处的液相环境中 pH 上升,矿物质就会发生再矿化,故而表层显得相对完整。另外,由于表层釉质具有更多矿物质和有机物,水含量相对少,一些元素包括氟、氯、锌、铅和铁也多聚集在釉质表面,而其他成分如碳、镁则相对稀少,这些因素也增强了釉质表层的抗龋能力。釉质在人的一生中可不断发生变化,随年龄增长,釉质密度和渗透性降低,氮和氟含量增加。这些变化是牙萌出后的"成熟"过程。随着年龄增长或时间推移,牙对龋病抵抗力随之增加,成年后龋病发病可处于相对稳定状态。此外,饮用氟化水使釉质表层的氟浓度增加,釉质抗酸能力亦随之增强。

(二)唾液

唾液是人体最重要的体液之一,是由口腔附近各类大、小涎腺分泌液、龈沟液及混悬其中的食物碎片、微生物和口腔上皮脱落细胞等所构成的混合性液体。唾液本身的理化性质及成分在不同个体间存在差异,同一个体不同腺体的分泌液在质和量方面均有很大差别。在维持口腔正常生理方面,唾液的质与量的改变、缓冲能力的大小及抗菌系统的变化都与龋病发生过程有着密切关系。

1. **唾液流速** 在唾液的抗龋作用中最重要的是唾液的清洁和缓冲作用,可用"唾液清除率(salivary clearance)"或"口腔清除率(oral clearance capacity)"来表示,唾液的流速越大,缓冲能力越强,清除效力越高。

唾液的流速和缓冲能力与龋敏感性呈负相关。老年人由于涎腺细胞萎缩,唾液流量减少,缓冲能力下降,使老年人对牙釉质龋及根面龋的敏感性增加。进食后咀嚼口香糖和龋病发生率关系的临床试验证实,由咀嚼口香糖引起的唾液流速增加能减少龋病的发生率。

2. **缓冲体系** 唾液中存在各种缓冲体系使唾液的 pH 处于中性,其中主要有 3 个缓冲系统:重碳酸盐、磷酸盐和蛋白缓冲系统,这 3 个系统对 pH 变化有不同的缓冲能力。重碳酸盐缓冲系统和磷酸缓冲系统的 pH 分别为 $6.1 \sim 6.3$ 和 $6.8 \sim 7.0$,在咀嚼和进食时唾液的缓冲能力主要依靠重碳酸盐缓冲系统,其缓冲能力占唾液缓冲能力的 $64\% \sim 90\%$。在非刺激状态,唾液中重碳酸盐的浓度很低,唾液的缓冲力弱;若刺激唾液分泌,重碳酸盐的含量增多,唾液 pH 上升,当唾液流速增加到每分钟 1ml 时,重碳酸盐的浓度上升到 $30 \sim 60mmol/L$,此时,重碳酸盐就能有效地发挥缓冲作用。唾液中的重碳酸盐还可扩散入菌斑,中和细菌产生的酸。磷酸盐缓冲系统的作用原理相似于重碳酸盐缓冲系统,但与唾液分泌率的关系不明显。对非刺激性唾液缓冲能力的研究较少。蛋白缓冲系统能力较弱。

唾液的缓冲能力明显受到性别、个体的健康状况、激素水平以及新陈代谢的影响,男性唾液的缓冲能力强于女性。在妇女孕期,其唾液缓冲力下降,生产后又逐渐恢复,其变化与唾液的流速、流量

无关。在绝经期的女性应用激素替代或口服小剂量避孕药可在一定程度上增加这些女性的唾液缓冲能力。

3. **碳酸酐酶** 碳酸酐酶(carbonic anhydrase, CA)通过催化可逆的二氧化碳水合反应参与维持人体各种组织液和体液 pH 的稳定,现已在哺乳动物的消化道鉴定出 11 种 CA 的同工酶,已证实其中至少 2 种参与了唾液的生理活动。其中 CAVI 的浓度与 DMFT 值呈负相关,与唾液的流速、流量呈正相关。研究还发现,CAVI 对唾液 pH 及缓冲力无调节作用,唾液 CAVI 浓度与唾液中变异链球菌和乳酸杆菌的水平无关。

4. **唾液有机成分** 唾液主要成分是水,占 $99\% \sim 99.5\%$,固体成分不足 0.7%,其中有机物为 $0.3\% \sim 0.5\%$。唾液中的有机成分主要包括各种蛋白质、少量脂肪和痕量糖类,其中蛋白质是唾液中最有意义的成分,与龋病发病有密切关系。

不同龋易感性人群唾液蛋白的种类和数量存在差异,不同个体甚至同一个体口腔的不同部位唾液蛋白也存在质和量的差异。唾液蛋白在口腔中可以合成、降解和相互结合。其千变万化的功能状态决定着口腔内细菌的定植,从而影响个体龋病的发生发展。

(1)唾液中黏附、凝集相关蛋白与龋易感性:细菌的黏附和凝聚的过程受到某些唾液蛋白的影响。这些与黏附和凝集相关的蛋白主要有:凝集素、黏蛋白、α-淀粉酶、酸性富脯蛋白和唾液免疫球蛋白等。它们不但参与获得性膜的形成,具有修复和保护釉质、降低釉质溶解度、降低细菌酸性产物的脱矿能力等作用,同时具有调节细菌与牙面附着和促进唾液中细菌凝聚以利于细菌排出口腔的作用。唾液蛋白在调节细菌黏附和促进细菌凝聚的能力存在明显个体差异,推测如果唾液蛋白具有较强的促进细菌凝集能力和较低的促进细菌与牙面黏附能力的个体对变异链球菌的防御能力较强,反之则龋易感性较强。

(2)唾液抗菌蛋白和多肽与龋易感性:口腔变异链球菌是目前公认的最主要致龋菌。因此,能抑制或杀灭口腔变异链球菌的因素均有可能影响龋病的发生。唾液中的抗菌蛋白和多肽主要包括上皮来源的 α-防御素(HNPs)、β-防御素(HBDs)和唯一的人组织蛋白酶抑制素(Cathelicidins, hCAP-18, LL-37)等成分,及涎腺来源的富组蛋白(histain, HRPs)、分泌型免疫球蛋白 A(sIgA)、黏

蛋白(mucin)、溶菌酶(lysozome)、乳铁蛋白(lactoferrin,Lf)、过氧化物酶等。这些抗菌蛋白和多肽与口腔黏膜上皮、中性多核白细胞及唾液相互配合共同维护着口腔健康。

口腔溶菌酶来源于大、小涎腺和吞噬细胞、龈沟液,是一种水解酶,它能水解细菌细胞壁肽聚糖中 N-乙酰胞壁酸与 N-乙酰葡糖胺之间的 β-1,4-糖苷键,使细胞膜变脆,易于破裂。

口腔乳铁蛋白是中性粒细胞和浆液性腺上皮细胞合成的一种与铁结合的糖蛋白,它广泛存在于人类外分泌液中。乳铁蛋白可通过与铁形成螯合物夺取细菌生长必需的铁离子而起到抑制细菌生长的作用。乳铁蛋白亦能直接杀灭部分细菌包括变异链球菌。

(3)脂类与龋易感性:研究发现,在致龋性食物中补充脂肪可减少龋病发生,中链脂肪酸及其盐类在 pH<5 条件下具有抗菌性质,但机制尚不清楚。

5. 唾液无机成分　唾液的无机成分仅占 0.2%,主要是钾、钠、钙、氯化物、重碳酸盐和无机磷酸盐。由于这些无机成分的存在,使唾液能维持牙体组织的完整性;促进萌出后釉质成熟;富含钙和磷酸盐的环境也促进早期龋损害和脱矿釉质的再矿化。

(三)免疫

口腔免疫可分为特异性免疫和非特异性免疫两类。特异免疫性包括体液免疫和细胞免疫,不能遗传。口腔非特异性免疫成分除黏膜屏障外,主要是唾液中的一些抗菌蛋白。

目前已经公认,变异链球菌是龋病的主要致病菌,与人类龋病相关的细菌还有黏性放线菌和乳杆菌。由于致病菌明确,免疫防龋已成为可能。人类自身的免疫状态,以及人工主动免疫和被动免疫都将影响龋病的发生和发展。

1. 变异链球菌抗原　目前已鉴定出大量抗原,包括细胞壁表面抗原和一些蛋白质,如葡糖基转移酶等。

以变异链球菌各种抗原成分作为疫苗主动免疫防龋,在这一领域已进行了大量研究。经历了全菌疫苗、亚单位疫苗,如变异链球菌主要表面蛋白抗原(AgⅠ/Ⅱ或 PAc、SpaA 等)及葡糖基转移酶等。进一步发展为多肽疫苗、基因重组疫苗及核酸疫苗。

为了避免疫苗可能产生的不良反应,也有大量被动免疫防龋的研究报告。

2. 人体抗龋免疫反应　人体自身的免疫状态对龋病发病有重要影响。通过人工免疫方法增强机体免疫防御能力,亦可影响龋病发病。

(1)唾液抗体:高龋人群全唾液中 IgA 浓度显著低于低龋或无龋人群。然而也有报道提出,低龋患者唾液中抗变异链球菌 IgA 抗体水平并非稳定地升高,而是随着过去龋齿损害数量的增加而升高,因此认为 SIgA 水平仅能反映积累的龋病经历。

以编码 GTF 和 PAC 基因构建的 DNA 疫苗,经鼻腔或全身途径免疫后,实验动物唾液中特异性 SIgA 抗体升高,并能达到预防龋病的效果。相关的临床研究效果尚待证实。

(2)血清抗体:与变异链球菌细胞、细胞壁、抗原Ⅰ/Ⅱ和 GTF 相关的血清抗体为 IgG、IgM 和 IgA。血清抗体的免疫学研究结果报道不一,但已有一些证据表明无龋成人或经过治疗的龋病患者,其血清抗体水平与龋病指数呈负相关,而患龋者为正相关。龋病发生时血清 IgG 和 IgM 有轻度然而是显著性增加。

3. 细胞免疫反应　有关细胞免疫反应与龋病关系的报道尚不多见,但变异链球菌可以刺激人类淋巴细胞增殖并释放细胞因子(cytokine),如巨噬细胞移动抑制因子(macrophage migration inhibition factor),说明细胞免疫在龋病过程中具有一定作用。

四、其他影响因素

(一)年龄

龋病在儿童中甚为流行,牙萌出后很快即可能患龋。一些因素可能导致变异链球菌在牙面聚集,聚集的时间越早,引起龋病发病的危险性越大。虽然在婴幼儿和儿童时期均可通过不同途径产生免疫保护,但保护力度甚微,因此儿童时期患龋率一直很高。

第一恒磨牙萌出后,由于有较深的窝沟,因此患龋病的概率很高。在一些地区第一磨牙患龋率可达 50%。10 岁时第二磨牙亦开始患龋,年龄在 11-15 岁时,龋病活性急剧增加,DMF 记录随年龄增长而上升,直到 24 岁时趋于稳定。

进入青年后,随着年龄增长,牙龈逐渐退缩,牙根面外露,菌斑易于聚集,常造成根面龋,因此老年人龋病发病率又趋回升。

(二)性别

一般报道认为,女性患龋率略高于男性,但对这一观点也有不同意见。一般情况下,女性牙萌出时间早于男性,由于牙萌出较早,牙与口腔环境接触时间相对延长,感染龋病概率随之增加。

(三)种族

对种族与龋病的关系进行过较多研究,但这些研究存在着一定的困难,如怎样排除环境因素的影响。目前多数学者认为,龋病的种族差异是存在的,但不能排除环境因素,特别是饮食习惯的影响。同时指出即使这种差异存在,但与社会因素和文化因素相比较,种族差异仅属次要因素。

(四)家族与遗传

目前广泛认为,在同一家族中龋病以相类似的模式流行,然而很难区分造成这种相同模式的原因是遗传因素还是早期就具有相同的生活习惯,或对口腔保健持有相同的态度所致。

(五)地理因素

目前的流行病学研究已经证实,在国家与国家之间,以及一个国家内的各不同地区之间,其龋病流行情况有很大差异,这反映出地理变化的影响。但是由于地理因素中包含了大量的其他因素,因此,研究地理因素与龋病发病的关系存在着一定困难。

第二节　发病机制

考古学研究为了解人类进化过程做出了卓越贡献。从目前掌握的资料来看,对龋病病因的认识可以追溯到史前时期。大量的古代文献对龋病进行了描述,有些甚至涉及龋病病因。

人类最早的有关龋病和牙痛的记载约在公元前五千年。从美索不达米亚区域发现的碑文中就有关于所谓"虫牙学说"(legend of the worm)的记载。在古老的东方医学中,"虫牙学说"也一直占主导地位。中国和日本的古代医学书籍中也有类似的记录。在印度和埃及的早期历史书籍中认为蠕虫是牙痛的病因。

一、内源性理论

(一)体液学说

体液学说认为人体有 4 种基本液体,这就是血液、痰液、黑胆汁和黄胆汁。根据希腊古代名医和哲学家 Galen 的观点,认为"龋病是由于辛辣和腐蚀性液体的内部作用而发生"。1909 年 Guerini 提出,龋病的治疗方法必须针对不同情况,通过全身和局部用药作用于这些有害液体,同时还要采用强壮药(astringents)和滋补药使牙本身结构增强。医学之父希波克拉底也赞成体液病理学说,同时认为牙周围碎片聚集及其腐蚀作用也是其发病原因。

(二)活体学说

中世纪的许多希腊医师认为牙是人体的整体组成部分之一,其结构受到人体健康的影响。至 18 世纪末,对龋病病因的解释是:龋病和骨疡(gangrene)一样,由牙内部发生。这种理论的临床依据是:在某些牙上观察到了内吸收,在另一些牙上发现了潜行性龋洞,而在窝沟处仅能见到针头大小的入口,说明龋病是由内部开始。

二、外源性学说

(一)化学(酸)学说

在 17 世纪和 18 世纪,由于化学的发展,一些学者认为牙破坏是由于口腔中形成的酸所致,并认为这些酸是无机酸,但酸的来源无法解释。当时的推测是蛋白质腐败后使胺含量增加,继之胺被氧化为硝酸。另一种说法是唾液中食物分解形成硫酸、硝酸和醋酸。

(二)寄生腐败学说

1954 年 Dubos 提出微生物的毒性对组织的破坏性影响,并提出了牙是被微生物所生成的化学物质所破坏的设想。1843 年 Erdl 描述了从牙面附着的膜内发现了丝状微生物。至 1847 年 Ficinus 在釉护膜中也观察到了丝状微生物,他认为龋病的发生是由于微生物入侵并分解釉护膜和釉柱内物质,并最终侵入牙本质所致。

三、蛋白溶解学说

牙表面覆盖物和窝沟中的物质是有机物质,釉质本身也含有少量有机物质。这些观察导致 Cottlieb(1947)、Frisbie 和 Nuckolls(1947)以及 Pincus(1950)提出了蛋白溶解学说。他们描述了一种龋样损害,这种损害是在轻度碱性条件下,通过蛋白溶解活动所造成。在这个过程中涉及釉质有机基质的溶解和液化。Gottlieb 提出由于蛋白溶解作用,微生物通过釉质的有机途径侵入并使龋病过程开始。此后,无机盐由产酸菌所溶解。Pincus 也认为龋病的初期过程是由于牙面的一种含蛋白质的有机薄膜的被溶解破坏所致。

四、蛋白溶解-螯合学说

Sehatz 等于 1955 年提出了蛋白质溶解-螯合学说。该学说认为牙的有机成分首先由微生物降解,此后螯合过程使牙矿物质溶解。

蛋白溶解-螯合学说的理论是:细菌造成牙破坏首先从釉质中有机成分开始,破坏后的有机产物具有螯合特性,可溶解釉质中的矿物质,这样,釉质中的有机成分和无机结构同时被毁。按照蛋白溶解-螯合学说,龋病是由早期附着于牙面的细菌和酶对釉质有机基质的蛋白溶解作用开始,而不是釉质初期的脱矿。该学说提出,通过蛋白溶解释放出各种螯合剂如氨基酸、聚磷酸盐和有机酸,继之螯合剂溶解晶体羟磷灰石,形成龋病损害。

五、Miller 化学细菌学说

在 WD·Miller 之前没有人将酸和细菌学说结合起来解释龋病。Miller 化学细菌学说的主要内容归纳如下:口腔中的微生物,通过酶的分泌或自身代谢,降解能发酵的糖类食物而产酸;酸使牙脱矿,釉质遭到破坏;釉质穿透之后,微生物沿牙本质小管进入,造成牙本质溶解,由于蛋白溶解酶的分泌,使牙本质有机基质溶解,最终使牙本质崩溃,形成洞腔。

六、龋病病因四联因素理论

龋病是一种多因素性疾病,有 3 种相互作用的主要因素在疾病发生过程中起作用,这 3 种因素包括宿主、微生物和饮食,只有 3 种因素并存的前提下龋病才有可能发生,这便是三联因素理论。除此之外,有学者认为第 4 种因素即时间因素也必须考虑在内,从而将三联因素理论发展成为四联因素理论。换言之,龋病发生要求有敏感的宿主、口腔致龋菌群的作用及适宜的底物,而这些底物又必须在口腔滞留足够的时间。

(一)细菌

大量证据已经表明,细菌的存在是龋病发生的先决条件。在龋病病因学的研究中涉及微生物的证据是确凿的。如无菌饲养的动物不发生龋病;用抗生素饲养实验动物,可降低患龋率;未萌出的牙不发生龋病,而当这些牙暴露到口腔环境和菌群中则可发生龋病;口腔细菌能在离体条件下使釉质和牙本质脱矿,从而造成龋样损害。流行病学研究也

已证实,由龋损部位分离出来的某些微生物,接种于其他动物(鼠、猴子等),能使之产生龋病。

多方面研究已经证实,龋病与牙菌斑生物膜关系密切,可以这样说,没有牙菌斑就不会产生龋齿。

电镜观察发现,在牙菌斑生物膜下方的釉质表面有许多由球菌产酸引起脱钙而形成的凹痕,龋病就是从牙菌斑下方开始的。相反的实验也从另一方面说明了牙菌斑生物膜与龋病的关系。如对食入高糖饮食,并在牙面上附着有大量菌斑的大白鼠,在其食物和饮水中,或单在饮水中加入葡聚糖酶,则可显著地减少牙菌斑堆集,从而使患龋率下降。此外,通过食物和饮水连续地经口腔给予抗生素,也能使大白鼠牙面菌斑减少,患龋率降低。

这些事实均表明若能控制牙菌斑生物膜的形成即可在某种程度上控制龋病。同时,也从另一方面说明了牙菌斑生物膜与龋病的关系。

(二)食物

虽然细菌在龋病发病中的作用是毋庸置疑的,但是深入研究一些流行病学资料就可发现,在不同地区生活的人群,其患龋率有很大差别;食糖消耗水平与龋病发病呈正相关关系;在致龋动物实验研究中,也发现必须饲以高糖饮食才能诱发动物龋病。这些资料均表明,致龋菌并非为导致龋病发生的唯一因素,食物尤其是蔗糖在龋病发病中具有重要地位。

(三)宿主

宿主是指宿主对龋病的易感程度。宿主对龋病的敏感性涉及多方面因素,如唾液的流速、流量、成分,牙的形态与结构,机体的全身状况等。机体的全身状况与龋病发病有一定关系,而全身状况又受到营养、内分泌、遗传、机体免疫状态和环境等因素的影响。只有在牙结构、形态存在某种缺陷或不足,牙对龋病的敏感性增高的前提下,龋病才会发生。

(四)时间

龋病发病的每个过程都需要一定时间才能完成。从牙面上清除所有附着物到获得性膜开始产生;从获得性膜附着到菌斑形成;从细菌代谢糖类产酸到釉质脱矿等过程均需要一定时间。同时,时间因素还包括牙萌出之后的时间;糖类滞留于牙面上的时间等。不论哪种情况时间因素都和其他三大因素有联系。

七、广义龋病生态学假说

近年来的一些学者认为,龋病发生并非是少数几种致龋菌作用的结果,菌斑生物膜形成是一个细菌交替的动态过程,其综合影响最终导致龋病发生。龋病发生要经历下述三个阶段。

(一)动态稳定阶段

临床上完整牙面上形成牙菌斑的很多微生物,能摄取糖类食物以产生酸,这些酸能使口腔硬组织脱矿。但是如果酸化过程的发生轻微且为偶发,菌斑中的自稳机制可以很容易修复,实现矿化平衡并朝矿物质净沉积的过程转化,有利于"再矿化"。这个动态环境将菌群带入一个稳定阶段,居于主导地位的是非变异链球菌群的各种链球菌和放线菌。

(二)产酸阶段

当糖类被频繁摄入或者唾液分泌太少以至于无法中和产生的酸,则菌斑中的 pH 会降低,酸化环境变得更加严重和持续。这可使非变异链球菌群的产酸性和耐酸的适应性增强。目前已证实,当非变异链球菌群中的细菌,包括血链球菌、口腔链球菌、戈登链球菌和轻唾链球菌暴露在酸性环境一段时间后,它们的产酸性会增加。

(三)耐酸阶段

尽管"低 pH"非变异链球菌能增加自己的耐酸性和产酸性,并且在龈上菌斑中接管了优势菌的位置,但变异链球菌和乳杆菌在极端的酸性条件下更有竞争力。此外,当非变异链球菌和放线菌首先经 pH4.0 的生长培养基处理,然后回到 pH7.0 时,它们又继续开始生长。在这些条件下,除了一些非变异链球菌和放线菌中的耐酸菌株外,一般的非变异链球菌和放线菌将被淘汰。这将导致一个明显的矿化物净减少和快速的病变进程。由于双歧杆菌也具有产酸性和耐酸性,类似于乳杆菌,甚至超过变异链球菌,它们也可以在竞争中领先并增加其在菌群中的比例,此时龋病病变过程加速。

这一假说的提出者认为,龋病是一种内源性疾病,由于牙面生态系统中共生和寄生微生物,通过产酸和耐酸阶段的适应和选择而发生变化,在微生物的综合作用下开始龋病过程。

(凌均棨)

第三节　病理特点

龋病是牙对牙菌斑生物膜及其代谢产物的动态反应的结果。这种反应过程,形态学上表现为初期超微结构水平的脱矿和再矿化及晚期的龋洞形成。研究龋病病变过程的方法主要有:普通光镜、偏光显微镜、显微放射照像、扫描电镜、氩离子减薄技术、高分辨电镜、u-CT 等。初期牙釉质龋的脱矿和再矿化主要表现为牙釉质内微孔的改变,偏光显微镜是有效的研究手段。人牙釉质由紧密排列的羟磷灰石晶体构成,其中含有一定数量的微孔,具有使平面偏光分解为两束光的特性。正常牙釉质呈负性内在双折射(negative intrinsic birefringence)。

龋病过程中,矿物质移出形成溶解性间隙,牙釉质晶体破坏使组织中微孔容积增大,牙釉质的双折射由负性转变为正性。当使用不同折射指数的浸渍物浸渍这些微孔时,能产生另一种类型的双折射,这种类型的双折射称为"形成双折射"(form birefringence)。

一、牙釉质龋

(一)牙釉质龋分区

牙釉质是全身最硬的矿化组织。龋病早期阶段,牙釉质的表面层损害极少,在表面层下方表现为脱矿。从损害进展的前沿开始,分为以下 4 个区。

1. 透明带,是损害进展的前沿。
2. 暗带,位于透明带与损害体部之间。
3. 损害体部。
4. 相对完整的牙釉质表面层。

(二)龋病病理过程

龋病病损区不是独立的,而是龋病发展的连续性改变。整个龋病的发生发展过程可分为以下 6 期。

1. 龋齿脱矿最早的表现是表层下出现透明带,此时临床和 X 线均不能发现。
2. 透明带扩大,部分区域有再矿化现象,其中心部出现暗带。
3. 随着脱钙病变的发展,暗带中心出现病损体部,病损体部相对透明,芮氏线、釉柱横纹明显。临床上表现为龋白斑。
4. 病损体部被食物、烟和细胞产物等外源性色素着色,临床上表现为棕色龋斑。
5. 龋病进展到釉牙本质界时,病损呈侧向扩展,发生潜行性破坏,临床上表现为蓝白色。侧向扩展与釉牙本质界有机成分多、含氟量低有关。

6. 牙表面的龋坏,龋洞形成。

二、牙本质龋

牙髓和牙本质组织可视为一独立的生理性复合体,当龋损到达牙本质后也会累及牙髓组织。龋损潜行性破坏牙釉质后,沿牙本质小管方向侵入牙本质,沿着釉牙本质界向侧方扩散,在牙本质中形成锥形损害,其基底在釉牙本质界处,尖指向牙髓。

牙本质龋损在光镜下可看到若干区域,包括坏死区、细菌侵犯区(感染层)、牙本质脱矿区、高度矿化区即硬化区及修复性牙本质层。

在活动性龋病损害时,坏死区由结构遭破坏的牙本质小管、混合性口腔微生物群及被降解的无结构基质所构成。坏死区下方为感染层,该层中微生物已渗透至牙本质小管。靠近感染层的是脱矿区,该区矿物盐已被溶解,留下相对完整的牙本质小管。在脱矿区表层可发现少量细菌,但深层的大部分组织无菌。这一部分组织,由于其硬度的原因亦称为革样牙本质(leathery dentin)。牙本质龋的前沿有脱矿区,但相对完整的硬化层的存在具有重要的临床意义。当牙本质深龋进展较慢时,在脱矿区的下方可形成一硬化层。该层的管腔比正常牙本质管腔狭小,可能是由于被晶体堵塞之故。硬化层的牙本质小管可因管内钙化而完全闭合,使该层的渗透性降低,矿化水平增高且超过正常牙本质。硬化层的下方,成牙本质细胞继续形成一层修复性牙本质,不仅增加了牙本质的厚度,也使成牙本质细胞退到牙髓腔中远离损害区的部位。

三、牙骨质龋

牙骨质的龋损过程与牙本质龋相同。临床上牙骨质龋呈浅碟形,常发生在牙龈严重退缩,根面自洁作用较差的部位。初期牙骨质龋的显微放射摄影表明,在牙骨质中也发生表面下脱矿,伴有致密的矿化表面。表明这种再矿化过程类似于硬化牙本质的再矿化过程。

初期损害,光学显微镜和显微放射摄影可看到牙骨质中出现裂缝,有时表现为"分层损害"(delamination)。损害可能沿穿通纤维(perforating fibers)的走向进展,与牙根面垂直。浑浊的外表面层覆盖着下方脱矿的牙骨质。

在根部牙本质发生进行性损害时,牙本质小管被细菌感染,其主管和侧支均被累及,与冠部牙本质龋一样,可能有硬化性反应,矿物质晶体部分或全部封闭牙本质小管。

四、脱矿和再矿化

在酸的作用下,牙矿物质发生溶解,钙和磷酸盐等无机离子由牙中脱出称为脱矿。蛋白质、脂肪和水构成了牙釉质扩散通道,在牙釉质脱矿和再矿化过程中,化学物质经该通道扩散。随着钙和磷酸盐向外扩散,牙釉质表层可出现再矿化,导致牙釉质外层似有完整外观,厚度为 $20\sim40~\mu m$,此处的矿物质含量高于损害体部。若菌斑微生物不断产酸,则牙釉质表面下脱矿仍继续进行,修复过程不能与之同步,脱矿大于再矿化,导致晶体结构广泛损伤、崩溃,形成龋洞。

人牙龋损的形成不是一个简单的持续性脱矿过程,而是脱矿与再矿化的连续性动力学反应。下列因素有利于阻止龋病发展,促进再矿化过程。

——除去致龋底物,减少有机酸形成和酸向牙釉质扩散。通过减少糖类的摄入频率也可避免或减少菌斑产酸,从而减轻脱矿程度。

——仔细刷牙,牙表面不形成厚的菌斑,在菌斑液体-获得性膜-牙釉质界面维持钙和磷酸盐的一定浓度,有利于保护牙。

——牙发育和再矿化期间,经常规律性地使用含低水平氟的饮水,含氟牙膏和(或)含氟漱口液,能增强唾液源性再矿化作用。

第四节 临床表现和诊断

一、临床表现

龋病是一种慢性破坏性疾病,并不累及所有牙面,对牙的不同解剖部位具有某种倾向性。根据龋病的临床损害模式,从动力学角度,可以根据龋病发病情况和进展速度分类;从形态学角度,可以根据按损害的解剖部位分类;也可以按照病变程度进行分类。

(一)按发病情况和进展速度分类

1. 急性龋(acute caries)　多见于儿童或青年人。病变进展较快,病变组织颜色较浅,呈浅棕色,质地较软而且湿润,很容易用挖器剔除,又称湿性龋。急性龋因病变进展较快,牙髓组织容易受到感染,产生牙髓病变。

猖獗龋(猛性龋,rampant caries)是急性龋的一种类型,病程进展很快,多数牙在短期内同时患龋,常见于颌面及颈部接受放射治疗的患者,又称放射性龋。Sjögren 综合征患者及一些有严重全身性疾病的患者,由于唾液分泌量减少或未注意口腔卫生,亦可能发生猖獗龋。

2. 慢性龋(chronic caries)　进展慢,龋坏组织染色深,呈黑褐色,病变组织较干硬,又称干性龋。一般龋病都属此种类型。

龋病发展到某一阶段时,由于病变环境发生变化,隐蔽部位变得开放,原有致病条件发生了改变,龋病不再继续进行,损害仍保持原状,这种特殊龋损害称为静止龋(arrested caries),也是一种慢性龋。

3. 继发龋(secondary caries)　龋病治疗后,由于充填物边缘或窝洞周围牙体组织破裂,形成菌斑滞留区,或修复材料与牙体组织不密合,留有小的缝隙,这些都可能成为致病条件,产生龋病,称继发龋。

(二)按损害的解剖部位分类

1. 殆面(窝沟)龋和平滑面龋　牙面窝沟是牙釉质的深通道,个体之间的形态差异很大,常影响龋病发生。窝沟类型分型如下。

(1)V 型,顶部较宽,底部逐渐狭窄,该型占 34%。

(2)U 型,从顶到底部宽度几乎相同,约占 14%。

(3)I 型,呈一非常狭窄的裂缝,占 19%。

(4)IK 型,非常狭窄的裂缝但底部带有宽的间隙,占 26%。

(5)其他类型占 7%。

有的窝沟龋损呈锥形,底部朝牙本质,尖向牙釉质表面,狭而深的窝沟处损害更为严重,龋病早期,牙釉质表面无明显破坏。具有这类临床特征的龋损又称潜行性龋。

除窝沟外的牙面发生的龋病损害均为Ⅱ型,称平滑面龋。平滑面龋损可进一步分为 2 个亚类:发生于近远中触点处的损害称邻面龋;发生于牙颊或舌面,靠近釉牙骨质界处为颈部龋。

2. 根面龋　龋病过程大多从牙釉质表面开始,但亦有从牙骨质或直接从牙本质表面进入,如牙根面龋。在根部牙骨质发生的龋病损害被称作根面龋。这种类型的龋病损害主要发生于牙龈退缩、根面外露的老年人牙列。在 50-59 岁年龄组中约 60% 以上的受检者有根面龋损。根面龋始于牙骨质或牙本质表面,这两种牙体组织的有机成分多于牙釉质,基于这一原因,引起根面龋的菌群可能有别于产生牙釉质龋的菌群。在现代人群中的根面龋,最常发生于牙根的颊面和舌面,而在古代人群中,根面龋损害主要在邻面。

3. 线形牙釉质龋(linear enamel caries)　线形牙釉质龋是一种非典型性龋病损害,主要发生于上颌前牙唇面的新生线处(neo-natal line),或更确切地说是新生带(neo-natal zone)。新生带代表出生前和出生后牙釉质的界限,是乳牙具有的组织学特征。乳上颌前牙釉质表面的新生带部位产生的龋病损害呈新月形,其后续牙对龋病的易感性也较强。

4. 隐匿性龋　牙釉质脱矿常从其表面下层开始,有时可能在看似完整的牙釉质下方形成龋洞,因其具有隐匿性,临床检查常易漏诊。隐匿性龋好发于磨牙沟裂下方和邻面。仔细检查可发现病变区色泽较暗,有时用探针尖可以探入洞中。X 线摄片可以确诊。

(三)按病变深度分类

根据病变深度可分为浅龋、中龋和深龋。

二、诊　断

(一)龋病的诊断

1. 视诊观察牙面有无黑褐色改变和失去光泽的白垩色的斑点,有无腔洞形成。当怀疑有邻面龋时,可从咬合面观察邻近的边缘嵴有无变暗的黑晕出现。

2. 探诊利用尖头探针探测龋损部位有无粗糙、勾拉或插入的感觉。探测洞底或牙颈部的龋洞是否变软、酸痛或过敏,有无剧烈探痛。还可探测龋洞部位、深度、大小、有无穿髓孔等。

邻面的早期龋损,探针不易进入,可用牙线自咬合面滑向牙间隙,然后自颈部拉出,检查牙线有无变毛或撕断的情况。

3. 温度刺激试验:当龋洞深达牙本质时,患者即可能述说对冷、热或酸、甜刺激发生敏感甚至难忍的酸痛,医师可用冷热等刺激进行检查,亦可使用电活力测定。

4. X线检查邻面龋、继发龋或隐匿龋不易用探针查出,此时可用 X 线片进行检查。龋病在 X 线片上显示透射影像。也可借助于 X 线检查龋洞的深度及其与牙髓腔的关系。

5. 透照用光导纤维装置进行,对检查前牙邻面龋洞甚为有效,可直接看出龋损部位和病变深度、范围。

6. 激光荧光法:激光龋齿诊断仪利用正常和龋坏牙体组织激发的荧光有着明显的区别诊断恒牙和乳牙的早期龋,特别是窝沟隐匿龋。目前对激光荧光诊断龋齿的研究得出的特异度范围变化很大,多数学者建议激光荧光诊断可作为可疑龋的辅助诊断而非首选诊断。

(二)龋病的诊断标准

临床上最常使用的诊断标准系按病变程度分类进行,现介绍如下:

1. 浅龋　浅龋位于牙冠部时,一般均为牙釉质龋或早期牙釉质龋,但若发生于牙颈部时,则是牙骨质龋和(或)牙本质龋,亦有一开始就是牙本质龋者。

位于牙冠的浅龋又可分为窝沟龋和平滑面龋。前者的早期表现为龋损部位色泽变黑,进一步仔细观察可发现黑色色素沉着区下方为龋白斑,呈白垩色改变。用探针检查时有粗糙感或能钩住探针尖端。

平滑牙面上的早期浅龋一般呈白垩色点或斑,随着时间延长和龋损继续发展,可变为黄褐色或褐色斑点。邻面的平滑面龋早期不易察觉,用探针或牙线仔细检查,配合 X 线片可能做出早期诊断。

浅龋位于牙釉质内,患者一般无主观症状,遭受外界的物理和化学刺激如冷、热、酸、甜刺激时亦无明显反应。

浅龋诊断应与牙釉质钙化不全、牙釉质发育不全和氟牙症相鉴别。

牙釉质钙化不全亦表现有白垩状损害,表面光洁,同时白垩状损害可出现在牙面任何部位,浅龋有一定的好发部位。

牙釉质发育不全是牙发育过程中,成釉器的某一部分受到损害所致,可造成牙釉质表面不同程度的实质性缺陷,甚至牙冠缺损。牙釉质发育不全时也有变黄或变褐的情况,但探诊时损害局部硬而光滑,病变呈对称性,这些特征均有别于浅龋。

氟牙症又称斑釉症(mottled enamel),受损牙面呈白垩色至深褐色,患牙为对称性分布,地区流行情况是与浅龋相鉴别的重要参考因素。

2. 中龋　当龋病进展到牙本质时,由于牙本质中所含无机物较釉质少,有机物较多,构造上又有很多小管,有利于细菌入侵,龋病进展较快,容易形成龋洞。牙本质因脱矿而软化,随色素侵入而变色,呈黄褐或深褐色,同时出现主观症状。

中龋时患者对酸甜饮食敏感,过冷、过热饮食也能产生酸痛感觉,冷刺激尤为显著,刺激去除后症状立即消失。龋洞中除有病变的牙本质外,还有食物残渣、细菌等。

由于个体反应的差异,有的患者可完全没有主观症状。颈部牙本质龋的症状较为明显,这是由于该部位距牙髓较近之故。中龋时牙髓组织受到激惹,可产生保护性反应,形成修复性牙本质,它能在一定程度上阻止病变发展。

3. 深龋　龋病进展到牙本质深层时为深龋,临床上可见很深的龋洞,易于探查到。但位于邻面的深龋洞及有些隐匿性龋洞,外观仅略有色泽改变,洞口很小而病变进展很深,临床检查较难发现,应结合患者主观症状,仔细探查。必要时需在处理过程中除去无基釉质然后再进行诊断。

若深龋洞洞口开放,则常有食物嵌入洞中,食物压迫使牙髓内部压力增加,产生疼痛。遇冷、热和化学刺激时,产生的疼痛较中龋时更加剧烈。

深龋时一般均能引起牙髓组织的修复性反应,包括修复性牙本质形成,轻度的慢性炎症反应,或血管扩张、成牙本质细胞层紊乱等。

根据患者主观症状、体征,结合 X 线片易于确诊,但应注意与可复性牙髓炎和慢性牙髓炎相鉴别。

(凌均棨)

第五节　龋病的非手术治疗

龋病的非手术治疗(non-operative treatments),是通过采用药物或再矿化等技术终止或消除龋病。方法包括药物治疗、再矿化治疗、预防性树脂充填术。

其适应范围有限,主要适用于:①釉质早期龋,未出现牙体组织缺损者。②釉质早期龋,形成较浅的龋洞,损害表面不承受咀嚼压力,也不在邻面触点内。③静止龋,致龋的环境已经消失,如𬌗面的点隙内的龋损害,由于𬌗面磨损,已将点隙磨掉;邻面龋由于邻接牙已被拔除,龋损面容易清洁,不再有牙菌斑堆积。④龋病已经造成实质性损害,牙形态的完整性被破坏,但在口腔内保留的时间不长,如将在 1 年内被恒牙替换的乳牙。⑤患龋牙破坏明显,但属于无功能的牙,如正畸治疗必须拔除的牙,无咬合功能的第三磨牙。

一、药物治疗

(一)常用药物

1. 氟化物 常用的有 75% 氟化钠甘油糊剂、8% 氟化亚锡溶液、酸性磷酸氟化钠(APF)溶液、含氟凝胶(如 1.5% APF 凝胶)及含氟涂料等。

氟化物对软组织无腐蚀性,不使牙变色,安全有效,前、后牙均可使用。

氟化物的作用主要在于:①降低釉质的脱矿和促进釉质的再矿化;②氟对微生物的作用。

2. 硝酸银 常用制剂有 10% 硝酸银和氨硝酸银。硝酸银对软组织具有较强的腐蚀性,也可造成牙变色,只用于乳牙和后牙,不用于牙颈部龋。

(二)适应证

1. 釉质早期龋,位于平滑面尚未形成龋洞者。

2. 乳前牙邻面浅龋和乳磨牙𬌗面广泛性浅龋,1 年内将被恒牙替换。

3. 静止龋,龋损面容易清洁,不再有牙菌斑堆积。

(三)治疗方法

1. 用石尖磨除牙表面浅龋,暴露病变部位。大面积浅碟状龋损可磨除边缘脆弱釉质,以消除食物滞留的环境。

2. 清洁牙面,去除牙石和菌斑。

3. 隔湿,吹干牙面。

4. 涂布药物。

(1)氟化物:将氟化物涂于患区,用橡皮杯或棉球反复涂搽牙面 1~2min。如用涂料则不必反复涂搽。

(2)硝酸银:用棉球蘸药液涂布患区,热空气吹干后,再涂还原剂,如此重复数次,直至出现黑色或灰白色沉淀。硝酸银有高度腐蚀性,使用时应严密隔湿,避免与软组织接触。

二、再矿化治疗

(一)概述

再矿化治疗(remineralizative therapy)是在药物治疗的基础上发展起来的一种治疗早期龋的方法,即采用人工方法使脱矿釉质或牙骨质再次矿化,恢复其硬度,终止或消除早期龋损。

人们很早就注意到了龋病过程中的再矿化现象。1912 年 Head 首先发现龋病病变中的再矿化,并证明这种再矿化是由于唾液的作用。同年,Pickerill 用硝酸银处理牙,发现刚萌出的牙容易被硝酸银浸入,而萌出已久者则不易浸入。

再矿化治疗已受到国内外同行的认可,并在临床应用中取得了较好的疗效。

(二)再矿化液的组成

再矿化液的配方较多,主要为含有不同比例的钙、磷和氟。为加强再矿化液的稳定性,常在再矿化中加入钠和氯。酸性环境可减弱再矿化液对釉质的再矿化作用,再矿化液的 pH 一般为 7。

(三)适应证

1. 光滑面早期龋,白垩斑或褐斑。

2. 龋易感者可作预防用:如进行头颈部放疗的患者,在放疗前、中、后行再矿化治疗,可预防放射龋;佩戴固定矫治器的正畸患者,在矫正前、中、后行再矿化治疗,可有效地预防龋齿的发生。

3. 急性龋、猖獗龋充填修复治疗时的辅助药物。

(四)治疗方法

1. 含漱 配制成漱口液,每日含漱。

2. 局部应用 适用于个别牙的再矿化。清洁、干燥牙面,将浸有药液的棉球置于患处,每次放置数分钟,反复 3~4 次。

三、预防性树脂充填术

(一)概述

预防性树脂充填术(preventive resin restoration)是窝沟龋的有效防治方法,该方法仅去除窝沟处的病变釉质或牙本质,根据龋损的大小,采用酸蚀技术和树脂材料充填龋洞并在牙面上涂一层封闭剂,是一种窝沟封闭与窝沟龋充填相结合的预防性措施。

1977 年 Simonsen 提出对小的窝沟龋和窝沟可疑龋进行预防性树脂充填术,为窝沟龋的治疗提供了一种新方法。预防性树脂充填是处理局限于窝沟的早期龋的一种临床技术。

（二）适应证

1. 验面窝沟和点隙有龋损能卡住探针。

2. 深的点隙窝沟有患龋倾向，可能发生龋坏。

3. 窝沟有早期龋迹象，釉质脱矿或呈白垩色。

（三）治疗方法

除了去除龋坏组织和使用黏结剂外，其操作步骤与窝沟封闭相同。

1. 用手机去除点隙窝沟龋坏组织，不做预防性扩展。

2. 清洁牙面，彻底冲洗、干燥、隔湿。

3. 酸蚀验面及窝洞。

4. 用封闭剂涂布验面窝沟及窝洞。

5. 术后检查充填及固化情况，有无漏涂、咬合是否过高等。

第六节 牙体修复

一、生物学基础

牙这一主要由硬组织构成的器官，一旦遭到破坏，无自身修复的能力，必须借助人工的方法恢复其固有的形态和功能。牙具有感觉功能和代谢活动，充填治疗是在活的器官上实施的手术治疗，必须考虑到牙及其支持组织的特殊生物学特性。

（一）釉质

1. 理化特性 釉质是人体最硬的组织，其中含有大量的无机物。按重量比，成熟的釉质含95%无机成分，4%的水和1%的有机物。按体积比，釉质的无机物、水和有机成分则分别占86%、12%和2%。釉质的无机物几乎全部由含钙、磷离子的磷灰石晶体和少量的其他磷酸盐晶体等组成。切割釉质时产热多，必须用高速、锋利的器械钻磨，且用冷水冷却，否则产生的热会使牙体组织焦化并损伤牙髓。釉质的厚度在不同牙、不同部位均有差别。后牙釉质较前牙厚，面和切缘较厚，颈部最薄。对釉质厚度的了解有助于确定窝洞的深度和预计酸蚀黏结的效果。

2. 组织结构 釉质的基本结构是釉柱。釉柱起自釉牙本质界，贯穿釉质全层而到达牙表面，在较平坦的牙面，釉柱垂直于牙面；在验面点隙窝沟处，釉柱从釉牙本质界向点隙裂沟底部聚合，呈人字形排列；在牙尖和轴角处，釉柱由釉牙本质界向表面呈放射状伸展。

（二）牙髓牙本质复合体

1. 理化特性 牙本质的羟基磷灰石晶体较釉质的小，有机物和水较釉质的多（占牙本质重量的30%），硬度是釉质的1/5，外周牙本质较内层牙本质质硬。牙本质有一定弹性，对硬而脆的釉质起到良好的缓冲作用，并有利于固位钉的固位。

2. 组织结构 牙髓和牙本质在胚胎发生上联系密切，对外界刺激的应答有互联效应，是一个生物整体，被称为牙髓牙本质复合体（pulpodentinal complex）。牙本质主要由牙本质小管构成，小管内有成牙本质细胞突和体液循环。牙髓组织内有神经、血管和各种细胞，通过成牙本质细胞伸入牙本质小管的细胞突与牙本质连为一体。当釉质丧失，暴露的牙本质小管就成为牙髓与口腔环境间的通道。牙本质受到外界的任何刺激，无论是生理的或病理的，都能产生感觉，并引起牙髓的相应反应。牙本质的敏感性与其通透性密切相关。在接近牙髓端的内层牙本质与外周牙本质的结构十分不同，这种差异决定了牙本质具有不同的通透性，内层牙本质的面积为外周牙本质面积8倍。越接近髓腔，单位面积的小管数越多，对外界刺激的反应也越强。从窝洞底到髓腔的牙本质厚度是牙髓免于刺激的最重要因素。

3. 增龄性改变 牙萌出后，年龄的增长及外界因素刺激可引起牙的增龄性变化和牙髓修复性反应。在年轻人，牙本质小管粗大，通透性高，髓腔大，髓角高，神经和血管丰富，细胞多，牙髓活力强，修复能力强。随着年龄增长，牙本质小管钙化，通透性降低，髓腔变小，牙髓组织的纤维成分增多，牙髓活力降低，修复能力减弱。

4. 反应性改变

（1）原发性牙本质和继发性牙本质：牙发育过程中所形成的牙本质为原发性牙本质，构成牙本质的主体；牙根发育完成后，牙本质仍持续形成，此时形成的牙本质为继发性牙本质，继发性牙本质的形成使髓室体积缩小，但形成速度减慢。髓室的形态与牙的外形相似，在年轻恒牙的洞形预备时，应考虑到不同牙髓角的位置有所不同。由于对来自验面的轻、中度刺激产生反应，继发性牙本质更多是沉积在髓角、髓室顶、髓室底，所以随着年龄的增长，髓室的顶底径度变得很小，临床应根据患者的具体情况，了解髓室的大小和位置，因为它们往往是洞形预备的决定因素。

另外一种生理性或增龄性变化是牙本质小管壁的继续矿化,这可能是由成牙本质细胞突所介导。此种矿化造成牙本质小管壁增厚,牙本质小管变窄。继发性发本质和管间牙本质的矿化是一种生理性过程。

(2)修复性牙本质:当牙表面因磨损、酸蚀、龋病或牙体手术等,使其深部成牙本质细胞突暴露、受损或受到刺激时,牙髓中的成纤维细胞或间充质细胞能转变为具有成牙本质细胞功能的细胞分泌基质,产生矿化作用,在受损伤处相对的髓腔壁上形成修复性牙本质。其形成的速度、厚度与外界刺激的强度和持续时间有关。修复性牙本质的小管数目减少,同时与原有的牙本质小管不连续相通,修复性牙本质对牙髓的保护十分有效,但如果损害没能停止或去除,可造成牙髓的严重炎症,最终导致牙髓坏死。

(3)硬化性牙本质:牙本质受到外界刺激后,相应部位的成牙本质细胞突起发生变性,变性后矿物盐沉积并封闭牙本质小管,这种矿化的牙本质在磨片上呈透明状,称为透明牙本质,又称为硬化性牙本质。它的形成是牙髓牙本质复合体对外界刺激的防御反应。

(4)死区:牙因磨损、酸蚀或龋病而使牙本质小管暴露,小管内的成牙本质细胞突起逐渐变性、分解,小管内充满空气,在透射光下观察,这部分牙本质呈黑色,称为死区。死区常见于狭窄的髓角,其近髓端常有修复性牙本质形成。

5. 临床意义　牙本质受到外界刺激,可引起小管内的液体快速流动,导致成牙本质细胞突和细胞移位,激惹神经末梢,引起疼痛。当受到长期弱的外界刺激时,在相应的牙髓端有修复性牙本质形成,是牙髓的保护屏障。若受到急性、强的刺激,则受刺激的成牙本质细胞可发生变性,小管内的细胞突退变,严重时可致成牙本质细胞死亡,甚至造成牙髓发炎,坏死。窝洞制备过程中切忌对牙髓牙本质复合体造成过大刺激。

(三)牙骨质

1. 理化特性　牙骨质含有 $50\%\sim55\%$(重量)的有机物和水,无机物为重量的 $45\%\sim50\%$,其硬度较牙本质低。

2. 组织结构　釉质和牙骨质在牙颈部相连,形成釉质牙骨质界。10%牙的颈部釉质与牙骨质不相接,为牙龈所覆盖,一旦牙龈萎缩,牙本质暴露

在口腔环境中,对刺激很敏感。由于牙骨质的板层结构且矿化程度明显较釉质低,酸蚀黏结效果差。

(四)牙周组织

牙周组织是牙的支持组织,充填体的外形对牙周组织可产生严重的影响。正常的外形使食物有保护牙龈、按摩牙龈的作用,同时能防止牙菌斑的积聚。牙冠突度过小,食物可损伤牙龈;突度过大,牙的自洁作用差,易沉积菌斑。充填体出现悬突,压迫牙龈,引起牙周组织炎症或继发龋。

充填体正常咬合关系的恢复与牙周组织和颞下颌关节的健康密切相关。过高或过低的咬合都会破坏正常咬合关系,一方面造成创伤或使对颌牙移位,另一方面由于咬合关系紊乱可进一步引起颞下颌关节疾病。

患牙与邻牙正常接触关系的恢复也很重要。触点太紧可撕裂牙周膜,太松则造成食物嵌塞。其次,接触区的大小、位置不当也可引起食物嵌塞和牙移位。牙体手术时,手术器械对牙周组织的直接损伤也不可忽视。

二、修复与材料选择的原则

牙一旦产生实质性缺损便不能复原,只能借助人工方法修复其固有形态和功能,即牙体修复。其过程包括手术和修复 2 个部分,首先通过手术清除已经破坏、感染的牙体组织,将牙体制备成一定形状的窝洞,以便修复体能长期保持而不松动、脱落,并选用适当的材料,或充填治疗,或选择嵌体、冠修复的方式恢复牙的形态与功能。

(一)牙体修复的基本原则

1. 去净龋坏组织,消除感染源,终止龋病过程,避免产生继发龋。

2. 牙体修复是一种生物性治疗技术,必须充分考虑牙体修复的生物学基础,严格遵守保存原则,以保护牙髓牙本质复合体为前提,在最大限度保留健康牙体组织的情况下完成手术。

3. 采用生物力学和机械力学的基本原理预备窝洞,有适当的抗力形和固位形结构。

(二)充填材料选择的原则

1. 充填材料的性能要求

(1)物理和机械性能:充填材料应具有足够的机械强度,包括抗压强度、抗张强度、抗弯强度和抗冲击强度,且耐磨。弹性模量大,受力后变形小。热膨胀系数与牙体组织相近。绝缘性好,不传导温度和电刺激。色泽与牙接近,抛光性好,X 线阻射。

(2)化学性能:充填材料必须有稳定的化学性能,在口腔内不溶解,不腐蚀,不变色,固化收缩小,对牙体组织有化学黏结性,充填后在适当的时间固化,固化前可塑性好,操作方便。

(3)生物学性能:充填材料必须有良好的生物相容性,对机体无毒、安全。对牙髓、黏膜和牙龈无刺激性。必要时易于去除。价格便宜。

2. 充填材料的选择

(1)牙的部位:前牙充填材料重点考虑美观,应选择与牙颜色一致的牙色材料。后牙注重有足够的机械强度和耐磨性能,可选用银汞合金或后牙复合树脂。对龋易感患者,可选用含氟化物的防龋充填材料。

(2)窝洞所在部位和承受的咬合力:后牙殆面洞和邻面洞承受咬合力大,可选用银汞合金,前牙Ⅳ类洞应选用复合树脂。颈部Ⅴ类洞、后牙颊舌面点隙Ⅰ类洞不直接承受咀嚼压力,可选用玻璃离子黏固剂或复合树脂。

(3)患者情况:根据患者健康状况、经济情况及对美观的要求,选用不同的充填材料。

(4)其他因素:考虑所充填的牙在口腔的存留时间以及对颌牙已采用的充填材料的种类。保留时间短的牙选用暂时性充填材料。有金属嵌体或冠修复的对颌牙,原则上不选用银汞合金,以防止不同金属充填体接触时产生的电流刺激牙髓。

第七节　窝　洞

一、分类与结构

窝洞是指采用牙体外科手术的方法去除龋坏组织,并按要求备成的洞形。

1891年,G. V. Black对龋病病理学和临床治疗学做了系统的研究,根据龋洞的部位,提出了龋洞的分类标准,为现代牙体修复学奠定了基础。随着技术和材料性能的不断改进,牙体修复的适应范围日益扩大,具体应用也日益广泛和完善。

(一)窝洞的分类

1. Black分类法　目前临床上广泛应用且得到国际公认,其以龋病发生部位为基础,结合相应部位的牙结构、洞形的设计和制备特点进行分类,共分5类,以数字命名。

Ⅰ类洞:发生于发育点隙裂沟的龋损所制备的窝洞。包括磨牙和前磨牙的殆面洞、上前牙腭面洞、下磨牙颊殆2/3的颊面洞和颊殆面洞、上磨牙腭面殆2/3的腭面洞和腭殆面洞。

Ⅱ类洞:发生于后牙邻面龋损所制备的窝洞。包括磨牙和前磨牙的邻面洞、邻殆面洞、邻颊面洞、邻舌面洞和邻殆邻洞。

Ⅲ类洞:为前牙邻面未累及切角的龋损所制备的窝洞。包括切牙和尖牙的邻面洞、邻舌面和邻唇面洞。

Ⅳ类洞:为前牙邻面累及切角的龋损所制备的窝洞。包括切牙和尖牙的邻切洞。

Ⅴ类洞:所有牙的颊(唇)或舌面颈1/3处的龋损所制备的窝洞。

Black分类法不能完全满足临床需要,有学者将前牙切嵴或后牙牙尖发生的龋损所制备的窝洞列为Ⅵ类洞。

2. 按窝洞涉及的牙面数分类　分为单面洞、双面洞和复杂洞。仅限于1个牙面的洞称单面洞;包括2个牙面的洞称双面洞;包括2个以上牙面的洞称复杂洞。

(二)窝洞的结构

各类窝洞均由洞壁、洞角和洞缘组成。

1. 洞壁　分为侧壁和髓壁,与牙长轴平行的髓壁又称轴壁。

2. 洞角　分线角和点角。均以构成该角的洞壁联合命名。

3. 洞缘　窝洞侧壁与牙面相交构成洞缘。

4. 抗力形　抗力形(resistance form)是使修复体和余留牙体组织获得足够的抗力,在承受正常咬合力时不折裂的形状。抗力形涉及修复体和牙体组织两方面,与充填体承受咬合力后应力的分布有关,尤其是应力集中的部位。抗力形制备应使应力均匀分布于修复体和余留牙体组织。要考虑牙和修复体所承受力的大小而对抗力形提出不同的要求。主要抗力形结构如下。

(1)洞深:洞深要求是使修复体能承受正常咀嚼压力的最小厚度。一般洞深要求在釉牙本质界下0.2～0.5mm,不同部位的窝洞所要求的深度不同。殆面洞,洞深应为1.5～2mm,邻面洞洞深1～1.5mm即可。不同修复体要求的洞深也不一样,抗压强度小的材料要求洞的深度较抗压强度大的深。

(2)盒状洞形:盒状洞形是最基本的抗力形,基本特征是底平,侧壁平直与洞底垂直,点、线角圆钝。盒状洞形使咬合力均匀分布,避免产生应力集中。

(3)阶梯结构:双面洞的𬌗面洞底与邻面洞的轴壁应形成阶梯。轴髓线角应圆钝。邻面的龈壁应与牙长轴垂直,并要有一定深度,不得小于1mm。

(4)窝洞外形:窝洞外形呈圆缓曲线,避开承受咬合力的尖、嵴。

(5)去除无基釉和避免形成无基釉:无基釉缺乏牙本质支持,在承受咬合力时易折裂。除前牙外,一般情况下都应去除所有无基釉。同时,侧壁应与釉柱方向一致,防止形成无基釉。

(6)薄壁弱尖的处理:薄壁弱尖是牙的脆弱部分,应酌情减低高度,减少𬌗力负担。如外形扩展超过颊舌尖间距的1/2则需降低牙尖高度,并做牙尖覆盖。

5. 固位形(retention form) 是使修复体不致因受力而产生移位、脱落的洞形。窝洞的固位形必须具有三维的固位作用方能保持修复体的稳固。固位形与抗力形是相关联的,洞的深度、盒状洞形与抗力和固位均有关。抗力形和固位形的要求与窝洞类型、牙承受咬合力的大小及充填体的种类有关。临床上应综合多个因素,合理设计抗力形和固位形。主要固位形如下。

(1)侧壁固位:是各类窝洞最基本的固位形。它要求窝洞有足够深度,呈底平壁直的盒状洞形。相互平行、与洞底垂直,并且有一定深度的侧壁借助于洞壁于充填材料间的摩擦力而产生固位作用,防止充填体沿洞底向侧方移位。

(2)倒凹固位:这是一种机械固位。充填体突入倒凹或固位沟内,防止充填体与洞底呈垂直方向的脱位。倒凹和固位沟不宜做得太深,以避免切割过多的牙本质,一般以0.2mm深为宜。侧壁固位良好的窝洞,当深度大于宽度的洞可不做倒凹;𬌗面Ⅰ类洞,也不做倒凹。

(3)鸠尾固位:是一种机械固位,多用于双面洞。后牙邻𬌗面洞在𬌗面做鸠尾,前牙邻面洞在舌面做鸠尾。防止修复体从与洞底呈水平方向的脱位。

鸠尾制备原则:①鸠尾大小与邻面缺损大小相匹配;②鸠尾要有一定深度,特别在峡部,以获得足够抗力;③预备鸠尾应顺𬌗面的窝洞扩展,避开牙尖、嵴和髓角;④鸠尾峡的宽度一般在后牙为所在颊舌尖间距的1/4～1/3,前牙为邻面洞舌方宽度1/3～1/2;⑤鸠尾峡的位置应在轴髓线角的内侧,𬌗面洞底的𬌗方。

(4)梯形固位:也用于双面洞。防止修复体垂直方向的脱位。

二、窝洞预备

【基本原则】

窝洞预备直接关系到牙体修复治疗的成败,应遵循牙体组织的生物学特点,按照生物力学原理来进行,目前临床多采用Black提出的窝洞预备原则。

(一)去净齲坏组织

齲坏组织是指齲坏的牙体组织,其中含有大量的细菌及其代谢物,齲坏组织可引起牙体组织继续破坏或造成对牙髓的不良刺激。为了消除感染及刺激物,终止齲病发展,原则上必须去净齲坏组织,确保充填体与洞壁紧贴,防止继发齲的发生。

从齲病病理学角度来看,齲坏组织包括破坏层(又称坏死崩解层)和透入层(又称细菌侵入层),而脱矿层是无细菌侵入的。备洞时,只需去除感染牙本质,即坏死崩解层和细菌侵入层,不必将仅有脱矿而无细菌的脱矿层去除,临床上很难确定细菌的侵入范围,一般根据牙本质的硬度和着色2个标准来判断。

1. 硬度标准 通过术者的触觉来判断,即术者使用挖匙、探针及车针钻磨时的感觉,脱矿层仅开始脱矿,临床上其硬度与正常牙本质差异不大。而细菌侵入层的多数牙本质小管壁及管间牙本质存在无机物脱矿、蛋白质分解,用器械探查时质地明显变软。

2. 着色标准 对齲病过程中脱矿、着色和细菌入侵三者关系的研究表明,脱矿是最早的改变,其后是着色,细菌入侵在最后。因此,临床上不必去除所有着色的牙本质。慢性齲时,病变进行缓慢,修复反应强,已脱矿、着色的早期病变组织可重新矿化,此种再矿化牙本质的颜色较正常牙本质深,但质硬,应予保留。急性齲时,病变进展快、脱矿层较厚、着色浅,临床上很难判断齲坏组织是否去净,此时,可采取组织染色来识别,如用1%酸性品红丙醇溶液染色,齲坏组织被染成红色,正常牙本质不被染色。

(二)保护牙髓组织

窝洞预备时切割牙体组织对牙髓牙本质复合体可产生机械、压力和温度等刺激,要尽量减少对牙髓的刺激,避免造成不可逆的牙髓损伤。因此,备洞时应做到以下几点。

1. 间断操作,使用锐利器械,并用水冷却。

2. 勿向髓腔方向加压,特别是制备深窝洞时。

3. 应清楚了解牙体组织结构、髓腔解剖形态及增龄变化,以防止意外穿髓。

(三)尽量保留健康牙体组织

保存健康牙体组织不仅对充填材料的固位很重要,而且使剩余牙体组织有足够强度,以承担咀嚼功能,现代牙体修复技术对窝洞预备的要求更趋保守,尽量多保留牙体组织。窝洞预备要求如下。

1. 窝洞做最小程度的扩展,特别是在颊舌径和髓腔方向。

2. 窝洞的龈缘只扩展到健康牙体组织,应尽量位于牙龈边缘的殆方。以往认为,洞缘位于龈下可防止继发龋。近年来的研究表明,龈沟中的充填体边缘对牙龈组织会造成不良刺激。同时,更重要的是减少龈方的扩展使更多的牙体组织得以保存。

3. 尽量不做预防性扩展。Black 提出,平滑面龋的预备应扩展到自洁区,殆面预备应包括有发育缺损的点隙裂沟,以防止继发龋,随着龋病预防措施的加强和防龋充填材料的出现,越来越多的人认为,平滑面的扩展只限于龋损范围,而有发育缺损的殆面点隙裂沟可采用釉质成形术(enameloplasty)、窝沟封闭或预防性树脂充填等处理来代替预防性扩展以保存更多的牙体组织。

釉质形成术是指釉质表面的再形成。用火焰状金刚砂针磨去浅的沟裂(沟裂的深度小于釉质厚度的 1/4~1/3)或将未完全融合的釉质磨圆钝,形成一光滑、碟形的表面,以利于清洁,磨去部分应小于釉质厚度的 1/3。

(四)注意患者全身状况

患者的全身健康和神经状态也应注意。对某些慢性病患者(如结核病、心血管系统疾病、神经过敏者)或儿童等,手术时间不宜过长,动作更要敏捷轻柔。

【基本步骤】

(一)窝洞预备

窝洞预备首先是在洞深范围内扩展洞形,提供进入龋损的通道,确定窝洞的外形,制备抗力形和固位形。

1. 开扩洞口探查病情 对于病变较为隐蔽的龋洞,为了使视野清楚,查清病变的范围和程度,正确设计洞的外形,便于操作,首先应开扩洞口,寻找进入龋损的通道。咬合面潜行性龋(undermining caries),龋洞洞口很小,内部破坏大,需先去除洞口的无基釉,开扩洞口。而邻面隐匿龋损应视具体情况采取不同的方式进入。后牙邻面龋,在接触点已破坏时,应磨除殆面相应边缘嵴,从殆面进入龋洞。如龋损尚未累及接触点,仅局限于牙颈部,可从颊或舌侧进入,这样可保留健康牙体组织,保持原有的完整接触点,同时,由于未涉及殆面,充填体不直接承受咀嚼压力。前牙邻面洞,一般从舌侧进入,以保留唇面的完整和美观。由于牙色修复材料的使用,如龋损靠近唇面,也可从唇面进入,保留较坚固的舌侧边缘嵴,以利于承受咀嚼压力。

2. 设计和预备洞的外形 窝洞的洞缘构成了洞的外形。洞的外形既要包括所有的病变部分、最大限度地减少洞缘继发龋的发生,又要尽量保留健康牙体组织。窝洞外形的设计必须遵循下列原则。

(1)以病变为基础。

(2)洞缘必须扩展到健康的牙体组织。

(3)外形线尽量避开牙尖和嵴等承受咬合力的部位。

(4)外形线呈圆缓曲线,以减少应力集中,利于材料的填充。

(5)为了便于清洁,防止继发龋,邻面的颊舌洞缘应位于接触区以外,分别进入楔状隙,龈缘与邻牙之间至少应有 0.5 mm 宽的间隙,不必扩展到龈下。

洞形的扩展必须保持在规定的深度内,一般在釉牙本质界下 0.2~0.8 mm,咬合面窝洞进入牙本质的深度不超过 0.2 mm,平滑面 0.5 mm,牙根面 0.8 mm。

3. 制备抗力形和固位形 双面洞和复杂洞往往需要预备辅助的抗力形和固位形,使充填体和牙能够承受咬合力,并将因侧向力而折裂的可能性减小到最低程度,使充填体获得最好的固位。

4. 制备洞缘 洞缘制备包括洞缘釉质壁的修整和洞面角的设计,要保证在充填体与牙体组织之间形成边缘封闭,以防止两者界面间出现缝隙,产生微渗漏(microleakage)。充填体与牙面需形成平整的连接。洞缘处的充填体和牙体组织具有最大强度,以获得足够机械强度的界面。

在洞缘的制备中,要考虑洞缘所在部位釉柱的方向。根据不同牙面釉柱方向的差异,使釉质壁的釉柱止于健康牙本质。由于釉柱易于折裂,最强釉缘应由止于健康牙本质的全长釉柱组成,同时由止于健康牙本质的较短釉柱组成的洞壁支撑。

洞面角的设计取决于充填材料的种类。如银汞合金,由于其边缘韧性较差,脆性大,洞面角应为90°,这种情况下银汞合金充填体和牙体组织具有最大的强度。复合树脂材料的韧性好,可做短斜面,利于黏结修复。

洞形制备后需清理窝洞,除去窝洞内所有碎屑,检查有无残存感染牙本质、无基釉等不利于充填的结构。

(二)无痛制洞法

在预备窝洞时,切割牙本质常使患者产生难以忍受的酸痛。为了减轻备洞时的疼痛,可选用下列方法。

1. 使用锋利器械和正确手法 用锋利的器械高速、间断切割牙本质,轻柔而准确的操作可减少对牙髓的刺激,疼痛时间短,且程度轻。

2. 局部麻醉 用上述方法不能奏效和一些紧张的患者可行根尖区局部浸润麻醉或牙槽周围神经阻滞麻醉,必要时可做牙周膜内注射。局部麻醉的效果较好。

3. 化学机械去龋 用特殊的化学药剂,如单氯甘氨酸溶液,使软化牙本质中的胶原解体而容易被去除。常使用由压缩泵、手机和喷头组成的特殊给药装置,将药液喷入洞内,通过机械冲洗和化学作用选择性地去除软化牙本质。此法具有不产热、对牙髓刺激小、安全、无痛等优点,但操作时间长,对质地坚硬的慢性龋去龋效果较差。

(三)术区隔离

窝洞预备好后,应将准备充填的牙与口腔环境隔离开来,防止唾液进入窝洞,影响充填材料与洞壁的结合。条件允许的情况下,整个窝洞制备过程都应将术区隔离,这样视野更清楚,且不会受唾液等其他因素的干扰。常用的隔离方法有下列几种。

1. 棉卷隔离 用消毒棉卷隔离患牙。将棉卷置于患牙颊(唇)侧前庭处和舌侧口底,吸去术区附近的唾液,从而达到隔湿目的。如将棉卷置于唾液导管开口处,能有效地隔湿。下颌舌侧的棉卷不易固定,可加用棉卷压器。棉卷压器有前牙、右后牙和左后牙3种类型,根据患牙位置选择使用。

该方法简便易行,不需特殊设备,是常用的一种隔离方法。但隔湿维持时间短,需随时更换棉卷。

2. 吸唾器 利用水流和抽气产生的负压,吸出口腔内的唾液。将吸唾管置于患者口底,注意切勿紧贴黏膜,以避免损伤黏膜和封闭唾液导管口。口腔综合治疗机都有吸唾器装置,吸唾器常与棉卷隔离配合使用。

3. 橡皮障隔离 橡皮障隔离是用一块橡皮膜,经打孔后套在牙上,利用橡皮的弹性紧箍牙颈部,使牙与口腔完全隔离开来。

器械包括橡皮障、橡皮障打孔器、橡皮障夹、橡皮障钳和橡皮障架。

橡皮障隔离一般需在四手操作下进行,操作较费时,但此法具有较多的优点。橡皮障将术区与口腔完全分隔开来,不仅使术区不被唾液污染,而且不受口腔湿气的影响。同时,可防止手术过程中对牙龈、口腔黏膜和舌的损伤,避免手术器械、切削的牙体组织碎屑及修复材料等吞入或吸入食管、气管,确保手术安全。此外,还能避免医师的手接触患者的唾液,减少医源性交叉感染,特别是防止乙型肝炎和艾滋病病毒的传播。

4. 选择性辅助隔离法

(1)排龈线:接近龈缘和深达龈下的牙颈部龋损,由于龈沟内有龈沟液的存在会影响手术的操作。此时,可用探针或其他器械的薄而钝的边缘,将浸有非腐蚀性收敛剂的排龈线嵌入龈沟内。通过温和的物理和化学作用,数分钟内即可以迅速使龈缘向侧方和根方退缩、龈沟开放、龈沟液减少,从而使术区干燥、视野清楚、便于手术操作。根据龈沟的宽窄和手术范围选择排龈线的直径和长度。注意排龈线的直径以不使牙龈受压过度而缺血变白为度。如使用排龈线不能使术区充分暴露,应行小的翻瓣术(miniflap)。

(2)开口器(mouth prop):一些后牙的牙体修复较为费时,可用开口器维持恒定的张口度,减轻患者的疲劳,同时也方便了术者的操作。

(3)药物:必要时可用药物,如阿托品,使唾液分泌减少。此方法一般不常用。

(四)窝洞消毒

窝洞制备完毕充填前,可选用适宜的药物进行窝洞消毒。理想的窝洞消毒药物应具有消毒力强、对牙髓刺激小和不使牙变色等特性。常用的消毒药物有25%麝香草酚乙醇溶液、樟脑酚及75%乙醇等。目前从临床使用的药物来看,尚没有一种理想的窝洞消毒药。

对于窝洞消毒一直存在争议。基于对细菌在龋病发生中重要作用的认识,传统的观点认为,窝洞预备好后，洞壁牙本质小管中还存在少量细菌，为了更好地消除残余感染，防止继发龋，充填前需做窝洞消毒；另一种看法则认为，窝洞内即使有少量残存细菌也会因为充填后环境的改变，经一定时间后会逐渐失去生活能力或死亡，因此防止残余感染引起继发龋的关键是尽可能去净龋坏组织。对窝洞消毒必须考虑其有效性、持久性和对牙髓的损害。从目前使用的药物来看，任何一种不引起牙髓反应的短暂局部处理都不可能有效地消除牙本质小管内的感染。况且，窝洞无菌状态的维持有赖于充填材料对窝洞的完全密封。近期的研究亦表明，较大比例未做窝洞消毒处理的牙体修复均未产生继发龋，因此主张只对窝洞进行彻底清洗，不使用消毒药物处理。亦可通过黏结剂封闭窝洞，尽量减少微渗漏，使用衬洞剂、具有抑菌作用的垫底材料及含氟充填材料进一步防止继发龋的发生。

（五）窝洞封闭、衬洞及垫底

由于窝洞深浅不一，深洞的洞底往往不平，而且一些充填材料对牙髓有刺激，因此，在充填前应根据洞的深度和充填材料的性质对窝洞做适当处理。其目的是隔绝外界和充填材料刺激，保护牙髓，垫平洞底，形成易于充填的窝洞。

1. 窝洞封闭（cavity sealing）　是在窝洞洞壁涂一层封闭剂，以封闭牙本质小管，阻止细菌侵入，隔绝充填材料的化学刺激。虽然封闭剂很薄，不能隔绝温度刺激，但能增加充填材料与洞壁的密合性，减小微渗漏，也可减少银汞合金中的金属离子渗入牙本质小管从而防止牙变色。窝洞封闭剂如下。

（1）洞漆（cavity varnish）是指溶于有机溶剂（乙醚、丙酮或乙醇）的天然树脂（松香或树脂）或合成树脂（硝酸纤维或聚苯乙烯），呈清漆状。有机溶剂挥发后可留下一层树脂薄膜，为 $2\sim5\ \mu m$ 厚。研究表明，涂 1 次仅能封闭 55% 的表面，2 次可达 $80\%\sim85\%$，故临床操作时一般涂 2 次，以尽量达到完全封闭。洞漆中的有机溶剂可与复合树脂中的树脂成分反应而影响其聚合，且树脂中的游离单体可分解洞漆，所以复合树脂充填体下方及做黏结处理的洞壁均不能使用洞漆。目前，临床中多使用复合树脂材料配合黏结技术进行窝洞的充填，洞漆已不常用于临床中。

（2）树脂黏结剂（resin bonding agent）能有效封闭牙本质小管，且不易溶解，可有效减少微渗漏。

2. 衬洞（cavity lining）　是在洞底上衬一层能隔绝化学和一定温度刺激、且有治疗作用的洞衬剂（liner），其厚度一般＜0.5 mm。常用的洞衬剂有氢氧化钙及其制剂、玻璃离子黏固剂和氧化锌丁香油酚黏固剂。氢氧化钙具有刺激修复性牙本质形成和抑菌作用，但其物理性能差，有一定溶解性，主要用于接近髓腔的深窝洞和可疑穿髓者。玻璃离子黏固剂对牙髓刺激小，可释放氟，有防龋作用。氧化锌丁香油酚黏固剂对牙髓有安抚作用。

3. 垫底（basing）　是在洞底（髓壁和轴壁）垫一层足够厚（＞0.5 mm）的材料，以隔绝来自外界及充填材料的温度、化学、电流及机械刺激，同时有垫平洞底、成形窝洞、承受充填压力和咀嚼力的作用。

常用的垫底材料有氧化锌丁香油黏固剂、磷酸锌黏固剂、聚羧酸锌黏固剂及玻璃离子黏固剂。

洞衬剂和垫底材料不能完全分开来，有些材料兼有洞衬和垫底材料的作用，只是做衬洞时一般衬一薄层，而做垫底时则使用体积较大，从而有足够强度，以支撑上面的修复体。

临床上，往往根据余留牙本质的厚度和充填材料的种类选用不同的封闭剂、洞衬剂和（或）垫底材料。

浅的窝洞，洞底距髓腔的牙本质厚度 1.5～2 mm 或以上，不需垫底。银汞合金充填时，在洞壁涂布洞漆或黏结后直接充填；复合树脂则只能用黏结剂处理后再充填。

中等深度的窝洞，洞底距髓腔的牙本质＞1 mm，一般只垫一层磷酸锌粘固剂、聚羧酸锌粘固粉或玻璃离子黏固剂。除磷酸锌黏固剂需先涂封闭剂以隔绝其对牙髓的化学刺激外，用后两种材料充填时可直接垫底，然后充填。由于材料性能和技术的不断发展和改善，磷酸锌已不常用于活髓牙的垫底。

深的窝洞，洞底距髓腔很近，为了保护牙髓需要做双层垫底处理，第一层用氧化锌丁香油酚黏固剂垫底，第二层可用聚羧酸锌黏固剂或玻璃离子黏固剂垫底。这些垫底材料对牙髓刺激小。当洞底接近髓腔或可疑穿髓时，首先选择氢氧化钙衬洞，以促进修复性牙本质形成，再使用玻璃离子黏固剂或其他垫底材料，在垫底后方可涂布洞漆或黏结剂于洞壁和基底上。

垫底部位只限于𬌗面髓壁和邻面轴壁，要求底平壁净，留出足够的深度（1.5～2 mm），使充填体有足够的抗力和固位。

第八节　银汞合金充填术

银汞合金(silver amalgam)是一种特殊类型的合金,可由汞与一种或多种金属形成,其作为牙体修复材料已有较长的历史。公元 659 年,我国苏恭所著《唐本草》中就有银膏的记载,公元 1578 年,李时珍所著的《本草纲目》对此进行了更加详细的描述,银膏是用银、汞和锡制成,与今天临床使用的银汞合金有共同之处。1826 年法国 Traveau 用银汞合金进行牙体修复,其使用的银汞合金是汞、铋、铅及锡的混合物,在 100℃将混合物熔化后注入牙中。19 世纪 30 年代中期美国开始应用银汞合金进行牙体修复,1896 年美国 G. V. Black 对银汞合金的组成、性质、调和及充填方法进行了大量的研究和改进,使银汞合金逐渐成为较理想的充填材料。尽管治疗龋病的充填材料甚多,但后牙的充填,尤其是𬌗力较大的洞形还没有比银汞合金更为优越的充填材料。随着材料性能的不断改进,银汞合金在牙体修复中的应用已得到包括 WHO 在内的多家国际卫生组织的认可。

银汞合金具有抗压强度好、耐磨性强、性能稳定、对牙髓无刺激、可塑性大、方便操作等特点,是后牙充填的主要材料。银汞合金呈金属颜色,一般不用于前牙修复。银汞合金与牙组织之间没有黏结性,主要通过窝洞的机械固位保证充填体的稳固性,因此,银汞合金充填体对窝洞的要求较高,窝洞必须具有良好的固位形和抗力形。

近年来,随着口腔修复新材料及设备的不断发展,银汞合金在牙体修复中的地位已发生了变化,但由于树脂类及玻璃离子类牙色材料在理化性能上的不足,目前尚无法完全代替银汞合金在后牙充填修复中的地位。

银汞充填的适应证:①Ⅰ类洞、Ⅱ类洞。②后牙Ⅴ类洞,特别是可摘义齿的基牙修复。银汞合金耐磨性好,能抵抗卡环移动所致的磨损。③对美观要求不高患者的尖牙远中邻面洞、龋损未累及唇面者。偶尔也用于下前牙邻面洞的充填。④大面积龋损时配合附加固位钉的修复。⑤冠修复前的牙体充填。

一、窝洞预备要求

银汞合金的材料特性要求窝洞必须符合窝洞预备的总原则外,还应具有以下特点:①窝洞必须有一定的深度和宽度,方可使充填体获得足够的固位强度;②银汞合金没有黏结性,窝洞要制备成典型的盒状洞形,且增加辅助固位形,以使充填体具有良好的固位。各类银汞合金充填窝洞的预备要点如下。

1. Ⅰ类洞

(1)𬌗面窝沟单面洞制备:要求窝洞的外形呈圆缓曲线,避开牙尖,如𬌗面近、远中点隙均发生龋损,且龋损范围小、两洞缘间的距离>0.5 mm 时,可制成 2 个单独的窝洞,尽量保留斜嵴或横嵴。洞深 1.5～2 mm,洞缘角呈直角,点、线角圆钝,洞底平坦(深的窝洞应垫平洞底),确保抗力结构。银汞充填体主要靠侧壁固位,故要求窝洞预备为典型的盒状洞形,侧壁略向洞口聚合,必要时可增加倒凹固位。洞底(髓壁)应与𬌗面外形一致,以防止穿髓,如下颌第一前磨牙,颊尖高,舌尖低,洞底应呈斜平面。

(2)磨牙颊(腭)面单面洞制备:磨牙颊(腭)面点隙沟龋范围小时可制成单面洞。由于此部位不承受咀嚼压力,且位于自洁区,可制成洞口略小于洞底的洞形,不做预防性扩展。

(3)磨牙双面洞制备:当𬌗面窝沟龋与颊(腭)面的沟裂龋相连,或颊(腭)面龋损范围较大,使𬌗面边缘嵴脆弱时,应备成颊(腭)𬌗洞。颊(腭)面部分:沿颊(腭)沟制成长条形,近远中宽度不得<1.5 mm,龈壁与牙长轴垂直,近、远中壁相互平行或略向𬌗方聚合。由于其位于自洁区,不需向近、远中扩展,龈壁止于沟的末端即可。𬌗面部分:𬌗面制备成鸠尾固位形。上颌磨牙沿𬌗面远中沟、下颌磨牙沿𬌗面中央沟扩展,形成鸠尾,鸠尾峡的宽度不得<1.5 mm。轴壁与牙面平行,与洞底(髓壁)相交形成阶梯,梯的轴髓线角应圆钝。

(4)上前牙腭面洞制备:上前牙腭面洞的外形呈三角形或圆形。洞深 1～1.5 mm,洞底与舌面平行,洞侧壁垂直于洞底。

2. Ⅱ类洞　根据龋损范围可预备成单面洞或双面洞。如病变已累及接触区,应备成邻面洞,而病变未累及接触区者,可制备成单面洞或双面洞。

Ⅱ类洞以邻𬌗面洞最典型,也最常见。它由邻面洞和殆面洞两部分组成。邻殆面洞的预备一般先制备邻面部分,殆面部分的大小由邻面龋损范围来定。

(1)邻面洞的制备要求:颊、舌壁应越过接触区,达自洁区,扩展程度与邻面突度有关,突度大,接触区小,颊、舌楔状隙大、扩展少;反之,邻面突度小,则扩展多。龈壁位置:位于接触点根方的健康牙体组织,与相邻牙面至少有 0.5 mm 宽的间隙,以便于清洁。在颊、舌和(或)龈壁与轴壁相交的线角处作固位沟,防止邻面部分在水平分力作用下向邻方移位;颊、舌壁略向殆方聚合,形成龈方大于殆方的梯形,防止邻面在垂直分力作用下向殆力移位。邻面洞深应为 1～1.5 mm,颊、舌和龈壁的釉质壁部分应顺釉柱走行方向,避免形成无基釉;邻面固位沟的预备使邻面有独立的固位形,可减少邻面充填体受力而折裂的趋势;为了增加邻面与殆面连接处的抗力,除了轴髓线角应圆钝外,可将轴壁略向髓壁倾斜,这样使轴壁髓线角处的充填体厚度增加,以抗衡此处所受的剪切力。

(2)殆面洞的制备要求:应具有连接和固定邻面充填体的作用。在一般殆面洞的设计原则基础上,应预备鸠尾固位形,防止充填体受水平分力作用向邻方移位。

邻面龋坏范围小,且所涉及的边缘嵴承受的咀嚼压力不大者,为了保存更多的健康牙体组织,近年来主张不向殆面扩展做鸠尾固位形,不做阶梯,只需从边缘嵴进入邻面病变区,预备邻面洞,在颊轴线角和舌轴线角做 2 个相互对抗的固位沟,以加强固位。

如牙的近、远中邻面都发生龋损,且累及接触区,在前磨牙一般应预备成邻殆邻复杂洞,两个邻面洞与殆面洞连为一体,起到相互固位的作用。在磨牙,如龋损范围大,可预备成邻殆邻洞;但如龋损范围小,特别是上颌磨牙,可分别预备 2 个邻殆洞,以保留斜嵴。

后牙邻面牙颈部龋损,未累及接触区,做单面洞有困难时,可从颊或舌方进入,预备成邻颊洞或邻舌洞,在颊或舌面做鸠尾,预备原则与邻殆洞相同。如龋损范围小,则不必向颊面或舌面扩展做鸠尾,只需在殆轴线和龈轴线角做固位沟即可。此部分的窝洞不承受咀嚼压力,主要考虑固位形,防止充填体向颊(舌)侧向和近(远)中方向移位。

后牙邻面龋损在相邻牙缺失或龋接近牙颈部且牙龈退缩、器械容易进入者,可只在邻面做单面

洞。此类窝洞不承受咀嚼压力,主要预备固位形,应预备成盒状洞形,洞底与邻面弧度一致,略呈突面,这样既保护了牙髓,又使洞深一致。在殆轴线角和(或)龈轴线角做固位沟或倒凹,以加强固位。此类单面洞的预备在近中面较容易,而远中面较困难。

3.Ⅲ类洞　根据病变部位、范围和邻牙情况可预备成单面洞或邻舌洞。

(1)单面洞制备:邻面病变范围小,舌壁有一定厚度,且邻牙缺失或牙间隙大者可在邻面做单面洞。此类洞殆力负荷不大,主要预备固位形。一般多制备成与前牙邻面相似的底向根方的三角形盒状洞。唇、龈、舌三侧壁与相应的牙面平行,龈壁的釉质略敞开,洞底与邻面弧度一致,洞深 1～1.5 mm。在 3 个点角做倒凹或在龈轴线角做固位沟可获得更好的固位。

(2)邻舌洞制备:邻面龋缺损范围大,舌侧壁较薄者,一般应制备成邻舌洞。邻舌洞的预备一般先预备邻面洞形。从舌面边缘嵴处开扩洞口,进入邻面龋损。邻面洞外形为唇方大于舌方的梯形,龈壁和切壁略向舌方聚合,在边缘嵴处与舌面相连,龈壁长于切壁,唇壁与唇面平行,洞深 1～1.5 mm。必要时,在唇轴切点做倒凹并在龈轴线角做固位沟,以达到更好固位。

舌面窝洞需在舌面预备鸠尾,以防止充填体向邻方移位。鸠尾位于舌隆突的切方,一般不超过中线,尖牙的鸠尾尽量不累及舌轴嵴。切牙唇舌径小,特别是牙冠的切 1/3 部位,故应避开切 1/3 区。鸠尾峡宽度为邻面洞舌方宽度的 1/3～1/2。必要时,可在鸠尾的尾部龈方和切方转角处做倒凹,以增强固位。

邻面龋损范围小,预备单面洞有困难者,可以从舌面边缘嵴处进入病变区,制备邻面洞形,不向舌面扩展做鸠尾固位形。为加强固位,应在唇轴切点角处做倒凹和龈轴线角处做固位沟。

4.Ⅴ类洞　Ⅴ类洞不直接承受咬合力,一般为单面洞,备时以固位形和外形为重点。

(1)外形制备:Ⅴ类洞的龈壁与龈缘平行,呈与颈线相应的圆弧形。近、远中侧壁的位置依龋损范围而定,尽量在轴角以内,如超过轴角,则难以形成。殆壁一般呈水平线,使洞的整体外形呈半圆形,为不损伤冠中份的坚实牙体组织,殆壁尽量不超过颈 1/3 线。

(2)抗力形和固位形制备:Ⅴ类洞抗力形和固

位形制备应按盒状洞形要求。龈壁和殆壁与洞底（轴壁）垂直，近、远中壁的釉质避略向外敞开。洞深 1～1.5 mm。因颈部的牙面呈弧面，特别是前磨牙的突度较大，为使洞深一致，又不损伤牙髓，洞底应呈与牙面弧度一致的弧面，否则容易将洞底磨平，造成意外穿髓，同时使近、远中壁很浅，甚至被磨除，难以形成盒状洞形，不利于固位。V 类洞虽不直接承受咀嚼爵压力，但在咬合运动中，侧方殆运动使牙受到颊、舌方向的力，在此力的反复作用下，会产生以牙颈部为中心的往返弯曲，使 V 类洞充填体出现与洞壁分离的趋势。为了与颈部所受的弯曲力抗衡，应在殆轴线角和龈轴线角做倒凹或固位沟，以防止充填体与洞壁分离。也可在 4 个点角处做倒凹，以保存更多的牙体组织，减少穿髓的可能性。

二、银汞合金的调制

银汞合金的调制对性其性能有较大的影响，合理的调制可获得最佳性能。

1. 汞与银合金粉的比例　汞与银合金粉品比例对银汞合金的性能有较大影响。汞量过多，会使其强度和硬度下降，流动性和蠕变增加。汞量过少，则汞合作用不完全，呈粉状，使其机械性能大大降低。

不同合金粉与汞的调制比例不同，传统银合金粉与汞的重量比略＞1，球形银汞合金和高铜银合金粉与汞的重量比略＜1（体积比为 3:1）。为减少汞污染和准确掌握银合金粉与汞的配比，现已有银汞合金胶囊问世。汞与银合金粉按合适的比例装入同一胶囊内，中间借一层薄膜隔开，使用时，将胶囊放入调拌器内振荡，使汞与银合金粉充分混合。银汞合金胶囊使用方便，但价格较贵。

2. 研磨方法　将银合金粉与汞混合成一均质团块的过程称研磨。其目的是使银合金颗粒表面被汞润湿，而后弥散进去，发生汞合反应。同时，研磨有助于银汞合金中基质晶粒的均匀分布和各相的彼此结合。银汞合金的研磨方法如下。

(1) 手工研磨：按一定比例将汞与银合金粉放入清洁干燥的磨砂玻璃制的臼内，一手握杵，一手握臼，旋转研磨。研磨速度每分钟 150～220r，压力 1～1.5kg，时间 1min。随着研磨进行，汞与银合金粉逐渐互溶，成为具有金属光泽的柔软团块。将其倾于薄的涤棉布上，包好，用手指揉搓，调制合适的则有捻发或握雪声。充填前，挤出多余的汞。挤出的汞应收集于密闭器皿中。

手工研磨时必须戴手套，避免泵合金污染，减少皮肤对汞的吸收。

(2) 自动研磨：用汞合金调拌机调制。有全自动封闭式和半自动两种调拌机，前者将汞合金与银合金粉分别装入调拌机内盛汞及合金粉的瓶中，按不同合金粉调节汞与合金粉的量、研磨时间、速度，然后开动机器，即可自动调制。后者将配好的汞与合金粉装入调拌机的有盖小杯内，小杯置于固定夹上，调节其调拌时间，开机即振动调拌。如用银汞含金胶囊，将胶囊放入调拌机内振荡即可。

自动调拌时间不宜过长，最长时间不得长于 40s，调拌时间过长，温度升高，增加了汞升华为蒸气的机会，从而加重了汞污染，而且会使汞合金的蠕变值增加。

自动研磨使用方便，调拌出的汞合金质量好，且能节约时间，减少汞污染。

三、银汞合金的充填

1. 保护牙髓　银汞合金是电和热的良导体，热导系数大于牙体组织。为了保护牙髓，中等深度以上的窝洞在银汞合金充填时，需要封闭、衬洞或垫底。

2. 放置成形片和楔子　双面洞在充填前应放成形片（matrix）。成形片作为人工假壁，代替失去的侧壁，以便于加压充填材料、形成邻面生理外形及恢复与邻牙的接触关系。

充填银汞合金用的成形片为不锈钢薄片，分前磨牙双面洞、磨牙双面洞和后牙三面洞 3 种规格，成形片必须上于成形片夹上使用。成形片夹有 2 种，邻殆洞成形片夹和邻殆邻洞成形片夹。

成形片借成形片夹安放、固定在牙上。成形片突的一边向龈方，且边缘应置于洞的龈壁的根方，使龈壁位于成形片内。成形片的殆方边缘应稍高于殆面，以便于充填体边缘嵴处的成形。

为了使成形片紧贴牙颈部，尚需在成形片颈部外侧的牙间隙中安放楔子（wedge）。楔子的作用是使成形片紧贴龈壁洞缘的牙颈部，有助于充填体邻面颈部的成形；防止充填时将材料压入龈沟，形成悬突，损伤牙周组织；稳固成形片；分开相邻牙，以补偿成形片的厚度，使拆除成形片后能与邻面恢复正常接触关系。楔子的大小、形状应适宜。楔子多为木质或塑料制成，横切面有三角形或梯形。楔子底部的宽度应比修复牙与邻牙间的牙间隙稍宽，使其能略分开相邻牙，但不能太宽，过宽则造成充填体与邻牙无接触。楔子的殆向端也不能太粗或太低,以免影响充填体的邻面外形。一般多从舌侧插入楔子,因通常舌侧间隙较大。楔子插入时注意其底部应位于窝洞龈壁的根方,切勿将楔子底部置于窝洞龈缘的殆方,使成形片陷入洞内而影响充填,同时注意勿损伤牙龈。

如果没有邻殆邻成形片夹,可用不锈钢薄片自制 T 形成形片。同时将 T 形成形片头的两翼向内弯曲,然后将其尾部插入,套在牙上拉紧,最后将尾端反折过去压紧。

3. 填充银汞合金材料 采用银汞合金输送器将调制好的银汞合金少量、分次送入窝洞内。每次送入窝洞的汞合金量,在铺平后最好不超过 1 mm厚。先选用小的汞合金充填器将点、线角及倒凹、固位沟处压紧,再换较大的充填器向洞底和侧壁层层加压,使汞合金与洞壁密合,并同时剔除余汞,使充填的汞合金略高于洞缘,最后用较大的充填器与洞缘的釉质表面平行,做最后加压,确保洞缘汞合金的强度。

双面洞一般先填充邻面洞部分,后填殆面洞。邻面洞多窄而深,应选用细而长的充填器将龈壁压紧。同时向邻牙方向加压,以恢复与邻牙的接触。

银汞合金从调制到填充完毕,应在 6~7min 完成。如搁置时间太长,调制的银汞合金变硬,可塑性降低,影响材料与洞壁的密合。

4. 雕刻成形 银汞合金调制后 20min 以内可塑性大,以后逐渐减弱,24h 后完全固化。临床上在银汞合金填充完毕后的 20min 内进行充填体的雕刻成形。采用雕刻器去除殆面及边缘嵴多余汞合金,然后取出楔子,松开成形片夹,先取下成形片夹,而后用镊子或手将成形片紧贴邻牙,从一侧邻间隙向颊殆或舌殆方向慢慢移动,拉出成形片。

取下成形片后,即行外形雕刻,恢复其功能外形。雕刻殆面时,雕刻器尖端置于裂沟处,刀刃部分放在牙面上,部分放在充填体上,紧贴牙面,沿牙尖斜度,从牙面向充填体雕刻,这样可避免造成充填体过高或过低。在邻殆洞,则应从边缘嵴向殆面中份雕刻,以防止邻面充填体的松脱。双面洞还需用探针检查邻面有无悬突,如有悬突,应及时除去,注意勿破坏接触区。

雕刻成形后的充填体外形应与窝洞的外形线一致。超出窝洞范围的多余的银汞合金因太薄而易破损,会留下不整齐的边缘,而雕刻过多可造成充填不足而留下裸露的部分洞壁。

此外,雕刻要恢复牙的功能外形、边缘嵴、邻面接触关系、楔状间隙及牙颈部的正常突度。

5. 调整咬合 银汞合金充填体的外形初步雕刻完成后,殆面承受咬合力的部位应进行咬合调整,使充填体与对颌牙恢复正常的咬合关系。如对颌牙有高陡的牙尖或边缘嵴,应先调磨,然后让患者轻轻咬合,做正中及侧方殆运动,检查有无高点。如有高点,则银汞合金充填物上出现亮点,用雕刻器除去。如此反复,直至合适为止。值得注意的是,此时银汞合金尚未达到初凝,强度很低,切勿重咬,特别是邻殆洞,重咬会使充填体破裂。

6. 打磨抛光 银汞合金充填体尚未完全硬固时,不能承受咀嚼压力,不能打磨抛光,24h 后待完全硬固后方可打磨抛光。用细石尖或磨光钻从牙面向修复体方向打磨,邻面用磨光砂条磨光,最后用橡皮尖抛光。调整银汞合金充填体边缘防止超过洞缘,去除充填体表面不平整的缺陷,使表面变得光滑,从而不易被腐蚀和沉积菌斑,减少继发龋发生。磨光后的银汞合金充填体表面细腻、有光泽。

在唾液的影响下,银汞合金充填体会出现金属腐蚀性,因此对银汞合金充填体应该定期检查、抛光处理。

归结起来,窝洞充填术的基本步骤包括:①开扩洞口探查病情;②去净龋坏组织;③设计洞形;④建立固位形和抗力形;⑤修整洞缘;⑥清理窝洞;⑦术区隔湿;⑧保护牙髓;⑨填充材料、雕刻外形、调殆、打磨抛光。

将选择好的充填材料,按规定的调制方法调制,选用合适的充填器械将调制好的充填材料填入窝洞,按不同材料的要求进行操作,使材料与洞壁密合,恢复牙的外形。

在规定时间内雕刻外形、调殆、打磨、抛光。外形雕刻应恢复患牙牙面的解剖形态,注意恢复殆面窝沟、边缘嵴、接触点、楔状隙和牙颈部突度,去除龈缘悬突。塑形过程中,要注意手法,正确使用器械,掌握雕刻的方向。

正常咬合关系的恢复对维持患牙的生理功能是很重要的。在初步塑形后,应对承受咬合力的牙面进行咬合调整。如对颌牙有高陡牙尖,应先调磨。

充填完毕后,应对充填体进行打磨、抛光,以减少牙菌斑附着和食物滞留,防止继发龋发生。

四、汞污染、汞中毒和汞接触过敏

1. 汞污染 银汞合金在固化后,一般不具有毒性。但在医院中,医护人员由于长期使用银汞合金可能受到汞污染,口腔科的汞污染包括 3 个方面:①调制和使用银汞合金时,汞的蒸气在室温下挥发,使工作人员受到汞污染;②撒落的汞粒或银汞合金碎屑使诊室环境受到汞污染;③清除口腔内的银汞合金碎屑或压出的汞,被排入下水道,成为二次污染源。

2. 汞中毒 汞为银白色液态金属,沸点 356.6℃,熔点 −38.9℃,常温下即可蒸发,易沉积在空气的下方,能随空气流动,且附着力强。汞在使用过程中流散或溅落后可形成很多小的汞珠,且能被地面缝隙、墙壁、衣物等吸附。口腔科使用的银汞合金在研磨、揉搓操作过程中,汞即可蒸发,并以蒸气形式经呼吸道进入体内,长时间则可引起汞吸收或慢性汞中毒。

(1)慢性汞中毒:慢性汞中毒比较常见。初期表现为类神经征,如头晕、头痛、失眠、健忘等,进一步发展则出现易兴奋症、震颤和口腔炎三大典型临床表现。易兴奋症是慢性汞中毒特有的症状,如急躁、易怒、害羞、多疑等,性格与情绪都发生明显改变。震颤最先见于手指、眼睑和舌的细微震颤,进一步发展可出现手指、手臂意向性粗大震颤。口腔炎表现为唾液增加、牙龈红肿、出血、压痛、溢脓等较重的牙周炎症状,口腔卫生不良者还可见牙龈暗蓝色色素沉着。

(2)急性汞中毒:短时间吸入高浓度的汞蒸气或摄入可溶性汞盐可导致急性汞中毒。一般起病急,伴有发热、咳嗽、呼吸困难、口腔炎和胃肠道症状。口腔炎主要表现为流涎、口内金属味,牙龈红肿、糜烂、出血,牙松动、脱落,颊黏膜、舌、软腭及咽等处充血、水肿和坏死。

(3)治疗:包括职业病防治和驱汞治疗。口腔处理可给予 2%NaHCO₃、0.02%氯己定漱口液、生理盐水含漱。

3. 汞接触过敏 汞对人体的毒性作用的报道较多,并已引起医学界的普遍重视。近年来报道了很多与汞有关的过敏反应。如在口腔中可出现红肿、水疱、溃疡,还有白色损害;在皮肤上可出现充血、红色皮疹、痒、肿胀,斑贴试验反应阳性。这类患者不应接触银汞合金的充填物,如确诊接触过敏,应立即改用其他充填材料。

五、预 防

1. 口腔科工作室应采用以下措施进行防护

(1)调制银汞合金应在密闭情况下进行,加强操作室通风。定期净化室内空气,污染的地面或器械可用 10%漂白粉或 5%～10%三氯化铁溶液喷洒或冲洗。

(2)工作台应光滑,有一定斜度。工作台低侧应有汞收集器,以防汞蒸发。研磨汞合金的工具和汞应放在固定容器内。

(3)工作人员上班时应穿好工作服,戴帽子、口罩,应勤换洗,勿用手直接接触汞。操作完毕后,余汞和汞合金应放于专门器皿中,妥善处理。定期体检。

2. 自我防护 必须做到:①保持诊室通风良好;②定期检测空气中的汞含量,应不超过 50 μg/m³;③定期对工作人员进行尿检;④余汞可储存在密闭的定影液或水中;⑤避免与银汞合金,特别是汞直接接触,接触后,接触部位要用肥皂和水洗净;⑥对溅落汞滴处理的办法,可用吸引器瓶,也可用橡皮布或调研的新鲜银汞合金消除细汞滴,在无法到达的地点可洒上硫黄粉,使之表面形成覆盖膜,防止汞蒸发。

第九节　牙体缺损的黏结修复

一、牙体黏结技术原理

黏结(adhesion)是指 2 个同种或异种固体物质,与介于两者表面间的第 3 种物质作用而产生牢固结合的现象。黏结剂是介导两种固体表面结合的媒介物。黏结技术是利用黏结剂的黏结力使固体表面连接的方法。

物理性黏结涉及两种物质间的范德华力或其他静电作用,作用力相对较弱。化学性黏结涉及 2 个物质之间形成的化学结合。机械性黏结是由于界面的倒凹或不规则而对材料产生的锁扣作用。如果机械性锁扣作用的黏结界面<10 μm,则称为

微机械黏结。

1979 年，Fusayama 等提出全酸蚀理论，一种酸蚀剂可同时处理釉质和牙本质。1992 年，Kanca 等提出牙本质湿黏结概念，认为黏结过程中牙本质表面须保持湿润状态。1982 年，Nakabayaki 等提出混合层的概念。1984 年，Brannstrom 等探讨了窝洞制备后形成的玷污层和污染栓对黏结效果的影响。

（一）牙体黏结的发展过程

第一代至第七代黏结系统见表 2-7。

表 2-7　第一代至第七代黏结系统

黏结系统	时间	主要成分	黏结强度	特点
第一代	20 世纪 50—60 年代	二甲基丙烯酸磷酸甘油酯（MMA）	1～3MPa	黏结效果差，分 2 步完成
第二代	20 世纪 70 年代	双酚 A 甲基丙烯酸缩水甘油酯（Bis-GMA）	4～6MPa	黏结效果较差，分 2 步完成
第三代	20 世纪 80 年代	釉质酸蚀剂、牙本质处理剂、预处理剂、黏结剂	8～15MPa	操作繁复，去除玷污层，分 4 步完成
第四代	20 世纪 90 年代初期	酸蚀剂、预处理剂、黏结剂	17～25MPa	黏结效果好，形成混合层，全酸蚀黏结牙本质湿黏结分 3 步完成
第五代	20 世纪 90 年代中期	预处理剂、黏结剂合为 1 瓶	20～24MPa	黏结效果好，形成混合层，全酸蚀黏结分 2 步完成
第六代	20 世纪 90 年代末期	自酸蚀预处理剂、黏结树脂	18～23MPa	黏结效果好，改性玷污层自酸蚀黏结分 2 步完成
第七代	2002 年	酸蚀剂预处理剂、黏结剂合为 1 瓶	18～25MPa	黏结效果好，改性玷污层一步完成

（二）釉质黏结

1. 釉质黏结系统　釉质黏结系统由釉质酸蚀剂和釉质黏结剂构成。

2. 酸蚀机制　酸蚀的作用包括：①溶解釉质表面羟磷灰石，增大表面自由能和可湿性，以利黏结剂渗入；②活化釉质表层，使釉质表面极性增强，进而易与黏结树脂结合；③增加釉质表面的粗糙度及黏结面积。

低黏度的黏结树脂通过毛细作用渗入酸蚀后的微孔，聚合后形成树脂突。树脂突有两种形式，形成于釉柱间的称为大树脂突，形成于釉柱末端羟基磷灰石晶体溶解后的微空隙的称为微树脂突。微树脂突相互交联形成的网状结构是产生微机械固位的主要因素。另外，黏结剂中的黏结性单体能与釉质中的 Ca^{2+} 形成较强的分子间作用力。

（三）牙本质黏结

牙本质黏结系统

（1）酸蚀-冲洗黏结系统：由酸蚀剂、预处理剂和黏结树脂 3 部分组成。酸蚀剂多为 10%～37% 的磷酸凝胶。预处理剂的主要成分为含有亲水、疏水基团的酯类功能单体。溶剂通常为丙酮、乙醇或水。黏结树脂多为不含或含少量填料的低黏度树脂。

（2）自酸蚀黏结系统：由预处理剂和黏结树脂 2 部分组成。预处理剂的主要成分为酸性功能单体、双性功能单体和溶剂。根据酸蚀剂酸度的不同，可将自酸蚀黏结系统分为强酸型（pH≤1）、中酸型（pH＝1～2）和弱酸型（pH≥2）3 种类型。

（3）酸蚀-冲洗技术和自酸蚀技术的特点：见表 2-8。

表 2-8　酸蚀-冲洗技术和自酸蚀技术的特点比较

黏结技术	酸蚀-冲洗技术	自酸蚀技术
酸蚀剂强度	较强的无机酸	较弱的有机酸
酸蚀终止方式	冲洗终止酸蚀过程	自行终止酸蚀过程
玷污层的处理	清除玷污层	溶解或改性玷污层

酸蚀-冲洗类的酸蚀效果强，但操作步骤多，技术敏感性高，且偶发牙本质敏感症状。自酸蚀类操作步骤少，较易掌握，但酸蚀作用弱。在临床上，对于涉及釉质较多的窝洞，应首选酸蚀-冲洗类黏结系统。对于涉及牙本质较多的窝洞，则两种类型黏

结剂均可使用。

(四)牙本质黏结机制

1. 酸蚀-冲洗黏结系统

(1)酸蚀-冲洗作用:去除玷污层和牙本质小管内的玷污栓,使表层牙本质完全脱矿,暴露管间牙本质中的胶原纤维。冲洗后,牙本质须保持一定湿润度以防胶原纤维网塌陷。

(2)预处理剂的作用:预处理剂中的亲水性单体可渗入胶原纤维间和牙本质小管内,疏水性基团可与黏结树脂发生黏结,溶剂在挥发时带走水分使疏水性黏结树脂渗入。

(3)混合层的作用:混合层是黏结树脂和牙本质间的过渡结构,由黏结树脂-牙本质胶原组成,厚为 $5 \sim 8~\mu m$,其中数量众多的微树脂突是微机械固位的基础,亦是影响黏结强度的主要因素。

2. 自酸蚀黏结系统 自酸蚀黏结系统的黏结力来源于微机械固位以及化学黏结力。自酸蚀黏结的酸蚀和预处理过程同时发生,当预处理剂涂布于牙本质表面后,酸性单体溶解部分玷污层或使其改性,牙本质脱矿。在酸性单体逐渐渗入的过程中,牙本质基质中钙离子与其发生化学结合,酸性单体 pH 逐渐升高至中性,脱矿过程即终止。与此同时,含有双性基团的单体渗入牙本质小管和胶原纤维网孔隙中,亲水性基团与胶原纤维结合。吹干使溶剂和水分挥发后,涂布黏结树脂,后者与预处理剂中的疏水基团发生聚合,形成混合层和树脂突,产生机械固位。

二、牙色修复材料

复合树脂(composite resins)由有机树脂基质、经过表面处理的无机填料及引发体系组合而成,是目前应用最广泛的牙色修复材料。

玻璃离子黏固剂(glass ionomer cement,GIC)由 Wilson 和 Kent 于 1972 年在聚羧酸锌黏固剂的基础上研发而成,可用于修复体的黏结固位、衬洞垫底和直接充填修复。目前,用于直接修复材料的玻璃离子黏固剂被简称为玻璃离子体。

复合体(compomer)是 20 世纪 90 年代早期研发的一种新型复合材料,正式名称应为聚酸改性复合树脂。复合体兼具复合树脂的美观与玻璃离子体的释氟性质。

(一)复合树脂

1. 组成

(1)树脂基质:复合树脂的主要聚合成分。最常用的树脂基质是丙烯酸酯类。

(2)无机填料:决定复合树脂物理性能的关键成分。常用填料包括石英、无定形二氧化硅、含钡、锶、锆的玻璃粉粒和陶瓷粉粒等。

(3)硅偶联剂:包被于无机填料表面,使无机填料和有机基质能够形成强共价结合。

(4)引发体系:分为光敏引发体系和氧化还原引发体系。

2. 固化

(1)机制:复合树脂在被光照时,光敏剂被特定波长光激活,随之叔胺被激活并将其转化为自由基。每个自由基激活 50 个单体,进而引发链式反应形成长链,链与链间发生交联反应,最终形成三维结构。

(2)影响因素:影响复合树脂固化的因素很多,包括光源、临床操作和修复因素等。

3. 性能特点

(1)影响因素:理想的复合树脂应具备以下性能。①黏结性好;②颜色还原良好;③生物相容性好;④易于操作;⑤可长期维持牙体的形态与功能。复合树脂材料的性能与填料/基质的比例密切相关,填料比例越高,性能表现越好,但流动性越低。

(2)聚合收缩:聚合收缩指复合树脂在聚合过程中,由于单体分子互相移动形成长链导致的材料体积缩小。聚合收缩是导致复合树脂修复失败的主要原因。影响复合树脂聚合收缩的因素主要包括复合树脂的成分、窝洞形态和临床操作等。

(3)洞形因素:洞型因素(configuration factor)即 C 因素,是指充填窝洞的树脂产生黏结的面与未黏结的面之比。比例越高,聚合收缩应力越大。临床上常采用分层充填和分层固化的方法减少聚合收缩应力。

4. 材料种类

(1)根据填料的粒度不同,可分为传统型复合树脂,超微填料型复合树脂,混合型复合树脂及纳米填料型复合树脂。

纳米填料型复合树脂是 2000 年后出现的新型复合树脂,纳米填料一般由单分散纳米粒子和纳米粒子团簇构成,前者为 $5 \sim 75nm$,后者为 $0.6 \sim 1.4~\mu m$。纳米填料型复合树脂具有很高的填料比例,物理机械性能优秀,有逐渐取代混合型复合树脂的趋势。

(2)根据填料/基质比例和操作性能可分为通用型树脂、流动型树脂及可压型树脂。

（3）根据固化方式可分为光固化复合树脂、化学固化复合树脂及双重固化复合树脂。

（二）玻璃离子体

1. 适应证

（1）根面龋的修复。

（2）后牙邻面洞等不承担咀嚼力的缺损。

（3）无须考虑美观因素的Ⅲ类洞、Ⅴ类洞及乳牙的缺损修复。

2. 组成 通常由粉剂和液剂构成，20世纪90年代中期出现树脂改良型玻璃离子体，后又出现金属加强型玻璃离子体。

3. 固化反应 玻璃离子体主要通过酸碱反应固化。在酸碱反应中，多种金属离子从硅酸铝玻璃中释放出来，在玻璃颗粒周围形成硅凝胶层。氟离子则通过离子交换，从固化的玻璃离子体中缓慢释放入口腔环境中。

4. 性能 玻璃离子体具有较好的黏结性、生物相容性、释氟性和耐溶解性，但其物理机械性能较差、弹性模量较低、脆性大、抗张和抗压强度均小于复合树脂，美观性不及复合树脂。

5. 分类和应用 玻璃离子体按组成成分不同分为传统型和改良型。按固化机制不同分为化学固化型和光固化型。尽管玻璃离子体能够与牙体硬组织形成化学黏结力，但其黏结强度低于树脂修复系统。因此，玻璃离子体一般只在树脂修复系统难以发挥作用的情况下才具有优势。

（三）复合体

1. 适应证

（1）牙颈部缺损，包括根面龋和非龋性颈部缺损，如楔状缺损。

（2）Ⅲ类洞。

（3）乳牙修复。

（4）暂时性Ⅰ类和Ⅱ类洞修复。

（5）与复合树脂联合应用于三明治修复技术（sandwich technique）。

2. 组成 复合体在组成上与复合树脂相似，主要由树脂基质、无机填料和引发体系等组成。另外，复合体中还加入了带有2个羧基基团的二甲基丙烯酸酯单体，这是一种酸性亲水性功能性单体，其羧基可被多价金属阳离子所交联，因此，复合体又被称为聚酸改性复合树脂。

3. 固化 复合体的固化过程分2个阶段。初期，材料首先通过自由基引发二甲基丙烯酸酯上的双键交联。随后，材料在口腔环境中缓慢吸收水分，引发功能单体酸性基团与玻璃填料之间的酸碱反应。交联分子上的羧基与水反应解离出羧酸根，同时玻璃粉释放出 Ca^{2+}、Al^{3+}、F^- 等离子，Ca^{2+}、Al^{3+} 与羧酸根通过离子键、配位键结合使交联分子交联固化，而 F^- 从材料中缓慢释放出来。

4. 性能 复合体的黏结性低于玻璃离子体，不能与牙体组织直接黏结，须与黏结剂联合应用。另外，复合体的释氟量较玻璃离子体少。

复合体的力学性能介于复合树脂与玻璃离子体之间。由于复合体填料粒度较大，其抛光后的光洁度不如混合型复合树脂。另外，由于复合体吸水性较大，吸水后的体积膨胀可部分抵消材料聚合引起的体积收缩，这使得复合体的边缘密合性优于复合树脂。复合体的颜色稳定性和抗边缘着色能力较复合树脂差。

三、复合树脂直接修复术

（一）适应证

复合树脂修复适用于临床上大部分牙体缺损，其广义适应证包括：①Ⅰ～Ⅵ类窝洞的修复；②冠底部、核的构建；③窝沟封闭或预防性扩展修复；④美容性修复，如树脂贴面、牙体外形修整、关闭牙间隙等；⑤间接修复体的黏结；⑥暂时性修复体；⑦牙周夹板。

（二）禁忌证

应用复合树脂修复的禁忌证与隔离、咬合等因素有关，包括：①无法进行有效隔离患牙；②当修复体须承担全部咬合时；③重度磨损或有磨牙症患者；④缺损延伸至根面。

（三）准备过程

1. 局部麻醉和手术区的清洁。

2. 色度选择。

（1）色彩：色彩包括色相、明度和彩度3个要素。色相是颜色的基本样貌，是颜色彼此间区别的最基本特征；明度是各种颜色由明到暗的变化程度，决定于物体表面对光的反射率；彩度指颜色的鲜艳程度。

（2）比色方法：包括视觉直观比色法、分光光度计法、色度测量以及数字图像分析法等。临床上一般采用视觉直观比色法，医师或助手利用比色板直接进行比色。

（3）临床操作：比色要在自然光下进行，手术灯保持关闭并减少各种环境因素对比色造成的影响。比色前须清洁患牙及邻牙表面以减少色素对比色的影响。比色须在橡皮障隔离前进行,牙体应保持自然湿润状态。患者选择合适的体位平躺于椅位,医师位于患者头部 12 点钟方向,目光与牙面成 45°,比色时应快速进行,切忌长时间观察牙或比色板,避免产生视觉疲劳。比色时,先确定色系,再确定彩度和明度。

3. 手术区的隔离

(1)橡皮障隔离:橡皮障隔离的优点包括①保持手术区清洁及干燥,防止唾液污染;②保持口腔呈开口状,隔离牙龈、舌、唇和颊等组织,以利临床操作;③防止操作过程对患者口腔可能造成的伤害。

当进行牙体修复时,橡皮障至少应隔离、暴露 3 个以上的牙。手术区为前牙舌面时,隔离范围为第一前磨牙到第一前磨牙;手术区为尖牙时,隔离范围为第一磨牙到对侧侧切牙;手术区为前磨牙时,隔离范围应由同侧远中 2 个邻牙,至对侧侧切牙;手术区为磨牙时,隔离范围应由同侧尽可能远,至对侧侧切牙。

(2)棉卷隔湿:下列情况不宜使用橡皮障①未完全萌出的年轻恒牙;②某些第三磨牙;③某些严重错位牙;④哮喘患者常有鼻呼吸困难,无法耐受橡皮障。此种情况下,棉卷是替代橡皮障隔离的有效办法。

(3)楔子:橡皮障隔离后,对于邻面窝洞累及邻面接触区或向龈方延伸的患牙,须在牙体预备前在龈外展隙插入楔子,其作用包括①推开与邻牙间的牙龈组织;②避免牙体预备时损伤橡皮障或牙龈组织;③将牙轻微分开,以避免充填后的牙间隙。

(4)排龈线:适用于缺损延伸至龈缘或龈下的情况。

(四)牙体预备与牙髓保护

1. 预备要求

(1)去尽龋坏组织、有缺陷组织或材料以及脆弱的牙体结构。

(2)根面窝洞的洞缘角为 90°,其他部位的釉质洞缘角应>90°。

与银汞合金相比,采用复合树脂修复时的牙体预备外形较保守、轴壁和髓壁的深度根据病损深度而定、需要预备釉质斜面,另外,可使用金刚砂钻预备,增加洞壁的粗糙程度。

2. 窝洞类型

(1)传统型预备:适用于位于根面的缺损及中到大范围的Ⅰ类和Ⅱ类洞。

(2)斜面型预备:适用于替换原有传统型银汞合金修复体的病例。斜面型与传统型相比具有以下优点:①增加了酸蚀和黏结面积;②减少微渗漏;③洞缘斜面使树脂牙体交界区域更加美观。

(3)改良型预备:改良型窝洞无须特殊的洞壁构型或特定的窝洞深度,窝洞范围及深度由病损范围及深度决定。改良型窝洞的适应证包括较小的龋损或釉质缺陷。当用于较大龋损时,须预备辅助固位结构,如较宽的斜面、固位沟等。

3. 牙髓保护 如若腐质去净且牙体预备后近髓(剩余牙本质厚度<1 mm),则需要使用氢氧化钙衬洞,以玻璃离子体垫底。

(五)放置成形片

1. 作用 ①利于材料填充;②利于恢复邻面接触;③减少材料用量从而减少修整时间;④利于隔离窝洞,强化黏结效果。

2. 种类 ①透明聚酯成形片适用于前牙邻面修复;②片段式金属成形片适用于后牙邻面修复;③圈形成形片系统适用于多牙面修复。

3. 楔子的用途 ①固定成形片;②将患牙与邻牙稍微分离,以补偿成形片厚度;③避免充填物在龈缘形成悬突。

(六)黏结

1. 酸蚀-冲洗黏结技术

(1)酸蚀:针对不同部位可选用一次酸蚀或二次酸蚀法。一次酸蚀法适用于只涉及釉质或釉质缺损面积较大的修复,如前牙Ⅳ类洞、树脂贴面修复等,酸蚀 30s。二次酸蚀法适用于同时涉及釉质和牙本质的窝洞,先酸蚀釉质洞缘 15s,再酸蚀牙本质 15s。

(2)涂布预处理剂及黏结树脂。

2. 自酸蚀黏结技术

(1)二步自酸蚀技术:先涂布自酸蚀预处理剂,后涂布黏结树脂,轻吹,光固化。具体须参照说明书。

(2)一步自酸蚀技术:直接在窝洞内涂布自酸蚀黏结剂,轻吹,光固化。具体须参照说明书。

(3)预酸蚀加自酸蚀黏结技术:先用磷酸酸蚀洞缘釉质部分 20s,冲洗、吹干,再涂自酸蚀黏结剂,轻吹,固化。

(七)复合树脂的充填

1. 充填原则:控制厚度、分层充填、分层固化。

2. 输送方法:手用器械法、注射法。

3. 充填技术:①整块填充,又称一次性填充,适用于深度<2 mm 的窝洞;②逐层填充,包括水平逐

层填充和斜向逐层填充。前者适用于前牙唇面充填和后牙窝洞髓壁的首层充填,后者适用于后牙的窝洞充填。

4. 复合树脂的厚度对光照固化有明显影响,第1层树脂的厚度应<1 mm,以后每层树脂的厚度不宜超过2 mm。

(八)复合树脂的固化

1. **光固化灯** 利用发光二极管阵列芯片的光源进行固化的 LED 灯,是目前主流的光固化装置。另外,还有石英钨卤素灯。

2. **固化方法** 固化时,引导头应尽可能接近材料表面,每次光照20s。

(九)修复体的修形和抛光

1. **目的** ①获得较理想的修复体外形和光滑表面;②达到牙和修复体边缘的自然过渡;③避免菌斑聚集、减少边缘区域和表面的着色;④改善口腔咀嚼功能,减少修复体对对𬌗牙、邻牙的磨损。

2. **影响因素** ①修复材料的结构与机械性能;②修形、抛光器械与修复材料间硬度的差异;③器械摩擦颗粒的硬度、大小、形状及物理性能;④操作时的速度和压力;⑤润滑剂。

3. **器械** ①摩擦材料,包括氧化铝、碳化硅、金刚砂等;②修形器械,包括手用器械、金刚砂钻、修形抛光碟、修形抛光条等;③抛光器械,包括抛光杯、抛光碟、抛光刷等。

4. **注意事项** 充填后应选择适宜的修行和抛光器械,由粗到细进行,避免损伤牙体及龈缘。

四、前牙复合树脂直接修复

(一)适应证

1. Ⅲ、Ⅳ类缺损。

2. 前牙的 Ⅴ 类缺损。

3. 前牙区的着色牙。

4. 形状异常的前牙。

5. 关闭牙间隙。

(二)禁忌证

1. 患牙无法进行有效隔湿。

2. 缺损延伸至根面。

(三)Ⅲ类洞直接修复的临床技术

1. 准备过程

(1)咬合检查。

(2)比色。

(3)上橡皮障。

(4)如缺损累及全部邻面接触区,可预先放置楔子。

2. Ⅲ类洞的预备。Ⅲ类洞属前牙邻面窝洞,优先选择由舌侧进入。

(1)传统型预备:仅适合于累及前牙邻面、根面的修复,特别是病损局限于根面时。

(2)斜面型预备:适用于①替换前牙邻面已有银汞合金修复体或其他修复体;②邻面龋损较大须增加固位形及抗力形时。

(3)改良型预备:适用于邻面中小范围的病损。预备尽量保守,无须预备特殊外形、深度、洞壁或辅助固位。

3. Ⅲ类洞的修复

(1)上成形片。使用易弯曲的透明聚酯成形片。

(2)黏结。可选用酸蚀-冲洗或自酸蚀黏结系统,亦可联合使用。

(3)复合树脂充填、固化。

4. 修形和抛光。应消除悬突及多余材料,修整唇面,抛光唇、舌外展隙、唇舌面及邻面。

5. 咬合检查。

(四)Ⅳ类洞直接修复的临床技术

1. 准备过程。同Ⅲ类洞。

2. Ⅳ类洞的预备

(1)斜面型预备:适用于较大的前牙邻面Ⅳ类洞。

(2)改良型预备:适于小的或中等大小的Ⅳ类洞。

3. Ⅳ类洞的修复

(1)直接导板修复技术:在不涂布黏结剂的预备牙体上先堆塑树脂,获得满意外形后光照固化,然后在腭侧取硅橡胶印模作为导板。

(2)间接导板修复技术:牙体预备后取模、灌模,在石膏模上用蜡修复缺损,获得满意外形后取硅橡胶阴模作为腭侧导板。

(3)复合树脂分层修复技术:以牙本质色复合树脂修复牙本质部位缺损,以釉质色复合树脂修复釉质部位缺损,以透明复合树脂修复前牙切缘部位,适用于对前牙美观要求高的患者。

4. 修形和抛光。

5. 咬合检查。

(五)Ⅴ类洞直接修复的临床技术

1. **准备过程** 注意预备之前需要进行比色和患牙隔湿。

2. **材料的选择** 由于前牙、前磨牙的颊面修复对美观要求较高,医师可用复合树脂作为修复材料。对龋活跃性强的患者,尤其是累及根面龋损,可使用玻璃离子体进行修复。老年人由于增龄性改变出现口腔唾液分泌减少、牙龈萎缩、牙根暴露、根面龋和非龋性颈部缺损等,应首选玻璃离子体材料。

3.牙体预备

(1)改良型预备:适用于小的到中等的、完全位于釉质内的 V 类洞缺损。

(2)斜面型预备:适用于替换已有 V 类洞银汞合金修复体或面积较大的根面龋损,在传统型预备的基础上须于釉质洞缘预备斜面。

(3)传统型预备:仅适用于当龋损或缺损完全位于根面而未累及釉质的 V 类洞,洞缘应呈直角,轴壁深度约 0.75 mm 且呈一定弧度。

4.V 类洞的复合树脂修复

(1)黏结,可采用酸蚀-冲洗黏结系统或自酸蚀黏结系统。

(2)充填和固化,应用分层充填及固化。

(3)修形和抛光。

5.V 类洞的玻璃离子体修复　由于良好的临床操作性和释氟性,适用于老年患者和龋活跃性较强的根面龋。

五、后牙复合树脂直接修复

(一)适应证

1.小的到中等大小的缺损。

2.绝大部分的前磨牙和第一磨牙。

3.咬合接触区域不全位于缺损处。

4.咬合接触不紧。

5.患牙能被有效隔湿。

6.可作为冠修复的基础部分。

7.意向性修复。

(二)禁忌证

1.术区不能被有效隔离。

2.全口咬合过紧。

3.全部咬合接触区域位于缺损处。

4.延伸到根面的修复体。

5.对树脂材料过敏者。

(三)I 类洞直接修复的临床技术

1.准备过程　注意检查患牙咬合情况。

2.牙体预备　对于小的到中等的缺损,可采用改良型预备,无须预备典型的抗力形;当缺损较大或修复体须承受较大咬合力时,预备时需要采用传统型或斜面型以增加抗折性。

3.黏结　可采用酸蚀-冲洗或自酸蚀技术,使

用时应参照说明。

4.树脂填充和固化　采用分层充填和分层固化的方法,减少材料的聚合收缩。第 1 层的充填厚度应控制在 1 mm,光照固化 20～40s,以后每层充填厚度为 1～2 mm。

5.其他　修形和抛光。

(四)II 类洞直接修复的临床技术

1.牙体预备。预备前同样须注意患牙的咬合情况。与传统银汞合金修复的牙体预备比较,II 类洞黏结修复有以下不同①窝洞较浅;②窝洞外形较窄;③窝洞线角圆滑;④不须预防性扩展。

2.成形片放置。应首选片段式金属成形片系统。如果 II 类洞为近远中邻 HE 面洞,也可使用 Tofflemire 圈形金属成形片系统。

3.黏结。应按照所选用黏结剂的使用指南使用。

4.树脂填充和固化。采用分层斜向填充、分层光照固化以控制复合树脂的聚合收缩。

5.修形和抛光。

(五)II 类洞玻璃离子体加复合树脂三明治修复技术

1.适应证　位于根面部分的 II 类洞。

2.利用玻璃离子体封闭龈壁的优点　包括:①玻璃离子体能直接与牙本质和复合树脂黏结,可更好地贴合无釉质结构的龈壁,有效封闭颈部边缘;②能够释放氟离子以预防继发龋的产生;③具有与牙本质接近的弹性模量进而缓冲由复合树脂聚合产生的收缩应力。

(六)后牙接修复失败的原因

依据 Ryge 提出的评价标准(解剖外形、边缘完整性、边缘着色、继发龋、颜色匹配、表面光滑以及牙髓活力等),后牙复合树脂修复失败最常见的原因包括:①继发龋;②修复体折裂;③边缘缺陷;④磨损;⑤术后敏感。

其中,继发龋的形成在于修复体与洞壁之间的微渗漏,渗漏形成的原因包括未有效隔湿,充填时聚合收缩过大导致黏结界面形成间隙等。修复体折裂的主要原因包括适应证选择不当、修形时未能有效消除咬合力集中点等,因此,在治疗前与充填后,应仔细检查患者咬合情况,尤其是患牙与对殆牙的咬合关系。

六、牙体缺损直接修复的临床疗效评价

(一)临床研究设计的基本要求

临床科研包括收集资料、整理资料和统计分

析。设计中应考虑和明确以下内容：研究目的、研究方法、研究对象的纳入与排除标准、研究样本大小、如何进行资料收集和整理分析、科研资金的来源等。

临床科研设计大致分为描述性研究和分析性研究，自始至终应贯穿对照、随机和盲法的原则，避免患者和医生的期望偏倚，同时科学地收集、整理、分析数据，并最终做出合理的有临床意义的结论。

（二）牙体治疗临床研究的发展和现状

牙体治疗临床研究主要集中于新材料和新技术的评价。

美国牙科协会（ADA）为牙体充填修复材料的临床试验研究制定了指导规范。但ADA指导规范仅仅提出对测试材料等的性能要求，并未规范临床研究的细节，如试验设计、样本大小等。回顾有关充填修复材料的临床研究，只有很少一部分能够完全达到临床研究的基本要求，且大多数临床研究的观察时间较短，鲜有超过10年的长期随访临床研究。牙体治疗疗效评定研究，应朝着更科学的临床科研设计方向努力，例如，统一操作和评定标准、根据预试结果选择样本大小、通过多方合作收集足够的病例等。

（三）评定方法

1. **直接方法** 多为描述性评价方法。描述性评价方法是指在充足光源下，检查者使用口镜和探针对患者口内充填体进行检查，依据评价标准对充填修复体做出评价。目前，描述性评价方法中使用的评价标准有一些差别，但较为公认的是Ryge评价标准，该标准涉及充填修复体的边缘密合性、解剖外形、龋坏、颜色配比和充填修复体边缘变色等情况，每个项目根据严重情况的不同分为若干等级。但该评价标准也存在一定的局限性，仍需要进一步完善和改进。

2. **间接方法** 指通过一定的媒介物将口内充填修复体信息转移至体外，在体外对充填修复体进行评价。该方法可将充填修复体的信息作为永久记录保存。

（1）照片评价法：指把待评价的充填修复体在固定条件下拍成照片或幻灯片，与标准片对比进行疗效评定分级。使用此方法必须保证照相技术标准化，拍HE面、唇面和舌面均需采用固定角度。牙和充填修复体要保持干燥。照片法无法检查充填修复体龈下边缘和邻面区域，不容易检查出菌斑和小面积龋坏，且评价充填修复体磨耗时，照片法的有效性和灵敏性低于模型法。

（2）模型评价法：使用模型评价法须事先取出充填修复体的阴模，再灌注人造石得到充填修复体模型，然后对模型进行观察或测量。该方法多用于评价充填修复体磨耗情况。

模型评价法中使用的标准对比模型通常为Leinfelder模型和Moffa-Lugassy模型。Leinfelder模型中，5个模型HE面平均磨耗量分别为$100\mu m$、$200\mu m$、$300\mu m$、$400\mu m$和$500\mu m$。Moffa-Lugassy模型共有18个柱状模型，磨耗范围为$0\sim 1000\mu m$。Vivadent将Moffa-Lugassy的柱状模型改为牙HE面形态，更利于精确评价充填修复体磨耗。使用模型法也需要对检查者进行评价一致性训练。

（3）其他方法：根据不同研究目的，还可使用其他评价方法，例如用色度仪测量复合树脂充填修复体颜色的改变，用牙髓活力计评价牙髓状态。另外，采用联合研究方法，如描述性方法、照片法和模型法的结合使用，对充填修复体进行全面综合评价，可提高评价方法的客观性、灵敏性、重现性和有效性。

3. **疗效评价** 目前，普遍认为银汞合金充填体的中位生存时间为10年。对于银汞合金充填修复材料，Ⅰ类洞充填修复体的疗效优于Ⅱ类洞充填修复体，小面积充填修复体的疗效优于大面积充填修复体，高铜银汞合金充填修复体的疗效优于低铜银汞合金的。银汞合金材料仍是一种较好的后牙充填修复材料。

有关复合树脂充填修复体的临床研究，近年来多集中于后牙充填修复治疗。复合树脂充填修复体的年失败率为$0\sim 9\%$，中位生存时间为6年。近年来的研究表明，继发龋、充填修复体折裂、变色和边缘不密合成为影响复合树脂充填修复体的主要原因，由于黏结强度带来的充填修复和微渗漏问题仍较为突出。

研究表明，玻璃离子水门汀充填修复体与银汞合金或复合树脂充填修复体相比，继发龋发生率降低。Ⅴ类洞玻璃离子水门汀充填修复体的3.5年固位率达$93\%\sim 100\%$，在非创伤性修复治疗和姑息洞形充填修复治疗中，高强度玻璃离子水门汀充填修复体的2年保存率达$90\%\sim 99\%$，且充填体磨耗程度也在临床可接受范围之内。

（麦 穗）

第十节 深龋与根面龋处理

一、深龋处理

(一)治疗原则

1. 停止龋病发展，促进牙髓的防御性反应 去净龋坏组织，消除感染源是终止龋病发展的关键步骤。原则上应去净龋坏组织，尽量不穿通牙髓。

2. 保护牙髓 术中必须保护牙髓，减少对牙髓的刺激。

3. 正确判断牙髓状况 正确判断牙髓状况是深龋治疗成功的基础。要对牙髓状况做出正确判断，才能制订出正确的治疗方案。

影响牙髓反应的因素有很多。不仅与牙本质厚度和病变进程有关，还与细菌种类和数量及致病性、牙本质钙化程度、牙髓细胞和微循环状况、患者年龄等因素有关。临床上可通过询问病史，了解患牙有无自发痛、激发痛、刺激去除后有无延缓痛。结合临床检查，包括视诊、探诊、叩诊等，必要时做牙髓温度测试、电活力测试及X线检查。

(二)治疗方法

1. 垫底充填

(1)适应证：适用于无自发痛、激发痛不严重、刺激去除后无延缓痛、能去净龋坏牙本质的牙髓基本正常的患牙。

(2)窝洞预备要点：①开扩洞口，去除洞缘的无基釉和龋坏组织，暴露龋损。②用挖器或球钻仔细去除深层龋坏组织。③侧壁磨平直，不平的洞底可用垫底材料垫平。如需做倒凹固位形，应在垫底后做。④若患牙承受较大咬合力，适当降低咬合，磨低脆弱的牙尖和嵴。

(3)充填治疗：①垫底。第一层垫氧化锌丁香油酚黏固剂或氢氧化钙，如用复合树脂修复则不能使用氧化锌丁香油酚黏固剂垫底，第二层垫磷酸锌黏固剂。若用聚羧酸锌黏固剂或玻璃离子黏固剂垫底则可只垫一层。如需做倒凹，垫底后做。②充填。用适宜的充填材料充填，恢复牙的外形和功能。

2. 安抚治疗

(1)适应证：对于无自发痛，但有明显的激发痛的深龋患者，备洞过程中极其敏感。应先做安抚治疗，待症状消除后再做进一步处理。

(2)治疗方法：①安抚观察。清洁窝洞，放置丁香油酚棉球或抗生素小棉球，用氧化锌丁香油酚黏固剂封洞，观察1～2周。②充填。复诊时，如无症状，牙髓活力正常，无叩痛，则取出棉球，做双层垫底永久充填，或做间接盖髓术。如有症状，则应进一步行牙髓治疗。

如果软化牙本质可去净，可直接用氧化锌丁香油酚黏固剂封洞观察。第二次复诊时，如无症状，牙髓活力正常。可在隔湿情况下去除部分黏固剂，留一薄层做垫底用，上面用磷酸锌黏固剂垫底，做永久充填。

3. 间接盖髓术

(1)概念：间接盖髓术(indirect pulp capping, IPC)是指用具有消炎和促进牙髓牙本质修复反应的盖髓制剂覆盖于洞底，促进软化牙本质再矿化和修复性牙本质形成，保存全部健康牙髓的方法。常用的盖髓剂有氢氧化钙制剂。

(2)适应证：用于软化牙本质不能一次去净，牙髓-牙本质反应能力下降，无明显主观症状的深龋患牙。

(3)治疗方法：因慢性龋和急性龋细菌侵入深度不同，故在治疗方法上不尽相同。

治疗方法见第4章第七节中相关内容。

二、根面龋处理

根面龋是指因牙龈退缩导致牙根表面暴露而引起牙根发生的龋病。一旦牙周组织萎缩、牙根面暴露，则为患根面龋提供了可能性。

(一)临床特点

1. 好发部位 常发生在牙龈退缩的牙骨质面，也可由楔状缺损继发而来。

2. 临床特征 早期，牙骨质表层下无机物脱矿，有机物分解，牙骨质结构和完整性遭到破坏，龋病进展缓慢、病变较浅，呈浅棕色或褐色边界不清晰的浅碟状。龋损进一步发展，沿颈缘根面呈环形扩散；病变发展时，向根尖方向发展，一般不向冠方发展侵入釉质；严重者破坏牙本质深层，在咬合压力下可使牙折断。

根面龋多为浅而广的龋损，早期深度为0.5～1mm时不影响牙髓，疼痛反应轻，患者可无自觉症状。病变加深，接近牙髓时，患者对酸、甜、冷、热刺激产生激发痛。

(二)治疗原则

可采用非手术治疗和充填治疗两种方法。

1. 非手术治疗

(1)适应证：①根龋的深度限于牙骨质或牙本质浅层，呈平坦而浅的龋洞；②龋坏部位易于清洁或自洁；③龋洞洞壁质地较硬，颜色较深，呈慢性或静止状态时。

(2)治疗方法：先用器械去除菌斑及软垢，再用砂石尖磨光后用药物处理患处。

注意不要选择硝酸银药物，因为该药对口腔软组织有较强的腐蚀性并使牙变黑。

2. 充填治疗 根面龋治疗原则与龋病治疗原则相同，但应注意以下几点。

(1)去除龋坏组织，消除细菌感染：根部牙骨质和牙本质均较薄，去净龋坏组织消除细菌感染，保护牙髓更为重要。使用慢速球钻沿洞壁轻轻地、间断地钻磨，并用冷水装置，避免产热，避免对牙髓造成激惹。也可使用挖器去除软化牙本质。

(2)制备洞形：重点在制备固位形。

当龋病沿根面环形发展形成环状龋时，去除龋

坏组织充填修复后，应做全冠修复。如果根面组织破坏较多，此时虽无明显的牙髓炎症状，也应做根管治疗，利用根管桩、钉插入根管，充填修复后增加牙体的抗力。

根面龋发展至龈下，牙龈组织会有不同程度的炎症。为改善牙龈组织的炎症，可先用器械或刮匙做根面洁治和刮治，并去除龋坏区软化牙本质，清洗干燥根面后用氧化锌丁香油黏固粉封闭，1 周后再进行下一步的治疗。

(3)窝洞消毒和垫底：①消毒药物。75％乙醇，木馏油，25％麝香草酚液。选用牙色材料充填时应用 75％乙醇消毒。②垫底。若选用对牙髓无刺激的充填材料如玻璃离子体黏固剂，可不垫底。用复合树脂充填时，垫底材料可选择氢氧化钙。

(4)窝洞充填：①严密隔湿。②使用银汞合金充填材料时，要注意层层压紧，以免造成微渗漏。双面洞时应使用成形片或楔子，以保证材料与根部贴合，避免悬突。

（吴补领 赵望泓）

第十一节 龋病治疗并发症及处理

充填术是龋病治疗的有效方法，在治疗过程中，根据患牙龋坏程度，做出正确的诊断和相应的治疗方案，按照规范程序进行治疗，如果诊断不正确或操作不当，可造成治疗失败。认识可能出现的意外，分析原因，减少并发症的发生是十分必要的。

一、意外穿髓

在窝洞的制备过程中，出现健康牙髓的意外暴露，常见原因如下。

1. 对髓腔解剖不熟悉 操作中应了解髓腔解剖形态，髓腔的大小、髓角高低与患者年龄和龋病类型有关。如乳牙及年轻恒牙的髓腔大、髓角高，急性龋软化牙本质多，修复性牙本质薄等情况。若不了解这些情况则易造成意外穿髓。

2. 髓腔解剖结构的变异 个别牙的髓角特别高，如有的第一磨牙的近颊髓角非常高，不易防范。术前 X 线片可帮助了解髓腔的情况。

3. 操作不当 窝洞预备过程中，去除病变组织时操作和器械使用不当都可导致穿髓。特别是急性龋时，软化牙本质多，修复性牙本质薄，更易发生意外穿髓。扩展洞形时，以与洞底平齐的深

度向牙尖扩展，可造成髓角穿通。深部龋坏组织应用挖器挖除或低速球钻磨除，切忌用高速涡轮机去除。预备洞形时，深窝洞洞底不能磨平，而应通过垫底完成。

意外穿髓时的牙髓多为正常牙髓，处理应视患者年龄、患牙部位和穿髓孔大小而选择不同的牙髓治疗方法。

二、充填后疼痛

充填治疗后出现疼痛，根据引起疼痛的病因和疼痛性质可以分为牙髓性疼痛和牙周性疼痛。

(一)牙髓性疼痛

1. 激发痛 充填修复后出现冷、热刺激痛，但无明显延缓痛或仅有短暂的延缓痛，常见原因包括：备洞过程中对牙髓的物理刺激，如过冷的水冲洗窝洞、连续钻磨产热及钻牙的负压均可激惹牙髓，致牙髓充血；中龋、深龋未垫底直接银汞合金充填可传导冷、热刺激；复合树脂直接充填或深龋直接用磷酸锌黏固剂垫底可造成对牙髓的化学刺激而激惹牙髓。

症状轻者，可观察，如症状逐渐缓解可不予处

～ 46 ～

理。如症状未缓解，甚至加重者则应去除充填物，经安抚治疗无症状后再重新充填。

2. 与对颌牙接触时疼痛　应用银汞合金充填的牙，在与对颌牙接触时出现短暂的疼痛，脱离接触或反复咬合多次后疼痛消失。这种情况多见于与对颌牙相应的牙有不同的金属修复体，上、下牙接触时，两种具有不同电位的金属连在一起，形成电位差，产生电流而引起疼痛。

应去除银汞合金充填物，改用非导体类材料，如复合树脂充填，或改做同类金属的嵌体修复。

3. 自发痛　充填后出现阵发性、自发性疼痛，疼痛不能定位，温度刺激可诱发或加重疼痛，此种情况应考虑有牙髓炎的可能。近期出现的原因包括：对牙髓状况判断错误，小的穿髓孔未被发现；上述引起激发痛的各种因素严重或持续时间长。

远期出现的原因可能是充填材料对牙髓的慢性刺激，导致牙髓逐渐发炎，甚至坏死；洞底留有较多的龋坏组织，致病变继续发展，累及牙髓。此时，应根据患者年龄和牙髓情况选择适当的牙髓治疗方法。

（二）牙周性疼痛

1. 咬合痛　充填修复后出现咀嚼疼痛，与温度刺激无关，多因充填物过高，咬合时出现早接触所致。检查时会发现银汞合金充填物有亮点，复合树脂充填物可用咬合纸检查出高点。确定早接触部位，磨除高点，症状即可消除。

2. 自发痛　持续性自发性疼痛，可定位，与温度刺激无关，咀嚼可加重疼痛。主要原因有：术中器械伤及牙龈，甚至牙周膜，或酸蚀剂溢至牙龈而致牙龈发炎。充填物在龈缘形成悬突，压迫牙龈，造成牙龈发炎、出血，时间长后可引起牙龈萎缩，甚至牙槽骨吸收。接触点恢复不良，造成食物嵌塞，引起牙龈炎症，牙龈萎缩及牙槽骨吸收。

可针对不同原因做不同处理。操作时轻柔、谨慎，尽量避免牙周组织的损伤。轻度牙龈炎者，局部冲洗上药。接触点恢复不良者应重新充填，必要时需要做嵌体或全冠，以恢复正常接触关系。

三、充填体折断、脱落

充填体在口腔内经过一段时间后发生折断或松动脱落，常见的原因如下。

1. 窝洞预备缺陷　抗力形和（或）固位形不佳，如窝洞过浅或垫底过厚，导致充填材料过薄；邻面洞的鸠尾与邻面洞的大小不平衡，鸠尾峡过宽、过窄；轴髓线角过钝、过锐；洞底不平、龈壁深度不

够等原因可致充填物易于脱落或折裂。

2. 充填材料调制不当　充填修复材料调制比例不当、调制时间过长或过短、材料被唾液或血污染等均可使充填材料的性能下降。

3. 充填方法不当　未严格隔湿，充填压力不够，材料未填入点线角、倒凹等微小区域，酸蚀黏结不充分等。

4. 过早承担咬合力　材料未完全固化前，其机械强度差，如过早受力，易折断。

5. 充填物存在高点　咬合关系异常者应去除原残存充填体，针对存在问题，按照备洞原则修整洞形，按正规操作调制材料和完成窝洞充填。

四、牙折裂

充填后牙折裂包括部分折裂和完全折裂两种情况。主要由于牙体组织本身的抗力不足所致。常见原因包括：窝洞制备时存在无基釉，薄壁弱尖未降低咬合，特别是在承受咬合力大的部位；磨除过多牙体组织，削弱了牙体组织的抗力；窝洞的点、线角太锐，导致应力集中；充填体过高、过陡、引起𬌗创伤；充填材料过度膨胀，如银汞合金在固化过程中与水接触所造成的延缓性膨胀。

对部分折裂者可去除部分充填物后，修整洞形，重新充填。如固位和抗力不够，可行黏结修复术、附加固位钉修复术、嵌体或冠修复。完全折裂至髓底者应给予拔除。

五、继发龋

继发龋多发生在洞缘、洞底或邻面牙颈部等部位。主要原因如下。

1. 备洞时未去净龋坏组织　残留的龋损或邻近的可疑龋未做处理，致使充填后龋损继续发展。

2. 洞缘未在自洁区　洞的边缘在滞留区内，或在深的窝沟处，不便于清洁和维护，易产生继发龋。

3. 微渗漏　无基釉受力时易破碎，在洞缘处存在缝隙，菌斑沉积，不易清除。充填材料硬固时，本身的体积收缩小于牙体硬组织的热膨胀系数、充填压力不足及洞缘的垫底黏固剂溶解、材料自身被腐蚀等原因都可造成洞壁与充填材料之间出现微渗漏。充填体的羽毛状边缘和承受咬合力部位洞缘短斜面上的充填体，可在受力时破碎、折裂，而使充填体边缘出现缝隙。

一经诊断继发龋，应去除充填物，清除腐质，修整洞形，重新充填。

洞漆和黏结剂的使用可增加充填材料与洞壁间的密合度,从而降低微渗漏的发生率。最近的研究表明,黏结剂不仅能降低复合树脂充填的微渗漏,也可减少银汞合金充填的微渗漏。在银汞合金充填中,虽然洞漆有一定减少微渗漏的作用,但其作用是对修复体与牙体组织间微间隙的机械封闭,

随着修复时间的延长,这种封闭可因温差、老化等因素而逐渐降低。而具有黏结性的各种黏结剂在银汞合金与牙体组织界面间的作用则不同,黏结剂既可起到机械封闭作用,又可与釉质、牙本质、银汞合金形成一定形式的黏结。

（吴补领 闫文娟）

■ 参考文献

[1] 樊明文.牙体牙髓病学.4版.北京:人民卫生出版社,2012:10-49.

[2] 岳松龄.现代龋病学.北京:科学技术文献出版社,2009:52-241.

[3] Aas JA,Griffen AL,Dardis SR,et al. Bacteria of dental caries in primary and permanent teeth in children and young adults. J ClinMicrobiol,2008,46 (4):1407-1417.

[4] Ruby J,Goldner M. Nature of symbiosis in oral disease. J Dent Res,2007, 86(1):8-11.

[5] Takahashi N, Nyvad B. The role of bacteria in the caries process:ecological perspectives. J Dent Res, 2011, 90(3):294-303.

[6] Aranibar Quiroz EM,Alstad T,Campus G,et al. Relationship between Plaque pH and Different Caries-Associated Variables in a Group of Adolescents with Varying Caries Prevalence. Caries Res,2014,48 (2):147-153.

[7] Klish AJ, Porter JA, Bashirelahi N. What every dentist needs to know about the human microbiome and probiotics. Gen Dent,2014,62 (1):30-36.

[8] 樊明文.牙体牙髓病学.4版.北京:人民卫生出版社,2012:50-60.

[9] Haikel Y,Frank RM,Voegel JC. Scanning electron microscopy of human enamel surface layers of incipient carious lesion. Careis Res, 1983, 17 (1): 1-13.

[10] Black GV. Operative dentistry. Vol. 1. Pathology of the hard tissues of the teeth. London:Claudius Ash,1914:1.

[11] Kidd E. A. M., Smith B. G. N., in collaboration with H. M. Pickard. Pickard's Manual of Operative Dentistry. 7th Edition. London,England:Oxford Medical Publications,2002.

[12] Daculci G,Legeros RZ,Jean A,et al. Possible physico-chemical processes in human dentin caries. J Dent Res, 1987,66:1356-1359.

[13] Fejerskov O,Kidd E. Dental caries:the disease and its clinical management. Chapter 5 Clinical and histological manifestations of dental caries. Copenhagen,Denmark:Blackwell Munksgaard,2003.

[14] 樊明文.牙体牙髓病学.4版.北京:人民卫生出版社,2012:246-259.

[15] 樊明文.复合树脂多层美学修复-基础理论与临床.北京:人民卫生出版社,2011.

[16] 高学军.复合树脂直接粘接修复.中华口腔医学杂志,2008,43(3):187-189.

[17] 王嘉德,高学军.牙体牙髓病学.北京:北京大学出版社,2005:457-473.

[18] Pashley DH,Tay FR,Breschi L,et al. State of the art etch-and-rinse adhesives. Dental Materials,2011,27(1):1-16.

[19] Manhart J,García-Godoy F,Hickel R. Direct posterior restorations:clinical results and new developments. Dent Clin North Am,2002,46(2):303-339.

[20] Andersson- Wenckert IE, van Dijken JW,Hörstedt P. Modified Class II open sandwich restorations. Eur J Oral Sci, 2002,110(3):270-275.

[21] Cramer NB, Stansbury JW, Bowman CN. Recent Advances and Developments in Composite Dental Restorative Materials. J Dent Res, 2011, 90 (4):402-416.

[22] LeSage BP. Aesthetic Anterior Composite Restorations. Dent Clin North Am,2007,51(2):359-378.

[23] 樊明文.牙体牙髓病学.4版.北京:人民卫生出版社,2012:52-68.

[24] 史俊南.现代口腔内科学.北京:高等教育出版社,2000:157-183.

[25] 周学东,岳松龄.实用牙体牙髓病治疗学,北京:人民卫生出版社,2004:121-137.

[26] Van P Thompson,James M Kaim. Nonsurgical Treatment of Incipient and Hidden Caries. Dent Clin N Am,2005, 49:905-921.

[27] Domenick T Zero, Andrea Ferreira Zandona, Mychel Macapagal Vail, et al. Dental Caries and Pulpal Disease. Dent Clin N Am,2011,55:29-46.

[28] Fejerskov O,Kidd E. Dental caries:the disease and its clinical management. Part IV-Non-operative therapy. 2nd Ed. Copenhagen, Denmark: Blackwell Munksgaard,2008.

[29] Kidd EAM, Smith BGN, Pickard HM. Pickard's Manual of Operative Dentistry. 7th Edition. London,England:Oxford Medical Publications, 2002:49-70,105-117.

[30] Seemann R,Bizhang M,Klück I,et al, A novel in vitro microbial-based model for studying caries formation-development and initial testing. Caries Res, 2005,39(3):185-190.

[31] Thedore M Roberson. The Art and science of ioerative dentistry dentistry. 5th. Mosby,2006.

[32] 金泰廙,孙贵范.职业卫生与职业医学.北京:人民卫生出版社,2008.

[33] 仲来福,等.卫生学.北京:人民卫生出版社,2010.

[34] 樊明文.牙体牙髓病学.北京:人民卫生出版社,2008.

[35] 岳松龄.口腔内科学.北京:人民卫生出版社,1986.

第3章

牙体硬组织非龋性疾病

牙体硬组织非龋性疾病(non-carious tooth disease)是牙体硬组织受到某些全身或者局部、物理或者化学等不利因素引起的疾病,是口腔常见病之一。

牙是人类赖以生存的咀嚼器官的重要组成部分,在个体发育及行使咀嚼、吞咽和表情等功能的过程中不断接受物理和化学因素的作用。适度的作用是维系功能的必要条件,但不利因素或过度作用则会造成牙体硬组织的损伤,并可继发牙髓和根尖周组织的疾病。造成牙体硬组织非龋性疾病的原因很多,如各种物理和化学原因,造成的牙体组织缺损和牙的损伤及与牙磨损、楔状缺损等非龋性疾病并存的受到外界刺激会发生酸痛症状的牙本质敏感症。

牙体硬组织非龋性疾病包括:牙发育异常、着色牙、牙损伤和牙本质过敏症等。

牙在生长发育期间,由于受到某些全身或局部不利因素的影响,使牙在结构、形态、数目和萌出方面出现异常,且常同时伴有牙的颜色改变,影响美观。

牙体硬组织非龋性疾病还包括各种由物理或化学原因所致的牙体缺损和牙的损伤。

牙本质过敏症虽非一种独立疾病,但它常与磨损、楔状缺损等非龋性牙体疾病并存。

第一节　牙发育异常和着色牙

一、牙发育异常和结构异常

釉质发育不全

釉质发育不全(enamel hypoplasia)指在牙发育期间,由于全身疾病、营养障碍或严重的乳牙根尖周感染导致釉质结构异常。根据致病的性质不同,分为釉质发育不全(enamel hypoplasia)和釉质矿化不全(enamel hypocalcification)两种类型。前者系釉质基质形成障碍所致,临床上常有牙体组织实质缺损;后者则因为釉质基质形成正常而矿化不良所致,临床上一般无牙体组织实质缺损。发育不全和矿化不全既可单独发病,也可同时存在。

【病因】

1. 严重营养障碍　维生素 A、维生素 C、维生素 D 及钙磷的缺乏,均可影响成釉细胞分泌釉质基质和矿化。维生素 A 缺乏,对上皮组织的影响很明显,而釉质为上皮组织的成釉细胞所形成;维生素 C 缺乏时,成釉细胞不能分化成高柱状细胞而蜕变成扁平细胞,使釉质发育不全。对天竺鼠的动物实验证明,维生素 C 缺乏首先导致成牙本质细胞变性,不能形成正常的牙本质,而是不规则的、排列不齐的牙本质小管钙化组织,严重时甚至可使牙本质发育停止。成牙本质细胞变性后可影响釉质正常发育。维生素 D 严重缺乏时,钙盐在骨和牙组织中的沉积迟缓,甚至停止;一旦形成釉质基质,由于得不到及时的矿化,基质不能保持它的形状而塌陷,这些都是釉质表面上形成凹陷和矿化不全的原因。

2. 内分泌失调　甲状旁腺与钙磷代谢有密切关系。甲状旁腺功能降低时,血清中钙含量降低,血磷正常或偏高。临床上出现手足抽搐症,其牙也可能出现发育缺陷,肉眼能见到牙面横沟或在镜下才能见到加重的发育间歇线。

3. 婴儿和母体的疾病　小儿的一些疾病,如水痘、猩红热等均可使成釉细胞发育发生障碍。严重的消化不良,也可成为釉质发育不全的原因。而孕妇患风疹、毒血症等也可能使胎儿在此期间形成的釉质发育不全。发病急、病程短的疾病,仅使釉质形成一条窄的横沟缺陷,如果正值牙发育的间隙期,则不致引起釉质发育不全。

4. 局部因素 常见于乳牙根尖周严重感染,导致继承恒牙釉质发育不全。这种情况往往见于个别牙,以前磨牙居多,又称特纳（Turner）牙。1912 年,首先由 Turner 报道:一个小男孩因患严重的麻疹,萌出的恒牙在牙面上呈对称性的白色条纹,与相邻牙釉质截然不同,说明牙釉质形成时曾受到干扰。另一患者为小女孩,表现为局部牙釉质发育不良,牙面上有稍淡的黄斑,釉质完整。追问病史,曾有乳牙因根尖周脓肿而拔除的病史。

特纳牙不同于其他釉质发育不全累及口内多数牙,其往往只涉及单个牙。若患牙为尖牙或前磨牙,通常是因乳牙根尖感染较重,影响了后继恒牙的发育。若为前牙,则多由于创伤因素所致,受创乳牙被推入下方发育中的恒牙胚,从而扰乱了恒牙釉质的发育。

【病理变化】

在磨片上,釉质部分有凹陷,凹陷处的釉护膜能经数年而不被磨掉。在凹陷底部,有加重的釉质发育间隙线(芮氏线)。釉丛和釉梭明显且数目多。釉质易被染料浸透,故釉质中常有色素沉积。与釉质发生障碍同一时期发生的牙本质部分,也有增多的球间牙本质和牙本质发育间隙线(欧氏线)。

【临床表现】

根据釉质发育不全的程度可将其分为轻症和重症。

1. 轻症 釉质形态基本完整,仅有色泽和透明度的改变,形成白垩状釉质,这是由于矿化不良、折光率改变而形成的,一般无自觉症状。

2. 重症 牙面有实质性缺损,即在釉质表面出现带状或窝状的棕色凹陷。

(1)带状(横沟状)缺陷:在同一时期釉质形成全面遭受障碍时,可在牙面上形成带状缺陷。带的宽窄可以反映障碍时间的长短,如果障碍反复发生,就会有数条并列的带状凹陷出现。

(2)窝状缺陷:由于成釉细胞成组地破坏,而其邻近的细胞却继续生存并形成釉质所致。严重者牙面呈蜂窝状。

另外,还有前牙切缘变薄,后牙牙尖缺损或消失。由于致病因素出现在牙发育期才会导致釉质发育不全,故受累牙往往呈对称性。所以,可根据釉质发育不全的部位,推断致病因素作用的时间。

例如 11、13、16、21、23、26、31、32、33、36、41、42、43、46(FDI 记录法)的切缘或牙尖出现釉质发育不全,表示致病因素发生在 1 岁以内。因 12、22 釉质和牙本质在出生后 1 年左右才开始沉积,所以 12、22 的切缘被累及时,可推断致病因素已延续到出生后的第 2 年。如前牙未受累,主要表现在 14、15、17、24、25、27、34、35、37、44、45、47 的釉质发育不全,则致病因素的发生在 2—3 岁或以后。如乳牙根尖周感染致继承恒牙的发育不全,表现为牙冠小,形状不规则,常呈灰褐色着色(图 3-1)。

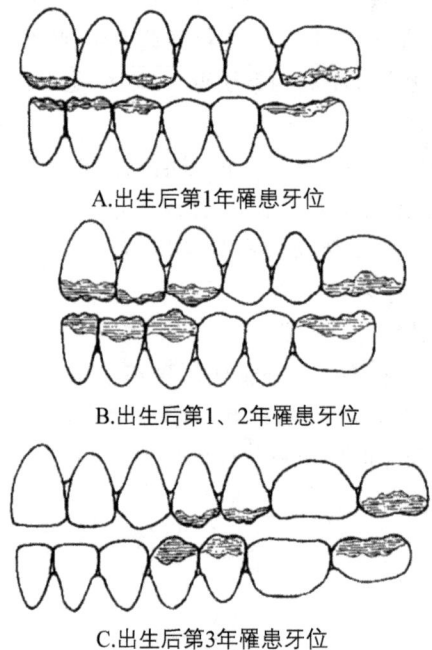

A.出生后第1年罹患牙位

B.出生后第1、2年罹患牙位

C.出生后第3年罹患牙位

图 3-1 不同年龄釉质发育不全的罹患牙位

【防治原则】

釉质发育不全系牙在颌骨内发育矿化期间所留下的缺陷,而在萌出以后被发现,并非牙萌出后机体健康状况的反映。所以,对这类患牙再补充维生素 D 和矿物质是毫无意义的。由于这类牙发育矿化较差,往往容易磨耗。患龋后发展较快,应进行防龋处理。

牙发生着色、缺陷的可通过光固化复合树脂修复、烤瓷冠修复等方法进行治疗。

二、遗传性牙本质障碍

遗传性牙本质障碍(hereditary dentine disorders)可分为遗传性牙本质发育不全(dentinogenesis imperfect,DGI,DI)及遗传性牙本质发育不良

(dentine dysplasia,DD)。

关于遗传性牙本质发育不全的由来找到以下 2 种说法。

遗传性牙本质发育不全（DGI）首先由 WC Barrett（1882）发现，而由 Talbot 于 1893 年首次报道,但将其描述为一种牙釉质缺损;1908 年,Fargin-Foyelle 与 Malassez 首先意识到这种缺损实际上是牙本质的异常所造成的。

1936 年,Hodge 提出遗传性乳光牙本质,为不伴有全身系统症状的遗传性牙本质缺损。1939 年,Roberts 与 Schour 在描述成骨不全症相关的牙科表型中使用了"遗传性牙本质发育不全"的概念。

目前认为,遗传性牙本质发育不全是一种常染色体显性遗传疾病,1973 年,Shields 等根据临床特征及影像学表现提出以下分类。

牙本质发育不全共有 3 种类型。

牙本质发育不全Ⅰ型（DGI-I）:患有 DGI-I 型者伴有成骨不全症。乳恒牙通常均呈琥珀色、半透明,显著磨损。影像学表现为牙根又细又短,牙本质肥厚,从而导致萌出前或刚萌出的牙髓腔闭锁。但这种现象在同一个体内可能也会有所差异,可能有的牙髓腔完全闭锁,而其他牙的牙本质表现正常。

牙本质发育不全Ⅱ型（DGI-Ⅱ）:DGI-Ⅱ与 DGI-Ⅰ牙特征相似,但完全通透且无成骨不全症。该型一个显著特征为牙颈部明显缩窄以致形成一个球根状的牙冠。DGI-Ⅱ型中无正常牙。神经性听力损失也曾作为伴发的罕见特征被报道。

牙本质发育不全Ⅲ型（DGI-Ⅲ）:该型发现于马里兰州和华盛顿特区因 Brandywine 河而与世隔绝的 3 个种族人口中。临床表现各异,除了牙大小及色泽与 DGI-Ⅱ型相似外,该型患者乳牙髓腔增大,大量暴露。影像学上表现为牙由于牙本质萎缩而中空,因而称为"壳状牙"。

牙本质发育不良分为 2 种类型。

牙本质发育不良Ⅰ型（DD-I）:DD-I 型的牙临床表现与正常牙无明显差异,包括色泽、形状、外观均正常。但影像学表现为牙根尖锐,呈圆锥形,根尖缩窄。恒牙萌出前髓腔闭锁,因而剩余的牙髓呈与釉牙骨质界平行的新月形,而乳牙则牙髓完全闭锁。即使未患龋病牙也常出现根尖阴影。

牙本质发育不良Ⅱ型（DD-Ⅱ）:又称遗传性乳光牙本质,该型乳牙表现与 DGI-Ⅱ型相似。但恒牙可能不受影响或仅在影像学上轻微异常,如髓腔呈枝叶状畸形（thistle-tube deformity）及髓石。与 DD-Ⅰ型不同,DD-Ⅱ型根长正常,无根尖阴影。

本节仅讨论第Ⅱ型:即遗传性乳光牙本质（hereditary opalescent dentin）。因具有遗传性,牙外观有一种特殊的半透明乳光色而得名。其发病率为 1/8000～1/6000。

【病因】

本病属于常染色体显性遗传病,可在一家族中连续出现几代,亦可隔代遗传。男、女患病率均等,乳、恒牙均可受累。亲代一人患病,子女有 50% 发病概率,符合常染色体显性遗传规律。

我国科研人员通过对 3 个遗传性乳光牙本质家系的分析,发现了位于 4q21 区域染色体长臂的 DSPP（dentin sialophosphoprotein 牙本质涎磷蛋白）几种不同类型的突变都可导致该病的发生。该基因的突变在其中 2 个家系还引发进行性高频耳聋。科研人员不仅鉴定了部分遗传性乳光牙本质的一个新的表型——进行性高频耳聋,还首次发现在牙中特异表达的基因 DSPP 在内耳中也有表达,表明 DSPP 基因产物在牙本质发育及内耳正常功能中发挥了极为重要的作用,为该病的诊断和治疗带来了希望。

在这 3 个家系中,其中 1 个不伴有进行性耳聋的家系为 DSPP 基因内含子 3 的供点处发生了 1 个 G-A 的改变,在转录过程中可能导致 DSPP 基因外显子 3 的缺失;第 2 个家系在外显子 2 有 1 个 C-A 的颠换,造成了 Pro-Thr 的改变;另一个家系在外显子 3 有 1 个 G-A 的转变,从而造成密码子 Val-Phe 的改变,使蛋白跨膜区中 2 个相邻氨基酸残基发生错义突变,导致了疾病的发生。

近年来随着基因研究的发展,有观点认为遗传性牙本质发育不全与成骨不全症是两种独立的疾病。目前除 DD-Ⅰ型外,其余各型牙本质缺损定位基因已明确（表 3-1）。

表 3-1　牙本质发育不全的基因定位

Disorder	Location	Gene
DI type Ⅰ	17q21.33	COLOA1
	7q21.3	CoLIA2
DI type Ⅱ	4q22.1	DSPP
DI type Ⅲ	4q22.1	DSPP
DI type Ⅰ	unknown	unknown
DI type Ⅱ	4q22.1	DSPP

【病理变化】

釉质结构基本正常,釉牙本质界失去小弧形的排列而呈直线相交,有的虽呈小弧形曲线,但界面凹凸较正常牙为浅。牙本质形成较紊乱,牙本质小管排列不规则,管径较大,数目较少,有的区域甚至完全没有小管,并可见未钙化的基质区域(图3-2)。由于不断较快地形成牙本质,成牙本质细胞蜕变消失,有的细胞被包埋于基质。

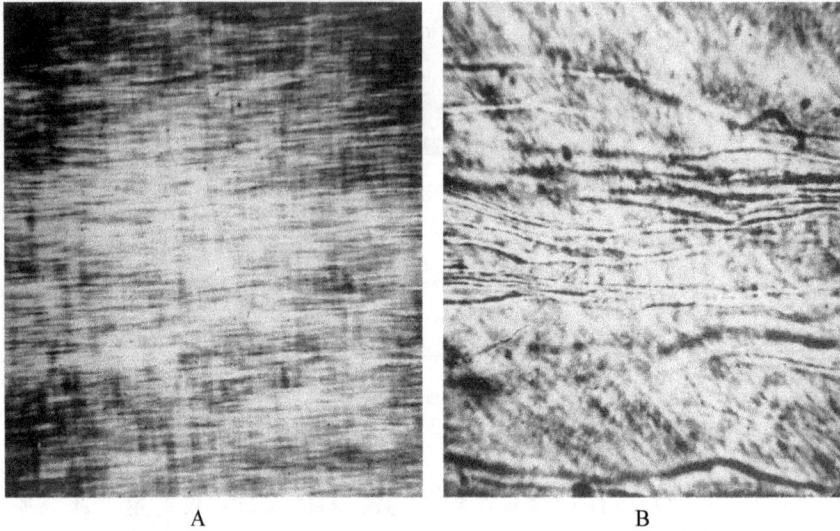

图 3-2 遗传性乳光牙本质的组织学表现

A. 正常牙本质为规则的牙本质小管;B. 乳光牙为大的不规则的牙本质小管

遗传性乳光牙磨片内,髓腔也由于被不断形成的牙本质充满而消失(图3-3)。

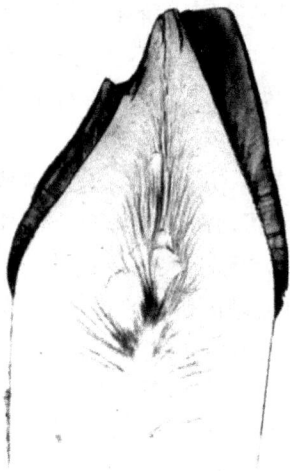

图 3-3 遗传性乳光牙磨片

【临床表现】

牙冠呈微黄色半透明,光照下呈现乳光。釉质易从牙本质表面分离脱落使牙本质暴露,从而发生严重的咀嚼磨损。在乳牙列,全部牙冠可被磨损至龈缘,造成咀嚼、美观和语言等功能障碍。严重磨损导致低位咬合时,还可继发颞下颌关节功能紊乱等疾病。X线片可见牙根短。牙萌出后不久,髓室和根管完全闭锁(图3-4)。

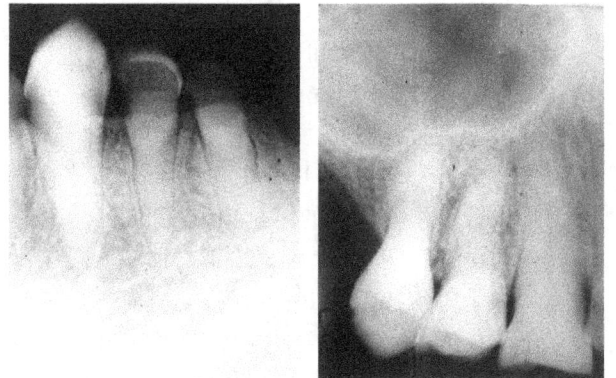

图 3-4 遗传性乳光牙患者牙髓变窄或闭锁

【治疗原则】

由于乳牙列常有严重咀嚼磨损,故需用覆盖面和切缘的𬌗垫预防和处理。在恒牙列,为防止过度的磨损,可用烤瓷冠,也可用𬌗垫修复。

三、先天性梅毒牙

先天性梅毒牙(congenital syphilitic teeth)包括半月形切牙和桑椹状磨牙等。主要见于恒牙,乳牙极少受累。10%～30%的先天性梅毒患者有牙表征。

【发病机制】

在牙胚形态发生期,由于炎症细胞浸润,特别在成釉器中有炎性渗出,致使成釉细胞受害,部分釉质的沉积停止。又由于牙本质的矿化障碍,前期牙本质明显增多,因而牙本质塌陷,形成半月形损害。

梅毒牙多见于11,16,21,26,31,32,36,41,42,46,少见于乳牙列,可能与下列因素有关:①梅毒对组织损害最严重的时期,是在胚胎末期及出生后第1个月;②如果梅毒在胚胎早期即严重侵犯组织,则可导致胎儿流产,当然不会遗留畸形牙;③梅毒螺旋体不易经过胎盘而直接作用于胎儿。

【病理变化】

牙胚周围有螺旋体,牙乳头和牙囊有炎症。在发育共同胚胎镜下可发现,梅毒牙的病理改变是:釉质明显缺少或完全缺失,牙本质生长线明显,球间牙本质增多,前期牙本质明显增宽,牙颈部可见含细胞牙本质和骨样牙本质。

【临床表现】

1. 半月形切牙　亦称哈钦森牙(Hutchinson teeth)。Hutchinson 发现先天性梅毒患者有 3 项特征:①间质性角膜炎;②中耳炎或耳聋;③半月形切牙。这种切牙的切缘比牙颈部狭窄,切缘中央有半月形缺陷,切牙之间有较大空隙(图 3-5A)。

2. 桑椹状磨牙(mulberry molars)　Fournier 于 1884 年首次发现先天性梅毒患者第一恒磨牙的牙尖皱缩,表面粗糙,釉质呈多个不规则的小结节和坑窝凹陷,散在于近𬌗面处,故有桑椹状之称;牙尖向中央凑拢,牙横径最大处在牙颈部(图 3-5B)。

3. 蕾状磨牙(Pfluger teeth,moon teeth)　Henry Moon 于 1877 年第一次进行描述:第一恒磨牙较正常牙小,圆顶状;近中面观,牙尖聚拢,但冠部无沟隙或缺损环绕;除了外形畸形外,牙表面光滑。

同其形态的特异性 Jacobi 等(1992 年)和 Putkonen(1962 年)将其称为蕾状磨牙。

1924 年,Pflüger 对此类牙又进行如下描述:牙尖处横径缩窄,𬌗面收缩,颈部为全牙横径最大处,他认为第一磨牙虽不似桑椹状,但牙尖向中央凑拢,致使𬌗面收缩,有如花蕾,因而得名。Moon 则称此类牙为圆屋顶式牙,这也是先天性梅毒牙特征之一。X 线片示:先天性梅毒牙的第一磨牙,牙根较短(图 3-5C)。

另外,牙萌出过早或过迟;先天性无牙畸形;由口角向颊部的放射状瘢痕;前额隆突而鼻梁塌陷等都可用作辅助诊断的标志,更有力的证据应是血清学检查。

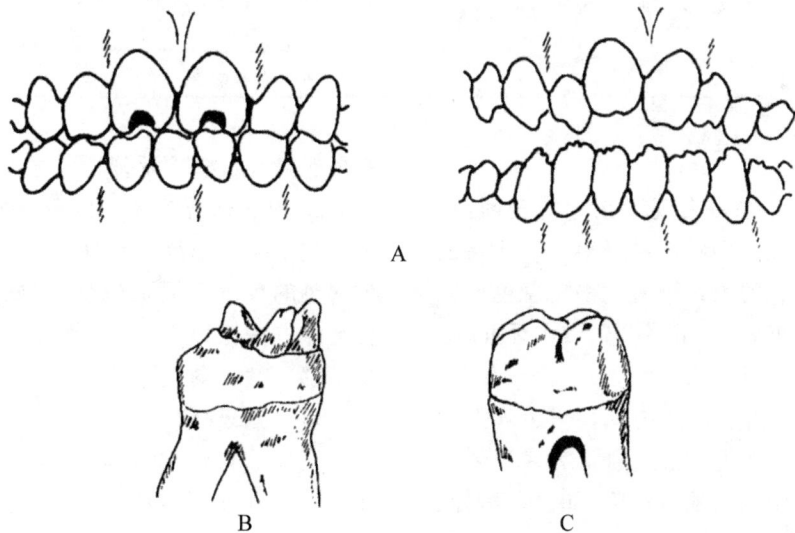

图 3-5　先天性梅毒牙
A. 半月形切牙;B. 桑椹状磨牙;C. 蕾状磨牙

【防治原则】

在妊娠早期治疗梅毒,是预防先天性梅毒的有效方法。若在妊娠后 4 个月内用抗生素行抗梅毒治疗,95% 的婴儿可免得先天性梅毒。这样也就可以防止梅毒牙的发生。对梅毒牙可用修复学方法或光固化复合树脂修复。

四、着色牙

着色牙（discoloration of teeth）是口腔中常见的疾病，各个年龄组人群均可发生；既可以发生在乳牙，也可以发生在恒牙。根据病因的不同，又可以分为内源性着色牙（intrinsic discoloration）和外源性着色牙（extrinsic discoloration）两大类。

内源性着色牙指的是由于受到疾病或药物的影响，牙内部结构包括釉质、牙本质等均发生着色，常伴有牙发育的异常，活髓牙和无髓牙均可以受累。外源性着色牙主要指由于药物、食物、饮料（如茶叶、咖啡、巧克力等）中的色素沉积在牙表面引起牙着色，牙内部组织结构完好，只影响牙的美观，不影响牙的功能。

【病因】

着色牙的病因众多，大致可分为外源性着色和内源性着色。

1. 外源性着色　外源性着色由多种原因造成，包括附着在牙表面的菌斑、产色素细菌、饮料、食物等（表 3-2）。

表 3-2　外源性牙着色的主要病因

菌斑、产色素细菌	如产黑色素类杆菌	食物	如油炸食品、咖喱食品等
漱口水	如氯己定漱口液	抗生素	如米诺环素
饮料	如咖啡、红酒、可乐等	其他药物	如补铁制剂

2. 内源性着色　内源性着色的病因根据牙萌出情况而有所不同。在牙未萌出前，影响牙胚胎发育及硬组织形成的原因包括系统性疾病，如婴幼儿高胆红素血症、血液系统疾病，四环素类药物的应用等；而在牙萌出后，由于化学物质、外伤、抗生素使用等也可引起内源性牙着色（表 3-3）。

表 3-3　内源性牙着色的主要病因

		牙萌出前	牙萌出后
疾病	造血系统疾病	如卟啉症	外伤
	肝疾病	如伴有肝功能障碍的高胆红素病	龋损
	严重营养障碍或母婴疾病	如维生素缺乏	牙体的磨损、磨耗釉质发育不全、牙本质过度钙化等
药物	四环素类药物		米诺环素
	氟化物		牙体修复材料（如银汞充填）

【临床表现】

1. 外源性着色　主要表现为在牙的表面，如牙颈部、牙近远中邻面、下颌牙舌面和上颌牙腭面有条状、线状或者块状的色素沉着。根据着色原因不同，可有多种色素沉着，严重者覆盖整个牙面，极大影响了美观。

2. 内源性着色　由于许多内源性着色均发生在牙萌出前牙冠形成时期，因此，通常为多个牙同时受累，且常伴有牙结构的发育缺陷，如四环素牙、氟斑牙。而外伤引起的牙着色主要是由于创伤时血管破裂，血细胞游离到髓腔，发生溶血，释放出血红蛋白及铁离子，与硫化氢结合形成硫酸铁进入牙本质小管而导致牙着色。

【治疗】

1. 外源性着色牙　一般采用常规口腔卫生清洁措施包括超声波洁牙、喷砂洁牙均可去除，严重者可能需经过多次反复清洁才能去除。

2. 内源性着色牙　内源性着色牙的治疗方法主要包括树脂修复、牙漂白、烤瓷冠修复等，可根据牙着色的程度不同而选择不同治疗方法。具体修复治疗方法见以下章节，烤瓷冠修复参阅《口腔修复学》第 6 版的有关内容。

(一)氟牙症

氟牙症（dental fluorosis）又称氟斑牙或斑釉（mottled enamel），具有地区性分布特点，为慢性氟中毒早期最常见且突出的症状。氟牙症在世界各国均有报道。我国氟牙症流行区很多，如东北、内蒙古、宁夏、陕西、山西、甘肃、河北、山东、贵州、福建等地都有慢性氟中毒区。氟中毒除了影响牙外，严重者同时患氟骨症，应引起高度重视。

【病因】

1931 年 Churchill 首先肯定水中氟含量过高是

本症的病因。同年 Smith 用氟化物做大鼠实验,证明氟含量过高可产生此症。一般认为水中含氟量以 1 ppm(1 mg/L)为宜,该浓度既能有效防龋,又不致发生氟牙症。但个体因素及其他生活条件,包括对氟的感受性也有一定差异。饮用水是摄入氟的一个最大来源,水氟摄入是按年龄、气候条件和饮食习惯综合决定的。水氟的最适浓度主要取决于当地的年平均最高气温,美国为 0.7～1.2 ppm,广州约为 0.7 ppm。我国地域辽阔,南北气温相差甚大,因此不能只有一个适宜浓度,故我国现行水质标准氟浓度为 0.5～1 ppm 应是适宜的。

食物中氟化物的吸收,取决于食物中无机氟化物的溶解度以及钙的含量。如果加入钙的化合物,则氟的吸收就显著减少。动物实验证实,充足的维生素 A、维生素 D 和适量的钙、磷,可减轻氟对机体的损害。这说明氟含量过高并不是造成氟牙症的唯一原因,因为水中含氟量较高的地区,也不是人人罹患此症。

另外,能否发生氟牙症还取决于过多氟进入人体的时机。氟主要损害釉质发育期牙胚的成釉细胞,因此,过多的氟只有在牙发育矿化期进入机体,才能发生氟牙症。若在 6—7 岁之前,长期居住在饮水中含氟量高的流行区,即使日后迁往他处,也不能避免以后萌出的恒牙受累,反之,如 7 岁后才迁入高氟区者,则不出现氟牙症。

【发病机制】

碱性磷酸酶可以水解多种磷酸酯,在骨、牙代谢中提供无机磷,作为骨盐形成的原料。当氟浓度过高时,可抑制碱性磷酸酶的活性,从而造成釉质发育不良、矿化不全和骨质变脆等骨骼疾病。

【病理表现】

为柱间质矿化不良和釉柱的过度矿化。这种情况在表层的釉质更显著,表层釉质含氟量是深层釉质的 10 倍左右。由于氟牙症表层釉质呈多孔性,易于吸附外来色素(如锰、铁化合物)而产生氟斑。重型氟牙症的微孔量可达 10％～25％,位于釉柱间,并沿横纹分布。如果这种多孔性所占的体积大,釉质表面就会塌陷,形成窝状釉质发育不全。

【临床表现】

1. 氟牙症临床表现的特点是在同一时期萌出牙的釉质上有白垩色到褐色的斑块,严重者还并发釉质的实质缺损。临床上常按其程度而分为白垩型(轻度)、着色型(中度)和缺损型(重度)3 种类型。

2. 多见于恒牙,发生在乳牙者甚少,程度亦较轻。这是由于乳牙的发育分别在胚胎期和婴儿期,而胎盘对氟有一定的屏障作用。但如氟摄入量过多,超过胎盘筛除功能的限度时,也能不规则地表现在乳牙上。

3. 对摩擦的耐受性差,但对酸蚀的抵抗力强。

4. 严重的慢性氟中毒患者,可有骨骼的增殖性变化,骨膜、韧带等均可钙化,从而产生腰、腿和全身关节症状。急性中毒症状为恶心、呕吐、腹泻等。由于血钙与氟结合,形成不溶性的氟化钙,可引起肌痉挛、虚脱和呼吸困难,甚至死亡。

氟牙症的分类由 Dean 于 1934 年提出,1942 年进行了改良,具体评分体系如表 3-4 所示。

表 3-4　氟牙症的分类

分类及计分	原始标准(Dean,1934)	改良标准(Dean,1942)
正常 0	牙釉质通常呈半透明状,表面光亮,奶油样白	牙釉质通常呈半透明状,表面光亮,奶油样白
可疑 0.5	较正常牙釉质的通透度轻微异常,有一些直径 1～2 mm 的白色小斑点	较正常牙釉质的通透度轻微异常,有一些白色小斑点。该类别可用于不足以明确诊断为最轻微的氟牙症但又不算正常者
极轻微 1.0	牙面上有条纹或小的、不透明的纸样区域不规则散在分布。主要见于唇颊面,涉及面积小于牙面的 25％。小的白色凹坑多见于牙尖。牙釉质无棕色染色	不规则散在分布的小的、不透明的纸样区域不超过牙面的 25％。归为此类的牙往往在前磨牙或第二磨牙的牙尖上可见不大于 1～2 mm 的白色斑点

（续　表）

分类及计分	原始标准（Dean，1934）	改良标准（Dean，1942）
轻度 2.0	白色不透明面积占牙面至少50%。磨牙、前磨牙、尖牙的缺损表面上可见薄的白色磨损层，正常牙釉质下层泛青。棕染多在上切牙有时隐约可见	牙釉质的白色不透明区域更广泛，但不超过牙面的50%
中度 3.0	牙形状无改变，但往往整个牙面受累。牙面磨损显著。唇颊面多见微小的蚀损。往往伴有影响外观的棕染。不同的流行地区棕染的发生率会有所差异，许多无棕染、白色不透明斑驳的牙釉质也被归类为"中度"	整个牙面的釉质受累，有明显磨损，棕染往往影响外观
重度 4.0	釉质发育不全明显，有时牙形状改变，这种情况多发生于较大的儿童，可视为一种轻微的病理性切端-殆面磨损。凹坑更深且融合，染色广泛，在有些病例中色泽可从巧克力色至黑色不等	包括了原本的"中等重度"及"重度"。整个牙面釉质受累，发育不全明显，影响牙的整个外形。此分类的主要诊断标志为离散或融合的凹坑。棕染广泛，牙呈锈蚀状

但Dean指数存在四大局限性：①运用该指数的前提条件未说明；②部分诊断标准不够精确、敏感；③使用对象究竟是个人还是群体；④相关的统计方法及报道有缺陷。

因此又有学者提出了有关氟牙症TFI的诊断标准、牙面指数及风险指数，具体分类标准见表3-5。

氟斑牙牙面指数（Tooth Surface Index of Fluorosis，TSIF）诊断标准及评分体系见表3-6。

表3-5　hylstrup and Fejerskov 指数（TFI）诊断标准及评分体系

得分	原始标准（1978）	改良标准（1988）
0	持续吹干牙面后釉质透明度正常	牙面经清洁干燥后釉质通透度正常，光亮呈奶油样白
1	釉面横纹处有细小的白色线条	牙面相当于釉质横纹处有薄的白色浑浊线横跨。在有些病例中可见牙尖或切缘有轻微的"雪顶状"表现
2	平滑面 釉面横纹处的浑浊线条更加明显。相邻线条有时融合 殆面 散在的不透明区直径<2 mm，在尖嵴处明显浑浊	白色浑浊线更明显且常融合形成云雾状区域，散布整个牙面。"雪顶状"改变在切缘及牙尖常见
3	平滑面 融合的不规则云雾状不透明区。不透明区之间的釉质横纹被衬托得更加明显 殆面 明显浑浊的区域融合。磨耗区基本正常，但往往与不透明釉质界限分明	白线融合，模糊的云雾状区域布满牙面大部。在云雾状区域间可见白线
4	平滑面 整个牙面明显浑浊或呈粉笔样白。部分磨耗面受影响较小 殆面 整个牙面明显浑浊。牙萌出后不久明显磨损	整个牙面显著浑浊或呈粉笔样白。磨耗面可能受较小影响

（续　表）

得分	原始标准（1978）	改良标准（1988）
5	平滑面及𬌗面 整个牙面明显浑浊伴有直径在 2 mm 以下的最外层釉质点状缺损	整个牙面模糊,有直径<2 mm 的圆形凹坑（最外层釉质局部缺损）
6	平滑面 融合的凹坑水平排列形成宽度<2 mm 的条带 𬌗面 釉质缺损融合的面积直径<3 mm。磨损显著	在浑浊的釉质上可见融合的小凹坑形成条带,宽度不超过 2 mm。此类别包括了牙尖嵴表层釉质磨损,形成直径<2 mm 的缺损
7	平滑面 在不规则区域,最外层牙釉质缺损,累及面积小于整个牙面的 50% 𬌗面 融合的凹坑改变了牙的形态,有显著磨损	不规则区域最外层釉质缺损,累及面积小于整个牙面 50%。残余釉质不透明
8	平滑面及𬌗面 最外层釉质缺损累及面积大于牙面的 50%	最外层釉质缺损面积占整个牙面 50% 以上。残余釉质不透明
9	平滑面及𬌗面 牙釉质大部缺损以至于改变了牙面的解剖形态。未缺损的釉质大多有明显的颈部边缘	外层釉质大部缺损导致牙/牙面解剖形态改变。不透明釉质的颈部边缘明显

表 3-6　TSIF 诊断标准及评分体系

得分	标　　准
0	牙釉质无氟斑牙征象
1	牙釉质有明确氟斑牙征象,即羊皮纸样白色区域小于可见牙面的 1/3。该类包括了氟斑牙症状局限于前牙切端及后牙牙尖者
2	羊皮纸样白色病损累及可见牙面的 1/3～2/3
3	羊皮纸样白色病损累及可见牙面的 2/3 以上
4	牙釉质存在上述氟牙症表现伴有染色者。染色是指一个区域明显变色,可从浅至暗棕色不等
5	散在的釉质凹坑状缺损,不伴有完整釉质的染色。凹坑的定义为釉质表面的实质缺损,形成一个底面粗糙四周有完整釉质围绕的结构。凹坑常被染色与周围釉质存在色差
6	散在的凹坑与完整釉质染色共存
7	釉质表面的凹坑融合。大面积釉质缺损,牙解剖外形可能改变。常可见暗棕色染色

　　氟斑牙风险指数（fluorosis risk index,FRI）：将牙面划分成各个区域,与发育的年龄相关,形成与氟暴露时间相关的狭窄的年龄带。关于牙面的区域划分如图 3-6 所示。每颗恒牙可划为 4 区段：①𬌗面与切缘 1 mm 内的范围；②唇颊面切 1/3 段及合 1/3 段；③唇颊面的中 1/3 段；④唇颊面的颈 1/3 段。

　　其中涂黑色的区域釉质在 1 岁期间形成；灰色区域釉质形成于 3－6 岁期间；白色区域釉质形成的时期不确定或形成于 5 岁以后。

　　FRI 诊断标准及评分标准见表 3-7。

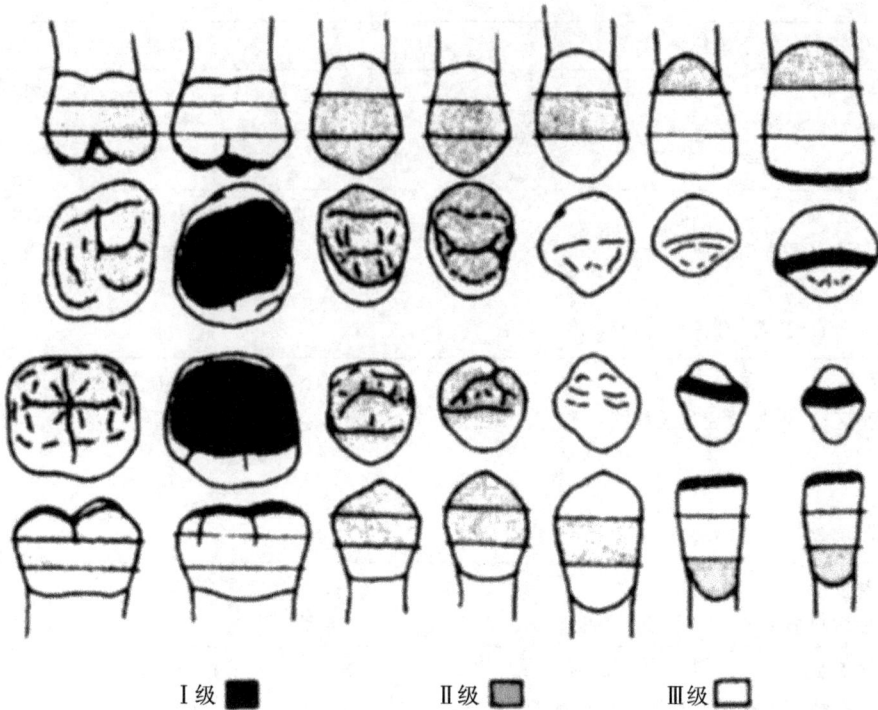

I 级 ■　　　II 级 ▨　　　III 级 ▢

图 3-6　氟斑牙风险指数牙釉质表面带分布

表 3-7　FRI 诊断标准及评分标准

分类及计分	标　　准
阴性 0	完全无氟牙症表现。无任何白点或条纹,牙面色泽正常。符合上述条件者,该区段得分为 0
可疑 1	任意区段有疑似氟牙症表现(如白点、条纹或氟牙症缺损面积达该区段 50% 或以下)
阳性:轻-中度 2	一个光滑面的区段若有 50% 以上区域表现为羊皮纸样白色条纹的典型氟牙症表现则诊断为阳性。切缘及殆面的区段若有 50% 以上区域有明显的雪顶样表现则诊断为氟牙症阳性
阳性:重度 3	区段 50% 以上区域存在凹坑、染色及畸形则诊断为阳性重度氟牙症
非氟牙症的浑浊 7	任何区段存在可能不是氟牙症的釉质浑浊现象
排除 9	一个区段有以下情况者则排除:不完全萌出、正畸装置、冠或其他修复体、大块菌斑及碎屑

【鉴别诊断】

本病主要应与釉质发育不全相鉴别。

1. 釉质发育不全白垩色斑的边界比较明确,而且其纹线与釉质的生长发育线相平行吻合;氟牙症为长期性的损伤,故其斑块呈散在的云雾状,边界不明确,并与生长发育线不相吻合。

2. 釉质发育不全可发生在单个牙或一组牙;而氟牙症发生在多数牙,尤以上颌前牙为多见。

3. 氟牙症患者有在高氟区的生活史。

【防治原则】

最理想的预防方法是选择新的含氟量适宜的水源,或分别应用活性矾土(Al_2O_3)或药用炭(活性炭)去除水源中过量的氟,但后者费用昂贵,难以推广。对已形成的氟牙症可用磨除、酸蚀涂层法、复合树脂修复和烤瓷冠修复等方法处理。

(二)四环素牙

四环素是由金霉素催化脱卤生物合成的抗生素,早在 1948 年即开始用于临床。1950 年,国外有报道四环素族药物引起牙着色称四环素牙(tetracycline stained teeth);其后又陆续报道四环素沉积于牙、骨骼及指甲等,而且还能引起釉质发育不全。国内直至 20 世纪 70 年代中期才引起注意。目前,随着四环素类药物使用的减少,这类疾病的发病已逐渐少见。

【发病机制】

在牙的发育矿化期,服用的四环素族药物,可被结合到牙组织内,使牙着色。初呈黄色,在阳光照射下则呈明亮的黄色荧光,以后逐渐由黄色变成棕褐色或深灰色。这种转变是缓慢的,并能被阳光促进,所以切牙的唇面最先变色。一般说来,前牙比后牙着色明显;乳牙着色又比恒牙明显,因为乳牙的釉质较薄、较透明,不易遮盖牙本质中四环素结合物的颜色。牙着色程度与四环素的种类、剂量和给药次数有关。一般认为,缩水四环素、地美环素、盐酸四环素引起的着色比土霉素、金霉素明显。在恒牙,着色程度与服用四环素的疗程长短呈正比关系,但是短期内的大剂量服用比长期服相等总剂量的作用更大。

由于釉质和牙本质同时形成在同一基底膜的相对侧,所以同一次的剂量能在两种组织中形成黄色层;但在牙本质中的沉积比在釉质中高 4 倍,而且在釉质中仅为弥散性的非带状色素(图 3-7)。这是由于牙本质磷灰石晶体小,总表面积比釉质磷灰石晶体大,因而使牙本质吸收四环素的量较釉质为多。又由于黄色层呈波浪形,似帽状,大致相似于牙的外形,所以一次剂量引起的着色能在一个牙的大部分表面看到。在牙着色的同时,还有骨组织的着色,但是后者可随骨组织的生理代谢活动而使着

色逐渐去除,然而牙的着色却是永久的。此外,四环素还可在母体通过胎盘引起乳牙着色。

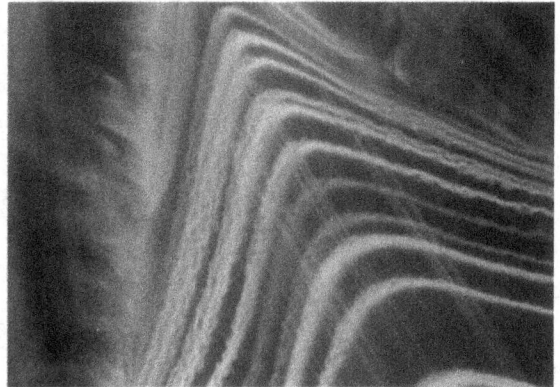

图 3-7　荧光显微镜下的四环素牙磨片

四环素对牙的影响主要是着色,有时也合并釉质发育不全。四环素分子有螯合性质,可与牙组织形成稳固的四环素正磷酸盐复合物,此物质能抑制矿化的 2 个相,即核化和晶体的生长。

【临床表现】

四环素对牙着色和釉质发育不全的影响与下列因素有关:①四环素族药物本身的颜色,如地美环素呈镉黄色、土霉素呈柠檬黄色。②降解而呈现的色泽,四环素对光敏感,可以在紫外线或日光下变色。③四环素在牙本质内,因结合部位的深浅而使牙本质着色的程度有所不同,当着色带越靠近釉牙本质界时,越易着色。因而在婴儿早期,形成外层牙本质时,用药影响最大。④与釉质本身的结构有关,在严重釉质发育不全、釉质完全丧失时,着色的牙本质明显外露;如果轻度釉质发育不全,釉质丧失透明度而呈白垩色时,可遮盖着色的牙本质,反而使牙色接近正常。四环素类药物与牙着色的关系见表 3-8。

表 3-8　四环素类药物与牙着色

药物	牙着色	药物	牙着色
金霉素	灰-棕色	四环素	黄色
地美环素	黄色	多西环素	未见报道有颜色改变
土霉素	黄色,影响较小	米诺环素	黑色

根据四环素牙形成阶段、着色程度和范围,四环素牙可以分为以下 4 个阶段。

1. 第一阶段(轻度四环素着色)　整个牙面呈

现黄色或灰色,且分布均匀,没有带状着色。

2. 第二阶段(中度四环素着色)　牙着色的颜色由棕黄色至黑灰色。

3. 第三阶段(重度四环素着色) 牙表面可见到明显的带状着色,颜色呈黄-灰色或黑色。

4. 第四阶段(极重度四环素着色) 牙表面着色深,严重者可呈灰褐色,任何漂白治疗均无效。

四环素牙引起牙着色和釉质发育不全,都只在牙发育期才能显现出来。一般说来,在 6－7 岁或以后再给药,不致引起令人注目的牙着色。

【防治原则】

为防止四环素牙的发生,妊娠和哺乳的妇女及 8 岁以下的小儿不宜使用四环素类药物。

着色牙可通过光固化复合树脂修复、烤瓷冠修复或漂白等方法进行治疗。

1. 牙的漂白治疗 着色牙的漂白治疗主要用于牙冠比较完整的轻、中度氟斑牙,四环素牙,变色无髓牙。漂白治疗的方法主要分为外漂白和内漂白两种。外漂白方法根据是在口腔诊室内完成还是在家中自行完成又可分为诊室内漂白治疗和家庭漂白治疗。目前最常用的漂白剂为过氧化氢,其他还有过氧化脲、过硼酸钠等。

过氧化氢是一种强氧化剂,着色牙漂白时最常用的剂量为30％过氧化氢,其确切的漂白机制至今不很清楚,主要为一种氧化反应,当过氧化氢和牙接触时,形成具有巨大氧化能力的游离根,在这个反应过程中被漂白物质向漂白剂提供电子。由于过氧化氢的分子量与水相似,所以,易被吸收进釉质从而氧化牙中的色素。漂白治疗的成功很大程度上取决于牙变色的程度、着色原因及色素进入牙组织中时间的长短。过氧化氢不仅对釉质产生作用,而且对牙本质、牙骨质也会产生作用,甚至对牙髓组织造成损害。

过氧化脲的漂白作用是利用它逐渐分解生成过氧化氢来实现的。过氧化脲分解后可生成过氧化氢、脲、二氧化碳、氨等。

诊室内漂白术:诊室内漂白术(in-office vital bleaching technique)使用药物大多为强氧化剂,如:30％过氧化氢,10％～15％过氧化脲素等药物,置于牙冠表面进行漂白。在放置药物的同时还可辅助加用激光照射、红外线照射等方法增加脱色效果。

①适应证。由于诊室内漂白使用的药物由釉质表面向牙本质渗入,因此,药物的漂白作用是由外向内逐步深入,越到牙本质深层效果越不明显。对于重度的四环素牙等疗效就相对较差。一般适用于完整的氟斑牙,轻、中度四环素牙,外染色牙

和其他原因引起的轻、中度变色牙,而且主要是活髓牙。

②漂白方法。a. 由于漂白剂对牙龈及口腔软组织有灼伤,因此,在治疗前可先用凡士林涂布牙龈及软组织表面以保护牙龈及软组织;b. 在治疗前应去除牙表面附着的菌斑及色素,然后用小刷子蘸不含氟的漂白粉清洁牙面,冲洗后隔湿,上橡皮障;c. 在牙表面放置含过氧化氢漂白液的纱布或凝胶;d. 使用漂白灯或激光、红外线等加热装置照射,注意温度不要过多,以免引起组织损伤;e. 治疗结束后,冲洗牙面,移去橡皮障及凡士林;f. 询问患者是否有牙敏感症状或其他不适,给予适当处理;g. 治疗时间一般为每周 1 次,每次 30～45min,根据治疗效果持续 2～6 次。

2. 家庭漂白术 家庭漂白术(in-home bleaching)又称夜间漂白技术(nightguard vital technique)或托盘漂白术(matrix bleaching),该技术采用托盘和 10％～15％过氧化脲进行治疗。它不仅大大缩短了患者的就诊时间和次数,而且可以同时对全口牙进行漂白。对于外源性着色、内源性着色和因增龄所致的颜色改变效果较好,对于氟斑牙也有不同程度的漂白效果,但对于四环素牙,尤其是中、重度四环素着色牙效果稍差。

操作步骤:①藻酸盐印模材料取模,灌制石膏模型;②在石膏模型上加工、修整托盘,托盘达龈下 0.5 mm 处;③经医师指导,在托盘内加入漂白凝胶,戴上后去除多余漂白剂;④治疗期间勿饮水及漱口,睡觉前戴入,第 2 天晨取出,再用清水漱口。若在白天使用,平均每 1.5～2 h 更换 1 次漂白剂,但每天使用不超过 12 h;⑤2～6 周为 1 个疗程;⑥若有问题及不良反应出现,及时向医师汇报。

家庭漂白技术治疗的效果与漂白的时间和剂量有关,取决于每日戴托盘的时间长短、天数、患者本身的条件及内部颜色对漂白剂的敏感性等因素。根据目前的临床治疗效果分析,没有一种漂白术在所有情况都有效,尤其是四环素着色牙的治疗,因此,诊室内漂白术和家庭漂白术联合应用可能比单独使用一种方法效果更好。

3. 无髓牙漂白术 无髓牙漂白术(non-vital bleaching technique)最早出现于 1884 年,又称内漂白术或诊间漂白术(walking bleach technique)。主要是将漂白剂置于打开的牙髓腔内进行漂白治疗的一种方法,常用漂白剂有过氧化氢、过氧化脲等,其适应证主要是完成根管治疗术后的着色牙。

漂白时,首先去除根管充填材料至根管口下2～3 mm处,以光固化玻璃离子黏固剂封闭根管。把蘸有漂白药物的棉球封于髓腔内,隔2～3d复诊,4～7次为1个疗程。漂白结束后,冲洗髓腔,然后用复合树脂充填窝洞。

无髓牙漂白术的主要并发症为牙的再着色和牙颈部外吸收。

经随访发现,内漂白的远期效果与近期效果存在差别,1～5年或以后明显再着色的发生率为3%～7%,45%～60%的牙有染色,牙颈部外吸收发生率约为6.9%。牙颈部外吸收发生的确切机制尚不清楚,大多数学者认为与漂白剂渗出有关。过氧化氢可能通过牙本质小管进入牙颈部牙周膜,使之防御功能减弱,细菌在暴露的牙本质小管中繁殖,引起周围组织感染,继发牙颈部硬组织吸收,如果漂白后发生牙外吸收,只能拔除。

五、牙形态异常

(一)过小牙、过大牙、锥形牙

牙的大小若与骨骼和面部的比例失去协调,就有过大或过小之感。个别牙若偏离了解剖上正常值的范围,且与牙列中其他牙明显不相称时,称为过小牙(microdontia)或过大牙(macrodontia)。过小牙多见于上颌侧切牙、第三磨牙和额外牙。如为圆锥形则称锥形牙(conic shaped teeth),即牙的切端比颈部狭窄。有时上颌中切牙牙冠过大,而牙根并不长,过大牙应和临床上更为常见的融合牙相区别。

全口牙都呈过大或过小的情形极少,这种情形可能与遗传或内分泌有关,全口性过小牙,可发生于外胚层发育不良、Down综合征、先天性脑垂体功能减退的患者。单侧牙过大,可见于颜面偏侧肥大者。

前牙区的过小牙常影响美观,如有足够长度的牙根,可用复合树脂或冠修复,以改善美观。

过大牙冠而牙根小者,导致菌斑的积聚和牙周病的发生,加上又有碍美观,可考虑拔牙后修复。

(二)融合牙、双生牙、结合牙

融合牙(fused teeth)常由2个正常牙胚融合而成。在牙发育期,可以是完全融合,也可以是不完全融合。引起融合的原因,一般认为是压力所致。如果这种压力发生在2个牙钙化之前,则牙冠部融合,如果这种压力发生在牙冠发育完成之后,则形成根融合为一,而冠分为二的牙。牙本质总是相通

连的。无论是乳牙或恒牙均可发生融合牙,最常见于下颌乳切牙。此外,正常牙与额外牙有时也可发生融合(图3-8)。

双生牙(geminated teeth)系由一个内向的凹陷将一个牙胚不完全分开而形成不完全的双生牙。通常双生牙为完全或不完全分开的牙冠,有一个共同的牙根和根管(图3-9)。双生牙在乳牙列与恒牙列皆可发生。双生乳牙常伴有其继承恒牙的先天性缺失。

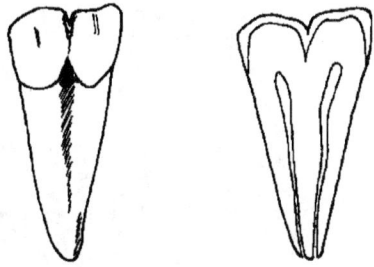

图 3-8　融合牙

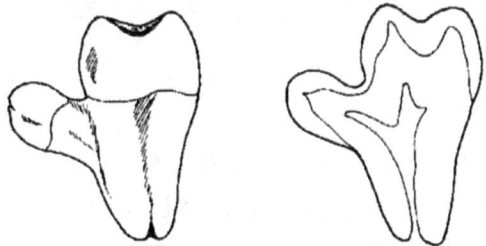

图 3-9　双生牙

结合牙(concrescence of teeth)为2个牙的牙根发育完全以后发生粘连的牙。在这种情况下,牙借助增生的牙骨质结合在一起(图3-10)。引起结合的原因据认为是由于创伤或牙拥挤,以致牙间骨吸收,使两邻牙靠拢,以后增生的牙骨质将两牙粘连在一起。结合牙偶见于上颌第二磨牙和第三磨牙区,这种牙形成时间较晚,而且牙本质是各自分

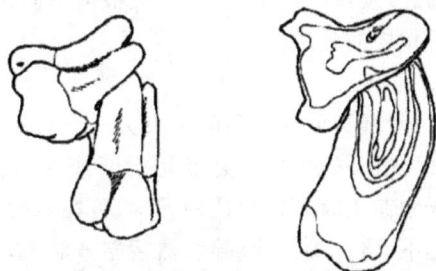

图 3-10　结合牙

开的,所以结合牙容易与融合牙或双生牙相区别。

乳牙列的融合牙或双生牙,有时可延缓牙根的生理性吸收,从而阻碍其继承牙的萌出。因此,若已确定有继承恒牙,应定期观察,及时拔除。发生在上颌前牙区的恒牙双生牙或融合牙,由于牙大且在联合处有深沟,因此,对美观有影响。对这种病例应用复合树脂处理,一则可改善美观,再则可消除菌斑滞留区。此外,还可做适当调磨,使牙略微变小,以改进美观。

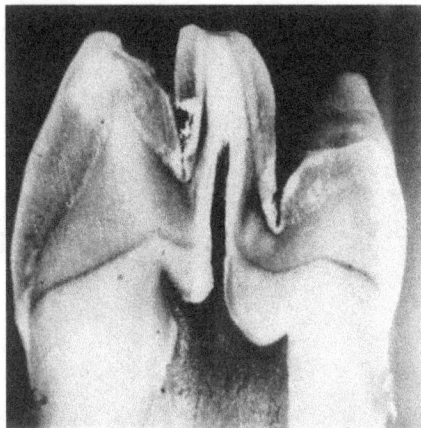

(三)畸形中央尖

畸形中央尖(abnormal central cusp)多见于下颌前磨牙,尤以第二前磨牙最多见,偶见于上颌前磨牙。常为对称性发生。一般均位于𬌗面中央窝处,呈圆锥形突起,故称中央尖(图 3-11)。此外,该尖也可出现在颊嵴、舌嵴、近中窝和远中窝。形态可为圆锥形、圆柱形或半球形等,高度 1～3 mm。半数的中央尖有髓角伸入。

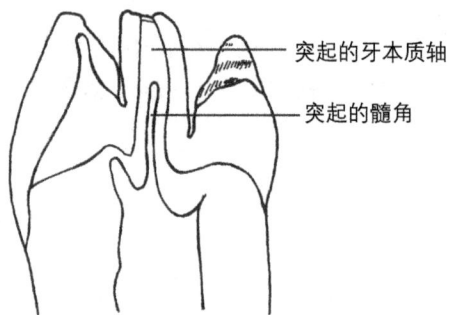

图 3-11　畸形中央尖

1. 病因　一般认为发生此种畸形是由于牙发育期,牙乳头组织向成釉器突起,在此基础上形成釉质和牙本质。

2. 临床表现　中央尖折断或被磨损后,临床上表现为圆形或椭圆形黑环,中央有浅黄色或褐色的牙本质轴,在轴中央有时可见到黑色小点,此点就是髓角,但在此处即使用极细的探针也不能探入(图 3-12)。圆锥形中央尖,萌出后不久与对颌牙接触,即遭折断,使牙髓感染坏死,影响根尖的继续发育。这种终止发育的根尖呈喇叭形,但也有一些中央尖逐渐被磨损,修复性牙本质逐渐形成,或属无髓角伸入型。这类牙有正常的活力,牙根可继续发育。因此,发现畸形中央尖时,应根据不同情况,给予及时相应的处理。

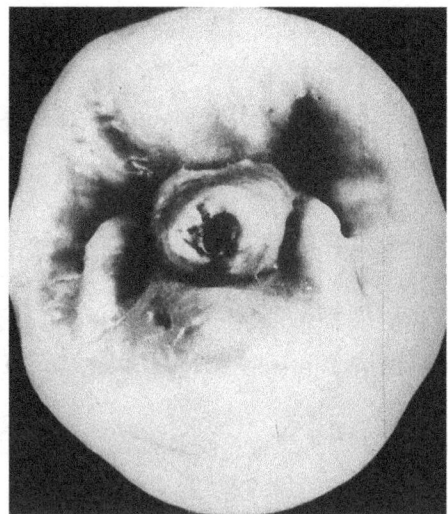

3. 治疗

(1)对圆钝而无妨碍的中央尖可不做处理。

(2)尖而长的中央尖容易折断或被磨损而露髓。牙刚萌出时若发现这种牙尖,可在麻醉和严格的消毒下,将此尖一次磨除,然后制备洞形,按常规进行盖髓治疗。另一种方法是在适当调整对𬌗牙的同时,多次少量调磨此尖,这样可避免中央尖折

图 3-12　畸形中央尖折断或磨损后

断或过度磨损,且可在髓角部形成足够的修复性牙本质而免于露髓。

(3)中央尖折断,已引起牙髓或根尖周病变时,为保存患牙并促使牙根继续发育完成,可采用根尖发育形成术或根尖诱导形成术(参阅牙髓病和根尖周病章)。

（四）牙内陷

牙内陷（dens invaginatus）为牙发育时期，成釉器过度卷叠或局部过度增殖，深入到牙乳头中所致。牙萌出后，在牙面可出现一囊状深陷的窝洞。常见于上颌侧切牙，偶发于上颌中切牙或尖牙。根据牙内陷的深浅程度及其形态变异，临床上可分为畸形舌侧窝、畸形根面沟、畸形舌侧尖和牙中牙。

1. **畸形舌侧窝** 是牙内陷最轻的一种。由于舌侧窝呈囊状深陷，容易滞留食物残渣，利于细菌滋生，再加上囊底存在发育上的缺陷，常引起牙髓的感染、坏死及根尖周病变（图 3-13）。

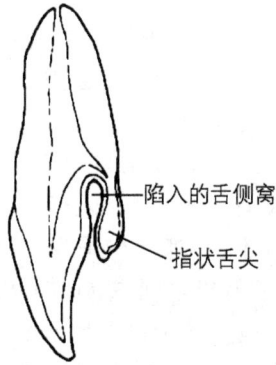

图 3-13 畸形舌侧窝剖面

2. **畸形根面沟** 可与畸形舌侧窝同时出现。为一条纵形裂沟，向舌侧越过舌隆突，并向根方延伸，严重者可达根尖部，甚至有时将根一分为二，形成一个额外根（图 3-14）。畸形根面沟尚未引起病变时，一般很难被诊断。有时在 X 线片上显示线样透射影，易被误认为副根管或双根管。畸形根面沟使龈沟底封闭不良，上皮在该处呈病理性附着，并形成骨下袋，成为细菌、毒素入侵的途径，易导致牙周组织的破坏。

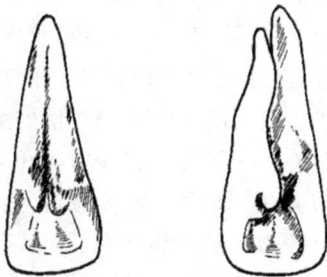

图 3-14 畸形根面沟

3. **畸形舌侧尖** 除舌侧窝内陷外，舌隆突呈圆锥形突起，有时突起成一牙尖。牙髓组织亦随之进入舌侧尖内，形成纤细髓角，易遭磨损而引起牙髓及根尖周组织病变。

4. **牙中牙** 是牙内陷最严重的一种。牙呈圆锥状，且较其固有形态稍大，X 线片示其深入凹陷部好似包含在牙中的 1 个小牙，其实陷入部分的中央不是牙髓，而是含有残余成釉器的空腔（图 3-15，图 3-16）。

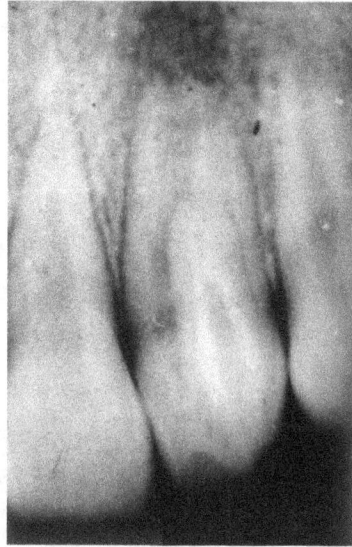

图 3-15 牙中牙

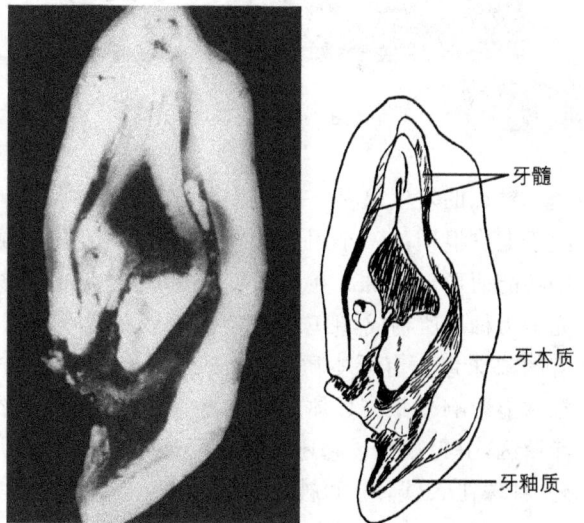

图 3-16 牙中牙磨片

对牙内陷的治疗，应视其牙髓是否遭受感染而定。早期应按深龋处理，将空腔内软化组织去净，形成洞形，行间接盖髓术。若去腐质时露髓，应将内陷处钻开，然后根据牙髓状态和牙根发育情况，选择进一步处理的方法（参阅牙髓病和根尖周病章）。若牙外形也有异常，在进行上述治疗后酌情进行冠修复,以恢复牙原来的形态和美观。

对畸形根面沟的治疗,应根据沟的深浅、长短以及对牙髓牙周波及的情况,采取相应的措施:①如牙髓活力正常,但腭侧有牙周袋者,先做翻瓣术,暴露牙患侧根面,沟浅可磨除,修整外形;沟深制备固位形,常规玻璃离子黏固剂或复合树脂黏结修复,生理盐水清洗创面,缝合,上牙周塞治剂,7d后拆线。②如牙髓无活力伴腭侧牙周袋者,可在根管治疗术后,即刻进行翻瓣术兼裂沟的处理。

若裂沟已达根尖部,由于相互交通造成了牙周组织广泛破坏,则预后不佳,应予拔除。

(五)釉珠

釉珠(enamel pearl)是牢固附着于牙骨质表面的釉质小块,大小似粟粒,呈球形。它多位于磨牙根分叉内或其附近(图3-17),或见于釉牙骨质界附近的根面上。

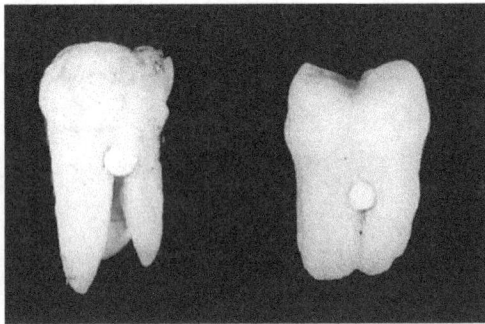

图3-17 釉珠

釉珠的发生起因于一小团错位的成釉细胞或者由于上皮根鞘的一小团上皮异常分化,再度出现成釉功能而形成釉珠。在显微镜下观察,常见的釉珠完全为釉质所构成,釉珠基底直接附丽在牙本质上。有的釉珠包含有牙本质,但含有牙髓者甚为罕见。釉珠能影响牙龈与牙体之间的良好附着关系,形成滞留区,引起龈炎。它还可能妨碍龈下刮治术。另外,釉珠在X线片上可被误为髓石或牙石,故应加以鉴别。釉珠一般不必治疗,必要时可将其磨去。

六、牙数目异常

牙数目异常主要是指额外牙(supernumerary tooth)和先天性缺额牙(congenital anodontia)。正常牙数之外多生的是额外牙,而根本未曾发生的牙是先天性缺额牙。

额外牙的发生可能来自形成过多的牙蕾,也可能是牙胚分裂而成。额外牙可发生在颌骨任何部位,但最多见的是"正中牙",位于上颌两中切牙之间,常为单个,但也可成对。"正中牙"体积小,牙冠呈圆锥形,根短。上颌第四磨牙也较常见,位于第三磨牙远中侧。此外,额外牙还可在下颌前磨牙或上颌侧切牙区出现。额外牙可萌出或阻生于颌骨内,如有阻生,常影响邻牙位置,甚至阻碍其正常萌出,亦可导致牙列拥挤,成为牙周病和龋病的发病因素。乳牙的额外牙少见。

先天性缺额牙又可分为个别缺牙、多数缺牙和全部缺牙3种情况。个别缺牙多见于恒牙列,且多为对称性,最多见者为缺少第三磨牙。其次为上颌侧切牙或下颌第二前磨牙缺失。缺额牙也可为非对称性,在下颌切牙区内缺少个别牙。缺额牙在乳牙列很少见。个别缺额牙的原因尚不清楚,但一般认为有家族遗传倾向。

全口多数牙缺额或全口缺额牙,称无牙畸形,常为全身性发育畸形的局部表现。无牙畸形常伴有外胚叶发育不全,如缺少毛发、指甲、皮脂腺、汗腺等,如追溯家族史,可能找到遗传关系。

部分无牙畸形比全口无牙畸形多见。

额外牙大多需要拔除,无牙畸形将在《口腔正畸学》和《口腔修复学》中详述。

七、牙萌出异常

牙发育到一定程度,每组牙都在一定的年龄萌出,牙萌出异常有早萌、迟萌等现象。

早萌即萌出过早,多见于下颌乳切牙。在出生时,或出生后不久即萌出,如系正常乳牙,因牙胚距口腔黏膜过近所致,也可能为多生牙。早萌的牙根常发育不全,甚至无牙根,因而附着松弛,常自行脱落,亦可尽早拔除。

个别恒牙早萌,多系乳牙早脱所致。多数或全部恒牙早萌极为罕见。在脑垂体、甲状腺及生殖腺功能亢进的患者,可出现恒牙过早萌出。

萌出过迟、异位和萌出困难:全口牙迟萌多为系统病或遗传因素的影响,个别乳牙迟萌可能与外伤或感染有关。一般乳牙很少有异位或萌出困难。恒牙迟萌或异位,往往因乳牙滞留,占据恒牙位置或乳牙过早脱落,造成邻牙移位,以致间隙不够。恒牙萌出困难,常见于上颌切牙,因乳切牙过早脱落,长期用牙龈咀嚼,使局部黏膜角化增强,龈质坚韧肥厚所致,必要时需切去部分龈组织,露出切缘以利萌出。

(梁景平)

第二节　牙外伤

牙外伤多由外力所致,也可称为牙的急性损伤,包括牙周膜的损伤、牙体硬组织的损伤、牙脱位和牙折等。这些损伤既可单独发生,亦可同时出现。对牙外伤患者,首先应注意查明有无颌骨或身体其他部位的损伤,在受外力打击或车祸等,尤其要注意排除脑部的损伤情况,现将常见的牙急性损伤分述如下。

一、牙振荡

牙振荡(concussion of the teeth)是牙周膜的轻度损伤,通常不伴牙体组织的缺损。

【病因】

由于较轻外力,如在进食时骤然咀嚼硬物所致,也可遭受轻微的外力碰撞所致。

【临床表现】

伤后患牙有伸长不适感,轻微松动和叩痛,龈缘还可有少量出血,说明牙周膜有损伤。若做牙髓活力测试,其反应不一。通常受伤后无反应,而在数周或数月后反应开始恢复。3 个月后仍有反应的牙髓,则大多数能继续保持活力。伤后一开始牙髓活力测试有反应的患牙,若后来转变成无反应,则表示牙髓已发生坏死,同时牙可变色。

【治疗】

1～2 周应使患牙休息。必要时降低咬合以减轻患牙的𬌗力负担。松动的患牙应固定。受伤后 1 个月、3 个月、6 个月、12 个月应定期复查。观察 1 年后,若牙冠不变色,牙髓活力测试正常,可不进行处理;若有牙髓坏死迹象时,应进一步做根管治疗术(参阅牙脱位的治疗)。必须记住,在年轻恒牙,其活力可在受伤 1 年后才丧失。

二、牙脱位

牙受外力作用而脱离牙槽窝者称为牙脱位(dislocation of the teeth)。由于外力的大小和方向不同,牙脱位的表现和程度不一,轻者偏离移位,称为不全脱位,重者可完全离体,称为全脱位。

【病因】

碰撞是引起牙脱位的最常见原因。在个别情况下,由于器械使用不当,拔牙时亦可发生邻牙脱位。

【临床表现】

根据外力方向,可有牙脱出、向根尖方向嵌入或唇(舌)向移位等情况。牙部分脱位常有疼痛、松动和移位等表现,同时因患牙伸长而出现咬合障碍。X 线片示牙根尖与牙槽窝的间隙明显增宽。牙向深部嵌入者,则临床牙冠变短,其𬌗面或切缘低于正常邻牙。牙完全脱位者,则可见牙完全离体或仅有少许软组织相连,牙槽窝内空虚。牙脱位不论是部分还是完全性者,均常伴有牙龈撕裂和牙槽突骨折。牙脱位后,可以发生以下并发症。

1. 牙髓坏死　其发生率占牙脱位的 52%,占嵌入性脱位的 96%。发育成熟的牙与年轻恒牙相比,前者更易发生牙髓坏死。

2. 牙髓腔变窄或消失　发生率占牙脱位的 20%～25%。牙髓腔内钙化组织加速形成,是轻度牙脱位的反应,严重的牙脱位常导致牙髓坏死。牙根未完全形成的牙受伤后,牙髓常能保持活力,但也更易发生牙髓腔变窄或闭塞。嵌入性脱位牙,其牙髓坏死的发生率很高,故很少出现牙髓腔闭塞。

3. 牙根外吸收　有人认为坏死牙髓的存在能促使牙根的吸收。牙根吸收最早在受伤 2 个月后发生。此外,约有 2% 病例并发牙内吸收。

4. 边缘性牙槽突吸收　嵌入性和𬌗向性脱位牙特别易丧失边缘牙槽突。

【治疗】

保存患牙是治疗牙脱位应遵循的原则。

1. 部分脱位牙　应在局部麻醉下复位,再结扎固定 4 周。术后 3 个月、6 个月和 12 个月进行复查,若发现牙髓已坏死,应及时做根管治疗。

2. 嵌入性的牙脱位　在复位后 2 周应做根管治疗术,因为这些牙通常伴有牙髓坏死,而且容易发生牙根吸收。对嵌入性脱位牙的年轻恒牙,不可强行拉出复位,以免造成更大的创伤,诱发牙根和边缘牙槽突的吸收。因此,对症处理,继续观察,任其自然萌出是最可取的处理方法,一般在 6 个月内患牙能萌出到原来的位置。

3. 完全脱位牙　在 0.5～2 h 进行再植,90% 患牙可避免牙根吸收。因此,牙脱位后,应立即将牙放入原位,如牙已落地污染,应就地用生理盐水或无菌水冲洗,然后放入原位。如果不能即刻复位,可将患牙置于患者的舌下或口腔前庭处,也可放在盛有牛奶、生理盐水或自来水的杯子内,切忌干藏,并尽快到医院就诊。

对完全脱位牙,还应根据患者年龄、离体时间的久暂,做出如下具体的处理方案。

(1)根尖发育完成的脱位牙:若就诊迅速或复位及时,应在术后3～4周再做根管治疗术。因为这类牙再植后,牙髓不可能重建血循环,势必坏死,进而引起炎症性的牙根吸收或根尖周病变。如果再植前做根管治疗术,延长了体外时间,将导致牙根吸收。一般人牙再植后3～4周,松动度减少,而炎症性吸收又正好于此时开始。所以再植后3～4周做根管治疗是最佳时期。

如果脱位在2 h以后再就诊者,牙髓和牙周膜内细胞已坏死,不可能期望牙周膜重建,因而只能在体外完成根管治疗术,并经根面和牙槽窝刮治后,将患牙置入固定。

(2)年轻恒牙完全脱位:若就诊迅速或自行复位及时者,牙髓常能继续生存,不要贸然拔髓,一般疗效是良好的。动物实验证明,再植3个月后,93%的牙髓全部被造影液充盈,仅有7%的牙髓坏死。牙髓血管的再生主要由新形成的血管从宽阔的根端长入髓腔,也有与原来的血管发生吻合,说明这类牙再植后,有相当强的修复力。

当然,若就诊不及时或拖延复位时间,则只能在体外完成根管治疗术,搔刮根面和牙槽窝后再植,预后是欠佳的。

【牙再植后的愈合方式】

1. 牙周膜愈合　即牙与牙槽之间形成正常牙周膜愈合。这种机会极少,仅限于牙脱位离体时间较短,牙周膜尚存活,而且又无感染者。

2. 骨性粘连　牙根的牙骨质和牙本质被吸收并由骨质所代替,发生置换性吸收,从而使牙根与牙槽骨紧密相连。临床表现为牙松动度减少,X线片示无牙周膜间隙。这种置换性吸收发生在受伤后6～8周,可以是暂时性,能自然停止,也可以呈进行性,直至牙脱落。这个过程可持续数年或数十年。

3. 炎症性吸收　在被吸收的牙根面与牙槽骨之间有炎症性肉芽组织,其中有淋巴细胞、浆细胞和分叶粒细胞。再植前牙干燥或坏死牙髓的存在,都是炎症性吸收的原因。炎症性吸收在受伤后1～4个月即可由X线片显示,表现为广泛的骨透射区和牙根面吸收。如系牙髓坏死引起,及时采取根管治疗术,常能使吸收停止。

三、牙　折

【病因】

外力直接撞击,是牙折的常见原因。也可因咀嚼时咬到砂石、碎骨等硬物而发生。

【临床表现】

按牙的解剖部位可分为冠折、根折和冠根联合折3型。就其损伤与牙髓的关系而言,牙折又可分为露髓和未露髓两大类。

1. 冠折(crown fracture)　前牙可分为横折和斜折,后牙可分为斜折和纵折(图3-18)。

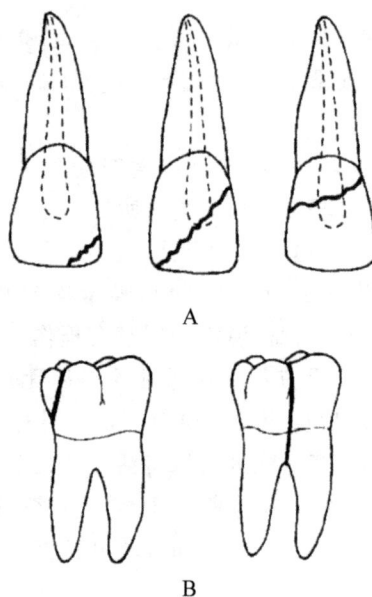

图3-18　冠折
A. 前牙冠折;B. 后牙冠折

2. 根折(root fracture)　外伤性根折多见于牙根完全形成的成人牙,因为年轻恒牙的支持组织不如根形成后牢固,在外伤时常被撕脱或脱位,一般不致引起根折。引起根折的外力多为直接打击和面部着地时的撞击。根折按其部位可分为颈1/3、根中1/3和根尖1/3(图3-19)。最常见者为根尖1/3。其折裂线与牙长轴垂直或有一定斜度,外伤性纵折很少见。X线片检查是诊断根折的重要依据,但不能显示全部根折病例。摄片时中心射线必须与折裂线一致或平行时,方能在X线片上显示折裂线,如果中心射线的角度大于正、负15°～20°时,很难观察到折裂线,在此种情况下,CBCT有助于根折的诊断。X线片和CBCT不仅有助于根折的诊断,而且也便于复查时比较。

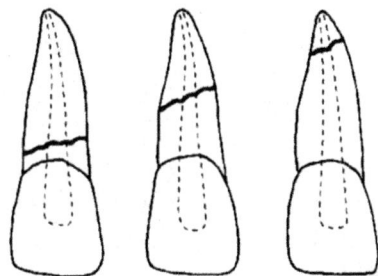

图 3-19　根折

一些患者就诊时,牙髓活力测试无反应,但 6～8 周或以后可出现反应。据推测,无活力反应是牙髓在外伤时血管和神经受损伤所引起的"休克"所致,随其"休克"的逐渐恢复而再出现活力反应。

根折恒牙的牙髓坏死率为 20%～24%,而无根折外伤恒牙的牙髓坏死率为 38%～59%,其差别可能是因为根折断端的间隙,利于牙髓炎症引流的缘故。根折后是否发生牙髓坏死,主要取决于所受创伤的严重程度,断端的错位情况和冠侧段的动度等因素。根折时可有牙松动、叩痛,如冠侧断端移位可有龈沟出血,根部黏膜触痛等。有的根折早期无明显症状,数日或数周后才逐渐出现症状,这是由于水肿和咬合使根折断端分离所致。

3. 冠根联合折　占牙外伤总数的一小部分,以斜行冠根折多见,牙髓常暴露。

【治疗】

1. 冠折　缺损少,牙本质未暴露的冠折,可将锐缘磨光。牙本质已暴露,并有轻度敏感者,可行脱敏治疗。敏感较重者,用临时塑料冠,内衬氧化锌丁香油糊剂黏固,待有足够修复性牙本质形成后(6～8 周),再用复合树脂修复牙冠形态,此时须用氢氧化钙制剂垫底,以免对牙髓产生刺激。牙髓已暴露的前牙,对牙根发育完成者应用牙髓摘除术;对年轻恒牙应根据牙髓暴露多少和污染程度做活髓切断术,以利于牙根的继续发育,目前大多数观点认为,当根端发育完成后,还应行根管治疗术,因为钙化过程将持续进行并堵塞根管,而在以后做桩核冠修复需要做根管治疗时,却难以进行根管预备和桩的置入,导致难以完成桩核冠修复。牙冠的缺损,可用复合树脂或烤瓷冠修复。

应该特别指出,凡仍有活力的牙髓,应在治疗后 1 个月、3 个月、6 个月及以后数年中,每 6 个月复查 1 次,以判明牙髓的活力状况。牙的永久性修复都应在受伤后 6～8 周进行。

2. 根折　根折的治疗首先应是促进其自然愈合,即使牙似乎很稳固,也应尽早用夹板固定,以防活动。除非牙外伤后已数周才就诊,而松动度又较小就不必固定。

一般认为根折越靠近根尖其预后越好。当根折限于牙槽内时,对预后是很有利的,但折裂累及龈沟或发生龈下折时,常使治疗复杂而且预后亦差。

对根尖 1/3 折断,在许多情况下只上夹板固定,无须牙髓治疗,就可能出现修复并维持牙髓活力,那种认为根折牙应进行预防性牙髓治疗的观点是不正确的。因为根折后立即进行根管治疗常有可能把根管糊剂压入断端之间,反而影响其修复。但当牙髓有坏死时,则应迅速进行根管治疗术。

对根中 1/3 折断可用树脂夹板固定,如牙冠端有错位时,在固定前应复位。复位固定后,每个月应复查 1 次,检查树脂夹板是否松脱,必要时可更换树脂夹板。复查时,若牙髓有炎症或坏死趋势,则应做根管治疗术。根管可用牙胶尖和 MTA 等材料进行根管充填,有利于断端的修复和根面的牙骨质沉积。当因治疗需要将根尖部断块用手术方法去除后,因冠侧段过短而支持不足时,常需插入钛合金根管骨内种植以恢复牙原来的长度,同时牙冠部用夹板固定。这样骨组织会在金属"根"周围生长而将病理动度消除(图 3-20)这期疗效有待观察,目前这种方法已较少采用,可以采用拔牙后种植的方法,这样疗效更佳。

颈侧 1/3 折断并与龈沟相交通时,将不会出现自行修复。如折断线在龈下 1～4 mm,断根不短于同名牙的冠长,牙周情况良好者可选用:①切龈术,使埋藏于软组织内的牙根相对延长;②正畸牵引术(图 3-21);③牙槽内牙根移位术,常规根管预备和充填。

根管口用磷酸锌黏固剂暂封。局部黏膜下浸润麻醉。唇侧弧形切口,翻开黏骨膜瓣,用骨凿去除根尖骨壁,暴露根尖,牙挺挺松牙根,再用牙钳将牙根断端拉出至龈缘,将敲下的唇侧牙槽骨骨板置入根尖部间隙,以维持牙根的理想位置,缝合黏骨膜瓣,置牙周塞治药固定牙根,术后 2 周去除敷料。术后 3 个月,行桩冠修复(图 3-22)。

黏着夹板技术是固定根折最简便的方法,其步骤如下。

(1)将患牙复位,拭净唇面,并用 95% 乙醇擦拭、吹干,隔湿。以同法处理两侧健康牙(至少每侧 1 个牙)。

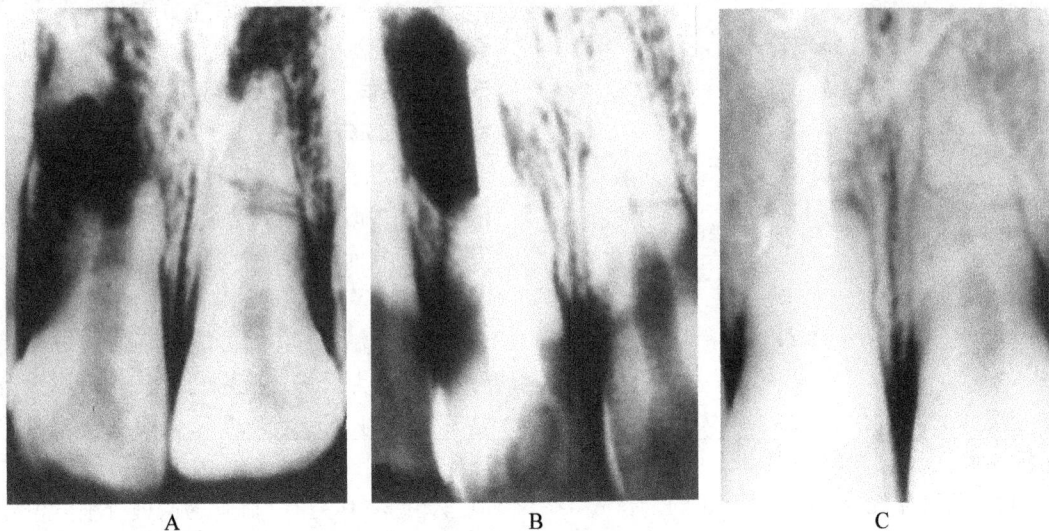

图 3-20　根折断端摘除术

A. 根折端移位；B. 摘除根端，钛钉从根管内插入并恢复根端失去的长度；C. 骨组织修复

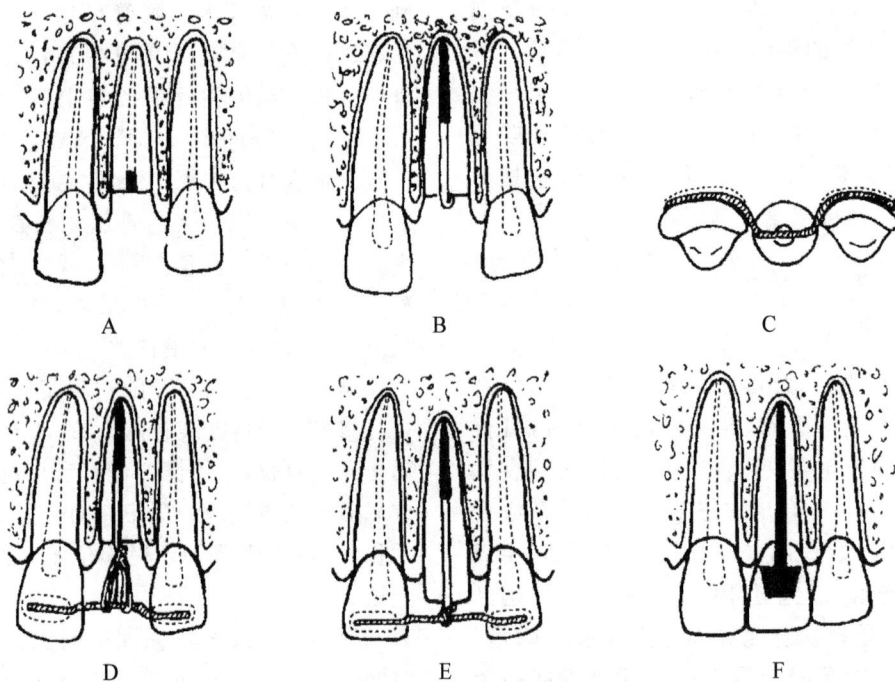

图 3-21　正畸牵引术

A. 颈侧 1/3 根折；B. 根管治疗后，4～8 周根管内置桩钩；C. 唇弓预备；D. 弹力牵引；

E. 固定结扎 2～3 个月；F. 桩冠修复

（2）取 0.4 mm 直径不锈钢丝，其长度相当于患牙冠宽度加上两侧至少各 1 个正常牙的宽度，将其弯成弓形，使它与这些牙的唇面外形一致。

（3）将牙唇面中 1/3 处酸蚀 30～60s（根据不同产品而定），用蒸馏水洗净拭干，用黏结剂和复合树脂将夹板固定两侧健康牙上，凝固后，再以同法将患牙固定在钢丝上，此时应保证患牙位于固有的位置（图 3-23）。最后拍摄 X 线片检查根折断端对位是否良好。在下颌前牙，应将弓形夹板放在牙舌面，以免妨碍咬合。固定 3～4 个月后应重新进行

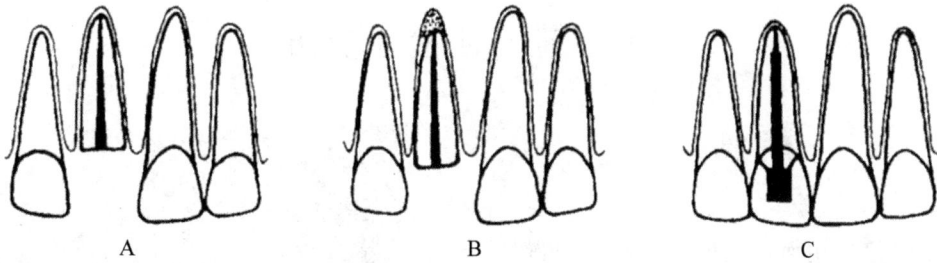

图 3-22　牙槽内牙根移位术

A. 完成根管充填；B. 牙根断端拉至龈缘，凿去根尖骨壁填入根尖间隙；C. 完成桩冠修复

临床检查，摄 X 线片和活力试验，以后应每隔 6 个月复查 1 次，共 2～3 次。根折愈合后，用金刚砂石磨除复合树脂，并松开钢丝，取下，磨光牙面。

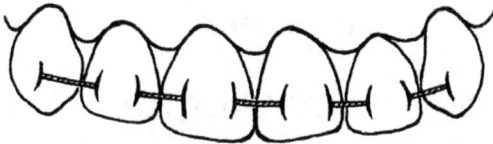

图 3-23　黏着夹板固定法

根折(指根尖及根中 1/3)的转归有 4 种形式(图 3-24)。

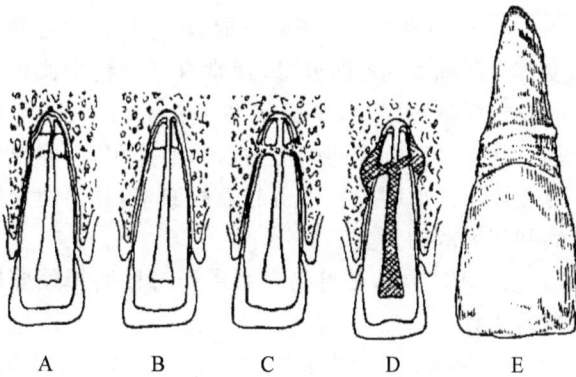

图 3-24　根折的预后

A. 钙化性愈合；B. 结缔组织性愈合；C. 骨、结缔组织联合愈合；D. 断端被慢性炎性组织分开；E. 离体牙显示根折的钙化性愈合

(1)两断端由钙化组织联合，与骨损伤的愈合很相似。硬组织是由中胚叶组织分化出的成牙骨质细胞所形成的。在活髓牙的髓腔侧则有不规则牙本质形成。

(2)结缔组织将各段分开，断面上有牙骨质生长，但不出现联合。

(3)未联合的各段由结缔组织和骨桥分开。

(4)断端由慢性炎症组织分开，根端多为活髓，冠侧段牙髓常坏死。这种形式实际上不是修复和愈合的表现。

第 1 种形式的愈合主要见于没有错位和早期就进行了固定的患牙。根折牙未做固定或未做咬合调整时则可出现第 2 种和第 3 种形式的愈合。与这 3 种组织学修复形式相应，X 线片也可观察到 3 种修复形式，即看不到或几乎看不到折线，断端间有狭窄的透射区，断端边缘变圆钝，断端之间可见到骨桥等。

根折牙常发生髓腔钙化。因外伤而髓腔变小的牙髓以胶原成分增加为特征，同时伴有细胞数目减少。

3. 冠根联合折　凡可做根管治疗，又具备桩核冠修复适应证的后牙冠根折，均应尽可能保留。对前牙的冠根折，可参考与口腔相通的牙颈部根折的治疗原则处理。

(梁景平)

第三节 牙慢性损伤

一、磨损

【病因】

单纯机械摩擦作用而造成的牙体硬组织慢性磨耗称为磨损(abrasion)。如果磨损是在正常咀嚼过程中造成的,这种生理性磨损称为咀嚼磨损。其他不是由于正常咀嚼过程所致的牙磨损,为一种病理现象,统称为非咀嚼磨损。

【临床表现】

1. 咀嚼磨损 亦称磨耗(attrition),一般发生在𬌗面(图 3-25)或切缘,但在牙列紊乱时,亦可发生在其他牙面。由于乳牙的存留时间比恒牙短,因此其咀嚼磨损的程度不如恒牙。恒牙萌出数年至数十年后,后牙𬌗面和前牙切缘就有明显的咀嚼磨损。开始在牙尖或嵴上出现光滑的小平面,切缘稍变平,随着年龄的增长,咀嚼磨损也更加明显,牙高度降低,𬌗斜面变平,同时牙近远中径变小。在牙的某些区域,釉质完全被磨耗成锐利的边缘,牙本质暴露。咀嚼时由于每个牙均有轻微的动度,相邻牙的接触点互相摩擦,也会发生磨损,使原来的点状接触成为面状接触,很容易造成食物嵌塞、邻面龋及牙周疾病。

磨损的程度取决于牙的硬度、食物的硬度、咀嚼习惯和咀嚼肌的张力等。磨损程度与患者年龄、食物的摩擦力和咀嚼力成正比,而与牙的硬度成反比。

2. 非咀嚼磨损 由于异常的机械摩擦作用所造成的牙硬组织损耗,是一种病理现象。不良的习惯和某些职业是造成这类磨损的原因。如妇女用牙撑开发夹,木匠、鞋匠、成衣工常用牙夹住钉、针或用牙咬线。磨牙症也会导致严重的磨损。

【病理变化】

在牙本质暴露部分形成死区或透明层,髓腔内相当于牙本质露出的部分形成修复性牙本质,牙髓发生营养不良性变化。修复性牙本质形成的量取决于暴露牙本质的面积、时间和牙髓的反应。随着修复性牙本质的形成,牙髓腔的体积可逐渐缩小。

【生理意义】

均匀适宜的磨损对牙周组织的健康有重要意义。例如:由于牙尖被磨损,减少了咀嚼时来自侧方的压力,保持冠根长度的协调,从而不致于由于

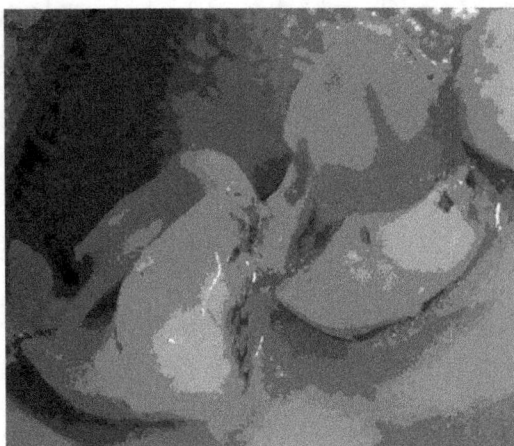

图 3-25 𬌗面磨损

杠杆作用而使牙周组织负担过重。

【并发症】

磨损也可引起各种并发症,或成为致病的因素。

1. 牙本质过敏症 这种酸痛的症状有时可以在数月内逐渐减轻而消失,有时可持续更长的时间而不见好转。敏感的程度常因人而异,一般说来磨损的过程愈快,暴露面积愈大,则酸痛越明显。

2. 食物嵌塞 咀嚼食物时,由于有由边缘嵴和发育沟所确立的𬌗面外形,通常有利于食物偏离牙间隙。牙被磨损后,平面代替了正常凸面,从而增加了牙尖向对颌牙间隙楔入食物的作用,因磨损牙冠变短及邻面磨损都可引起食物嵌塞,并促使牙周病和邻面龋的发生。

3. 牙髓和根尖周病 系由于过度磨损使髓腔暴露所致。

4. 颞颌关节功能紊乱综合征 严重的𬌗面磨损可导致颌间垂直距离过短,从而引起颞颌关节病损。

5. 咬合创伤 不均匀的磨损能遗留高陡牙尖,从而造成咬合创伤。

6. 创伤性溃疡 不均匀磨损遗留的过锐牙尖和边缘能刺激颊、舌黏膜,可引起局部溃疡。

【治疗】

1. 生理性磨损,若无症状无须处理。

2. 去除和改正引起病理性磨损的原因。

3. 有牙本质过敏症时,应做脱敏处理。

4. 对不均匀的磨损需做适当的调𬌗,磨除尖锐牙尖和边缘。

5. 有牙髓和根尖周病时,按常规进行牙髓病、根尖周病治疗。

6. 有食物嵌塞者,应恢复正常的接触关系和重建𬌗面溢出沟。磨损过重且有颞颌关节综合征时,应做𬌗垫或覆盖义齿修复,以恢复颌间垂直距离。

二、磨牙症

睡眠时有习惯性磨牙或白昼也有无意识地磨牙习惯者,称为磨牙症(bruxism)。磨牙症是咀嚼系统的一种功能异常运动。上、下颌牙接触时间长,用力大,对牙体、牙周、颞颌关节、咀嚼肌等组织均可引起损害。

【病因】

1. 心理因素　情绪紧张是磨牙症最常见的发病因素。惧怕、愤怒、抵触及其他各种情绪使患者难以及时发泄时,这些情绪便被隐藏在下意识中,但能周期性地通过各种方式表现出来,磨牙症就是这种表现方式之一。据观察,在精神病患者中,磨牙症是常见的现象。小儿的磨牙症,可能与长期咬玩具有关。

2. 𬌗不协调　被认为是磨牙症的另一个主要因素。正中关系与正中𬌗之间的早接触是最常见的磨牙症始动因素,平衡侧接触则为另一始动因素。有时调磨这两种𬌗干扰可以治愈磨牙症。

3. 全身因素　磨牙症的全身因素已列举于早期文献,诸如:与寄生虫有关、与血压改变有关、与遗传因素有关、与缺钙有关及与胃肠功能紊乱有关等。

4. 职业　有的职业类型有利于磨牙症的发生。运动员常有磨牙症,要求精确性很高的工作如钟表工,也有发生磨牙症的倾向。

【临床表现】

磨牙症可分为3型:①磨牙型,常在夜间入睡之后磨牙,又称夜磨牙。常为别人所听见而被告之,患者本人多不知晓。②紧咬型,常在白天注意力集中时不自觉地将牙咬紧,但没有上、下磨动的现象。③混合型,兼有夜磨牙和白昼紧咬牙的现象。3型中以夜磨牙较受重视,因常影响他人,特别是配偶。

睡眠时患者做典型的磨牙或紧咬牙动作,并可伴有嘎嘎响声。当磨损超出生理运动范围时,则磨损面较大,全口牙的磨损均严重,前牙又更明显。磨损导致牙冠变短,有的仅为正常牙冠长度的1/2。此时可出现牙本质过敏症、牙髓病、根尖周病及牙折等。由于牙周组织蒙受异常𬌗力,常引起𬌗创伤

而出现牙松动,食物嵌塞。此外,磨牙症还可引起颌骨或咀嚼肌的疼痛或疲劳感,下颌运动受限,颞颌关节弹响等症状。

【治疗】

1. 去除致病因素　特别是消除心理因素和局部因素,以减少紧张情绪。施行自我暗示,以进行放松肌肉的锻炼。

2. 𬌗板的应用　其目的有三:隔断𬌗干扰始动因素;降低颌骨肌张力和肌电活动;保护牙免受磨损。目的不同,𬌗板的设计也不尽一样。

3. 调磨咬合　戴用𬌗板显效之后,可以检查咬合,分次调磨。

4. 修复治疗　为磨牙症者做修复时,不仅要使𬌗关系良好,而且要达到理想𬌗,使正中𬌗与正中关系一致,前伸和侧向𬌗有平衡接触。

5. 肌电反馈治疗　对磨牙症患者应分两期训练,第1期通过肌电反馈学会松弛肌肉。第2期用听觉反馈,在一级睡眠期间可告诫磨牙症的发生。

6. 其他　治疗因过度磨损所引起的各种并发症。

三、楔状缺损

楔状缺损(wedge-shaped defect)是牙唇、颊侧颈部硬组织发生缓慢消耗所致的缺损,由于这种缺损常呈楔形因而得名。

【病因】

1. 刷牙　曾经一直认为这是发生楔状缺损的主要原因,因此,有人将楔状缺损称为刷牙磨损。其理由是:①不刷牙的人很少发生典型的楔状缺损,而刷牙的人,特别是用力横刷的人,常有典型和严重的楔状缺损;②不发生在牙的舌面;③唇向错位的牙楔状缺损常比较严重;④楔状缺损的牙常伴有牙龈退缩。

还有实验证明:横刷法刷牙作为单一因素,即可发生牙颈部缺损。

2. 牙颈部的结构　牙颈部釉牙骨质界处的结构比较薄弱,易被磨去,有利于缺损的发生。

3. 酸的作用　龈沟内的酸性渗出物与缺损有关。临床上有时见到龈缘下硬组织的缺损,就是这种关系的提示。

4. 牙体组织的疲劳　近来有研究表明颊侧牙颈部,是牙力应力集中区。长期的咀嚼𬌗力,使牙体组织疲劳,于应力集中区出现破坏。在上述病因中,目前认为牙𬌗部的结构特点,咬𬌗力量的分布以及牙体组织的疲劳也是重要的原因。

【临床表现】

1. 典型楔状缺损，由2个平面相交而成，有的由3个平面组成(图3-26)。缺损边缘整齐，表面坚硬光滑，一般均为牙组织本色，有时可有程度不等的着色。

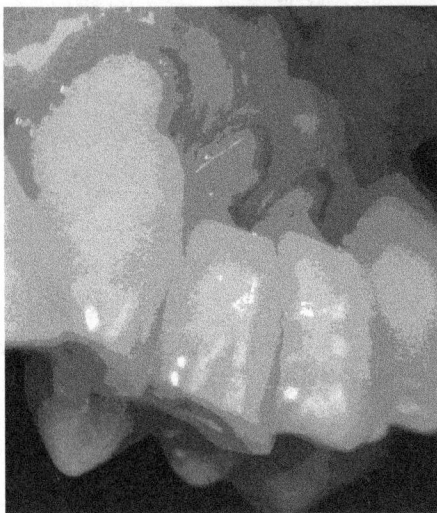

图3-26　楔状缺损(侧面观)

2. 根据缺损程度，可分浅形、深形和穿髓形3型。浅形和深形可无症状，也可发生牙本质过敏症。深度和症状不一定呈正比关系，关键是个体差异性。穿髓可有牙髓病、根尖周病症状，甚至发生牙横折。

3. 好发于前磨牙，尤其是第一前磨牙，位于牙弓弧度最突出处，刷牙时受力大，次数多，一般有牙龈退缩。

4. 随年龄增长，楔状缺损有增加的趋势，年龄愈大，楔状缺损愈严重。

【治疗和预防】

1. 首先应改正刷牙方法，避免横刷，并选用较软的牙刷和磨料较细的牙膏。

2. 组织缺损少，且无牙本质过敏症者，不需做特别处理。

3. 有牙本质过敏症者，应用脱敏疗法。

4. 缺损较大者可用充填法，用玻璃离子体黏固剂或复合树脂充填，洞深或有敏感症状者，充填前应先垫底。

5. 有牙髓感染或根尖周病时，可做牙髓病治疗或根管治疗术。

6. 如缺损已导致牙横折，可根据病情和条件，行根管治疗术后，给予桩核冠修复。无保留价值者

则拔除。

四、酸 蚀 症

酸雾或酸酐作用于牙而造成的牙硬组织损害称为酸蚀症(erosion)，是制酸工人和常接触酸人员的一种职业病。

【病因】

主要由无机酸，如盐酸、硝酸等所致，其中以盐酸的危害最大。硫酸由于沸点较高，不易挥发，一般很少引起酸蚀。患严重胃酸上逆的患者，也可发生本症，但为数较少。此外，碳酸饮料的饮用如何导致酸蚀症的发生。

【临床表现】

最初往往仅有感觉过敏，以后逐渐产生实质缺损。由于其来自直接接触酸雾或酸酐，因此，多发生在前牙唇面。酸蚀的形式因酸而异：由盐酸所致者常表现为自切缘向唇面形成刀削状的光滑斜面，硬而无变色，因切端变薄而易折断。由硝酸所致者，因二氧化氮难溶于水，故主要发生在牙颈部或口唇与牙面接触易于形成滞留的地方，表现为白垩状、染色黄褐或灰色的脱矿斑块，质地松软，易崩碎而逐渐形成实质缺损。由硫酸所致者，不易引起酸蚀，因二氧化硫气体溶于水后所形成的亚硫酸是弱酸，因此，通常只使口腔有酸涩感，对牙影响甚少。胃酸经常反流的患者，可引起牙舌面或后牙𬌗面的损害。

【预防和治疗】

1. 改善劳动条件，消除和减少空气中的酸雾，是预防酸蚀症的根本方法。戴口罩，定时用2%苏打液漱口，避免用口呼吸等对预防本症的发生亦有一定作用。

2. 积极治疗相关疾病如反流性食管炎，减少碳酸饮料的摄入等。

3. 局部用药物脱敏处理。

4. 缺损严重者可根据情况采用充填法、修复法处理。并发牙髓病变者，应先做牙髓病治疗，然后再做充填或修复处理。

五、牙 隐 裂

牙隐裂(cracked tooth)又称不全牙裂或牙微裂。指牙冠表面的非生理性细小裂纹，常不易被发现。牙隐裂的裂纹常渗入到牙本质结构，是引起牙痛的原因之一。由于临床上比较多见，而裂纹又容易被忽略，故临床医师应给予足够的注意。

隐裂牙发生于上颌磨牙最多，其次是下颌磨牙

和上颌前磨牙。上颌第一磨牙又明显多于上颌第二磨牙,尤其近中腭尖更易发生,此乃上下颌咀嚼运动时主要的工作尖,承担着最大的𬌗力,且与下颌磨牙中央窝有最合适的尖窝对位关系。上颌磨牙虽有斜嵴,由于磨耗不均匀的高陡牙尖和紧密的咬合关系,也易在𬌗面的近中或远中窝沟处,两颊尖或两舌尖之间的沟裂处发生隐裂。

【病因】

1. 牙结构的薄弱环节是隐裂牙发生的易感因素。这些薄弱环节不仅本身抗裂强度低,而且是牙承受正常𬌗力时,应力集中的部位。

2. 牙尖斜度愈大,所产生的水平分力愈大,隐裂发生的机会也愈多。

3. 创伤性𬌗力,当病理性磨损出现高陡牙尖时,牙尖斜度也明显增大。正常咬合时所产生的水平分力也增加,形成创伤性𬌗力,使窝沟底部的釉板向牙本质方向加深加宽,这就是隐裂纹的开始。在𬌗力的继续作用下,裂纹逐渐向牙髓方向加深,所以创伤性𬌗力是牙隐裂的重要致裂因素。

【临床表现】

隐裂位置皆与𬌗面某些窝沟的位置重叠并向一侧或两侧边缘嵴伸延。上颌磨牙隐裂常与𬌗面近中舌沟重叠(图3-27),下颌磨牙隐裂线常与𬌗面近远中发育沟重叠,并越过边缘嵴到达邻面。但亦有与𬌗面颊舌沟重叠的颊舌隐裂,前磨牙隐裂常呈近远中向。

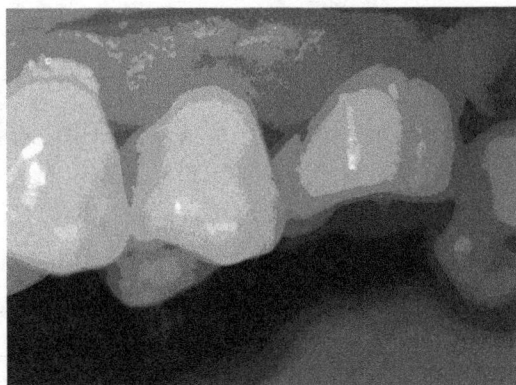

图3-27 上颌第一磨牙隐裂

表浅的隐裂常无明显症状,较深时则遇冷热刺激敏感,或有咬合不适感。深的隐裂因已达牙本质深层,多有慢性牙髓炎症状,有时也可急性发作,并出现定点性咀嚼剧痛。凡出现上述症状而未能发现患牙有深的龋洞或深的牙周袋,牙面上探不到过

敏点时,应考虑牙隐裂存在的可能性。一般可用尖锐的探针检查,如隐裂不明显,可涂以碘酊,使渗入隐裂染色而将其显示清楚。有时将探针置于裂隙处加压,可有疼痛感。沿裂隙磨除,可见裂纹已达牙本质深层。将棉花签置于可疑牙的牙尖上,嘱患者咬合,如出现短暂的撕裂样疼痛,则可能该牙已有隐裂。

【治疗】

1. 调𬌗 排除𬌗干扰,减低牙尖斜度以减小劈裂力量。患牙的𬌗调整需多次复诊分期进行,当调𬌗与保存生活牙髓发生矛盾时,可以酌情处理牙髓后再调𬌗。

2. 均衡全口𬌗力负担,治疗和(或)拔除全口其他患牙,修复缺失牙 这项工作常被医师们忽略,只注重个别主诉牙的治疗而不考虑全口牙的检查和处理,故治疗后常达不到预期效果。

3. 隐裂牙的处理 隐裂仅达釉牙本质界,着色浅而无继发龋损者,可采用复合树脂为粘接技术进行修复,有继发龋或裂纹着色深、已达牙本质浅层、中层者,沿裂纹备洞,氢氧化钙糊剂覆盖,玻璃离子黏固剂暂封,2周后无症状则换光固化复合树脂。较深的裂纹或已有牙髓病变者,在牙髓治疗的同时大量调整牙尖斜面,彻底去除患牙承受的致裂力量和治疗后及时用全冠修复是至关重要的。在牙髓病治疗过程中,𬌗面备洞后,裂纹对𬌗力的耐受降低,尽管在治疗时已降低咬合,然而在疗程中由于咀嚼等原因,极易发生牙体自裂纹处劈裂开。因此,牙髓病治疗开始时可做带环粘上以保护牙冠,牙髓病治疗完毕应及时冠修复。

六、牙根纵裂

牙根纵裂(vertical root fracture)是指发生在牙根的纵裂,未波及牙冠者。由于肉眼不能发现,诊断比较困难。患者多为中、老年。

【病因】

1. 慢性持续性的创伤𬌗力,对本病发生起着重要作用。在全口牙中,以承受𬌗力最大的第一磨牙发生率最高,其中下颌第一磨牙又高于上颌第一磨牙。侧方𬌗创伤,牙尖高耸,磨耗不均,根分叉暴露皆与患牙承受𬌗力过大有关。

2. 牙根裂可能与牙根发育上的缺陷有关。磨牙近中根发生牙根纵裂的比例明显超过其他牙根,估计与近中根在解剖结构方面的弱点有关。文玲英通过解剖显微镜观察30例牙根纵裂牙,均为扁

根,裂缝通过根管腔,贯穿颊舌径,均未波及牙冠,除1例外,全为双根管。

3. 无髓牙是牙根纵裂的又一因素。无髓牙致牙根裂的内因是牙本质脱水,失去弹性,牙变脆,致使牙抗折力降低,其外因则主要是牙胶侧压充填力过大。Meister分析了牙根纵裂的病例,约84%是牙胶根充时侧向压力过大造成的。根管充填完成后,不合适的桩是造成牙根纵裂的又一因素,锥形桩比平行桩更易引起牙根纵裂,其原因是前者在就位,粘固,特别是受力时产生应力集中,后者产生的应力分布比较均匀。Cooney指出:锥形桩不仅使固位能力降低,而且在近根尖处产生楔力更明显。此外,桩的直径愈大,产生应力愈大,致根纵折的可能性增加。

【临床表现】

1. 创伤殆力引起的牙根纵裂早期有冷热刺激痛,咀嚼痛,晚期出现自发痛,咀嚼痛,并有牙龈反复肿胀,有叩痛和松动。绝大多数有牙周袋和牙槽骨破坏,牙周袋较深,甚至达根尖,容易探及,也有不少患牙的牙周袋窄而深,位于牙根裂缝相应的部位,须仔细检查才能发现。

2. 根管充填后引起的牙根纵裂无牙髓症状,早期也无牙周袋或牙槽骨的破坏,随着病程延长,感染通过根裂损伤牙周组织可使牙周病变加重,骨质吸收。

X线检查对诊断牙根纵裂有重要意义。X线片显示管腔的下段、中下段甚至全长增宽,边缘整齐。这种根管腔影像的变化,不论其长度如何,均通过根尖孔,且在根尖处变宽。根裂方向与根管长轴一致(图3-28)。源于牙周病者,X线片上可见牙槽骨的吸收,而源于根管治疗后者,早期无牙槽骨的破坏,晚期方有牙槽骨的病变。

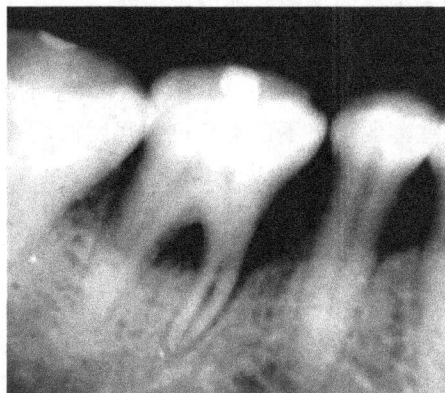

图3-28　牙根纵裂管腔影像的变化

【治疗】

1. 对于松动明显,牙周袋宽而深或单根牙根管治疗后发生的牙根纵裂,非手术治疗无效,均应拔除。

2. 对于牙周病损局限于裂缝处且牙稳固的磨牙,可在根管治疗后行牙半切除术或截根术。

(梁景平)

第四节　牙本质过敏症

牙本质过敏症(dentine hypersensitivity)又称过敏性牙本质(hypersensitive dentine),是牙在受到生理性范围内的外界刺激,如温度(冷、热)、化学物质(酸、甜)及机械作用(摩擦或咬硬物)等所引起的酸痛症状。其特点为发作迅速、疼痛尖锐、时间短暂,一般可累及到数个牙或全口牙及磨牙,以前磨牙为多见。牙本质过敏不是一种独立的疾病,而是各种牙体疾病共有的症状,发病的高峰年龄在40岁左右。

【病因】

凡能使釉质完整性受到破坏,牙本质暴露的各种牙体疾病,如磨耗、楔状缺损、牙折、龋病及牙周萎缩致牙颈部暴露等均可发生牙本质过敏症。但并不是所有牙本质暴露的牙都出现症状,通常与牙本质暴露的时间、修复性牙本质形成的快慢有关。虽然临床上多数情况是由牙本质暴露所引起,也是重要的原因,但还不能解释所有的临床表现,如敏感症状可随健康和气候的变化而经历着从无到有和从有到无的过程,这就不是修复性牙本质形成的速度所能解释的。个别釉质完整的牙也能产生敏感。苏联学者称本症为"釉质和牙本质感觉性的增高",故又有"牙感觉过敏"之称。

【发病机制】

牙感觉过敏症的发病机制尚不十分清楚,目前有以下3种学说(图3-29)。

1. 神经学说　认为牙本质中存在着牙髓神经末梢,故感觉可由牙本质表层传至牙髓。但从形态学和功能方面的观察,目前尚未取得一致的见解。

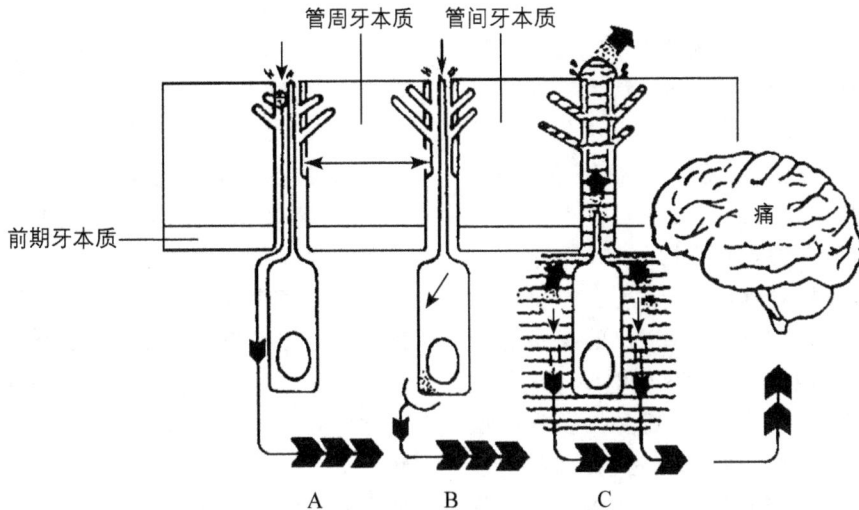

图 3-29　牙本质过敏症发病的 3 种假说(仿 Torneck)
A. 直接刺激牙本质中的神经纤维；B. 成牙本质细胞作为一种介质，位于刺激物与神经纤维之间；C. 液体动力学说

不少学者认为：在牙髓的成牙本质细胞层内的无髓鞘神经，仅有一部分进入前期牙本质和牙本质的内层，且缘于内 1/3 层，而其外 2/3 并未见神经结构。许多实验结果也不支持"神经对各种刺激的反应是直接的"观点。氯化钾、组胺、乙酰胆碱等作用于表浅牙本质并不产生疼痛，局部麻醉药作用于牙本质表面也不能减轻牙本质的敏感性。

2. 牙本质纤维传导学说　认为成牙本质细胞的原浆突中含有乙酰胆碱酶，它在受刺激后能引起神经传导，产生疼痛。持反对意见者认为，试验性干扰人成牙本质细胞，未降低牙本质敏感性，说明成牙本质细胞并不具有感觉器的特性，可能在牙本质过敏中仅起被动作用。

3. 流体动力学理论　认为作用于牙本质的外部刺激引起了牙本质小管内容物向内或向外的流动，这种异常的流动被传递到牙髓，从而引起牙髓神经纤维的兴奋，产生痛觉。成牙本质细胞下层、成牙本质细胞层和牙本质内层小管内的神经纤维对液体的流动或突然的压力变化均非常敏感，这也是发生牙本质过敏的原因。在电镜下，成牙本质细胞突只占管腔的 1/4，其余 3/4 均为液体充满。牙本质小管液像玻璃毛细管中的液体一样，任何轻微的移位都会引起它们的流动。成千根小管内的液体同时快速移位，可导致小管内容物的相应移动，以及导致相邻处牙髓组织的明显移动。不论液体是向外或向内的移动，都可对牙本质小管内或邻近牙髓组织中的 A_δ 纤维末梢造成一个直接的机械性

刺激。同时，小管内液体的移动还可引起成牙本质细胞的伴随移动，刺激与之相接触的神经纤维，引发神经冲动而产生痛觉。

此外，由于牙本质小管内液体的膨胀系数与牙本质小管壁的系数相差甚大，温度刺激可使小管内液体膨胀或收缩，从而导致液体发生相对移位，也可诱发疼痛，这就是临床上牙本质过敏时冷热甜酸刺激诱发疼痛的原因。

【临床表现及诊断】

牙本质过敏症的主要表现为刺激痛，当刷牙，吃硬物，酸、甜、冷、热等刺激时均可发生酸痛，尤其对机械刺激最敏感。检测牙本质过敏症的手段有下列 3 种。

1. 探诊　探诊是临床检查牙敏感症最常用的方法之一。最简单的探诊方法是用尖探针轻轻划过牙的敏感部位，将患者的主观反应分成 4 级：0 度，无不适；1 度，轻微不适或疼痛；2 度，中度痛；3 度，重度疼痛且持续。为了定量测量的目的，学者们采用了各种更为复杂的探诊手段。Smith 等发明了一种探诊装置，该装置有一可弯曲的 15 mm 长不锈钢丝接触牙面，可沿牙面曲度划动，用螺旋钮调节钢丝尖端接近和远离牙面，从而改变探诊压力，直到患者感到疼痛，此时的力值定为敏感阈值。为了保证每次测定位置的重复性，可用牙科材料将该装置固定在数个邻牙上。另外一种探针是手持式的，它的尖探针与压力应变片相联结，并通过显示器来反应探诊的力量。这种探针很容易用来探

诊牙的敏感面,在探诊过程中力量可连续地逐渐增加,直到有疼痛感觉,该值定为患牙的敏感阈值。当力量达到80g时仍无反应,该牙被认为不敏感。

2. 温度试验 简单的温度测定方法是通过牙科椅的三用气枪将室温的空气吹向敏感牙面,该方法在临床上很常用。空气刺激方法目前已被标准化,气温为18~21℃,气压为60 kPa,刺激时间为1 s。检查时用手指或棉卷隔离邻牙,患者的反应分成4级。接触式金属探头温度测定仪的探头温度可在12~82℃变动,由探头内的热敏电偶测定并显示。检测初始温度为37.5℃,做冷测时,温度每次降低1℃,直到患者感觉不适,热测法与冷测相似,温度从37.5℃按1℃阶梯逐渐增加,用温度的高低来判断牙的敏感程度。

3. 主观评价 在临床上,学者们也常用患者的主观评价方法来判断牙的敏感程度包括疼痛3级评判法(verbal rating scale,VRS)和数字化疼痛评判法(visual analogue scale,VAS)。VRS系患者将其日常生活中对冷空气、冷热酸甜食物、刷牙等刺激的敏感进行综合和评价,每次复诊时均采用问卷方式,好转定为(-1),无改变为(0),加重为(+1)。3级评判法所提供的描述词语有时不足以反映患者的真实感受。VAS是用一条10cm长的直线,一端标有"无不适或无疼痛",另一端标有"严重不适或剧烈疼痛",要求患者在直线上做一标记来代表当时的牙敏感程度。只要适当地向患者解释,VAS法很容易被掌握和使用。学者们认为用VAS比VRS重复性更好,能连续地评价疼痛的程度,而且又能满足对敏感刺激不同感受的评价,因此,更适于测定牙的敏感性。

牙本质过敏症可能只对一种刺激敏感,也可能对多种刺激敏感,因此,多数学者认为在临床研究过程中要使用多种手段来测定,其中至少有一种可定量的试验。

【治疗】

牙本质过敏症的发病机制中,流体动力学说被广为接受。根据这个理论,对过敏的有效治疗是必须封闭牙本质小管,以减少或避免牙本质内的液体流动,由于本症存在着自发性的脱敏过程,对任何药物疗效的评价都是极其困难的。常用治疗方法如下。

1. 氟化物 有多种形式的氟化物可用来处理牙本质过敏症。氟离子能减少牙本质小管的直径,从而减少液压传导。体外实验也证明,酸性氟化钠液或2%中性氟化钠液能分别减少24.5%、17.9%的液压传导,用氟化钠电离子透入法所减少的液压传导则高达33%。

(1)0.76%单氟磷酸钠凝胶(pH=6)可保持有效氟浓度,为当前氟化物中效果最好者。

(2)用75%氟化钠甘油反复涂搓敏感区1~2 min,也可用橘木尖蘸该药摩擦患处1~2 min。

(3)2%氟化钠液离子透入法:①用直流电疗器。正极握于患者手中,负极以氟化钠液润湿,接触过敏区,电流强度为0.5~1 mA,以患者无不适感觉为限度,通电时间10 min。②电解牙刷导入药物离子,在牙刷柄末端安装一节干电池(1.5V),刷柄为阳极(手握刷柄),刷端为阴极,供透入药物用。用这种牙刷每天刷2~3次,每次3~5 min即可,应注意经常检查电流的通路是否正常,电池是否耗电将尽。

2. 氯化锶 为中性盐,高度水溶性,毒性很低。放入牙膏内使用,方便安全。10%氯化锶牙膏在国外应用较广泛,国内也有制品。局部涂搓用75%氯化锶甘油或25%氯化锶液。在被广泛研究的各种药物中,锶显示了对所有钙化组织、包括牙本质在内,具有强大的吸附性。锶对牙本质过敏的作用被认为是通过钙化锶磷灰石的形式,阻塞了张开的牙本质小管所致。

3. 氟化氨银 隔湿,38%氟化氨银饱和小棉球涂搓患处2 min,同法反复1次,共4 min,擦去药液后漱口。该药有阻塞牙本质小管的作用,同时还能与牙中的羟基磷灰石发生反应,促使牙的再矿化,提高牙的耐脱矿性,防止牙本质小管的再次开放,并使药效持久。经临床观察表明,其稳定性为氨硝酸银的3倍左右。

4. 碘化银 隔湿,涂3%碘酊0.5 min后,再以10%~30%硝酸银液涂搓,可见灰白色沉淀附着于过敏区,0.5 min后,同法再涂搓1~2次即可。这是利用硝酸银能使牙硬组织内蛋白质凝固而形成保护层,碘酊与硝酸银作用产生新生碘化银沉积于牙本质小管内,从而阻断了传导。

5. 树脂类脱敏剂 主要由甲基丙烯酸羟(基)乙基酯(HEMA)和GA构成,也有的由二、三甲基丙烯酸甲基和二季戊四醇-五异丁烯酸磷酸单酯构成。其主要作用机制是使牙本质小管内蛋白质沉淀,阻塞牙本质小管,从而减少牙本质小管通透性而起到脱敏作用。使用时可先用橡皮轮等去除表面食物残渣等,以清洁水冲洗过敏区后隔湿,有条件最好上橡皮障,轻轻吹干,用蘸有脱敏剂的小毛刷涂搽脱敏区,等候30 s,然后用气枪吹干至表面液体较干为止。最后以大量流水冲洗,如果疗效不够显著,可反复多次进行,也有些使用光固化灯进行照射。

6. 激光 Nd:YAG激光,功率15W。照射过敏区每次0.5 s,10~20次为1个疗程,是治疗牙本质过敏的安全阈值。作用机制可能是该激光的热效应作用于牙本质小管,可在瞬间使暴露的小管热凝封闭,从而达到脱敏治愈的目的。

7. 其他药物 4%硫酸镁液、5%硝酸钾液、30%草酸钾液皆可用于牙本质过敏的治疗。

8. 修复治疗 对反复药物脱敏无效者,可考虑做充填术或人工冠修复。个别磨损严重而接近牙髓者,必要时,可考虑牙髓病治疗。

(梁景平)

■ 参考文献

[1] 樊明文.牙体牙髓病学.4版.北京:人民卫生出版社,2012.

[2] Baum L. Phillips RW, Lunel MR. Text book of Operative Dentistry. Nabu Press,Third Edition,1995.

[3] Sulieman M. An overview of tooth discoloration: extrinsic, intrinsic and internaliged stains. Dent Update,2005, 32(8):463-464,466-468,471.

[4] Zavala-Alonso V, Aguilera-Flores R, Patino-MarinN,et al. Nanostructure evaluation of healthy and fluorotic dentin by atomic force microscopy before and after phosphoric acid etching. Dent Mater J,2011,30(4):546-553.

[5] Wilson DE, Berry TG, Elashvili A. A conservative treatment option for tetracycline staining. Dent Today, 2011, 30(9):136,138-139.

[6] 樊明文.牙体牙髓病学.3版.北京:人民卫生出版社,2008.

[7] Andreasen JO, Andreasen FM. Essentials of Traumatic Injuries to the Teeth. 2nd Edition. Copenhagen:Blackwell Munksgaard,2000.

[8] Wilson NHF, Roulet JF, Fuzzi M. Advance in Operative Dentistry Volume 2. Challenges of the Future. Chicago: Quintessence,2001.

[9] 樊明文.复合树脂多层美学修复-基础理论与临床.北京:人民卫生出版社.

[10] Bhandari S', Pannu K. Dentinogenesis imperfecta:a review and case report of a family over four generations. Indian J Dent Res. 2008 Oct-Dec 19(4): 357-361.

[11] 史俊南.现代口腔内科学.2版.北京:高等教育出版社,2004:161-167.

[12] 樊明文.口腔生物学.2版.北京:人民卫生出版社,1996:9-14.

[13] 高学军.牙齿敏感症:一个认真对待的口腔症状.中华口腔医学杂志,2009,44(5):257-259.

[14] Isabel CCM Porto, Ana KM Andrade, Marcos AJR Montes. Diagnosis and trearment of dentinal hypersensitivity. J Oral Sci,2009,51(3):323-332.

[15] 王林.口腔疾病诊断流程与治疗策略.北京:科学出版社,2008:46-64.

第4章

牙髓病和根尖周病

牙髓病（endodontics）是指发生于牙髓组织的一系列疾病，包括牙髓炎症、牙髓坏死和牙髓退变。根尖周病（periapical disease）是指发生在牙根尖部及其周围组织的疾病，其中绝大多数为炎症性疾病，即根尖周炎，常造成根尖周骨质的吸收。

牙髓病和根尖周病为口腔临床常见病、多发病，常引起颌面部剧烈的疼痛和肿胀，其就诊人数占口腔门诊量的64.7%。

（一）牙髓根尖周病的预防

牙髓根尖周病的预防对于患者个体和整个社会均具有重大意义，为了降低其发病率和失牙率，预防是最理想的策略，应该尽可能保存全部或部分牙髓活力，即使在牙髓组织已经坏死时还应维持根尖周组织的健康。

1. 一级预防 一级预防又称初级预防或病因预防，即找出致病的危险因素，然后采取预防措施。引起牙髓根尖周病的原因很多，主要有细菌感染、创伤、化学刺激、医源性因素、特发性因素、免疫反应等，其中细菌感染是主要致病因素，控制细菌感染是预防牙髓根尖周病的主要措施。

对牙髓根尖周病的危险因素进行分析发现，糖尿病与根尖周炎的发生发展关系密切，可增加根尖周炎发病危险性，为牙髓根尖周病的危险因素。全身疾病与牙髓根尖周病关系的研究已受到关注。

2. 二级预防 二级预防是指对疾病的早发现、早诊断、早治疗。牙髓根尖周病的早期发现、早期诊断和早期治疗对提高患牙的治愈率和保存率意义重大。年轻恒牙在牙髓处于炎症的早期阶段时，及时采取保存活髓的治疗措施，效果较为理想。对于成人牙髓炎患牙，保存活髓治疗的适应证极为有限，失败率高。在无法保存活髓的情况下，应尽量保存患牙，以维护咀嚼器官的完整性，行使良好的功能，同时避免坏死牙髓成为根尖周病的感染源。根尖周病的早期治疗，原则是清除感染源和严密封闭根管防止再感染，尽量保存患牙，恢复生理功能。

（二）诊断方法

在牙髓根尖周病的诊断中，正确判断牙髓的状态至关重要，除了综合考虑病史及临床检查的结果，包括视诊、探诊、扪诊、叩诊、咬诊、透照检查有无牙裂纹和磨损之外，各种牙髓感觉测试方法及影像学检查结果具有重要的参考价值。

1. 牙髓活力测试 牙髓活力测试的传统方法较多，亦比较成熟。近年来国内外学者对牙髓活力测试方法提出了一些新的观点，如认为影响牙髓活力更精确的决定因素是血液循环系统而非神经系统。这一全新概念为牙髓活力诊断开辟了新的方向，各种先进技术应运而生，如脉搏血氧测定法、双波长分光光度法、激光多普勒血流测定法，通过牙冠表面温度测定判断牙髓活力的方法，磁共振成像技术定量分析评估牙髓活力等。

2. 影像学诊断 随着影像学诊断技术的发展，计算机加强技术和定量放射技术正逐渐引入口腔影像诊断学领域，并与用于直接成像的感应器结合起来。定量化与数字化牙髓根尖周疾病影像诊断可能成为未来发展趋势。

（1）数字化放射技术与传统胶片成像相比，具有敏感性高、辐射量小、投照宽容度大、易于获得高质量牙片、快速成像的优点，对根尖周微小骨病损具有诊断价值。

（2）三维影像重建技术包括螺旋CT、电子束CT、多排CT、显微CT、磁共振成像等。相对于传统的X线成像技术，三维成像技术能够从各个不同的角度和层面研究患牙，提供更多更准确的资料。

20世纪90年代后期，意大利和日本学者分别独立研发出了小照射野X线锥束，称为锥形束容积体层成像技术或锥形束计算机断层扫描,又称锥形束CT(cone-beam computed tomography,CBCT)。CBCT采用锥形X射线束扫描,在病人头部同步旋转360°,便可获得满足各个方向重建所需的容积数据,然后依靠特殊的反投影算法完成图像多层面重建,获取三维图像。X线扫描范围由锥束大小决定。根据具体需要,可以利用锥形X射线束对靶区进行精准的投照,这样可以有效地减少辐射剂量,缩小投照范围,减少辐射影响。CBCT的有效放射剂量与曲面体层摄影类似,远低于传统CT,仅相当于传统根尖X线片的2～3倍。CBCT已被广泛应用于牙根纵裂、牙根吸收、牙源性上颌窦炎等的诊断和治疗。

国内外研究显示,CBCT在根管治疗疗效评估中相对于根尖X线片具有更高的敏感性和准确性,且在根尖周病变早期即可有效检测根尖周透射影。

(三)牙髓治疗的发展与进步

1. **无痛技术** 无痛技术是根管治疗成功的保证。最早使用的牙髓无痛术是失活法。我国汉代张仲景所著《金匮要略》一书中有雄黄治牙痛的记载。雄黄中含有砷剂,其实就是用砷剂失活牙髓从而解除疼痛。在欧洲,从19世纪中叶到20世纪初,可卡因和普鲁卡因成功用于牙髓无痛治疗术。

(1)麻醉药物:目前常用的两类麻醉药物是酯类和酰胺类。酯类的毒性比酰胺类强,一般很少应用。酰胺类包括利多卡因、甲哌卡因、丙胺卡因、布比卡因、依替卡因和阿替卡因等。其中阿替卡因为新型的局部麻醉药,与其他常用传统麻醉药比较,其特点为过敏性低;对组织浸润性强,麻醉起效时间快,毒性低;麻醉时间适宜;对血压、心率影响小,麻醉效果稳定。基于这些优点,阿替卡因现已被广泛应用于牙髓治疗和根尖手术。

(2)麻醉技术:麻醉注射技术也是影响麻醉效果的重要因素。为达到较好的麻醉和止血效果,应根据不同的牙髓病和根尖周病治疗适应证选择不同的局部麻醉方法。常用的局部麻醉方法有局部浸润麻醉、阻滞麻醉、牙周韧带内麻醉、牙髓内麻醉和骨内注射麻醉。注射器及注射针目前常用抽吸式金属注射器和一次性小直径无创注射针。

(3)计算机控制口腔局部麻醉仪:计算机控制口腔局部麻醉仪可用于传导阻滞麻醉、局部浸润麻醉、牙周韧带内注射麻醉及特定部位注射麻醉等。该仪器具有慢流速匀速注射和自动回吸功能等技术特点,其快速产生的无痛麻醉效果可缓解患者的恐惧、疼痛和焦虑以及医师的压力。

2. **现代根管治疗**

(1)根管长度电测法:根管长度电测法在理论和实践上取得了许多重大发展,由测绝对电阻值到测相对电阻值,由阻抗依赖型到频率依赖型,由单频到双频再到多频,电测仪测量的准确性大大提高。

(2)根管预备和充填:根管预备是根管治疗的关键步骤之一。根管预备技术随着对根管系统和根管治疗目的的认识经历了不断改革和创新。传统观点认为根管预备的目的是根管清理和根管成形,而现代观点则认为根管预备的目的是根管成形和根管清理,即根管预备首先要达到根管成形的目的,将根管预备成管壁平滑,具有一定锥度,在根尖止点直径最小、在冠部根管口直径最大的连续锥形漏斗样形状,并保持根管解剖走向及根尖孔位置和大小不变,以利于根管充填的进行。目前,比较通用的根管预备方法可以分为根向预备、逐步后退、根尖区拓宽以及混合技术。

19世纪初Hudson使用金充填根管,随后出现了用不同金属、氢氧化钙、石蜡和汞合金作为根充材料。Bowman首先在离体牙上用牙胶进行根充,Schilder介绍了三维充填概念,主张用热牙胶在根管内行垂直加压充填。此后,热牙胶和垂直加压充填技术在临床上的应用迅速发展,热牙胶注射充填技术、固核载体插入技术和机械产热充填法也相继在临床应用。

(3)牙髓一体化治疗:早在1902年由Robin提出了"一体化"(monoblock)的治疗概念,当时系指一种用于矫正牙列的上、下颌一体化矫治器而言。近年来引入到牙髓根尖周病治疗中,旨在使根管充填物与周围的牙体组织形成"一体化",以减少微渗漏,增强牙根结构,增强治疗后的牙体组织对应力的抗性。

由于牙胶、封闭剂、根管内牙本质之间不能实现完全密封,不能彻底阻止微渗漏,细菌及其代谢物可以继续进入根管,使损害难以痊愈。有学者研发了一种树脂充填新系统——Resion/Epiphany系统,为自酸蚀黏结剂和双凝树脂密封剂与树脂充填剂一体的根管充填系统。这种根管充填系统,旨在创建一个机械性能和物理性能一致的统一体。

理想化的一体化材料应能减少渗漏,增强牙根结构。为实现这一目标,要求根管内的充填材料,充填根管的根管桩,树脂黏结剂或者密封剂必须与根部牙本质的弹性模量相匹配或者一致,使承受的应力实现一体化均匀分布。但迄今为止,相关的研究结果并未证明新型树脂充填系统完全优于传统的牙根管充填材料。

3. 显微根管治疗和根管外科 口腔手术显微镜又称牙科手术显微镜(dental operating microscope,DOM)和根管显微镜,是一种为口腔临床治疗设计的特殊手术显微镜,它可为操作区域提供聚焦光源,利用放大和照明的特性为临床医师呈现清晰的视野,从而达到与内镜相似的视野可及性,使手术操作更加精细和完善,减少根管治疗和牙髓外科操作的不确定性与损伤,提高牙髓根尖周病治疗的疗效。

(1)口腔手术显微镜的应用:口腔手术显微镜的使用突破了传统治疗的视野局限性和感觉依赖性,让术者能够在视觉引导下清晰见到牙体和根管系统等结构的解剖细节,进行难度更大的操作,完成疑难病例的治疗。口腔手术显微镜可以使用在根管治疗的整个程序中,特别是在根管口的定位、钙化根管的疏通、变异根管的预备和充填、根管治疗失败后的再治疗、根管治疗并发症的预防和处理等方面,显微根管治疗较常规治疗技术更具优势。

(2)显微根管外科根尖手术:是在非手术治疗困难或者不可能采用常规根管治疗时选择的一种处理方法,是牙髓治疗的扩展。显微技术的出现,使我们能借助显微镜,对细小而复杂的结构进行外科操作,准确估计和去除病变组织而不损伤正常组织。与常规根管外科相比,显微根尖外科采用口腔手术显微镜对术区进行照明并提供低、中、高倍的放大,显著增进了术区的可视度,结合专用的显微外科器械,如微型口镜、根尖倒预备超声尖、显微压器等,可以去除更少的牙槽骨,在清晰展示牙根表面结构、裂纹、峡区、多根尖孔、C形根管等复杂解剖区域的基础上,精确地进行根尖切除、倒预备和倒充填,从而提高了根尖手术的准确性和预见性,减小手术创伤,促进术后愈合。显微镜和根管内镜的使用,扩大了手术适应证的范围。根管外科包括根尖外科手术、髓腔修补术、牙根外科、外科引流和种植术。

口腔手术显微镜不仅在牙髓治疗中得到广泛应用,也越来越多应用在牙体疾病的诊断和治疗中,如窝沟点隙早期龋的诊断、龋病的微创治疗等。在口腔其他学科领域如提高牙周膜龈手术的精准性、修复体制作的精确度和密合性及微创种植等方面的应用也具有明显的优势。

(凌均棨)

第一节 牙髓及根尖周组织生理学特点

一、牙髓形态及组织结构

牙髓是牙组织中唯一的软组织,位于由牙本质围成的牙髓腔内,借狭窄的根尖孔与根尖周组织相连。

牙髓作为一种疏松结缔组织,所含的细胞、血管和神经对环境变化的反应与其他疏松结缔组织的反应基本一样。

牙髓特点:①被无让性的牙本质包围;②基质富含纤维且具有黏性;③无有效的血液侧支循环。

这些特点使牙髓的损伤一般都难以恢复,且易产生疼痛。

(一)形态学特点

一般情况下,牙髓不能被直视,仅能通过X线观察到它的大致外形。

牙髓由明胶状基质构成,其内富含胶原纤维和纤维束。正常有活力的牙髓呈一个坚实的、黏性的和具有弹性的实体。用1根拔髓针,可将其从髓腔内完整地拔出。牙髓的分层如下。

1. 成牙本质细胞层(dentinoblastic zone) 位于牙髓的最外层,主要由成牙本质细胞体构成,细胞间含有毛细血管和神经纤维。

2. 无细胞层(cell-free zone) 也称魏氏层或成牙本质细胞下层,位于成牙本质细胞层下方,宽约40 μm;该层细胞成分很少,主要由无髓鞘的神经纤维、毛细血管和成纤维细胞的胞质突构成。在牙本质快速形成时,该层可以缩小或暂时消失。

3. 多细胞层(cell-rich zone) 位于无细胞层的下方,主要由大量的成纤维细胞和储备细胞构成;该层在冠髓区较根髓区明显。

4. 中央区(central zone) 即固有牙髓,是牙髓疏松结缔组织的核心和主体,含有较粗大的神经纤维、血管及成纤维细胞。

(二)结构特点

牙髓由细胞、细胞间质和细胞间液组成。

1. 细胞 牙髓的细胞成分包括成牙本质细胞(dentinoblast)、成纤维细胞、防御细胞和储备细胞。

(1)成牙本质细胞:成牙本质细胞是一种特殊的牙髓结缔组织细胞,可形成牙本质,是牙髓牙本质复合体的特征性细胞。

成牙本质细胞在牙髓周边呈并肩的栅栏状排列,在髓角区可呈假复层排列。细胞在髓室区为高柱状,在颈部和根中部呈矮柱状或立方状,在根尖区呈扁平状。细胞的大小与它们的功能状态密切相关。

成牙本质细胞不能进行有丝分裂,被认为是分裂后细胞或终末细胞。

成牙本质细胞突是成牙本质细胞伸入牙本质小管中的原浆突,一般仅局限于牙本质内侧 1/3 ～ 1/2,也可贯穿整个牙本质层,到达釉质牙本质界或牙本质牙骨质界。在前期牙本质中,该细胞突完全充满牙本质小管,随后与小管分离,末端形成许多分支。成牙本质细胞突在近牙髓端粗大,近末端细小,平均直径为 2 μm,平均长度为 2 mm。原浆突内主要含一些微管和微丝,它们有传递胞内物质和支持细胞突的作用。

(2)成纤维细胞:成纤维细胞是牙髓中的主体细胞,又称为牙髓细胞,分布于整个牙髓,特别密布于多细胞层。成纤维细胞可产生明胶状基质和胶原纤维,未成熟的成纤维细胞可分化为成牙本质细胞。

成纤维细胞可呈细长的纺锤状或有多个短突起的星状。它们在功能旺盛时胞体较大。一般来讲,成纤维细胞的健康状态可以反映牙髓的年龄和活力及牙髓抵御外来有害刺激的潜能。

(3)防御细胞:牙髓结缔组织中还有一些具有防御作用的细胞。①巨噬细胞由血管中单核细胞进入组织形成,也可来源于组织中的间质细胞,具有吞噬细菌、异物或坏死细胞及抗原呈递的作用。②其他细胞主要有树枝状细胞、淋巴细胞、肥大细胞,可能与牙髓的免疫监视作用有关。发生牙髓炎症时,上述细胞的数目可明显增多。

(4)储备细胞:指原始的、未分化的间质细胞,主要分布在血管附近和多细胞层,胞体较小,胞质不明显。它们是牙髓细胞的储备库,可根据需要分化成不同类型的细胞。

2. 细胞间成分 牙髓细胞间成分包括胶原纤维、不定型基质和细胞间组织液。

(1)胶原纤维:牙髓中含有丰富的胶原纤维,互相交织成松散、不规则的网状,以支持牙髓组织中的其他结构成分。这些胶原纤维由成牙本质细胞和成纤维细胞合成和分泌,胶原类型主要为Ⅰ型和Ⅲ型。

网状纤维、嗜银纤维和原胶原纤维是正在发育和年轻牙髓中的优势纤维,体积较为细小。随着牙髓的成熟,这些纤维在长度和直径上逐渐增加,成为成熟的胶原纤维。胶原纤维一旦成熟,就很难被破坏或清除。随着年龄的增长,胶原纤维在牙髓中不断聚积,最后导致牙髓纤维化。在牙髓周边还存在一种特殊排列的胶原束,被称为 von Korff 纤维,它呈螺旋状,从成牙本质细胞间进入牙本质基质。

(2)基质:基质是细胞间的不定型胶状物质,其主要化学成分是蛋白多糖。蛋白多糖中的多糖成分种类较多,总称为糖胺多糖。牙髓中主要有两种类型的糖胺多糖,即透明质酸和硫酸软骨素,其中透明质酸是基质中的主要成分,它们使基质具有黏性且呈胶状。

基质在牙髓组织中起到重要的作用:①包绕和支持牙髓中的各种有形成分;②作为血管与细胞之间传递营养物质和废料的重要介质;③胶状基质是抵抗细菌和毒性产物在牙髓组织中扩散的屏障。发生炎症时,基质的黏性使组织压的增加仅局限于受损区局部而不扩散到整个牙髓。在此过程中,胶原纤维的存在使基质的黏性更为增强。但局部组织压的过度增高,可使静脉萎缩,血液淤滞或局部缺血,最终导致局部细胞的坏死。

(3)组织液:组织液来源于毛细血管,其成分与血浆相似。一般情况下,组织液中的水与基质蛋白多糖相结合,构成液态胶体系统,这有利于可溶性物质来往于基质中。炎症时,基质可以快速释放出游离的水,使组织压增高。

试验表明,正常牙髓内组织压为 0.8 ～ 1.3 kPa,在可复性牙髓炎时,组织压可上升到 1.7 kPa 左右,而在急性牙髓炎时,其组织压可上升到 4.6 kPa,故过高的组织压提示牙髓处于不可复状态。

二、牙髓的功能

牙髓具有 4 种基本功能:①成牙本质细胞形成牙本质;②血管系统向牙髓牙本质复合体提供营养成分;③感觉神经纤维传导痛觉;④成牙本质细胞及结缔组织成分对外界刺激的保护性反应。

(一)成牙本质功能

牙髓在整个生命过程中,能不断形成牙本质,但形成牙本质的速率和形式有所不同。

原发性牙本质(primary dentin):在牙萌出之前形成。由于此时成牙本质细胞的排列不拥挤,牙也还未开始行使功能,故原发性牙本质呈管状且排列有规律。

继发性牙本质(secondary dentin):在牙萌出之后形成,也呈规则的管状,且牙本质小管与原发性牙本质中的小管相延续。随着成牙本质细胞分泌基质和逐渐后退,它们变得拥挤且排列紊乱,此时形成继发性牙本质呈波纹状,且形成的速度相对缓慢。

第三期牙本质(tertiary dentin):又被称为修复性牙本质(reparative dentin)、刺激性牙本质(irritation dentin)或不规则牙本质(irregular dentin)等。当牙髓受到外界异常刺激如龋病、磨损、酸蚀症和备洞等,牙髓组织受诱发形成第三期牙本质,以保护牙髓免遭不良刺激。目前认为,第三期牙本质的分类为:①反应性牙本质(reactionary dentin),由原来的成牙本质细胞形成,其形成的速率较快,牙本质小管与继发性牙本质中的小管相延续;②修复性牙本质,由新分化的成牙本质细胞样细胞形成,其牙本质小管形态不规则,数目较少甚至缺乏,也不与继发性牙本质中的小管相延续。若修复性牙本质的形成速度过快,基质中含有细胞或组织,形成类似骨组织样外观,称为骨样牙本质(osteodentin)。

(二)营养功能

牙髓通过向成牙本质细胞和细胞突提供氧、营养物质及牙本质液来保持牙本质的活力。牙髓丰富的周边毛细血管网是牙髓行使营养功能的基础。在毛细血管动脉端,血浆中的营养成分经毛细血管进入基质;在毛细血管静脉端,组织液携带废物可再进入毛细血管和淋巴管。

牙髓的血液来源于上、下牙槽动脉。动脉经根尖孔进入牙髓后,在牙髓中央区向冠部行走,沿途向周边发出分支,从小动脉到微动脉,最后形成毛细血管。毛细血管在成牙本质细胞下层形成了密集的毛细血管网,以满足邻近成牙本质细胞层和多细胞层内细胞的功能需要。流经毛细血管的血液回流到毛细血管后静脉和小静脉,出根尖孔后汇入牙槽静脉。多根牙在髓室内有丰富的血管吻合,但由于来源于副根管的交通血管不足或缺乏,牙髓无有效的侧支循环。

牙髓中的毛细淋巴管以盲端状起源于牙髓周边,所收集的淋巴液逐步汇入较大的淋巴管,最后牙髓淋巴管与血管和神经一起出根尖孔,汇入相应的淋巴结。毛细淋巴管内皮细胞的间隙较大,且基底膜不连续,使得大分子物质甚至细菌能够进入管中。炎症时,淋巴管可移走过多的组织液、蛋白成分、细胞碎片和细菌等,因此,它具有降低组织压,缓解早期炎症反应的功能。

牙本质液来源于组织液,其组成与血浆成分相似。组织液经成牙本质细胞间不断进入牙本质小管内,成为牙本质液,后者对维持牙本质的生理功能具有重要意义。

(三)感觉功能

牙髓丰富的神经分布是其行使感觉功能的基础。由于牙髓内仅有伤害感受器或称疼痛感受器,当它们受到各种外界刺激如机械、温度或化学刺激时,其冲动传递到中枢都表现为痛觉,因此,牙髓的感觉功能是产生痛觉。

1. 牙髓神经

(1)神经分布:牙髓的神经主要来源于三叉神经的上颌支和下颌支,其感觉神经纤维束伴随着血管自根尖孔进入髓腔,随着向冠方和周边的走行,逐渐分出越来越细小的分支。在邻近多细胞层处,广泛的神经分支形成了神经壁层(parietal layer of nerves),也称为 Raschkow 丛(plexus of Raschkow),该神经丛包括有髓鞘的 A_δ 纤维和无髓鞘的 C 纤维。进入多细胞层的有髓鞘纤维开始失去髓鞘,并在无细胞层形成一个密集的纤维网络或游离的神经纤维丛。最后,神经纤维进入成牙本质细胞层,部分纤维还可伸入前期牙本质层及牙本质的内层,形成牙髓感觉神经末梢。牙髓感觉神经末梢为游离的神经末梢,它们是牙髓的疼痛感受器。

(2)牙髓感觉神经纤维:牙髓感觉神经纤维包括 A_δ 纤维和 C 纤维,虽然它们都是传递痛觉的纤维,但特点不同。

①A_δ 纤维。有髓鞘神经纤维,其末梢主要分布在牙髓牙本质交界区,刺激阈值较低,疼痛特征为尖锐刺痛,一般认为它与牙本质敏感有关。

②C 纤维。无髓鞘神经纤维,末梢遍布整个牙髓,刺激阈值较高,疼痛特征为烧灼样剧痛,一般认为它与牙髓炎疼痛相关。另外,C 纤维对缺氧环境有较强的抵抗力,当牙髓组织因缺氧发生坏死时,C 纤维还有活性,这可以解释在预备死髓牙根管时,有时还会发生疼痛的原因。

A_δ 纤维与 C 纤维的主要生理特点的区别见表 4-1。

表 4-1　牙髓 A$_\delta$ 和 C 纤维的生理特点

参数	A$_\delta$ 纤维	C 纤维
纤维直径(μm)	2～5	0.3～1.2
传导速度(m/s)	5～30	0.4～2.0
髓鞘	在多细胞层和中央区的轴突有,在无细胞层和成牙本质细胞层的终末分支丧失髓鞘	无
末梢位置	周边,即牙髓牙本质交界区	整个牙髓近血管处
疼痛特征	尖锐刺痛、快速、短暂、能忍受	烧灼样跳痛、持续、剧烈、难以忍受
刺激阈值	低,在组织未受损伤时即可兴奋	高,需较高的刺激,疼痛与组织损伤有关

2. 牙髓神经分布与牙髓炎疼痛　牙髓神经分布上的一些特点还与牙髓炎时疼痛的特点密切相关。如急性牙髓炎所导致的疼痛常不能定位,且常引起牵涉痛,其原因除了与牙髓内仅有疼痛感受器而无本体感受器有关外,还与神经分布的复杂性相关。有学者对牙髓神经分布的复杂性做了归纳,主要包括:①前牙左、右牙髓神经都可以跨越中线到达对侧三叉神经节内的神经元;②上、下颌第一磨牙牙髓神经在三叉神经节内有明显交叉现象;③三叉神经节内的 1 个神经元可以控制 2 个牙的感觉;④后牙牙髓神经可达到同侧三叉神经节、颈上神经节及耳后神经节内的神经元;⑤三叉神经节内神经元同时支配上、下颌骨及牙周、头面部较为广泛组织的感觉。

3. 炎症性疼痛的机制　牙髓炎的主要症状是疼痛,特别是自发痛。牙髓炎疼痛的原因被认为与组织压升高的压迫作用和某些炎症介质直接作用于神经末梢有关,特别是 C 纤维的兴奋与炎症性疼痛关系密切。

(1)组织压升高:牙髓在损伤因子的作用下发生炎症反应,可导致局部组织水肿和组织压的升高。牙髓中的感觉神经纤维主要是 C 纤维对压力非常敏感,组织压升高的压迫作用可使 C 纤维的末梢兴奋,冲动传至中枢,最后导致疼痛。

随着炎症的发展,大量白细胞所释放的各种酶可导致组织坏死,甚至导致脓肿形成,这使局部组织张力更高,从而引发剧烈的疼痛。

(2)炎症介质:炎症中的组织细胞、血浆成分和白细胞可释放各种炎症介质,它们除了可通过升高牙髓内组织压引发疼痛外,部分炎症介质还可直接作用于神经末梢。一般认为,炎症介质可使疼痛感受器的痛阈下降,使它们对环境变化的

刺激更为敏感。

实验表明,5-羟色胺能兴奋牙髓 A$_\delta$ 纤维,组胺和缓激肽可兴奋 C 纤维而引发牙髓疼痛,白三烯 B$_4$ 对牙髓内神经纤维有持久的致敏作用。临床研究表明,5-羟色胺和前列腺素在有症状牙髓炎中的含量明显高于无症状牙髓炎和正常牙髓,提示它们与牙髓炎疼痛关系密切。

神经多肽亦参与了牙髓炎疼痛的发生。牙髓 C 纤维含有多种神经多肽,如 P 物质、降钙素基因相关肽和神经激肽 A 等,当牙髓受到刺激时,C 纤维可释放这些神经多肽,导致血管扩张和神经末梢的敏感性上升。

4. 闸门控制学说　关于周围神经冲动能否传入高级神经中枢引起疼痛的问题有多种学说,其中被引用较多的是闸门控制学说(gate control theory)。该学说认为,在脊髓灰质区的胶质中有闸门装置,它控制着传入冲动向中枢传递。在闸门开放时,冲动可以通过;而闸门关闭时,则冲动不能通过。同时,较高级的大脑中枢也可向下传出冲动,调节该闸门装置。闸门控制学说的主要内容如下。

(1)外周粗纤维(Aα、A$_\beta$ 和 A$_\gamma$ 纤维,主要传递触觉和压觉等)进入脊髓后,其主支直接到达背角区的中枢传递细胞(T 细胞),其侧支中 1 支进入胶质,终止于胶质细胞(SG 细胞),另一支上行至高级中枢。

(2)外周细纤维(A$_\delta$ 和 C 纤维,主要传递痛觉)进入脊髓后,其主支也抵达 T 细胞,亦有侧支终止于 SG 细胞。

(3)SG 细胞发出的轴突进入 T 细胞区,在外周传入纤维到达 T 细胞之前,与传入纤维形成抑制性突触,发挥闸门作用。T 细胞接受外周传入纤维的冲动,将信号传向中枢活动系统,引起痛觉

（4）来自粗纤维的冲动只能兴奋 SG 细胞，使后者向 T 细胞发生抑制性冲动，从而阻断外周纤维向 T 细胞传递冲动，故闸门关闭。粗纤维还可通过高级中枢的下行传出冲动，调节闸门系统，这是精神因素（包括情绪、痛觉认识、过去痛觉经历等）影响痛觉的原因。

（5）来自细纤维的冲动只能抑制 SG 细胞，使后者不能向 T 细胞发生抑制性冲动，因而闸门开放。

（6）当外周纤维受到刺激时，粗纤维的冲动可快速到达 SG 细胞，使 SG 细胞兴奋；细纤维的冲动随后到达 SG 细胞，抑制 SG 细胞。两种相反作用相互影响，当细纤维的冲动超过粗纤维时，则 SG 细胞受抑制，闸门打开，然后 T 细胞被激活，将伤害性刺激冲动传向大脑；当 T 细胞的冲动达到临界值时，中枢活动系统被触发，导致痛觉和痛反应。当 T 细胞尚未接受来自 SG 细胞的抑制性冲动，并为细纤维冲动激发时，它可自由向大脑传递冲动。

闸门控制学说可用于解释一些临床现象和镇痛机制。例如，应用镇痛催眠药，由于作用了高级中枢，使闸门预先处于关闭状态，不允许伤害性刺激冲动向上传递，因而不会引起疼痛。又如，按摩或加压患处可减轻疼痛，这是由于压觉兴奋了粗纤维，从而使闸门关闭之故。针刺镇痛的原理也与按摩减痛的原理相似。

闸门控制学说也可被用来解释牙髓炎时的自发性痛和阵发性痛，有学者推测：A_β 纤维可能是牙髓内的粗纤维，若炎症兴奋了 A_β 纤维，后者的冲动可使闸门关闭，从而使 C 纤维的冲动不能传向中枢；相反，若 A_β 纤维未被兴奋，C 纤维的冲动到达一定阈值，就可引起痛觉。两种纤维兴奋的程度决定了闸门的状态，如果细纤维的刺激总和大于 A_β 纤维时，产生痛觉；如果 A_β 纤维的兴奋过强时，痛觉就会终止。但由于缺乏足够的解剖学依据，故对闸门控制学说仍有争议。

（四）防御功能

牙髓在受到一定的外界刺激或损伤时，其内的神经、血管以及牙髓牙本质复合体会出现相应的反应，发挥防御功能。牙髓的防御功能包括疼痛、第三期牙本质形成和炎症反应等。

三、牙髓增龄性变化

牙髓增龄性变化是指随着年龄的增长，牙髓发生的一些生理性变化。各种不良刺激可加速牙髓的这些变化。

牙髓的增龄性变化主要表现为体积变化、结构变化和功能变化。

（一）体积变化

成牙本质细胞具有不断形成继发性牙本质的功能，所以随着年龄的增长，髓腔周围的牙本质会不断增多，牙髓体积不断缩小，髓室由大变小，髓角变低或消失，根管由粗变细，根管走向复杂化，根尖孔变窄。因此，在进行牙髓治疗时，需要拍摄 X 线片以了解髓腔的大小和位置，以及根管的粗细和走向，以利操作，避免髓底或髓腔侧壁的穿孔。

严重的磨损或龋病可诱导牙髓形成修复性牙本质，加速牙髓增龄性变化，使髓腔变小，甚至闭塞。

（二）结构变化

牙髓增龄性变化在结构上的体现如下。

1. 牙髓内成纤维细胞逐渐变小，数目逐渐减少。

2. 成牙本质细胞从高柱状变为立方状或扁平状，在磨牙髓室底处甚至消失。

3. 牙髓基质因逐渐失去水分而变得更黏稠。虽然胶原纤维的形成随细胞成分的减少而逐渐减少，但由于成熟的胶原纤维不能从牙髓中清除，因此，胶原纤维在牙髓内的堆积可使牙髓出现纤维变性。

4. 在衰老的牙髓中，神经、血管数目的明显减少，可导致牙髓营养不良性钙化的发生。钙盐可沉积在变性或坏死的细胞、血管壁、神经纤维及胶原纤维上，在根管内常形成弥散性钙化，而较大的钙化物仅见于髓室内。牙创伤和盖髓术常可诱发和加速牙髓组织的钙化，使年轻恒牙的髓腔也会出现钙化性闭塞，增加其根管治疗的难度。

（三）功能变化

随着牙髓中细胞成分的减少，牙髓的各种功能会逐渐降低。

1. 根尖孔的变窄和血管数目的减少可造成牙髓血流的减少，使牙髓中的细胞缺乏足够的营养物质和氧，从而使牙髓的防御和修复方面功能降低甚至丧失。

2. 神经纤维数目的减少，导致了牙髓对外界刺激的敏感性降低。

此外，大量继发性和修复性牙本质的形成，也使牙本质通透性下降，从而使牙髓暴露机会减少。但一旦牙髓受损，因其修复能力降低，所以痊愈是不可能实现的。

四、根尖周组织生理学特点

根尖周组织是指根尖部的牙周组织,包括牙骨质、牙周膜和牙槽骨,其组织生理学特点与牙髓有着明显的不同。

(一)牙骨质

牙根冠方 2/3 的牙骨质为薄的板层状结构,根尖 1/3 的牙骨质为较厚的不规则的板层状,多为细胞性牙骨质。

1. 牙骨质的功能

(1)牙骨质的主要功能是为牙周膜附着于牙和牙槽骨提供中介,牙周韧带借助牙骨质附着于牙根,并使牙齿固定在牙槽窝内。因牙周膜内的胶原纤维不能渗入牙本质,所以,如果没有牙骨质,结缔组织与牙的附着是不可能的。

(2)牙骨质具有不断新生的特点,具有修复和补偿功能。与骨组织不同的是,牙骨质在正常情况下是不发生吸收的,但有新的牙骨质持续性沉积。根尖部牙骨质不断生长,以补偿牙冠的磨损;牙髓病和尖周病治疗后,牙骨质能新生并覆盖根尖孔,重新建立牙体与牙周的连接关系。

(3)牙骨质持续新生以适应牙周韧带的不断改建和附着。

2. 临床意义

(1)根尖部牙骨质的不断沉积使牙根不断增长,根尖孔逐渐缩小。根尖孔过度的缩小将影响血流进入牙髓,诱发牙髓的退行性或增龄性变化。虽然牙根的长度在不断增加,但如果以牙本质牙骨质界为测量标准,根管工作长度却在不断减少。

(2)根管预备的深度应止于牙本质牙骨质界,通常距根尖孔为 0.5～1 mm,在老年患牙该值＞1 mm。在根管治疗中,组织学根尖孔可协助根管预备器械在根尖的定位,同时可预防根充材料超出根尖孔。

(3)牙骨质可修复因炎症导致的牙根病理性吸收,也可修复因牙移位导致的牙根生理性吸收,在对后者的修复过程中,可使根尖孔开口更偏向侧方。另外,在根尖诱导形成术后,牙骨质在根端硬组织屏障形成中亦具有重要作用。

(二)牙周膜

1. 牙周膜的生理特点

(1)牙周膜的神经支配:根尖周的神经主要来源于三叉神经的第 2 支和第 3 支,有粗纤维和细纤维,神经终末呈结节状、攀状或游离神经末梢。牙周膜内分布有触觉(压觉)感受器和疼痛感受器,前者可传导压力和轻微接触牙体的外部刺激,发挥本体感受功能,调节咀嚼压力;而后者可传导痛觉,参与防御反应。当根尖周组织发生炎症时,由于炎症介质的释放、血管的扩张和局部组织压力的增加,患者既可感受到痛觉,又能指出患牙所在。

(2)牙周膜的血液循环和淋巴循环:与牙髓相比,牙周膜的侧支循环较为丰富,其血供有 3 个来源:①牙槽动脉在进入根尖孔前的分支;②牙槽的血管通过筛状孔进入牙周膜;③牙龈血管也可分支至牙周膜。这些血管在牙周膜内形成血管网,能较好地清除炎性产物,使病变在接受合理治疗后易恢复和痊愈。另外,牙周膜丰富的血液供应还有营养牙骨质的功能。经过治疗的无髓牙或死髓牙仍能保留于颌骨内并行使其咀嚼功能,就是借助于牙周膜的联系和营养。

根尖周淋巴管也较丰富,因此在根尖周炎时,所属淋巴结可增大和扣压时产生疼痛。

(3)牙周膜细胞:根尖周牙周膜内含有成纤维细胞、组织细胞和未分化的间质细胞,后者在炎症过程中可分化成各种细胞,如成牙骨质细胞、成骨细胞或破骨细胞等。根尖周牙周膜内还含有来源于上皮根鞘的外胚叶细胞索即牙周上皮剩余,它受到炎症刺激时可增殖,从而在根尖周囊肿的形成中起重要作用。

2. 牙周膜的功能 根尖周牙周膜主要有以下 4 种功能。

(1)形成根尖部的牙骨质和牙槽骨,并能吸收和重建牙骨质和牙槽骨。

(2)承受咀嚼力和缓冲外来的力量,以免牙槽骨直接受力。

(3)维持牙槽骨的代谢活力。

(4)对外来刺激产生相应的组织学反应。

(三)牙槽骨

牙槽骨由固有牙槽骨和支持骨组成,固有牙槽骨为薄层致密骨,构成牙槽窝的内壁,它在 X 线片上呈围绕牙根的连续阻射白线,又称为硬骨板。

固有牙槽骨上有许多小孔,它们是血管、神经进出的通道,这些小孔使固有牙槽骨呈筛状外观,因此又被称为筛状板。因为固有牙槽骨的筛状特点,由根尖周炎压力引发的疼痛远没有牙髓炎疼痛那么剧烈。

持续性根尖周炎症可导致根尖周硬骨板的吸收,在 X 线片上可表现为阻射白线的模糊、中断其

至消失。研究表明,硬骨板矿物质被吸收 30% ～ 50% 时,在 X 线片上才能显示出来,因此,早期根尖

周病损不一定能被 X 线片检出。

（韦　曦）

第二节　病因及发病机制

一、微生物因素

牙髓病和根尖周病的常见类型均由细菌感染所致。

1890 年,Miller 首次证实了在人坏死牙髓组织中有细菌的存在。此后,许多研究亦相继证实了细菌与牙髓病和根尖周病的密切关系。

目前认为,根管和根尖周的感染是以厌氧菌为主的混合感染,厌氧菌在牙髓病和根尖周病的发生和发展中具有重要作用。

(一)优势菌及其代谢产物

1. 炎症牙髓　炎症牙髓中的细菌无明显特异性,细菌的种类与牙髓的感染途径和髓腔开放与否有关。

(1)继发于龋病的牙髓炎:牙本质深层是一个相对缺氧的环境,有利于兼性和专性厌氧菌的生长和繁殖,因此,该类炎症牙髓中所分离到的细菌主要是兼性厌氧球菌和厌氧杆菌,如链球菌、放线菌、乳杆菌和革兰阴性杆菌等。其中龋源性牙髓炎所致的牙髓组织炎症和坏死与牙龈卟啉单胞菌和微小消化链球菌有重要关系。

(2)开放髓腔的牙髓炎:包括真菌在内的多种口腔细菌都能在此类炎症牙髓中检出,但厌氧菌极少能被检出。

2. 感染根管　厌氧菌尤其是专性厌氧菌是感染根管内的主要细菌。较常见的优势菌有卟啉单胞菌、普氏菌、梭形杆菌、消化链球菌、放线菌、真杆菌、韦荣菌等。

(1)原发或继发感染根管:原发感染根管内的微生物种类和继发感染根管内的有所不同,但两种感染根管内均能检出粪肠球菌。

(2)牙髓治疗失败的根管:此类感染根管内占主导地位的是兼性厌氧菌和革兰阳性菌。粪肠球菌容易在牙髓治疗失败的根管内检出,是根管持续感染和再感染的重要微生物之一。

(3)伴有临床症状及体征的感染根管:卟啉单胞菌和普氏菌、消化链球菌、真杆菌等与根尖部出现疼痛、肿胀、叩痛和窦道形成有关;产黑色素普氏菌、牙髓卟啉单胞菌和牙龈卟啉单胞菌与急性根尖

周炎症和根管内恶臭关系密切;顽固性根尖周病变和窦道经久不愈可能与放线菌感染有关。

3. 根尖周组织　目前已证实根尖周脓肿内有许多种类的细菌,其中检出率较高的细菌包括消化球菌、消化链球菌、米勒链球菌、口腔类杆菌、卟啉单胞菌、普氏菌和梭形杆菌等。它们或单独致病,或与其他微生物协同参与疾病的发生。参与疾病发生或发展的非细菌微生物主要包括真菌(白念珠菌)、古生菌、螺旋体(口腔密螺旋体)及病毒(疱疹病毒)等。

(二)感染途径

1. 牙本质小管　牙本质含有大量的牙本质小管,当釉质或牙骨质的完整性被破坏后,细菌可通过暴露的牙本质小管侵入牙髓,引发牙髓感染。

(1)龋病:龋病是引起牙髓感染的最常见原因。细菌在感染牙髓之前,其毒性产物可通过牙本质小管引发牙髓炎症反应。当细菌侵入牙本质的深度距牙髓 < 1.1 mm 时,牙髓即可出现轻度的炎症反应;当细菌距牙髓 < 0.5 mm 时,牙髓可发生明显的炎症反应;当细菌距牙髓 ≤ 0.2 mm 时,牙髓内即可找到细菌。

(2)非龋性疾病:楔状缺损、磨损、牙体发育畸形等也可造成釉质或牙骨质的缺损。龋病治疗时,窝洞充填前未去净的细菌亦可通过牙本质小管引发牙髓感染。

2. 牙髓暴露　龋病、牙折、楔状缺损、磨损、牙隐裂及治疗不当等均可引起牙髓直接暴露于口腔环境,使细菌直接侵入牙髓。由于细菌毒力、宿主抵抗力、病变范围和引流情况的不同,暴露于口腔菌群的牙髓可以长期处于一种炎症状态,也可以迅速坏死。

3. 牙周袋途径　根尖孔及侧支根管是牙髓和牙周组织联系的通道。一方面,感染或坏死的牙髓组织、根管内的细菌及毒性产物,通过根尖孔或侧支根管波及根尖周组织导致根尖周或根侧方的病变;另一方面,在牙周病时,深牙周袋内的细菌可以通过根尖孔或侧支根管侵入牙髓,引起牙髓感染。

4. 血源感染　受过损伤或病变的组织能将血流中的细菌吸收到自身所在的部位,这种现象被称

为引菌作用。当机体发生菌血症或败血症时,细菌、毒素可随血行进入牙髓,引起牙髓炎症。牙髓的血源感染途径归于引菌作用,大致过程如下:①牙髓有代谢障碍或受过损伤,如牙外伤使牙髓血液循环受损,备洞造成牙髓的热刺激或充填物刺激牙髓导致其营养障碍等情况;②当拔牙、洁治、根管治疗甚至刷牙造成一过性菌血症时,血液中的细菌可进入上述牙髓组织;③当牙髓的防御机制不能清除滞留的细菌,后者即可在牙髓中定居、繁殖,最终导致牙髓感染。

(三)致病机制

细菌是否引起组织病变及组织损伤的程度,与细菌的毒力和数量、宿主的防御能力有关。细菌及其毒性产物可直接毒害组织细胞,或者引发非特异性炎症反应和特异性免疫反应间接导致组织损伤。

1. 致病物质　主要包括荚膜、纤毛、胞外小泡、内毒素、酶和代谢产物。

(1)荚膜:革兰阳性菌和革兰阴性菌均可产生荚膜,后者的主要功能是保护菌体细胞免遭宿主吞噬细胞的吞噬。此外,荚膜也有利于细菌对组织的附着。

(2)纤毛:纤毛可参与细菌的聚集和对组织的附着,它还可在细菌结合时传递遗传信息,如耐药性的传递增强了细菌的抵抗力。

(3)胞外小泡:革兰阴性菌可产生胞外小泡,后者具有与母体细胞类似的荚膜结构,胞外小泡上的抗原可中和抗体而起到保护母体菌细胞的作用。胞外小泡还含有酶和其他毒性物质,被认为与细菌的凝集、附着、溶血和组织溶解有关。

(4)内毒素:内毒素是革兰阴性细菌的胞壁脂多糖,可在细菌死亡崩解时释放出来,也可由活菌以胞壁发泡的形式释放。内毒素是很强的致炎因子,可诱发炎症反应,导致局部组织肿胀、疼痛以及骨吸收。它对细胞有直接毒害作用,还可激活 T 细胞、B 细胞,调动免疫反应,加重组织损伤。

(5)酶:细菌可产生和释放多种酶,导致组织破坏和感染的扩散。一些厌氧菌可产生胶原酶、硫酸软骨素酶和透明质酸酶,这些酶可使组织基质崩解,有利于细菌的扩散。细菌产生的蛋白酶和核酸酶,还可降解蛋白质和 DNA,直接损伤牙髓和根尖周组织内的细胞。一些细菌产生的酶还可中和抗体和补体成分,使细菌免遭杀灭。

(6)代谢产物:细菌生长过程中释放的代谢产物,如氨、硫化氢、吲哚和有机酸等,能直接毒害细胞,导致组织损伤。短链脂肪酸是感染根管中的细菌最常产生的有机酸,它们可影响中性粒细胞的趋化、脱颗粒和吞噬功能。丁酸还可抑制成纤维细胞和 T 细胞的分裂,并刺激白细胞介素 1 的释放,后者与骨吸收密切相关。

2. 宿主对细菌的反应

(1)炎症反应:牙髓在与细菌直接接触之前就可发生炎症反应。当龋病发生时,细菌还在牙本质内,其代谢产物就可损害成牙本质细胞,引发受损局部的炎症反应。最初渗出的炎症细胞是一些慢性炎症细胞,当龋病终止或有害刺激被清除后,牙髓的损伤可以得到修复;但当龋病进一步发展时,牙髓的慢性炎症状态就会转为急性炎症,大量的中性粒细胞就会进入组织,导致牙髓不可复性的破坏。

牙髓在受到细菌感染时,受损的细胞可释放大量的炎症介质,引起血管扩张、通透性增加,趋化中性粒细胞进入受损部位,中心粒细胞在杀灭细菌时所释放的溶酶体也导致了牙髓组织的变性或坏死。

牙髓炎中增多的多种炎症介质在牙髓炎的病理生理过程中具有重要意义。

①神经肽。P 物质、降钙素基因相关肽和神经激肽 A 存在于 C 纤维中;多巴胺、β 水解酶和神经肽 Y 产生于交感神经纤维。当牙髓受到刺激时,它们可迅速被释放出来,参与疼痛的传递、血管收缩和扩张的调节,以及促进其他炎症介质的释放。

②组胺、5-羟色胺和缓激肽。此 3 种炎症介质在牙髓炎症的早期出现,它们可导致血管通透性的增加、血浆成分的渗出,并参与疼痛反应。

③前列腺素和白三烯。在细胞受损后,细胞膜上的磷脂在各种酶的作用下,可生成前列腺素和白三烯,它们除了可增加血管通透性外,还具有趋化白细胞、促进骨吸收和致痛作用。前列腺素和白三烯是极重要的炎症介质,在炎症后期含量较高,因此,它们可能在炎症后期起重要作用。

④补体成分。在细菌内毒素等的作用下,补体系统可经替代途径激活,其中 C3a、C5a 是重要的炎症介质。它们可增加血管壁的通透性,趋化白细胞和促使其他炎症介质的释放;同时,还可发挥调节作用,促进白细胞对病原体的吞噬和杀灭。C3a 在炎症牙髓中的出现,表明补体系统参与了牙髓炎的病理过程。

⑤细胞因子。在牙髓病和根尖周病中还有许多细胞因子的介入。IL-1、IL-6 和 IL-8 对炎症细胞

有趋化作用，IL-1 还可刺激破骨细胞的形成。TNFα主要由巨噬细胞产生，TNFβ主要由活化的淋巴细胞产生，它们可活化破骨细胞和抑制胶原的合成，在牙槽骨的吸收中发挥重要作用。

（2）免疫反应。与身体其他器官或组织一样，根管也可以成为抗原侵入的门户，引发免疫反应。侵入组织的细菌及其产物可作为抗原物质诱发机体的特异性免疫反应。免疫反应在杀灭细菌的同时，也可引起或加重炎症反应，导致组织损伤。除了牙髓和感染根管内的细菌外，许多根管治疗药物也具有抗原特性，同样引起变态反应。

①抗体介导的免疫反应或变态反应。在牙髓和根尖周病变中，存在各种免疫球蛋白、肥大细胞、K 细胞和补体成分。进入组织中的抗原与附着在肥大细胞上的 IgE 结合，可使肥大细胞脱颗粒，释放组胺、化学趋化因子、前列腺素和白三烯等炎症介质，引发Ⅰ型变态反应。抗体如 IgG 和 IgM 与相应的抗原结合后，可中和毒素和协助对抗原的吞噬，但也可能引起Ⅱ型和Ⅲ型变态反应，造成组织损伤。

②细胞介导的免疫反应或变态反应。NK 细胞、T 细胞和多种细胞因子也存在于牙髓和根尖周组织中。在根尖周病变活动期，辅助性 T 细胞是优势细胞，占主导地位；慢性期则主要是抑制性 T 细胞。由 T 细胞产生的细胞因子与根尖周病的临床症状和骨吸收密切相关。

③巨噬细胞。巨噬细胞在慢性根尖周炎的病变发展、防御反应及炎症的持续等方面起重要作用。巨噬细胞除了吞噬外源物质外，还产生一些生物活性物质，如酶、前列腺素和细胞因子、IL-1β、TNFα等，表明巨噬细胞主要参与骨吸收反应。另外，巨噬细胞通过抗原的表达，作为抗原递呈细胞直接激活辅助细胞，从而始动免疫反应，刺激淋巴细胞分化，产生抗体。巨噬细胞在与细胞因子发生反应的同时，细胞膜释放出花生四烯酸的代谢产物如前列腺素 E_2、白三烯等。

二、物理因素

（一）创伤

1. 急性创伤

（1）急性牙外伤

①原因：a. 交通事故、运动竞技、暴力斗殴或咀嚼时突然咬到硬物等；b. 医疗工作中的意外事故，如牙列矫正治疗时加力过猛使牙移动过快，拔牙时误伤邻牙，刮治深牙周袋时累及根尖部血管等。

②病理变化：急性牙外伤可造成根尖部血管的挫伤或断裂，使牙髓血供受阻，引起牙髓退变、炎症或坏死。若创伤导致根折，受损冠髓通常坏死，而根髓仍可保留活力，若发生牙脱位特别是嵌入性脱位，牙髓几乎都会坏死。

（2）急性根尖周创伤：牙的急性创伤不仅可引起牙髓病变，还可损伤根尖周组织，导致炎症反应。此外，根管治疗过程中，器械超出根尖孔或根充物超出根尖孔，均可以引起根尖周的炎症反应；若根管器械将细菌带出根尖孔，也可导致根尖周的感染。

2. 慢性创伤 创伤性咬合、磨牙症、窝洞充填物或冠等修复体过高都可引起慢性的咬合创伤，从而影响牙髓的血供，导致牙髓变性或坏死。

（二）温度

一定范围内温度的逐渐上升不会引起牙髓的病变，但过高的温度刺激或温度骤然改变，会引起牙髓充血，甚至转化为牙髓炎。临床上异常的温度刺激主要与牙体预备产热、充填材料和抛光产热有关。

1. 牙体预备产热 牙体预备特别是未用冷却剂时不可避免地会导致可复性牙髓炎，有时还会导致不可复性牙髓炎，所产生的热被认为是备洞时造成牙髓损伤的主要原因。

钻磨牙体组织所产生的热量与施力的大小、是否用冷却剂、钻针的种类、转速及钻磨持续的时间相关。过度用力、相对低转速、无冷却剂和持续的钻磨将会造成牙髓明显的热损伤。

在牙体预备过程中，对牙髓最安全的方式是使用超高速（100 000～250 000 rpm）、水冷却系统、低压力和间隙性钻磨。

2. 充填材料和抛光产热 用银汞合金材料充填窝洞时，若未采取垫底及隔离措施，外界温度刺激会反复、长期地经充填物传至牙髓，可导致牙髓的变性，甚至坏死。

对金属材质的修复体进行高压、高速、长时间、无冷却的抛光时所产生的热也可能刺激牙髓，导致牙髓的损伤。

（三）电流

相邻或对颌牙上用了两种不同的金属修复体。其咬合时可产生电流，通过唾液传导刺激牙髓，长时间后也可引起牙髓病变。

使用牙髓电活力测验器或进行离子导入治疗牙本质敏感症时，若操作不当，使用过大的电流刺激了牙髓，可导致牙髓组织损伤。

行电外科手术时,若不慎接触了银汞合金充填体,有可能导致牙髓的坏死。

(四)激光

不同种类的激光,对牙髓组织可造成不同程度的损伤。

红宝石激光对牙髓最具破坏性,可以造成牙髓充血、成牙本质细胞局限性坏死,甚至牙髓的凝固性坏死。Nd 激光对牙髓的危害程度低于红宝石激光。CO_2 激光功能较低,对牙髓的危害最小。选择适当的能量和照射时间及配合使用水气喷雾有助于减少激光对牙髓的破坏。

三、化学因素

(一)充填材料

虽然窝洞充填后引起牙髓损伤的主要原因是充填材料与洞壁之间产生的微渗漏及牙本质涂层中残留的细菌。但由于充填材料具有一定的毒性作用,即使在没有微渗漏细菌的存在,充填后也会发生轻度的牙髓炎症反应。

1. 磷酸锌 直接用磷酸锌黏固剂做窝洞充填,可引起下方牙髓中度甚至重度的炎症反应。磷酸锌黏固剂在凝固之前所释放的游离酸,被认为是引起牙髓炎症或充填后即刻痛的直接原因。

2. 氧化锌丁香油酚黏固剂 氧化锌丁香油酚黏固剂对牙髓的刺激作用很小,仅产生较少的炎症细胞,但促进产生较多的修复性牙本质。且丁香油酚可抑制炎症介质因子的释放,对急性牙髓炎和根尖周炎具有良好的抗炎作用,可直接用作深洞垫底材料。

3. 可塑性材料 如复合树脂和自凝塑料,用这些材料充填窝洞时,若未采取垫底等保护措施,

这些材料中的单体及树脂颗粒可穿过牙本质小管进入牙髓,降低牙髓的修复反应,甚至引起牙髓的变性或坏死。

(二)酸蚀剂和黏结剂

1. 酸蚀剂 酸处理牙本质是否会导致牙髓反应与酸的强度、酸蚀的时间和剩余牙本质的厚度等因素相关,如对深洞做了酸蚀处理,会导致暂时的酸痛症状,甚至导致牙髓的损伤,而用酸短时间处理牙本质,一般不会引起牙髓的炎症反应,也不影响牙髓的修复功能。对深洞应先行氢氧化钙制剂垫底,以避免酸对牙髓的刺激。

2. 黏结剂 绝大多数黏结剂中含有树脂成分,其中的化学物质可以刺激牙髓,特别是用在深洞中。随着黏结剂成分的不断改进,其细胞毒性作用不断减少,一般对牙髓仅有温和、短暂的刺激作用和极低的术后过敏,基本不引起牙髓的炎症反应。

(三)药物

1. 窝洞消毒药物 窝洞在充填前是否要消毒仍是一个有争议的问题。消毒力强的药物其渗透作用也较强,可导致牙髓严重的病变。做窝洞消毒要使用刺激性较小的药物如乙醇、氟化钠等。

2. 根管治疗药物 在牙髓病或根尖周病治疗过程中,若使用药物不当,药物会成为一种化学刺激,引发药物性或化学性根尖周炎。如在露髓处封亚砷酸时间过长或亚砷酸用于年轻恒牙,可引起药物性根尖周炎。又如在根管内放置腐蚀性药物如酚类和醛类制剂过多,也可引起药物性根尖周炎。

(林正梅)

第三节　病史采集和临床检查方法

一、病史采集

病史采集(history-taking)在医患沟通交流的过程中完成,它是牙髓病和根尖周病诊断的重要步骤,提供了做出疾病诊断和制订治疗计划的基本资料。病史采集时,医师通过耐心、仔细、富有视听艺术的问诊方式了解疾病的发生、发展、治疗经历及患者的全身状况,不仅有助于对患者的疾病做出正确的诊断,还能缓解患者的紧张情绪,建立良好的医患关系,有助于治疗计划的实行。

病史采集和记录主要针对患者的主诉、现病史

和全身病史 3 部分。

(一)主诉

主诉(chief complaint)通常是用患者自己的语言来描述患者迫切要求解决的口腔问题,也常是患者最痛苦的问题。主诉应简明扼要,尽可能用患者自己描述的症状,而不是医师对患者的诊断用语,应包括患者就诊时患病的部位、主要症状和持续时间,通常称之为主诉的三要素。

1. 部位 若是明确的疼痛,患者一般会用手指出疼痛部位,对于疼痛范围不明确或者多个疼痛部位的患者,医师可以深入仔细了解病情,甚至反复

询问,以便正确诊断和尽早解决患者疾病。

2. **主要症状** 疾病处在进展中时,患者可能有多个症状,比如龋病发展为牙髓炎的过程中,可能会由早期的食物嵌塞逐渐发展为冷热刺激痛,甚至自发痛。主要症状应该是患者最主要的痛苦或最明显的症状和体征。对于病程较长、病情较复杂的病例,由于症状、体征较多,或由于患者诉说太多,不易简单地将患者所述的主要不适作为主诉,应结合整个病史,综合分析以归纳出更能反映其患病特征的主诉。分析患者病史中的多个症状,确定主要症状,已经渗入了医师的诊疗思路。

3. **持续时间** 持续时间是指从起病到就诊或入院的时间,有的疾病起病急骤,有的疾病则起病缓慢,持续时间一定程度上反映病情的轻重与缓急,并可以提供诊断线索。如果先后经历多个症状的患者,应该追溯到首发症状的时间,并按时间顺序询问整个病史。

(二)现病史

现病史(present dental illness)的询问应围绕主诉的内容展开,它是主诉的拓展,它反映了病情的严重程度和发展变化过程,包括主要症状、体征,发病时间,严重程度,诱发、加重或缓解病情的因素,以及是否做过治疗及其效果如何。

1. **疼痛史** 牙髓病和根尖周病患者多以疼痛为主诉就诊,因此,医师可根据患牙疼痛史来协助诊断,其问诊内容主要从以下几个方面着手。

(1)疼痛的部位:部位是问诊疼痛首先要确定的问题。急性根尖周炎患者能清晰的定位疼痛的部位或患牙;急性牙髓炎的患者,其疼痛会放射到相邻的牙,上颌患牙可能以下颌牙痛而前来就诊,剧烈的疼痛甚至可以放射到整个面部,患者往往不能准确定位患牙所在,他们给医师往往是一个模糊的区域,此时医师应仔细询问疼痛史,结合临床检查判断患牙的真正所在。

(2)疼痛的发作方式和频率:主要询问疼痛发作时是否存在诱因及疼痛发作的频率。疼痛发作方式主要有自发痛和激发痛。自发痛是指未受到外界刺激而发生的疼痛,而受到某种外界刺激而发生的疼痛则为激发痛。疼痛频率主要用来区分持续性疼痛和间歇性疼痛。急性牙髓炎有显著的自发痛和间歇性疼痛的特点,同时,骤然的温度变化可激发较长时间的疼痛,患者常可说出疼痛的明显诱因。急性根尖周炎除了有自发痛和持续性疼痛外,也可因咬合、咀嚼而诱发明显的疼痛。若进

食硬物时定点性咀嚼剧痛提示牙隐裂的存在,在临床检查时可配合咬诊再现这种疼痛特点。此外,进食前有无疼痛加重可作为牙髓炎和涎石症的一个鉴别要点。

(3)疼痛的程度和性质:疼痛的强弱程度可因患者精神状态、耐受程度、疼痛经历和文化修养的差异而有不同的描述。一般急性牙髓炎可引起跳痛、锐痛、灼痛或难以忍受的剧痛;急性根尖周炎常被描述为持续性剧痛、肿痛或跳痛;而慢性炎症时,常为钝痛、胀痛、隐痛或仅为不适感等。

(4)疼痛发作时间:询问患者在什么状态下疼痛和发生疼痛的时间。例如,是白天痛还是夜间痛,每次疼痛间隔的时间等。急性牙髓炎常有夜间疼痛发作或加重的特点,在炎症早期疼痛持续时间较短,而缓解时间较长,每天发作 2～3 次,每次持续数分钟;到炎症晚期则疼痛持续时间延长,缓解时间明显缩短。

(5)加重或减轻疼痛的因素:询问各种可能导致疼痛加重或减轻的因素。温度刺激加重疼痛是牙髓炎的疼痛特点之一,但冷刺激有时可缓解牙髓化脓或部分坏死时的疼痛。急性根尖周炎初期紧咬牙可以缓解疼痛。食物的性质有时会引发牙髓疼痛,比如咬硬物时定点性咀嚼痛提示牙隐裂的存在。

2. **伴随症状** 疼痛史虽是牙髓病和根尖周病患者主诉的主要内容,但对伴随症状的采集也是现病史的重要方面。在鉴别诊断中,伴随症状可以为医师提供一定的参考。急性根尖周炎发作可表现为局部红肿,脓肿形成可表现为波动感,并发间隙感染时还会伴随相应的感染症状,有时候还会出现头痛、发热等全身症状。有无牙齿长期松动史,口臭等病史也可作为根尖周脓肿和牙周炎脓肿的鉴别点。慢性根尖周炎可有窦道流脓病史。牙源性疼痛和上颌窦炎症鉴别时还可询问有无鼻塞、体位变动对疼痛的影响。

3. **治疗史及效果**

(1)治疗史:在为患者做出疾病诊断和治疗计划前,一定要确保详细了解过患者的治疗史。有的患者可能对于自己曾接受过的口腔科治疗并不十分清楚,询问时注意了解患牙被治疗的次数和最近治疗的时间,以了解患者接受的是何种治疗。若患牙曾行塑化治疗,则再治疗时会变得更困难;若患牙曾行直接或间接盖髓术,则有牙髓钙化或牙内吸收的可能性。

（2）效果：若患牙接受过牙髓治疗而效果不佳，则要考虑牙髓治疗方法不当和误治的可能性；询问患者是否服用镇痛药及其效果，在镇痛药无效时，避免再开同样的药物。此外，还应询问患者对于上次牙髓治疗的心理感受，如果患者对于牙髓治疗怀有紧张焦虑的情绪，应注意对其情绪适当安抚，并且做好局部麻醉镇痛准备。

（三）全身病史

全身健康状况不仅影响牙髓病和根尖周病的发生、发展及预后，在医师拟定治疗计划时，还有助于判断是否需要在临床检查或治疗前进行会诊。全身病史包括系统病史、传染病史、药物过敏史和精神心理病史等方面。

1. **系统病史**　主要了解患者的身体健康状况，确定有无重大系统性疾病，以便在口腔检查和治疗过程中采取必要的措施。询问时主要了解以下方面：是否存在心脏病、高血压、血液病、糖尿病、癌症、肝疾病、免疫系统疾病或呼吸系统疾病。如果患者患有风湿热、进行性艾滋病、糖尿病或做过心脏瓣膜手术，应在口腔操作前预防性使用抗生素预防感染。装有心脏起搏器患者严禁做牙髓电活力测验。针对女性患者，应特别询问是否怀孕或是否在月经期。口腔的有创操作可能引起出血，询问病史时不可遗漏出血性疾病，患者若曾有出血不止或瘀斑经久不退的病史，应注意其凝血功能状况。

2. **传染病史**　肝炎、结核、艾滋病等与口腔关系密切的传播性疾病均可通过血液、唾液或呼吸道传播。口腔是一个开放的环境，牙髓治疗可能成为这些疾病的传播途径，因此，治疗过程中的感染控制非常重要，应做到及早了解患者的患病情况，采取常规性预防控制和必要的防护措施。

3. **用药过敏史**　病史采集时要详细询问患者正在服用的药物（包括处方药和非处方药物）和对哪些药物过敏，有无麻醉药注射史，针对老年患者应询问有无阿司匹林服用史。了解患者的用药史可以避免重复用药或发生药物间的拮抗作用，还有助于避免过敏反应。

4. **精神和心理病史**　在医患沟通的过程中，医师可以了解患者的精神状态，若患者已有的精神心理问题会增加医患沟通的难度，导致治疗上的困难，医师应有充分的思想准备，必要时应提请相关学科会诊。

二、临床检查方法

牙髓病和根尖周病的临床检查包括口腔检查和针对牙髓病、根尖周病的选择性检查。选择性检查主要帮助诊断患牙的牙髓状态，在疾病的诊断治疗中起了不可或缺的作用。其重要性可以体现如下。①预防运用选择性检查，辅助牙髓状态的判定，不仅仅可以指导牙髓病和根尖周病的诊断，还能预防根尖周病等疾病。死髓牙在没有临床症状及根尖周病发生的时候，通过牙髓活力测验，可以及早行根管治疗，旨在预防根尖周疾病的发生发展。②协诊选择性检查对牙髓病、根尖周病的诊断提供了重要的临床资料，尤其在各类牙髓病、根尖周病之间的鉴别诊断，以及与其他疾病的鉴别中体现了不可忽视的价值；患者主诉部位有时候与患牙所在并不一致，为了避免误诊，必须行选择性检查，谨慎地结合病史及其他检查结果才可以做出诊断；选择性检查并不是唯一的诊断依据，如果与其他临床资料相矛盾，应警惕其他特殊情况的可能，不可单凭选择性检查贸然诊断。③指导治疗计划选择性检查可以帮助医师在治疗中了解患牙的牙髓状态等情况，在此基础上，更好地制定或根据实际情况调整治疗计划，完善整个治疗过程。比如治疗深龋时，牙髓可能被累及，选择性检查可以在不同治疗方案的选择中作为参照；外科手术刮除颌骨囊肿前对邻近牙行牙髓活力测验，以便确定是否需要术前根管治疗；治疗牙周-牙髓联合病变时，如果患牙就诊时已经有深牙周袋，而牙髓尚有较好的活力，则可先行牙周治疗，消除牙周袋内感染，观察情况，若牙周治疗效果不佳，应采用多种手段，以确定是否须进行牙髓治疗。④观察预后选择性检查在判断患牙预后和观察疗效也有一定作用，比如行盖髓术后1～2周复查，可以进行牙髓活力测验而了解治疗效果。

（一）牙髓活力测验

牙髓状态对牙髓病和根尖周病的诊断非常重要。临床上经常需要通过牙髓活力测验（pulp test）来判断牙髓的状态。评估牙髓状态的方法多样，但不能只依靠一种检测方法来做出诊断，需要综合多种方法的检测结果。

临床上常用的牙髓活力测验有温度测验法、牙髓电活力测验法和试验性备洞等。

由于牙髓只有痛觉，故无论哪种方法，都只会引起牙髓的疼痛反应。不同类型的牙髓病变其痛阈也会发生改变，从而对外界刺激表现反应敏感或迟钝。牙髓活力测验所提供的信息都存在一定的局限性，必须结合临床其他检查才能做出正确的诊断。

1. 温度测验 牙髓温度测验(thermal test)是根据患牙对冷或热刺激的反应来判断牙髓状态的一种诊断方法。其原理是突然、明显的温度变化可以诱发牙髓一定程度的反应或疼痛。正常牙髓对温度刺激具有一定的耐受阈，对 $20\sim50$℃的水无明显不适反应，以低于 10℃ 为冷刺激，高于 60℃ 为热刺激。

温度测验可分为冷诊法和热诊法。其操作前的准备工作主要包括：①首先要向患者说明测验的目的和可能出现的感觉，并请患者在有感觉时举手示意。一旦患者举手，医师应迅速移开刺激源。②在测验可疑患牙前，应先测验对照牙，一方面是为了对照，另外一方面让患者能体验被测验的感觉，从而减轻患者的紧张和不安。选择对照牙的顺序为首选对侧正常同名牙，其次为对颌同名牙，最后为与可疑牙处在同一象限内的健康邻牙。③测验开始前应将待测牙所在的区域隔湿，放置吸唾器，并用棉球擦干牙面。

(1)冷诊法(cold test)：是根据患者对牙齿遇冷刺激的反应来判断牙髓状态的牙髓活力测验法。

①材料。可选用的刺激物有冰棒、冷水、干冰或者其他化学制冷剂如四氟乙烷等。

②方法。临床最常用的是冰棒法，方法为剪取直径 $4\sim5$ mm，长 $5\sim6$ cm 的一端封闭的塑料软管，小管内注满水后冷冻成冰棒，测验时将小冰棒置于被测牙齿的唇(颊)或舌(腭)侧釉质完整的中 1/3 处，放置时间一般不超过 5 s，观察患者的反应。冰棒法测验时，要避免融化的冰水接触牙龈而导致假阳性反应。另外，同侧多个可疑患牙测验时，应注意从最后面的牙开始，依次向前检查，以免冰水干扰对患牙的判断。

简易的冷水法为直接向牙冠表面喷射冷水，该方法应注意按先下牙后上牙，先后牙再前牙的顺序测验，尽可能避免因水的流动而出现的假阳性反应。由于冷水法可靠性较差，一般不推荐使用。

干冰或者氟甲烷喷射的棉签比冰棒和冷水更可靠，因为这种方法不会影响邻牙，并且可以较好地再现症状。Richkoff 等发现干冰作用于牙长达 5min 之久都不会危害牙髓。

(2)热诊法(heat test)：是通过患者对牙遇热刺激的反应来判断牙髓状态的牙髓活力测验法。

①材料。热诊法可选用的刺激物有加热的牙胶棒、热水、电子加热器等。对已做金属全冠的患牙，也可采用橡皮轮打磨生热做牙髓测验。

②方法。临床上最常用的热诊法是牙胶棒加热法。其操作步骤如下。为避免牙胶粘于牙面应使牙面保持湿润，将牙胶棒的一端于酒精灯上烤软，但不使其冒烟燃烧(温度为 $65\sim70$℃)，立即将牙胶棒加热的一端置于被测牙的唇(颊)或舌(腭)面的中 1/3 处，观察患者的反应。电子加热器因可以准确控制其工作尖的温度，与传统的牙胶加热法相比使用更加方便，结果更加可靠。

热诊使用热水能模拟临床表现，也能更有效地透过烤瓷熔附金属冠，检测时用橡皮障隔离牙齿，以便热水仅仅流到可疑患牙上。

无论哪种热诊方法，在牙面上停留的时间都不应超过 5 s，以免造成牙髓损伤。若热诊时引起患牙剧烈疼痛，医师应立即给予冷刺激以缓解患者的症状。

(3)牙髓温度测验结果的表示方法和临床意义 温度测试结果是被测牙与患者正常对照牙比较的结果，因而不能采用(＋)、(－)表示，具体表示方法如下。

①正常。被测牙与正常对照牙的反应程度相同，表示牙髓正常。

②敏感：被测牙与正常对照牙相比，出现一过性疼痛反应，但刺激去除后疼痛立即消失，如患牙无自发痛病史，则表明牙髓可能处于充血状态，这种症状也称为一过性敏感。温度刺激引发明显疼痛，刺激去除后仍持续一段时间，表明被测牙髓处于不可复性的炎症状态。温度测验时引起剧烈疼痛，甚至出现放射性痛，表示被测牙的牙髓炎症处于急性期。如果被测牙对热刺激极敏感，而冷刺激反而缓解疼痛，则牙髓炎症可能处于急性化脓期。

③迟钝。被测牙以同样程度的温度刺激，但反应比正常对照牙要慢，且轻微得多。这种现象称之为牙髓反应迟钝。牙髓有慢性炎症、牙髓变性或牙髓部分坏死时均可表现为牙髓反应迟钝。被测牙在温度刺激去除数分钟后出现较重的疼痛反应，并持续一段时间，这种症状称之为迟缓性疼痛，表示被测牙牙髓可能为慢性炎症或牙髓大部分已坏死。

④无反应。被测牙对温度刺激不产生反应，表示牙髓可能坏死或牙髓变性。但下列情况应结合其他检查排除假阴性反应，例如，牙髓过度钙化、根

尖孔未完全形成、近期受过外伤的患牙、患者在检查前使用了镇痛药或麻醉药等,有可能导致温度测验时患牙牙髓无反应。

2. **牙髓电活力测验**　牙髓电活力测验(electric pulp test)是通过牙髓电活力测验仪来检测牙髓神经成分对电刺激的反应,主要用于判断牙髓"生"或"死"的状态。

(1)操作方法:牙髓电活力测验仪的种类较多,使用前应仔细阅读产品说明书,熟悉仪器的性能及其具体操作方法。

①测验前应先向患者说明测验的目的,以消除患者不必要的紧张,并取得患者的合作,同时嘱咐患者当出现"麻刺感"时,即抬手示意。

②在测验患牙之前,需先测验正常对照牙,以求得相对正常反应值作为对照。

③隔湿待测验牙,放置吸唾器,吹干牙面。若牙颈部有结石存在,须洁治干净。

④将牙髓电活力测验仪的测验探头上涂一层导电剂(例如牙膏)或在牙面上放置蘸有生理盐水的小滤纸片作为电流导体。

⑤将探头放在牙面的适当位置,一般认为探头应放在牙唇(颊)面中 1/3 处,也有学者主张探头放在颈 1/3 处,因该处釉质较薄,更接近牙本质,但探头不能接触牙龈,以免出现假阳性结果。

⑥调节测验仪上的电流强度,从"0"开始,缓慢增大,直到患者有反应时移开探头,并记录引起反应的刻度值。一般可重复 2 次,取平均值。若 2 次所得值相差较大,则需测第 3 次,然后取其中 2 次相近值的均数。

(2)注意事项

①为了刺激牙髓神经,必须形成一个完整的电流回路,经过电极到牙,再通过患者回到电极,测试时医师不戴手套,通过手指接触电极和患者面部,可以帮助形成回路。为了在使用橡皮障时也能形成回路,可以让患者把手指放在金属电极柄上,患者可以自己控制回路,当感觉到疼痛时,拿开手指即可切断电流,终止刺激。

②牙髓电活力测验仪因生产厂家不同,其测量数值有较大差异。牙髓电活力测验的反应值必须与正常对照牙进行对比后才有诊断价值。釉质厚度、探头在牙面的位置及探头尖的横断面积等因素都可以影响反应程度。

(3)临床意义:若被测牙牙髓存在反应,表示牙髓还有活力;若被测牙无反应,说明牙髓已坏死。

因此,牙髓电活力测验主要用于判断牙髓是死髓还是活髓,但不能作为诊断的唯一依据,牙髓电活力测验存在假阳性或假阴性反应的可能。多根牙可能需要把电极放在牙冠的多个位点来测试。可能会出现在磨牙的 2 个部位为阴性反应,而在另一个部位则是正常范围内的阳性结果,这可能表明 2 个根管内的牙髓已坏死,而仍有 1 个根管牙髓存在活力。

(4)引起假阳性反应的原因

①探头或电极接触了大面积的金属修复体或牙龈,使电流流向了牙周组织。

②未充分隔湿或干燥被测牙,以致电流泄露至牙周组织。

③液化性坏死的牙髓有可能传导电流至根尖周组织,当电流调节到最大刻度时,患者可能会有轻微反应。

④患者过度紧张和焦虑,以致在探头刚接触牙面或被问及感受时即示意有反应。

(5)引起假阴性反应的原因

①患者事先用过镇痛药、麻醉药或乙醇饮料等,使之不能正常地感知电刺激。

②探头或电极未能有效地接触牙面,妨碍了电流传导至牙髓。

③根尖尚未发育完全的新萌出牙,其牙髓通常对电刺激无反应。

④根管内过度钙化的牙,其牙髓对电刺激通常无反应,常见于一些老年人的患牙。

⑤刚受过外伤的患牙可对电刺激无反应。

(6)禁忌证:牙髓电活力测验仪可干扰心脏起搏器的工作,故该项测验禁用于心脏安装有起搏器的患者。

3. **试验性备洞**(test cavity)　是指用牙钻磨除牙本质来判断牙髓活力的方法。具体操作是在未麻醉条件下,用牙钻缓慢向牙髓方向磨除釉质和牙本质,若患者感到尖锐的酸痛,则表明牙髓有活力。钻磨时最好不用冷却水,以增加对牙髓的热刺激。

试验性备洞是判断牙髓活力最可靠的检查方法。但由于会造成完好牙体组织或修复体的破坏,该测验只有在其他方法不能判定牙髓活力或不能实施时才考虑使用,例如患牙有金属烤瓷全冠或 X 线检查发现可能受到邻近根尖周病变累及的可疑患牙。

4. **选择性麻醉**(anesthetic test 或 selective anesthesia)　是通过局部麻醉的方法来判定引起疼

痛的患牙。当其他诊断方法对2颗可疑患牙不能做出最后鉴别,且2颗牙分别位于上、下颌或该2颗牙均在上颌但不相邻时,采用选择性麻醉可确诊患牙。

(1)操作方法

①如果2颗可疑痛源牙分别位于上、下颌,正确的方法是对上颌牙进行有效的局部麻醉(包括腭侧麻醉),若疼痛消失,则该上颌牙为痛源牙;若疼痛仍存在,则表明下颌可疑牙为痛源牙。

②如果2颗可疑牙均在上颌,应对位置相对靠前的牙行局部麻醉,其原因是支配后牙腭根的神经由后向前走。

(2)注意事项:当2颗可疑痛源牙分别位于上、下颌时,选择麻醉上颌牙的原因是在上颌通常能获得较深的麻醉,而下牙槽神经阻滞麻醉失败的可能性经常存在,一旦后者失败,就会导致上颌牙的误诊和误治。

(二)影像学检查

影像学检查包括拍摄X线片和锥形束CT检查。影像学检查在牙髓病和根尖周病的诊断和治疗中具有十分重要的意义,它可提供一般检查方法所不能提供的信息,如髓腔形态、根尖周病变范围以及根管治疗情况等。

1. X线检查 X线检查是指通过拍摄X线片,对牙髓病和根尖周病进行诊断和治疗的检查手段。主要由根尖片、咬合片和咬合翼片。常用的是根尖片,咬合翼片可用于检查邻面龋、继发龋和充填体邻面悬突。X线检查作为牙髓病和根尖周病基本的检查手段,已经被广泛使用。

(1)诊断方面

①牙冠情况:X线检查可以辅助了解牙冠的情况,发现视诊不易检查到的龋坏的部位和范围,比如了解有无继发龋和邻面龋,迟牙(智齿)冠周炎有时候需与邻牙的牙髓炎鉴别,通过X线检查可以了解邻牙的邻面龋的有无及程度;牙体发育异常,如畸形中央尖和畸形舌侧窝也可在X线片上了解。

②牙根及髓腔情况:牙根及根管数目、弯曲度及特殊变异;牙根的异常还有牙根内吸收、牙骨质增生、根折及牙根发育不全等;髓腔的特殊情况有髓石、根管钙化及牙内吸收等。

③根周情况:比如了解根周骨质破坏,鉴别根尖周肉芽肿、脓肿或囊肿等慢性根尖周病变。

④特殊检查:窦道不一定来自相距最近的牙,它可以来自于距其一定位置的牙,定位窦道的病源

牙时,用1根牙胶尖即诊断丝自窦道口顺其自然弯曲插入窦道后拍摄X线片,根据X线片上牙胶尖的走行可显示与窦道相通的根尖病变部位,以协助鉴定病源牙。

(2)治疗方面

①初始X线片必须仔细研究,有助于拟定治疗计划,了解髓室的形态,根管离开髓室的方向和角度,牙根和根管的数目、大小和形态,以及根尖周病变的类型和范围、牙周组织破坏程度等。

②治疗中X线片可用于测定根管的长度,确认适合的牙胶尖,帮助医师确认临床上的"回拉感"是否正确,还可以了解根管预备是否合适,保证治疗的顺利进行。根管治疗的并发症如器械分离和穿孔等处理时同样需要X线片辅助。

③术后确认X线片在根管充填后可判定根管充填结果,术后定期复查还可观察根管治疗的近、远期疗效。

(3)局限性

①X线片不能准确反映根尖骨质破坏的量。在根尖周病变的早期即骨松质有轻度破坏时,X线片上可能显示不出来,只有当骨密质破坏时才显示出透射影像。所以,临床实际的病变程度比X线片上显示的更严重。对于龋坏的牙,实际上的程度往往比X线片表现更严重。

②硬骨板完整与否在诊断上具有重要意义,但它的影像在很大程度上取决于牙根的形状、位置、X线投射的方向和X线片的质量。因此,正常牙在X线片上可能无明显的硬骨板。

③X线片所显示的是三维物体的二维图像,影像的重叠往往会导致误诊。例如将多根误认为单根;将下颌颏孔误认为下颌前磨牙根尖周病变;把上颌切牙孔、鼻腭管误认为上颌中切牙根尖周病变等。有时候为了排除这种误诊的可能性,需要拍摄多张的X线片来协助诊断。

④由于投射技术或胶片处理的不当,也可造成X线片图像的失真,从而削弱了X线片检查在诊疗上的价值。因此,提高X线片的质量和医师的阅片能力在X线片检查中具有重要意义。

2. 锥形束CT检查(cone beam computer tomography,CBCT) 自1996年首次应用以来,经过近20年的发展,已成为一种较为成熟的口腔颌面部检查手段。它是指放射线束呈锥形发出,通过围绕患者头部旋转360°获得扫描视野内原始图像,进行轴位、矢状位及冠状位的观察及三维重建的数字容积

体层摄影（digital computer tomography）。根据CBCT扫描视野的大小，可分为大视野和小视野两种模式。大视野CBCT可以观察全部颌面部骨骼结构，小视野CBCT扫描与根尖片的高度及宽度相似。由于患者所受到的有效放射剂量与扫描视野的大小成正比，牙髓病和根尖周病大多数涉及范围较小，因此一般较多采用小视野CBCT检查。

（1）锥形束CT在牙髓病与根尖周病诊断与治疗中的优势

①三维影像：与传统的X线片检查相比，对牙髓病和根尖周病的病变位置、范围、性质、程度及与周围组织的关系有更加立体的反映，可以有效避免二维影像重叠带来的误诊、漏诊。三维影像的显示更利于了解病变与重要解剖结构如上颌窦、神经管、颏孔等的毗邻关系。

②早期发现病变　CBCT与根尖片相比，能够更早发现病变：早期骨质破坏在X线片不能准确反映，而CBCT能够更早发现可能的骨质及牙体的破坏；早期牙髓病变可能会体现在牙周膜韧带增宽，而CBCT对于牙周膜韧带的改变更敏感，传统对根尖片上牙周膜韧带改变的解读可能不适用于CBCT。

③后期图像处理：CBCT相应的软件可以对扫描的原始图像进行三维重建及不同角度的切割，显示三维影像及任意方向的二维影像，根据临床需要，十分便捷的分析轴位、冠状位及矢状位的解剖图像，有助于早期发现根尖周病并明确病变在三维空间的范围。

（2）锥形束CT在牙髓病与根尖周病诊断与治疗中的应用

①根管形态及数目：根管治疗时对于患牙根管形态及数目的把握，保证了治疗的顺利进行，CBCT优越的三维图像和全面的断层分析可以在变异根管的定位给医师提供更准确的根管信息，尽量避免根管并发症及根管遗漏的发生，可运用于上颌第二磨牙的近中颊根的第2根管的发现和定位、C形根管的治疗等方面。

②牙折：牙根折裂按照折裂方式可分为纵折、横折及斜折3种类型。一般情况下，牙根折裂不易通过根尖片显现，尤其是纵折，因为根尖片影像的重叠，更难发现，而CBCT可以在各个方向清晰的显示根折位置及类型，还可以对根尖片上可疑的根折病例进行直观的展示。

③牙根情况：牙根吸收早期无临床症状，需通过影像学检查发现，而根尖片显示的是重叠的二维影像，很难显示清晰的吸收范围，更难以发现早期的牙外或牙内吸收，CBCT的使用弥补了根尖片的缺点，展现病变的真实形态和部位，给牙根吸收的评估和诊断提供更好的保障，提高了患牙的保存率，此外，还可用于指导一些牙根发育异常的治疗，例如牙根融合。

④根管侧壁穿孔：CBCT可以用于诊断普通根尖片不能诊断的根管侧壁穿孔，穿孔作为根管治疗并发症之一，早期诊断，早期处理很重要，诊断穿孔的方法有电子根尖定位仪、手术显微镜等，由于它们建立在对未充填根管的直视或探查上，因此无法如CBCT一般对充填后的根管进行穿孔的诊断。

⑤评估根管治疗质量：CBCT可以在各种复杂根管治疗的过程中，随时分析近远中向、冠根向、颊舌向的解剖图像，帮助完善根管治疗，减少遗漏根管、欠填等的发生，对充填质量有更全面的评估。

⑥根管治疗失败的原因分析：根管治疗失败的原因有遗漏根管、根管欠填或超填、根管壁穿孔、根管偏移、器械分离等，对治疗失败的根管行CBCT检查，有利于找出根管治疗失败的原因，提高再治疗的成功率。

（3）CBCT的局限性

①口腔内金属桩及修复体、种植体、高密度牙胶常引起伪影，影响CBCT图像质量及准确度，干扰临床医师做出正确诊断。

②CBCT检查费用及辐射剂量与根尖片相比较高，且临床医师需接受CBCT相关培训后才可正确读片。因此，仅当X线片不能提供所需要的诊疗信息时，才建议进行CBCT检查。

3. **手术显微镜检查**　口腔科手术显微镜（dental operating microscope）自20世纪90年代开始应用于牙髓病诊断和治疗。手术显微镜具有良好的放大和照明功能，在光源能够到达的部位，医师能清晰的观察微小的结构变化。

手术显微镜在诊断方面主要用于：①早期龋损的检查；②充填体、修复体边缘密合情况的检查；③穿髓孔的检查；④髓腔形态的检查；⑤根管穿孔的检查；⑥隐裂或牙折的检查；⑦根管内折断器械的检查；⑧根尖孔破坏的确认。

（林正梅）

第四节　牙髓病的临床表现及诊断

一、分　类

(一)组织病理学分类

在组织病理学上,一般将牙髓状态分为正常牙髓和病变牙髓两种。对于病变牙髓一直沿用如下分类。

1. 牙髓充血

(1)生理性牙髓充血。

(2)病理性牙髓充血。

2. 急性牙髓炎

(1)急性浆液性牙髓炎:①急性局部性浆液性牙髓炎;②急性全部性浆液性牙髓炎。

(2)急性化脓性牙髓炎:①急性局部性化脓性牙髓炎;②急性全部性化脓性牙髓炎。

3. 慢性牙髓炎

(1)慢性闭锁性牙髓炎。

(2)慢性溃疡性牙髓炎。

(3)慢性增生性牙髓炎。

4. 牙髓坏死与坏疽

5. 牙髓变性

(1)成牙本质细胞空泡性变。

(2)牙髓纤维性变。

(3)牙髓网状萎缩。

6. 牙髓钙化　Seltzer 曾结合人牙标本和临床状态做了详细的组织学观察,研究发现所观察到的牙髓病理改变难以按照上述分类法划分。生活牙髓在组织学上变异很大,所谓"正常牙髓"和各种不同类型的"病变牙髓"常存在各种移行或重叠现象。因此,Seltzer 提出了如下经典的分类。①完整无炎症牙髓。②萎缩性牙髓,包括各种退行性变。③炎症牙髓,包括:急性牙髓炎(血管高度扩张,通透性增加,血浆成分渗出,大量中性粒细胞浸润,甚至形成化脓灶);慢性局限性牙髓炎(特征性的慢性炎症病损局限于冠髓,外被致密胶原纤维束,内可有液化性坏死或凝固性坏死);慢性全部性牙髓炎(炎症遍及冠髓与根髓,冠髓中可有液化性坏死或凝固性坏死区,其余部分含有炎症肉芽组织)。④坏死牙髓(全部牙髓组织坏死)。⑤移行阶段牙髓(完整牙髓伴有散在的慢性炎症细胞,无血管扩张和组织水肿,尚未构成典型的炎症渗出表现)。

(二)临床分类

牙髓的病理变化与患牙的临床表现并无确定的关联,临床医师根据患者提供的症状及各种临床检查结果对患牙牙髓的病理状态所做的推测并不准确。在临床上医师需做到的是对牙髓病损程度及恢复能力做出正确估计,从而选择适当的治疗方法。从临床治疗的角度出发,对牙髓病损状态的推断只是为选择治疗方法提供一个参考依据。因此,以下根据牙髓病的临床表现和治疗预后所进行的分类更为实用。

1. 可复性牙髓炎。

2. 不可复性牙髓炎。

(1)急性牙髓炎(包括慢性牙髓炎急性发作)。

(2)慢性牙髓炎(包括残髓炎)。

(3)逆行性牙髓炎。

3. 牙髓坏死。

4. 牙髓钙化。

(1)髓石。

(2)弥漫性钙化。

5. 牙内吸收。

(三)转归

牙髓一旦发生炎症,炎性介质及牙髓的组织解剖特点使局部组织压增高。这些可导致局部静脉塌陷血流减少,炎性介质的浓度更高并快速扩散到全部牙髓,压迫神经产生剧烈疼痛。牙髓组织借助根尖孔及根尖周围组织与机体建立联系,当发生炎症时,组织几乎不能建立侧支循环。这就限制了牙髓从炎症状态恢复正常的能力,最终可能发展为牙髓坏死。牙髓的炎症病变过程随着外界刺激物及机体抵抗力的变化,有 3 种趋向。

1. 当外界刺激因素被消除后,牙髓的炎症受到控制,机体修复能力得以充分发挥,牙髓组织逐渐恢复正常(多见于患者身体健康,患牙根尖孔粗大,牙髓炎症轻微)。

2. 当外界刺激长期存在,但刺激强度较弱,或牙髓炎症渗出物得到某种程度的引流时,牙髓呈现慢性炎症病变,或表现为局限性化脓灶。

3. 外界刺激较强或持续存在,牙髓病变局部严重缺氧、化脓、坏死,炎症进一步发展导致全部牙髓组织失去生活能力。

二、牙髓病的临床诊断程序

在牙髓病的临床诊断中,正确诊断牙髓炎并确定患牙是诊断的重点。临床诊断过程包括:收集所有信息如症状、体征和病史;结合临床检查和测试的结果判断病因及确定患牙。在临床上要准确诊断牙髓病并确定患牙,遵循"诊断三部曲"的步骤,可减少误诊率,制订正确的治疗方案。

(一)牙髓炎"诊断三部曲"

1. 了解患者的主诉症状,获取初步印象。通过询问病史,了解疼痛的部位(定位或放散)、性质(锐痛、钝痛、隐痛、跳痛、灼烧痛、肿痛)、严重程度,疼痛的时间,诱发、加重或缓解疼痛的因素等。根据患者诉说的疼痛特点,初步判断是否为牙髓炎引起的疼痛。

2. 排查病因,寻找可疑患牙。一是检查是否有龋齿,包括近髓或已达牙髓的深龋洞(注意龋病好发且较隐蔽的牙面);二是查看是否有近髓的非龋牙体硬组织疾病;三是检查有无深牙周袋存在;四是询问和检查有无治疗过的牙,从患者所诉治疗的时间和治疗术中、后的感受,分析既往的检查、治疗操作是否构成对牙髓的损害。

3. 确定患牙并验证牙髓炎的诊断。包括牙髓温度测试和牙髓电活力测试。

(二)牙髓活力温度测试

必须以患者自身的正常牙作对照。所选对照牙应当是没有病损或充填物的活髓牙的唇、颊面或后牙的舌面。牙髓温度测验结果分为如下 4 个级别。

1. 无反应　提示牙髓已坏死,以下情况可出现假阴性反应。

(1)牙髓过度钙化。

(2)根尖未完全形成。

(3)近期受外伤的患牙。

(4)患者在检查前使用了镇痛药或麻醉药。

2. 出现短暂的轻度或中度的不适或疼痛　牙髓正常。

3. 产生疼痛但刺激去除后疼痛即刻消失　可复性牙髓炎。

4. 产生疼痛但刺激去除后仍然持续一段时间　不可复性炎症。

(1)急性牙髓炎:快速而剧烈的疼痛。

(2)慢性牙髓炎:迟缓不严重的疼痛。

(3)急性化脓性牙髓炎:冷刺激缓解。

(三)牙髓活力电测试

通过牙髓活力电测试器来检测牙髓神经成分对电刺激的反应,有助于判断牙髓的活力状态。必须与患者自身的对照牙进行比较。在相同的电流输出档位下,测试牙与对照牙的电测值之差＞10时,表示测试牙的牙髓活力与正常牙有差异。如电测值到达最大时测试牙无反应,表示牙髓已无活力。

三、各型牙髓病的临床表现及诊断要点

(一)可复性牙髓炎

可复性牙髓炎(reversible pulpitis)是牙髓组织以血管扩张充血为主要病理表现的初期炎症表现。若能彻底去除病原刺激因素,同时给予适当的治疗,患牙牙髓可以恢复正常。

【临床症状】

1. 受冷、热、酸、甜刺激时,立即出现瞬间的疼痛反应,对冷刺激更敏感;刺激一去除,疼痛消失。

2. 没有自发性疼痛。

【检查】

1. 患牙常见有接近髓腔的牙体硬组织病损,如深龋、深锲状缺损,深牙周袋,咬合创伤。

2. 患牙对温度测验,尤其是冷测表现为一过性敏感,且反应迅速。去除刺激后,数秒缓解。

3. 叩诊反应同正常对照牙,即叩痛(一)。

【诊断】

1. 主诉对温度刺激一过性敏感,但无自发痛的病史。

2. 可找到能引起牙髓病变的牙体病损或牙周组织损害的原因。

3. 患牙对冷测的反应阈值降低,表现为一过性敏感。

【鉴别诊断】

1. 深龋当冷、热刺激进入深龋洞内才出现疼痛反应,刺激去除后症状不持续。当深龋与可复性牙髓炎难以区别时,可先按可复性牙髓炎的治疗进行安抚处理。

2. 不可复性牙髓炎一般有自发痛病史;有温度刺激引起的疼痛反应程度重,持续时间长,有时可出现轻度叩痛。在临床上,若可复性牙髓炎与无典型自发痛症状的慢性牙髓炎难以区分时,可采用诊断性治疗的方法,用氧化锌丁香油酚黏固剂进行安抚治疗,在观察期内视其是否出现自发痛症状明确诊断。

3. 牙本质过敏症对探、触等机械刺激和酸、甜等化学刺激更敏感。

(二)不可复性牙髓炎

不可复性牙髓炎(irreversible pulpitis)是病变较为严重的牙髓炎症,可发生于牙髓的某一局部,也可涉及整个牙髓,甚至在炎症的中心部位已发生了程度不同的化脓或坏死。此类牙髓炎症自然发展的最终结局均为全部牙髓的坏死。几乎没有恢复正常的可能,临床治疗上只能选择摘除牙髓以去除病变的方法。包括急性牙髓炎、慢性牙髓炎、残髓炎、逆行性牙髓炎。

急性牙髓炎

急性牙髓炎(acute pulpitis)的临床特点是发病急,疼痛剧烈。病因包括慢性牙髓炎急性发作,牙髓受到急性的物理损伤、化学刺激及感染。

【临床症状】

1. 自发性阵发性的剧烈疼痛:初期持续时间短,晚期持续时间长。炎症牙髓出现化脓时,患者可主诉有搏动性跳痛。

2. 夜间痛,或夜间疼痛较白天剧烈。

3. 温度刺激加剧疼痛:若患牙正处于疼痛发作期内,温度刺激可使疼痛更为加剧。如果牙髓已有化脓或部分坏死,患牙可表现为所谓的"热痛冷缓解"。

4. 疼痛不能自行定位:疼痛呈放射性或牵涉性,常是沿三叉神经第2支或第3支分布区域放射至患牙同侧的上、下颌牙或头、颞、面部,但这种放射痛不会发生到患牙的对侧区域。

【检查】

1. 患牙可查及接近髓腔的深龋或其他牙体硬组织疾病,或有深的牙周袋。

2. 探诊可引起剧烈疼痛,可探及微小穿髓孔,并可见有少量脓血自穿髓孔流出。

3. 温度测验时,患牙敏感,刺激去除后,疼痛症状持续一段时间。当患牙对热测更为敏感时,表明牙髓已出现化脓或部分坏死。

4. 早期叩诊无明显不适,当炎症的外围区已波及根尖部的牙周膜,可出现垂直方向的叩诊不适。

【诊断】

1. 典型的疼痛症状。

2. 患牙肯定可找到有引起牙髓病变的牙体损害或其他病因。

3. 牙髓温度测验结果可帮助定位患牙,对患牙的确定是诊断急性牙髓炎的关键。

【鉴别诊断】

1. 三叉神经痛(trigeminal neuralgia)　表现为突然发作的电击样或针刺样剧痛,有疼痛"扳机点",发作时间短,较少在夜间发作,冷热温度刺激也不引发疼痛。

2. 龈乳头炎　剧烈的自发性疼痛,持续性胀痛,对疼痛可定位,龈乳头有充血、水肿现象,触痛明显。患处两邻牙间可见食物嵌塞的痕迹或有食物嵌塞史。对冷热刺激有敏感反应,但一般不会出现激发痛。

3. 急性上颌窦炎(maxillary sinusitis)　持续性胀痛,上颌的前磨牙和磨牙同时受累而导致两三颗牙均有叩痛,但未查及可引起牙髓炎的牙体组织与疾病。同时可伴有头痛、鼻塞、浓涕等上呼吸道感染的症状,以及在跑、跳、蹲等体位变化时,牙痛症状加重。检查上颌窦前壁可有压痛现象。

慢性牙髓炎

慢性牙髓炎(chronic pulpitis)是临床上最为常见的一型牙髓炎,有时临床症状很不典型,容易误诊而延误治疗。

【临床症状】

1. 无剧烈的自发性疼痛,但有时可出现不甚明显的阵发性隐痛或每日出现定时钝痛。

2. 患者可诉有长期的冷、热刺激痛病史等,对温度刺激引起的疼痛反应会持续较长时间。

【检查】

1. 炎症常波及全部牙髓及根尖部的牙周膜,致使患牙常表现为咬合不适或轻度的叩痛

2. 一般可定位患牙。

【分型】

1. 慢性闭锁性牙髓炎(chronic closed pulpitis)

(1)无明显的自发痛,有长期的冷热刺激痛病史。

(2)可查及深龋洞、冠部充填体或其他近髓的牙体硬组织缺损。洞内探诊感觉迟钝。

(3)去净腐质后无肉眼可见的露髓孔。

(4)患牙对温度测验的反应可为敏感,也可为热测引起迟缓性痛,多有轻度叩痛或叩诊不适感。

2. 慢性溃疡型牙髓炎(chronic ulcerative pulpitis)

(1)食物嵌入洞内即出现剧烈的疼痛。当冷热刺激激惹患牙时,会产生剧痛。

(2)查及深龋洞或近髓的牙体损害。患牙大量

软垢、牙石堆积、洞内食物残渣大量嵌入。

（3）去净腐质，可见有穿髓孔，深探剧痛并有少量暗色液体流出。

（4）温度测试敏感。仅有极轻微的叩诊不适。

3. 慢性增生型牙髓炎（chronic hyperplastic pulpitis）

（1）无明显的自发痛，患者可诉每进食时患牙疼痛或有进食出血现象，长期不敢用患侧咀嚼食物。

（2）患牙大而深的龋洞中有红色、"蘑菇"形状的肉芽组织，又称作"牙髓息肉"（pulp polyp），可充满整个洞内并达咬合面，探之无痛但极易出血。常可见患牙及其邻牙有牙石堆积。

（3）牙髓息肉与牙龈息肉、牙周膜息肉的鉴别如下。

①牙龈息肉：多是患牙邻𬌗面出现龋洞时，由于食物长期嵌塞加之患牙龋损处粗糙边缘的刺激，牙龈乳头向龋洞所形成的空间增生，形成息肉状肉芽组织。

②牙周膜息肉：是在多根牙的龋损穿通髓腔后进而破坏髓室底，根分叉处的牙周膜因外界刺激而反应性增生，肉芽组织由髓底穿孔处长入连通髓腔的龋损内，洞口外观像牙髓息肉。

③可通过 X 线片观察患牙根分叉区髓室底影像的连续性，再用探针探查息肉的蒂部及其髓室底的完整性。

【诊断】

1. 可以定位患牙，长期冷、热刺激痛病史和（或）自发痛史。

2. 肯定可查到引起牙髓炎的牙体硬组织疾病或其他原因。

3. 患牙对温度测验有异常表现。

4. 叩诊反应可作为很重要的参考指标。

【鉴别】

1. 深龋　刺激去除后症状立即消失；对叩诊的反应与正常对照牙相同。

2. 可复性牙髓炎　患牙对温度测验，尤其是冷测表现为一过性敏感，且反应迅速，去除刺激后，数秒缓解；叩诊反应同正常对照牙，即叩痛（一）

3. 干槽症　近期有拔牙史，牙槽窝空虚，骨面暴露，出现臭味。可有温度刺激敏感及叩痛，但无明确的牙髓疾病指征。

残髓炎

残髓炎（residual pulpitis）属于慢性不可复性牙髓炎，发生在经牙髓治疗后的患牙，由于残留了少量炎症根髓或多根牙遗漏了未做处理的根管，因而命名为残髓炎。

【临床症状】

1. 自发性钝痛、放散性痛、温度刺激痛。

2. 咬合不适或轻微咬合痛。

3. 均有牙髓治疗病史。

【检查】

1. 牙冠可见牙髓治疗后的充填体或暂封材料。

2. 对患牙施以强冷、强热刺激进行温度刺激，反应可为迟缓性痛或仅诉有感觉。

3. 叩诊轻度疼痛（一）或不适感（±）。

4. 去除患牙充填物，用根管器械探查病患根管至深部时有感觉或疼痛。

【诊断】

1. 有牙髓治疗史。

2. 有牙髓炎症表现。

3. 强温度刺激患牙有迟缓性疼痛以及叩诊疼痛。

4. 探查根管有疼痛即可确诊。

逆行性牙髓炎

逆行性牙髓炎（retrograde pulpitis）的感染来源是深牙周袋中的细菌可通过根尖孔或侧支根管进入牙髓，引发牙髓感染。这种由牙周途径导致的牙髓感染成为逆行性感染，所引起的牙髓炎称为逆行性牙髓炎。

【临床症状】

1. 急性牙髓炎症状（自发痛、阵发痛、冷热刺激痛、放散痛、夜间痛）。

2. 慢性牙髓炎症状（冷热刺激敏感或激发痛，不典型的自发钝痛或胀痛）。

3. 均有长时间的牙周炎病史，可诉有口臭、牙松动、咬合无力或咬合疼痛等不适症状。

【检查】

1. 患者有深达根尖区的牙周袋或较为严重的根分叉病变。牙龈水肿、充血，牙周袋溢脓，牙有不同程度的松动。

2. 无引发牙髓炎的深龋或其他牙体硬组织疾病。

3. 对多根患牙的牙冠不同部位进行温度测试，其反应可不同。

4. 对叩诊的反应为轻度疼痛（＋）至中度疼痛（＋＋），叩诊呈浊音。

5. X 线片患牙有广泛的牙周组织破坏或根分叉病变。

【诊断】

1. 患牙有长期牙周炎病史。

2. 近期出现牙髓炎症状。

3. 患牙未查出引发牙髓病变的牙体硬组织疾病。

4. 患牙有严重的牙周炎表现。

(三)牙髓坏死

牙髓坏死(pulp necrosis)常由各种类型的牙髓炎发展而来,也可因外伤打击、正畸治疗所施加的过度创伤力、修复治疗对牙体组织进行预备时的过度手术切割产热以及使用某些修复材料(硅酸盐黏固剂、复合树脂)所致的化学刺激和微渗漏引起牙髓组织发生严重营养不良及退行性变性时,血液供应不足,最终发展为牙髓坏死。如不及时治疗,病变可向根尖周组织发展,导致根尖周炎。坏死的牙髓组织更有利于细菌的定植,因此,其比健康的牙髓组织更容易感染。

【临床症状】

1. 患牙一般没有自觉症状,也可见有以牙冠变色为主诉前来就诊。

2. 可有自发痛史、外伤史、正畸治疗史或充填、修复史。

【检查】

1. 牙冠可存在深龋洞或其他牙体硬组织疾病,或是有充填体、深牙周袋等。也可见完整牙冠者。

2. 牙冠变色,呈暗红色或灰黄色,失去光泽。

3. 牙髓活力测验无反应。

4. 叩诊同正常对照牙或不适感。

5. 牙龈无根尖来源的瘘管。

6. X线片显示患牙根尖周影像无明显异常。

【诊断】

1. 无自觉症状。

2. 牙冠变色、牙髓活力测验结果和X线片的表现。

3. 牙冠完整情况和病史可作为参考。

【鉴别】

慢性根尖周炎:通过拍摄X线片,若发现有根尖周骨质影像密度减低或根周膜影像模糊、增宽,即可做出鉴别诊断。

(四)牙髓钙化

牙髓钙化(pulp calcification):当牙髓的血液循环发生障碍,会造成牙髓组织营养不良,出现细胞变性,钙盐沉积,形成微小或大块的钙化物质。有两种形式,髓石(pulp stone)游离于牙髓组织或附着髓腔壁;弥漫性钙化,整个髓腔闭锁,见于外伤或氢氧化钙盖髓治疗或活髓切断术后。

【临床症状】

1. 一般不引起临床症状。

2. 个别情况出现与体位有关的自发痛,也可沿三叉神经分布区放散,一般与温度刺激无关。

【检查】

1. 患牙对牙髓温度测验的反应可异常,表现为迟钝或敏感。

2. X线片显示髓腔内有阻射的钙化物(髓石)或呈弥漫性阻射影像而致使原髓腔处的透射区消失。

【诊断】

1. X线片检查结果作为重要的诊断依据。

2. 需排除由其他原因引起的自发性放散痛的疾病,并经过牙髓治疗后疼痛症状得以消除,方能确诊。

3. 询问病史有外伤或氢氧化钙治疗史者可作为参考。

【鉴别】

三叉神经痛:有扳机点;X线片检查结果可作为鉴别参考;经诊断性治疗(牙髓治疗)后,视疼痛是否消失得以鉴别。

(五)牙内吸收

牙内吸收(internal resorption)是指正常的牙髓组织肉芽性变,分化出的破牙本质细胞从髓腔内部吸收牙体硬组织,致髓腔壁变薄,严重者可造成病理性牙折。多发生于乳牙。见于受过外伤的牙、再植牙及做过活髓切断术或盖髓术的牙。

【临床症状】

1. 一般无自觉症状,多于X线片检查时发现。

2. 少数病例可出现自发性阵发痛、放散痛和温度刺激痛和牙髓炎症状。

【检查】

1. 发生在髓室时,肉芽组织的颜色可透过已被吸收成很薄的牙体硬组织层而使牙冠呈现为粉红色。发生在根管内时,牙冠颜色没有改变。

2. 患牙对牙髓测验的反应可正常,也可表现为迟钝。

3. 叩诊检查同正常对照牙或出现不适感。

4. X线片显示髓腔内有局限性不规则的膨大透射影区域,严重者可见内吸收处的髓腔壁被穿通,甚至出现牙根折断线。

【诊断】

1. X线片的表现为主要依据。

2. 病史和临床表现作为参考。

四、非牙源性牙痛的鉴别诊断思路

国际疼痛研究学会（international association for the study of pain，IASP）在疼痛病症分类学中的定义为：有潜在或实际的组织损伤或类似的损伤引起的一种不愉快的感觉或情感体验。诊断疼痛的关键首先是要排除器质性病变。

牙髓病的特征性临床表现就是牙痛，尤其是剧烈的自发性放散痛、不能定位的牵涉痛症状，可能与系统其他疾病引起的疼痛混淆，导致误诊误治。临床工作中面对牙痛的患者，首先要做的是判断疼痛的来源。除了考虑牙髓炎，在与疼痛牙邻近组织的疾病相鉴别外，还需了解下列系统源性疼痛疾病的特征性临床表现，以提供鉴别诊断的思路。

（一）口腔颌面部疾病

1. 颞下颌关节疾病（temporomandibular joint articular disorders）　颞下颌关节持续疼痛，疼痛部位深在，定位不清，疼痛时常发作，出现牵涉痛，可伴有耳疼痛和张口受限。颌面部肌肉痉挛导致肌筋膜疼痛，扪压肌肉或关节可引起或加重疼痛。疼痛持续时间一般超过 6 个月。影像学检查有助于诊断。

2. 涎腺疾病（salivary gland disorders）　发生于涎腺的多种疾病，包括导管堵塞、炎症和感染都会引起疼痛和压痛的症状。咀嚼食物时，尤其是刚进食时，诱发或加重疼痛，还可出现肿胀、发热和张口痛。通过扪诊、唾液流量检查和影像学检查可明确诊断。

（二）远隔器官疾病来源的牵涉痛

远隔器官疾病来源的牵涉痛（referred pain from remote pathologic sites）是指能引起颌面部牵涉痛的远隔脏器疾病报道较多的有心绞痛、甲状腺炎、颈动脉痛及颈椎疾病。其中，因主诉牙痛而被确诊为心绞痛（angina pectoris）或被误诊的病例最令人关注。下面重点介绍心绞痛。

【症状】

左胸部沉重感、紧迫感、左前胸闷痛，常放散到左肩胛或左臂，另有 18% 的患者牵涉至左侧下颌或牙，出现后牙区牙髓炎样疼痛。

【诊断】

接诊时，应详细了解患者的身体状况和既往病史，以及与心脏病有关的危险因素，如血压、吸烟、肥胖、缺乏锻炼等。在排除牙本身疾病后，应及时将患者转诊至内科进行检查和诊断，以免延误病情。

（三）神经性疼痛

神经性疼痛（neuropathic pains）是由周围神经组织结构病变或异常导致的疾病。

【病因】

遗传代谢紊乱（如卟啉病、糖尿病）、机械创伤（如压迫、外伤、手术）、中毒反应、感染或炎症（如疱疹、肝炎、麻风）等因素。

特征性表现：单侧剧烈的烧灼痛、撕裂痛或电击痛。

分类：根据疼痛的发作模式，分为发作性神经痛和持续性神经痛两类。发作性神经痛最为常见的是三叉神经痛，Eagle 综合征；持续性神经痛主要为疱疹后神经痛和创伤后神经痛。下面将重点介绍 Eagle 综合征和疱疹后神经痛。

Eagle 综合征（Eagle syndrome）

【症状】

当吞咽、转头、大张口，甚至说话时，咽喉部、舌后部出现中、重度的疼痛，也有后牙区疼痛的表现，常伴有吞咽困难、耳痛、眩晕性头痛。

【病因】

茎突舌骨韧带钙化，过长的骨突在下颌运动过程中压迫舌咽神经。

【检查】

用手指扪压患侧的扁桃体隐窝可产生典型的疼痛。

疱疹后神经痛（postherpetic neuralgia，PHN）

【症状】

1. 受累神经支配区域出现疱疹之前有不适感或痒感，也有难以忍受的持续性跳痛表现。

2. 当疱疹病毒感染三叉神经第 2 支或第 3 支时，可出现一个象限内的多颗牙疼痛，症状与牙髓炎相似。在感染潜伏期中，难以鉴别；当皮肤或口腔黏膜出现疱疹后，诊断容易。

3. 当疱疹急性发作消退后疼痛不缓解或 1～2 个月或以后再度出现，又称为疱疹后神经痛。表现为深部钝痛或锐利痛，也可出现感觉异常或皮肤过敏。

【病因】

疱疹病毒感染。

【诊断】

结合带状疱疹急性发作病史和患区遗留的瘢痕不难做出。

(四)血管神经性痛

血管神经性痛(neurovascular pains)通常以非器质性病变为主的一组疼痛性疾病,可能与颅内、外血流变化或缺氧有关。疼痛较深在,呈搏动样、重击样或烧灼样,偶有尖锐痛,多为单侧发作,有缓解期。其中常见的可引起牙痛症状的血管神经性痛为丛集性头痛和偏头痛。

丛集性头痛(cluster headache)

【症状】

1. 疼痛反复密集性发作,呈"爆炸样",疼痛剧烈、持续,有搏动感或烧灼感。

2. 疼痛部位常见于一侧眶下区、眼旁或眼后,可放散至前额、颞部和上颌骨,也会涉及上颌牙,易与上颌尖牙或前磨牙的牙源性疼痛相混淆。

3. 可伴有患侧鼻塞、流涕、流泪、脸红、颊肿、结膜充血,以及前额和面部出汗、上眼睑下垂和瞳孔缩小等交感神经和副交感神经症状。

4. 发作期间,常因疼痛剧烈难忍而坐立不安,反复踱步。

5. 疼痛可被烟、光、味等刺激激发,也可因紧张、饮酒、服用硝酸甘油而诱发。

6. 每次发作30min至两三个小时。

7. 男性发病率高,多见于35-50岁吸烟者。

【治疗】

吸氧15min以上可消除疼痛,神经阻滞治疗也有明显效果。

偏头痛(migraine)

【症状】

1. 20-40岁女性多见,常有家族史。

2. 疼痛由单纯的痛感发展为跳痛、重击痛,部位局限在单侧颞部、前额或眼后部,也可发生于面部或单一牙。

3. 伴发症状有头晕、呕吐、畏声、畏光或出汗。

4. 压力、疲劳、过多摄取含酪胺的食物、乙醇、组胺和血管扩张药可诱发或加重头痛。

5. 疼痛发作持续时间在数小时至两三天,间歇期为数天,长则数年。

【诊断】

临床尚无特异性检查,诊断主要靠症状和病史。

(五)非典型性面痛

当患者颌面部出现超过6个月的持续性疼痛,且定位差,症状表述不清,解剖分布不明确,又查不出器质性病变,各种治疗无效,临床上不能确诊时,可能被冠以"非典型性面痛(atypical facial pains)"

的诊断。此类疼痛性质不明,发生于口腔的主要有非典型性压痛和灼口综合征两种。

非典型性牙痛(atypical odontalgia,AO)

【症状】

1. 持续性钝痛、搏动痛、放射痛和烧灼痛,疼痛持续时间长,但不受温度刺激影响。

2. 能定位牙痛的位置,但临床和X线片均检查不出任何病变体征,对"痛源牙"摘除牙髓后,疼痛仍不缓解。

3. 成年男女均易发病,超过40岁的女性多见。

【分类】

心因性痛、血管性痛、神经病理性痛和特发性疼痛。

【诊断】

一定要在排除了牙及其邻近结构的病变之后才能给出。

【治疗】

目前尚无有效的治疗方法,医师要耐心的告知和解释。

灼口综合征(burning mouth syndrome)

【症状】

1. 口腔发生持续性的烧灼样疼痛,最常见部位为舌尖和舌缘,也可累及上腭、牙龈和牙。

2. 疼痛程度与牙痛相似,烧灼感更为明显,不出现酸痛或跳痛。

3. 疼痛在傍晚时最重,随时间推移加剧。

4. 伴随症状有口干、味觉异常、头痛、睡眠障碍。

【其他】

检查黏膜正常,无器质性病变。

(六)孟乔森综合征

孟乔森综合征(Munchausen syndrome)是一种心理疾病,患者期待接受不必要的医药措施,部分患者有药物依赖倾向。

面对牙痛患者,临床医师应建立正确的诊断思路。收集完整的疼痛史,如疼痛位置、性质、时间特点、相关症状、间歇性疼痛诱发因素、加重因素、缓解因素、疼痛强度,治疗史和牙科病史,家族史,社会因素,系统回顾,并结合检查对可能涉及的疾病进行排除,从最常见的疾病和局部可疑患牙入手,逐步扩大范围,直至罕见的、远隔器官的病症。

首先从牙源性痛的角度,尤其从牙髓源性角度考虑。对于非牙源性痛,若在临床上盲目开始不可逆的侵入性牙髓治疗,会给患者造成新的损害和更大的痛苦。因此,一定要正确运用检查手段,综合分析所有的临床信息,最终做出正确的诊断。

(林正梅)

第五节 根尖周病的临床表现及诊断

一、急性根尖周炎

急性根尖周炎(acute apical periodontitis,AAP)是从根尖部牙周膜出现浆液性炎症到根尖周组织形成化脓性炎症的一系列反应过程,是一个病变程度由轻到重、病变范围由小到大的连续过程。

急性根尖周炎的进展为一连续过程,由浆液期逐步发展为化脓期中的根尖周脓肿、骨膜下脓肿及黏膜下脓肿。由于炎症侵犯组织的范围不同,上述4个阶段的临床表现各有特点,因此应急处理方法也不尽相同。

成人急性根尖周炎的发生主要是因牙髓感染、坏死后,根管内的感染物质通过根尖孔使根尖周围组织产生局限性的炎症反应;也可由来自根管的机械、化学刺激引起;少数还可由外伤或咬合创伤所致。

乳牙和年轻恒牙罹患牙髓炎时,由于患牙根尖孔较粗大,牙髓组织血供丰富,感染较易扩散,往往在牙髓炎症的早期便可合并根尖周组织的急性炎症。

二、急性浆液性根尖周炎

【病理表现】

主要病理表现为根尖部牙周膜内血管扩张、充血,渗出物以血浆为主,局部组织呈现水肿,随即有多形核白细胞浸润。渗出的血浆不仅可以稀释毒素,其所含的抗体还可参与消除抗原物质。此刻的根尖部牙骨质及其周围的牙槽骨尚无明显变化。

【临床表现】

1. 症状

(1)主要为患牙咬合痛。

(2)临床上患牙可由初期只有不适、发木、浮出、发胀,到咬合时患牙与对颌牙早接触。有时患者可诉有咬紧患牙反而稍感舒服的症状。

(3)当病变继续发展,患牙浮出和伸长的感觉逐渐加重,出现自发性、持续性的钝痛,咬合时不仅不能缓解症状,反而导致更为剧烈的疼痛。

(4)患者能够明确指出患牙,疼痛范围局限于患牙根部,不引起放散。

2. 检查

(1)患牙可见龋坏、充填体或其他牙体硬组织疾病,或可查到深牙周袋。

(2)牙冠变色。牙髓活力测验无反应,但乳牙或年轻恒牙对活力测验可有反应,甚至出现疼痛。

(3)叩痛(+)~(卅),扣压患牙根尖部位出现不适或疼痛。牙龈尚无明显异常。

(4)患牙可有Ⅰ度松动。

(5)X线检查根尖周组织影像无明显异常表现。

【诊断】

1. 患牙典型的咬合疼痛症状。

2. 对叩诊和扪诊的反应。

3. 对牙髓活力测验的反应并结合患者的年龄,患牙所具有的牙髓病史、外伤史及不完善的牙髓治疗史均可作为参考。

三、急性化脓性根尖周炎

【临床病理】

根尖周组织的浆液性炎症继续发展,则发生化脓性变化。此阶段白细胞,尤其是多形核白细胞浸润增多,根尖周膜中的炎症细胞被细菌及其产生的毒素破坏致死,细胞溶解、液化并积聚形成脓液,分解、坏死的白细胞释放出组织水解酶,致使牙周韧带破坏。脓液最初只局限在根尖孔附近的牙周膜内,炎症细胞浸润主要在根尖孔附近的牙槽骨骨髓腔中。

急性化脓性根尖周炎的发展分为3个阶段:①根尖周脓肿阶段;②骨膜下脓肿阶段;③黏膜下脓肿阶段。急性化脓性根尖周炎的排脓方式如下。

1. 通过骨髓腔突破骨膜、黏膜或皮肤向外排脓

炎症细胞自根尖附近的牙槽骨骨髓腔迅速在牙槽骨内蔓延,脓肿穿过骨松质到达骨外板,再通过骨皮质上的营养孔到达骨膜下。由于骨膜坚韧、致密,不易穿破,脓液在此处积聚,造成局部压力增高。当骨膜下的脓液积聚达到相当的压力时,骨膜破裂,脓液流注于黏膜下或皮肤下,构成黏膜下脓肿或皮下脓肿。最后,脓肿破溃,脓液排出,急性炎症缓解,转为慢性炎症。

此种排脓方式常见有4种排脓途径:①穿通骨

壁突破黏膜;②穿通骨壁突破皮肤;③突破上颌窦壁;④突破鼻底黏膜。

2. 通过根尖孔经根管从冠部缺损处排脓 当患牙的根尖孔粗大、根管通畅、冠部缺损呈开放状态时可进行此方式进行排脓。这种排脓方式对根尖周组织的破坏最小。

3. 通过牙周膜从龈沟或牙周袋排脓 若患牙同时患有牙周炎的情况,因根尖部的脓灶与牙周袋底接近,脓液易从该薄弱的牙周膜结缔组织处突破而向牙周袋内排放,形成牙周窦道,此种情况通常预后较差。乳牙发生根尖周脓肿时,由于儿童的牙周膜组织疏松,根尖部的脓液可顺牙周间隙扩散,从龈沟排出。

【临床表现】

1. 根尖周脓肿

(1)症状:患牙出现自发痛、剧烈持续的跳痛,以至咬合时首先接触患牙并引起剧痛,患者因而不敢对合。

(2)检查:①患牙叩痛(卄)~(卅),松动Ⅱ~Ⅲ度。②根尖部牙龈潮红,但尚无明显肿胀,扪诊感轻微疼痛。③相应的下颌下淋巴结或颏下淋巴结可有增大及压痛。

2. 骨膜下脓肿

(1)症状:患牙的持续性、搏动性跳痛更加剧烈,因骨膜坚韧、致密,脓液集聚于骨膜下所产生的压力很大,病程至此,疼痛达到最高峰,病期多已三五日,患者感到极端痛苦。患牙更觉浮起、松动,即使是不经意地轻触患牙,亦感觉疼痛难忍。患者常诉有因疼痛逐日加剧而影响睡眠和进食,还可伴有体温升高,身体乏力等全身症状。

(2)检查:①患者有痛苦面容,精神疲惫。体温可有升高,约38℃。末梢血象白细胞增多,计数多在1.0万~1.2万/mm³。患牙所属区域的淋巴结可出现增大和扪痛。②患牙叩痛(卅),松动Ⅲ度,牙龈红肿,移行沟变平,有明显的压痛,叩诊深部有波动感。③严重的病例可在相应的颌面部出现蜂窝织炎,表现为软组织肿胀、压痛,致使面容改变。

3. 黏膜下脓肿

(1)症状:由于黏膜下组织较疏松,脓液到达黏膜下时,压力已大为减低,自发性肿痛及咬合痛也随之减轻。全身症状缓解。

(2)检查:①患牙叩痛(+)~(卄),松动度Ⅰ度;②根尖区黏膜的肿胀已局限,呈半球形隆起,扪诊时,波动感明显,脓肿较表浅而易破溃。

【诊断】

主要依据患牙所表现出来的典型的临床症状及体征,由疼痛及红肿的程度来分辨患牙所处的炎症阶段。

【鉴别诊断】

1. 急性根尖周炎各阶段的鉴别 见表4-2。

表4-2 急性根尖周炎各发展阶段的临床表现

症状和体征	浆液期	根尖周肿胀期	骨膜下脓肿期	黏膜下脓肿期
疼痛	咬合痛	持续跳痛	极剧烈胀跳痛	咬合痛缓解
叩痛	(+)~(卄)	(卄)~(卅)	最剧烈(卅)	(卄)~(+)
扪诊	不适	疼痛	剧烈疼痛+深波动感	轻痛+浅波动感
根尖区牙龈	无变化/潮红	小范围红肿	红肿明显,广泛	肿胀明显,局限
全身症状	无	无/轻	可有发热、乏力,血象升高	消退

2. 急性根尖周炎与慢性根尖周炎急性发作的鉴别 急性根尖周炎可以直接继发于牙髓病,即原发性急性根尖周炎;也可由慢性根尖周炎转化而来,又称为慢性根尖周炎急性发作或继发性急性根尖周炎。两者之间的区别在于X线片上所显示的影像不同:急性根尖周炎时,X线片上看不出根尖部有明显改变;而慢性根尖周炎急性发作时,则从X线片上可见根尖部有不同程度的牙槽骨破坏所形成的透影区。

3. 急性根尖周炎脓肿与急性牙周脓肿的鉴别 见表4-3。

表 4-3　急性根尖周脓肿与急性牙周脓肿的鉴别要点

鉴别点	急性根尖周脓肿	急性牙周脓肿
感染来源	感染根管	牙周袋
病史	较长期牙体缺损史 牙痛史 牙髓治疗史	长期牙周炎病史
牙体情况	深龋洞 近髓的非龋疾病 修复体	一般无深及牙髓的牙体疾病
牙髓活力	多无	多有
牙周袋	无	深,迂回曲折
脓肿部位	靠近根尖部 中心位于龈颊沟附近	较近牙龈缘
脓肿范围	较弥散	局限于牙周袋壁
疼痛程度	重	相对较轻
牙松动度	相对轻,病愈后牙恢复稳固	明显,消肿后仍很松动
叩痛	很重	相对较轻
X 线片表现	无明显异常表现,若患牙为慢性根尖周炎急性发作,根尖周牙槽骨显现透射影像	牙槽骨嵴破坏,可有骨下袋
病程	相对较长,脓液自根尖周向外排出的时间需五六天	相对较短,一般三四天可自溃

四、慢性根尖周炎

慢性根尖周炎(chronic apical periodontitis)是指因根管内长期存在感染及病源刺激物而导致的根尖周围组织慢性炎症反应,表现为炎症性肉芽组织的形成和牙槽骨的破坏。

【病因病理】

1. 根尖周肉芽肿的形成机制　根尖部的牙周膜因受根管内病源刺激物的作用而发生慢性炎症性变化,其正常的组织结构被破坏,代之以炎症肉芽组织。在炎症肉芽组织的周围有破骨细胞分化出来,造成邻近的牙槽骨和牙骨质吸收破坏,骨质破坏的区域仍由炎症肉芽组织所取代。

2. 脓肿的形成机制　随着病变的进展,炎症肉芽组织的体积不断增大,血供难以抵达肉芽肿的中心部,病变中央的组织细胞发生坏死、液化,形成脓液并潴留于根尖部的脓腔内,成为慢性根尖周脓肿。

3. 囊肿的形成机制　关于囊壁形成的确切机制尚不清楚,目前主要有两个理论:"分解理论"与"脓腔理论"。前者认为正常牙的牙周膜内遗留有牙根发育期间的 Hertwing 上皮根鞘细胞,在牙根表面平行排列,呈静止状态,又称 Malassez 上皮剩余。当根尖周围组织形成炎症肉芽组织时,遗留下来的这些上皮细胞在慢性炎症的长期刺激下,可增殖为上皮团块或上皮条索。较大的上皮团中心由于缺乏营养,上皮细胞发生退行性变,甚至坏死、液化,形成小囊腔,腔壁表面由复层鳞状上皮细胞衬里,完整或不连续,形成囊壁。随着囊腔中渗透压的增高,周围的组织液逐渐渗入,成为囊液,小囊腔逐渐扩大或相互融合形成根尖周囊肿。"脓腔理论"认为根尖周肉芽肿先形成脓肿,脓腔的表面就像身体其他部位的软组织创口一样,修复过程均有周缘的上皮细胞增生、爬入,逐渐将伤口表面覆盖而成。当牙周膜内的上皮剩余细胞增殖、铺满根尖周脓肿的脓腔表面时,就形成了囊腔。

4. 根尖周致密性骨炎的形成机制　当根尖周组织在受到长期轻微、缓和的刺激,而患者的机体抵抗力又很强时,根尖部的牙槽骨并不发生吸收性破坏,反而表现为骨质的增殖,形成围绕根尖周围的一团致密骨,其骨小梁结构比周围骨组织更为致密。这种情况实际上是一种防御性反应,因在增生的骨小梁间有少量慢性炎症细胞分布,故称为根尖周致密性骨炎。

【临床表现】

1. 症状 一般无明显的自觉症状,有的患牙可在咀嚼时有不适感。也有因主诉牙龈起脓包而就诊者。在临床上多可追问出患牙有牙髓病史、反复肿痛史或牙髓治疗史。

2. 检查

(1)患牙可查及深龋洞或充填体,以及其他牙体硬组织疾病。

(2)牙冠变色,失去光泽。深洞内探诊无反应,牙髓活力测验无反应。

(3)患牙对叩诊的反应无明显异常或仅有不适

感,一般不松动。

(4)有窦型慢性根尖周炎者可查及窦道开口。

(5)根尖周囊肿的大小不定,可由豌豆大到鸡蛋大。

(6)X线检查显示出患牙根尖区骨质变化的影像。

【诊断】

1. 患牙X线片上根尖区骨质破坏的影像是确诊的关键依据。

2. 患牙牙髓活力测验结果并结合患牙年龄应作为重要的参考。

3. 病史及患牙牙冠情况也可作为辅助诊断指标。

(林正梅)

第六节 牙髓病和根尖周病治疗概述

一、治疗原则和治疗计划

(一)治疗原则

牙髓病和根尖周病的治疗原则是保存具有正常生理功能的牙髓及保存患牙。

1. 保存活髓 牙髓组织具有形成牙本质、营养牙体硬组织及防御修复功能。对牙髓病变还处于早期阶段的恒牙和根尖孔尚未形成的年轻恒牙,应注意保存活髓,维持牙髓功能。

2. 保存患牙 由于增龄性变化和血液循环的特殊性,牙髓修复再生能力有限,炎症不易治愈。对患有牙髓病而不能保存活髓的牙,应去除病变牙髓,保存患牙,以维持牙列完整,维护咀嚼功能。失去活髓后,牙体硬组织的营养代谢仅由牙周组织供给,牙体硬组织变脆并容易折裂,应选用不同类型的冠部修复体保护牙体硬组织。

(二)治疗计划

治疗计划是为了控制或消除致病因素、治愈疾病、修复缺损牙体组织、恢复患牙功能而设计的治疗方案和程序。治疗计划的制订应根据患牙病变的程度、位置、与邻近解剖结构的关系,患者的全身健康状况、依从性和就诊时机,以及医护人员的经验、医疗设备和器械等。

1. 治疗程序 牙髓病和根尖周病的治疗首先应缓解疼痛并去除感染物,控制患牙的急性症状后,再进行全面检查和治疗,分为急症期、控制期、治疗期和维护期治疗。

(1)急症期:在充分掌握患者全身状况和病史

的前提下,尽快解决患牙急性牙髓疼痛或根尖周疼痛,待急症控制后方可转入下一阶段治疗。

(2)控制期:通过牙髓治疗、牙周治疗、拔牙及牙体牙列修复治疗等手段消除病因,终止疾病进展。治疗内容包括:①控制牙髓根尖周病疾病进展;②控制或去除潜在的致病因素;③去除影响疾病预后的不良因素;④实施口腔疾病预防策略。

(3)治疗期:通过牙体修复治疗、牙髓治疗、牙周治疗及口外治疗等,治疗牙髓根尖周病变,恢复咀嚼功能。

(4)维护期:通过定期复查,观察病变愈合情况,及时调整治疗计划。同时,加强患者口腔健康指导。

2. 术前谈话 治疗前,医生和患者需进行良好有效的交流,向患者介绍病情,说明治疗方法,提供牙髓治疗有关的读物及画册帮助解释治疗过程,使患者了解治疗的程序、预后和其他相关情况,避免患者在治疗中出现紧张、恐惧或不合作等不良情绪,减轻担忧和误解。

患者对治疗的认可必须建立在知情的基础上,避免因未告知治疗的难度和风险而发生医患纠纷。

术前谈话要告知患者的情况如下。

(1)牙髓治疗通常成功率较高,但也存在失败的可能性,预后与患者的个体差异等多因素有关。

(2)术后可能出现短暂不适或轻度疼痛,偶有剧痛。必要时可服用消炎、镇痛药物缓解症状。

(3)保存活髓治疗后,如出现自发痛、夜间痛等急性牙髓炎症状应立即复诊,及时调整治疗计划及治疗方法。

二、病例选择

治疗牙髓病和根尖周病前,应全面分析病例,了解患者及患牙的状态,明确治疗的必要性和可行性,选择有效的治疗方法。

(一)患者状态

患者的状态包括生理状态和心理状态。当患者的生理健康或心理健康严重受损时,牙髓病和根尖周病的治疗可能变得复杂化,甚至难以顺利完成。因此,必须重视对患者状态的了解和正确判断。

1. 生理状态

(1)年龄:牙髓治疗适用于任何年龄的患者,但治疗中不同年龄段存在不同的治疗难点。对于幼儿患者应注意控制他们的拒绝行为,以配合治疗。老年患者的主要难点在于根管口隐蔽、根管钙化和组织修复功能较差等。

(2)健康状况:牙髓治疗没有绝对的全身禁忌证,但残疾和体质虚弱的患者往往难以承受复杂和长时间的治疗过程,因此要详细询问系统病史,根据具体情况制订治疗计划。

①心血管疾病。严重心血管疾病患者的牙髓治疗,应与心血管疾病专家会诊后处理。治疗时注意控制疼痛,缓解精神压力,缩短就诊时间。对于风湿性心脏病、先天性心脏病或做过心脏瓣膜置换手术的患者,应防止因根管治疗引起的感染性心内膜炎。近6个月内患有心肌梗死的患者不适于做牙髓治疗。

②出血性疾病。出血性疾病患者牙髓治疗前应进行血液检验,并请内科医师会诊。在安置橡皮障夹、活髓摘除治疗等过程中要做好控制出血的准备。根管外科手术前必须进行抗纤溶治疗。

③糖尿病。牙髓治疗前应预防性用药,防止急性牙髓感染影响糖尿病患者的病情控制,避免牙髓治疗时间过久影响耽误患者的胰岛素治疗和用餐时间。对于重症糖尿病患者,应注意预防胰岛素性休克或糖尿病性昏迷的发生。

④癌症。通过询问病史,了解癌症患者病情以选择治疗方法。可采取简单易行的方法缓解患者症状,提高咀嚼能力,改善精神状态。头颈部肿瘤患者放疗后易发生猖獗龋,迅速发展为牙髓病或根尖周病,应选择牙髓治疗保存患牙,提高患者生活质量。

⑤艾滋病。艾滋病不是牙髓治疗的禁忌证,对艾滋病患者进行牙髓治疗时,应采取严格的控制措施,防止交叉感染。

⑥妊娠。妊娠期间的牙髓治疗,应注意控制疼痛与感染,暂缓行根管外科手术。

⑦过敏反应。对高度过敏体质的患者,牙髓治疗前可预防性使用抗组胺类药物,防止发生过敏反应。

2. 心理状态

(1)恐惧:患者在牙髓治疗过程中由于惧怕疼痛、射线或治疗器械等有可能表现出异常行为。对于这类患者要尽量安慰以取得合作,因恐惧而不愿按时复诊的患者,应告知贻误治疗可能产生的不良后果。

(2)焦虑:患者因害怕治疗时疼痛常产生焦虑情绪,在进行牙髓治疗前应判断患者是否焦虑。成人患者在治疗前往往掩饰其情绪,不愿告知医师,在治疗过程中却表现出不合作或其他异常,某些患心血管疾病、呼吸系统或神经系统疾病的患者甚至可能由于过度紧张而危及生命。

恐惧和焦虑的控制主要包括非药物控制和药物控制两种方法。具体如下:①给予患者同情心,医护人员应通过语言和表情对恐惧和焦虑的患者表示理解、同情和关怀,切忌训斥患者;②建立医患间良好有效的交流,医者可通过简单的交谈和观察,与患者建立有效的交流并获得患者信任,以保证治疗的顺利进行;③改善就诊环境,就诊环境影响患者情绪,为减少环境噪声,减少患者间影响和干扰,应尽可能设立独立诊室;④减短候诊时间,过度的候诊等待加重患者的焦虑情绪,应尽可能减短候诊时间;⑤合理安排首诊复诊时间,对过度恐惧和焦虑的患者,如果治疗周期较长,应缩短首次就诊治疗时间,首次就诊时解决主诉问题,缓解主要症状,循序渐进地进行;⑥药物控制,当非药物控制不能取得良好的镇静效果时,可采取药物控制,如口服地西泮(安定)类镇静药控制焦虑等。

(3)心理性疼痛:心理性疼痛患者常主诉牙及颌面部疼痛,临床检查无口腔器质性病变。医师既要注意避免受患者或其家属的影响,将心理性疼痛诊断为器质性病变进行治疗,又要注意勿擅用精神治疗药物。

(二)患牙状态

牙髓治疗无牙位和年龄的限制,随着治疗技术和器械的发展,只要患牙有保留的价值,患者有适当的开口度并同意治疗,全口牙均可进行较为完善的牙髓治疗。牙髓治疗前,通过了解患牙的状态,可以判断牙髓治疗的难度和可行性。

1. 可操作性

(1)患牙类型:前牙一般为较粗而直的单根单管牙,牙髓治疗难度较小,成功率相对较高;磨牙根管相对细小且弯曲,解剖变异多见,根管数目不定,根管治疗的难度大。

(2)患牙位置:前牙暴露充分,器械容易到达,患者易配合,根管治疗难度低;反之后牙治疗难度增大。此外,牙异位或错位,导致根管方向倾斜,也增加牙髓治疗难度。

(3)工作长度:工作长度影响根管预备器械的选择。牙体过长,ISO 器械不能完全到达,操作难度加大;牙体过短,器械的工作刃因侧方压力不够而使工作效率大大降低,治疗难度加大。

(4)工作宽度:根尖孔粗大,易发生器械超出根尖孔和(或)超充,损伤根尖周组织,增加治疗难度。

(5)根管形态:根管重度弯曲或呈 S 形的患牙,根管治疗时应选用适宜的预备器械和技术,以减少或避免根管预备并发症的发生。根尖孔未完全形成的患牙,需要行根尖诱导成形术。

(6)根管数目:根管数目越多,管径越小,根管走向的变化就越多,治疗难度越大。临床上根管失败的常见原因为遗漏根管。因此,在根管预备过程中,应始终持有怀疑态度,仔细检查,准确判断是否存在"额外"根管。

(7)髓腔和根管钙化:髓石或弥散型髓腔钙化会阻碍根管治疗器械进入根管,增加治疗的难度。根管显微镜、钙螯合剂及超声预备器械等的应用有助于诊断和发现钙化根管。

(8)牙根吸收:牙根吸收包括内吸收和外吸收,内吸收 X 线片表现为在髓腔内出现不均匀的膨大透射区,外吸收则表现为叠加于根管外的阴影。牙根吸收会增加牙髓治疗的难度,影响患牙预后。

(9)邻近解剖结构:治疗中应注意牙根尖区邻近的组织结构,如上颌窦、鼻腔、颏孔及下颌神经管等。上颌牙根尖周炎症可能引起上颌窦或鼻腔感染,下颌牙根管预备过度或超充均可导致下牙槽神经感觉异常。颧突、隆凸以及牙拥挤、牙根重叠可造成 X 线片上根管及根尖区影像模糊,影响临床诊断和治疗。

(10)其他因素:根管治疗难度还与治疗环境、术者诊疗水平、患者张口度、咽反射及牙科恐惧症等有关。

2. 可修复性 现代牙髓治疗更注重患牙剩余牙体的保存治疗,随着修复材料和技术的不断完善,临床治疗中应最大限度保存患牙。但患牙因严重龋坏或牙折等导致余留牙体结构难以保留及修复时,则无须行牙髓治疗。

3. 牙周状况 牙髓病治疗的预后与患牙的牙周状况直接相关,牙槽骨严重破坏和Ⅲ度松动患牙的预后较差。对伴有牙周疾病的牙髓病患牙,应进行牙周牙髓联合治疗。

4. 既往治疗 术者治疗前应了解患牙的既往治疗情况。患牙可能在既往治疗中由于根管预备或充填不完善,仍处于炎症状态而需再处理,再次治疗的操作难度往往会增大。

5. 保留价值 所有牙髓病患牙都应尽量通过牙髓治疗保留。临床上可能由于医师对治疗失去信心,或患者因时间或经济问题,影响牙髓治疗的实施或完成。对于无咬合功能的患牙,可考虑拔除。

三、术前感染控制

无菌指不含活菌的状态,是灭菌的结果。在牙髓治疗过程中病原微生物可能通过不同途径引起感染,因此,治疗时应遵循无菌操作原则,建立防护措施以利于获得良好的治疗效果。

(一)术区隔离

牙位于口腔唾液环境中,术区的隔离可采用棉卷隔离唾液或安置橡皮障等方法,吸唾器一般与棉卷隔离或橡皮障联合使用。

1. 棉卷隔离法 棉卷隔离法是置消毒棉卷或棉球于唾液腺开口处及患牙两侧,这种方法简单易行,但对儿童和唾液多的患者隔湿效果差。

2. 橡皮障隔离法 19 世纪纽约牙科医师 Barnum 在临床首次使用橡皮障,达到牙体隔离的目的。正确安装橡皮障可以隔离患牙,防止唾液和舌影响手术操作,是目前保护医师和患者的有效装置,是牙髓治疗尤其是显微牙髓治疗中的必要步骤。

(1)橡皮障隔离的目的:①提供不受唾液、血液和其他组织液污染的操作环境;②避免牙龈、舌及口腔黏膜软组织意外损伤;③防止误吸误吞;④保证术野清晰;⑤防止医源性交叉感染。

(2)橡皮障系统

①橡皮障:橡皮障多呈方形,尺寸为 15 cm×15 cm 和 12.5 cm×12.5 cm。根据厚度分为薄型、中型、

厚型、超厚型和特厚型等,牙髓治疗多选用不易撕裂的中型或厚型。橡皮障有黑、绿、黄、灰、蓝等各种颜色,深色橡皮障可以增加手术视野的对比度,浅色橡皮障的半透明性便于放置X线胶片于橡皮障下。安放橡皮障时常规将橡皮障暗面朝向术者,以减少炫光,减轻术者视觉疲劳。

②橡皮障架:用于支撑和固定橡皮障,由金属或塑料制成。牙髓治疗常选用X线透射性强的塑料框架。

③橡皮障夹:又称固持器,为金属制品,由一个弹性弧形杠连接一对夹片构成,无翼或有翼。夹片前端可以和牙呈四点接触,使固持器保持稳定,防止其自身移动造成软组织损伤。双翼作用是将橡皮障上打好的小孔撑大并套入患牙。根据牙解剖形态不同,橡皮障夹设计呈多种形状。一般治疗中多用有翼型橡皮障夹,包括前牙固持器、前磨牙固持器、上颌磨牙固持器和下颌磨牙固持器。夹片的翼部可以隔离牙龈组织,最大限度暴露治疗牙。特殊设计的固持器,如夹片向根尖方向加长的固持器可用于冠部牙体组织缺损较大的患牙;锯齿形的Tiger固持器可以增加稳定性;S-G型固持器能放置于患牙的邻牙上,并能隔离牙冠缺损严重的患牙。

④橡皮障打孔器:打孔器为一种手持钳,头部有特殊圆盘,盘上有不同尺寸的小圆孔,供打孔时选用。

⑤橡皮障钳:用于安放、调整和去除橡皮障夹。

(3)橡皮障的安置方法

方法一:将橡皮障夹套入橡皮障已打好的孔中,撑开小孔,将橡皮障钳前喙插入橡皮障夹的翼孔中,握持橡皮障钳,调节橡皮障夹的张开度,控制橡皮障夹在橡皮障上的位置。用塑料框架支撑橡皮障,并成为一个整体放置于患牙上。橡皮障夹固位于患牙的牙冠后,用器械将小孔周边的橡皮障反折入橡皮障夹翼部下方。

方法二:先将橡皮障夹(通常是无翼型)放置于患牙上,再安放橡皮障和橡皮障架;也可以先安放橡皮障,再放置橡皮障夹及橡皮障架。采用这种方法,术者能清楚地看到橡皮障夹的喙部与牙体接触的部位,避免损伤牙龈组织,可用手指轻压橡皮障夹的颊舌侧板,以检查橡皮障夹的放置是否合适。

方法三:又称拼合障孔术,用于隔离牙冠大部分缺损的前牙或有烤瓷全冠的患牙。橡皮障夹的安置对烤瓷全冠的颈瓷、牙本质及牙骨质等均有一定损伤,因此,一般不使用橡皮障夹隔离烤瓷全冠修复的牙,而是用牙线结扎固定橡皮障或者将橡皮障夹置于邻牙上。拼合障孔术首先在橡皮障上打2个紧连的孔,使2个孔拼合成1个孔,将棉卷放于患牙颊侧,再将橡皮障孔拉开套入患牙和相邻牙上,橡皮障的边缘要仔细地反折入两邻牙远中接触点下方,用牙线结扎使橡皮障固定。棉卷的放置和橡皮障的张力使术区保持相对干燥。为防止橡皮障滑动,可以在患牙的邻牙上放置橡皮障夹或在橡皮障上方放置橡皮障夹。

(4)橡皮障安置的注意事项

①定位和打孔:首先标出垂直中线和水平线,将橡皮障分为4个象限,列出常规上、下颌牙弓位,确定患牙所在位置并做记号,留出足够边缘。患牙越位于远中,小孔越靠近橡皮障水平线。打孔要求边缘整齐,大小合适。

②橡皮障的安放:安放橡皮障前,必须确定牙间是否有间隙,如果两牙之间的接触点粗糙,接触过紧,或不适当的充填物使相邻牙融合在一起,都会造成橡皮障安置困难。可以用牙线加压使橡皮障通过接触点,还可以用器械插入患牙周围封闭橡皮障边缘。橡皮障应以足够的张力固位于橡皮障架上,不能起褶,也不能张力过大使橡皮障破裂或使橡皮障夹移位。橡皮障要完全覆盖患者的口腔,避免盖住患者的鼻和眼。

③防止渗漏:选用厚度合适的橡皮障,注意孔的位置,要求边缘整齐,正确选择和放置橡皮障夹及沿牙四周反折橡皮障可以减少渗漏。发现橡皮障有小的破损,可用Cavit或牙周塞制剂等修补或更换橡皮障。

④橡皮障夹的放置:牙形态和位置异常可能导致使橡皮障夹放置不到位。牙部分萌出、全冠修复已做牙体预备或牙体大面积缺损情况下,为了使橡皮障夹放置到位,可以调试或修改橡皮障夹的夹片使之适合患牙,或在牙颈部置少量树脂,利用树脂凸缘为橡皮障夹固位,待根管治疗完成后再去除树脂凸缘。

⑤橡皮障夹的选用:牙体大部分缺损至龈下而牙周组织健康状况良好的患牙,可选用S-G型夹或翼端向根方加长的橡皮障夹。

⑥预先修复牙体组织:牙体大部分缺损时,可以先部分修复牙体组织,以便安放橡皮障。待牙髓治疗后,再重新完成患牙的充填和修复。

(二)器械的清洗、消毒和灭菌

所有口腔治疗器械使用后必须进行清洁消毒和灭菌处理方可用于其他患者。

1. 清洗 清洗指去除器械上组织和材料等所有外来物质,以减少器械上细菌的数量。一般采用清洁剂和水,通过手工或机械完成。目前广泛采用超声波加多酶清洗技术对口腔诊疗器械进行清洗。手机的清洗通过手机清洁机或人工清洗来完成,车针和扩大针等器械以多酶溶液浸泡后,采用手工刷洗或超声波加多酶溶液清洗。

2. 消毒 消毒指利用物理或化学方法灭活器械上的非芽胞微生物,达到无害化状态。口腔器械主要采用物理消毒法,即干热或湿热高温消毒。采用全自动清洗热消毒干燥机可一次性完成车针和扩大针等器械的消毒干燥。化学消毒法用于不耐高温的器械。较长时间的高温消毒对手机的轴承、轴芯、风轮等损耗较大,可用注油机或注油罐对手机内腔进行注油,采用75%乙醇擦拭手机外表面,干燥包装后待灭菌。

3. 灭菌 灭菌是指消除所有微生物生命状态的过程,即杀灭器械上包括芽胞在内的所有微生物,达到无菌状态。灭菌方法主要有预真空压力蒸气灭菌、干热160℃及以上灭菌、环氧乙烷灭菌和辐射灭菌(大剂量紫外线照射)等。预真空压力蒸气灭菌最高温度达134℃,压力206 kPa,保持时间为3～4min,因其灭菌效果稳定、安全而广泛应用,适用于手机及牙髓治疗器械的灭菌。传统的化学浸泡灭菌法因化学消毒剂不良反应大,灭菌效果不稳定而甚少使用。

(三)基本防护

临床诊室环境中存在许多潜在的感染源,如唾液、血液、创口分泌物和龋坏牙体组织等。医务人员的手、头发、工作服、治疗器械和设备、手机的气雾等都可能成为传播感染源的媒介,因此,应按预防标准进行个人防护,防止发生院内感染。

1. 医护人员的防护 医护人员在治疗防护,戴手套后只接触防污膜覆盖的部位表面,坚持戴护目镜或塑料面罩,防止血液、唾液、冲洗液和手机的气雾等溅射到面部和眼;术后即时弃去手套,洗手并干燥。整个治疗过程中应穿防护工作服、戴工作帽并每天更换,如污染严重须及时更换。术前彻底洗刷双手,戴手套;术中注意隔离。

2. 患者的防护 治疗前用0.12%葡萄糖酸氯己定或0.02%醋酸氯己定漱口,减少微生物的污染。使用一次性胸巾隔离,并为患者提供防护眼镜防止飞溅物对眼的伤害。

3. 工作环境的防护 采用4手操作,术前备齐操作所需物品,避免护士在多椅位间走动扩散污染。使用防污膜覆盖医务人员双手经常接触的物体表面,如综合治疗台照明灯拉手、开关、椅位调节控制或微电脑控制板、光固化灯等,一人一换。术后使用300～500 mg/L的含氯或含溴消毒剂擦拭消毒设备,并清洁干燥。诊疗室保持通风并定期进行空气消毒处理,每日使用300～500mg/L的含氯或含溴消毒剂湿拖地面1～2次。

四、疼痛的控制

牙髓组织富含神经纤维,对刺激反应敏感。在牙髓治疗的过程中,各种操作均可能引起疼痛,使患者难以忍受以致惧怕接受治疗。因此,应该施行无痛技术,使牙髓病和根尖周病的治疗在无痛或减少疼痛的情况下进行。

(一)局部麻醉

局部麻醉即通过局部注射麻醉药物以达到牙髓治疗无痛的目的。

1. 局部麻醉前准备

(1)仔细询问患者系统性疾病史、用药史、药物过敏史。对有心血管疾病者,慎用含有肾上腺素的药物;对有过敏史的患者,慎用普鲁卡因类药物。

(2)选择合适的麻醉方法,对有牙槽骨和黏膜炎症的牙尽可能不选择局部浸润麻醉。

(3)对过度紧张的患者,有过度饮酒史的患者,应适当加大局部麻醉药剂量30%～50%。

(4)了解各类局部麻醉药的作用特点和药物特性,避免过量用药。

(5)为减少进针时的疼痛,进行注射麻醉前可先对进针部位的黏膜表面麻醉。

2. 常用局部麻醉药物 局部麻醉药主要分为酯类和酰胺类,前者以普鲁卡因为代表,后者以利多卡因为代表。

(1)普鲁卡因:又称奴弗卡因,盐酸普鲁卡因局部麻醉使用浓度为2%,1次用量40～100 mg。可用于局部浸润和传导阻滞,注射后3～5 min起效,维持30～40 min,加入肾上腺素(1:100 000～1:20 000)可增加血管收缩,减缓吸收速率,麻醉效果延长至2 h。该药偶有过敏反应,对心肌有抑制作用,严重低血压、心律失常和患有脑脊髓疾病者禁用,1次最大用量不超过1 g。

（2）丁卡因：又称地卡因，为长效酯类局部麻醉药，脂溶性高，穿透力强，毒性较大，适用于黏膜表面麻醉。常用浓度 2%，3～5min 显效。需注意腭侧龈因角化层较厚，药物穿透效果不佳，应改用其他局部麻醉方式。

（3）利多卡因：又称赛罗卡因，稳定，起效快，常用于表面麻醉和局部麻醉，1 次用量为 2% 盐酸盐 5～10ml，最大用量不超过 400mg。禁用于严重的房室传导阻滞患者及心率＜55/min 患者。对高血压、动脉硬化、心律失常、甲状腺功能亢进症、糖尿病、心脏病患者，应慎用含肾上腺素的利多卡因。

（4）阿替卡因：常用为复方盐酸阿替卡因注射剂，商品名为必兰麻，含 4% 阿替卡因及 1:100 000 肾上腺素。禁用于 4 岁以下儿童、严重肝功能不全、胆碱酯酶缺乏、阵发性心动过速、心律失常、窄角青光眼、甲状腺功能亢进症患者，慎用于高血压、糖尿病及应用单胺氧化药治疗的患者。

3. 常用麻醉方法

（1）表面麻醉：适用于黏膜表浅麻醉，常用于局部麻醉前对进针部位黏膜组织的麻醉和阻止患者的恶心反射。操作时应先隔离唾液，用小棉球蘸取药液或将药液喷涂于欲麻醉部位，3～5min 或以后将药液拭去，漱口。

（2）局部浸润麻醉：又称骨膜上浸润麻醉，是将麻醉药注射到根尖部的骨膜上，通过麻醉药的渗透作用使患牙在牙髓治疗时无痛。由于麻醉药不能渗透密质骨，故骨膜上浸润麻醉仅适用于上、下颌前牙及上颌前磨牙和乳牙。牙髓治疗前，于患牙根尖部骨膜上注射 0.6～0.9ml 麻醉药，3～4min 或以后起效。当患牙处于急性炎症期时，骨膜上浸润麻醉效果一般不佳，需采用其他麻醉方法。

（3）阻滞麻醉：是将局部麻醉药物注射到神经干或其主要分支附近，以阻断神经末梢传入的刺激，是在组织的神经分布区域产生麻醉效果。进行阻滞麻醉时，应熟悉口腔颌面局部解剖，掌握三叉神经的行径和分布及注射标志与有关解剖结构的关系。上颌磨牙常用上牙槽后神经阻滞麻醉，进针点为上颌第二磨牙远中颊侧口腔前庭沟，下颌磨牙及局部浸润麻醉未能显效的下颌前牙常用下牙槽神经阻滞麻醉，进针点为张大口时，上、下颌牙槽突相距的中点线与翼下颌皱襞外侧 3～4 mm 的交点。

（4）牙周韧带内注射：适用于牙周组织的麻醉和牙髓麻醉不全时的补充麻醉，某些特殊病例如血友病患者也常做牙周韧带内注射。严重牙周疾病的患牙不宜使用该法。操作中首先严格消毒龈沟或牙周袋，将麻醉针头斜面背向牙根刺入牙周间隙缓缓加压。若注射时无阻力感，药液可能漏入龈沟，应改变位置再次注射，但每个牙根重复注射的次数不应超过 2 次。由于麻醉药不能渗过牙槽间隔，对多根牙每一牙根都应做上述注射，一般每个牙根可注入麻醉药 0.2ml，不超过 0.4ml。

（5）牙髓内注射：将麻醉药直接注入牙髓组织，多用于浸润麻醉和阻滞麻醉效果不佳的病例，或作为牙周韧带内注射的追加麻醉。操作时先在髓腔的露髓处滴少许麻醉药，待表面麻醉后将注射针从穿髓孔处插入髓腔，边进入边注射麻醉药，麻醉冠髓至根髓。由于注射时需要一定的压力，故穿髓孔不能太大，以免麻醉药外溢，必要时可用牙胶填塞穿髓孔。

（6）骨内注射和中隔内注射：骨内注射是将麻醉药直接注入根尖骨质的方法。首先做浸润麻醉使牙根尖部软组织和骨麻醉，然后在骨膜上做 1～3 mm 切口，用球钻在骨皮质上钻洞直至骨松质，将针头刺入患牙远中牙槽中隔，缓缓加压，使麻醉药进入骨松质，一般注射 0.3～0.5 ml 麻醉药。

4. 局部麻醉失败的原因　临床上出现局部麻醉效果不佳时，应考虑以下原因。

（1）注射点不准确。

（2）药量不足。

（3）局部炎症明显。

（4）部分麻醉药注入血管。

（5）解剖变异或由于患者体位改变没有掌握正确的解剖标志。

（6）嗜酒、长期服用镇静药、兴奋药患者。

5. 局部麻醉并发症及急救　在局部麻醉过程中，患者可能发生不良反应，常见的并发症包括：晕厥、过敏反应、中毒、注射区疼痛、血肿、感染、注射针折断、暂时性面瘫等。

严重的并发症需采取急救措施。急救措施主要包括：①患者卧位；②基本的生命支持，如空气流通、输氧、心肺复苏等；③控制生命体征。

（二）失活法

失活法是用化学药物制剂封于牙髓创面，使牙髓组织坏死失去活力的方法。失活法用于去髓治疗麻醉效果不佳或对麻醉药过敏的患者。

1. 失活药　使牙髓失活的药物称为失活药，多为剧毒药物，常用金属砷、三氧化二砷、多聚甲醛等。金属砷可使牙髓发生溶血反应,对细胞有强烈的毒性,作用无自限性,因此临床上已逐渐淘汰。多聚甲醛失活药主要成分为多聚甲醛、适量的表面麻醉药(如可卡因、丁卡因等)和氮酮等,作用于牙髓可使血管壁平滑肌麻痹,血管扩张,形成血栓,引起血供障碍而使牙髓坏死。其凝固蛋白的作用,能使坏死牙髓组织无菌性干化,作用缓慢,安全性较高,封药时间为2周左右。

2. 操作步骤　若牙髓已暴露,可将失活药直接放在暴露的牙髓表面,并暂封窝洞。需保证失活药不渗透至窝洞以外,保证封闭材料不脱落,同时要求患者按期复诊。对于未露髓或穿髓孔较小的病例,应在局部麻醉下开髓,引流充分后将失活药轻放牙髓表面,在其上放一小棉球,并暂封窝洞。

3. 失活药烧伤的处理　当发生失活药溢出造成黏膜甚至骨组织坏死时,应首先清理坏死组织,避免残留的失活药造成组织进一步损伤。清理后的创面以生理盐水大量冲洗,碘仿糊剂覆盖,3d后换药,如无新生组织生长,应继续清除表面坏死组织,直至出现新鲜创面。

五、应急处理

门诊病例中约90%的牙髓病和根尖周病患者需要即刻减轻疼痛,应急处理是初次治疗中需采取的重要措施。

(一)开髓引流

急性牙髓炎应急处理的目的是引流炎症渗出物和缓解因之而形成的髓腔高压,以减轻剧痛。在局部麻醉下摘除牙髓,去除全部或大部分牙髓后放置一无菌小棉球后暂封髓腔,患牙的疼痛随即缓解。对于单根牙,拔髓后可以进行根管预备再暂封。患牙暂封后应检查有无咬合高点,避免高点引起牙周膜炎,产生新的疼痛。咬合过高还可能造成暂封物脱落,导致髓腔再次感染。

急性根尖周炎的应急处理是在局部麻醉下开通髓腔,穿通根尖孔,建立引流通道,使根尖渗出物及脓液通过根管得到引流,以缓解根尖部的压力,解除疼痛。应急处理时应注意:①局部浸润麻醉要避开肿胀部位,否则将引起疼痛和感染扩散,麻醉效果较差,以行阻滞麻醉为佳;②正确开髓并尽量

减少钻磨震动,可用手或印模胶固定患牙减轻疼痛;③初步清理扩大根管,使用过氧化氢溶液(双氧水)和次氯酸钠交替冲洗,所产生的气泡可带走堵塞根管的分泌物;④可在髓室内置一无菌棉球开放髓腔,待急性炎症消退后再做常规治疗。一般在开放引流1~2d复诊。

(二)切开排脓

急性根尖周炎至骨膜下或黏膜下脓肿期应在局部麻醉或表面麻醉下切开排脓。黏膜下脓肿切排的时机是在急性炎症的第4~5天,局部有较为明确的波动感。不易判断时,可行穿刺检查,如果回抽有脓,即刻切开。脓肿位置较深,可适当加大切口,放置橡皮引流条,每天更换1次,直至无脓时抽出。通常髓腔开放与切开排脓可同时进行,也可以先予髓腔开放,待脓肿成熟后再切开。把握切开时机非常重要,切开过早给患者增加痛苦,达不到引流目的;过迟会延误病情,造成病变范围扩大,引起全身反应。

(三)去除刺激

对于根管外伤和化学药物刺激引起的根尖周炎,应去除刺激物,反复冲洗根管,重新封药,或封无菌棉捻,避免再感染。若由根管充填引起,应检查根管充填情况,如根管超充可去除根充物,封药安抚,缓解后再行充填。

(四)调𬌗磨改

由外伤引起的急性根尖周炎,应调𬌗磨改使患牙咬合降低、功能减轻,得以休息,必要时局部封闭或理疗。通过磨改,牙髓及根尖周症状有可能消除。死髓牙治疗也应常规调𬌗磨改,以缓解症状及减少牙纵折的发生。

(五)消炎镇痛

一般可采用口服或注射的途径给予抗生素类药物或镇痛药物,也可以局部封闭、理疗及针灸止痛。局部可使用清热、解毒、消肿、镇痛类的中草药,以促进症状的消退。口服镇痛药对牙髓炎和根尖周炎有一定镇痛效果。镇痛药可以局部使用,如将浸有丁香油酚镇痛药的小棉球放在引起牙髓炎的深龋洞中。但在剧烈疼痛的急性牙髓炎和急性根尖脓肿,只有局部麻醉下开髓引流或切开排脓才能有效地止痛。

(凌均棨)

第七节　活髓保存与根尖诱导成形术

一、盖髓术

盖髓术（pulp capping）是活髓保存的重要方法，即在接近牙髓的牙本质表面或已暴露的牙髓创面上，覆盖能使牙髓组织恢复的制剂，以保护牙髓，消除病变。

盖髓术可分为直接盖髓术（direct pulp capping）与间接盖髓术（indirect pulp capping）。

直接盖髓术起源于 1883 年，高粱糖浆混合物应用于盖髓治疗。1930 年，Hermann 首次利用氢氧化钙盖髓，获得成功。

间接盖髓术起源于 1728 年，Pierre Fauchard 认为，为避免牙髓暴露，深龋中的龋坏组织无须完全去净。1866 年，Atkinson 提出在保留软化牙本质的同时，应使用消毒药物覆盖，即间接盖髓。

（一）盖髓药

1. 盖髓药应具备的性质　理想的盖髓药应具备以下几个优点。

（1）能促进牙髓组织修复再生，诱导修复性牙本质形成。

（2）对牙髓组织具有较好的生物相容性。

（3）有较强的杀菌或抑菌作用。

（4）有较强的渗透作用。

（5）有消炎作用。

（6）药效稳定持久。

（7）便于操作。

2. 常用盖髓药　随着口腔材料学的发展，盖髓材料不断更新，如氢氧化钙、无机三氧化物聚合物（mineral trioxide aggregate，MTA）、骨形成蛋白等生物材料，以及抗炎药、防腐剂、抗生素、酶类、牙本质黏结剂、玻璃离子等。

（1）氢氧化钙：氢氧化钙是目前临床应用最广泛的直接和间接盖髓材料。氢氧化钙制剂类型较多，如 Dycal、Life 及 Nu-Cap 等，均呈碱性，pH9～12，可中和炎症所产生的酸性产物，有利于消除炎症和减轻疼痛。氢氧化钙还具有一定的抗菌作用，但仅对牙髓表面的细菌有效，对存在于牙髓组织中的细菌作用不大。

氢氧化钙盖髓的机制尚不明确，一般认为有以下几点。

①氢氧化钙直接接触牙髓后，表层牙髓组织发生凝固性坏死，而坏死下方则出现炎症反应，可诱导牙髓细胞分化为成牙本质样细胞并分泌牙本质基质。

②高浓度氢氧根离子可维持牙髓组织碱性环境，增强碱性磷酸酶活性。

③钙离子可增强碱性磷酸酶活性，分解矿化抑制药，从而维持矿化过程的进行。

④钙离子抑制副交感神经，降低血管通透性，致牙髓组织发生营养不良性钙化。

⑤氢氧化钙可溶解牙本质基质，释放其中的生长因子，从而调控牙髓细胞成牙本质向分化，形成修复性牙本质。

氢氧化钙的缺点：①不能与牙本质紧密连接，易导致微渗漏；②物理特性不稳定；③盖髓后牙髓表面出现炎症和坏死；④盖髓后易导致髓腔及根管闭锁，增加根管治疗难度；⑤压缩强度不足，在充填物下方形成裂隙，继发充填物或牙体折裂。

（2）MTA：MTA 是 1993 年由 Lee 首次报道的一种牙髓治疗材料，1998 年获美国 FDA 许可应用于临床。MTA 是由多种亲水氧化矿物质混合形成的灰色粉末状制剂，主要成分为硅酸三钙、硅酸二钙、铝酸三钙、铝酸四钙及少量三氧化二铋等，在潮湿环境下发生水合作用，硬固后形成坚硬的屏障。临床上，MTA 不仅可用于直接盖髓术和活髓切断术，还广泛用于髓室底穿孔修补、根管侧穿修补、根尖诱导成形和根尖倒充填等，具有良好的临床疗效。MTA 具有以下特点。

①强碱性和抗菌性粉状 MTA 和蒸馏水以一定比例混合后，初期为碱性凝胶，pH10.2，3h 后固化（在口腔等湿润环境下，MTA 固化时间延长至 4h），pH 升至 12.5，呈强碱性，可持续 24h 以上。MTA 的强碱性赋予其一定的抗菌效能，主要对少数兼性厌氧菌有效。

②封闭性盖髓材料微渗漏导致的牙髓组织炎症是盖髓术成败的重要影响因素。MTA 固化时微膨胀，且不受血液潮湿环境的影响，封闭性能优于银汞合金。

③生物活性 MTA 盖髓初期可形成不规则晶体沉积，为牙髓细胞生长和增殖提供活性底物，诱导牙髓细胞极化和分泌矿化基质，增强碱性磷酸酶活性，促进生长因子和白介素等炎性因子释放，形

成修复性牙本质。

④生物相容性电子探针显微分析表明，MTA主要成分为钙和磷，与牙体硬组织的主要成分一致，具有良好的生物相容性。

⑤X线阻射性三氧化二铋主要赋予MTA X线阻射性能。

与氢氧化钙相比，MTA盖髓效果更佳，导致的牙髓炎症反应更轻，产生的牙本质桥厚且更均一。但存在混合和填放困难、凝固时间长、价格昂贵等缺点。

(3)生物盖髓剂骨形成蛋白(bone morphology protein，BMP)：是存在于骨组织和牙本质中的成骨诱导因子，参与牙本质形成。BMP可诱导牙髓组织中的未分化间充质细胞分化为成牙本质细胞，促进骨样或管状牙本质形成。BMP在体内吸收较快，需与羟基磷灰石或磷酸三钙等生物陶瓷材料复合应用。

转化生长因子(transforming growth factors，TGF)可促进牙髓细胞、成骨细胞、软骨细胞等增殖分化，TGF-β与BMP的复合应用在诱导牙本质桥形成过程中具有协同作用。

异体陶瓷化骨粉采用异体管状骨制备而成，组成成分为正常人体骨组织无机成分，可用于直接盖髓，无排斥反应，且牙本质桥形成早。

(二)直接盖髓术

1. 概念 直接盖髓术是将具有保护治疗作用的药物覆盖于牙髓暴露处，防止或消除感染，保护已暴露牙髓组织并促进自身修复以保存活髓的方法。多用于外伤性及机械性露髓。

2. 原理 牙髓暴露多发生于牙外伤或深龋治疗时的意外穿髓，伴热损伤、压力升高、牙髓出血等病理过程。直接盖髓后，露髓孔处常形成血凝块，牙髓组织充血并出现暂时性炎症反应，随后血凝块机化，成牙本质细胞样细胞形成修复性牙本质，封闭穿髓孔。

对牙髓暴露、牙根未发育完成的年轻恒牙，推荐直接盖髓以保存活髓。对龋源性露髓的成熟恒牙，由于残留于牙髓内的细菌可引起牙髓的持续炎症和循环障碍，直接盖髓部位常发生牙髓钙化或牙内吸收，影响后期根管治疗和修复。因此，直接盖髓术较少应用于龋源性露髓的成熟恒牙。

为避免牙髓钙化或内吸收，直接盖髓术后，一旦根尖孔发育完成，应及时行根管治疗。

3. 适应证和禁忌证

(1)适应证：①机械性或外伤性露髓的年轻恒牙；②机械性或外伤性露髓的成熟恒牙，穿髓孔直径不超过0.5 mm。

(2)禁忌证：①龋源性露髓的乳牙；②不可复性牙髓炎或根尖周炎患牙；③松动牙；④穿髓孔较大、出血严重的患牙。

4. 操作步骤

(1)制备洞形：局部麻醉患牙，橡皮障隔湿，制备洞形，适当扩大穿髓孔。

(2)放置盖髓药：温生理盐水冲洗窝洞，消毒棉球拭干，覆盖直接盖髓药，氧化锌丁香油黏固剂封闭窝洞。操作过程中应尽可能避免血凝块形成。

(3)随访观察：①直接盖髓术后1~2周，若患牙无临床症状且牙髓活力正常，可保留厚约1 mm的氧化锌丁香油黏固剂垫底，聚羧酸锌黏固剂双层垫底，银汞合金或复合树脂永久充填；②若患牙仍对温度刺激敏感，可继续观察或更换盖髓药后暂封观察1~2周，待症状消失后行永久充填；③若直接盖髓后出现自发痛、夜间痛等不可复性牙髓炎症状，应改行根管治疗。

5. 疗效和预后

(1)疗效：直接盖髓术后，应定期复查，每6个月复查1次，至少复查2年。复查内容包括临床症状、临床检查(包括牙髓活力测试)及X线片检查。如发现异常，应立即行根管治疗术。直接盖髓术成功标准如下。

①患牙行直接盖髓术2年后，无自觉症状，检查无阳性体征，牙髓活力正常，患牙恢复咀嚼功能。

②X线片显示盖髓处有新生钙化牙本质形成，根尖未发育完全的牙继续发育。

牙本质桥形成不能作为直接盖髓术成功的标志。

(2)预后和转归

①转归：直接盖髓术后，牙髓组织可出现以下几种转归。

机械性、外伤性露髓患牙：因盖髓术前牙髓无明显感染，愈合效果好。直接盖髓术后2个月，修复性牙本质形成并封闭穿髓孔，下方牙髓组织正常无炎症反应。

深龋露髓患牙：直接盖髓术后，牙髓组织内残留的毒性产物可引起慢性炎症反应，出现疼痛等症状，或因循环障碍导致牙髓钙化或牙内吸收，治疗失败。

②预后：直接盖髓术成功率与适应证和盖髓药的选择、操作时对牙髓的创伤和污染程度、牙髓修

复能力等因素密切相关。其预后取决于以下因素。

年龄:直接盖髓术的成功率随年龄增长而减小。根尖尚未发育完全、血供充分的年轻恒牙预后较好,成熟恒牙则预后较差。因此,对老年人患牙盖髓应慎重。

牙髓暴露类型:机械性或外伤性露髓的患牙炎症多局限在距牙髓表面 2 mm 范围内,直接盖髓预后优于龋源性露髓。

牙髓暴露范围:牙髓暴露范围越小,感染的牙髓组织越少,预后越好。根尖未发育完全的年轻恒牙,若露髓点直径>1 mm,则不宜行直接盖髓术,应行活髓切断术以保存未感染的根髓,促进牙根发育。

牙髓暴露位置:若露髓点位于轴壁,直接盖髓后形成的钙化桥可阻断冠部牙髓的血供,导致牙髓脓肿或坏死,预后差,应行活髓切断术。

牙髓暴露时间:露髓时间越短,预后越好。牙髓刚暴露于唾液时,具有一定的防御能力,暴露时间延长,细菌感染引起牙髓炎的可能性越大。

边缘微渗漏:修复体边缘微渗漏可导致牙髓炎症持续存在,影响盖髓术后牙本质修复,导致牙髓坏死。

全身因素:肝疾病、糖尿病、血液病等系统疾病、长期使用激素或抗代谢药物均可干扰牙髓组织修复,不宜行直接盖髓治疗。

(三)间接盖髓术

1. 概念　间接盖髓术是将盖髓药覆盖于近髓的牙本质表面,以保存牙髓活力的方法。主要用于无牙髓炎临床表现的深龋患牙,成功率为 74%～99%。

2. 原理　牙髓对龋病具有一定的防御和修复能力,典型的牙本质龋包括以下 3 层结构。

(1)坏死牙本质层:软化,着色,大量细菌感染,对器械切割无疼痛反应。

(2)软化牙本质层:软化,着色,少量细菌侵入,对器械切割有疼痛反应,可发生再矿化。

(3)硬化牙本质层:质硬,可着色,几乎无细菌侵入,对器械切割有疼痛反应。该层牙本质小管部分或全部被磷灰石和白磷钙石晶体等矿物质阻塞,通透性降低,对牙髓具有保护作用。

间接盖髓术在去除感染牙本质的基础上,为避免牙髓暴露,保留细菌侵入较少的软化牙本质层,通过盖髓药覆盖,隔离细菌生长底物,减少软化及硬化牙本质层中的细菌及其对牙髓的刺激。间接

盖髓可促进脱矿牙本质的再矿化,诱导成牙本质细胞样细胞分化并形成修复性牙本质。

3. 适应证和禁忌证

(1)适应证:①深龋、外伤等造成近髓的患牙;②深龋引起的可复性牙髓炎,牙髓活力正常,X 线片显示根尖周组织健康的恒牙;③无明显自发痛,去净腐质后未见穿髓,但难以判断为慢性牙髓炎或可复性牙髓炎时,可采用间接盖髓术作为诊断性治疗。

(2)禁忌证:不可复性牙髓炎或牙髓坏死。

4. 操作步骤

(1)去龋:局部麻醉患牙,橡皮障隔离,尽可能去净龋坏组织或仅保留少许近髓软龋,避免穿髓。

(2)放置盖髓药:温生理盐水冲洗窝洞,消毒棉球拭干,放置盖髓药,氧化锌丁香油黏固剂暂封窝洞,或直接于近髓处放置氧化锌丁香油黏固剂封闭窝洞。

(3)充填:①观察 1～2 周,若患牙无任何症状且牙髓活力正常,可保留部分氧化锌丁香油黏固剂垫底,进行永久充填;②对保留少许软龋的窝洞,可在 6～8 周后去净软龋,垫底充填;③若患牙经盖髓治疗后对温度刺激仍敏感,可更换盖髓剂,症状消失后再行永久充填。

5. 疗效和预后

(1)疗效:间接盖髓术后需 6 个月复查 1 次,至少复查 2 年。根据临床表现、牙髓活力测验及 X 线检查等综合判断疗效,如有异常应立即行根管治疗术。

间接盖髓术治疗成功标准:①患牙行间接盖髓术 2 年后,无自觉症状或阳性体征,牙髓活力正常,患牙恢复咀嚼功能;②X 线片显示盖髓处有修复性牙本质形成,根尖未发育完全的牙根继续发育。

(2)预后和转归:间接盖髓术后,病理检查可发现 4 层典型结构:脱矿牙本质层、不规则的修复性牙本质层、规则的管状牙本质层及正常牙髓。牙本质结构可分为 3 种:①细胞纤维性牙本质,术后 2 个月形成;②球形牙本质,术后 3 个月形成;③矿化均匀的管状牙本质。

二、牙髓切断术

牙髓切断术(pulpotomy)是指切除局部的炎症牙髓组织,盖髓药覆盖于牙髓断面,以保留正常根髓并维持其无炎症状态的方法。

1872 年,Witzel 等学者使用甲酚碘仿糊剂行牙

髓切断术,1930 年,氢氧化钙牙髓切断术获得成功,成功率达 70％以上。牙髓切断术主要分为氢氧化钙牙髓切断术及甲醛甲酚牙髓切断术。

(一)原理

牙根的发育包括根尖和侧方牙本质的发育。当牙根未完全发育时,可保留根部牙髓,促进牙根发育。牙根未完全发育的患牙,应准确判断牙髓炎症范围,确定切除深度,切除冠部炎症牙髓,以盖髓药覆盖健康牙髓断面,诱导修复性牙本质形成,维持根髓正常的状态和功能。

(二)适应证

龋源性、外伤性或机械性露髓的年轻恒牙,均可行牙髓切断术,待牙根发育完成后再改行根管治疗术。如牙髓切断术失败,可行根尖诱导成形术或根尖外科手术。

(三)盖髓药

应用于活髓切断术的临床盖髓药种类较多,包括氢氧化钙制剂、甲醛甲酚合剂及 MTA 等。

1. 氢氧化钙 临床成功率为 31％～100％。氢氧化钙能水解细菌细胞壁脂多糖,具有杀灭细菌、灭活内毒素、中和细菌酸性产物、为组织提供碱性环境、诱导钙化桥形成等作用。但氢氧化钙难以控制切髓断面出血、易导致根管钙化或牙内吸收。

2. 甲醛甲酚 主要应用于龋源性露髓的乳磨牙牙髓切断术,临床成功率为 50％～100％。甲醛杀菌和渗透作用强、易使蛋白质变性分解、毒性高,临床应用局限,建议改用毒性和渗透性更小的戊二醛。

3. MTA 用于活髓切断术的牙髓反应与直接盖髓术相似,能保持牙髓正常结构,促进牙髓断面修复性牙本质形成,疗效优于氢氧化钙。此外,MTA 良好的封闭性能可明显减少冠方微渗漏,提高牙髓切断术的远期疗效。

(四)切髓方法

牙髓切断术的切髓部位对手术预后无明显影响,常位于牙颈部,遵循完全切除炎症牙髓的原则。根据切髓方法不同,可分为以下几种,其中机械切髓法最为常用。

1. 机械切髓法 用挖匙或金刚砂球钻切髓,牙髓损伤较小。

2. 化学切髓法 将次氯酸钠置于暴露区止血,溶解修整牙髓断面,常与机械切髓法联用,对牙髓愈合和牙本质桥形成无明显影响。

3. 高频电刀切髓法 高频电刀切髓可减少牙髓断面的损伤及出血,防止感染。

4. 超声波切髓法 超声挖器切髓,止血能力好,根髓损伤最小。

5. 激光切髓法 二氧化碳激光是乳牙牙髓切断术的替代性切髓手段。

(五)操作步骤

1. 隔湿患牙 局部麻醉患牙,橡皮障隔湿,严格遵循无菌操作原则,保持术区无菌、术者无菌、器械无菌,防止牙髓组织再感染。

2. 去除龋坏组织 消毒窝洞去净龋坏组织,制备洞形,3％过氧化氢液冲洗。

3. 开髓揭髓室顶 注意开髓器械应严格消毒,车针不可进入太深。

4. 切除冠髓 用锐利挖匙或球钻将冠髓从根管口处切断,去净髓室内细小牙髓组织,使牙髓在根管口处呈一整齐的断面。生理盐水冲洗,去除组织碎屑。

5. 压迫止血 牙髓断面若出血较多,可用小棉球蘸少许生理盐水或 0.1％肾上腺素,置根管口压迫止血。勿使用干棉球直接压迫,以免干棉球与血凝块黏结,当去除干棉球时引起再出血。出血难以控制时,应确认创面是否遗留冠髓组织,可再切除一部分根髓。避免使用气枪,造成组织脱水和损伤。

6. 放置盖髓药 将氢氧化钙等盖髓药覆盖于牙髓断面上,厚度约 1 mm,注意不要将盖髓药压入牙髓组织以致治疗失败。

7. 暂封或永久充填 盖髓术后可立即行永久充填,或以氧化锌丁香油酚糊剂暂封。观察 1～2 周,若患牙无临床症状,去除部分暂封剂,聚羧酸锌黏固粉或磷酸锌黏固粉垫底,银汞合金或复合树脂永久充填。

(六)疗效和预后

1. 疗效 牙髓切断术后 1～2d,可出现短暂不适,4～8 周或以后开始复查,每 6 个月年 1 次,至少复查 2 年。复查内容包括临床症状、体征、牙髓活力测试及 X 线片检查。若牙髓切断术后出现不可复性牙髓炎表现,应立即行根尖诱导成形术或根尖外科手术。牙髓切断术成功标准如下。

(1)牙髓切断术后 2 年,患牙无自觉症状或阳性体征,牙髓活力测试正常。

(2)X 线片显示牙髓断面有修复性牙本质形成,根尖继续发育,无牙内吸收和根尖周病变。

牙髓切断术后根髓会发生进行性钙化,待牙根发育完成后,应行根管治疗。亦有学者认为,如果病例选择适当,操作过程规范,牙髓切断术后不一定发生牙髓钙化,因此不必常规进行牙髓摘除术。

根管钙化、内吸收和牙髓坏死是牙髓切断术的潜在并发症,要求患者在术后2～4年定期复查。

2. 预后 牙髓切断术的预后受患者年龄、牙髓炎症程度、盖髓药等因素影响。

(1)患者年龄:年轻恒牙,预后较好。

(2)牙髓炎症程度:牙髓细菌感染及炎症明显影响修复再生能力,炎症程度与露髓时间、手术操作、盖髓药微渗漏等因素有关。

(3)盖髓药:盖髓药主要用于隔绝外界理化因素对牙髓的刺激、保护健康牙髓、激发牙髓固有的修复功能,促进牙髓组织愈合。MTA是首选盖髓药。

(4)血凝块:血凝块妨碍盖髓药与牙髓的有效接触、提供细菌生长底物、加剧氢氧化钙等盖髓药的炎症反应,影响患牙预后。临床上,若牙髓组织过度出血、止血困难,或牙髓暴露部位苍白发黄、无出血和渗出,常提示牙髓组织炎症较重,预后不佳,不宜行牙髓切断术。

(5)其他治疗:操作对牙髓创面的影响、修复体微渗漏、机体全身状况如营养不良或系统性疾病等,均对预后有一定影响。

牙髓切断术后,牙髓断面发生急性炎症反应或表层坏死,可出现以下3种组织学变化:①断面处形成规则的牙本质桥,封闭根管口,根髓活力正常;②断面处形成不规则钙化物,预备窝洞时牙本质碎屑被压到根髓断面,成为钙化中心,形成不规则钙化物;③断面处有部分牙本质桥形成,根髓已发展为慢性炎症,或发生内吸收。

(七)并发症

1. 根髓感染 未严格执行无菌操作,唾液或器械污染牙髓创面,根髓感染,出现急性或慢性炎症,甚至引起牙髓坏死,导致急、慢性根尖周炎,这种情况下应改行根管治疗术。

2. 髓室穿孔 髓腔解剖形态不熟悉易造成髓室穿孔。穿孔后,髓室内异常出血,通过探查穿孔位置可以确诊。穿孔常使用MTA修补,若穿孔太大难以修复,可考虑拔除患牙。

三、根尖诱导成形术

根尖诱导成形术(apexification)是指牙根完全形成之前发生牙髓严重病变或根尖周炎症的年轻恒牙,在消除感染或治愈根尖周炎的基础上,用药物充填根管,诱导根尖部的牙髓和(或)根尖周组织形成硬组织,使牙根继续发育和根尖孔缩小或封闭的治疗方法。

根尖诱导成形术于1960年由Kaiser首先提出,1966年,Frank等学者提出"感染一经控制,使用根尖诱导剂可使牙根再度形成"的观点。因此,控制根管内感染,消除残留牙髓或根尖周组织的炎症以及诱导剂的应用是根尖诱导成形术成功的2个重要环节。

(一)原理

牙根发育依赖牙髓和根尖部的牙乳头,当外伤或畸形中央尖折断造成牙髓坏死后,可使牙根发育停止,导致患牙牙根短、管壁薄、根尖敞开或根尖孔宽大,常规根管治疗难以实现严密封闭。既往常采用外科方法治疗,但因牙根过短,患牙的功能和远期疗效不佳。

根尖诱导成形术是在控制根管内感染的基础上,使用根尖诱导成形药物,诱导根尖部牙髓、牙乳头、上皮根鞘恢复活力,沉积牙骨质或形成骨样牙本质,使牙根继续发育,最终形成根尖封闭。其组织学机制如下。

1. 根尖部残留的生活牙髓 通过生活牙髓的分化或去分化产生成牙本质样细胞,沉积牙本质,促使牙根继续发育,形成的牙根近似于正常牙根。

2. 根尖部的牙乳头 根尖存活的牙乳头,可分化为成牙本质样细胞,使牙根继续发育。

3. 根尖周组织的上皮根鞘 牙髓坏死并发根尖周炎症,当感染控制炎症消除后,部分上皮根鞘功能得以恢复,使根端闭合。

(二)适应证

1. 牙髓病变已波及根髓的年轻恒牙。

2. 牙髓全部坏死或并发根尖周炎症的年轻恒牙。

3. 牙外伤后行牙髓切断术失败的年轻恒牙。

(三)诱导药

1. 氢氧化钙及其制剂 氢氧化钙可增强碱性磷酸酶活性,促进根管内残髓或根尖周结缔组织细胞分化,在根管壁沉积骨样或管样牙本质、牙骨质或类骨质,促进牙根继续发育。商品化的氢氧化钙制剂Vitapex具有良好的抗菌消炎及根尖诱导作用。

2. 磷酸钙 生物陶瓷磷酸三钙、羟基磷灰石等生物相容性材料的基本组成与人牙本质及骨基质相似,具有亲细胞性、惰性、无毒等特点,可为骨或牙本质的形成提供支架,与 BMP 合用,能诱导牙本质形成,促进根尖继续发育。

3. 抗生素糊剂 红霉素或四环素等广谱抗生素配用甲硝唑或替硝唑可作为根尖诱导成形术的初期药物,因作用时间短,需在短期内更换。使用时可加入适量地塞米松等糖皮质激素增强消炎作用。

(四)操作步骤

根尖诱导成形术遵循根管治疗术的基本原则,在根管预备、根管消毒和根管充填的步骤中加强了根管消毒,并且增加了药物诱导环节。治疗全过程分为 2 个阶段,第 1 阶段消除感染和根尖周病变,诱导牙根继续发育,持续约 6 个月至 2 年,具体时间与牙根原有长度、根尖孔形态、根尖周炎症的程度以及患者的机体状况等相关。第 2 阶段进行根管永久充填,使根尖孔封闭。其具体操作步骤如下。

1. 根管预备 常规备洞开髓,确定根管长度,清理根管,3% 过氧化氢溶液与生理盐水交替冲洗,彻底去除根管内感染组织,注意保护根尖部残存的生活牙髓及牙乳头等组织。急性根尖周炎患牙,应先建立有效的引流,待急性炎症消退后再进行封药及后续治疗。

2. 根管消毒 吸干根管,封入消毒力强、刺激性小的药物如氢氧化钙,氧化锌丁香油黏固剂暂封。定期换药,直至无渗出或无症状。

3. 药物诱导 取出根管内封药,将装有 Vitapex 糊剂的注射器插入根尖 1/3 处,加压注射,根管口处有糊剂溢出后,边加压边后退注射器,使 Vitapex 充满管腔并接触根尖部组织。拍摄 X 线片确定充填效果。

4. 暂时充填 使用氧化锌或玻璃离子严密充填窝洞,防止微渗漏。

5. 随访观察 治疗后每 3~6 个月复查 1 次,至根尖形成或根端闭合。复查时需注意有无临床症状,如疼痛、肿胀、瘘管、叩痛、牙松动及能否行使功能等。拍摄 X 线片观察根尖周情况,如发现根尖处糊剂吸收、牙根未继续发育,应及时更换糊剂,直至牙根延长、根尖封闭或根尖处形成钙化屏障。

6. 根管充填 当患牙无临床症状,包括患牙无明显松动,牙龈窦管闭合,根管内药物干燥,根管内探查根尖端有钙化物沉积,X 线片显示根尖周病变愈合、牙根继续发育时,可行常规根管充填并随访观察。

(五)疗效和预后

1. 疗效 根尖诱导成形术后应定期复查,初期每 3 个月复查 1 次,后期可延长为 6 个月,直至牙根发育完成。复查时需拍摄 X 线片了解根尖周病变愈合情况、牙根发育情况及诱导药吸收情况,必要时更换药物。若治疗期间出现临床症状或牙根发育停止,应重行根尖诱导成形术。根尖诱导成形术评定标准如下。

(1)成功:根尖周病变消失,牙根延长,管腔缩小,根尖形成。

(2)进步:根尖周病变消失,牙根延长,根尖未完全形成或形成不规则。

(3)失败:牙根未能延长,或根尖周病变未见缩小或消失。

成功与进步均视为治疗有效,失败则为无效。

2. 预后 影响根尖诱导成形术成功率的主要因素如下。

(1)严格控制和消除原有的根尖周炎症。

(2)建立和保持有利于硬组织形成的局部环境。

(3)参与修复过程的细胞种类和数量。

(4)不存在妨碍修复的全身因素。

通过完善的根尖诱导成形术,牙根发育状况可分为以下 4 型。

①根尖继续发育、管腔缩小,根尖封闭。

②根管腔无变化,根尖封闭。

③X 线片上未显示牙根发育,根管内探测有阻力,根尖处有钙化屏障。

④X 线片见根端 1/3 处形成钙化屏障。

若经过多次治疗,根尖内仍有脓性渗出物、X 线片显示根尖周病变无变化,可能为根端牙骨质坏死吸收所致,视为治疗失败,应改行根尖外科手术。

四、根尖屏障术及牙髓血供重建术

随着 MTA 及口腔手术显微镜的逐渐普及,近年来,根尖屏障术(apical barrier technique)和牙髓血供重建术(dental pulp revascularization)成为科学研究和临床应用的热点。

根尖屏障术是指将无机三氧化物聚合物 MTA 置入根尖部位,待其硬固后形成根尖止点,达到根尖封闭的效果,又称 MTA 根尖屏障术(MTA barrier technique)。

牙髓血供重建术于 2001 年由 Iwaya 首次提出,指通过有效的根管消毒、再生支架的建立及完整的冠方封闭等,利用根管内血凝块为牙髓干细胞、牙乳头间充质干细胞和牙周韧带干细胞等的增殖和分化提供良好的微环境，诱导干细胞分化为成牙本质细胞和成骨细胞等，从而促使牙根继续发育的治疗方法。牙髓血供重建术能促进年轻恒牙的牙根继续形成和根尖周病变的愈合，是治疗年轻恒牙牙髓坏死的新方法。

（一）适应证

根尖屏障术适用于牙髓坏死或伴有根尖周炎、根尖孔未发育完全的恒牙，经过长期的根尖诱导仍未能形成根尖屏障的恒牙。

牙髓血供重建术适应证广泛，具体标准尚未制定。目前认为牙髓感染或坏死的年轻恒牙，均可行牙髓血供重建术。牙髓血供重建术对严重的根尖周炎患牙也具有较为理想的治疗效果。

（二）操作步骤

1. 根尖屏障术

（1）清理根管：橡皮障隔离患牙，常规备洞开髓，清理根管，测量工作长度并拍摄 X 线片确认。由于患牙根管壁较薄，避免过度机械预备。

（2）根管化学预备：采用次氯酸钠或过氧化氢溶液结合超声技术冲洗根管。对有根尖周病变的患牙，可利用氢氧化钙糊剂对根管进行药物消毒，控制根尖周炎症。

（3）置入 MTA：彻底去除根管内氢氧化钙，干燥根管。在口腔手术显微镜下以专用 MTA 输送器将新鲜调制的 MTA 置于根尖部，垂直加压器适当加压，直至将根尖段 4～5 mm 填充密实，用纸尖或小毛刷清理根管壁中上段多余的 MTA。置湿棉球于根管中上段，为 MTA 硬固提供湿润的环境，勿将小棉球与 MTA 接触。暂封开髓孔，拍摄 X 线片确认 MTA 位置及充填质量。

（4）根管充填：MTA 固化需 4～5 h，故在根尖屏障术后 1～2 d 复诊。根管充填前，应使用根管锉探查 MTA 是否硬固，若尚未硬固，需再次清理根管，重新置入 MTA。若 MTA 已完全硬固，形成良好的根尖止点，采用热牙胶垂直加压技术严密充填根管。

（5）定期随访：治疗后每 3～6 个月复查 1 次。复查时注意有无临床症状、牙折等，拍摄 X 线片观察根尖周情况。

2. 牙髓血供重建术

（1）根管化学预备：橡皮障隔离患牙，常规开髓，去除坏死牙髓，使用大量次氯酸钠溶液和（或）过氧化氢溶液水彻底冲洗根管。尽量避免机械预备根管。

（2）根管消毒：干燥根管，根管内封入环丙沙星、甲硝唑和氨苄西林（或米诺环素）三联抗菌糊剂，放置微湿棉球，玻璃离子封闭冠方，观察 3 周。

（3）制备根管内血凝块：若复诊时患牙无脓性渗出或仅有少量出血，即可使用次氯酸钠溶液冲洗取出糊剂，在口腔手术显微镜下使用光滑髓针或扩大针轻柔刺穿牙髓及根尖周组织，引导根管内出血达釉质牙骨质界下 2～3 mm 水平，等待 15min 至血凝块形成。

（4）冠方封闭：在血凝块其表面依次覆盖 MTA、微湿棉球及氧化锌丁香油水门汀。拍摄 X 线片明确 MTA 封闭情况。1 周后复诊，去除湿棉球及氧化锌丁香油水门汀，探诊确定 MTA 硬化，永久充填患牙。

（5）定期随访：一般术后 3 个月复诊，以后复诊间期可延长为 6 个月或 1 年。

（三）预后

MTA 具有良好的封闭性能，根尖屏障术后绝大部分患牙形成良好的根尖封闭，原有根尖周病变缩小或消失。同时，MTA 具有诱导根尖硬组织形成的作用，部分病例中可观察到根尖孔因形成钙化屏障而闭合。由于此类患牙根管壁薄，牙根长度短，牙折的风险较大。因此，根尖屏障术后可采用复合树脂直接充填根管，以降低牙折的发生率。

牙髓血供重建术除减小根尖周病变、促进牙根继续发育外，还具有局部恢复牙髓电活力的作用。目前，这一技术尚未制定国际统一的临床操作规范、缺乏系统的长期临床随访资料、治疗并发症不明确，因此，临床上尚未普及，远期疗效有待进一步追踪观察。牙髓血供重建术与根尖诱导成形术相比，治疗后的患牙牙根更长、根管壁更厚、患牙远期根折的风险更低、操作方便、治疗周期短，具有广泛的应用前景。

（凌均棨）

第八节 根管治疗术

根管治疗术（root canal therapy，RCT）是目前治疗牙髓病和根尖周病最常用、最有效的方法，它采用专用的器械和方法对根管进行清理、成形（根管预备），有效的药物对根管进行消毒灭菌（根管消毒），最后严密充填根管并行冠方修复（根管充填），从而达到控制感染、修复缺损、促进根尖周病变的愈合或防止根尖周病变发生的目的。

目前所发现的最早的原始"根管治疗"，为Joseph Zias 在《美国口腔科协会杂志》（Journal of the American Dental Association）上所报道的对 1 例来自公元前 200 年的古希腊时代（the Hellenistic period）的头颅进行放射线检查时，发现其右上颌侧切牙根管内置入有 1 根 2.5 mm 的青铜丝。在中国，来自公元 200 年前后由张仲景所著的《金匮要略》中，有用"雄黄"（含砷剂）治疗牙痛的记载，这比欧洲早了约 1600 年。

根管治疗术的发展变化始终以"彻底清除感染源"为思想核心，从 19 世纪开始，其操作体系逐渐形成了鲜明的技术特点。20 世纪 40 年代，被誉为"牙髓病学之父"的美国牙髓病学家 Louis I. Grossman 在总结前人牙髓治疗临床实践经验的基础上，提出了一整套根管治疗的理论体系和操作系统，并主编出版了第一部根管治疗的专著 Root Canal Therapy，在不断丰富和完善根管治疗术的过程中，特别强调了彻底清除根管内感染源的重要性，并将这一理念贯穿于实际操作的各个步骤之中。在中国，史俊南教授于 1958 年主编出版了我国第一部牙髓病学专著——《牙髓学》。在经历了器械的非标准化时期、器械标准化时期和器械、操作方法变革、更新和成熟阶段，逐步形成了根管预备、消毒和充填的一套较完整的方法体系。目前不仅具有系列应用成套器械和材料的规范化步骤，而且具有检验临床操作是否达标的客观评价方法和指征，以此保证了临床疗效的恒定。

从 20 世纪 80 年代至今，新材料、新器械、新技术的发展变革，如手术显微镜、根尖定位仪、数字化牙片技术、超声根管预备冲洗技术、牙科锥形束 CT 等的问世，使根管治疗术不断向微创化、精细化、可视化发展。牙髓病治疗已发展成为一门重要的口腔医学分支学科——现代牙髓病学（endodontology）。

一、根管治疗的原理

根管治疗是通过机械清创和化学消毒的方法预备根管，将牙髓腔内的病原刺激物（包括已发生不可复性损害的牙髓组织、细菌及其产物、感染的牙本质层等）全部清除，经过对根管的清理、成形，必要的根管消毒，以及严密的充填，达到消除感染源，堵塞、封闭根管空腔，消灭细菌的生存空间，防止再感染的目的。在这个过程中，不仅要防止原有感染的扩散和发展，也要防止新感染的引入。经过根管治疗的无髓牙可依靠牙周组织供给营养，牙周膜中的营养物质经渗透进入牙骨质、牙本质。无髓牙虽然失去了来自牙髓的营养源，但是在无感染的情况下，依靠与牙周膜的有机联系，仍能长期存在于颌骨内，而不会像死骨一样被吸收和排出。患牙经过治疗被保存下来，可以行使咀嚼功能，维护了牙列的完整性和咀嚼器官的功能。因此，根管治疗术的原理实际上就是控制感染、促进愈合，前者是前提，后者是判定疗效是否成功的关键。

（一）根管内感染的特点

口腔环境中寄居着大量的微生物，目前报道存在 500 种以上的细菌，其具体作用尚不清楚，并且其菌群的组成受到口腔环境中唾液、pH 及饮食等因素的影响，具有较大的个体差异和波动。当牙齿因龋、非龋或牙周病等原因导致牙本质小管暴露时，这些直径大多 $<1\ \mu m$ 的细菌就能轻易地通过直径为 $1\sim4\ \mu m$ 的牙本质小管，定植于根管系统中，进而引发牙髓病和根尖周病。为了达到彻底清除根管系统内感染源的目的，需要熟悉根管内感染的特点：根管内感染的微生物种类繁多且特殊；其生存方式多以生物膜形式存在；其生存位置较为隐匿等。

1. 根管系统内感染的微生物种类 牙髓感染中的细菌主要是专性厌氧菌，它们只能在低氧化还原电势，以及缺乏超氧化物歧化酶和过氧化氢酶的乏氧环境中生长，但是它们对氧的敏感性不同。微厌氧菌可以生活在有氧环境中，但主要通过无氧代谢途径获得能量。兼性厌氧菌可以在有氧或无氧环境中生存，通常拥有超氧化物歧化酶和过氧化氢酶。专性需氧菌需要在有氧环境中生长，并且拥有超氧化物歧化酶和过氧化氢酶。

有研究显示,根管内感染的初始阶段,兼性厌氧菌占主导地位,而随着时间的推移,发生了有利于专性厌氧菌生存和增殖的改变,兼性厌氧菌逐渐被专性厌氧菌所取代,约 3 年以后,可培养的 98% 的细菌都是专性厌氧菌。因此,感染根管中细菌的种类是处在动态变化中的。

一般情况下,1 个感染根管中能分离培养出 3～10 种细菌,其中以革兰阴性的专性厌氧菌为主,伴有一些兼性厌氧菌如链球菌、乳酸菌、放线菌等,然而感染根管中的细菌种类存在着个体差异,甚至同一患者的不同牙中也存在着差异,有学者认为这可能与症状、体征及治疗史的长短有关,这些都给根管治疗术增加了难度。

2. 根管内微生物的生存方式　在感染根管内,细菌主要是以游离悬浮状态和生物膜两种形式存在。根管系统内的游离细菌可引起急性感染,但容易被清除,而附着在根管壁上的细菌生物膜因能够抵抗宿主的免疫攻击而得以长期存在,并与根尖周组织保持紧密的接触,导致感染的持续存在,最终引起慢性根尖周炎,并且在根管治疗过程中能够抵抗根管冲洗液的冲洗作用,因而不容易被机械和化学预备清除。生物膜在长期刺激产生炎症反应的同时,还可以分离出游离的细菌,导致慢性炎症的急性发作。

在生物膜中,细菌成分约占膜体积的 15%,它们有规律地分布在胞外多聚体基质中,由水分子通道隔开,类似栅栏状结构,厚度可达 300 多层。其中已检出有类杆菌、梭杆菌、普氏菌、卟啉菌、密螺旋体、消化链球菌、真菌、放线菌和链球菌,专性厌氧菌占多数,革兰阳性菌和革兰阴性菌数量相当。根管治疗失败后,生物膜中检出的细菌种类和数量减少,主要含革兰阳性菌,且兼性厌氧菌和专性厌氧菌分布相当。导致根管治疗失败的生物膜中,粪肠球菌和白色链球菌较为常见。

研究发现,未经治疗的感染根管中存在的是多菌落生物膜,生物膜中各种细菌发挥特定的作用以保证其生态系统的稳定,对抗菌药物的抵抗力要明显高于游离细菌。有报道表明,生物膜细菌的抗药力是其浮游状态下的 2～1000 倍。因此,根管治疗往往需要采用多种方法、多种药物联合使用,以达到尽可能地清除根管内感染的目的。

3. 根管内微生物的生存位置　常规根管预备后,根管内大部分部位的细菌可以被清除,但是由于根管系统的复杂性,在器械不容易到达的部位仍可能残留有生物膜。这些部位包括:管间交通支、副根管、根管侧支、根尖分歧、根尖分叉,以及牙本质小管等。因此,需要利用流动性好的液体和渗透性或者挥发性好的药物通过根管冲洗和根管内封药来进一步清除这些特殊部位的细菌感染,并加以严密充填。

(二)感染根管的类型及治疗原则

1. 活髓患牙　牙髓已遭受不可复性损害,但是根管深部尚未感染或者感染轻微,习惯称之为非感染根管。对此类患牙进行的根管治疗又称为牙髓摘除术(pulpectomy)。在治疗操作时,要严格遵守无菌原则,全程应用橡皮障,严格消毒器械和材料,同时注意操作手法,避免医源性将感染带入根管深部。适合在良好的局部麻醉效果下即刻摘除牙髓并一次性完成根管治疗,以最大程度地防止感染的扩散。

2. 死髓患牙(牙髓坏死或根尖周病患牙)　牙髓组织坏死或者坏疽,根管严重感染,牙髓腔内除了含有坏死感染的残留牙髓组织,还有大量的细菌及其毒性产物,故称之为感染根管。牙髓腔中的一部分细菌很可能以生物膜的形式存在,致病能力增强,因此不仅要加强根管清创(如机械清创与超声等方式结合),还要通过封药来进一步清除残余的感染。在临床上应慎用髓腔开放,因为髓腔在口腔中开放可导致根管深部菌群的改变,使得根管内原本相对单纯的细菌感染变得复杂,定植的细菌毒力增强并更具致病性和抗药性,增加治疗难度。

3. 再治疗患牙　根管治疗失败需要再治疗的患牙多数是因为感染控制不足,可能存在解剖上的特殊性、诊断的不确定性、操作缺陷或微渗漏等问题。对待感染难以控制的此类患牙,必要时可进行根管内细菌培养和药敏试验,确定敏感药物并应用;如果治疗效果仍不佳,则需要考虑进行根管外科手术。

二、适 应 证

根管治疗的病例选择需要综合考虑患者的生理和心理状况、患牙的牙体和牙周情况等各个方面的因素,进行全面分析并判断治疗的难易度。

1. 根管治疗术适用于有足够牙周支持组织并需要保存患牙的下述病症。

(1)不可复性牙髓炎。

(2)根尖周炎。

(3)牙髓坏死。

(4)牙内吸收。

(5)牙根已发育完成的移植牙、再植牙。

(6)某些非龋性牙体硬组织疾病，包括：①重度釉质发育不全、氟斑牙、四环素牙等发育异常患牙需行全冠或桩核冠修复者；②重度磨损患牙出现严重的牙本质敏感症状且行脱敏治疗无效者；③隐裂牙需行全冠保护者；④牙根纵裂需行截根手术，患牙需保留的未纵裂根管。

(7)因其他治疗需要而牙髓正常者，包括：①义齿修复需要；②颌面外科治疗需要。

2. 当今，由于治疗水平的提高和器械设备的更新，根管治疗已不存在绝对的禁忌证。以下情况属于根管治疗术的非适应证。

(1)牙周和(或)牙体严重缺损而无法保存的患牙。

(2)患有较为严重的全身系统性疾病，一般情况差，无法耐受治疗过程。

(3)张口受限，无法实施操作。

三、操作原则

根管治疗包括根管预备、根管消毒和根管充填三大步骤。现代根管治疗术将根管清理、成形、消毒相互交织，通过机械预备和化学冲洗清除根管系统中的细菌及病变组织；通过严密充填根管及冠端封闭来消除微渗漏，防止再感染。完善的根管预备和根管充填是有效控制感染的保障，而根管根尖部的感染控制水平是根管治疗成功的技术关键。在根管治疗中，还要注意保持根管原有走向和弯曲，尽量减少牙体组织的破坏。根管治疗的操作原则主要包括彻底清除根管内感染、严密充填修复防止再感染和坚持保存3个方面。

(一)彻底清除根管内的感染

1. 根管系统解剖的复杂性增加了根管清创和封闭的难度

(1)根管数目的多样性：在人类的牙中，不少牙位的牙根形态呈扁圆形或"8"字形，颊舌方向多为长径，这种情况下，牙根内颊舌向常含有1个扁的根管或1个以上的根管，根管之间会出现融合和分叉。Weine根据1个牙根内根管口和根尖孔的数目，将根管形态分为4型，即1-1型、2-1型、1-2型、2-2型。Vertucci在Weine分型的基础上，将根管形态的变化也考虑在内，根据透明标本法观察到更多复杂的根管类型，把根管形态分为8型，从而增加了1-2-1型、2-1-2型、1-2-1-2型及3-3型。

根管形态与牙根的形态密切相关，而某些类型的牙根变异具有鲜明的种族特点。上颌前磨牙双根的发生率在黑种人中最高(>60%)，其次为白种人(30%～60%)和东亚人群(20%～30%)。下颌第一前磨牙近中根面可出现1条深V形根面沟，还可出现2个或2个以上牙根，该牙根变异在人类学上被称为Tomes根，其与C形根管以及舌侧额外根管的发生密切相关。Tomes根的发生率在黑种人中最高(>25%)，其次为中国人(15%)和白种人(<10%)。下颌第一恒磨牙远舌根的发生率在包括中国人在内的东北亚人群中较高(>20%)，在白种人和黑种人中较低(<5%)。下颌第二磨牙近远中根可在颊侧融合而形成C形根，其可含一个完全或不完全的C形根管。下颌第二磨牙C形根管的发生率在白种人中低于5%，而在东亚黄种人中可高达44.5%。

牙根的变异给根管治疗带来了更多的风险：若在治疗中忽略了额外根管的存在，其内的感染无法清除干净，容易导致治疗的失败；根管融合及分叉处根管的方向、截面形态、直径发生显著的改变，并在特定部位产生急弯曲，会使根管预备时难以彻底清理根管系统，而且容易导致各种根管不良形态的发生和器械分离等；预备C形根管时，容易留下大量未预备的区域，并在根面沟危险区出现侧穿。因此，临床医师在进行根管治疗时，头脑中应有患牙髓腔形态的三维图像，尽量避免医源性错误的发生。

(2)根管形态的多样性：几乎所有的根管都存在一定程度的弯曲，弯曲根管是根管预备的一个难点。由于根管器械的回弹性，在弯曲根管中存在伸直趋势，各个接触区的应力分布并不均匀，在根管预备中易出现各种问题，包括台阶形成、根尖孔拉开、工作长度丧失、根管拉直、侧穿等一系列根管不良形态或并发症，以及出现根管某些部位会过度切削而另一些部位预备不足的现象。

常用的根管弯曲度的测量方法主要包括3种：Schneider法(1971年)最为常用，该法将根管弯曲的起始点与根尖孔做一连线，它与根管长轴的夹角为测量角；根管弯曲，按弯曲角度的大小分为3类：直根管(<5°)、中度弯曲根管(>10°,<20°)和重度弯曲根管(>20°)。1982年，Weine提出将根管弯曲冠方切线与根方切线的夹角视为测量角。Pruett等提出双参数测量法，认为需要同时测量根管弯曲角度和半径这2个参数才能更加准确地描述根管弯曲。

根管截面形态多变,存在圆形、卵圆形、长卵圆形、扁形、不规则形等形态。Wu 等根据根管横截面长短径的比值,将根管形态分为:圆形或轻度卵圆形根管(≤2)、长卵圆形根管(>2),以及扁根管(>4)。在确定初尖锉时,锉号大小由根管狭窄的最短径决定,这将导致最长径方位的预备不足。预备卵圆形根管时,若以最长径为基础,器械圆周旋转会削弱近、远中根管壁,甚至导致侧穿,因此,需要用根管冲洗来弥补根管器械机械预备的局限性。

侧副根管包括根管侧支、根尖分歧、根尖分叉、根分叉区副根管及管间吻合等结构。它广泛分布于人类恒牙中,可出现在任何牙位和任何牙根,其发生率在复杂型根管中高于 1-1 型根管。侧副根管是根管系统与牙周组织间感染相互扩散的通道,由于其解剖的特殊性,在根管预备时切削器械难以进入,导致这些部位感染滞留。在临床上,可以通过超声波根管预备及次氯酸钠溶液反复冲洗的方法来获得对侧副根管的良好清理效果。

2. 综合运用多种方法,尽可能达到彻底清创的效果

(1)机械预备:机械预备的目的是清理和成形根管,其中根管成形有两方面的意义。一方面,在根尖狭窄的牙本质方形成一个底托状结构,即根尖止点,同时保持根尖狭窄原有的解剖形态和位置,将所有干预性操作限制在根尖狭窄以内的根管空间,并且在对根管进行加压充填时,能够增加根管内压,使根管充填材料在根管内压紧充实,限制超填,避免对根尖周组织造成的刺激;另一方面,将不规则的根管内壁切削形成平滑流畅的连续锥形结构,并创造足够的空间,以利于化学冲洗剂和根管根尖部感染物的排出,以及根管的严密充填,为提高后续步骤的效率与完成质量奠定基础。

工作长度(work length,WL)是牙体上预先确定的参照点到根尖狭窄处即牙本质牙骨质交界处的距离。临床所有操作都必须在确定与维持工作长度的基础上进行,工作长度丧失或根管预备超出根尖狭窄都将影响根管治疗的效果。感染根管的清创不仅要求去除根管内容物,还要清除根管壁和牙本质小管中的感染物质,通常需要机械切割和化学冲洗、消毒共同完成。机械切割主要针对含有细菌及其毒素的根管壁,而与化学消毒相结合能将根管中的细菌数减少 100~1000 倍。

(2)化学冲洗:由于根管系统的复杂性,单纯机械预备,无论是传统的不锈钢器械,还是镍钛器械,均无法彻底清除感染,未预备到的根管壁面积将近50%。因此,化学冲洗是消除根管内感染不可或缺的重要步骤。

理想的根管冲洗剂应具备有效杀灭细菌、溶解坏死组织、润滑根管、去除玷污层的能力,并且对健康组织不产生刺激。目前,国际上广泛使用的根管冲洗剂是 0.5%~5.25% 次氯酸钠溶液(NaClO),它具有较强的抑菌杀菌及溶解有机坏死物的能力,能杀死生物膜及牙本质小管中的细菌,且很少引起致敏反应,与氢氧化钙糊剂相比,其灭活内毒素的能力较小。由于次氯酸钠溶液不能溶解牙本质碎屑等无机组织,因此,建议与金属螯合剂乙二胺四乙酸(17%EDTA)或枸橼酸溶液联合使用,以清除根管壁的玷污层,使牙本质小管开放,并破坏细菌生物膜对根管壁的附着。用于临床的有效冲洗液还有 2%氯亚明溶液和 2%氯己定溶液等。研究表明,使用由多西环素、枸橼酸和聚山梨醇酯-80 组成的 MTAD(a mixture of tetracycline isomer, an acid, and a detergent)来做最后一次根管冲洗,可以有效地去除根管机械预备过程中在根管壁上形成的玷污层。

由于根管根尖区空间非常狭小,化学冲洗剂与细菌及坏死组织相互作用后很快失去活性,因此,在机械预备的过程中需要频繁使用大量的冲洗剂进行根管冲洗,让新鲜的冲洗剂充分发挥其抑菌杀菌效能。造成清洁盲区的原因往往不是由于冲洗剂浓度过低,而是由于冲洗剂未能进入、接触狭小区域的根管壁。近年来,超声和激光技术被应用于根管冲洗,前者通过空穴效应、声流效应及热效应,后者通过快速蒸腾产生气泡来提高根管内化学冲洗剂的消毒活性,加速化学反应进程,并使冲洗液进入根管难以进入的区域。

(3)根管消毒:现代根管治疗术并不强调根管内封药,而是提倡在有效控制根管内感染的前提下一次完成根管治疗。活髓患牙一般不需根管封药,根管预备和根管充填可以一次完成。死髓患牙的根管壁牙本质小管深处通常已有细菌侵入,当机械预备和化学冲洗难以达到彻底清创效果时,有必要考虑在根管中封入有效的抑菌药物,以进一步减少根管和牙本质小管内的细菌数量。感染根管如能做到高质量的清创,也可一次完成治疗;但若存在严重的肿痛症状或活动性渗出,最好经根管封药减缓症状后再行根管充填。

根管所封药物必须具备确定的抑菌杀菌效果，否则，在封药期间，根管预备后残留在根管内的细菌及通过微渗漏进入根管的口腔细菌可以大量繁殖，根管内的细菌数量甚至可超过封药前的水平。目前更提倡使用杀菌力强的糊剂，如氢氧化钙糊剂、以抗生素加皮质类固醇为主要成分的糊剂等；药物需与作用部位接触并以物理屏障的方式密封髓腔，以消除根管内残余感染和防止微渗漏。根管用药中樟脑酚（CP）杀菌能力与氢氧化钙类药物相似，甲醛甲酚（FC）杀菌能力最强，但由于这类药物挥发性强，有效作用时间短，不良反应较大，国际上不推荐使用。在没有氢氧化钙糊剂的情况下，如选择酚类药物，一般只能把 1 个蘸有少量药剂的棉球放置在髓室内，不做根管内封药。

（二）严密充填根管并修复缺损，防止微渗漏发生

根管治疗是一个系统工程，其质量控制的主要指标就是两端封闭的严密程度，所谓"两端"，指的是根方和冠方末端，即根尖孔和冠部入口。

在根方封闭方面，根管充填是直接关系到根管治疗成功与否的关键步骤，其最终目标是以生物相容性良好的材料严密充填根管，消除无效腔，封埋根管内微量的残余病原刺激物，封闭根尖孔。根管充填材料必须对根管及根管系统不规则空腔具有良好的适合性；理论上，根充材料应该占据根管内所有的空间，其目的是消除根管系统的渗漏途径，防止细菌再度进入并感染已完成预备的清洁根管；防止根管内的残余细菌及其代谢产物穿过根尖孔进入根尖周组织；防止根尖周组织的组织液渗入根管内未充填严密的空隙，为根管内残余细菌的生长繁殖提供养料。目前用于根管充填的材料为牙胶和封闭剂，根管充填时，牙胶需占据主要的根管空间，而以糊剂形式填入根管内的封闭剂不宜过多，否则其硬固后收缩可能造成微渗漏。要谨记根管封闭剂的作用只是填补牙胶之间及牙胶与根管壁之间的缝隙。

在冠方封闭方面，根管充填后应尽快对患牙进行牙冠修复。若设计桩核冠修复，因根尖区根管侧支较多，根管充填难以完全封闭，从防止渗漏的角度要求至少保留 5 mm 以上的根充物，以确保根尖的封闭质量；并且桩的末端应与剩余根充物之间紧密接触，以保持根管系统封闭的完整性。如果在根管治疗后数周内不能对患牙施行牙冠修复，应在髓腔垫底后予以过渡性充填或直接黏结修复。临床

上遇到牙冠的既往修复体已脱落，髓腔长期开放，根充物裸露于在口腔环境中，但患牙无症状，检查也无阳性体征，X 线片显示无根尖周阴影的情况时，最好重新进行根管治疗后再行冠部的永久修复，但是如果发现根充物仅为糊剂或银尖，则必须重做根管治疗。

（三）坚持保存原则

恰当的根管预备宽度应该是在尽可能保存健康牙体组织的前提下，达到最佳的根管清理和成形效果，而不能为了片面地追求清创的彻底性，而忽略了在控制感染和维持功能之间应当寻求的平衡，过多地切割牙体组织。

临床操作时，首先应确定根管根尖部的工作宽度（working width，WW），包括 2 个指标：初始工作宽度（initial working width，IWW）和终末工作宽度（final working width，FWW）。初始工作宽度是指预备前根管根尖部横截面尺寸，用于确定根管壁的切削基线，通过选定初尖锉（initial apical file，IAF）号数来估计根尖狭窄的大小。终末工作宽度是指预备后根管根尖部的横截面尺寸，指示根尖区牙本质的切割量，常采用 Grossman 标准，以大于初尖锉 3 号的 ISO 标准器械——主尖锉（master apical file，MAF）来反映。

然而，近年来学者们对这一标准存在异议。理由之一是用初尖锉来衡量根尖狭窄的宽度有时并不可靠。临床确定初尖锉受根管形态、长度、弯曲度、锥度、根管内容物、冠端牙本质的阻挡及所用器械类型等因素的影响，所测得的初尖锉一般小于实际的号数。理由之二是大量临床和实验研究证实，在初尖锉基础上扩展 3 个锉号后仍不能彻底清理根管。理由之三是根管系统解剖复杂，单纯依靠机械预备无法彻底清理根管，特别是卵圆形或带状根管。因此一些学者建议，根尖预备应当保守，以减少根尖偏移等不良形态的发生，保存更多的牙体组织，可以通过敞开冠端及增大根尖部预备的锥度来增强化学冲洗、消毒的效果，弥补根管根尖部切削的不足。有学者报道了非器械根管预备技术（non-instrumentation technique，NIT），该方法利用负压的原理使次氯酸钠溶液吸入根管，甚至细小的副根管和根管侧支，溶解其中的有机物质，并随着次氯酸钠溶液的不断交换更新充分地冲洗根管，而达到清洁、预备根管的目的。

根管治疗的最终目的是保存患牙，如果在机械预备过程中过多地切削牙体组织，将削弱患牙的抗

力和咀嚼时所能承受的功能负荷,缩短患牙的使用寿命。临床根管预备时,一般需要遵循 3 个原则:①尽量清创,理论上应全部清除感染根管中细菌进入牙本质小管的厚度层;②适当成形,使根管形成冠根向由大到小、平滑、连续的锥度形态,不要过分扩大;③最大保存,保证根管壁有一定的厚度,使之具有安全的强度。临床操作中应找到三者在每一患牙的个性化最佳平衡点。

四、疗效和预后

纵观根管治疗术发展的历史,由于各位学者对于疗效评定的标准、观察的时间、选择的病例数等不同,根管治疗的术成功率一般在 80% 以上。目前的普遍共识是,根管治疗术的效果良好,而且随着技术的发展、评估方法的科学化,其成功率显著提高。

(一)疗效评定的内容

疗效评定应符合全面性、相关性及客观性。全面性就是评定的内容应周密完整,既有主观指标,又有客观指标;既有形态指标,又有功能性指标。相关性就是所用指标与根尖周病变有本质联系,如叩痛的有无与根尖周病变程度密切相关。客观性是不存在争议的客观存在。为了保证疗效评价的准确性,疗效评定标准必须包括症状、临床检查和X 线表现。

关于疗效评估观察时间,世界卫生组织(WHO)规定的观察期为术后 2 年。从软组织、骨组织的愈合过程中可能存在潜伏感染的再发作角度出发,这个观察时间是科学的。1 年以内的疗效只能作为初步观察,难以定论;2～3 年或更长时间的观察则比较准确。

1. 症状
(1)病史和治疗史。
(2)疼痛情况:性质、时间、范围和程度,诱发因素及缓解因素。
(3)肿胀情况:有无肿胀史、化脓史。
(4)功能情况:咀嚼功能是否良好。
2. 体征
(1)牙体情况:牙冠修复合适、完整与否,有无叩痛。
(2)牙周情况:软组织颜色及结构、肿胀、牙周袋、窦道、松动度、有无触痛。
3. 特殊检查(X 线表现)
(1)根管:充填是否严密、适合;有无侧穿及器

械分离。
(2)根尖:根尖有无外吸收。
(3)根尖周围:根尖周稀疏区(大小、形态、密度和周边情况)、牙周膜间隙、骨板、牙槽骨。

(二)疗效标准

评定疗效应全面、标准掌握应严格,依据根尖周病变愈合的机制,只要进行规范的根管治疗术,注意调整咬合,一般都可达到理想愈合,如果说治疗后根尖周病变无改变或仅有愈合趋势,除非追踪观察时间不够,否则都应进行再次治疗,故疗效标准确定应在全面检查评估的基础上遵循简单易掌握、重复性好的原则,具体如下。

1. 成功 无症状和体征、咬合功能正常、有完整的咬合关系、X 线片显示根充严密合适、根尖周透射区消失、牙周膜间隙正常、硬骨板完整;或无症状和体征,咬合功能良好,X 线片显示根尖周透射区缩小,密度增加。

2. 失败 无症状和体征、咬合有轻度不适,X 线片显示根尖周透射区变化不大;或有较明显症状和体征,不能行使正常咀嚼功能、X 线片显示根尖周透射区变大或原来根尖周无异常者出现了透射区。

(三)组织愈合形式

根管治疗术后来自根管对根尖周组织的刺激原已消除隔绝,加之某些充填材料还有促进愈合的作用,因而根尖周组织的炎症可逐渐消失。根尖周愈合情况取决于以下 3 个因素:即控制感染的效果,根尖周病变的程度和机体的防御修复能力。

肉芽肿和脓肿,最早在术后 6 个月左右即可愈合,有的则需在 1 年以后方能愈合。据观察,有些病例在治疗后 8～9 年,稀疏区才完全消失。根尖周囊肿经根管治疗及手术摘除后,在 1 年左右即可逐渐愈合。牙根未发育完全的患牙,在治疗后有可能生长骨性牙本质或牙骨质,形成根尖部最短的时间为 3～6 个月。

根尖周病变的愈合有以下 5 种基本形式。
1. 由新生牙骨质或骨样组织使根尖孔封闭:X 线片检查,可见到根尖周稀疏区消失,牙周膜腔和硬骨板恢复正常。
2. 根尖孔处有瘢痕组织形成:X 线片检查,可见到根尖周稀疏区已缩小,而牙周膜较宽,硬骨板也不完整。
3. 由健康的纤维结缔组织或骨髓状的疏松结缔组织充满根尖区。

4. 根管超填者,有纤维组织囊包围。

5. 牙槽骨增生与根尖部相连而成骨性愈合。

若经过多次治疗,根尖内仍有脓性渗出物、X线片显示根尖周病变无变化,可能为根端牙骨质坏死吸收所致,视为治疗失败,应改行根尖外科手术。

(吴补领 高 杰 邓子龙)

第九节 髓腔应用解剖与开髓

一、髓腔应用解剖

根管系统(root canal system)结构非常复杂,加之牙齿的增龄性改变以及某些病理因素的影响,除了根管的固有形态之外,不同年龄、不同情况下的根管形态亦各具特点。从临床应用的角度,应重点熟悉每个牙根管的数目、长度、弯曲方向及程度、侧副根管及根尖形态等方面的内容。熟练掌握根管系统的结构是根管治疗术成功的先决条件。

(一)发展历史

口腔解剖学伴随着牙医学的出现而产生,其研究的深入又促进了牙医学的发展。历史上第一个系统描述牙体解剖的是意大利医师和解剖学家巴托洛梅奥·尤斯塔修斯(Bartholomew Eusttachius),他在1563年出版了第一部牙体解剖学专著《Libellus de dentibus》,被认为是口腔解剖学创始人。苏格兰外科医生约翰·亨特(John Hunter,1728—1793年)通过对大量尸体标本的观察,于1771年出版了《The natural history of the human teeth》,此书第一次根据形态对牙进行了科学的分类,对从出生开始牙的发育过程进行了系统地描述。1949年,奥地利学者哈利·西歇尔出版了第一部以"口腔解剖学"为名的英文专著《Oral Anatomy》。在中国,国家卫生部于1954年正式颁发了高等医药院校统一教学大纲,由王惠芸教授所著的《牙体解剖学》教材于1955年出版。在1958年,又出版了以国人资料为基础的《牙体解剖生理学》。改革开放以后,大量的口腔解剖生理学教材和科学研究如雨后春笋,这些成果不仅充实了国人口腔解剖生理学资料,还为临床应用提供了重要依据。

(二)恒牙髓腔解剖应用

1. **恒牙根管形态特点**

(1)上颌中切牙:单根管,根管的方向与牙根相一致,根管直,呈锥形,唇腭径宽,髓室与根管无明显界限,一般在10岁时根尖形成,从横断面看,根管在牙颈部类似三角形,向根尖孔方向逐渐变圆。根管多在根尖1/3偏向唇侧或远中,此区约24%有侧支根管,切端到根尖的长度平均约为22.5 mm,冠根比例为1:1.25。

(2)上颌侧切牙:结构似上颌中切牙,根管直径较中切牙小,平均长度22 mm,冠根比例为1:1.47,根尖1/3稍偏向远中,26%有侧支根管,一般在11岁时根尖形成。

(3)上颌尖牙:有一粗大的单根管,根管唇腭径较近远中径宽,其截面呈椭圆形,是口腔中最长的牙,平均长度为26.5 mm,冠根比例为1:1.82,30%有侧支根管,多在13—15岁时根尖形成。

(4)上颌第一前磨牙:根管变异较复杂,87%为双根管,其次为单根管,另有2.4%为3根管,根尖1/3常有弯曲,49.5%有侧支根管,平均长度为20.6 mm,冠根比例为1:1.51,一般在12—13岁时根尖形成。

(5)上颌第二前磨牙:多为单根管,约占75%,有变异,根尖1/3多在远中弯曲,也可向颊侧弯曲,髓腔在颈线平面处呈椭圆形,侧支根管发生率为59.5%,平均长度21.5 mm,冠根比例为1:1.86,一般在12—14岁时根尖形成。

(6)上颌第一磨牙:常见3~4个根管,即2~3个颊根管,1个腭根管,其中腭根管最长,2个颊根管口彼此约成45°,近颊根管口位于髓室底的最颊侧,弯曲且较细、多变异,近颊出现2个根管的比例约为60%。侧支根管发生率为45%,根分叉处副根管的发生率为18%,平均长度20.8 mm,颊根管较腭根管短2~3 mm,冠根比例为1:1.71,一般在9—10岁时根尖形成。

(7)上颌第二磨牙:与上颌第一磨牙相似,多为3根管,较直、细,有时颊根可发生融合,偶尔可见双腭根管。平均长度为20.2 mm,冠根比例为1:1.80,一般在14—16岁时根尖形成。

(8)下颌切牙:下颌中、侧切牙形态相似,下颌中切牙体积最小,髓室近远中径宽,根管则是唇舌径宽,以单根管为主,亦有双根管,20%有侧支根管。下颌中切牙平均长度为20.5 mm,冠根比例为1:1.34;侧切牙平均长度为21 mm,冠根比例为1:1.32,下颌切牙一般在9—10岁时根尖形成。

(9)下颌尖牙:下颌尖牙与上颌尖牙相似,但稍短,一般为单根管,偶尔出现双根管,30%有侧支根管,平均牙长为 25.5 mm,冠根比例为 1∶1.48,一般在 13 岁时根尖形成。

(10)下颌第一前磨牙:多为单根管,少数有双根管,髓室与根管的分界不清,根管口大且呈椭圆形,根管近远中径窄,牙冠向舌侧倾斜,进入根管的方向与牙长轴一致,平均牙长为 21.6 mm,冠根比例为 1∶1.79,侧支根管发生率为 44.3%,一般在 12-13 岁根尖形成。

(11)下颌第二前磨牙:多为单根管,根管在颈平面呈椭圆形,逐渐向根尖变细,平均牙长为 22.3 mm,冠根比例为 1∶1.83,一般在 13-14 岁根尖形成。

下颌第一磨牙:通常有 3 个根管,即近中 2 个根管,远中 1 个根管,远中根管粗大呈椭圆形,远中有时亦可出现 2 个根管,近远中根管以近颊根弯曲较明显。平均牙长为 21 mm,冠根比例为 1∶1.72。侧支根管发生率为 30%左右,一般在 9-10 岁时根尖形成。

(12)下颌第二磨牙:与下颌第一磨牙相似,但牙冠较短,牙根较长,通常由 3 个根管即近中 2 个、远中 1 个,有时近远中根在颊侧融合,根管也在颊侧连通,出现 2 个甚至 1 个根管,根管断面呈 C 形,我国人口约 31.5%的牙根会融合成 C 形牙根和根管,平均牙长为 19.8 mm,冠根比例为 1∶1.86,一般在 14-15 岁时根尖形成。

2. 牙根发生的特点　牙根在釉质及冠部牙本质形成之后开始发生,其中上皮根鞘对牙根大小和形态的正常发育具有重要的影响。若上皮根鞘的连续性受到破坏,或在根分叉处上皮隔的舌侧突起融合不全,或上皮根鞘围绕血管生长,则不能诱导分化出成牙本质细胞而引起该处牙本质缺损,牙髓和牙周膜直接相通,就会形成侧副根管、根尖分歧和管间交通支。侧支根管(lateral canal)是指与主根管接近垂直的分支根管,直达牙根表面,见于根尖 1/3 以上的牙根,多见于后牙,偶见于前牙。副根管(accessory canal)是发自髓室底至根分叉处的细小分支,多与主根管平行排列,多见于磨牙。根尖分歧(apical ramification)是根尖 1/3 部分从主根管发出的分支根管,多见于前磨牙及磨牙。侧副根管、根尖分歧可能会成为牙髓病与牙周病相互影响的通道,增加了根管治疗的复杂性,在根管治疗中能否有效的充填或者封闭这些通道,是影响根管治疗成功率的因素之一。

牙刚萌出时牙本质尚未完全形成,髓腔很大,根尖孔敞开。在牙萌出后牙根继续发育,需 3~5 年时间根尖部才能完全形成。在异常情况下,牙根及根尖也可能停止发育,形成短根或喇叭口根尖,以至于临床治疗时,器械、药物或充填物容易穿出根尖孔,对根尖周组织造成刺激,引起炎症等不良反应。

牙本质在一生中不断形成,随着年龄的增长,髓腔内壁有继发性牙本质沉积,使髓腔的体积逐渐减小,根管变细,根尖孔变小,有的会部分或者全部钙化阻塞,即髓腔的增龄性变化,这样会给根管预备带来一定的难度,临床医师须仔细处理。

3. 根尖解剖特点　根尖周组织是指位于牙根尖部从牙本质牙骨质交界处至解剖性根尖孔的组织结构,包括根尖周牙周膜、牙槽骨和牙骨质等。

根尖孔(apical foramen)是根管在牙根表面的开口,1 个牙根不一定只有 1 个根尖孔,研究显示,根尖孔不在根尖顶的比例为 53.59%。因此,由 X 线片来观察根管预备和充填情况时,不能都以根尖为标准,也就是说牙的实际长度不一定都等于牙的工作长度。在形态上,主根尖孔有 87.48%为圆或椭圆形,扁及不规则的仅占 12.52%,圆或椭圆形根管对治疗有利,因为预备根管的器械尖端为圆形,应用时为旋转动作,扁及不规则的根管难以预备且根尖充填难以密合。另外,小的根尖孔在需要引流时往往不畅,必须扩大,否则达不到引流的目的,但 Strindberg 报道指出根尖部扩大后会降低根管治疗术的成功率,并且 Ingle 提出小的根尖孔可以防止充填材料穿出。

4. 根尖牙本质-牙骨质界的位置及意义　除解剖学根尖孔之外,根管在接近根尖的地方有一个狭窄的部位,即牙本质牙骨质界(cementodentinal junction),也就是生理学根尖孔,它距离解剖学根尖孔为 0.5~1 mm。这个部位就是髓腔预备的终止点,也是根管充填的终止点。此处也被称为根尖基点(apical seat),或根尖止点或尖台(apical stop or step)。根管预备以此为终点,从组织学角度看,根尖预备因为没有伤及根尖孔处的牙周膜,牙周膜新生牙骨质的生理功能未遭到破坏,从而可以获得封闭根尖孔的治愈效果。从物理学上看,进行根管加压充填时,由于根尖基点狭窄的解剖结构,能够增加根管内压,使根管充填材料紧密地封闭根尖孔,避免超填。

根尖牙骨质在正常情况下,一般不会发生吸收的现象,牙骨质总量随着年龄的增长会逐渐增多。有损伤时牙骨质会出现凹陷性吸收,较严重的吸收可深达牙本质,甚至在极少数情况下会发生较严重的牙根吸收。通常情况下,吸收与修复并存,新生牙骨质与原吸收表面呈现再生线。较大范围的吸收不能被完全修复,这使得牙槽骨能长入吸收后所遗留的凹窝内。有一种异常的修复现象,牙骨质与牙槽骨融合在一起,其间没有牙周膜,这种情况被称为牙骨性粘连。这种情况见于慢性炎症、外伤及经过再植的牙和颌骨内埋藏的牙。

二、髓腔通路预备

髓腔通路预备(access cavity preparation)是根管治疗的起始步骤,也是影响根管治疗效果的重要环节。髓腔通路预备的目的包括:①去净龋坏组织,尽量保留健康的牙体硬组织;②彻底揭除髓室顶,去除髓室内的牙髓组织;③探查并明确根管口(root canal orifice)的位置和数量;④建立器械进入根管的直线通路。

(一)髓腔预备器械

髓腔预备器械包括开髓器械和根管探查器械。

1. 开髓器械　主要包括高速和低速手机、各种不同材质与型号的裂钻和球钻。一般情况下应以裂钻穿通釉质和牙本质而进入髓腔,然后用球钻沿穿髓孔揭除髓室顶。开髓钻(Endo Access Bur)是尖端具有切割功能的金刚砂钻,主要用于已行全瓷或烤瓷冠修复患牙的开髓,可以避免崩瓷和瓷层微裂纹的产生。Endo-Z 钻或 Diamendo 钻的尖端圆钝而不具有切割功能,可用于穿髓后揭除髓室顶和成形开髓孔,尤其在后牙,临床操作安全性高,不易破坏髓室底。

2. 根管探查器械　主要有根管探针 DG16 和光滑髓针(smooth broach)。根管探针 DG16 外形与普通探针相似,但尖端更尖而细,而且提供了两端不同角度的直工作头,便于查找各部位、各方向的根管口;光滑髓针是将钢丝压成锥体形,其横断面一般为圆形,也可为三角形、四边形、六边形,表面光滑,原设计用于探查根管口或探测根管,现多用于缠绕棉纤维制成棉捻,作为吸干根管或封药用。

(二)髓腔预备

髓腔预备的形态取决于患牙的解剖形态,因此,在术前应充分了解患牙的髓腔位置,结合临床检查和 X 线牙片明确患牙髓腔在冠部、颈部和根部

的解剖特点。具体包括:牙的外形、髓室的位置、与咬合面的距离、髓室钙化程度、牙根和根管的数目、根管的长度、弯曲方向及程度、根管口与牙髓腔的关系等。只有在充分了解以上患牙情况的基础上,才能在治疗过程中做到胸有成竹。

1. 开髓的部位　正确开髓的基本要求是使根管器械能尽可能地循直线方向进入根管。通常同类牙齿的开髓部位和方法相似。

上颌前牙应在舌窝近舌隆凸处开髓,洞形为略呈三角的圆形,底向切缘而顶朝牙颈部;上颌前磨牙在𬌗面开髓,洞形呈椭圆形,颊舌径大于近远中径;上颌磨牙开髓的正确位置就颊舌径而言,应选择在中央窝偏腭侧约 1 mm 处,就近远中径而言,应选择在近舌尖、远颊尖连线与远舌沟相交点的近中约 2 mm 处,洞的外形宜呈圆三角形,底在颊侧,尖在腭侧;下颌前牙在舌窝开髓,洞形为唇舌径长、近远中径短的椭圆形,较上前牙要小,应注意彻底去除舌侧髓顶,因出现双根管时第 2 个根管多数位于髓腔舌侧;下颌前磨牙在𬌗面开髓,呈卵圆形,颊舌径大于近远中径;下颌磨牙开髓的正确位置应选择在中央窝偏颊侧约 1 mm 处,就近远中径而言,应选择在近远中径中点偏近中,近中壁和远中壁均应斜向近中,洞形呈方形,基本在牙冠面的近中区内。对于髓腔明显钙化的患牙,在车针进入牙本质层后可略向髓腔最后钙化的部位倾斜,如上颌磨牙的腭根管口、下颌磨牙的远中根管口,以避免对髓室底的切割,甚至底穿。

2. 洞口的大小　开髓的基本原则是完全揭去髓室顶,暴露根管口,并且取得进入根管的直线入口。洞口既不能太大,也不能太小。若太大切割过多牙体硬组织,易致牙体折裂或充填体脱落;太小则妨碍操作,也不易清理髓腔,影响治疗效果。当根管出现变异时,可以对开髓洞形做适当改良,如上颌第一磨牙常规开髓洞形呈圆三角形,当有 MB2 存在时,为了充分暴露根管口,可以将开洞口改为斜方形,并将近中壁的牙本质悬突去除,以提高 MB2 的识别率。

开髓后应将洞壁修整光滑,使之与根管壁连成一线,无凹凸不平,需要注意的是修整时不能使髓室壁形成台阶。同时还应去除在髓腔预备过程中形成的薄壁弱尖,避免在治疗期间出现牙折。

3. 根管口的寻找　单根管牙的髓室与根管之间无明显界限,除髓腔钙化的病例外,器械都易于进入根管。多根管牙在良好的开髓基础上,可以在

根管口定位法则的指导下,借助特殊的器械如 DG16 对根管口进行探查。根管口定位法则主要是:①根管口对称法则。根管口对称分布于通过髓室底近、远中中点的连线两侧,上颌磨牙除外。②根管口分布法则。髓室底与髓室壁相比颜色较暗,根管口位于髓室底与髓室壁结合的交角处;根管口位于牙根发育融合线的止点。下颌第二磨牙或第三磨牙 C 形根管不具有上述特点。多根管牙在开髓后,有的因髓石或第三期牙本质(tertiary dentine)的沉积,根管口不易查清。必须特别注意的是,在髓室极其狭小时,有可能将露髓点误认为根管口,或反之将根管口误认为露髓点。

根管口的寻找可借助投照,或在髓室底先涂布碘酊,然后用乙醇洗去,再寻找染色较深之点来明确根管口。使用光导纤维束时,光源的顶端应与牙颈部成直角,减弱周围光线,牙髓腔将会呈现出微橙红色,而根管口呈现为黑点。也可以借助显微镜在直视下应用根管口探测器械直接找到根管口。对于髓腔钙化严重的患牙,也可以在髓室内注入次氯酸钠溶液,然后观察,产生气泡的位置即根管口的所在。

(吴补领 黄 琪)

第十节 根管预备与消毒

一、根管预备

根管预备(root canal preparation)是根管治疗术的关键,包括根管清理和成形,目的是消除根管内感染物质,为严密消毒和封闭根管提供良好的通道。

根管清理(cleaning),即是在根管预备过程,采用机械和化学的方法去除根管内感染物质的步骤。

根管成形(shaping),即采用机械的方法将根管制备成有利于冲洗、封药和充填的形态。

(一)常用的根管预备器械

根管预备器械按功能分为:①拔髓器械;②根管切削器械;③根管长度测定器械;④根管冲洗器械。

1. 拔髓器械 拔髓器械主要是倒钩髓针(barbed broach),也称拔髓针,表面有细长尖锐的倒刺,具有一定的锥度,主要用于拔除根管内牙髓或取出根管内的棉捻或纸捻。短柄的拔髓针专用于后牙的拔髓。拔髓针受压扭曲或过度旋转时易于折断,故使用时若遇阻力切忌用力压入。

2. 根管切削器械 根管切削器械由柄部、颈部和刃部组成,用于切削牙体组织,成形根管。根管切削器械材料有不锈钢和镍钛合金,后者具有较好的弹性,适用于弯曲根管的预备,可降低根管偏移的发生。

(1)手用不锈钢器械:主要是 K 型和 H 型器械及它们的改良产品。

①器械的标准化。1958 年 Ingle 提出在根管治疗中应用具有统一标准的根管器械的必要性。随后经过人们的不断改进,制定了相关的标准化文件——ISO(International Standards Organization)标准,其规定如下。

器械编号:每一器械的标准化号码以器械尖端直径(D1)乘以 100 计算。10~60 号,每号器械的 D1 较前一号增加 0.05 mm,60 号以上增加 0.1 mm。

刃部:每一器械刃部的长度,即刃部尖端到刃部末端的距离,为 16 mm;刃部尖端的角度为 75°。

器械的长度:有 21 mm、25 mm、28 mm 和 31 mm 4 种,但刃部长度不变,均为 16 mm。

锥度:所有器械刃部的锥度为 0.02。

柄部颜色:15~40 号按三暖色(白、黄、红)及三冷色(蓝、绿、黑)顺序做颜色标志;45~80 号、90~140 号为另外 2 组,分别重复上述 6 种颜色标志;10 号为紫色,10 号以前另加 2 个细号,分别为 6 号(粉红)和 8 号(灰色)。

②ISO 标准器械

K 型器械:使用最广泛的根管切削器械,截面为方形或三角形,主要用于穿透、扩大根管。根据螺纹的疏密和功用的不同可将 K 型器械分为 K 型扩孔钻和 K 型扩孔锉。a. K 型扩孔钻(K-type reamer),简称扩孔钻,刃部螺纹较稀疏,螺旋密度为 0.5~1 圈/mm,螺旋角 10°~30°,有利于往复旋切时切削根管壁。顺时针转动时有穿透和切割效果。旋转角度一般为 1/4~1/2 圈。逆向转动时可将糊剂类充填材料送入根尖处。b. K 型扩孔锉(K-type file),简称 K 锉,其螺纹较密,螺旋密度为 1.5~2.5 圈/mm,螺旋角 25°~40°,有利于进行提拉切割根管壁,主要用于去除根管壁上的牙本质和钙化物。

H 型器械:主要指 H 锉(Hedstroem file),其

横截面呈逗点状，刃部锋利，切削能力强，顺时针旋转时可切入根管壁牙本质，但抗折能力较差。故 H 锉适用于根管中上段较直部分的预备，而少用于扩通根管。与 K 型器械相比，H 锉不易预弯。

③非 ISO 标准器械：传统的 ISO 标准的 K 型和 H 型器械存在一定的局限性，因此，人们针对器械的尖端、锥度、横截面、材质或制作工艺等方面进行了一些改进，生产出一系列非 ISO 标准手用根管锉，主要如下。

K-Flex 锉：与 K 锉相似，横截面为菱形，其菱形的两个锐角使切刃更锋利，两个钝角增加了器械的柔韧性。锉的刃部呈高低相间排列，可容纳并移去更多的碎屑，因而在切削效率、柔韧性和清理效果方面较 K 锉更佳。

Triple-Flex 锉：横截面为三角形，与 K 锉相比具有更好的柔韧性和切削效果，适合预备弯曲根管。

Flex-O 锉：横截面为三角形，非切削尖端，与相应的 K 锉相比具有较好的切削和清理效果，其柔韧性和安全尖端更有利于弯曲根管的预备。

Flex-R 锉：因 Roane 最早提出此设计而得名，器械尖部为光滑的抛物线形，横截面为三角形，螺旋槽由机械磨削而成，螺旋角为 30°～40°。Flex-R 锉与普通 K 锉的切削效率之间没有差异，但能更好地定位于根管内，适合于弯曲根管的预备。

C＋锉：刃部尖段的锥度较 K 锉大，中、上段的锥度较 K 锉小。这种设计可增加器械尖部的硬度，有利于钙化和细小根管的疏通。

Profinder 锉：由 10 号、13 号和 17 号 3 支不锈钢器械组成，10 号锉刃部尖段 4 mm 的锥度为 0.02，中上段锥度为 0.015；13 号刃部尖段 4 mm 的锥度为 0.0175，中、上段锥度为 0.015；17 号刃部尖段 4 mm 的锥度为 0.015，中、上段锥度为 0.01。器械锥度的减小有利于细小根管的探查和疏通。

（2）机用不锈钢器械：目前临床上常用的主要有 G 钻、长颈球钻和 P 钻等。

①G 钻（Gates-Glidden bur）杆部细而长，光滑无锥度。尖端为呈火焰状的头部。刃部短，顶端有安全钝头。编码为 1～6 号，对应刃部直径为 0.5～1.5 mm，最易折断处为杆部，一旦折断易于取出。主要用于根管口的敞开及根管直线部分的预备，由小到大逐号使用。

②长颈球钻（long neck round bur，LN）尖端为球形，类似普通球钻，但较小。LN 常结合手术显微镜使用，可伸入到髓底及根管中上部，用于寻找变异和重度钙化的根管口。

③P 钻（Peeso reamer）刃部锐利，尖端亦有安全头，但较硬，易导致根管侧穿。P 钻主要用于取出根管充填材料和桩腔预备。

（3）镍钛合金器械：自 1988 年 Walia 报道使用镍钛合金制造根管器械以来，镍钛合金器械（简称镍钛器械）在临床的使用越来越广泛。按照其使用方法可分为手用器械和机用器械。

①手用镍钛器械包括手用镍钛 K 锉类和手用镍钛 H 锉类，设计上类似于相应的不锈钢器械，但柔韧性明显优于前者。

②机用镍钛器械与手用不锈钢器械相比，机用镍钛器械的主要优点有：a. 提高根管预备的效率，减少术者的疲劳；b. 具有超弹性和极佳的柔韧性，减少偏移和台阶的形成；c. 预备后的根管更为洁净；d. 更有利于根管成形；e. 可提高临床疗效。机用镍钛器械通常需要与有恒定转速并能控制扭力的马达配合使用，以防器械折断。

常见的机用镍钛器械如下。

ProFile 器械：该器械有 4 种不同类型。a. 根管口成形器（orifice shaper，OS），锥度为 0.05～0.08，尖端直径为 20～80 号，共 6 支，长度为 19 mm，柄部有 3 个色环，主要用于冠部的预备。b. ProFile.06，锥度为 0.06，15～40 号，共 6 支，长度有 21 mm 和 25 mm，柄部有 2 个色环，主要用于根管中部的预备，在轻度弯曲或较粗的根管亦可预备根尖部。c. ProFile.04，锥度为 0.04，15～90 号，共 9 支，长度有 21 mm、25 mm 和 31 mm，柄部有 1 个色环，主要用于根尖部的预备。d. ProFile.02，锥度为 0.02，共 6 支，也主要用于根尖部的预备。

ProFile 刃部横断面为 3 个对称的 U 形，该凹槽有利于移除根管内的牙本质碎屑；切缘以 3 个辐射状平坦区（radial land）接触根管壁，可防止器械嵌入根管壁；器械尖端圆钝无切削力，具有引导作用。

ProTaper 器械：包括 3 支成形锉（shaping files）SX、S1、S2 和 3 支完成锉（finishing files）F1、F2、F3。SX 锉柄上无色环，主要用于根管口的敞开和成形；S1、S2 柄上分别带有紫色和白色环，用于根管口及根管中上段的初步成形；完成锉 F1、F2 和 F3 尖端直径分别为 0.20 mm、0.25 mm 和 0.30 mm，其尖段锥度分别为 0.07、0.08 和 0.09，用于根管最后的清理成形。

ProTaper 的刃部为多样变化的大锥度设计，

使刃部弹性增加,减少了操作步骤,成形效果好。横断面为凸三角形,切削效率较高;成形锉具有部分切割能力的引导性尖端,既增加了切削效率,又不至于引起根管的偏移;完成锉尖端 3 mm 大锥度设计,使根管尖部得以较好的清理。

K3 器械:锥度 0.02~0.12,每一锥度有不同的长度。0.08、0.10、0.12 锥度的尖端直径为 0.25 mm,主要用于根管中上段的预备;而 0.02、0.04、0.06 锥度的锉有不同大小的尖端直径,主要用于根管中下段的预备。

K3 的特点包括刃部不对称的三凹槽横断面设计;轻度的正角切刃,提高切削效率;螺距从尖端向柄部逐渐增加,减少了器械螺旋嵌入的可能性,增加了尖端的抵抗力和排除碎屑的能力;柄较短,增加了操作范围;安全尖端设计,减少了根尖偏移。

Mtwo 器械:有 4 种不同的锥度,从 0.04 到 0.07。Mtwo 器械还可分为几种类别。a. 基本器械,由常用的 4 支器械组成,分别为 10 号 0.04 锥度、15 号 0.05 锥度、20 号 0.06 锥度和 25 号 0.06 锥度,可用于大多数根管的预备。b. 常用辅助器械,也由 4 支组成,分别为 30 号 0.05 锥度、35 号 0.04 锥度、40 号 0.04 锥度和 25 号 0.07 锥度。前 3 支在根管尖端直径>0.25 mm 时使用,而最后 1 支在需热牙胶根充时使用。c. 新增器械,新增的 2 支器械分别是 35 号 0.06 锥度和 40 号 0.06 锥度,可用于在根管尖端直径较大时需热牙胶根充的病例。

Mtwo 横断面为具有 2 个切刃的斜体 S 形,使器械有较好的柔韧性和较强的排除碎屑的能力;轻度的正角切刃,使切削效率较高。较小器械(10 号 0.04 锥度和 15 号 0.05 锥度)的螺距和螺旋角基本相同,便于器械深入根管;较大器械的螺距和螺旋角从尖端向柄部逐渐增加,使切削效率和排除碎屑的能力得以提高,并减少了器械螺旋嵌入的可能性。尖端无切削力,具有引导作用。

TF 器械:TF 器械采用了扭转成形、表面去氧化、三角形横断面、变化的螺纹间距、安全锉尖等改良设计,抗疲劳性能和柔韧度更强,不易器械分离,扭转应力更小。与前面的各种镍钛器械相比,TF 能更有效地均匀切割根管内壁牙本质、避免根管壁薄弱部位形成,减少根尖偏移发生,同时仅使用 1~2 根锉即可完成完善的根管预备,明显提高了根管预备的效率。目前常用的有 5 种不同的锥度,从 0.04 到 0.12,其尖端直径均为 0.25 mm 即 25 号。

3. 根管长度测定器械

(1)根尖定位仪(apex locator):进行根管长度测定的电子仪器,准确性较高。

(2)根管长度测量尺:由塑料或金属制作,使用时按照测量的结果在根管预备器械上标明根管工作长度。

4. 根管冲洗器械

(1)冲洗用注射器:临床上常使用带 27 号冲洗针头的注射器插入根管进行冲洗。另外有侧方开口的专用冲洗针头,冲洗效果更佳。

(2)超声治疗仪:冲洗效果相比注射器冲洗法更佳。配有多种工作尖,可分别用于根管冲洗、根管预备、去除根管内异物以及牙周洁治等。

(二)根管清理

根管清理包括去除根管内容物和冲洗洁净 2 个步骤。

1. 去除根管内容物 成形前的根管内充满牙髓组织、细菌及其代谢产物,必须选择合适的器械予以去除,对于生活牙髓,可利用拔髓针完整取出。若牙髓组织坏死,可选用小号根管锉并配合冲洗清除。

2. 冲洗洁净 根管冲洗对根管系统的清理和消毒起着重要作用,是根管预备过程中不可分割的部分。

(1)冲洗目的

①对整个根管系统进行消毒灭菌。

②去除牙本质碎屑、微生物及其代谢产物。

③溶解残余的牙髓组织。

④去除玷污层。

⑤润滑管壁并有利于根管成形和减少器械折断于根管内的概率。

(2)冲洗药物

①理想性质:理想的冲洗药物应具有以下性质。a. 有抗菌、杀菌作用;b. 可溶解坏死牙髓组织;c. 有助于根管系统的清理;d. 对根尖周组织没有毒性。

②常用药物:目前最常用的根管冲洗药物是 0.5%~5.25% 次氯酸钠和 17% 乙二胺四乙酸(ethylene diamine tetraacetic acid,EDTA),过氧化氢、氯己定、蛋白溶解酶、氯亚明、抗生素等也可用于根管冲洗。

次氯酸钠:目前最常用的根管冲洗剂,其浓度越高,溶解组织的能力越强,但对组织的刺激性也越大。最常使用的浓度为 5.25%,为了减少刺激作用,也可稀释为较低浓度如 1.25% 使用。应用次氯酸钠冲洗时须使用橡皮障,防止溶液流入患者口腔刺激黏膜。通常与 17％EDTA、3％过氧化氢或 2％氯己定交替使用。

EDTA：强效螯合药，通常使用为 17％浓度的溶液或凝胶制品，与次氯酸钠联合应用时不仅能够去除玷污层，还有助于具有抗菌作用的次氯酸钠穿透到感染牙本质深层。

过氧化氢：临床常用浓度为 3％，过氧化氢遇到组织中的过氧化氢酶时可释放出新生氧，起杀菌和除臭作用，其发泡作用有助于根管内渗出物及坏死组织的清除。临床上常与次氯酸钠或生理盐水联合应用。

氯己定：广谱抗菌药，有较强的杀菌抑菌作用，能有效抑制粪肠球菌的活性，且对氢氧化钙的耐药菌株有效。2％氯己定可与次氯酸钠联合应用。

（3）冲洗方法：常用注射器冲洗法和超声冲洗法。

①注射器冲洗法。选用 27 号弯针头的注射器进行冲洗，冲洗时要注意针头必须是宽松地放在根管内，切忌将针头卡紧并加压注入，否则会影响冲洗药物回流并易将根管内残留物质和冲洗液压出根尖孔。侧方开口的专用冲洗针头的冲洗效果更佳。

②超声冲洗法。超声治疗仪的高频震荡，产生了声流效应、空穴效应、化学效应和热效应，并使根管内的冲洗液活化，联合机械冲洗作用和冲洗液本身的杀菌效果，使根管内的细菌得以杀灭，有机物得到清除。

根管超声冲洗与注射器法比较，具有以下优点：a. 增强冲洗剂去除根管内碎屑的能力；b. 促进冲洗剂溶解有机物和灭菌的能力；c. 改善狭窄和复杂根管的冲洗效果；d. 较少冲洗剂、感染物质及牙本质碎屑超出根尖孔，降低由此引起的疼痛和肿胀。

目前，临床中常使用次氯酸钠、EDTA、生理盐水及蒸馏水配合超声冲洗。

（4）影响根管冲洗效果的因素

①药物种类：临床上联合应用 5.25％次氯酸钠及 3％过氧化氢液冲洗效果较好。

②根管直径：较粗根管容易冲洗干净。

③冲洗液体的量：同一种液体，量越大效果越好，超声液体量多在 20～50ml。

④病变情况：对牙根发育不全的根管，在根管预备过程中宜用等渗生理盐水，因次氯酸钠液可刺激根尖周组织，影响牙根的继续发育。

⑤根管内玷污层：根管内玷污层是指贴附在根管壁上的由坏死组织、细菌、扩锉下的牙本质碎屑混合组成的涂层，厚度在 2～5 μm，它的存在妨碍了根管充填材料的密封和感染的控制。用 EDTA 液与次氯酸钠冲洗根管，可将玷污层内的有机与无机成分完全去除。

（5）注意事项：a. 疼痛。3％过氧化氢液对尖周组织有轻度刺激，冲洗后要吸干，防止遗留分解氧气压迫根尖周组织而致痛。b. 气肿。过氧化氢液通过根尖孔可引发皮下气肿。注意冲洗根管时，不要卡紧和加压推注。c. 针头误吞。冲洗根管时针头因压力脱落，会不慎吞入食管或气管。

（三）根管成形

1. 目标、原则与标准　美国学者 Schilder 曾提出根管清理和预备成形需达到的五个目标：①完善清洁根管系统的所有部分；②形成自根尖孔至根管口的连续锥形的管状结构；③预备后的根管应保持根管的原始状态；④保持根尖狭窄区的原始位置；⑤适应根管的自然弯曲，避免根尖堵塞和过度预备。

根管预备的基本原则：①根尖区预备前一定要有准确的工作长度；②根管预备时需保持根管湿润；③预备过程中每退出或换用一次器械需用根管冲洗液冲洗根管，防止碎屑阻塞；④根管锉不可跳号；⑤对弯曲根管，根管锉应预弯；⑥为便于根管充填，根尖最小扩大为 25 号；主尖锉一般比初尖锉大 2～3 号。

根管预备的质控标准：①选择的侧压器能自如地到达距工作长度 1～2 mm 处；②主牙胶尖易于进入到根管的尖部；③尽可能保持根尖狭窄区的原始位置和大小；④根尖狭窄区明显，有明显的根尖止点；⑤根管壁光滑无台阶；⑥预备后的根管形态为冠方大根方小的连续锥形、无偏移。

2. 基本概念

（1）根管疏通：根管预备之前，一般先采用 8 号或 10 号 K 锉尖端 2～3 mm 预弯后探查和疏通根管，了解根管的通畅性、弯曲情况以及根尖孔的大小，此即根管疏通。

（2）通畅锉（patency file）：在根管预备中更换切削器械时，可用较小的锉略超出根尖孔，用以清除根管尖部的牙本质碎屑，使冲洗液能够进入根尖，并有助于维持工作长度，该锉称为通畅锉。

（3）初尖锉（initial apical file）和主尖锉（master apical file）：以到达根管工作长度并与根管壁有摩擦感的第 1 根锉为初尖锉，其尖部的直径代表牙本质牙骨质界处根管的大小。完成根尖预备所用的最大号锉为主尖锉,通常要比初尖锉大 2～3 号,至少为 25 号锉。

(4)回锉(recapitulation):在根管预备过程中,在换锉之前采用小一号的锉再次到达工作长度,该动作称为回锉,其目的是带出根尖处的碎屑和维持工作长度。当根尖部预备时可使用初尖锉或前一号锉回锉,预备根管冠方 2/3 时可用主尖锉回锉。

(5)工作长度(determining working length):根管的工作长度是指从牙冠部参照点到根尖牙本质牙骨质界的距离。牙本质牙骨质界通常位于根管最狭窄处,此处是根管预备的终止点,又称根尖止点,通常距根尖 1 mm 左右。确定工作长度的方法主要有 X 线片法和电测法。

3. 根管预备方法　根管预备方式可分为手用器械预备法和机用器械预备法。根管预备过程可简单地分为冠部入口预备、根管入口(冠 2/3、根管中上段)预备和根尖区(根尖 1/3)预备。主要的根管预备技术有逐步后退、根向、根尖区拓宽以及混合技术。

(1)工作长度的确定:疏通根管后,首先要确定根管的工作长度。测量根管长度有以下方法。

①X 线片法:a. 首先确定待测牙的冠部参照点,通常是切缘、洞缘或牙尖,要求该点在根管治疗过程中稳定无变化,且预备器械杆部的橡皮片能与之接触。b. 在术前 X 线片上量出患牙长度,在此基础上减去 1 mm 作为初始长度,按参照点以初始长度插入 15 号锉,拍摄 X 线片。c. 在 X 线片上量出锉尖与根尖的距离,若该距离为 1 mm,则锉尖至橡皮片间的长度为工作长度;若该距离距根尖 2 mm,则把初始长度加 1 mm 即为工作长度,反之一样。若该距离大于 3 mm,则需重拍摄 X 线片。d. 注意事项。采用平行投照技术拍摄 X 线片较分角技术准确;对于根管重叠的病例,可将球管向左或向右偏 20° 分开重叠根管;而对根管较多的牙,应分拍摄数张 X 线片,以避免相互干扰。此外,X 线片对根尖孔不在根尖的牙不很准确。

②电测法:电测法是临床上最常用的方法,根尖定位仪是根管治疗时必备仪器,测量时附 1 个电极(唇钩)栓于口角处,另一个电极与根管锉(一般用 15 号 K 锉)相连,锉杆上的橡皮片与参照点接触,当锉尖达到根管最狭窄处时,即可测出根管工作长度。电测法与 X 线片法相比,具有简便、快捷、准确、减少 X 射线等优点,联合使用更加准确。

(2)手用器械预备法:手用器械预备法是最基础的预备方法。

①标准技术(standardized technique),又称为常规技术(routine preparation technique),是最早使用的根管预备方法。要求器械从小到大逐号依次使用,每根器械均要完全达到工作长度。根管扩大到器械尖端附近数毫米处见到白色牙本质切屑后,再扩大 2～3 号器械为止,即至少达标准器械 40 号。此技术适应于直的或较直的根管,不宜在弯曲根管使用。

②逐步后退技术(step-back technique),该技术的原理是先用小器械从根尖开始预备,逐渐用较大的器械向冠方后退预备,其目的是避免标准技术在弯曲根管中产生的预备并发症,并预备出较大的锥度。逐步后退技术适用于轻、中度的弯曲根管,也可用于直根管的预备,其主要操作步骤如下。

确定工作长度:用较小的器械探查和疏通根管后,确定根管工作长度。

根尖预备:将初尖锉预弯并蘸 EDTA 后,轻旋插入根管至工作长度,进行根管扩大,直到器械无阻力进出工作长度。然后换大一号器械进行预备,至少预备到 25 号主尖锉或主尖锉比初尖锉大 2～3 号。每换一根锉均要进行根管冲洗和回锉。

后退预备:主尖锉预备完成后,可通过每增大一号锉、进入工作长度减少 1 mm 的方法进行根管预备,即逐步后退。一般后退 2～4 根锉或退到根管直的部分,每换 1 根锉要用主尖锉回锉和冲洗。

根管中上段敞开:可用 G 钻预备根管的中上部,顺序使用 1～3 号 G 钻。每换用大一号 G 钻时,操作长度减少 2 mm 左右,并用主尖锉回锉和冲洗。用 G 钻时避免用力加压,以免过度切削造成根管内台阶和穿孔的形成。

根管壁修整:将主尖锉插入根管工作长度,使用锉法按顺时针方向切削整个根管壁,消除根管壁上可能存在的细小阶梯,使根管壁光滑、根管成为连续的锥形。

逐步后退技术的主要优点有:简化了根尖预备的难度,不易损伤根尖周组织;减少了弯曲根管中可能出现的台阶和根管偏移;根管预备成锥形,便于根管的充填。其主要缺点有:器械与根管接触面积较大,在预备根管时耗时费力;冠方阻力不去除时,根尖预备较为困难;根尖区易有大量碎屑堆积,并易将碎屑推出根尖孔,引起术后不适;工作长度在弯曲根管预备中可发生变化。

③根向技术(crown-down technique)：1980年，Marshall和Pappin提出了根向预备技术，其原理是采用先大号逐渐小号器械向根尖方向预备的方式来完成根管预备。根向技术的基本步骤如下。

根管入口长度(radicular access length，RAL)确定及预备：首先用35号锉无根向压力探查根管至遇阻力处，若长度≥16 mm，则该长度为RAL。当35号锉探查的长度<16 mm时，若阻力是根管弯曲处，该长度即是RAL；若阻力由根管狭窄造成，则需按根尖区扩大根管的方式扩大根管，直到35号锉达到16 mm或到管弯曲处即RAL。随后用2号和3号G钻完成根管入口的预备。

临时工作长度(provisional working length，PWL)确定及预备：参照X线片确定距根尖3 mm的长度为PWL。预备时用30号锉不加力顺时针旋转两圈扩锉根管，接着用25号或更小号锉按同样方式根向深入，直至达到PWL。

实际工作长度(true working length，TWL)确定及预备：将达到PWL的锉插入PWL，拍摄X线片确定TWL(X线片上距根尖1 mm)。若该锉距根尖≤3 mm，用小一号顺时针旋转2圈扩锉根管，再换更小一号锉按同样方式根向深入，直至达到TWL。从上一步骤30号锉预备开始到本步骤达到TWL为一个预备程序，然后依次用35号、40号或更大号锉号开始重复该预备程序，直到25号锉达到TWL或根尖预备达到满意号数，完成预备。

④逐步深入技术(step-down technique)：1982年，Goerig提出逐步深入技术，这是对逐步后退技术的一种改良，适用于弯曲根管。该技术的原理是在冠部入口预备完成后，先通过手用锉和G钻完成根管入口的制备，去除冠方阻碍，然后行根尖区的预备。其基本步骤如下。

根管入口预备：在髓腔直线入口预备完成后，用15~25号H锉依次伸入根管至遇到阻力处或16~18 mm，H锉做提拉动作扩大根管；然后用2号G钻伸入根管14~16 mm，最后用3号G钻伸入根管至11~13 mm。用G钻时只能轻轻向下用力，且做提拉运动时要远离根分叉方向，即向弯曲外侧壁用力。在根管较粗大时，可用4号G钻进一步敞开根管口。

根尖区预备：用10号和15号K锉通畅根管并确定工作长度。确定工作长度后，根尖区预备包括根尖预备和后退预备基本同逐步后退技术。最后用主尖锉修整根管壁。

该技术同根向技术一样，在根尖区预备之前已将根管入口敞开，相对逐步后退技术有许多优点：a.提供的直线通路可减小根管的弯曲度，有利于防止预备并发症的产生；b.去除了大量存在于根管中上段的微生物，减少将其带入根尖区的可能性；c.便于根管冲洗的进行，并可较多的存留冲洗液；d.使测量的工作长度更加准确；e.使器械易于进入根尖区，并可增加根尖区预备的手感和效率。

(3)机用器械预备法及注意事项：机用器械预备法主要是指机用镍钛器械的预备方法，实际上运用了手用器械预备法的原理。

①ProFile、K3和TF器械：ProFile可采用不同的方式进行根管预备，但一般推荐使用根向技术。采用相同技术原理的还有K3和TF等器械，使用ProFile进行根管预备的程序如下。

根管入口疏通：根据X线片粗估工作长度，用10号、15号K锉疏通根管至距粗估工作长度3~4 mm处，再用20号K锉或H锉扩大根管上部。

根管入口预备：顺序使用3号、2号的OS器械预备根管冠部，然后使用0.06锥度25号、20号器械预备根管中部，至距粗估工作长度3~4 mm处。

确定工作长度：用10号、15号K锉疏通根管至根尖狭窄处，确定精确工作长度。

根尖区预备：用0.04锥度25号、20号器械向下预备至工作长度。可再由小号器械逐渐扩大到主尖锉，均要达到工作长度。

根管壁修整：最后使用20号ProFile 06器械修整根管壁。

②ProTaper和Mtwo器械。ProTaper采用的预备方式与上述ProFile不同，即不是传统意义上的根向技术，其基本操作程序如下。

根管入口疏通：根据X线片粗估工作长度，用10号、15号K锉疏通根管至距粗估长度3~4 mm处。

根管入口预备：用S1、SX敞开根管中上段，距粗估工作长度3~4 mm处，SX进入的深度不得超过S1。

确定工作长度：用10号、15号K锉疏通根管至根尖狭窄处，确定精确工作长度。

根尖初步预备：用S1、S2依次达到工作长度，进行根尖初步预备。

预备完成：依次用F1、F2、F3到达工作长度，完成根管预备；对于细小弯曲根管，可仅预备到F1或F2。

③注意事项。镍钛器械可因扭转和弯曲疲劳

因素发生折断,使用时的注意事项或使用原则简述如下。

确定根管通畅:在使用镍钛器械进行根管预备之前,需先用手用不锈钢器械来疏通根管,确定根管通畅平滑,且具有再现性。有学者建议最好疏通至 20 号锉,以减少小号镍钛器械扭转折断的可能性。

掌握预备技术:医师应熟练掌握相关镍钛器械的性能和使用方法,减少并发症的发生。

正确选择适应证:钙化根管、有台阶形成的再治疗病例不要选用镍钛器械;对Ⅱ型、Ⅳ型等形态复杂的根管应谨慎选用镍钛器械;根尖陡弯、下颌第三磨牙等复杂病例,根尖区的预备可用手用器械代替机用器械。

制备直线通路:即冠部入口和根管入口的制备应有足够的大小和符合要求,以保证镍钛器械可循直线方向进入根管和根尖区,减少冠部阻力和器械所承受的应力。

控制扭力和转速:选用扭力控制马达和与之相匹配的减速手机。遵循厂家推荐的扭矩和转速。

不要用力:使用机用器械时,建议采用较轻的接触而不向器械尖端加压和施力。

保持转动和移动:所有镍钛机用器械均应在转动状态下进、出根管,以减少扭转折断的发生。镍钛器械在根管中应保持上、下移动,避免器械在根管弯曲处出现应力集中,以减少疲劳折断的发生。

保证短时间:每支器械在每一根管内的工作时间不超过 5s;当器械到达工作长度后要立即退出,以降低器械疲劳折断的风险。

根管冲洗和润滑:镍钛器械切割效率较高,操作时易产生大量的牙本质碎屑造成根管的阻塞。临床上每换一支器械需冲洗疏通根管,并保持根管的润滑,可降低器械折断的风险。

随时检查器械:每次使用前后均应清洁和仔细检查器械,一旦发现变形即应丢弃。

控制使用次数:通常建议镍钛机用器械预备 4～5 颗磨牙后即丢弃。治疗根管重度弯曲的病例时,要使用新器械且预备一次后即应丢弃。

采用混合技术:目前许多学者倡导采用混合技术即采用 2 种预备原理或 2 种镍钛器械进行根管预备,如根管入口敞开时,可用 ProFile OS、Pro-Taper SX 或其他根管口成形器械;而在根尖区预备时,可选用 TF、K3、Mtwo 或手用 ProTaper 等器械。

二、根管消毒及暂封

根管系统的复杂性决定了根管消毒的必要性。对于感染根管,经过机械预备和化学药物冲洗后,其内的细菌、坏死牙髓组织和根管内壁的感染物仍难以清理干净。此时进行根管消毒(intracanal antisepsis),可进一步控制微生物和毒素,预防根管再感染,降低根尖周组织炎症反应。

实际上,在根管预备过程中,超声和化学药物的应用本身就是根管消毒的手段。在根管预备后,根管消毒的方法还有激光、微波、超声和药物消毒等,其中后者最为常用,即根管封药(intracanal medication)或诊间封药(interappointment dressing)。

(一)药物消毒

1. 根管内消毒药物的性能要求

(1)有广谱且强有力的杀菌和中和毒素的作用。

(2)渗透能力强,以便能达到杀菌和中和毒素的作用。

(3)有持续的消毒作用,一般要求药效维持在 24h 以上。

(4)对根尖周组织没有明显的刺激和损害。

(5)不会造成牙变色。

(6)储存和使用方便。

2. 常用的根管消毒药物　过去常用于临床的根管消毒药物是醛酚类制剂,如甲醛甲酚(formcresol,FC)、樟脑对氯酚(camphorated parachlorophenol,CMCP)和樟苯脑酚(camphorated phenol,CP)等,由于其细胞毒性作用等原因而较少使用。目前国内外广泛使用的根管消毒药物是氢氧化钙和氯己定。

(1)氢氧化钙

①作用及机制:氢氧化钙因可在水中释放氢氧根离子、产生强碱性环境而具有很强的抗菌活性。

它可通过对细菌的细胞膜损伤、蛋白质变性和 DNA 损伤等途径破坏细菌细胞,在感染根管内达到抑菌杀菌的目的。强碱性环境还能灭活残留在根管壁上的细菌内毒素。此外,氢氧化钙可通过中和炎症过程产生的酸性物质,促进碱性磷酸酶活性和矿化组织的形成,而有利于根尖周组织的修复。

②类型及临床应用:临床上最常用的氢氧化钙剂型是氢氧化钙糊剂,使用前即时调拌,用螺旋输送器或手用锉将其送入并布满整个根管。成品的氢氧化钙糊剂多为注射型,操作时可直接将氢氧化

钙糊剂注入根管内。临床上也常将碘仿与氢氧化钙一起调拌,形成碘仿氢氧化钙糊剂。

氢氧化钙封药时间至少要达到1周,才能充分发挥其抗菌作用。糊剂的去除可采用蒸馏水或次氯酸钠溶液冲洗的方式完成,或用超声冲洗的方式将其冲出。

(2)氯己定:氯己定为广谱抗菌药,对革兰阳性菌有较强的抗菌作用,对革兰阴性菌和真菌亦有效。它不仅在感染根管内能达到与氢氧化钙近似的抗菌能力,还对某些氢氧化钙不敏感的微生物如粪肠球菌也有一定的抗菌效果。此外,氯己定还可吸附于牙本质表面,使其抗菌作用得以延长,并可阻止细菌在牙本质上的定植。

氯己定用于根管内封药时常采用凝胶剂型,主要有葡萄糖酸氯己定凝胶和醋酸氯己定凝胶两种,也有成品的氯己定药尖。临床上可将氯己定凝胶与氢氧化钙糊剂等比混合使用,以增强联合用药的效果。其置入、取出和封药时间同氢氧化钙剂型。

(二)窝洞暂封

将消毒药物置入根管后,需将窝洞暂时封闭,以防止唾液、微生物和食物残渣进入髓腔,并充分发挥药物的消毒作用。暂封的质量关系到根管治疗的效果,它与诸多因素有关,如暂封材料的成分及性能,窝洞的类型、暂封时间的长短,医师的操作技术等。

常用的暂封材料主要为各种类型的黏固剂,如氧化锌丁香酚(zinc oxide-eugenol, ZOE)、玻璃离子、磷酸锌、聚羧酸锌等,还有成品的暂封材料如Cavit和Coltosol F等。窝洞最好双层暂封,根管内置入药物后,在髓室底放置一小棉球,棉球上填入热牙胶,最后放置外层暂封材料。牙胶和棉球有助于分离根管内药物和暂封材料,在去除暂封材料时,可防止材料颗粒进入根管内。暂封材料可用超声洁牙工作尖或牙钻取出。

(韦　曦)

第十一节　根管充填

一、根管充填的时机

根管充填是将去除牙髓并经预备的根管用一种密封材料充填起来,以隔绝根管和根尖周组织的交通,防止再感染。

根管充填的目的:封闭根管系统,以防止细菌进入根管系统造成根管的再感染和组织液进入根管成为残余细菌的培养基,并借助根充材料缓慢而持续的消毒作用,消除根管内感染,促进根尖周病变的愈合。

当患牙达到下列条件时可进行根管充填。

1. 已经过严格的根管预备和消毒　根管被制备成良好的形态且根管内的感染物质已被彻底清理是根管充填的基本条件。

2. 患牙无疼痛或其他不适　患牙有明显叩痛或其他不适,通常提示炎症或感染的存在。在炎症或感染未控制时进行充填,可导致术后症状加重,增加治疗失败的风险。

3. 暂封材料完整　暂封材料的破损或移位常意味着根管再次受到污染。

4. 根管无异味、无明显渗出物　干燥的根管有利于根管充填材料与根管壁的紧密粘接。如果根管内存在渗出物,则提示根尖周组织处于急性炎症期或有根尖周囊肿。根管内异味或恶臭提示根管或根尖周处于较严重的感染状态。

5. 根管充填必须在严格隔湿条件下进行　严格隔湿对于成功的根管治疗非常重要,可以减少口腔微生物进入根管。

窦道的存在并不是根管充填的绝对禁忌证。在初诊时通过根管预备和消毒处理,大多数窦道可愈合,此时可以完成根管充填。但是当窦道仍未完全愈合时,只要符合上述条件,仍可进行根管充填。充填后窦道通常会愈合。

二、根管充填材料

(一)性能要求

理想的根管充填材料的性能如下。

1. 有持续的抗菌作用。

2. 与根管壁能密合。

3. 充填根管后不收缩。

4. 能促进根尖周病变的愈合。

5. 易于消毒、使用和去除。

6. 不使牙变色。

7. X线阻射,便于检查。

8. 对机体无害。

(二)种类和特点

目前临床上常用的根管充填材料是牙胶尖和根管封闭剂。

1. **牙胶尖(gutta-percha point)** 牙胶尖由19%~22%牙胶、59%~75%氧化锌及少量蜡、颜料、抗氧化剂和重金属磷酸盐组成,是目前使用最为普遍的充填材料。用于根管充填的牙胶尖分为标准尖和非标准尖两类。标准牙胶尖与ISO根管锉的大小一致,从ISO 15号到140号,锥度为2%,尖部圆钝。非标准牙胶尖的锥度较标准牙胶尖大(如4%或6%);部分非标准牙胶尖尖部呈锥形。

牙胶尖受热时软化,易溶于氯仿、乙醚和丙酮,微溶于桉油醇。根管充填时可以通过化学溶剂软化牙胶尖以适应不规则根管形态的要求。牙胶毒性较小,很少有致敏作用,超出根尖孔时有较好的组织耐受性。

牙胶尖保存过久,会因为氧化而变脆,容易折断,不利于临床操作。使用前可将牙胶尖置2.5%~5% NaOCl或75%乙醇溶液中浸泡消毒1 min。

2. **根管封闭剂(sealer)** 使用根管封闭剂的目的:①充填牙胶尖之间、牙胶尖与根管壁之间的空隙;②充填侧副根管和不规则的根管区域;③在垂直加压时,作为牙胶尖的润滑剂帮助牙胶尖就位;④增加充填材料与牙本质之间的黏附力。

理想的根管封闭剂应具备以下性质:①颗粒细,易于调和,具有黏性,密封性好;②有抑菌性;③对根尖周组织无刺激性;④硬固缓慢,无收缩;⑤X线阻射;⑥不使牙染色,不溶于组织液;⑦不引起根尖周组织的免疫反应,无致癌性;⑧溶于有机溶剂,可从根管取出。

根管充填时只应用少量的封闭剂,大部分应由固体充填材料充填。

根据主要成分的不同,可将根管封闭剂分为6类。

(1)氧化锌丁香油类:氧化锌丁香油类根管封闭剂由粉剂和液剂组成。粉剂主要成分是氧化锌,液剂主要是丁香油。

该类封闭剂的优点包括:①具有一定的稠度,能充填牙胶尖与根管壁之间的空隙;②较好的封闭性能,无明显收缩性;③材料硬固后对根尖周组织的刺激性较小;④具有抗菌性。缺点主要是有溶解性,与组织液接触后可以逐渐溶解,并释放出丁香油和氧化锌,有一定的致炎性。

(2)树脂类:常见的树脂类封闭剂有AH26和AH Plus,是以双酚环氧树脂为基质的封闭剂,与引发剂混合时可缓慢固化。AH26的特点是硬固后体积稳定,溶解性低,封闭性好,有抗菌性,与牙本质有黏结性且X线阻射性强。如进入组织,最初可引起严重的炎症反应,数周后可消退,其后有较好的组织耐受性。AH26的主要缺点是调制时释放甲醛并会使牙体染色。AH Plus是AH26的改良品,固化时不释放甲醛,降低了材料的细胞毒性,同时其溶解性也降低为AH26的50%。

(3)硅酮类:也称硅树脂类,RoekoSeal是该类封闭剂的代表,主要成分为硅氧烷。聚合时有轻微的体积膨胀、不溶解、不吸收,因此具有较好的封闭性;与牙本质无化学黏结,易取出,再治疗容易。GuttaFlow是一种常温可流动牙胶根管封闭剂,由硅树脂根管封闭剂(RoekoSeal)和直径约30 μm的牙胶粉末组成。使用时将两者(约各占50%)混合,用充填枪注入根管后只需加入主牙胶尖即可。GuttaFlow根管封闭剂的流动性能好,能将侧支根管、峡部等充盈;不需要加热设施,常温下即可进行,避免了因加热而产生的牙周膜损伤。

(4)氢氧化钙类:氢氧化钙类根管封闭剂主要含氢氧化钙制剂,可在根管内缓慢释放,形成高度碱性环境,导致细菌细胞膜损伤、蛋白质变性和DNA损伤,同时还能中和残留在根管壁上的细菌毒性产物。主要优点是具有较好的抗菌效果,可诱导硬组织形成,促进根尖周组织愈合。但其溶解性较大,主要用于根尖未发育完成的年轻恒牙的根尖诱导。主要产品有Vitapex、Sealapex和Apexit等。

(5)玻璃离子类:玻璃离子水门汀(GIC)作为根管倒充填材料时渗透最小,根尖封闭性显著优于其他封闭剂。其良好的封闭性主要基于以下3点:与牙本质壁主要以化学结合方法紧密结合;聚合后结构致密;体积变化小,溶解度低。但硬固后的玻璃离子根管封闭剂在根管再治疗时难以去除。主要产品有Ketac-Eedo等。

(6)生物陶瓷类:生物陶瓷材料是一种新型的根管封闭剂,主要有iRoot SP、iRoot BP Plus和ERRM等。iRoot SP由硅酸钙、氧化锆、氧化钽、一价磷酸钙和填料组成,主要用于根管封闭和侧穿修补。其性能与无机三氧化聚合体(MTA)相似,具有良好的X线阻射性、生物相容性、封闭能力和生物活性、抗菌性,但比起MTA具有更强的操作性、更短的凝固时间。

三、根管充填方法

(一)根管充填的基本原则

1. 根管充填的成功首先取决于根管预备的质量,预备后的根管应形成坚实的根充挡和合适的锥度。

2. 根管充填材料以牙胶尖作主体,并辅以封闭剂。

3. 牙胶尖或牙胶需要加压充填,以获取良好的三维充填效果。

(二)根管充填方法

常用的根管充填方法是侧方加压充填法和垂直加压充填法。

1. 侧方加压充填法(lateral condensation technique) 是将与主尖锉大小一致的主牙胶尖放入根管内,用侧方加压器加压,然后插入副尖,如此反复直至根管充填严密的方法。侧方加压充填法是最基本和最常用的根管充填技术,适用于大多数根管的充填。具体步骤如下。

(1)选择主牙胶尖:根据根管操作长度和主尖锉的大小选择合适的主牙胶尖。主牙胶尖应与主尖锉大小一致,在根管内能到达操作长度或稍短0.5 mm。

在牙胶尖上根据根管操作长度做标记,置于根管内试合。如果牙胶尖能到达操作长度或0.5 mm稍短,回拉时略有阻力,意味着主牙胶尖合适;X线检查可见主牙胶尖与根管壁在根管冠2/3有间隙存在。

如果超过标记长度,则表示所选主牙胶尖过小,可另行选用或将牙胶尖尖端剪去一段再试合。

如果未达标记长度或X线片显示主牙胶尖过短,则可能与下列因素有关:①根管操作长度测量不准,需重新测定操作长度并按此长度重新预备根管;②选择的主牙胶尖太大,需另行选择;③根管未预备成连续锥形或根管内径过小,应重新预备根管;④根管根尖区形成台阶或被牙本质碎屑堵塞,应重新疏通并预备根管;⑤根管系统存在颊舌向的弯曲,应预弯牙胶尖后试尖。

如果主牙胶尖可到达操作长度,取出时也略有阻力,但在X线片上只见到尖1/3而不是冠2/3处有间隙存在,表示牙胶尖不适合于根管或根管在冠2/3未达到预备要求。

主牙胶尖选择和修整完成,用75%乙醇或2.5%~5%NaOCl溶液消毒、干燥备用。

(2)根管准备:用纸尖干燥根管,也有学者采用95%乙醇或99%异丙醇脱水的办法来干燥根管,将脱水剂留置于根管内2~3min,然后用纸尖吸干。

(3)选择侧方加压器:选择与主尖锉匹配的侧方加压器,要求所选侧方加压器应较宽松地到达根管操作长度,并与根管壁留有一定空间,侧方加压器不应超出根尖狭窄部。在进行侧方加压时,侧压器插入主尖和根管壁之间的理想深度是比工作长度少0~1 mm,用橡皮片在侧方加压器上标记该长度。如遇弯曲根管,可预弯不锈钢侧方加压器或选用镍钛合金侧方加压器。

(4)放置根管封闭剂:可用扩孔钻、螺旋充填器、主牙胶尖或超声器械将根管封闭剂送入根管内。在涂布糊剂时应注意一次不宜带入过多,以免在根管内形成气泡,同时过多的糊剂也不利于根管的致密充填。

(5)放置主牙胶尖:将已选好的主牙胶尖蘸少许根管封闭剂插入根管。插入主牙胶尖时动作一定要缓慢,便于根管内封闭剂均匀分布、减少被主牙胶尖带入根管的气泡和根管封闭剂推出根尖孔。

(6)加压主牙胶尖:主牙胶尖就位后,将选好的侧方加压器沿着主牙胶尖与根管壁间的空隙缓缓插入根管内直至距操作长度0~1 mm。侧方加压器插至需要深度后旋转180°,弯曲根管内的旋转角度可以适当减小。

(7)放置副尖:副尖的大小应与侧方加压器大小一致或小一号。先在副尖的尖端涂少量根管封闭剂,再插入根管至先前侧方加压器的深度。再次用侧方加压器压紧并补充副尖,如此反复操作至根管紧密填塞。如副尖不能到达先前侧方加压器的深度应考虑以下情况:①根管预备不足导致锥度太小,或副尖的直径太大;②侧方加压器太小,对主尖加压不够,没有为副尖创造足够的空间;③侧方加压时主尖被移动位置;④副尖的尖端弯曲打卷;⑤封闭剂硬固,阻止副尖就位。

副尖不能到达先前侧方加压器的深度会在根管内产生空隙,使充填质量下降,应仔细检查上述可能原因并排除之。

(8)完成根管充填和髓室充填:当侧方加压器只能插入根管口下2~3 mm时,用烧热的挖匙或其他携热器械从根管口处切断牙胶尖同时软化冠部的牙胶,用垂直加压器加压冠方牙胶,至此根管充填完毕。用乙醇棉球将残留在髓室内的封闭剂和牙胶清除,拍摄术后X线片,暂封或永久充填。

侧方加压充填法的优点是容易掌握,操作简单。缺点是:牙胶尖周围糊剂量较多;充填物间可能有空隙;对不规则的根管形态、内吸收和重度弯曲的根管充填不充分;用力过大可能导致根折。

2. **垂直加压充填法**(vertical condensation technique) 是 Schilder 首先提出的一种充填方法,其特点是加热根管中的根充材料使其软化,进而通过向根尖方向垂直加压,促使充填材料更为致密地充填根管各解剖区域,达到严密封闭根管的效果。具体步骤如下。

(1)选择主牙胶尖:根据根管的形态和长度选择锥度较大的非标准牙胶尖为主牙胶尖,做好长度标记后插入根管拍摄 X 线片检查。如果主牙胶尖距操作长度 0.5 mm,回拉有阻力,主牙胶尖锥度与根管基本一致,主牙胶尖在根尖区与根管壁相接触,可进行下一步骤操作。如主牙胶尖短于或超过要求长度,则应仔细辨别原因并加以解决。

(2)根管准备:在根管充填前需要对根管进行最后消毒干燥。常用消毒剂为 2.5%~5%NaOCl 溶液。用纸尖干燥根管。

(3)选择加压器:在一个特定根管的根充中至少需要 3 种直径的垂直加压器,即小号、中号及大号垂直加压器。要求垂直加压器既能在根管内无妨碍自由上、下运动,又不会接触根管壁。在选择垂直加压器的同时也选好携热器(如 Touch'n Heat)用于取出或放置牙胶。

(4)涂根管封闭剂:可用扩孔钻、螺旋充填器、主牙胶尖或超声器械将根管封闭剂送入根管内。

(5)放置主牙胶尖:将消毒后的主牙胶尖蘸一薄层封闭剂,缓慢插入根管内至工作长度,以防止根尖区堆积过多封闭剂。

(6)垂直加压充填:该步骤包括两个阶段,首先充填主根管的尖 1/3 和侧支根管(downpack),然后充填主根管的冠 2/3(backfill)。

用电携热器或加热的携热器去除根管口外的多余牙胶。断面下方 3~5 mm 的牙胶因受热而软化,用大号的垂直加压器向根尖方向多次均匀加压,使颈 1/3 的侧支根管被充填。随后,热器械插入根管再移去约 3 mm 的牙胶,用中号和小号垂直加压器按前述方法按压,反复操作直至根管尖部 3~4 mm 区域被牙胶充分、致密地充填。加压时要求动作缓慢,使牙胶贴合根管壁和根管不规则部分。当根尖部分充填结束后,主根管内除了根尖部分有致密的充填材料外,中、上段应该是空的。

充填根管中、上段时,可将牙胶尖切成 2~4 mm 长的小段,粘至加热的垂直加压器工作端。小心加热此牙胶段后插入根管,使牙胶段粘在根尖部的充填材料上,用合适的垂直加压器加压,重复该步骤直至整个根管被完全充填。

目前临床上多使用热牙胶注射仪如 Obtura Ⅱ 或 Ultrafil 将牙胶注射入根管内再加压充填。每次注射的牙胶长度为 3~5 mm,采用分段充填的方法进行。

(7)完成根管充填和髓室充填:用乙醇棉球将残留在髓室内的封闭剂和牙胶清除,拍摄术后 X 线片,暂封或永久充填。

和侧方加压技术相比,垂直加压充填法能更有效地充填形态不规则的根管和侧支根管,根管内封闭剂的量相对更少,但该法不适于细小根管的充填,术者也需要较长时间的训练才能掌握。使用不当可能导致严重超填、根折和携热器械损坏。

3. **热塑牙胶注射充填法** 1977 年 Yee 提出了注射式热塑牙胶根管充填技术。该技术将加热至流体状态的牙胶注射入根管而实现对根管的充填。根据加热牙胶温度的不同可分为:高温热塑牙胶注射法(high temperature thermaplasticized injectable technique)和低温热塑牙胶注射法(low temperature thermaplasticized injectable technique)。

(1)高温热塑牙胶注射法:高温热塑牙胶注射法的代表是 Obtura 技术。操作前,先根据患牙的根管长度和粗细选择合适的注射针头,以插入根管中下 1/3 为宜,再将手持机头内装入牙胶块,调节温度将牙胶加热至 160℃ 使其软化,再用注射器将其注入根管系统。该法特别适合于垂直加压充填技术中的中上 2/3 根管,不规则根管如内吸收、C 形根管、根管内交通支、侧副根管和树枝状分叉根尖孔等的充填。软化的牙胶和封闭剂可进入牙本质小管,其充填效果优于侧方加压充填法。

(2)低温热塑牙胶注射法:低温热塑牙胶注射法的代表是 Ultralfil 技术。温度一般在 70℃,配有专门低熔点牙胶 ultrafil;操作时将套管针预热后插入注射器置入根管内预定深度,将牙胶注入根管直至根管口。

该类技术的主要缺点是难以控制牙胶的流动,充填根尖 1/3 时易于出现超充或欠充。目前,热塑牙胶注射充填法通常与其他根充技术联合使用,在垂直加压技术或其他根充技术完成根尖 1/3 充填后,使用热塑牙胶注射方式充填根管中、上段。

4. 固核载体插入充填技术　固核载体插入技术具有以下特点：①根管充填材料在冷却过程中的体积收缩得到控制；②α相牙胶和根管壁之间有较强的黏性；③操作简单。其代表是 Thermofil 技术，其充填方法是将带有硬塑核的牙胶在加热炉中加热后直接放入根管中。但操作中易超充，有时牙胶会从载体上剥脱，影响根充效果。

四、根管充填质量的评价

（一）根管充填质量的评价

理想的根管充填应该符合下列标准。

1. 充填物与根管壁紧密贴合，严密封闭整个根管系统。

2. 充填物内部致密，无空隙。

3. 充填物末端到达牙骨质-牙本质界。

4. 最小限度地使用根管封闭剂。

5. X线牙片上表现为充填物到达牙骨质-牙本质界，没有明显的超填和欠填。

（二）不合格的根管充填

X线片显示充填物到达距根尖 0.5～2 mm 为恰填，不足或充填物不致密者为欠填（underfilling），超出者为超填（overfilling）。欠填和超填都是不合格的根管充填，会使根管治疗的成功率下降。超填还可能引起术后不适和疼痛。

根管充填不致密表现为：在 X 线片上充填物稀疏、根充物内部或根充物与根管壁之间有空隙，或根尖 1/3 只有糊剂而无牙胶尖。

（韦　曦）

第十二节　显微根管治疗与根管外科

一、显微根管治疗

显微根管治疗是借助牙科手术显微镜（dental operating microscope）和显微器械进行根管治疗的方法。

20 世纪 80 年代初手术显微镜首次应用于口腔内科临床，此后，应用手术显微镜进行牙髓病和根尖周病的治疗成为一个新的研究领域。

显微根管治疗的优点是：①提供充足的光源进入根管，并将根管系统放大，使术野清晰；②术者能看清根管内部结构，确认治疗部位，在直视下进行治疗，操作简便高效；③术中可即刻检查治疗质量，减少治疗的不确定性，提高治疗的成功率。

显微根管治疗的缺点在于：①根管狭窄时，进入根管下部的光线不足，不易看清根尖结构；②位于死角的结构如根管弯曲下段不可见，需借助根管内镜进行检查；③在显微镜下对深度、距离的判断必须经过一段时间才能适应；④操作时间较长、放大倍率较高、光线太强时，术者眼容易疲劳，可出现眩晕、恶心症状，高频率使用显微镜后常会出现眼酸涩，故术者应注意眼的保健，防止眼病的发生。

（一）牙科手术显微镜和治疗器械

1. 牙科手术显微镜的结构及工作原理　显微镜一般由支架系统、光学放大系统、照明系统和附件 4 部分组成。

（1）支架系统：用于支撑和稳定显微镜，通常由底座、连接臂和关节锁等组成，可分为吸顶式、壁挂式、地面固定式和落地移动式等类型。前 3 种可以节省空间，而落地移动式便于自由移动。

（2）光学放大系统

①物镜：物镜的焦距通常为 200 mm 或 250 mm，通过电动或手动方式调节物镜至术区的距离可以使视野更清晰。

②放大转换器：放大转换器可以进行 3～6 步的手动变倍或电动连续变倍。

③双筒目镜：使用双筒目镜能看到立体视野。

牙科手术显微镜的放大倍率为 2～30 倍。当放大倍率为 2～4 倍时，所见视野较广，通常用于术区定位；6～16 倍适宜根管治疗操作；＞20 倍的高倍放大倍率，则用于观察牙及根管内较细微的结构。

（3）照明系统：手术显微镜的光源为卤素灯、氙灯或 LED，光线经一组镜片反射后通过物镜进入术区，术区的光线经物镜和中间的一组放大透镜后进入目镜。手术显微镜上配有调节光照度的旋钮，当放大倍数增加时，进入目镜的光线会减少，应适当增加光照度。进行显微根管治疗时，所有的牙位均需要采用反射口镜，间接观察髓腔根管系统。

（4）附件

①图像采集系统：主要是摄像机或照相机，可以通过分光器与显微镜相连接，视频信号可以显示在监视器上或被存储。视频信号的质量与照明效果、放大效果及摄像机的采样质量有关，如使用氙灯照明时组织的颜色更加饱和；放大透镜的质量越

好,成像越清晰。

②助手镜:即观察目镜,可使助手与术者看到同样清晰的术野;也可在显微镜上接一个摄像机,让助手在监视器上观察手术进程。

2.显微根管治疗器械 显微根管治疗或显微根尖手术是精细的手术,需要一些特殊的器械,以便形成医师良好的操作视野。常用的显微器械如下。

(1)微型手机及车针:微型手机工作头较普通手机小,操作时不会阻挡视线。显微车针为长颈车针且工作头直径细小,便于深入根管内操作。

(2)面反射口镜(front surface mirror):与普通口镜相比减少了折射,其反射成像准确清晰。

(3)显微口镜(micro mirror):为面反射口镜的一种。显微口镜的镜面有大小不同的直径,便于深入根管中反射根中及根尖的情况。

(4)根管探针(DG16):用于探寻细小或钙化的根管口,还可以用来辨别牙本质的硬度。

(5)显微根管锉(micro opener):ISO标准分为8~40号,用于在显微镜下寻找根管口及探查根管方向。带有手柄,操作时不会阻挡视线。

(6)显微吸引器:其口径为0.5~2 mm,能达根管中部进行有效吸引,有助于避免将水滴误认为是根管异物。

(7)显微冲洗器(stropoko):可深入根管中部和尖部,进行有效的、到位的冲洗。

(8)MTA输送器(MTA gun):用于使用MTA进行根管侧穿修补或根尖封闭时,其工作头细小,便于将MTA准确放置于穿孔处或根尖处。

(9)显微充填器(microplugger):工作端细小,用于根尖切除后的根尖倒充填。

(10)超声倒预备工作尖(ultrasonic retrotip):能沿根管走向预备根尖3 mm处的根管。

(二)显微根管治疗的应用

显微根管治疗术主要包括:显微镜辅助下的常规根管治疗、复杂根管系统的根管治疗、根管治疗并发症的处理、根管的再治疗及根尖外科手术等。

1.显微镜辅助下的常规根管治疗 利用显微镜,能清晰观察到根管细微结构,提高根管的清洁和预备成形效果,提高充填质量,直观准确地把握整个治疗过程。

2.定位根管口,寻找遗漏根管 临床上易发生遗漏的是上颌磨牙近中第2颊根管(MB2)及近中第3颊根管(MB3)、上颌前磨牙的第2颊根管、下颌切牙的第2根管、下颌磨牙的第4根管或第5

根管。这些根管大多细小而隐蔽,或是根管口钙化或是位置深在。手术显微镜的局部放大和照明作用,是帮助寻找隐藏或遗漏根管的有利条件。

根管口的分布有以下规律:①髓底可见连接所有根管口的窄沟,又称为"髓底图",根管口位于窄沟的尽头;②根管口一般位于髓室底和髓室壁的交界线的拐角处;③除了上颌磨牙之外的多根牙,在髓室底假想一条近远中方向的线,根管口对称分布在这条线的颊舌方向,若只有1个根管口,则一般位于这条线上,根据此规律可以判断上颌前磨牙是否存在第2颊根管,以及用于判断下颌磨牙远中根管的数目;④显微镜下,髓底牙本质呈不透明黄色,根管口周牙本质呈半透明黄色或略透明粉红色,可据此判断是否有额外根管存在。

判断遗漏根管的大致方位后,在髓腔入口处做相应的扩展,建立直线通道,充分暴露所有根管口。在手术显微镜下用超声器械去除钙化并辅助使用DG16探针探测根管口,最后用根尖定位仪确定根管的存在。

3.复杂根管系统的根管治疗

(1)钙化根管的疏通:根管钙化在临床上较常见,主要表现为X线片上根管影像不清或根管细小,开髓后无法探及根管口或根管不通。显微镜下,钙化根管内的修复性和继发性牙本质色泽较暗,呈黑色或褐色;高倍放大时通常可见细小的根管。使用8号或10号K锉,C+锉或C先锋锉可直接疏通根管。若根管完全钙化,可在显微镜下用小号球钻或超声工作尖,沿根管方向逐步去除钙化组织,直至根管疏通。显微镜下引导机用器械切削修复性或继发性牙本质,可使治疗过程更精确,有效避免根管偏移和根管壁穿孔的发生。

(2)变异根管的治疗:根管形态变异较大,在横截面上呈扁形、椭圆形或C形时,使用常规根管治疗技术预备可能出现部分根管壁被过度预备,而另外部分根管壁未能清理的现象。在手术显微镜下操作,容易发现残留的坏死组织及牙本质碎屑,便于确定根管清理的部位;能够检查和控制每个根管冠部预备的形状,使根管壁被预备的尽可能的光滑,形成连续的锥度。当根管预备完成后,用纸尖吸干根管,再用显微镜检查根管内的清理情况。

C形根管系统最主要的解剖学特征是存在一个连接近远中根管的峡区。该峡区很不规则,可连续或断开,其存在使整个根管口的形态呈现180°弧形带状外观。在手术显微镜下,增强的光源和放大的视野使 C 形根管口的形态更清晰,诊断更容易。C 形根管系统的近舌及远中根管可以进行常规根管预备,峡区可以通过使用小号锉及大量 5.25% 次氯酸钠溶液结合超声冲洗进行清理。充填时可选用垂直加压充填技术。

4. 根管治疗并发症的处理

(1)根管内折断器械和根管桩的取出:根管预备时器械分离是临床上较为常见的并发症,可发生于根管的任何部位。治疗前需根据 X 线片了解折断器械的种类、长度及其粗细、在根管内的部位、根管壁的厚度及有无弯曲等,预测取出折断器械的难易程度。当器械折断于根尖时,手术显微镜的光线很难进入,取出难度较大;当器械折断于根管中上段时,在显微镜下定位折断器械,然后根据折断器械在根管中的确切位置及其在根管中的松紧程度,选择不同的处理方式。如器械折断于根管的上部,而且与根管壁间有一空隙,则可用 K 型根管锉或 H 型根管锉制作旁路,再用超声锉或显微镊等器械取出;若折断器械与根管壁嵌合紧密,则需用机械性的方法,如超声振动、专用夹取折断器械的 Masserann 技术等。使用 Masserann 技术时应在显微镜下谨慎操作,避免切削过多的牙体组织,防止牙体强度的降低和根管壁穿孔。

根管桩的折断在临床上也较为常见。当桩折断于根管口外或位于距根管口较近的根管内时,可使用 Ruddle 取桩仪直接将断桩取出;如不能直接取出或桩折断部位较深时,可在显微镜下用小号超声器械去除桩与根管壁间的粘接材料,松动根管桩直至取出。使用显微超声技术取桩可最大限度地保存牙体结构,避免过多去除牙本质而产生根折。

(2)根管壁或髓室底穿孔的显微治疗:根管壁或髓室底穿孔通常会有以下表现:①当用小号锉探测根管时,局部根管壁较软,如同插入海绵内,提示与牙周组织有通连;②根管中有不明原因的出血;③X 线片上根管内的器械在根尖孔以外的地方进入牙周组织;④根管内器械未达根尖,而根尖定位仪提示器械位于根尖孔外。在显微镜下可进一步明确穿孔的部位(颊侧或舌侧,近中或远中)、穿孔的大小以及非手术修复的可能性。

穿孔修复方法可分为非手术性及手术性修复两种。

①非手术性修复。适用于穿孔发生于髓腔底部,或是根管颈 1/3 及中 1/3 处,且器械能方便地由原髓腔开口进行操作的患牙。使用显微镜定位穿孔及穿孔周围组织,并将充填材料置入穿孔处,可以有效阻隔根管与牙周组织的通连,防止对牙周组织的刺激。临床上可利用两种不同特性的屏障技术进行穿孔的治疗。一种是可吸收屏障技术,将具有良好生物相容性、可吸收的充填材料如可吸收胶原等,放入穿孔周围的组织中,下端与牙周组织直接接触,上端与穿孔的外表面形状一致,可以达到止血效果并防止对牙周组织造成进一步损伤;然后使用玻璃离子黏固剂、复合树脂等材料修复根管壁上的穿孔。另外一种为不可吸收屏障技术,直接使用具有生物相容性的不可吸收性材料如生物水泥 MTA 等修复根管壁上的穿孔。

②手术性修复。此法通常适用于非手术修复预后不佳者,如穿孔的范围很大,或因外吸收造成的不规则穿孔,或无法使用非手术性方法进行修复。此时需借助显微镜,在翻瓣去骨后,将穿孔或吸收的范围查清,再用充填材料填补穿孔。

(3)根管内台阶以及根尖偏移的处理:根管弯曲是导致预备中出现台阶和根尖偏移的重要因素。当根管弯曲度 $>20°$ 时,台阶和偏移的发生率明显升高。根管预备时未能形成冠方直线通路、错误估计根管的弯曲走向、工作长度的测量失误、使用大号未预弯的不锈钢器械进入弯曲根管、不按照顺序使用器械等操作失误均可导致根管内台阶的形成。

处理根管内台阶和偏移时,首先应仔细阅读 X 线片,了解根管形态及走向、台阶和偏移发生的部位、根尖病变的情况。消除根管台阶时,首先在显微镜下用 G 钻或超声器械敞开根管中上段并冲洗根管。然后使用预弯的 8 号或 10 号的根管锉,探寻原根管的走向。进入原根管后,小幅度提拉或旋转并逐渐加大运动幅度,直至台阶消除。根管通畅后,依次使用大号器械预备根管。处理轻度的根尖偏移,可在偏移的根尖孔上预备一个根充挡,但需去除部分牙本质。中度的根尖偏移治疗时,应在根管尖部采用屏障材料形成充填屏障和控制出血。在显微镜下利用显微器械或 MTA 输送器将 MTA 送至根尖偏移处,待 MTA 硬固后再完成根管充填。重度的根尖偏移,部分病例仍可在显微镜下采用根尖屏障技术进行治疗;部分病例由于根尖部破坏过大,可考虑手术治疗或拔除。发生根尖偏移的根管应在显微镜下使用热牙胶充填技术进行充填。

5. 根尖未发育完成牙的牙髓治疗 发生牙髓病或根尖周病的年轻恒牙,需要行根尖诱导成形术,以促进根尖发育完成或根尖形成钙化桥,封闭根尖孔。选择在显微镜下行根尖诱导成形术,可取得良好的效果。

氢氧化钙制剂是最常使用的根尖诱导剂。对患牙进行完善的根管消毒预备后,按工作长度,将氢氧化钙糊剂严密充入根管,定期观察,更换根管内封药,直至根尖发育完成或根尖钙化桥形成。这类病例,由于根尖开放,常难以获得准确的工作长度,不能将氢氧化钙准确放入根尖区。在根管显微镜下操作,可直接观察到根尖部,便于将氢氧化钙准确放置于根尖区。

治疗根尖未发育完成的牙,还可以使用 MTA 作为根尖封闭剂形成根尖屏障,封闭根尖孔。根管预备消毒完成后,在根管显微镜下,用 MTA 输送器将 MTA 送入距根尖 3～4 mm 处,垂直加压严密充填,拍摄 X 线片,确定形成密实良好的根尖屏障后,在 MTA 表面放置湿棉球暂封观察 1 周后,剩余根管用热牙胶技术充填。

6. 根管再治疗 干髓术、牙髓塑化治疗或根管治疗失败的病例,需进行完善的根管治疗或根管再治疗,以保存患牙。根管再治疗的首要步骤是根管内充填物的去除,根管内的充填物主要包括牙胶、根管封闭剂和粘桩材料。

根管内牙胶的去除技术包括溶剂溶解、加热软化、手用或机用器械去除等。牙胶能否被清除干净主要与牙胶充填的致密度、超充还是欠充、根管形态以及去除技术 4 个方面有关。充填越致密,去除难度越大;欠充的牙胶较容易去除,而超出根尖孔的牙胶在操作中常与根管内牙胶分离,留在根尖周组织中。使用手术显微镜可以直接观察牙胶的去除过程并检查清除效果。根管内封闭剂通常随着牙胶一同被去除。

粘桩材料多为磷酸锌水门汀、复合树脂或玻璃离子。在显微镜下,可以通过颜色差异区分粘桩材料与根管壁,并辨别粘桩材料的类型。利用超声器械切削粘桩材料,冲洗后检查材料是否被去除干净。

二、根管外科

随着技术与材料的发展,根管治疗和再治疗的成功率有了很大的提高,但仍有部分患牙的根尖周病变无法治愈,此时就需要辅以外科手术治疗。

与传统根尖外科手术相比,显微根尖手术有以下优点:开窗小,减少颊侧骨皮质的破坏;容易发现根管之间的峡部;根尖区切除角度<10°;根尖倒预

备和根尖倒充填更为准确等。

(一)分类
根管外科手术的类型如下。
1. 外科引流
(1)切开引流。
(2)环钻术或造口术。
2. 牙根外科
(1)截根术。
(2)牙半切术。
(3)牙根刮治术。
(4)牙分离保存术。
(5)残劈牙根部分去除术。
3. 根尖外科手术
(1)根尖刮治术。
(2)组织活检。
(3)根尖切除术。
(4)根尖倒充填术。
4. 髓腔修补术
(1)髓室底穿孔修补术。
(2)根管侧穿修补术。
5. 种植术
(1)牙种植术。
(2)根管内-骨内植桩术。
(3)接冠术及接根术。
(4)牙折固定术。

在牙体牙髓的临床工作中,根尖外科手术作为根管治疗和再治疗的治疗方案,受到相当的重视。故本节将重点介绍根尖外科手术。

(二)适应证与禁忌证
1. 适应证
(1)广泛的根尖骨质破坏,非手术治疗难以治愈者。
(2)根管过度弯曲、严重钙化堵塞,非手术根管治疗无法预备成形及进行严密的三维充填者。
(3)折断器械超出根尖孔或充填材料过度超充,导致有临床症状或根尖病变不愈者。
(4)由医源性或是牙根内外吸收引起的根管大面积侧穿者。
(5)根折伴有根尖断端移位的死髓牙。
(6)因无法取出的折断器械、根管桩等阻碍物,不能进行根管再治疗者。
(7)根管或髓底穿孔,非手术方式无法进行修补者。
(8)根管治疗反复失败,症状持续存在者。

(9)根管治疗失败或没行根管治疗,但有冠、桥,不愿拆除或无法拆除者。

2. 禁忌证

(1)患者有严重的全身疾病,如严重高血压、白血病、血友病、重度贫血、心内膜炎、风湿性心脏病、肾炎、有出血倾向疾病等。

(2)根尖周炎的急性期。

(3)严重的牙周病变,如牙周支持组织过少,牙周袋深或牙松动明显。

(4)患牙附近有重要的解剖结构,如上颌窦、下牙槽神经等,有损伤危险或可能带来严重后果者。

(三)手术原则

(1)利用根管显微镜及显微器械,只需去除4~5 mm² 的骨质,即可获得清晰的视野和足够的操作范围,从而减少骨组织的损伤,缩短创口愈合的时间。当显微镜放大倍率在10~16倍或以上时,容易区分骨组织与牙根。

(2)根尖区切除3 mm就能去除93%以上的交通支、侧副根管等,是较为合适的根尖切除长度。在显微镜下,利用超声技术,可将根尖断面斜度控制在10°以下,减少微渗漏。

(3)根尖倒预备应使用超声工作尖,沿根管方向预备3 mm左右深度,才能形成良好的根尖封闭。

(4)下颌后牙根尖部的牙根内存在有连接颊舌根管的狭窄通道,称为根尖狭区。运用显微外科技术,可清楚观察根尖狭区,彻底清除其内的牙髓组织,并进行充分预备扩展,形成良好窝洞状态。

(四)根尖手术器械

1. 口腔显微镜 口腔显微镜应用于根尖手术的优点在于:自带的光源为手术提供了更清晰的视野;镜下可以更清楚地区分骨和根尖,去骨更少更精确,减少了骨创伤;高放大的倍数更有利于辨认术区的细微病变或解剖如根折或根管峡部等;更有利于精确完整地去除病变组织;更方便和翔实地保存病例资料等。

2. 超声器械和倒预备工作尖 以超声工作尖替代传统的涡轮钻进行根尖倒预备明显缩短了操作时间,可更简单和轻松地制备出与根管走行一致的倒充填窝洞,而且窝洞的深度更理想,窝洞更规则,降低了根管侧穿的风险。

3. 超声骨刀与激光超声骨刀 超声骨刀的主要优点包括:去骨时对骨的创伤小,有利于术后创口的愈合;术中对软组织的保护好;出血少,术区视野好;震动和噪声小,增加了患者的舒适度;有利于保护患牙的结构等。激光超声骨刀近年来也被许多学者试用于根尖手术中。

(五)根尖手术技术

1. 软组织管理 现代的根尖手术除了尽可能地提高成功率之外,还越来越重视对软组织的美学处理。软组织的管理主要在于切口与瓣的设计。主要有以下3种类型的瓣。

(1)龈沟内全厚瓣:该瓣的设计涉及水平切口和垂直切口。水平切口从龈沟通过牙周韧带到牙槽嵴顶,并通过颊舌侧龈乳头的中间区域。从龈沟将牙龈组织连同龈乳头切开,从牙槽骨上分离。选择龈沟内切口时,牙龈的血液供应不会受到影响,但患牙必须无牙周袋,牙龈无明显炎症。手术时,应尽量保护附着上皮和边缘牙龈组织,沿着牙颈部紧贴根面进行切割。垂直切口从龈缘开始,通常靠近龈乳头的近中或远中,与牙长轴平行,一直切到膜龈联合处。最常见的龈沟内全厚瓣是三角形瓣和矩形瓣。

①三角形瓣。由1个龈沟内水平切口和1个垂直松弛切口组成,优点是组织瓣的血供破坏较小,有利于伤口的复位缝合和组织愈合,缺点是单一的垂直切口限制了手术的视野。三角形瓣多用于后牙。

②矩形瓣。由1个龈沟内水平切口和2个垂直松弛切口组成。该瓣最大的优点是手术视野较好,缝合后组织愈合较快,没有瘢痕,适用于下颌前牙、多根牙和较长的牙根,如上颌尖牙。当设计矩形瓣时,瓣上下的宽度应一致。缺点是难复位和缝合,因而不建议用于后牙。

(2)扇形瓣:又称 Ochsenbein-Luebke 瓣。水平切口位于颊侧附着龈,依照龈缘的形态切成扇贝形。垂直切口位于两牙根隆起之间的凹陷区内,起于水平切口的两端,切至附着龈上距龈缘和龈沟底3~5 mm处。该种瓣的优点是不破坏边缘龈和牙龈附着,易于切开和翻起,术野清楚。缺点是易切断垂直向的血管和胶原纤维、出血较多和组织瓣收缩。对于附着龈较短、牙根较短或根尖周病变较大的患牙,禁用该瓣设计。

(3)半月形瓣:半月形瓣由单一的弧形切口构成,切口从牙槽黏膜开始,弯向冠方的附着龈,再回到牙槽黏膜,呈半月形,又称 Semilunar flap。龈瓣的边缘应延长至附着龈,不可距龈缘太近。该种瓣的优点是容易复位和缝合,缺点是手术通路不佳、易留下瘢痕,临床上已较少使用。

综上,瓣的设计必须考虑各种解剖特征,如肌肉和系带附着、附着龈的宽度、龈乳头的高度和宽度、骨隆起和冠边缘等,根据临床的实际情况和需要设计瓣和切口。

2. 硬组织管理　根尖手术的成功取决于根尖周病变组织的清除和根尖的完美封闭,去骨的主要目的则是去除感染的骨组织并为后续的手术操作制造通路。从有利于术后创伤愈合的角度出发,去骨时应该尽可能地考虑无创。得益于术前诊断手段的改进,如锥形束 CT 的应用,根尖的定位更加准确,口腔显微镜及其手术器械和超声器械的引入使手术操作所需空间更小。现代根尖手术去骨量更少更精确,对骨的创伤更小,更有利于术后创伤的愈合,从而也提高了手术的成功率。

3. 根尖切除　根尖手术最关键的环节在于对根端的处理,其中包括根尖切除、根尖倒预备和根尖倒充填等步骤,根尖切除是根端处理的基础。现代根尖手术一般要求根尖切除 3 mm,切除斜面与牙根长轴垂直面的角度不大于 10°。研究发现,根尖切除达到 3 mm 时,可以去除至少 98% 的根尖分支和 93% 的侧支根管,这样既保证了剩余牙根的强度,又最大限度地降低了根尖周再感染导致远期失败的机会。传统的根尖手术在根尖切除时一般保留 45°~60° 的角度,这主要受制于传统的根尖倒预备器械,是为了利于根尖倒预备操作的顺利完成,但会造成颊侧骨板和牙根去除过多,根管的直径缩小;还会造成牙本质小管暴露过多,远期发生渗漏。这些都会影响牙根的强度和根尖封闭的效果,从而降低根尖手术的成功率;而近乎垂直于牙根长轴的切除斜面,可以保证在根尖切除充分的前提下最大程度地保证剩余牙根的强度,更利于对根面的观察和处理;同时,根尖切除斜面垂直于牙根长轴时,远期发生微渗漏的概率最小。

4. 根尖倒预备　根尖倒预备的目的是彻底清理和成形根管尖端 3 mm,创造可以容纳倒充填材料的空腔,有一定的固位形,剩余牙体组织要有一定的抗力形。

传统的根尖手术常用微型反角手机驱动小号球钻预备根管末端。但受通路限制,预备根管末端时球钻长轴很难与牙体长轴一致,几乎都是与牙体长轴呈倾斜角,无法预备成理想的 I 类洞,容易导致过多切削舌/腭侧牙本质甚至侧穿。与传统预备技术相比,超声倒预备技术因为使用了特殊设计的超声器械,可沿牙根长轴精确预备到 3 mm;能够预备根尖峡部,更彻底地去除组织碎屑,提高倒预备技术的质量,减少牙体硬组织的损伤。

5. 根尖倒充填　根尖切除和倒预备使根管系统和根尖周组织之间彻底敞开,倒充填旨在封闭根管残端,防止病原微生物及其毒素再次进入根尖周组织。成功的根尖封闭还可以促进根尖末端的成牙骨质修复,促进根尖病变的愈合。

(六)根尖倒充填

1. 根尖倒充填材料应具备的性质　根尖倒预备后,需要在根管系统与根尖周组织之间建立一个严密的屏障来封闭所有暴露于根尖周组织的根管系统。理想的倒充填材料应具有以下特点。

(1)有良好的封闭性,可防止病原微生物及其毒素渗漏至根尖周组织。

(2)无毒,无致癌性。

(3)形态稳定,不溶于组织液。

(4)易操作。

(5)X 线阻射。

(6)有良好的生物相容性等。

2. 根尖倒充填材料　长期以来,被用于倒充填的材料有很多种:应用历史较久的有银汞合金、氧化锌丁香油水门酚类的 IRM、Super-EBA、玻璃离子和复合树脂等,近年来推广的新材料有骨水泥、无机三氧化物聚合体(mineral trioxide aggregate, MTA)和磷酸钙水门汀类材料等。其中,备受关注的当属银汞合金、IRM、Super-EBA 和 MTA 等。MTA 是近年来被研究最多,其研究结果也是最理想的。

(1)MTA:MTA 是现有倒充填材料中各项指标均较为理想的倒充填材料,易于调和、容易操作,其封闭性和生物相容性优于其他的倒充填材料,可有效地诱导根尖周软硬组织的再生;但凝固时间较短,对临床操作的要求较高;且其价格昂贵,距临床大规模推广尚有较大的距离。

(2)银汞合金:银汞合金作为倒充填材料历史最为悠久,其优点在于容易操作、根尖封闭性较好、有一定的组织相容性、不吸收和 X 线阻射等,其最大的缺点是远期抗微渗漏的性能较差。除了以上优缺点,银汞合金也是所有倒充填材料中最便宜和最容易获得的;所以,银汞合金作为倒充填材料仍有较高的临床实用性,在一定时间内仍将被广泛使用。

(3)其他:Super-EBA 和 IRM 是现有倒充填材

料中综合指标相对比较均衡的材料,具有较好的封闭性、生物相容性和稳定性,容易操作,不容易被腐蚀和氧化,X 线阻射等特点。

(七)引导组织再生术

引导组织再生术以膜屏障技术阻止结缔组织和上皮细胞长入骨缺损区,引导骨组织优先生长,增加新骨形成,从而促进骨缺损的修复。该技术首先用于牙周病的治疗领域,近年来逐渐用于根尖外科领域。根尖周骨质缺损区的术后修复过程类似于牙槽骨创伤的愈合过程,引导组织再生术用于根尖手术时,置入的骨替代材料可促进骨质缺损区血管渗透和成骨细胞移行和长入,覆盖的可吸收或不可吸收生物膜便于成骨细胞的长入,阻止结缔组织向骨缺损区内生长,为缺损区新骨的生成提供了足够的时间。引导组织再生术并没有提高手术的成功率,但却促进了根尖周骨质缺损区的骨修复,加快了根尖周病损的愈合速度,有效缩短了愈合周期。

(八)治疗过程

1. 术前准备

(1)术前沟通:医师需向患者详细说明选择根尖手术的理由、手术过程和风险,近期可能出现的症状及可能的远期疗效,术前和术后注意事项。良好的术前沟通,有助于建立患者对医师的信任,减少患者的恐惧。

(2)术前检查

①全身检查:包括回顾既往史,评估全身情况,排除系统性疾病的存在,预测可能发生的并发症。必要时也可请内科医师会诊。

②口腔检查:临床检查包括牙体状况、牙周袋位置和深度、附着龈宽度、所涉及术区牙的根分叉情况及牙间乳头的结构和健康状况等。X 线片检查包括牙根长度、数目和结构、牙根弯曲度、根尖解剖形态、根管充填情况、根尖病损类型和大小、牙槽骨解剖外形等,也可加拍曲面断层片或 CT 以确切地了解手术中可能涉及的重要解剖结构,如颏孔、下颌神经管、上颌窦和鼻底等。

(3)术前给药:目的是缓解患者的恐惧和焦虑,保持口腔卫生、减少唾液分泌。术前一天、当日早晨和术前 1h 用 0.12% 氯己定漱口并在术后 1 周内坚持使用,可以控制口腔内的微生物数量,促进伤口愈合。

(4)器械和材料准备:根管外科手术器械包括手术刀片、骨膜剥离器、骨膜牵引器、组织镊、长柄球钻、刮匙、微型充填器和磨光器、微型根管倒充填器、MTA 输送器、超声器械等。

2. 麻醉 良好的麻醉既能减少患者痛苦和术中出血,又能提高医师的效率。可选用阿替卡因或含肾上腺素的利多卡因溶液局部浸润麻醉。在靠近根尖处进针,于黏膜下推注少量药液,稍停顿后再继续进针斜刺入黏骨膜下,缓慢推注麻醉药物使其渗透并聚于根尖周围。麻醉药的用量与手术范围有关。浸润麻醉效果较差的区域,可行神经阻滞麻醉。

3. 手术过程

(1)切口和瓣膜设计:术前应根据手术部位和局部的解剖对患者进行个性化的设计。

(2)翻瓣:用骨膜分离器循切口进入,翻起黏膜骨膜瓣。为了不损伤沟内上皮和牙龈血管,翻瓣时一般从垂直切口处开始翻瓣,应尽可能避免对瓣的挤压或撕裂,保证瓣膜完整。翻瓣后用龈瓣牵引器牵开黏膜骨膜瓣。

(3)去骨:翻瓣后,如果皮质骨板已被病变组织穿通,刮除肉芽组织或囊肿后,可直接显露根尖。若骨质完整,则应确定根尖所在部位,再去骨开窗。可以根据牙根的解剖外形、术前 X 线片确定根尖的位置;也可先去除近根尖处的骨质至根面暴露,然后沿着牙根的走向去骨直到根尖暴露。

可选用高速球钻切割骨组织,生理盐水连续冲洗术区。逐步去骨,直至建立进入根尖和病变组织的通路。手术过程中应避免损伤重要的解剖结构,如上颌窦、颏神经和下牙槽神经。

(4)刮除根尖周病变组织:根尖区病变组织暴露后,需用刮治器去除根尖区域的所有病变组织、异物、牙根残片。刮治术前要在根尖局部再次注射含有血管收缩药的局部麻醉药物,以减轻患者痛苦,减少术区出血。刮除的病变组织应立即置 10% 的缓冲甲醛溶液中,进行病理学检查。刮除病变组织时,需注意避免伤及重要的神经、血管或鼻底、上颌窦等解剖结构。

(5)根尖切除:刮除根尖周病变组织后,在显微镜下仔细检查根面和牙根走向,找出引起根尖周病变的可能因素,如多根尖孔、超充材料、折断器械、根裂等,然后在直视下进行根尖切除。根尖切除后,需对术区进行有效的止血、清洗、染色,并再次在显微镜高放大倍率下(×16～×25)检查根尖切面。

(6)根尖倒预备:选择合适的超声工作尖,在显微镜低倍率下（×4～×6）将超声工作尖放入根尖，保持工作尖与牙体长轴一致。启动工作尖，在持续水流冷却下，倒预备根尖 3 mm。预备时，应该做短距离的前后轻扫动作和上、下震击动作，以有效的切割。工作尖不能压的太紧，防止降低其效率。倒预备完成后，用无菌生理盐水彻底冲洗，显微加压器压紧根尖冠方的牙胶。然后在高倍率下（×16～×25）下，使用显微口镜检查根管壁的清理效果，避免残留任何牙胶或碎屑。

（7）根尖倒充填：以 MTA 为例，根尖倒充填的方法是：在骨腔内放置无菌棉球，仅暴露根切面，彻底止血并干燥术区。用无菌蒸馏水或无菌生理盐水将 MTA 调成疏松的颗粒状聚合物。使用特殊设计的器械或 MTA 枪将其放入窝洞内，用显微加压器轻轻加压，防止将 MTA 挤出窝洞。然后用以小湿棉球轻轻清理根切面，去除多余的 MTA。放置 MTA 后，勿冲洗骨腔，以防 MTA 流失。MTA 固化时间为 2.5～3h。

（8）瓣的复位与缝合：用生理盐水冲洗术区，用组织钳将瓣复位，注意动作轻柔并尽可能将瓣复位至原处。用湿纱布在唇颊面由根方滑向冠方轻轻挤压 2～3min，去除瓣膜下血液和其他液体，减少瓣膜与骨组织之间血凝块形成，使瓣与骨面紧密贴合，有利切口缝合。

常用的缝合材料包括合成纤维（尼龙、聚酯纤维等）、羊肠线和丝线等。常用的缝合技术有 4 种：间断缝合法，连续垫式、连续褥式和连续悬吊缝合法。一般来说，垂直松弛切口用间断缝合，沟内切口和邻牙间切口用连续缝合。

4. 术后护理和复查　缝合完成后，用生理盐水纱布轻压术区 10～15 min，可以缩小血凝块的厚度并有利于止血。也可使用冰袋在颊部或下颌轻压术区 30 min 以收缩血管、减小肿胀和促进血液凝固。术后应告知患者术后反应以及家庭护理的方法。嘱患者暂不要刷牙，术后第 2 天用 1∶5000 氯己定溶液含漱。在手术过程中，组织损伤特别是瓣的损伤较小时，术后疼痛一般较轻。如去骨较多、血凝块较大、上颌窦穿通等情况，应在手术后服用抗生素。一般术后 5～7d 拆线。

术后 6 个月应该复查 1 次，并于术后 12 个月和 24 个月再进行 2 次复查。复查包括临床表现和 X 线片检查两个方面。如果患牙无临床症状和体征，X 线片示骨缺损开始修复和牙周膜形成，可视为成功；如果患牙出现咬合痛、牙松动、瘘管或 X 线片示骨缺损范围扩大，则视为失败；如果患牙未出现临床症状，X 线片的骨缺损较治疗前无明显变化，则可再继续观察一段时间。

（韦　曦）

第十三节　根管治疗并发症及根管再治疗

一、根管治疗并发症的预防和处理

常见的根管治疗并发症包括：穿孔、器械分离、软组织化学损伤、急性根尖周炎、误咽误吸器械、皮下气肿及残髓炎等。

（一）穿孔
龈缘以下穿孔
【原因】
1. 开髓及去除牙本质肩领时错误使用切削器械、开髓洞型过小、开髓部位不正确等。
2. 髓室钙化、根管细小弯曲、解剖结构异常。
3. 牙体长轴方向发生改变或误判，特别是全冠修复的患牙。
【预防】
1. 在 X 线片上明确髓腔位置、车针方向与牙长轴关系，确定髓室及根管口位置。
2. 扩大开髓洞型时注意磨削方向，例如磨牙

的近中侧壁，洞口应微向外扩张。
3. 高龄患者及严重磨损患牙应特别注意。
【处理】
对穿孔部位进行严密消毒与隔湿干燥，用 MTA 行穿孔封闭修补，视情况行牙龈切除术及牙槽骨整形术。

牙根中 1/3 穿孔
【原因】
1. 大号手用锉强行扩锉，根管口段根管敞开过深，牙长轴异常等。
2. 牙本质肩领未去除，根管预备器械严重偏离根管长轴。
3. 桩道预备时未注意根管弯曲。
4. 对于狭窄细小的根管使用螯合剂后牙本质变软，加之不合理使用预备器械。
【预防】
1. 选择柔韧性高的的根管预备器械　对于弯

曲根管,应沿弯曲形态预弯;根管狭窄细小或存在台阶时,预备器械尖端应预弯;柔韧性低、强度高的器械有可能穿通狭窄根管的钙化部,但大号器械只适用于钙化而无弯曲的根管。

2. 根管内保持湿润　使用次氯酸钠溶液或螯合剂润滑,有助于清除牙本质碎屑,消除堵塞。

3. 软化去除牙胶　需要去除牙胶的病例,根管上段首先用加热器具或牙胶溶剂等软化牙胶后,再将牙胶去除并建立工作长度,最后用机动旋转切削器械进行根管预备。

4. 预备桩道时勿过度磨除牙本质　在预备多个根管的桩道时,不要追求根管桩道间的平行。

【处理】

尽早进行穿孔的修补封闭,以避免穿孔部位的牙周膜形成感染灶。借助显微镜的放大和照明作用,从髓室观察穿孔部位,进行修补。穿孔部位的确定可采用根管长度电测仪、观察插入根管内纸尖的血液渗出情况或 X 线片检查等。

1. 非手术治疗　在牙科手术显微镜的放大和照明下,用 MTA 修补侧穿处。修补前须用含肾上腺素的棉球或明胶海绵压迫止血,用次氯酸钠溶液和过氧化氢溶液交替冲洗进行创面消毒。

当穿孔部位无感染时,应尽早将其封闭修复。近年常用 Super EBA、黏结性树脂、MTA 或生物陶瓷糊剂 Bioceramics 修补穿孔部位。

2. 外科治疗　当根尖附近的穿孔在采取非手术治疗无法取得满意的治疗效果时,可应用外科手术对穿孔部位行封闭修补、根尖切除术、牙根切除术、牙半切除术或拔牙等。

根尖部的穿孔

【原因】

因根尖部根管解剖复杂,用大号缺乏弹性的根管预备旋转器械预备时,进行强行扩锉,则形成根管偏移、根尖肘部、台阶甚至穿孔。

【预防】

1. 预备根尖部位时不要用柔韧性低的大号及大锥度旋转器械。

2. 切勿强行穿通根管。根尖部根管解剖情况复杂,存在根尖分歧、根管狭窄等,常无法完全疏通根管。对于不需要建立排脓通道、无急性症状的患牙,无须完全疏通,可扩大到可能到达的部位,用 EDTA 和次氯酸钠溶液冲洗干燥后完成根管充填。治疗后如出现根尖周炎,再行根尖倒充填术。

【处理】

穿孔较小时患牙可无临床症状,仅在叩击、咬合时出现不适或疼痛。对于感染根管,根尖部感染物质的机械去除困难,预后差,可采用手术处理。

髓室底穿孔

【原因】

误将髓室底当作髓室顶磨除。发生这种情况的原因主要有:①髓室严重钙化;②牙冠严重磨损而按牙冠常规高度预估;③牙髓组织坏死导致开髓过程中无血性渗出;④长期髓腔暴露的患牙,由于龋坏导致穿孔。

【预防】

1. 开髓前行 X 线片检查。

2. 在可能的根管口附近,用小球钻或超声锉去除牙本质肩领。

3. 应用牙科手术显微镜寻找根管口。

【处理】

如无感染存在,可立即将穿孔修补封闭。穿孔修补前,创面的清创和止血非常重要,还要注意患牙的分离隔湿,以防唾液污染。

因龋坏导致感染性髓室底穿孔的患牙,应首先去除息肉和龋坏组织,根据穿孔大小制订治疗方案。穿孔较小时,可在初诊时于穿孔处用氢氧化钙或碘仿糊剂封闭,髓室封入常规根管消毒药物和小棉球,3～5 d 复诊,再按无感染穿孔情况行修补封闭。还可考虑牙根分离术或牙半切除术等。

带状穿孔

【原因】

敞开根管口时器械操作不当,导致根管壁薄弱区出现带状穿孔。上颌磨牙近中颊根的远中壁、下颌磨牙近中根的远中根管壁、上颌第一前磨牙及下颌切牙近远中牙根表面存在凹陷的根管壁,下颌第二磨牙的 C 型根管管壁凹陷,这些部位根管预备不当易致带状穿孔。

【预防】

将根管预备器械预弯,顺根管弯曲走向,控制根管弯曲部的内侧壁牙本质切削量,尽量扩大弯曲部外侧壁。

【处理】

同根中 1/3 穿孔的处理。

(二)器械分离

【原因】

1. 根管解剖因素　如弯曲根管、钙化根管、细小根管、多个根尖分歧、牙本质肩领明显突出等。

2. 根管锉的因素　根管锉螺纹变稀疏或变密

集等。

3. 操作因素　未充分建立进入根管的直线通路、操作方法不当如旋转角度过大、用力不当、跳号预备等。

【预防】

操作前仔细检查器械有无损害或变形,操作时避免反复使用及盲目施力,旋转幅度勿超过 180°,勿跳号预备等。

【处理】

1. 术前分析

(1)分离器械的长度。

(2)X 线片分析。

(3)分析可能遇到的问题,制定应对措施。

(4)与患者的沟通交流。

2. 方法

(1)超声振动:如分离器械断端可从髓室直视,则首先利用超声锉将器械周围的牙本质去除,暴露断端,然后沿分离器械周围逆时针振动,用镊子将其取出。如分离器械断端无法从髓室直视,则须联合应用牙科手术显微镜。

(2)微锉系统(Micro-File System):微锉系统具有细长的操作柄,操作时不妨碍显微镜视野,去除牙本质量少,可与显微镜联合应用于分离器械的取出。

(3)旁路的形成:对于取出困难的病例,可先用 EDTA 将分离器械周围的牙本质软化,然后用 10 号、15 号或更为细小的 K 锉于根管壁与分离器械间的空隙插入,来回旋转约 1/4 圈以绕过分离器械,换用大一号的锉扩大根管到达根尖部,最后完成根管的彻底清洁和严密充填。

(4)外科治疗:当分离器械超出根尖孔时可采用根尖外科手术,实行根尖切除倒充填术。

(5)追踪观察:在无根尖周病变、急性症状时,也可追踪观察,暂不处理。当出现根尖周炎症后,可选择根尖外科手术治疗。

(三)软组织化学损伤

【原因】

次氯酸钠、根管消毒药甲醛甲酚等泄漏,造成皮肤、黏膜的化学损伤。

【预防】

安装橡皮障,佩戴护目镜,使用低浓度的次氯酸钠溶液进行冲洗。

【处理】

大量流水冲洗后,转诊相关专科。

(四)急性根尖周炎

在根管治疗过程中或结束后,少数患者会出现局部肿胀、咬合痛、自发痛等急性根尖周炎症状。

【原因】

1. 牙髓失活药,根管消毒药对根尖周组织有化学性刺激。

2. 根管过度预备或超填对根尖周组织有机械性刺激。

3. 残存细菌对根尖周组织有生物性刺激。

【预防与处理】

1. 化学性刺激　牙髓失活药三氧化二砷易引起药物性根尖周炎,治疗原则是彻底清洁根管,封入刺激性小的药物,如含碘仿药物。根管消毒药甲醛甲酚易对根尖周组织产生刺激,应尽量替代。

2. 机械性刺激

(1)准确测定工作长度:不正确的根管工作长度将导致根管过度预备或预备不足。

(2)慎重去除原有充填材料:根管再治疗时,原有充填材料用牙胶溶剂和根管扩大器械去除到根尖附近后,仔细取出根尖孔附近的充填材料。对于陈旧性根充材料应分段取出,切忌超出根尖孔。

3. 生物性刺激　预防方法是防止将根管感染物推出根尖孔。对于预备过程产生的牙本质碎屑,可在根管内注满次氯酸钠溶液,溶解碎屑并杀灭细菌。

感染根管一般为混合感染,患牙呈现自发痛、排脓等急性症状,一旦发生要仔细检查,确定原因后做针对性处理。轻微肿痛可暂不处理,亦可适当给予镇痛药,观察 1～3 d;如有咬合高点,要及时消除,无高点也可适当降低咬合,使患牙休息,利于愈合。如 3 d 后患牙症状依旧,且 X 线片显示有超填,可去除封药或充填物,引流、消炎后重行根管治疗。严重者如出现前庭沟处肿胀,形成脓肿或蜂窝织炎及全身症状时,须行切开引流并全身给药。

(五)误咽误吸器械

【原因】

未安装橡皮障。

【预防】

安装橡皮障。

【处理】

发生器械误咽时,嘱患者多食高纤维食品,X 线片追踪观察,待其自然排出。如挂在呼吸道无法咳出时,须转诊呼吸专科,在纤维支气管镜下取出器械。如器械位于细小支气管,只能行外科手术将其取出。

(六)皮下气肿

【原因和症状】

气枪强力吹干根管,冲洗液使用不当,根尖外科手术时高速手机切除牙根,均可压迫空气进入周围组织,产生皮下气肿。皮下气肿一般无主观症状,空气潴留其中会出现捻发音。

【预防】

勿用压缩空气吹干根管;勿加压冲洗根管,根尖孔粗大的患牙慎用过氧化氢(双氧水)冲洗;根尖切断术时用锉或低速手机。

【处理】

出现皮下气肿有感染可能,可全身给予抗生素数日以预防感染。一般数日至1周症状消退。

(七)残髓炎

【原因和症状】

1. 根管系统解剖复杂,难以将牙髓完全清除。残存牙髓如受细菌、器械或药物刺激,可发生炎症反应,导致患牙出现叩击痛、咬合痛及伸长感等。

2. 神经肿胀。神经被切断后,断端肿胀,产生自发性兴奋。在机械刺激下出现疼痛。

【预防】

拔髓后用次氯酸钠充分冲洗。注意不遗漏根管。刺激性强的药物慎用。

【处理】

局部麻醉下将残髓拔除,用1.5%次氯酸钠充分冲洗,封入氢氧化钙药物。如有厌氧菌存在,则全身给予抗生素治疗,待症状消失后完成根管充填。

二、根管治疗后疾病的病因

根管治疗后疾病指根管治疗后患牙的根尖周病变未愈合或出现新的病变,其临床表现包括患牙在根管治疗后疼痛持续存在或根尖周病损经久不愈。

根管治疗后疾病的致病因素主要包括:微生物感染、异物反应、根尖周囊肿及相关治疗因素等。

(一)微生物感染

根管治疗后残留的微生物在根管内、外的定植,是根管治疗后疾病发生的主要原因。

1. 根管内微生物

(1)一些经过根管治疗及消毒药物筛选后的残留微生物,会在根管内重新形成生物膜。

(2)初次根管预备时如若器械无法到达根尖孔,则残留微生物主要为初次感染时定植的微生物。

(3)冠方充填物或修复体边缘缺损形成微渗漏,导致冠方渗漏。

2. 根管外微生物 当根尖周组织处于疾病状态时,可能建立起口腔微生物感染根尖周组织的途径如下。

(1)经由根尖孔。

(2)经由牙本质小管。

(3)经由牙周袋。

(4)经由窦道。

(5)根管器械、感染牙本质或牙胶尖等越过根尖孔,将根管内细菌带入根尖周组织。

一旦微生物在根尖周组织形成生物膜,只有通过外科手术才可能治愈。

(二)异物反应

1. 胆固醇晶体 根尖周病变中常存在胆固醇晶体,发生率为18%~44%。胆固醇晶体难以被机体降解,具有组织刺激性,影响根尖周组织的愈合。

2. 牙胶和糊剂 未被污染的牙胶和糊剂的生物相容性和组织耐受性相对较好,轻度超填,仅在其周围包裹多层胶原纤维,伴少量或无炎性细胞浸润。当超填较多时,则会诱发根尖周组织炎性反应,影响预后。如若超填材料被刺激性物质如滑石粉污染,则可能引起严重的异物反应。

3. 其他异物 根尖周组织的异物可以来源于以下途径:①根管口暴露于口腔环境,口腔内异物可能通过根管进入根尖周组织;②治疗过程中将玻璃离子水门汀颗粒、根管消毒糊剂颗粒或暂封材料推出根管外;③牙槽外伤,异物通过黏膜进入,或开放性穿通伤也会导致异物反应。

(三)根尖周囊肿

根尖周囊肿是残存于根尖周组织的 Malassez 细胞受慢性炎症刺激增生形成的囊性病变。仅通过 X 线检查无法明确区分根尖肉芽肿和根尖周囊肿,只有组织病理检查才可确诊。根管治疗后,根尖周袋状囊肿常可以愈合,而真性根尖周囊肿由于不与患牙根管口相联通,愈合的可能性小,常须配合根尖外科手术。

(四)治疗因素

微生物感染的多样性、根管解剖的复杂性、治疗术的敏感性、诊治人员技术的熟练度,都与根管治疗的疗效密切相关。

三、根管治疗后疾病的诊断及处理原则

(一)病史采集

对于发生根管治疗后疾病的患牙,必定有根管治疗史。因此,除了解患者全身情况外,应重点围绕既往根管治疗及治疗后的情况收集病史。

(二)检查

根管治疗后疾病的检查主要包括常规检查、X线检查和组织学检查。

1. 常规检查

(1)视诊:牙体是否完整、有无龋坏、隐裂或冠折,修复体有无破损、松动;牙周,有无牙龈红肿、牙周袋溢脓、根分叉病变、根尖区黏膜有无红肿或窦道等。

(2)叩诊、咬诊、扪诊:观察患牙是否出现疼痛或不适。

(3)探诊:冠方充填物或修复体有无异常,龈方有无窄而深的牙周袋。

2. X线检查

(1)根尖片:若根尖周出现新的透影区或原有透影区扩大,则提示有根管治疗后疾病的发生。若根尖周病损既无扩大,亦无缩小,患牙无根尖周病变的临床症状或体征,则每年定期复查,观察 4 年以上,如若透射区范围无变化,则可能为愈合瘢痕。

(2)锥形束 CT:可三维观察牙根、根管及其周围组织的影像,尤适用于一些特殊复杂的病例。

3. 组织学检查　在根尖外科手术切除根尖和根尖周病损后,如对病损诊断不明确,可行组织病理学检查。组织学检查的目的在于排除根尖周区域发生的与根管治疗及根管感染无关的疾病,如上皮源性囊肿、牙源性和非牙源性肿瘤及非肿瘤性的骨质破坏类疾病。

(三)诊断

1. 诊断标准　根管治疗后疾病的完善诊断应包括:明确患牙;评估患牙根管系统状态及根尖周组织病损状态;确定根管治疗后疾病的病因。一般的,根管治疗后 6 个月开始进行临床和 X 线片检查,每隔 1 年复查,以对临床疗效进行评估,并判断有无根管治疗后疾病。

(1)无根管治疗后疾病:无症状,根尖周无透射影。

(2)确诊的根管治疗后疾病:有症状,出现新的根尖透射影或原有透射影范围扩大。

(3)潜在的根管治疗后疾病:无症状,透射影范围不变或仅变小。此种情况,应每隔 1 年复查,如透射影范围扩大,则诊断为根管治疗后疾病。如复查 4 年后透射影范围无改变,则可能为瘢痕纤维组织性愈合或持续感染引起的慢性病损。

2. 根管治疗后疾病的鉴别

(1)患牙根管治疗后持续存在根尖周透射影,在诊断时应注意以下情况:①感染根管引起的慢性根尖周炎;②根尖外感染引起的慢性根尖周炎;③根尖周真性囊肿;④异物反应;⑤根尖周瘢痕。

(2)对根管治疗后出现新的根尖周透射影或原有透射影范围扩大,应注意以下情况:①感染根管引起的急性根尖周炎;②感染根管引起的急性根尖周脓肿;③感染根管引起的慢性根尖周炎急性发作;④感染根管引起的慢性根尖周炎急性发作,伴脓肿形成;⑤感染根管引起的慢性根尖周炎;⑥感染根管引起的慢性根尖周脓肿;⑦感染根管引起的面部蜂窝织炎;⑧根尖外感染;⑨根尖周袋状囊肿;⑩根尖周真性囊肿;⑪异物反应。

(四)处理原则

对于根管治疗后疾病的处理,主要存在以下 4 种方案。

1. 追踪观察及再评估。

2. 根管再治疗。

3. 根尖外科手术治疗。

4. 拔牙。

如若患牙在牙髓摘除术或感染根管治疗后出现临床症状,但根管充填良好,可先行观察。

如若患牙根管再治疗因根管外感染、异物反应、真性囊肿、无法从冠方建立通路、原有根管充填物严密且冠方封闭良好或根管再治疗无法处理的台阶和分离器械等原因失败,则可考虑行根尖外科手术治疗。

当患牙已无保留价值时,可给予拔除。

四、根管再治疗

(一)适应证

1. 根管治疗后如出现疼痛、肿胀、叩痛、压痛和窦道等症状,经评估通过再治疗可提高根管治疗质量,则首选根管再治疗。

2. 由根管感染引起的根尖周病损未愈合及扩大的患牙。

3. 由根管感染引起的根尖周新病损的患牙。

4. 根管治疗后 4～5 年根尖周病损仍然存在的患牙。

5. 根管治疗后修复体出现破损或裂隙,唾液渗入根管系统超过 30 d,应在冠修复前行根管再治疗。

6. 根管欠填的患牙,应考虑在冠修复前行根管再治疗。

7. 根管治疗 4 年后须重行桩冠修复的患牙,应行根管再治疗作为预防根管治疗后疾病发生的措施。

(二)术前评估

1. 患牙保留价值 对治疗后患牙的咬合及咀嚼功能进行评价。

2. 患者全身状况 患有全身疾病的患者,应在疾病控制后再行治疗。

3. 患牙状况 根管原有充填材料能否取出,有无髓室底穿孔、根管壁侧穿孔等。

4. 根管再治疗的难度分析 临床上根据根管情况,将再治疗难度分为 10 级,级数越高,难度越大。

治疗前,应充分与患者进行交流沟通,并签署知情同意书,方可进行相应治疗。

(三)处理

1. 冠部入口的建立 对于有银汞合金或树脂充填体的患牙,在根管再治疗前应将原有充填体及可能存在的继发龋去除干净,防止唾液中的微生物渗入髓腔;如若患牙存在桩核修复,应预先评估建立入路的难度及风险。

2. 根管入口的建立

(1)影像学检查:X 线片正位、偏位投照观察是否有遗漏根管,或用 CBCT 进行检查。

(2)根管解剖特征:下颌切牙,国人约 30% 具有 2 个根管;上颌第一磨牙近颊根多根管发生率约 68%;下颌第一磨牙,如若远中有 2 个根管,则近中一般都有 2 个或以上根管,另外,独立远舌根的发生率高于 30%。

(3)显微镜超声技术的应用:显微镜具有放大和照明作用,能够清楚地观察髓室底情况。对于髓室钙化或在根管口上方存在大量继发性牙本质的情况,镜下表现常为白垩色,应用超声工作尖将其去除。

(4)染色法:将染料滴入髓室,清水冲洗并干燥,若有遗漏根管,则其根管口常有染料残留。

(5)发泡试验:将次氯酸钠溶液滴入,等待数分钟,于遗漏根管的根管口常有气泡冒出。

3. 工作长度的建立

(1)牙胶的去除。对于充填不佳的根管可用如下方法去除:①不锈钢锉去除;②镍钛旋转器械去除;③超声法去除。

对于充填致密的根管,首先利用加热或溶剂等方法使牙胶软化,然后使用器械进入根管,分段、分层逐步将牙胶去除。

①溶剂软化。首先用注射器将氯仿等溶剂注入髓室或根管冠部;再用小号锉(15 号和 20 号)缓慢旋入牙胶,使溶剂渗入,加速牙胶软化;反复操作,逐步深入至工作长度。注意,操作时应避免将牙胶或溶剂推出根尖孔,造成术后疼痛。

②加热软化。热牙胶充填系统应用日渐广泛,其携热头可有效软化牙胶,且能够将部分牙胶取出根管。但应注意,使用时勿长时间加热,否则易损伤牙周组织。该方法仅适用于冠中段较直的根管。

③手用器械去除。当根管上段部分牙胶去除后,可继续使用溶剂软化牙胶,用小号 K 锉插入剩余牙胶使溶剂渗入,换用 H 锉重新插入牙胶,提拉去除。

④机用器械去除。使用机用器械如 G 钻、P 钻可直接将根管冠段牙胶去除。应用专门用于根管再治疗的镍钛器械,可旋转产热以软化牙胶。

(2)封闭剂的去除

①软性非固化类根管糊剂的去除:首先充分暴露根管口,采用冠向下预备技术清理,配合大量次氯酸钠溶液根管冲洗,尽可能避免充填材料被推挤出根尖孔。

②硬性固化类根管糊剂的去除:将氯仿注入根管,用小号锉建立通路。或采用超声根管锉震碎根管内容物,以建立根管通路。复杂病例还可联合显微镜及超声器械。

4. 根管再预备

(1)目的:彻底去除根管内根充材料、坏死牙髓组织;预备遗漏根管及初次预备不全的根管区域;通过化学消毒中和牙本质小管内的毒素;为根管冲洗及再充填形成良好的形态。

(2)工作长度的确定:在采用根尖定位仪测量的初始阶段,锉针由于被牙胶等根充物包绕,无法形成回路。因此,在测定根管工作长度时,如若根尖定位仪无信号出现,则提示锉针还处于充填材料内;一旦出现信号,则提示锉针已超出充填材料,与牙周组织接触形成电流回路。

(3)器械再成形:选择手用或机用器械进行预备,推荐根向预备法,配合大量次氯酸钠冲洗,防止将根管充填材料推出根尖孔;根尖段预备,应选择大号小锥度器械,预备至工作长度,配合冲洗液冲洗。

(4)化学消毒:未到达根管工作长度时可选用 17% EDTA 溶解根管封闭剂;根管再预备时可选用 1.5%～2.5%次氯酸钠溶液;去除玷污层和碎屑可选用 17% EDTA,配以超声振荡 10～20 s;最终的化学消毒可采用 2%氯己定溶液,配以超声振荡 20 s,重复 2 次。

5. 诊间封药　对于初次根管治疗失败的患牙,临床上推荐在根管充填前进行诊间封药。诊间封药的药物有两种:氢氧化钙和 2%氯己定。氢氧化钙对粪肠球菌无杀菌作用,而氯己定对该菌具有强的杀菌作用,因此可将两者调拌呈糊剂,用螺旋针送入根管。封药时间为 1～2 周。

6. 根管充填　根管再治疗的根管充填时机与根管治疗相同。建议选用生物相容性好的根管封闭剂,配以大锥度非标准牙胶尖行热牙胶垂直加压充填法。

（麦　穗）

第十四节　根管治疗后的牙体修复

一、牙体修复是根管治疗疗效的保障

根管治疗后的牙体修复是保证患牙良好冠方封闭、恢复其形态及咀嚼功能的重要步骤。由于治疗前的患牙经历了不同类型的牙体疾病,牙体硬组织大多存在不同程度缺损,及时修复缺损不仅恢复功能和美观,也为保证根管治疗的疗效,进而延长患牙寿命。

修复过程中首先要保护剩余牙体组织,避免进一步的损伤与破坏;其次,要防止根管系统的再感染,为根尖周组织的愈合创造条件;最后,要尽可能恢复牙的结构与外形,即恢复功能与美观。

(一)根管治疗后患牙的理化特征改变

1. 失髓后的牙改变　失髓后,牙本质失去营养源,牙本质小管中的液体流动与物质交换停滞,牙本质中所含水分减少了原有游离水量的 9%。

失去牙髓后,由于髓腔中无牙髓细胞,无法形成第 3 期牙本质,导致牙本质厚度不再变化。另外,感觉细胞的缺失还会导致牙本体感觉的下降,主要是对温度的感觉。随着年龄增长,牙由于长期行使功能,会出现应力性材料疲劳,脆性增加,抗弯曲能力降低。常年失髓,牙本质组织内部的代谢水平下降,会增加此种疲劳性变化。

2. 根管治疗后牙抗力改变　由于龋病、非龋性牙体硬组织疾病等原发病的破坏,根管治疗前患牙已有相当多的硬组织丧失,强度已有不同程度降低。

根管治疗时由于髓腔入路的制备须磨除正常牙体组织,当牙颈部的牙本质丧失过多时会明显降低牙抗力。一般来说,非手术的开髓洞形所磨除牙体组织对牙的抗力影响较小,而涉及边缘嵴破坏的开髓洞形,则会显著改变牙抗力。牙龈边缘之上的冠向和髓向如果能保留 1.5 mm 以上的牙本质,则不仅可提高牙齿抗力,还可提供足够的牙体形成冠修复中所需的牙本质肩领。根管治疗中的意外损伤,如髓室底或髓室侧壁的破坏,会加重缺损程度,降低牙抗力。

3. 根管治疗后牙体颜色的改变　失髓和根管治疗本身并不会导致牙体变色。临床上看到的根管治疗后牙体变色多是由于髓腔原有色素或腐质未去净,或髓角残留牙髓,细胞分解变性后血红素渗透入牙本质所致。在前牙,根充材料或垫底材料的颜色可从牙颈部等牙本质较薄处透出,造成颜色改变。

(二)根管治疗后牙冠修复的目的

1. 预防冠方微渗漏　根管治疗完成后,良好的冠方封闭是达到根尖骨组织病损愈合的必要前提和条件。冠方封闭意味着来自口腔的污染与根管系统完全隔离,根尖周病变的愈合不会受到冠方的干扰。如若冠方封闭不佳,来自口腔环境中的细菌、养分和液态物质可渗入根管,造成感染的可能。

2. 维持咬合与功能稳定　单个牙的牙体缺损,也可能对咀嚼功能产生影响。此影响不仅限于缺损部分,还可能波及患牙同侧甚至全牙列的功能。所以,根管治疗后应尽早进行牙体修复,以恢复咬合与维持牙列功能稳定。对于无法立即进行永久性修复的患牙,应选择暂时修复或过渡修复。

二、牙体修复前的评估及方法选择

牙体修复前需要对患牙进行术前评估,分析牙位及缺损特征,在全面了解各种材料的特征以及局限性后,均衡各种需求,最终选择出适合患牙的修复方案。

(一)术前评估

1. 牙的可修复性 根管治疗之前应进行初步评估,对于无修复价值的患牙,应及早拔除,后行义齿修复,避免盲目进行根管治疗。

2. 根管治疗后牙体修复的时机 原则上,根管治疗后不出现临床症状或原有症状消失,便可考虑修复。对于有根尖周骨组织病损的患牙,建议先行过渡性修复,观察3~12个月,待病变完全或基本愈合后再行永久修复。过渡性修复的材料应是封闭性能好的玻璃离子水门汀或复合树脂,不可使用氧化锌类暂封材料。

对于根管治疗过程顺利、X线片示根管充填适当、且根尖周无病变的患牙,可在根充后即刻或近期行牙体修复。对于治疗过程中有根管钙化不通,或器械分离等致根管充填不理想,或治疗过程中出现髓壁侧穿,但已修补的患牙,即使无根尖周病变,也应观察1~4周或以后再行修复。

3. 对既往根管治疗的评估 根管治疗术后6个月以上仍有临床症状或X线片显示根尖周病变无改变或加重的患牙,应考虑重行根管治疗。

病历记录显示既往根管治疗质量可,治疗2年以上无不适,X线片无异常且冠方封闭良好的患牙,可行直接黏结修复、嵌体或冠修复。在桩冠修复前,须分析根尖1/3区域的封闭情况。

4. 龋易感性的考虑 根据患者及患牙的龋易感性,选择合适的修复方式与材料,防止继发龋。及时修复患牙相邻牙面的龋损或不良充填体,防止因食物嵌塞导致龋易感性增加。对于高易感性患者,应进行具体的饮食及口腔卫生指导,并配合多种防龋措施。

5. 牙周病危险性的考虑 对牙周状况的评估包括根管治疗前患牙牙周状况的确定,治疗后牙周状况的改善程度,以及修复计划对牙周组织的风险影响。如果牙周情况不佳,应先行牙周治疗,同时加强对患者的口腔卫生教育,待牙周情况改善后再行修复;必要时,应考虑做冠延长术或正畸牵引,以利于修复。

6. 美学考虑 根据患者的需求选择合适的修复材料。对于变色牙,可先用过氧化氢类药物进行髓腔内漂白。修复时挑选适当颜色的复合树脂充填髓腔内层,可进一步调整牙颜色。

(二)修复材料的选择

理想的修复材料应具有与牙体相类似的生物及机械特征。

使用贵金属材料时须在牙体组织制备固位型,固位力主要依靠机械固位及黏结力。间接修复体具有更自然的外形及表面光洁度,但金属材料的导电、导热及在口腔中的氧化腐蚀等问题仍难以克服。

陶瓷类材料在硬度、晶体性及美观性等方面更加贴近天然牙体,尤以牙釉质为甚。但陶瓷材料的脆性,使得备牙量相对较多,即须磨除更多牙体组织。

近年来,高分子复合树脂材料在临床愈发普及,其耐磨性、美观性及黏接性能的改进,使复合树脂粘接修复技术愈发成熟。据文献报道,复合树脂修复体的平均寿命可达10年,5年修复体完好率可达95%。然而,树脂修复的技术敏感性相对偏高,黏结条件较为严格。复合树脂的最大特点是适合临床椅旁修复,减少了复诊次数,极大地方便了患者。同时,由于材料的可塑性,备洞时无须考虑就位道等问题,可较大限度地保留正常牙体。但临床椅旁修复由于受到时间与环境的限制,难以在短时间内获得理想的外形与光洁度。

(三)修复方法的选择

1. 不同修复方法的分析 银汞合金由于美观因素与黏结力的局限性,不适于根管充填后的牙体修复,其中尤以前牙及前磨牙为甚。玻璃离子水门汀能够与牙体产生化学结合力,可作为根管治疗后的过渡性修复材料或根管口的封闭材料。

复合树脂直接黏结修复的优点是可以保留更多的牙体组织,且一般情况下可一次完成。缺点包括:邻面与接触点的恢复较为困难,容易出现食物嵌塞;缺损较大时须堆塑外形,对技术要求较高且费时;口内抛光难以达到理想效果等。

间接修复体包括嵌体、高嵌体、全冠和桩冠,其优点包括对邻面、接触点、HE面及轴面的恢复较好,修复体机械性能佳,寿命相对较长。缺点包括临床和技工室操作步骤多、耗时久、技术敏感性高;因修复体要求常须磨除较多牙体组织;复诊次数较多等。

2. 前牙根管治疗后的修复考虑 前牙根管治疗后,如仅涉及髓腔入路的预备洞形,舌隆突基本保持完好,则可考虑采用光固化复合树脂直接黏结修复。对于破坏程度中等的患牙,如唇面较为完整,冠方尤其是牙颈部的牙体组织保留较多,亦可考虑光固化复合树脂直接黏结修复,但要注意减少垫底材料的使用,以增加髓腔的黏结面积,加强黏结力。对于牙体变色的患牙,应先行髓腔内漂白。总之,黏结修复时为保证黏结力,应优先考虑增加黏结面积。

对于牙体组织丧失较多的前牙,如若颈部存在肩台空间,可选择全冠修复。如若颈部硬组织较少,无法保证足够抗力应对舌侧剪切力时,则须行桩冠修复。在如前牙深覆 HE 等负荷较大的病例,修复设计中要特别注意加强其抗折裂能力和抗脱位能力。

3. 前磨牙根管治疗后的修复考虑 前磨牙在承受咬合力时,由于牙颈部较细,容易出现牙体劈裂,当边缘嵴遭到破坏时尤为如此。另外,前磨牙的牙颈部病损,如楔状缺损、酸蚀症、龋病等,较为多见,在根管治疗后,牙颈部剩余牙体往往较少,导致抗力进一步降低,因此,更易出现牙体自牙颈部的折断或近远中向的劈裂。

从受力角度考虑,前磨牙不宜选择直接嵌体修复,而应更多地考虑桩冠修复。直接黏结修复时,树脂可直接成核并深入到根管口,另外,可适当降低牙尖,采用牙尖覆盖方式,亦可获得较好的临床效果。

4. 磨牙根管治疗后的修复考虑 磨牙所受的咀嚼负荷最大,因此,抗力是磨牙修复中须首要考虑的因素。如果根管治疗后患牙仅有开髓洞形大小的缺损,可行复合树脂直接黏结修复。注意材料应在髓室底及根管口形成有效黏结,同时应根据开髓范围和咬合力等因素评估劈裂风险。修复后可适当修整非工作尖以减少咀嚼时产生的拉应力,必要时降低牙尖高度,或采用覆盖牙尖的修复。

对于缺损涉及近中或远中壁的磨牙,如若缺损仅呈较窄的盒状洞型,且缺损区无须承受较大咬合力,可使用复合树脂直接黏结修复。其他情况则有劈裂的可能,修复体应对牙尖具有保护作用,可选择覆盖牙尖的修复方式,如高嵌体、全冠等。

对于缺损同时涉及近、远中壁,则应选择覆盖牙尖的修复方式。

采用直接树脂黏结修复进行后牙覆盖牙尖式修复时,可利用髓腔固位以达到较好的临床效果。操作时,须注意恢复咬合关系及轴面外形,且材料要有一定厚度(2 mm)以承受咬合。为达到良好的黏结力,树脂黏结修复应尽可能暴露牙内壁,减少垫底材料,以增加树脂与牙本质的黏结面积。

根管治疗后牙体破坏严重的磨牙,由于髓腔和

各种辅助固位形已无法提供足够的核固位力,一般采用桩冠修复。与前牙相比,后牙牙根相对细弯,根方牙本质薄弱,桩冠修复后易出现牙根折裂或侧穿等并发症。医师应充分了解各个牙的解剖形态及组织薄弱点,避免打桩时意外侧穿。

后牙牙冠体积较大,充分利用剩余牙体进行复合树脂黏结修复,可减少桩核固位的应用。根管治疗后的磨牙一般中心缺损较大,而周围剩余牙体组织较多,传统的冠修复会进一步减少周围剩余的牙体组织,使颈部牙体无法承受咬合力,导致最终采用桩冠修复。随着黏结技术与材料的发展与改良,磨牙的髓腔固位高嵌体修复的可行性与优势逐渐增加。

三、根管治疗后牙的椅旁修复

近年来,牙体修复技术与材料取得了巨大进步,特别是复合树脂黏结修复技术的发展使直接黏结修复技术广泛应用于根管治疗后的牙体修复。应用复合树脂黏结修复技术的椅旁修复,除可形成过渡或永久性修复外,还可通过形成银汞合金或复合树脂核,为间接制作冠修复打下基础。

(一)银汞合金充填修复术

1. 适应证与禁忌证

(1)适应证:仅适用于对非手术开髓洞型的修复或作为成核材料时的修复。

(2)禁忌证:不适用于前牙和前磨牙的美观区域。

2. 方法

(1)直接充填对于前牙舌侧的缺损、个别后牙的非手术开髓洞型、牙体缺损仅限于开髓洞型且缺损较小、计划行冠修复的病例,可在玻璃离子封闭根管口合并垫底后,直接用银汞合金充填,充填厚度应保证在 2 mm 以上。

(2)银汞合金核当位于牙颈部水平的髓腔周边牙本质可包绕银汞合金形成牙本质肩领时,可使用银汞合金成核,作为冠修复前的基底修复,也可在根管内放置适合的预成金属桩,再用银汞合金材料堆塑基底核,一般要求根管口上方充填材料有 2~3 mm 厚,以保证强度。充填或堆积银汞合金前,要去净髓腔,特别是髓室底的临时充填材料,充分暴露牙体组织,将合金直接堆放在干净干燥的髓室壁上,并适当进入根管口下方 1~2 mm。

(二)复合树脂黏结修复

1. 适应证 目前,复合树脂黏结修复技术可适合于大部分类型的牙体缺损。当剩余牙体组织可

提供较多黏结面积,且自身具有一定抗力时,均可使用。

2. 方法

(1)直接充填分层充填:采用分层充填可减少由于树脂聚合收缩对剩余牙体产生的应力。临床上应采用牙尖覆盖的修复方式,以避免根向楔力。

应用多种修复材料:流动树脂用于封闭根管口,弹性模量较高的树脂用于充填髓室以模拟牙本质,填料含量高的树脂用于充填外层,以模拟牙釉质。注意,选择垫底物时不能采用氧化锌等阻碍树脂聚合收缩的材料。

(2)复合树脂核:复合树脂核的原材料可采用专用的成核树脂,亦可以是弹性和强度均高的普通复合树脂。

与银汞合金核类似,当采用复合树脂成核时,患牙须具有足够的健康牙体组织以容纳及支持树脂核。另外,患牙边缘至少要有 2.0 mm 以上的剩余牙体组织。足够的黏结面积可以防止微渗漏的发生,同时,防止黏结界面从内部降解,以延长黏结耐久性。

在保证剩余牙体组织抗力的前提下,应尽可能扩大黏结面积。髓腔内部欠规则的洞型为充足的黏结面积提供了客观条件。成核前,还可预先在根管内置入纤维桩;对于直接成核的患牙,树脂材料应进入根管口下方 1~2 mm。操作过程中,要将黏结面的牙本质清理干净,不可遗留任何暂封材料。

(三)椅旁 CAD/CAM 全瓷修复体

计算机辅助设计与计算机辅助制作(CAD-CAM)技术,是将光电子、计算机信息处理及自动控制机械加工技术用于制作嵌体、全冠等修复体的修复工艺,一般分为技工室 CAD/CAM 和椅旁 CAD/CAM。

椅旁 CAD/CAM 以德国 Sirona 公司研发的 Cerec 系统为代表,可制作与患牙预备形态精密匹配的多种修复体,如贴面、嵌体、高嵌体及全冠等。其最大优点是可一次完成修复体的设计与制作,无须复诊。牙体预备后,首先在口内取光学印模,于计算机进行修复体设计,设计完成后,配套的切削系统会自动加工并完成修复体。椅旁 CAD/CAM 系统精密度高,所用材料均质性高,技术敏感性低,修复体质量稳定,其对于邻面、接触点、咬合面及轴面外形等的恢复可达到甚至超过常规的间接修复体。对于根管治疗后的牙,无疑为 CAD/CAM 全瓷修复体提供了更多的黏结面积,尤其适合于接受嵌体冠、高嵌体、部分冠等修复方式。

四、根管治疗后牙的间接修复

嵌体是嵌入牙体内部,用以恢复牙体形态和功能的修复体。高嵌体或部分冠可覆盖整个 HE 面,进而保护剩余牙体,在后牙覆盖牙尖式的修复方法中,此方法牙体预备较为保守。全冠修复属传统修复方式,其覆盖所有牙尖,可有效减少牙冠劈裂的风险。桩核与根方牙体组织相粘连,共同构成基底修复体,其直接目的在于固定核。

(一)高嵌体或部分冠

原则上,能够采用充填法修复的牙体缺损均可采用嵌体修复。根管治疗后的牙齿由于剩余牙体较少,多采用覆盖牙尖式的高嵌体或部分冠修复。牙体预备方面,与充填法的不同之处在于后者要求去除所有倒凹,以获得修复体的共同就位道。另外,采用高嵌体修复可利用根管治疗后牙的髓腔结构进行辅助固位。

1. 适应证和禁忌证

(1)适应证:能够采用充填修复的牙体缺损原则上均可采用嵌体修复。

(2)禁忌证:对于牙体缺损较大,剩余牙体组织无法为嵌体提供足够固位或不能保证自身抗力的,不建议行嵌体修复。

2. 利用髓腔固位的高嵌体的预备要点

(1)HE 面应为修复体预留出足够空间,以增加修复体的抗力。

(2)冠内的固位形在保证固位力的前提下,应尽可能少地进入髓腔。

(3)应适当减小轴壁聚拢度以增加机械固位,内线角应尽量圆钝。

(二)全冠

一般认为,对于根管治疗后的后牙进行覆盖牙尖式的修复有助于提高患牙的使用寿命。因此,对于根管治疗后的后牙,如若对颌为自然牙,且尖窝关系良好,则优先考虑全冠修复。而对于根管治疗后的前牙,则主要从美观考虑,采用较为保守的修复方法。

利用冠方的剩余牙体组织形成牙本质肩领,可增加修复体固位力、增强牙抗力,对修复体的预后具有非常重要的影响。边缘龈以上剩余牙体组织越多,全冠修复的成功率就越高。但需要指出,不恰当的全冠修复设计与制作,会增加继发龋和牙周病的发病概率。

对于根管治疗后牙剩余组织不足的患牙，全冠修复前一般须先成核。其中，部分病例首先放置根管桩，然后制作基底核，另一部分病例则直接采用银汞合金或复合树脂成核，最后行全冠修复。有学者将冠内的桩与核统称为基底修复体。

在口腔修复学中牙本质肩领的作用极为重要，一般认为，牙本质肩领越长，牙体抗折能力越强，修复体固位越可靠。牙本质肩领的存在可抵抗牙在行使功能过程中受到的来自桩和冠侧方及水平方向的力，并增加修复体的固位和抗力。一般认为，成功的冠修复体与预备体（或基底修复体）之间必须符合以下 5 个条件。

1. 牙本质肩领（或牙本质轴壁高度）必须＞2 mm。

2. 修复体与预备体的轴壁必须相互平行。

3. 修复体必须完全包绕牙。

4. 修复体边缘须置于牢固的牙结构上。

5. 全冠和预备体均不得侵犯牙周组织。

（三）桩核

桩的放置无法增加根管治疗后的牙抗力。牙的强度和抗根折的能力主要取决于剩余牙体组织量及周围的支持牙槽骨。因此，尽可能保护剩余牙体组织是牙体预备中的指导原则。

1. 适应证　牙冠剩余硬组织量少，单独使用全冠修复无法获得良好固位。

2. 预备要点　预备桩道时须去除部分根充材料，在操作时要尽量防止冠方渗漏的出现。过粗的桩道预备会削弱牙的自身抗力，增加根折的危险。如若需要根管再治疗，则桩的去除会造成牙体抗力的进一步削弱。此外，非牙色桩核可能会影响冠的美学效果。

桩的长度须根据剩余骨量、根的解剖形态，根管充填质量及临床需求来决定。桩长应至少等于冠长，达到根管长度的 2/3，根尖部须保留至少 5 mm 的根充材料，且桩于骨内的长度应大于根长的 1/2。

桩的直径由根管的解剖形态决定，直径过大会降低牙体抗力，增加根折风险。

对磨牙进行带桩修复甚至多桩修复时，应选择适合的根管，避免将桩置于细小弯曲的根管内，以防牙根在弯曲处出现应力集中而折断。核的制备可使用预成桩黏结，通过银汞合金、复合树脂成核。

具体的根管桩进入根管的长度与直径要求如下。

1. 对于较长的牙根，桩长应为根长的 3/4。

2. 一般情况下，根尖区须保留 5 mm 的根管充填材料，桩与根尖区牙胶无间隙。

3. 在可能的情况下，桩长应位于牙槽嵴顶下方 4 mm 以上，以降低桩对牙本质的应力。

4. 应用于磨牙的桩，自髓室底向根方，长度不宜超过 7 mm，以避免备桩时于根管弯曲处侧穿。

5. 桩末端的直径，依据不同的牙位可有一定差异。下颌前磨牙为 0.6～0.7 mm，上颌中切牙为 1.0～1.2 mm。

（麦　穗）

■ 参考文献

[1] 樊明文. 牙体牙髓病学. 4 版. 北京：人民卫生出版社，2012：1-9.

[2] 岳松龄. 现代龋病学. 北京：科学技术文献出版社，2009：36-48.

[3] 戈林，凌均棨. 广州市人群牙髓病的患病率及危险因素分析. 中华口腔医学研究杂志（电子版），2009，3（1）：71-77.

[4] 孙鹏，张辉，韩永成，等. 北京市 2011－2012 年 12 岁儿童口腔健康调查分析. 北京口腔医学，2013，21（4）：230-233.

[5] 上官索奕，郭向晖，柳静，等. 12 岁人群恒牙龋病抽样调查分析. 医学研究杂志，2012，41（5）：121-123.

[6] 王翰章，周学东. 中华口腔科学. 北京：人民卫生出版社，2009：1332-1343.

[7] Aas JA, Griffen AL, Dardis SR, et al. Bacteria of dental caries in primary and permanentteeth in children and young adults. J ClinMicrobiol, 2008, 46 (4): 1407-1417.

[8] Ruby J, Goldner M. Nature of symbiosis in oral disease. J Dent Res, 2007, 86(1): 8-11.

[9] Takahashi N, Nyvad B. The role of bacteria in the caries process: ecological perspectives. J Dent Res, 2011, 90(3): 294-303.

[10] Fejerskov O, Kidd E. Dental caries: the disease and its clinical management. Chapter 5 Clinical and histological manifestations of dental caries. Copenhagen, Denmark: Blackwell Munksgaard, 2003.

[11] Daculci G, Legeros RZ, Jean A, et al. Possible physico-chemical processes in human dentin caries. J Dent Res, 1987, 66(8): 1356-1359.

[12] Haikel Y, Frank RM, Voegel JC. Scanning electron microscopy of human enamel surface layers of incipient carious lesion. Caries Res, 1983, 17(1): 1-13.

[13] Hassan B, Metska M E, Ozok A R, et al. Comparison of five cone beam computed tomography systems for the detection of vertical root fractures. J Endod, 2010, 36(1): 126-129.

[14] Patel S, Dawood A, Wilson R, et al.

The detection and management of root resorption lesions using intraoral radiography and cone beam computed tomography-an in vivo investigation. IntEndod J,2009,42(9):831-838.

[15] Maillet M,Bowles W R,Mcclanahan S L,et al. Cone-beam computed tomography evaluation of maxillary sinusitis. J Endod,2011,37(6):753-757.

[16] Garcia D P F,Hassan B,Bezerra D S L,et al. Outcome of root canal treatment in dogs determined by periapical radiography and cone-beam computed tomography scans. J Endod,2009,35(5):723-726.

[17] De Paula-Silva F W,Wu M K,Leonardo M R,et al. Accuracy of periapical radiography and cone-beam computed tomography scans in diagnosing apical periodontitis using histopathological findings as a gold standard. J Endod,2009,35(7):1009-1012.

[18] Patel S,Dawood A,Mannocci F,et al. Detection of periapical bone defects in human jaws using cone beam computed tomography and intraoral radiography. IntEndod J,2009,42(6):507-515.

[19] Jorge E G,Tanomaru-Filho M,Goncalves M,et al. Detection of periapical lesion development by conventional radiography or computed tomography [J]. Oral Surg Oral Med Oral Pathol Oral RadiolEndod,2008,106(1):56-61.

[20] Bergenholtz G,Hørsted-Bindslev P,Reit C. Textbook of endodontology. 2th ed. Wiley-Blackwell,2009.

[21] Hargreaves KM,Cohen S. Pathways of the pulp. 10th ed. St. Louis:Mosby Inc,2011.

[22] 樊明文. 牙体牙髓病学. 4 版. 北京:人民卫生出版社,2012:167-176.

[23] 张震康,等. 实用口腔医学. 北京:人民卫生出版社,2009:44-46,57-58.

[24] 葛久禹. 根管治疗学. 2 版. 南京:江苏科学技术出版社,2008:1-6.

[25] 王嘉德,高学军. 牙体牙髓病学. 北京:北京大学出版社,2005:45-57.

[26] 樊明文,周学东. 牙体牙髓病学,4 版 [M].北京:人民卫生出版社,2012:177-185.

[27] Stephen Cohen. Pathways of the pulp [M]. Oversea Publishing House,2010.

[28] Siddiqui SH,Awan KH,Javed F. Bactericidal efficacy of photodynamic therapy against enterococcus faecalis in infected root canals:a systematic review[J]. Photodiagnosis Photodyn Ther,2013,10(4):632-643.

[29] Sousa EL,matinho FC,Nascimento GG,et al. Quantification of endotoxins in infected root canals and acute apical abscess exudates:monitoring the effectiveness of root canal procedures in the reduction of endotoxins[J]. J Endod,2014,40(2):177-181.

[30] Brenda P. F. A. Gomes,DDS,MSc,PhD,et al. Comparison of endotoxin levels found in primary and secondary endodontic infections [J]. J Endod,2012,38(8):1082-1086.

[31] 樊明文. 牙体牙髓病学. 4 版. 北京:人民卫生出版社,2012:187-202.

[32] Kenneth M. Hargreaves,StephenCohen. Cohen's Pathways of the Pulp. 10th Edition. Mosby Elsevier. 2011:847-852.

[33] John I. Ingle 主编,倪龙兴、余擎主译,牙髓病学. 5 版. 西安:世界图书出版西安公司,2009:183-226.

[34] 陈文彬. 诊断学. 7 版. 北京:人民卫生出版社,2008:1-9.

[35] 曹采方. 临床牙周病学. 北京:北京大学医学出版社,2012:210-211.

[36] Jeffrey D. Domark,John F. Hatton,Roxanne P. Benison,et al,An Ex Vivo Comparison of Digital Radiography and Cone-beam and Micro Computed Tomography in the Detection of the Number of Canals in the Mesiobuccal Roots of Maxillary Molars. J Endod,2013,39(7):901-905.

[37] Junqueira R B,Verner F S,Campos C N,et al. Detection of Vertical Root Fractures in the Presence of Intracanal Metallic Post:A Comparison between Periapical Radiography and Cone-beam Computed Tomography [J]. Journal of endodontics,2013,39(12):1620-1624.

[38] Estrela C,Bueno M R,De Alencar A H G,et al. Method to evaluate inflammatory root resorption by using cone beam computed tomography[J]. Journal of Endodontics, 2009, 35(11):1491-1497.

[39] Shemesh H,Cristescu R C,Wesselink P R,et al. The use of cone-beam computed tomography and digital periapical radiographs to diagnose root perforations[J]. Journal of Endodontics,2011,37(4):513-516.

[40] Heng Shi-chao,ChengYoung,Li Bo,et al. Advances of cone-beam computed tomography for diagnosis and treatment of endodontic problems[J]. Chin J Stomatol Res,2012,6(1):85-92.

[41] 樊明文. 牙体牙髓病学. 4 版. 北京:人民卫生出版社,2012:203-219.

[42] Selter S. Classification of pulpal pathosis. Oral Surg Oral Med Oral Pathol,1972,34(2):269-287.

[43] Bender IB. Pulpal pain diagnosis. J Endod,2000,26(3):175-179.

[44] Rodriguez DS,Sarlani E. Decision for the patient who presents with acute dental pain. AACN Clin Issues,2005,16(3):359-372.

[45] Baad-Hansen L. Atypical odontalgia-pathophysiology and clinical management. J Oral Rehabil,2008,35(1):1-11.

[46] Selter S,Bender IB. Dental pulp. 3rd ed. Chicago:Quintessence,2002:449-468.

[47] 樊明文. 牙体牙髓病学. 4 版. 北京:人民卫生出版社,2012:220-231.

[48] 岳林. 根尖周炎临床诊断和预后与组织病理学表现的相关性(一). 中华口腔医学杂志,2010,45(3):177-181.

[49] 岳林. 根尖周炎临床诊断和预后与组织病理学表现的相关性(二)讲座. 中华口腔医学杂志,2010,45(4):245-248.

[50] Ingle JI,Bakland LK,Baumagartner JC,et al. Endodontics. 6th ed. Hamilton:BC Decker,2008:494-519.

[51] 樊明文. 牙体牙髓病学. 4 版. 北京:人民卫生出版社,2012:232-245.

[52] 王嘉德,高学军. 牙体牙髓病学. 北京:北京大学医学出版社,2006:63-93.

[53] Nemes J,Duhaj S,Nyárasdy I. Changes in the therapy of pulpal diseases

and periapical lesions according to the articles published in the journal Fogorvosi Szemle during the past 100 years (1908-2008). Fogorv Sz, 2008, 101(4):127-136.

[54] Ahmad IA. Rubber dam usage for endodontic treatment: a review. Int Endod J, 2009, 42(11):963-972.

[55] Dabelsteen E. The oral cavity: what shall we look for--and what can we do?. Ugeskr Laeger, 2010, 172(44): 3016-3018.

[56] Davis EE, Denard AS, Maïga EW. Doctor, my tooth hurts: the costs of incomplete dental care in the emergency room. J Public Health Dent, 2010, 70 (3):205-210.

[57] Prasanna N, Subbarao CV, Gutmann JL. The efficacy of preoperative oral medication of lornoxicam and diclofenac potassium on the success of inferior alveolar nerve block in patients with irreversible pulpitis: a double-blind, randomised controlled clinical trial. Int Endod J, 2011, 44(4):330-336.

[58] 樊明文. 牙体牙髓病学. 4 版. 北京: 人民卫生出版社, 2012:246-259.

[59] 张震康, 樊明文, 傅民魁. 现代口腔医学. 北京: 科学出版社, 2003:553-556.

[60] 王翰章, 周学东. 中华口腔科学. 2 版. 北京: 人民卫生出版社, 2009: 1397-1400.

[61] KennethM. Hargreaves, StephenCohen. Cohen's Pathways of the Pulp. 10th Edition. Mosby Elsevier, 2011: 847-852.

[62] 孙皎, 吴婕. 盖髓材料. 中国实用口腔医学杂志, 2010, 3(8):451-454.

[63] Ribeiro DA. Do endodontic compounds induce genetic damage? A comprehensive review. Oral Surg Oral Med Oral Pathol Oral RadiolEndod, 2008, 105(2):251-256.

[64] Torabinejad M, Parirokh M. Mineral Trioxide Aggregate: A Comprehensive Literature Review—Part II: Leakage and Biocompatibility Investigations. Journal of Endodontics, 2010, 36(2): 190-202.

[65] Roberts HW, Toth JM, Berzins DW, et al. Mineral trioxide aggregate material use in endodontic treatment: a review of the literature. Dent Mater, 2008, 24 (2):149-164.

[66] Reynolds K, Johnson JD, Cohenca N. Pulp revascularization of necrotic bilateral bicuspids using a modified novel technique to eliminate potential coronal discolouration: a case report. Int Endod J, 2009, 42(1):84-92.

[67] Neha K, Kansal R, Garg P, et al. Management of immature teeth by dentin-pulp regeneration: a recent approach. Med Oral Patol Oral Cir Bucal, 2011, 16(7):997-1004.

[68] 樊明文. 牙体牙髓病学. 4 版. 北京: 人民卫生出版社, 2012:260-273.

[69] John. Ingle, Leif K. Bakland. Endodontics fifth edition. BC Decker Pte Ltd, 2009.

[70] Vertucci Fj. Root canal anatomy of the human permanent teeth. Oral Surg Oral Med Oral Pathol, 1984, 58(5): 589-599.

[71] Fan B, Cheung GS, Fan MW, et al. C-shaped canal system in mandibular second molars: part I-anatomical features. J Endod, 2004, 30:899-903.

[72] Fan B, Cheung GS, Fan MW, et al. C-shaped canal system in mandibular second molars: part II-radiographic features. J Endod, 2004, 30:904-908.

[73] Peters OA. Current challenges and concepts in the preparation of root canal systems: a review. J Endod, 2004, 30:559-567.

[74] 樊明文. 牙体牙髓病学. 4 版. 北京: 人民卫生出版社, 2012:275-281.

[75] 彭彬. 根管治疗图谱. 北京: 人民卫生出版社, 2008:22-33.

[76] Stephen Cohen. Pathway of the pulp. 10th ed. St Louis: Mosby Inc. , 2011.

[77] Krasner P, Rankow HJ. Anatomy of the pulp-chamber flor. J Endod. , 2004, 30 (1):5-16.

[78] Degerness, R. A. and W. R. Bowles, Dimension, anatomy and morphology of the mesiobuccal root canal system in maxillary molars. J Endod, 2010, 36 (6):985-989.

[79] Weng, X. L. , et al. , Root canal morphology of permanent maxillary teeth in the Han nationality in Chinese Guanzhong area: a new modified root canal staining technique. J Endod, 2009. 35(5):651-656.

[80] 樊明文. 牙体牙髓病学. 4 版. 北京: 人民卫生出版社, 2012:283-306.

[81] 张震康, 俞光岩. 实用口腔医学. 3 版. 北京: 人民卫生出版社, 2009:44-46, 645-654.

[82] 葛久禹. 根管治疗学. 2 版. 南京: 江苏科学技术出版社, 2008:152-204.

[83] 王嘉德, 高学军. 牙体牙髓病学. 北京: 北京大学医学出版社, 2005:105-118, 434-457.

[84] 彭彬. 根管治疗图谱. 北京: 人民卫生出版社, 2008.

[85] Hargreaves KM, Cohen S. Pathways of the pulp. 10th ed. St. Louis: Mosby Inc, 2011.

[86] Moore J, Fitz-Walter P, Parashos P. A micro-computed tomographic evaluation of apical root canal preparation using three instrumentation techniques [J]. Int Endod J, 2009, 42(12):1057-1064.

[87] Yum J, Cheung GS, Park JK, et al. Torsional strength and toughness of Nickel-Titanium rotary files[J]. J Endod, 2011, 37(3):382-386.

[88] Gergi R, Rjeily JA, Sader J, et al. Comparison of canal transportation and centering ability of twisted files, Pathfile-ProTaper system, and stainless steel hand K-files by using computed tomography [J]. J Endod, 2010, 36 (5):904-907.

[89] Fayyad DM, Elhakim Elgendy AA. Cutting efficiency of twisted versus machined Nickel-Titanium endodontic files[J]. J Endod, 2011, 37(8):1143-1146.

[90] 樊明文. 牙体牙髓病学. 4 版. 北京: 人民卫生出版社, 2012:306-318.

[91] Hargreaves KM, Cohen S. Pathways of the pulp. 10th ed. St. Louis: Mosby Inc, 2011.

[92] Hess D, Solomon E, Spears R, et al. Retreatability of a bioceramic root canal sealing material [J]. J Endod, 2011, 37, (11):1547-1549.

[93] Damas BA, Wheater MA, Bringas JS, et al. Cytotoxicity comparison of min-

eral trioxide aggregates and EndoSe-quence bioceramicroot repair materi-als[J]. J Endod, 2011, 37(3):372-375.

[94] Leal F, De-Deus G, Brandao C, et al. Comparison of the root-end seal pro-vided by bioceramic repair cements and White MTA[J]. Int Endod, 2011, 44(7):662-668.

[95] Loushine BA, Bryan TE, Looney SW, et al. Setting properties and cytotoxicity evaluation of a premixed bioceramic root canal sealer[J]. J Endod, 2011, 37(5):673-677.

[96] 葛久禹. 根管治疗学. 2 版. 南京:江苏科学技术出版社,2008:204-233.

[97] 王嘉德,高学军. 牙体牙髓病学. 北京:北京大学出版社,2005:457-473.

[98] 樊明文. 牙体牙髓病学. 4 版. 北京:人民卫生出版社,2012:318-333.

[99] Carr GB, Murgel CA. The use of the operating microscope in endodontics [J]. Dent Clin North Am, 2010, 54 (2):191-214.

[100] Setzer FC, Kohli MR, Shah SB, et al. Outcome of endodontic surgery:A meta-analysis of the literature—Part2:Comparison of endodontic mi-crosurgical techniques with and with-out the use of higher magnification [J]. J Endod,2012,38(1):1-10.

[101] Pavlíková G, Foltán R, Horká M, et al. Piezosurgery in oral and maxillo-facial surgery [J]. Int J Oral Maxillo-fac Surg,2011,40(5):451-457.

[102] Nandakumar K, Sandhya PS. Root-end filling materials-A review [J]. Ann Ess Dent,2011,3(3):92-95.

[103] Cho,S. Y.;Kim,E. Does apical root resection in endodontic microsurgery

jeopardize the prosthodontic progno-sis? Restor Dent Endod, 2013, 38 (2):59-64.

[104] Tsesis I, Rosen E, Tamse A, et al. Effect of guided tissue regeneration on the outcome of surgical endodon-tic treatment:A systematic review and meta-analysis [J]. J Endod, 2011,37(8):1039-1045.

[105] 张震康,俞光岩. 实用口腔医学. 3 版. 北京:人民卫生出版社,2009: 657-659.

[106] 葛久禹. 根管治疗学. 2 版. 南京:江苏科学技术出版社,2008:257-274, 410-423.

[107] 王霄. 根尖手术的临床进展和意义. 国际口腔医学杂志,2012,39(3): 281-289.

[108] 侯本祥,张琛,张海英. 手术显微镜在疑难根管治疗中的应用. 中国实用口腔科杂志,2011,04(9):513-518.

[109] Markus Haapasalo, Ya Shen, and Do-menico Ricucci. Reasons for persis-tent and emerging post-treatment en-dodontic disease. Endodontic Top-ics,2011,18:31-50.

[110] David Figdor, Kishor Gulabivala. Sur-vival against the odds: microbiology of root canals associated with post-treatment disease. Endodontic Top-ics,2011,18:62-77.

[111] Paul V. Abbott. Diagnosis and man-agement planning for root-filled teeth with persisting or new apical patho-sis. Endodontic Topics, 2011, 19: 1-21.

[112] 樊明文,吴补领. 牙体牙髓病学. 3 版. 北京:人民卫生出版社,2007: 237-242.

[113] 樊明文,范兵. 牙体牙髓病学. 3 版. 北京:人民卫生出版社,2007:302-310.

[114] Robert S. Roda, Bradley H Gettle-man. Chapter 25 Nonsurgical Re-treatment. // Kenneth M. Hargreav-es, Stephen Cohen. Cohen's Path-ways of the PULP. 10th ed. Elsevier Mosby,2011:890-952.

[115] N an H. Gluskin, Christine I. Peters, Clifford J Ruddle, et al. Chapter 31 Retreatment of Non-Healing Endo-dontic Therapy and Management of Mishaps. // John I. Ingle, Leif K. Bak-land, J. Craig Baumgartner. Ingle's Endodntics. 6th ed. liC Decker Inc., 2008:1088-1161.

[116] Brunthaler A, König F, Lucas T, et al. Longevity of direct resin composite restorations in posterior teeth be-tween 1996 and 2002. Clinical Oral Investigation,2003,7:63-70.

[117] Saunders, WP and Saunders EM. Co-ronal leakage as a cause of failure in root-canal therapy, Areview. Endod Dent Traumatol,1994,10:105-108.

[118] 冯海兰,徐军. 口腔修复学. 北京:北京大学医学出版社,2005:23-123.

[119] Goodacre CJ., BabaNZ. Chapter 40 Restoration of endodontically treated teeth. // Ingle JI, Bakland LK, Baum-gartnerJC. Ingle's Endodontics, 6th ed. Hamilton:BC Decker,Inc. ,2008: 1431-1473.

[120] Dietschi D, Bouiliaguest S, Sadan A. Restoration of endodontically treated teeth. // Hargereaves KM, Cohen S. Cohen's Pathway of The pulp. 10th ed. Mosby Elsevier,2011:777-807.

第5章

牙周组织的应用解剖和生理

牙周组织(periodontal tissue, periodontium)包括牙龈、牙周韧带、牙槽骨和牙骨质,又被称为牙周支持组织和附着装置(attachment apparatus)。牙周组织将牙牢固地附着于牙槽骨,承受咬合力,同时使口腔黏膜与牙体硬组织间呈现一种良好的封闭状态。

第一节　牙龈的应用解剖和生理

牙龈(gingiva)位于整个牙周组织的最外部,表面为角化层或不全角化层,含有致密的纤维束,坚韧而微有弹性,能适应咀嚼作用所加的压力和摩擦力,具有稳定牙、保护牙周膜、牙槽骨和牙骨质的作用。

一、牙龈的表面解剖标志

牙龈是指覆盖在牙槽突表面和牙颈部周围的口腔咀嚼黏膜,由上皮及其下方的结缔组织组成,由游离龈、附着龈和龈乳头3部分组成(图5-1)。

（一）游离龈

游离龈(free gingiva),又称边缘龈(marginal gingiva),是指牙龈边缘不与牙面附着的部分,宽约1 mm,正常时呈淡粉红色,它呈领圈状包绕在牙颈部,表面覆以角化的复层鳞状上皮。它与牙面之间的狭窄间隙称为龈沟(gingival sulcus,或gingival crevice),临床上健康的牙龈龈沟深度为0.5~2 mm,平均1.8 mm。正常探诊深度不超过3 mm。龈沟底位于釉牙骨质界(cemento-enamel junction, CEJ)处(即结合上皮的龈方)。龈沟内壁衬里的上皮为沟内上皮,该上皮为角化的复层鳞状上皮。

（二）附着龈

附着龈(attached gingiva)与游离龈相延续,紧

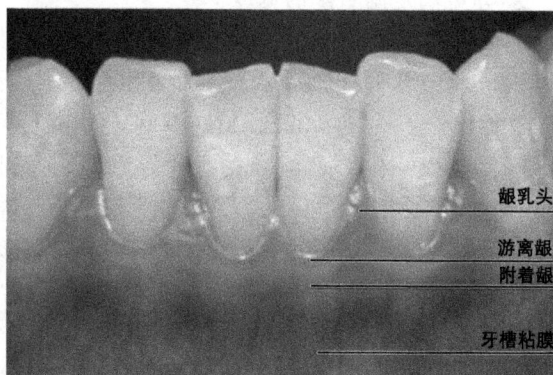

图5-1　牙龈的表面解剖

(引自:孟焕新,主编.牙周病学.4版.北京:人民卫生出版社,2012.7)

密附着于牙槽嵴表面,以游离龈凹痕或游离龈沟(free gingival groove)分界(图5-3)。正常成人游离龈凹痕的位置相当于釉牙骨质界水平。临床检查发现,只有30%~40%的成人口腔中存在游离龈凹痕,在唇颊侧组织中最明显,尤其常见于下颌前牙和前磨牙区域,在下颌磨牙和上颌前磨牙区最不明显。

由于附着龈的上皮为角化的复层鳞状上皮,上皮下方没有黏膜下层,而由固有层直接紧密地附着

于牙槽骨表面的骨膜上，血管较少，因此附着龈呈粉红色、坚韧、不能移动。少数人可在附着龈上有色素，肤色黝黑者及黑种人较常见。40%的成人附着龈的表面有呈现橘皮样的点状凹陷，称为点彩（stippling）（图5-3）。它是由数个上皮钉突合并向结缔组织内突起所形成的，将黏膜表面擦干或吹干后较易看到。牙龈上皮角化的程度越高，点彩越明显。点彩的多少因人、因部位而异，唇颊面多于舌面，部分人可以没有点彩。其还可因年龄而变化，婴儿时期缺乏，5岁左右开始在部分儿童中出现，至成人最多，但到老年，点彩逐渐消失。点彩是功能强化或功能适应性改变的表现，是健康牙龈的特征。在上皮和结缔组织水肿发炎时，点彩消失，经过治疗后点彩可以重现，说明组织恢复健康。

附着龈向根方与牙槽黏膜相连，两者之间有明确的界限，称为膜龈联合（mucogingival junction，MGJ）或称为膜龈线（mucogingival line）。其位置在人的一生中基本是恒定的。由于牙槽黏膜的角化度较差，结缔组织较为疏松，其中血管丰富，故临床表现为颜色较红，动度大。牵拉唇颊观察黏膜的动度，即可确定附着龈的宽度。

附着龈的宽度是指从MGJ至正常龈沟底的距离，是一个重要的临床指标。游离龈和附着龈均为角化上皮，合称为角化龈（keratinized gingival）。附着龈的宽度因人而异，在各个牙位也不同，范围为1～9 mm。前牙唇侧最宽（上前牙区3.5～4.5 mm，下前牙区3.3～3.9 mm），后牙区较窄，第一双尖牙区最窄（1.8～1.9 mm），有学者报道最小正常值为1 mm。在上牙的腭侧，附着龈与腭部的角化黏膜相连，无明确界限。在下颌舌侧，附着龈终止于与舌侧的牙槽黏膜交界处。上颌牙的附着龈较下颌同名牙宽。附着龈的宽度随年龄的增长而增宽。以前认为，附着龈的宽窄与牙周病的发生有关，但现在认为意义不大。

（三）龈乳头

龈乳头（gingival papilla），又称为牙间乳头（interdental papilla）。呈锥形充满于相邻两牙接触区根方的楔状隙（embrasure）中，由游离龈和部分附着龈所构成。每个牙的颊、舌侧龈乳头在邻面的接触区下方汇合处略凹下，称为龈谷（gingival col）。该处上皮无角化、无钉突，对局部刺激物的抵抗力较低，牙周病易始发于此（图5-2）。

龈乳头的形态取决于邻牙表面的外形及相邻两牙间楔状间隙的位置和形态。磨牙区龈乳头的

高度较前牙区低，前牙区呈三角形或圆锥形，后牙区呈梯形。

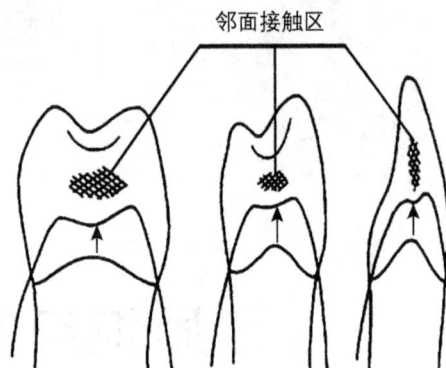

图5-2 龈谷与牙形态的关系

↑为龈谷（引自：孟焕新. 牙周病学. 4版. 北京：人民卫生出版社，2012：9）

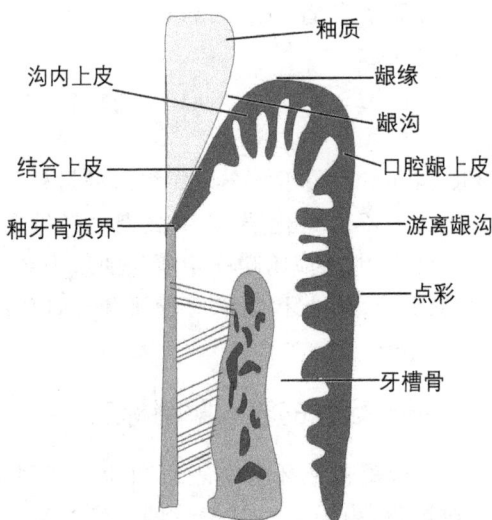

图5-3 牙龈的解剖学标志

二、牙龈的组织结构

（一）牙龈上皮的结构与代谢特征

按照形态和功能牙龈上皮分为3个区域：口腔龈上皮、沟内上皮和结合上皮。

1. 口腔龈上皮（oral epithelium） 覆盖于游离龈的顶端到外表面及附着龈的表面，为角化或不全角化的复层鳞状上皮，其中以不全角化上皮多见。

2. 沟内上皮（sulcular epithelium） 亦称龈沟上皮，是游离龈的边缘转向内侧覆盖龈沟壁而形成，为无角化上皮，有上皮钉突，但缺乏颗粒层和角化层，且常有许多细胞呈水样变性。龈沟上皮不能

抵抗机械力而易破裂,在固有层常有白细胞浸润,是由龈沟内细菌和食物分解产物刺激引起的。

3. **结合上皮**(junctional epithelium)　呈领圈状附着于牙冠或牙根的上皮,由缩余釉上皮演变而来。靠基底板和半桥粒与釉质相附着(图 5-4)。这种有机的附着结构亦称为上皮性附着(epithelia attachment)。结合上皮是人体唯一附着于无血管、无淋巴管、表面不脱落的硬组织上的上皮组织。

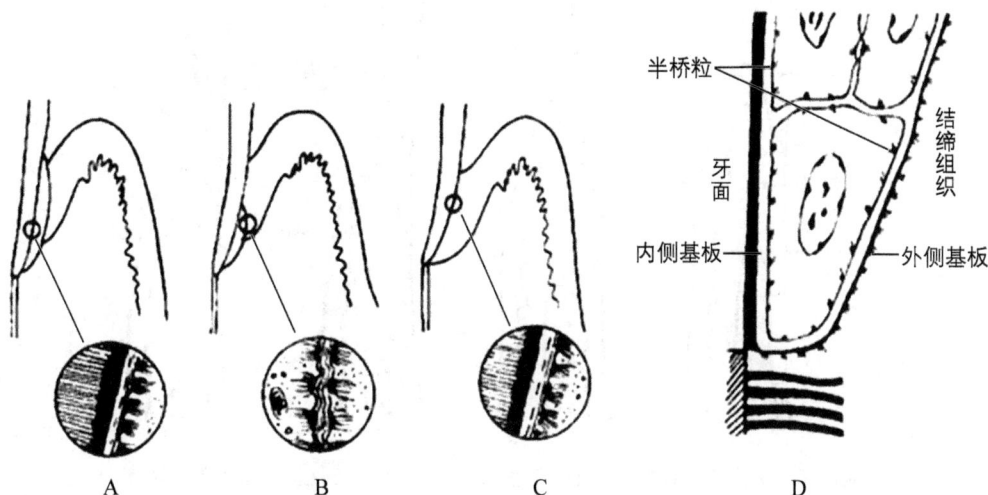

图 5-4　结合上皮的形成及其与牙面的附着

A. 牙初萌时,釉质表面的缩余釉上皮以基底板和半桥粒与牙釉质表面相附着;B. 牙釉质表面的缩余釉上皮逐渐由结合上皮替代,缩余釉上皮与牙龈组织间以桥粒连接。C. 缩余釉上皮完全被结合上皮替代,结合上皮与牙面靠基底板和半桥粒连接;D. 电镜下,结合上皮通过内侧基板和外侧基板分别与牙面和牙龈的结缔组织附着

(引自:孟焕新. 牙周病学. 4 版. 北京:人民卫生出版社,2012)

结合上皮由非角化的复层鳞状上皮构成,无角化层,也无上皮钉突。儿童时期其厚度仅 3～4 层细胞。随着年龄的增长,细胞层数增加至 10～15 层。细胞的长轴与牙面长轴平行,无上皮钉突;但若受到慢性刺激,上皮钉突可增生成网状并伸入到结缔组织中。电镜下,结合上皮通过内侧基板和外侧基板分别与牙面和牙龈的结缔组织附着(图 5-4D)。

4. **结合上皮的位置与牙的萌出**　结合上皮的位置可以位于牙冠、釉牙骨质界或牙根上。这取决于患者的年龄、牙萌出的阶段和牙周组织的健康状况。当牙初萌时,结合上皮附着于牙冠;牙完全萌出时,结合上皮位于釉牙骨质界处。当牙龈发生退缩使牙根暴露或有牙周附着丧失时,结合上皮则位于牙根。

5. **生物学宽度**　生物学宽度(biological width,BW)是指龈沟底与牙槽嵴顶之间约 2 mm 的恒定距离。它包括结合上皮(宽约 0.97 mm)及结合上皮的根方和牙槽嵴之间的纤维结缔组织(宽约 1.07 mm)(图 5-5)。牙槽骨沉积与牙的主动萌出相伴随,从而使结合上皮附着水平与牙槽嵴的关

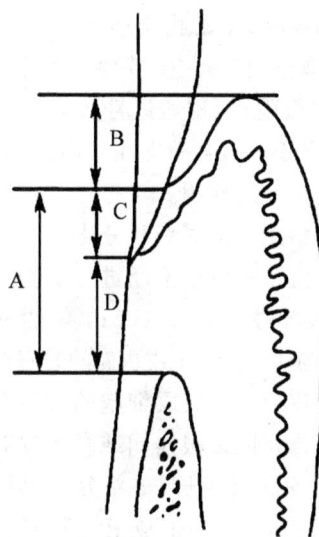

图 5-5　生物学宽度

A. 从龈沟底到牙槽嵴顶,为生物学宽度;B. 龈沟深度 1～2 mm;C. 结合上皮宽约 0.97 mm;D. 牙槽嵴上方的结缔组织,约 1.07 mm,生物学宽度=C+D,约为 2 mm

(引自:孟焕新. 牙周病学. 4 版. 北京:人民卫生出版社,2012:11)

系及生物学宽度保持不变（图5-6）。随着年龄增大或在病变情况下，上皮附着向根方迁移，牙槽嵴顶

亦随之下降，但沟（袋）底与嵴顶间的生物学宽度不变。

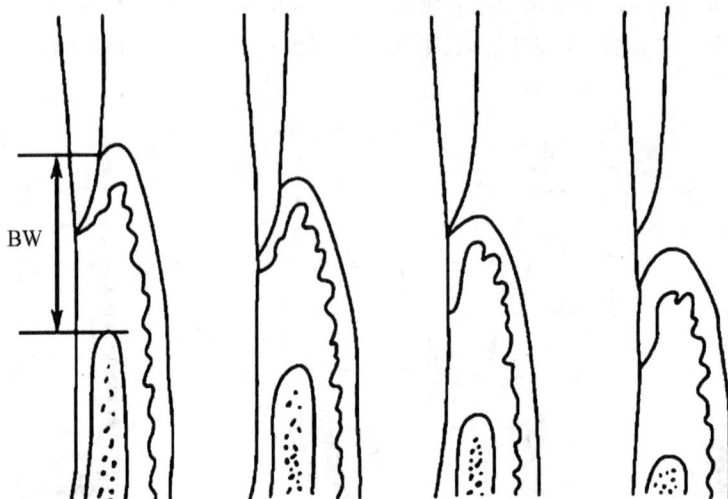

图 5-6　上皮附着向根方迁移，牙槽嵴顶亦随之降低，但沟（袋）底与嵴顶间的生物学宽度(BW)仍保持不变

（引自：孟焕新. 牙周病学. 4版. 北京：人民卫生出版社，2012：12）

6. 龈牙结合部　龈牙结合部（dento-gingival junction）是指牙龈组织通过结合上皮与牙面连接，良好地封闭了软硬组织的交界处（图5-7）。将结合上皮和牙龈纤维视为一功能单位，称之为龈牙单位（dentogingival unit）。由于结合上皮无角化且无上皮钉突，细胞与细胞间空隙较大，桥粒数目较小，细胞间联系较松弛，上皮通透性较高，因此较易被撕裂、渗透和穿通。结合上皮在牙周组织疾病的发生中有着至关重要的作用。

（二）牙龈上皮的更新和分化

口腔上皮在一生中不断进行更新，更新所需的时间分别为：牙龈上皮10～12 d，腭、舌和颊部为5～6 d；结合上皮为1～6 d。上皮更新的时间与厚度相关。

结合上皮通过基底层细胞的有丝分裂，不断地自我更新。当切除牙龈连同结合上皮时，口腔表面上皮可向牙面爬行生长，重新分化出结合上皮，并分泌基底膜物质，重新形成上皮附着，其结构与原始结构一样。这种上皮再附着（epithelial re-attachment）可出现于釉质、牙骨质或牙本质的表面。

牙龈上皮的细胞组成包括：角质形成细胞，以及黑色素细胞、朗格汉斯细胞（Langerhans cell）、梅克尔细胞（Merkel cell）等非角质形成细胞。

（三）固有层

牙龈的结缔组织称为固有层，分为乳头层和网状层。乳头层邻接上皮；网状层与牙槽骨骨膜相

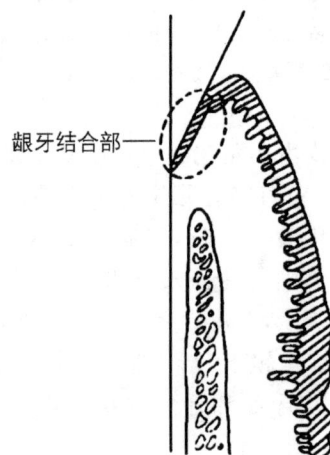

图 5-7　龈牙结合部

（引自：孟焕新. 牙周病学. 4版. 北京：人民卫生出版社，2012：12）

邻。胶原约占牙龈结缔组织中蛋白质总量的60%。Ⅰ型胶原构成固有层的大部分。Ⅳ型胶原束在Ⅰ型胶原之间分布，并与基底膜和血管壁的Ⅳ型胶原相连续。

固有层为致密结缔组织，为丰富的胶原纤维，成束排列。由Ⅰ型胶原组成的牙龈纤维具有束紧游离龈、保持牙龈硬度、使游离龈与牙骨质和附着龈相连接的作用。根据牙龈纤维排列方向分为4组（图5-8）。

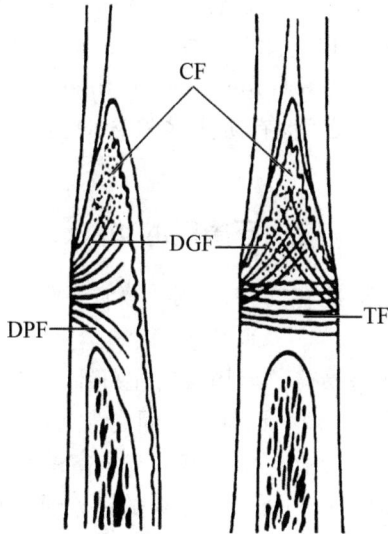

图 5-8　牙龈纤维

DGF 龈牙纤维;DPF 牙骨膜纤维;
CF 环行纤维;TF 越隔纤维

(引自:孟焕新. 牙周病学. 4 版.
北京:人民卫生出版社,2012:13)

1. 龈牙纤维(dentogingival fibers,DGF)　起自结合上皮根方的牙骨质,向游离龈的颊、舌和邻面方向呈扇形散开,终止于游离银和附着龈的固有层。

2. 牙骨膜纤维(dentoperiosteal fibers,DPF)　起自牙颈部的牙骨质,在颊舌面,沿根方走行,连接并融入牙槽骨骨膜的外侧,或终止于附着龈。

3. 环行纤维(circular fibers,CF)　位于游离龈和牙龈乳头的结缔组织中,在牙颈周围环行排列。

4. 越隔纤维(transseptal fibers,TF)　起于龈牙纤维的根方牙骨质,呈水平方向越过牙槽间隔,止于邻牙相对应的部分。

在正常牙龈结缔组织中,细胞成分约占总体积的 8%,而成纤维细胞约占细胞总体积的 65%。此外,还有基质。

第二节　牙周膜的应用解剖和生理

牙周膜(periodontal membrane),又称牙周韧带(periodontal ligament),是围绕牙根并连接牙根与牙槽骨的致密结缔组织,同时也与牙龈相通,并通过根尖孔与牙髓相连。牙周膜由细胞、纤维和基质组成,其中大量的胶原纤维将牙固定在牙槽窝内,起着抵抗和调节牙齿所承受咀嚼压力的作用。

一、牙周膜的组织结构

(一)细胞

牙周膜内的细胞包括结缔组织细胞(成纤维细胞、成骨细胞、破骨细胞及未分化间充质细胞)、Malassez 上皮剩余细胞、防御细胞(巨噬细胞、肥大细胞和嗜酸粒细胞)及与神经、血管相关的细胞等。成纤维细胞又称牙周韧带细胞(periodontal ligament cell,PDLC),是牙周膜中最主要的细胞。牙周膜中的成纤维细胞具有较强的合成胶原的能力,在一生中不断形成新的主纤维、牙骨质,并改建牙槽骨。近年来,已从牙周膜中成功分离出具有多向分化潜能的干细胞——牙周韧带干细胞(periodontal ligament stem cell)。牙周韧带干细胞是牙周炎治疗后牙周组织与牙根面之间形成新附着的主要

细胞来源。

(二)基质

细胞、纤维、血管、神经之间的空隙被基质所占据,包括纤维和纤维之间的空隙。基质由两种主要成分构成:糖胺多糖和糖蛋白。基质在维持牙周膜的代谢、保持细胞的形态、运动和分化方面起着重要的作用;在咀嚼过程中,也具有明显的支持和传导咬合力的作用。

(三)纤维

牙周膜的纤维主要是 Ⅰ 型胶原纤维和耐酸水解性纤维(oxytalan)。其中 Ⅰ 型胶原纤维数量最多。主纤维(principle fiber)排列呈束,具有一定的方向性,它一端埋入牙骨质,另一端埋入牙槽骨,从而起到联接牙和牙槽骨的作用,并对牙受到的各种压力进行调节、缓冲。主纤维的末端埋入牙骨质和牙槽骨的部分称之为 Sharpey 纤维或穿通纤维。

根据主纤维束的位置和排列方向分为下列 5 组(图 5-9):

1. 牙槽嵴纤维(alveolar crest fibers)　起自结合上皮根方的牙骨质,斜形进入牙槽嵴,其功能是将牙向牙槽窝内牵引,并对抗侧方力。切断该组纤

维不会明显增加牙的松动度。

2．横纤维（horizontal fibers）　该组纤维在牙槽嵴纤维的根方，呈水平方向走行，一端埋入牙骨质，另一端埋入牙槽骨中。

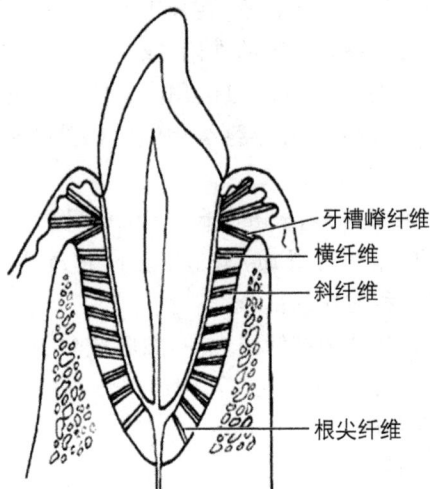

图 5-9　牙周膜主纤维

（引自：孟焕新．牙周病学．4 版．北京：人民卫生出版社，2012：15）

3．斜纤维（oblique fibers）　是牙周韧带中数量最多、力量最强的一组纤维；起于牙骨质，斜行向冠方进入牙槽嵴。可将咀嚼压力转化为牵引力均匀传递到牙槽骨上。

4．根尖纤维（apical fibers）　位于根尖区，从牙骨质呈放射状进入牙槽窝底部的骨内。具有固定根尖，保护根尖部血管和神经的作用。在牙根未完全形成的牙内，无此纤维。

5．根间纤维（interradicular fibers）　只存在于多根牙各根之间，有防止多根牙向冠方移动的作用。

二、牙周膜的功能

牙周膜具有支持、稳定、感觉、营养和形成功能。

1．支持功能　牙周膜的主纤维一端埋于牙骨质，一端埋入牙槽骨，将牙齿固定于牙槽窝中。

2．感觉功能　牙周膜中有丰富的神经和末梢感受器，对疼痛和压力的感觉敏锐。通过神经系统的传导和反射，支配着颌骨、肌肉和关节的运动，具有缓冲和调节咀嚼力的作用。

3．营养功能　牙周膜内丰富的血供带来合成代谢所需要的物质，不仅营养牙周膜本身，还营养着牙骨质和牙槽骨。

4．维持内环境的稳定　牙周膜具有不断更新和改进的能力，维持内环境的稳定。

牙周膜的宽度（厚度）随年龄及功能状态而异，正常情况下为 $0.15 \sim 0.38$ mm，以牙根中部处最窄，牙槽嵴顶及根间孔附近较宽。但这种微小的差异在 X 线片上不能显示，整个牙周韧带呈现为围绕牙根的窄黑线。由于牙周膜的存在，牙齿具有微小的生理性动度。

第三节　牙槽骨的应用解剖和生理

牙槽骨（alveolar bone）是上、下颌骨包绕和支持牙根的部分，也称为牙槽突（alveolar process）。它的高度、密度及形状均随牙的形态和功能状态变化而变化。随着牙的萌出，牙槽突亦逐渐增高；牙脱落后牙槽突随之吸收、消失。牙槽骨是牙周组织中，也是全身骨骼系统中代谢和改建最活跃的部分。

一、牙槽骨的结构

临床上采用 X 线片来观察牙槽骨的形态和功能。容纳牙根的窝称牙槽窝（alveolar socket）。牙槽窝的内壁称固有牙槽骨（alveolar bone proper），牙槽窝在冠方的游离端称牙槽嵴，两牙之间的牙槽骨部分称牙槽间隔（interdental septum）。固有牙槽骨在 X 线片呈围绕牙根连续的致密白线，称为硬骨板（lamina dura）。当牙槽骨因炎症或创伤发生吸收时，硬骨板消失或模糊、中断。

二、牙槽骨的变化

牙槽骨的改建受局部和全身因素的影响。主要表现在 3 个区域：与牙周膜邻接区、颊舌侧骨板的相应骨膜区和骨髓腔的骨内膜表面。随着牙的萌出，牙槽突亦逐渐增高；牙脱落后牙槽突随之吸收、消失。在受到侧方压力时，受压侧牙槽骨发生吸收，受牵引侧则有牙槽骨新生。生理范围内的殆力使牙槽骨的吸收和新生保持平衡，使其形态和高度保持相对的稳定。

三、骨开窗、骨开裂

若牙位置特别偏向颊侧或舌侧,则该侧的牙槽骨很薄甚至缺如,致使牙根面的一部分直接与骨膜和牙龈结缔组织相连,称为"骨开窗"(fenestration)。如果 V 型缺口直达牙槽嵴顶,则为"骨开裂"(dehiscence)(图 5-10)。

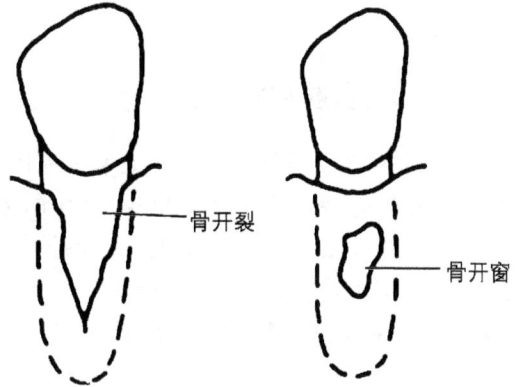

图 5-10　骨开窗和骨开裂

第四节　牙骨质的应用解剖和生理

牙骨质(cementum)覆盖在牙根表面,它虽然具有板层骨的特点,但没有血管、神经和淋巴管,终生可不断沉积。

一、牙骨质的组织结构

牙骨质有两种结构形式,即无细胞牙骨质(acelluar cementum)和有细胞牙骨质(cellular cementum)。前者自牙颈部到近根尖 1/3 处,紧贴牙本质表面,不含牙骨质细胞,Sharpey 纤维构成其大部分结构,对牙起主要的支持作用。后者位于无细胞牙骨质的表面,但在根尖部可以全部为有细胞的牙骨质,而在牙颈部则可全部为无细胞牙骨质。

牙骨质内的纤维主要是成牙骨质细胞分泌的胶原纤维,以 I 型胶原为主,排列方向与牙根表面平行。牙骨质中还有来自牙周膜的 Sharpey 纤维,与牙根表面垂直并穿行其中。

牙骨质中 45%～50% 为无机盐,50%～55% 为有机物和水。无机物主要是钙、磷,以羟基磷灰石的形式存在。有机物主要为蛋白多糖和胶原。

二、釉牙骨质界

牙骨质与牙釉质在牙颈部交界处称为釉牙骨质界(cemento-enamel junction,CEJ),有 3 种交界形式:60%～65% 的牙为牙骨质覆盖牙釉质;约 30% 为两者端端相接;另 5%～10% 为两者不相连接(见图 5-11)。在后一种情况,当牙龈退缩而牙颈部暴露时,易发生牙本质敏感。牙骨质内只有少量的细胞,无血管,神经及淋巴,代谢很低。它的新生有赖于牙周膜中的成纤维细胞分化成成牙骨质细

胞。已与牙分离的病变牙龈要发生新的附着比较困难。

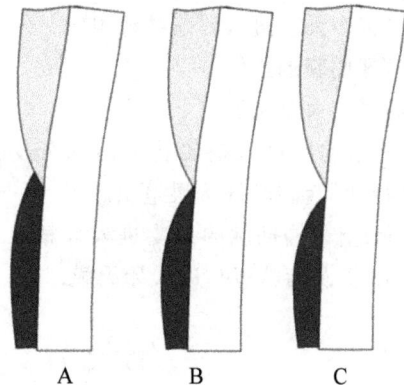

图 5-11　牙骨质与牙釉质交界的 3 种形式
A. 牙骨质覆盖牙釉质;B. 牙骨质与牙釉质端端相接;C. 牙骨质与牙釉质不相接

三、牙骨质的功能

1. 牙骨质的主要功能是为牙周膜附着于牙和牙槽骨提供中介,牙周韧带借助牙骨质附着于牙根,并使牙固定在牙槽窝内。

2. 牙骨质具有不断新生的特点,具有修复和补偿的功能。与骨组织不同的是:牙骨质在正常情况下是不发生吸收的,但有新的牙骨质持续性沉积,主要是在根尖区和根分叉区,以代偿牙切端和𬌗面的磨耗;牙髓病或根尖周病治疗后,牙骨质能新生并覆盖根尖孔,重新建立牙周与牙体的连接关系。

3. 牙骨质持续新生以适应牙周韧带的不断改建和附着。

四、牙骨质吸收和修复

牙骨质发生吸收可能由于局部或系统原因,或无明显的病因(如特发性牙骨质吸收)。在局部因素中,牙骨质吸收主要发生于殆创伤、正畸治疗、再植牙、移植牙及牙周炎或其他根尖周病变。

牙骨质的新生主要依赖于牙周膜中的细胞分化的成牙骨质细胞及在原有的牙根表面沉积新的牙骨质。但牙骨质的新生需要有活力的结缔组织存在,当上皮增殖进入吸收的牙骨质区域,牙骨质的新生将不再发生。

若牙骨质和牙槽骨融合在一起,其间的牙周膜消失,则称之为牙固连(ankylosis)。牙固连可伴发于牙骨质的吸收全过程,是一种异常的牙骨质修复形式。

第五节　牙周组织的血液供应及神经支配

牙周组织的血供及神经非常丰富。

一、牙周组织的血供

(一)牙龈血供

牙龈有双重血供,分别来源于牙槽骨间隔的血管、牙槽骨骨膜表面的血管及牙周膜的血管。这些血管分出很多细支进入牙龈结缔组织。

(二)牙周膜的血供

牙周膜的血管来源有 3 个方面。

1. 牙槽动脉进入根尖孔之前的分支,通过牙周膜(纵行牙周动脉)抵达龈组织。

2. 上、下牙槽动脉的分支进入牙槽骨,再通过 Volkmann 管及筛状板孔进入牙周膜。

3. 来自牙龈的血管,在牙颈部牙周膜血管分支与邻近的牙龈血管分支吻合成网,最后汇入相应静脉。在主纤维束之间可见动静脉吻合。多方面来源的血管在牙周膜中互相吻合成丛。

二、牙周组织的神经

牙龈的神经主要来自三叉神经感觉支,如上、下颌神经的上、下牙槽支。牙周膜内丰富的神经纤维来自三叉神经,多与血管伴行。牙周膜通过三叉神经传递触、压、痛和温觉,感受和判断外力作用于牙体的压力的大小、位置和方向。故当牙周膜发生急性炎症或临床叩诊检查时,患者可以指明患牙的位置。

第六节　牙周组织的增龄性变化

增龄是指形态学和生理学上缓慢、自然的衰变过程。随着年龄的增长,许多组织可发生变化,从而影响牙周组织。

1. **牙龈的变化**　随着年龄的增长,牙龈上皮的角化程度降低,钉突减少或无改变。牙龈上皮细胞的有丝分裂指数增加或无变化。点彩消失,牙龈结缔组织中细胞的数量减少,细胞纤维成分增加,耗氧量下降。膜龈联合的位置在人的一生中较为恒定。

2. **牙周膜的变化**　增龄使弹性纤维增多,血管数量、细胞有丝分裂活性及胶原纤维量和黏多糖减少。

3. **牙槽骨的变化**　牙槽骨增龄性改变类似其他骨骼系统的改变,包括骨质疏松、血管减少、代谢率及修复功能下降。牙骨质及牙槽骨的牙周膜侧更加不规则,牙骨质的量随年龄的增长而不断增加。

有研究表面,在对牙周致病菌敏感性相同的人群中,老年人比年轻人的炎症发展快、病损愈合得慢;但对疾病易感的年轻人与对疾病不易感的老年人比较,炎症在易感的年轻人中发展得更快,完全遮盖了年龄的作用。因而对疾病的易感性远比增龄的影响重要。

第七节　前牙美学区的临床特点

牙龈包绕牙冠,在两牙之间的邻间隙有龈乳头凸向咬合方向。因此,每个牙局部的牙龈都呈现曲线轮廓。

一、牙龈曲线的形态特点

龈乳头的高度受牙槽骨水平、生物学宽度、邻牙接触区的位置及牙龈外展隙形态而定。根据Tarnow 等测定,当两牙接触区根方到牙槽嵴顶的距离为 5 mm 时,98％的牙龈乳头将充满这个空间。当此距离为 6 mm 时,只有 56％的龈乳头充盈。如果≥7 mm 时,仅有 27％甚至更少充盈,形成"黑三角"。

呈弧线形的龈缘,其最根方的点称牙龈顶点(gingival zenith)。下颌切牙和上颌侧切牙的牙龈顶点位于牙体长轴上,上颌中切牙和尖牙则位于牙长轴略偏远中的方向。上颌侧切牙的牙龈顶点比中切牙和尖牙更近切缘方向为 0.5～1 mm(图 5-12)。上颌中切牙与尖牙的牙龈顶点连线称之为牙龈平面(gingival plane)。该平面应与上颌切端曲线及下唇曲线相平行、一致;而且,还应该与口角连线、瞳孔连线平行,或垂直于中线。正常情况下,两侧牙龈位置与牙冠形态一样,对称,两中切牙牙龈顶点在同一水平。Chiche 和 Pinault 确立了两种美观的牙龈高度:第 1 种,侧切牙牙龈顶点位于牙龈平面冠方 1～2 mm 处;第 2 种,中切牙、侧切牙及尖牙的牙龈顶点都处于同一水平。这两种牙龈的外形都应该在中线两侧对称存在。

二、牙周生物型

牙周生物型(periodontal biotype),又称牙龈生物型(gingival biotype),1973 年 Oshsenbein 和 Ross 提出牙龈生物型这一概念。1989 年,Seibert 和 Lindhe 将牙龈生物型分为厚平型牙龈(flat-thick gingival)、薄扇形牙龈(scalloped-thin gingival)。牙龈厚度≥2 mm 为厚生物型,牙龈厚度≤1.5 mm 为薄生物型。在临床工作中,不同类型的牙龈、牙槽骨对于炎症和各类治疗的反应也不同,因此生物型的评估对于牙科治疗的预后判断至关重要。

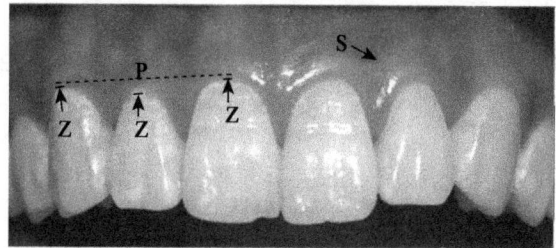

图 5-12　牙龈平面 P、牙龈顶点 Z 及牙龈点彩 S
(引自:孟焕新. 牙周病学. 4 版. 北京:人民卫生出版社,2012:21)

(闫福华)

■ 参考文献

[1] 孟焕新. 牙周病学. 4 版. 北京:人民卫生出版社,2012:7-22.

[2] Newman MG, Takei HH, Klokkevold PR,et al. Carranza's Clinical Periodontology. 11th ed. St Louis:Elsevier Saunders Co,2011:12-32.

[3] Nanci A, Bosshardt DD. Structure of periodontal tissues in health and disease. Periodontology 2000,2006,40:11-28.

[4] 曹采方. 临床牙周病学. 普通高等教育"十五"国家级规划教材. 北京大学医学出版社,2006.7-21.

[5] 曹采方,孟焕新. 中国牙周病学研究的现状. 中华口腔医学杂志,1997,32

(5):259-261.

[6] 王正坤,杨若愚,何平,等. 356 名健康青年人附着龈宽度的测量. 中华口腔医学杂志,1990,25(2):111-113.

[7] 解建秀,曹采方,皱兆菊,等. 正常牙周组织 X 线表现的初步研究. 中华口腔医学杂志,1991,26(6):339-341.

[8] Schmidt JC,Sahrmann P,Weiger R,et al. Biologic width dimensions-a systematic review J Clin Periodontol, 2013,40(5):493-504.

[9] Tarnow DP,Magner A,Fletcher P. The effect of the distance from the contact point to the crest of bone on the presence or absence of the interproximal

dental papilla. J Periodontol, 1992,63 (12):995-996.

[10] Oshsenbein C,Ross S. A concept of osseous surgery and its clinical application. IN:Ward HL,ed. A periodontal point of view. Springfield, IL:Charles C. Thomas. 1973:276-322.

[11] Seibert J,Lindhe J. Esthetics and periodontal therapy. IN:Lindhe J, ed. Textbook of Clinical Periodontology. Copenhagen:Munksgaard, 1989:477-513.

[12] Stein JM,Lintel-Höping N,Hammächer C,et al. The gingival biotype:measurement of soft and hard tissue dimen-

sions-a radiographic morphometric study. J Clin Periodontol, 2013, 40 (12):1132-1139.

[13] Kim JH, Cho YJ, Lee JY, et al. An analysis on the factors responsible for relative position of interproximal papilla in healthy subjects. J Periodontal Implant Sci,2013,43(4):160-167.

[14] Claffey N, Shanley D. Relationship of gingival thickness and bleeding to loss of probing attachment in shallow sites following non surgical periodontal therapy. J Clin Periodontol, 1986, 13(7):654-657.

[15] 曹洁,胡文杰,张豪.基于锥形束计算机体层摄影术测量牙龈厚度.北京大学学报,2013,45(1):135-139.

第6章

牙周病学的分类和流行病学

第一节　牙周病学的定义

牙周组织作为口腔的一部分,可以发生各种疾病,如急性和慢性非特殊感染性炎症、某些特殊感染(如梅毒、结核、艾滋病等)、创伤、畸形、肿瘤,还有不少全身性疾病和发生在口腔黏膜的疾病也可发生在牙龈上。

牙周病学有两方面的含义:①牙周病学作为口腔医学中一门独立的专门学科,主要是研究牙周组织的结构、生理和病理变化,这个时候英文名称为periodontology;②牙周病学作为一门临床学科,则主要研究牙周病的诊断、治疗和预防,这个时候英文名称为periodontics。

从广义上讲,牙周病(periodontal disease)包括牙龈病(gingival disease)和牙周炎(periodontitis)两大类疾病。而狭义的牙周病则仅指牙周炎,国内一般主张将牙周病作为广义名词。

一、牙龈病

牙龈病(gingival disease)是指只发生在牙龈组织的疾病,不侵犯深层组织。最常见为牙龈炎。牙龈病的病因明确,主要为菌斑,治疗效果好。

二、牙周炎

牙周炎(periodontitis)是指一组侵犯牙周四种组织(包括牙龈、牙周膜、牙槽骨和牙骨质)的疾病。可造成牙周组织的破坏,最终导致牙松动、脱落。牙周炎导致的牙周组织破坏,经过恰当的治疗后,病变可以停止发展,但遭到破坏的牙周组织则难以完全恢复正常,是不可逆性疾病。

(闫福华)

第二节　牙周病的分类

长期以来,对牙周病存在着各自不同的分类法。一些著名的学者,或根据牙周病的发病机制,或根据临床特征,或根据病因学等,提出了各自的分类系统。1999 年以前的分类法有许多不足之处,包括:①在疾病范畴上有某些重复;②缺乏牙龈病的分类;③过分强调了疾病的始发年龄及进展速度;④分类标准不够明确等。自 20 世纪 80 年代以来,人们对牙周病的分类进行了较大改革。为了同国际接轨,也为了交流和发展,美国牙周病学会于 1999 年组织召开了牙周病分类的国际研讨会;中华口腔医学会牙周病学专委会于 2000 年召开了牙周病分类的研讨会。

一、1999 年新分类法

1999 年美国牙周病学会组织召开了牙周病分类国际研讨会,与会专家讨论后对新分类法达成共识,详见表 6-1,表 6-2。除介绍新的分类法外,还附有对某些疾病/状况(condition)的定义及说明。新分类及有关说明已正式发表于 Annals of Periodontology [1999,4(1):1-6]。中华口腔医学会牙周病学专业委员会已将其主要内容进行编译,并在中华口腔医学杂志正式发表(2001 第 5、6 期),以利推广和应用。

表 6-1　1999 年分类法的大纲

Ⅰ. 牙龈病（gingival diseases）（详见表 6-2） 　A. 菌斑性牙龈病（dental plaque-induced gingival disease） 　B. 非菌斑性牙龈病（non-plaque-induced gingival lesions） Ⅱ. 慢性牙周炎（chronic periodontitis） 　A. 局限性（localized） 　B. 广泛性 generalized Ⅲ. 侵袭性牙周炎（aggressive periodontitis） 　A. 局限性（localized） 　B. 广泛性（generalized） Ⅳ. 反映全身疾病的牙周炎（periodontitis as a manifestation of systemic diseases） 　A. 伴有血液疾病 　　1. 后天性白细胞缺乏 　　2. 白血病 　　3. 其他 　B. 伴有遗传性疾病 　　1. 家族性和周期性白细胞缺乏 　　2. Down 综合征 　　3. 白细胞黏附不良综合征 　　4. 掌跖角化-牙周破坏综合征（Papillon-Lefèvre syndrome） 　　5. Chediak-Higashi 综合征 　　6. 组织细胞病综合征 　　7. 糖原贮积病 　　8. 婴幼儿遗传性无粒性白细胞症 　　9. Cohen 综合征 　　10. Ehlers-Danlos 综合征（Ⅳ型和Ⅷ型） 　　11. 低磷酸酶血症 　　12. 其他 Ⅴ. 坏死性牙周病（necrotizing periodontal diseases） 　A. 坏死性溃疡性牙龈炎（necrotizing ulcerative gingivitis，NUG） 　B. 坏死性溃疡性牙周炎（necrotizing ulcerative periodontitis，NUP） Ⅵ. 牙周脓肿（abscesses of the periodontium）	A. 牙龈脓肿 　B. 牙周脓肿 　C. 冠周脓肿 Ⅶ. 伴有牙髓病变的牙周炎（periodontitis associated with endodontic lesions）：牙周-牙髓联合病变 Ⅷ. 发育性或获得性（后天性）异常和状况（developmental or acquired deformities and conditions） 　A. 促进菌斑性龈病/牙周炎的局部牙因素 　　1. 牙解剖因素 　　2. 牙修复体/矫治器 　　3. 根折裂 　　4. 牙颈部吸收和牙骨质撕裂 　（注：以上情况可能需手术等复杂治疗，单列出有利于保险支付及进一步研究） 　B. 牙附近的膜龈异常和状况 　　1. 牙龈或软组织退缩 　　　a. 唇面或舌面 　　　b. 邻面（乳头） 　　2. 角化龈不足 　　3. 前庭沟浅 　　4. 系带或肌肉位置异常 　　5. 牙龈过多 　　　a. 义齿周袋 　　　b. 龈缘高度不一致 　　　c. 牙龈暴露过多 　　　d. 牙龈肥大（见牙龈病） 　　　e. 颜色异常 　C. 无牙区的膜龈异常 　　1. 垂直和（或）水平的牙槽嵴不足 　　2. 牙龈或角化组织不足 　　3. 牙龈/软组织肥大 　　4. 系带/肌肉位置异常 　　5. 前庭沟浅 　　6. 颜色异常 　D. 咬合创伤 　　1. 原发性咬合创伤 　　2. 继发性咬合创伤

表 6-2 牙龈病

一、菌斑性牙龈病	3. 真菌性牙龈病
1. 仅与牙菌斑有关的牙龈炎	A. 念珠菌感染：广泛性牙龈念珠菌病
A. 不伴其他局部促进因素	B. 线形牙龈红斑(linear gingival erythema)
B. 伴有局部促进因素	C. 组织胞质菌病
2. 受全身因素影响的牙龈病	4. 遗传性牙龈病损
A. 与内分泌系统有关	A. 遗传性牙龈纤维瘤病
(1)青春期龈炎	B. 其他
(2)月经周期性龈炎	5. 全身病的牙龈表现
(3)与妊娠期有关	A. 皮肤黏膜病损
a. 牙龈炎	(1)扁平苔藓
b. 化脓性肉芽肿	(2)类天疱疮
(4)伴糖尿病的龈炎	(3)寻常性天疱疮
B. 与血液病有关	(4)多形性红斑
(1)伴白血病的龈炎	(5)红斑狼疮
(2)其他	(6)药物性
3. 受药物影响的牙龈病	(7)其他
药物性牙龈病	B. 变态反应
(1)药物性牙龈肥大	(1)牙科修复材料
(2)药物性牙龈炎	a. 汞
a. 口服避孕药	b. 镍
b. 其他	c. 丙烯酸树脂
4. 受营养不良影响的牙龈病	d. 其他
A. 维生素 C 缺乏性龈炎	(2)对下列物质的反应
B. 其他	a. 牙膏
二、非菌斑性牙龈病变	b. 漱口水
1. 特殊细菌引起的牙龈病	c. 口香糖添加剂
A. 淋病奈瑟菌	d. 食品及添加剂
B. 苍白密螺旋体	(3)其他
C. 链球菌	6. 创伤性病损（人为的、医源性、意外）
D. 其他	A. 化学性损伤
2. 病毒性牙龈病	B. 物理性损伤
A. 疱疹病毒感染	C. 温度性损伤
(1)原发性疱疹性龈口炎	7. 异物反应
(2)复发性口腔疱疹	8. 未明确者
(3)水痘-带状疱疹病毒感染	
B. 其他	

二、1999 年新分类方法的主要变动

1. 增加了牙龈病的分类,主要分为菌斑性牙龈病和非菌斑性牙龈病两大类。

2. 用"慢性牙周炎(chronic periodontitis)"取代了"成人牙周炎"。因为该型牙周炎虽然常见于成人,但也可发生于青少年或任何年龄。

3. 用"侵袭性牙周炎(aggressive periodonti-tis)"取代"早发性牙周炎"。因为临床上很难准确知道发病时间和进展速度,不应以年龄和疾病发展速度作为分类的依据。

4. 侵袭性牙周炎和慢性牙周炎均可表现出阶段性的快速破坏方式,因而建议取消快速进展性牙周炎的命名。

5. 顽固性牙周炎缺乏明确的定义,难与因治疗不彻底而未能控制病情者或治疗成功后又复发

(recurrent)的病例区分,不能算独立疾病。

6. 坏死性溃疡性牙龈炎和坏死性溃疡性牙周炎合并称坏死性溃疡性牙周炎,由于现今的科学资料尚不能确定两者为同一疾病的不同阶段或是两种疾病。

7. 将牙周脓肿、牙周-牙髓联合病变、软硬组织的先天或后天形态异常等单独列出。

第三节　牙周病的流行情况

牙周病是人类最古老、最普遍的疾病之一。在世界各地的原始人颅骨上均可见到牙槽骨吸收及牙缺失。我国发现的新石器时期(距今 8000－9000 年)的人颅骨上,牙槽骨破坏发生率为 42.3%。

一、牙周病流行病学常用的研究方法

1. 描述性研究　描述性研究(descriptive study)是指通过观察而正确、详细地描述牙周病或牙周健康状态在时间、空间及人群中的分布特征和规律的研究方法。它可分为:相关性研究(correlation study)、横向调查(cross-sectional survey)及个例研究(case study)3 类。

2. 分析性研究　分析性研究(analytical study)是指在描述性研究的基础上,分析牙周疾病和牙周健康状态与可能的致病因素之间的关系,从而进行牙周病致病因素或危险因素的筛选并验证所提出的病因假说。通过已发生的牙周疾病(结果)去探寻牙周病发病原因的方法称为病例对照研究(case-control-study);从有无可疑病因开始去观察是否发生结果(牙周病)的研究方法称为队列研究(cohort study)。

3. 试验性研究　试验性研究(experimental study)是指以某一特定人群为对象,通过试验或干预手段,观察效果,验证假设或学说的一种研究方法。它包括临床试验(clinical trial)、现场试验(field trial)和社区干预试验(community trial)。

二、牙周病流行状况及经典研究

牙周病是由菌斑微生物所引起的牙周支持组织的慢性感染性疾病。尽管缺乏统一、规范的指标和调查方法,但大量流行病学调查研究均表明:人群中约 90.0%的患有牙周疾病;在 15－19 岁年龄组中,50.0%的人群至少有 1 个牙周袋。据我国第三次口腔健康流行病学调查报告显示,我国 12 岁少年组牙龈出血为 57.7%,牙石为 59.0%。35－44 岁成年组的牙石为 98.0%,牙龈出血为 82.8%。牙周袋检出率为 40.9%,其中浅牙周袋(PD 4～6

mm)检出率为 40.6%,深牙周袋(PD≥6 mm)检出率为 4.7%。65－74 岁老年组牙石为 88.7%,牙龈出血的为 68.0%。牙周袋检出率为 52.2%,其中浅牙周袋(PD 4～6 mm)检出率为 51.2%,深牙周袋(PD≥6 mm)检出率为 10.1%。没有牙龈出血、没有牙周袋、也没有重度牙周附着丧失的比率仅为 14.1%。

牙周病学界一致认为,对牙周病的发生和发展进行自然史的研究是十分有价值的,它可以进一步发现和了解牙周病的亚型。以下是一些有关牙周病流行病学的经典研究。

Löe 等于 1986 年对斯里兰卡采茶区缺乏口腔卫生保健措施的工人进行了长达 15 年的纵向观察。结果发现:8%的人群牙周炎的发展速度很快,在 40 岁前,这些人因牙周疾病丧失了近 20 颗牙,在 45 岁时,他们的全口牙缺失;81%的人牙周炎发展速度较缓慢。在 45 岁时,每个人因牙周疾病平均缺失 7 颗牙;11%的人尽管有牙龈炎,但是没有牙周组织破坏,没有一颗牙因为牙周病而缺失。

1973 年,瑞典对 13%的国民进行了第一次口腔调查。1988－1991 年对这些人的牙周情况进行了复查。结果表明:20%以上的受检者有 6 个或 6 个以上解剖位点存在重度牙周炎,重度牙周炎主要累及上颌前磨牙(18%)及下颌前磨牙(12.8%),其次累及第一磨牙(13.5%);同时本调查还发现:存在龈下菌斑、基线时探诊深度超过 4 mm 的牙数、吸烟、年龄、遗传、压力、社会因素及患有系统性疾病等,均为促进牙周病发展的相关危险因素。

1989 年,美国的研究人员也做了类似的调查。他们发现在所调查的人群中,只有 15%的人无牙周病症状;50%的人患有牙龈炎,但无牙周炎;33%的人患有中度牙周炎,其探诊深度为 4～6 mm;8%的人患有重度牙周炎,其探诊深度＞6 mm;仅有 4%的人因牙周组织严重破坏导致最终拔牙;同时调查还发现,容易获得口腔卫生保健者、居住在经济发达地区者牙周炎患病率低。

2001 年,Craig 等对居住在美国城市的亚裔美国人、非洲裔美国人及西班牙裔美国人三个不同的少数民族人群牙周炎的患病率进行调查比较,发现非洲裔美国人牙周炎的患病率最高,且病变程度也较严重。通过进一步分析,发现牙周炎的高患病率与其较难接受私人牙科保健以及较高吸烟率有关;家庭收入较低者牙周病症状也较重。

国内吴建新等(2001 年)通过对北京市古城村440 名牙周病患者进行为期 10 年的纵向调查研究发现,与发达国家相比,北京村民的牙周状况未见显著不同,而且,就各年龄组相互之间进行比较,牙周病的发展速率亦未见显著不同。研究认为,人类牙周病发展可能是人类自身内在因素起决定性的作用;除此之外,研究还发现 20-60 岁各年龄组牙周附着丧失平均增加 1.45~1.86 mm,而且随着年龄的增加,附着丧失的程度也越来越重。

Detienville 综述文献后认为,在因菌斑控制不良而出现菌斑和牙石堆积的患者中可能产生的变化如下。

1. 8%~15%的可能会发展成为重度牙周炎,如果缺乏牙周治疗,疾病将会侵犯整个牙列。

2. 60%的会出现中度牙周病损。

3. 15%~30%的尽管有牙龈炎症,但无牙周支持组织破坏。

三、牙龈炎的流行情况

虽然各调查报告的具体数字不一,但总的规律是牙龈炎在儿童和青少年中较普遍,患病率为70%~90%。在西方发达国家中患病率低于发展中国家。牙龈炎最早可发生于 3-5 岁儿童,以后随着年龄增长而明显增高,至青春期(12-14 岁)达高峰。然后逐渐下降,在 16 岁前下降最明显。此后牙龈炎随年龄增长而缓慢减少,但牙周炎的患病率却逐渐升高。

四、牙周炎的流行情况

牙周炎在儿童极少见,青春期以后发病仍较少。因而牙周炎通常被认为是成人的疾病,患病率和严重程度随年龄增长增加,35 岁后患病率明显增高,至 40-50 岁时达高峰。此后患病率有所下降,这可能是一部分重度牙周炎患牙被拔除之故。多数人罹患的牙周炎为轻至中度,重度牙周炎仅累及少数人群,重度牙周炎只占人群的 5%~20%。随着人们口腔卫生保健措施的实施和口腔卫生状况的改善,牙龈炎和轻到中度的牙周炎患病率将逐渐下降。但随着我国人均寿命的延长,龋病的预防和治疗成功,保存更多天然牙以及种植牙的普及开展,牙周治疗和维护的需求将继续增加。

五、牙周病损具有部位特异性

同一口腔内各个部位牙对牙周疾病的易感程度不同。牙周炎具有部位特异性。从牙位讲:下颌中、侧切牙,上颌磨牙,其次是下颌磨牙、尖牙和上颌中、侧切牙、双尖牙,最少受累的为上颌尖牙和下颌双尖牙。从部位讲:最多见为邻面。

六、牙周病和龋病的关系

两者之间的关系不甚明了,龋病和牙周病虽然都以牙菌斑为共同病因,但细菌的组成不同,主要致病菌所在的菌斑位置不同,发病机制和临床表现也迥异,为独立疾病。但总的情况是易患龋病的人,似乎不易患牙周病,反之亦然。

七、影响牙周病流行的因素

世界卫生组织调查表明影响牙周病流行的因素有以下几点。

1. 年龄 大量流行病学调查资料表明,牙周病的患病率及严重程度与年龄之间有着密切的关系,年龄愈大,患病率及病情严重程度均增加。老年人牙周附着丧失重于年轻人,单纯的牙龈炎多见于年轻人及儿童。随着人们平均寿命的延长,老年人口的增多,牙周炎的患病率将继续增高,人们对牙周治疗的需求将继续增加。

2. 性别 一般来说,牙周病患病率是男性高于女性,而病情亦重于女性,但青少年牙周炎则女性多于男性。

3. 口腔卫生 口腔卫生是影响牙周病患病率及严重程度的重要因素。牙菌斑、牙石量与牙周病成正相关。大量流行病学调查表明,口腔卫生差者牙周病重。

4. 地区和种族 经济文化落后的地区,其牙周病的患病率及严重程度均高于较发达地区。亚洲及非洲一些国家的患病率也高于北美、北欧国家。但将这些资料按口腔卫生水平来分组进行比较时,则地区和种族之间的差别即消失,说明主要的影响因素是口腔卫生水平。中青少年牙周炎有较明显的种族性,黑种人患病率较高。

5. 牙位及部位 同一口腔内各个部位牙对牙周疾病的易感程度不同。牙周炎具有部位特异性。

从牙位讲,下颌中、侧切牙,上颌磨牙,其次是下颌磨牙、尖牙和上颌中、侧切牙、双尖牙,最少受累的为上颌尖牙和下颌双尖牙。从部位讲,最多见为邻面。

6. 社会经济状况 低收入、低学历、吸烟重者,牙周病情较重。在我国由于健康教育不普及,此因素不明显。

7. 吸烟 是牙周病发生和牙丧失的独立危险因素。

8. 咀嚼槟榔等不良习惯 可加重牙周炎。

9. 某些全身系统疾病 如糖尿病、代谢综合征等,可加重牙周炎。

10. 某些微生物 如伴放线聚集杆菌、福赛坦菌等。

11. 既往史 过去有牙周炎病史,未能定期接受治疗者。

12. 基因背景 如白细胞介素-1(interleukin-1,IL-1)基因多态性等,即宿主的易感性在牙周病的发生发展过程中起重要作用。

(闫福华)

参考文献

[1] 孟焕新.牙周病学.4版.北京:人民卫生出版社,2012:1-6.

[2] 樊明文,李世俊.牙科博览.北京:人民卫生出版社,2013:209-214.

[3] 曹采方.临床牙周病学.普通高等教育"十五"国家级规划教材.北京:北京大学医学出版社,2006:1-6.

[4] Cullinan MP, Seymour GJ. Periodontal disease and systemic illness: will the evidence ever be enough? Periodontol, 2000,2013,62(1):271-286.

[5] Iacopino AM, Cutler CW. Pathophysiological relationships between periodontitis and systemic disease: recent concepts involving serum. J Periodontol,2000,71(8):1375-1384.

[6] Mealey BL, Rose LF. Diabetes mellitus and inflammatory periodontal diseases. Curr Opin Endocrinol Diabetes Obes,2008,15(2):135-141.

[7] Offenbacher S, Katz V, Fertik G, et al. Periodontal infection as a possible risk factor for preterm low birth weight. J Periodontol, 1996, 67 (10 Suppl): 1103-1113.

[8] Bullon P, Newman HN, Battino M. Obesity, diabetes mellitus, atherosclerosis and chronic periodontitis: a shared pathology via oxidative stress and mitochondrial dysfunction? Periodontol, 2000,2014,64(1):139-153.

[9] Levin L, Ofec R, Grossmann Y, et al. Periodontal disease as a risk for dental implant failure over time: a long-term historical cohort study. J Clin Periodontol,2011,38(8):732-737.

[10] Baelum V, Ellegaard B. Implant surviv- al in periodontally compromised patients. J Periodontol, 2004, 75 (10): 1404-1412.

[11] Quirynen M, Abarca M, Van Assche N, et al. Impact of supportive periodontal therapy and implant surface roughness on implant outcome in patients with a history of periodontitis. J Clin Periodontol,2007,34(9):805-815.

[12] 孟焕新.牙周病学.4版.北京:人民卫生出版社,2012:23-34.

[13] Newman MG, Takei HH, Klokkevold PR,et al. Carranza's Clinical Periodontology. 11th ed. St Louis: Elsevier Saunders Co,2011:34-3264.

[14] 1999 International International Workshop for a Classification of Periodontal Diseases and Conditions. Ann Periodontol,1999,4(1):1-112.

[15] 曹采方,孟焕新,闫福华,等.牙周疾病新分类简介(1999年国际研讨会).中华口腔医学杂志,2001,36(5):391-393.

[16] 曹采方,孟焕新,闫福华,等.对牙周病新分类系统说明.中华口腔医学杂志,2001,36(6):479-480.

[17] Sheiham A. Screening for periodontal disease. J Clin Periodontol, 1978, 5(4):237-245.

[18] 齐小秋.第三次口腔健康流行病学调查报告.北京:人民卫生出版社,2008:65-100.

[19] Löe H, Anerud A, Boysen H, Morrison E. Natural history of periodontal disease in man. Rapid, moderate and no loss of attachment in Sri Lankan laborers 14 to 46 years of age. J Clin Peri- odontol, 1986,13(5):431-445.

[20] Ainamo J, Barmes D, Beagrie G, Cutress T, Martin J, Sardo-Infirri J. Development of the World Health Organization (WHO) community periodontal index of treatment needs (CPITN). Int Dent J,1982,32(3):281-291.

[21] Norderyd O, Hugoson A, Grusovin G. Risk of severe periodontal disease in a Swedish adult population. A longitudinal study. J Clin Periodontol, 1999, 26(9):608-615.

[22] Brown LJ, Oliver RC, Löe H. Periodontal diseases in the U.S. in 1981: prevalence, severity, extent, and role in tooth mortality. J Periodontol, 1989,60(7):363-670.

[23] Craig RG, Boylan R, Yip J, Bamgboye P, Koutsoukos J, Mijares D, Ferrer J, Imam M, Socransky SS, Haffajee AD. Prevalence and risk indicators for destructive periodontal diseases in 3 urban American minority populations. J Clin Periodontol, 2001, 28 (6): 524-535.

[24] 吴新建,姜毅,郭子杰,等.成年人牙周附着状况十年纵向研究.中华口腔医学杂志,2001,36(2):108-111.

[25] Brian BA. Position Paper: Epidemiology of periodontal diseases. J Periodontol, 1996,67(9):935-945.

[26] Corbet EF, Zee KY, Lo EC. Periodontal diseases in Asia and Oceania. Periodontol 2000. 2002,29:122-152.

[27] Albandar JM, Tinoco EM. Global epidemiology of periodontal diseases in children and young persons. Periodon-

tology 2000,2002,29:153-176.

[28] Albandar JM. Global risk factors and risk indicators for periodontal diseases. Periodontology 2000, 2002, 29: 177-206.

[29] Albandar JM, Rams TE. Risk factors for periodontitis in children and young persons. Periodontology 2000, 2002, 29:207-222.

[30] Corbet EF, Leung WK. Epidemiology of periodontitis in the Asia and Oceania regions. Periodontology 2000, 2011, 56(1):25-64.

[31] 闫福华主译.重度牙周炎治疗临床指南.北京:人民军医出版社,2008:1-7.

[32] Eke PI, Dye BA, Wei L, et al. Prevalence of periodontitis in adults in the United States:2009 and 2010. J Dent Res,2012,91(10):914-920.

牙周病的病因与促进因素

第一节　牙周病微生物学

一、牙周病微生物学概述

目前的研究证实牙周病是一种多因素疾病,牙菌斑生物膜(dental plaque biofilm)则是主要的致病因素。菌斑生物膜内的细菌及其产物是引发牙周病必不可少的始动因子,它们直接或间接地参与了牙周病发生发展的全过程。同时,牙周病的发生、发展还受其他局部刺激因素的影响和全身因素的调控,各因素之间相互联系、互为协同,又或相互影响、互为拮抗。

(一)口腔正常菌群

口腔中有 700 种以上的微生物,绝大多数属于口腔共栖菌(oral commensal bacteria),它们以错综复杂的方式维持着菌群之间、菌群与宿主之间的动态平衡。这些细菌通常对宿主无害,甚至有益,称为口腔正常菌群(oral normal flora),或固有菌群(indigenous flora)。它们具有如下功能:①作为生物屏障,抑制外源性微生物;②维持口腔或全身(如消化道)微生物的生态平衡;③刺激宿主免疫系统;④营养功能,如有些细菌能产生维生素 K。

牙周健康者的龈沟很浅,其龈上和龈下菌斑生物膜的成分基本相似。菌斑生物膜较薄,细菌数量少,主要为革兰阳性球菌和杆菌,如链球菌、放线菌等,约占培养菌总数的 70%;还可检测到葡萄球菌、溶牙菌等;有时也可见少量革兰阴性菌,例如奈瑟菌、韦永菌;但很少出现螺旋体和能自主运动的细菌。正常龈沟内的螺旋体不超过 3%。

(二)牙周生态系

牙周正常菌群之间及它们与宿主牙周组织之间的相互作用称为牙周生态系(periodontal ecosys-tem)。

牙周菌群的种类和数量受物理、化学和生物等因子的影响,还随口腔卫生习惯、饮食、年龄等口腔局部或全身情况不同而发生变化。当正常菌群失去相互制约,或微生物和宿主之间失去平衡时,称为生态失调(dysbiosis);当个体局部或者全身免疫状态发生改变时,内源性的细菌诱导产生的感染称之为机会性感染,或称内源性感染,这种感染方式可为外源性感染提供条件,致敏宿主,造成牙周组织破坏。

根据临床和组织学特点,牙周袋病损可分为牙侧和牙周侧,在此基础上按下图再分化为不同的生态小区(图 7-1),不同的生态小区由于解剖位置、组织结构和理化性质的不同,决定了各区的菌群组成和修复潜能的不同。在研究牙周生态系、牙周微生物及临床牙周病治疗时均需要考虑到上述特点。

(三)牙周病的致病因子

牙周感染能否形成,由细菌、宿主和环境 3 方面决定:①影响牙周动态平衡的一些局部促进因素,如牙石、牙面色素、牙体和牙周组织的解剖缺陷或异常、食物嵌塞、创伤、不良习惯和不良修复体等,可增强细菌的积聚和侵袭力;②宿主的免疫反应虽然在早期是保护性的,因其可阻止微生物进入牙周组织或在牙周组织中扩散,但在反应过程中产生的一些细胞因子、前列腺素和金属基质蛋白酶等,可介导牙周结缔组织以及骨组织的破坏;③一些全身促进因素,如遗传因素、内分泌失调、免疫缺陷、吸烟、精神压力、营养不良等,可降低宿主的防御力或加重牙周组织的炎症反应。而牙周病的形成与发展由于会影响牙周袋内 pH,影响微生物可

利用的氧和各种营养等,反过来又会影响微生物的
生长。Page 和 Kornman 归纳的牙周炎致病因子的

相互作用见图 7-2。

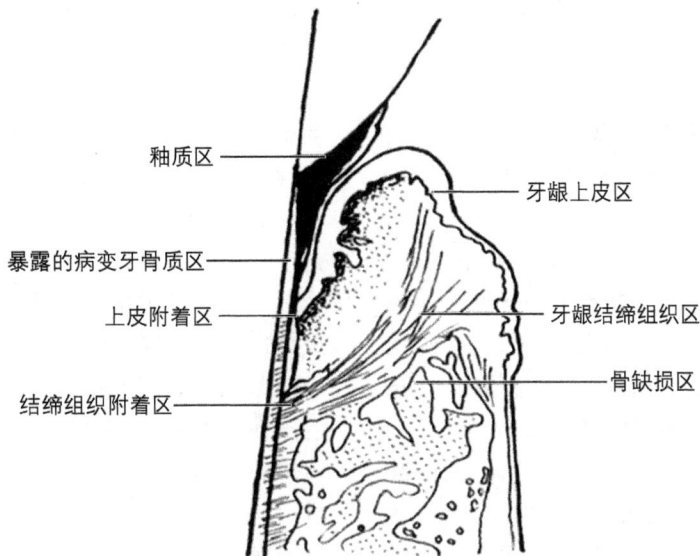

图 7-1 牙周生态区的划分
(引自:孟焕新.牙周病学.4 版.北京:人民卫生出版社,2012.37)

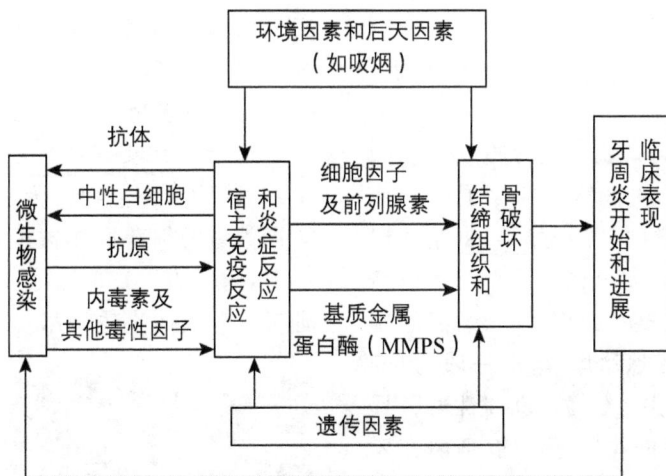

图 7-2 Page 和 Kornman 提出的牙周炎致病因子(1997)
(引自:孟焕新.牙周病学.4 版.北京:人民卫生出版社,2012:37)

(四)牙周病病因研究观点的变迁

牙周病的病因十分复杂,虽然经过几个世纪的
研究和争议,但至今仍未完全解决。在历史上曾有
主张单纯全身原因者,如牙周组织变性、营养不良
等;也有主张单纯局部原因者。自 20 世纪 60 年代
中期以来,关于牙周病病因的研究进入了一个崭新
的时代,对于局部致病因素和全身致病因素均有了
新的认识。目前普遍认为牙周病是多因素疾病,即
既有局部致病因素的作用,又有机体反应性的影

响。其中细菌微生物在牙周病的发生、发展过程中
起主要作用。

当前研究的焦点在于识别牙周致病菌的毒性
克隆株,寻找牙周致病菌的毒性传递因子和宿主的
易感因子。

二、牙周病的始动因子——牙菌斑生物膜

虽然早在 17 世纪后期(1683 年),荷兰科学家
Leeuwenhoek 就用显微镜第一次在清洁的牙面上

观察到有一层透明的沉积膜,并且有各种各样的细菌生长其中;但直到 20 世纪 90 年代后期(1996年),微生物学者们才确定了生物膜(biofilm)这个名词,认为生物膜是指附着在表面上的微生物群的实体。生物膜无处不在,如口腔中硬、软组织上,牙科种植体上,人工心脏瓣膜上,人工关节上,乃至自然界中均有生物膜存在。学者们的研究证实了牙菌斑也是一种天然的生物膜。

牙菌斑(dental plaque)首先由 Black 在 1898年提出,2002 年 Socransky 将其称之为牙菌斑生物膜(dental plaque biofilm)。牙菌斑生物膜的新概念认为:口腔中不能被水冲去或漱掉的细菌性斑块,是由基质包裹的互相黏附或黏附于牙面、牙间或修复体表面的软而未矿化的细菌性群体,它们构成较多相互有序生长的建筑式样生态群体,是口腔细菌生存、代谢和致病的基础。牙面牙菌斑生物膜是具有代谢功能的复杂生态结构,主要由大量细菌(占菌斑固体成分的 70%～80%)及细菌间基质所组成,其间含有大量的白细胞及脱落的口腔上皮细胞。在 1 mm³ 的菌斑中,至少有 1 亿个细菌。

(一)牙菌斑生物膜的形成

牙菌斑生物膜的形成过程大致可分为下面 3个基本阶段。

1. 获得性薄膜的形成 获得性薄膜(acquired pellicle)是在细菌定居前,由唾液中的黏蛋白和糖蛋白等沉积在牙面所形成的一层薄膜。在经过彻底清洁的牙面上,数分钟内便可选择性吸附唾液黏蛋白及糖蛋白,形成一层透明、无细胞、无细菌的非均质性薄膜。1～2 h 后迅速增厚,厚度一般为 1～20 μm,在龈缘区较厚,牙尖区较薄。获得性薄膜具有选择性吸附细菌至牙面的作用,是口腔细菌在牙面上附着所必需的条件及赖以生长的载体。

2. 细菌黏附和共聚 获得性薄膜在牙面上形成约 1 h 后,即可有细菌选择性黏附(adhesion)于其上,细菌的定植有一定顺序,开始主要是唾液中的革兰阳性球菌,如血链球菌、轻型链球菌等黏附其上,并以极快的速度繁殖增多。它们能将食物中的糖类转化成胞外多糖类物质,如葡聚糖、果聚糖和杂多糖等。这些长多糖纤维可包在细菌表面,形成黏性的糖液,构成菌斑的基质,从而将细菌黏合在一起;还有些细菌可通过菌体表面的绒毛、菌毛等附件,或称为黏附素(adhesin)的蛋白样大分子等综合识别系统与获得性膜上相应的受体糖蛋白或糖脂结合,如早期定植菌链球菌和放线菌可与薄膜内含脯氨酸的酸性蛋白质的不同位点(受体)结合,这些早期菌的定植可为后期菌的附着提供表面。不同类型细菌表面的相应分子间的互相识别黏附称为共聚(coaggregation)。例如一种细菌的糖类与另一种细菌相应的植物凝集素样蛋白产生特异的蛋白酶性连结。除细菌外,螺旋体与真菌也参与了共聚,如牙龈卟啉单胞菌能与牙密螺旋体共聚。

3. 菌斑生物膜的成熟 牙菌斑生物膜的发育是个有序的过程,不同菌群(属)的相对比例渐次转换。细菌通过黏附和共聚相互连接、增殖,从而导致菌斑不断增厚,其组成也变得更为复杂。由最初的球菌为主,发展为大量丝状菌和杆菌;早期以革兰阳性菌为主,逐渐变为革兰阴性菌、厌氧菌增多。新堆积的菌斑在 12 h 后便可被菌斑染色剂所染色显示,9 d 后便形成含有各种细菌的复杂生态群体,10～30 d 菌斑生物膜中的细菌量和种类达到最多,成为陈旧的成熟菌斑。陈旧的成熟菌斑中的细菌毒力较大,能刺激牙周组织致病。所以,临床上要强调预防陈旧性成熟菌斑的形成。

关于龈下菌斑生物膜的形成研究较少。最初可能由龈上菌斑生物膜向龈沟或牙周袋内延伸而成,该处的获得性薄膜可能来源于龈沟液的成分。

(二)牙菌斑生物膜的结构和成分

1. 牙菌斑生物膜的结构 在激光共聚焦电镜下观察,牙菌斑生物膜为三维立体结构的生态系,不同数量的细菌群体被获得性薄膜和胞外基质包裹着,内部为丰富的大小不等的水性通道所间隔,通道内有液体流动(图7-3)。

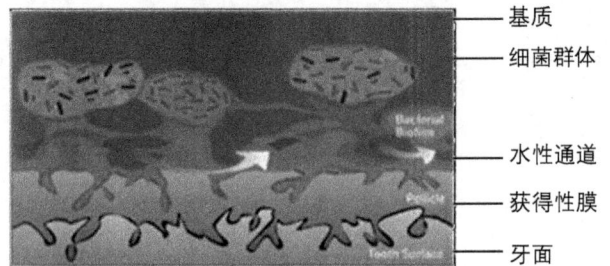

图 7-3 牙菌斑生物膜结构

(引自:孟焕新.牙周病学.4 版.北京:人民卫生出版社,2012:40)

2. 牙菌斑生物膜的成分 牙菌斑生物膜主要由大量细菌和细菌间基质组成,还有一些脱落的上皮细胞、白细胞等成分。有机和无机固体约占菌斑的 20% 或更多,其余为水。细菌占固体成分的

70%～80%，其余为细菌间基质。牙菌斑生物膜在口腔卫生不良时积聚，其积聚不是持续增加的，受多种因素影响。在不同个体之间、同一个体口腔的不同部位之间，菌斑生物膜形成的速度和成分差别很大。牙菌斑生物膜处于开放的口腔环境中，它受唾液的质和量、牙面光洁度、局部 pH、氧和二氧化碳张力、饮食成分、龈牙结合部的免疫反应、细菌之间的依赖协同或竞争拮抗等因素的影响。

菌斑基质包含有机质和无机成分两部分，前者是由多糖蛋白复合体组成，后者包括钙、磷和少量的钾、钠、镁、氟等。

(三)牙菌斑生物膜的特性

牙菌斑是一个典型的生物膜，是微生物赖以生存的基础。细菌生长所需的物质由唾液及宿主饮食所供给。牙菌斑生物膜的特性可简单归纳如下。

1. 节制细菌代谢活性，并抵抗口腔环境如宿主防御功能、表面活性剂等对细菌的杀灭作用，从而使细菌在某些并不很适合生存的条件中仍能存留。

2. 膜内所含多聚体基质起约束性网络的作用，可维持菌斑生物膜结构的完整，并可保持膜内的通道，从而有利于食物的摄取和储存及控制基质成分的移动速度。菌斑生物膜中最大的缓冲能力来自细菌本身，当细菌受到酸化作用时高度密集的菌群能够进行生理性的缓冲，从而避免快速的酸休克(acid shock)。

3. 膜内高水平的巯基可以中和氧基，抵抗来自菌斑生物膜表层扩散穿透的氧气流对细菌的氧化损伤。

4. 抵御抗生素，保护微生物。菌斑生物膜的这一特性具有十分重要的临床意义，它可以使各种细菌在合适的微环境中发挥不同的病理作用。大量研究发现液体培养基内单菌种纯培养的浮游细胞与生长在生物膜内相同的菌细胞基因表达不同，表型也不相同。研究表明，生物膜对抗生素的抵抗力约高于同样浮游细菌的 1000 倍。

(四)菌斑微生物作为牙周病始动因子的证据

牙周病是由菌斑微生物引起的感染性疾病，菌斑微生物是引发牙周病的始动因子，是造成牙周破坏的必需因素，其证据如下。

1. 实验性龈炎观察 Löe 等 1965 年选择牙周健康的牙科学生 9 名、牙周病学系的教师 1 名及实验室的技术员 2 名，共计 12 人。试验开始时对他们进行彻底的洁治，并授以严格的控制菌斑的方法。试验开始时受试者的菌斑指数(plaque index，PlI)和牙龈指数(gingival index，GI)分别为 0.43 和 0.27，随即停止口腔卫生措施使菌斑在牙面积聚，并逐日进行 PlI、GI、菌斑组成的观察，结果 12 人均在 10～21 d 内发生了试验性龈炎，PlI、GI 增高，分别达到 1.43 和 1.05，菌斑中的细菌组成成分和数量也发生明显的变化。在恢复口腔卫生措施，清除牙面菌斑后，牙龈的炎症在 5～10 d 全部消失，PlI、GI 及细菌成分也发生了变化，均恢复到试验前的水平。此试验有力地证明了菌斑的聚集可直接引起牙龈炎症。此后在动物实验中也证实长期的菌斑堆集可导致牙周炎的发生。

2. 动物实验研究 用牙线结扎无菌大鼠的牙颈部，使食物残渣堆积，并不引起牙龈炎症，而用加有细菌的食物饲养，即发生牙龈炎症、牙周袋形成和广泛的牙槽骨破坏。在小猎犬牙颈部结扎牙线，促使菌斑、软垢堆积，也可引起实验性牙周炎。

3. 流行病学调查 大量流行病学调查表明，牙周疾病的患病率及严重程度与口腔卫生状况和该人群牙面的菌斑量呈正相关。口腔卫生差、菌斑聚集多的人群，其牙周病的患病率明显高于口腔卫生好者，且病情也较重。相反，局部如果没有牙菌斑，仅有不良修复体及其他机械刺激，则很少发生牙龈炎症。

4. 宿主免疫反应 在牙周病患者的血清或龈沟液内，常可检测到针对牙周可疑致病菌的高滴度特异性抗体，这种抗体滴度在牙周治疗后可下降。

5. 机械清除牙菌斑或抗菌治疗有效 临床上采用机械清除牙菌斑的方法，例如洁治、刮治、根面平整等，可见牙龈炎症和肿胀消退，出血、溢脓停止，对阻止牙周破坏有效，甚至可促进修复。采用抗菌药物如甲硝唑、替硝唑、螺旋霉素、四环素、氯己定(洗必泰)等治疗牙龈炎和牙周炎有一定疗效，能缓解症状。

6. 牙周病变处可分离出致病微生物 从牙周病患者的龈下菌斑生物膜中，可以分离出毒性较大的细菌，这些细菌的数量与临床上病情的严重程度相一致，即病情重者，细菌的数量较多，且毒性也较强。将这些细菌接种于动物，可造成与人类牙周炎相似的病变。

(五)牙菌斑生物膜的分类

根据其附着部位的不同，以龈缘为界，分为龈上菌斑生物膜和龈下菌斑生物膜两种。

1. 龈上菌斑生物膜（supragingival plaque bio-film） 龈上菌斑生物膜位于龈缘以上的牙面或修复体的冠部。主要分布在近牙龈的牙冠1/3处和其他不易清洁的部位，如窝沟、裂隙、邻接面、龋洞表面等，包括光滑面菌斑生物膜，殆面点隙沟裂菌斑生物膜，邻面菌斑生物膜和颈缘菌斑生物膜。因口腔为有氧环境，龈上菌斑生物膜主要由革兰阳性需氧菌，也有部分兼性厌氧菌组成。点隙沟裂菌斑生物膜和光滑面菌斑生物膜与龋病发生、龈上牙石形成关系密切（图7-4A），颈缘菌斑生物膜和邻面菌斑生物膜与龈炎关系密切（图7-4B），对牙周组织有危害的主要是龈缘附近的龈上菌斑生物膜。

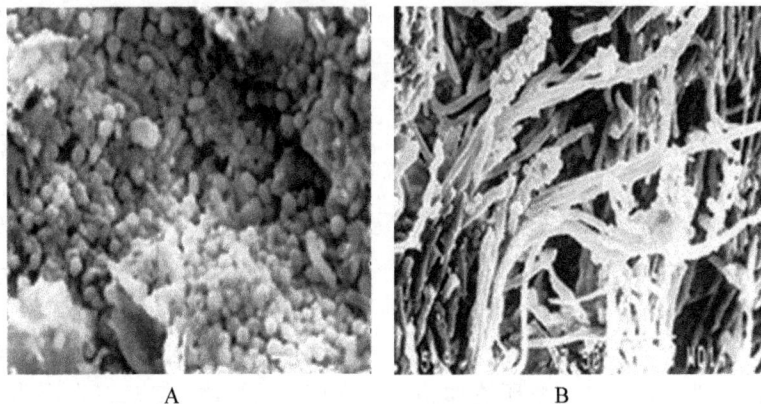

图7-4 龈上菌斑生物膜

A. 牙面球菌占优势的龈上菌斑生物膜（SEM×7500）；B. 龈缘处"玉米棒"状或"谷穗"状龈上菌斑生物膜（SEM×7500）

（引自：孟焕新.牙周病学.4版.北京：人民卫生出版社,2012：43）

2. 龈下菌斑生物膜（subgingival plaque bio-film） 位于龈缘以下的龈沟或牙周袋内。关于它的形成过程了解不多。最初可能由龈上菌斑生物膜向龈沟或牙周袋内延伸而成。健康的牙龈因龈沟较浅，龈下菌斑生物膜量极少，其成分和结构与龈上菌斑生物膜无明显差别。但在牙龈有炎症龈沟加深或牙周袋形成后，龈下菌斑生物膜的结构及成分与龈上菌斑生物膜就大不同。龈下菌斑生物膜与牙周组织破坏关系密切，可分为附着性龈下菌斑生物膜和非附着性龈下菌斑生物膜两部分（图7-5）。

（1）附着性龈下菌斑生物膜（attached subgin-gival plaque biofilm）：附着性龈下菌斑生物膜与龈上菌斑生物膜相延续，附着于牙根表面，但未达袋底，不与结合上皮、龈沟内上皮或袋内上皮接触。其结构、成分与龈上菌斑生物膜相似，主要为革兰阳性球菌和杆菌、丝状菌、少许革兰阴性短杆菌和螺旋体。与龈下牙石形成、根面龋有关。

（2）非附着性龈下菌斑生物膜（unattached subgngival plaque biofilm） 非附着性龈下菌斑生物膜位于附着性龈下菌斑生物膜的表面，为结构较

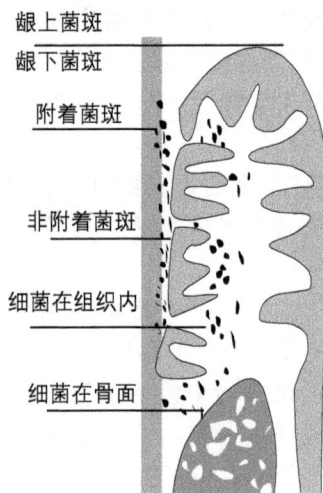

图7-5 牙菌斑生物膜的分类

（引自：孟焕新.牙周病学.4版.北京：人民卫生出版社,2012：43）

松散的菌群，直接与结合上皮、龈沟上皮或袋内上皮接触，主要为革兰阴性厌氧菌，包括许多能动菌和螺旋体（图7-6A）。非附着性龈下菌斑生物膜中的细菌及其产物，可穿过上皮屏障而进入牙龈组织

中(图7-6B)。在牙周炎快速发展时,非附着性龈下菌斑生物膜明显增厚,由于该生物膜与牙周炎的发生、发展关系密切,因此,有学者认为非附着性龈下

菌斑生物膜是牙周炎的"进展前沿"(advancing front)。由于其毒力强,它还与牙槽骨的快速破坏有关。

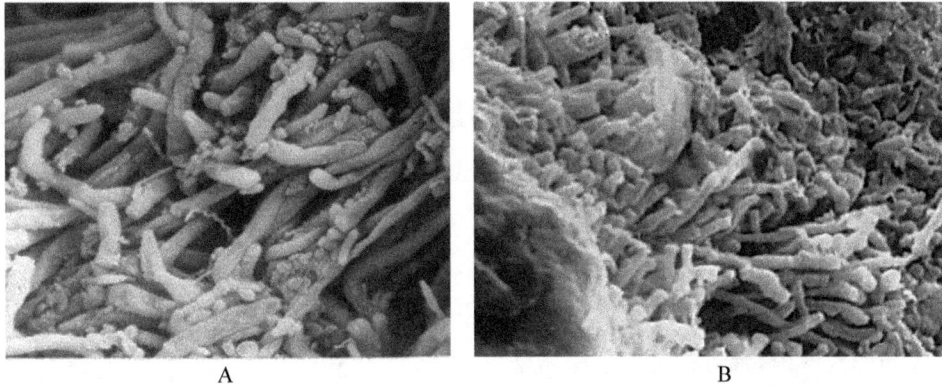

图7-6　非附着性龈下菌斑生物膜
A.非附着性龈下菌斑(SEM×7000);B.袋壁溃烂处可见较多入侵细菌(TSM×6000)
(引自:孟焕新.牙周病学.4版.北京:人民卫生出版社,2012:44)

(六)牙菌斑生物膜的生态学

牙菌斑生物膜内细菌之间及与宿主之间的相互作用称为牙菌斑生态系。

1. 龈下菌斑生物膜的生态环境

(1)解剖条件:龈下菌斑生物膜隐藏在龈沟或牙周袋内不受口腔清洁的影响,其生长主要受解剖空间的限制和宿主先天性防御系统的制约,因此比较薄。

(2)生理特点:龈沟或牙周袋有良好的理化环境,有营养物质(蛋白质)供给。牙周袋内氧化-还原电势低,有利于厌氧菌的生长。

2. 龈下菌斑生物膜与牙周病活动性的关系

(1)病变活动期:非附着菌斑生物膜的量增加,牙周破坏进展迅速。

(2)病变静止期:非附着菌斑生物膜的量减少,构成牙周病慢性过程。

(七)牙菌斑生物膜的致病学说

大量研究已证实,附着在人类口腔中软、硬组织上的生物膜所包含的菌种有700多种。在为数众多的口腔细菌中,究竟哪一种细菌或哪一群细菌是牙周病的致病菌,迄今仍未达成共识。近100多年来关于牙周病的细菌病因,由于时代背景、研究方法、认识观点不同,形成争论最激烈的两大学派:即非特异性菌斑学说和特异性菌斑学说。到20世纪80年代又有学者提出了一个折中的观点,即菌群失调学说。

1. 非特异性菌斑学说　Miller在1890年就提出牙周病是由非特异性的口腔正常菌群的混合感染所致。20世纪50-60年代,学者们普遍认为:在牙周健康者与牙周病患者之间、不同个体及同一个体不同牙位之间,其菌斑组成相似。认为牙周病主要由于菌斑生物膜中细菌数量增多,或微生物毒力增大,或宿主抵抗力降低引起。非特异性菌斑学说(non-specific plaque hypothesis)强调菌斑生物膜中细菌的量,认为牙周病的发生、发展是菌斑生物膜内总体微生物联合效应的结果,即由非特异性的口腔菌群混合感染所致。主要依据是将健康或牙周病患者的牙菌斑悬液接种于动物皮下,均可引起脓肿;临床上菌斑、牙石多者,牙龈炎症较重;总体清除菌斑或减少菌斑量,对治疗牙周病有效。但是,这一假说却不能解释如下临床现象:①为什么在同一患者的口腔中,一些牙发生牙周组织破坏,而另一些牙却不受侵犯? ②为什么有的人牙面菌斑和牙石量很多,且长期伴有龈炎,却不发展成为牙周炎,而另一些人菌斑量很少,炎症较轻,但牙槽骨破坏却很严重?

2. 特异性菌斑学说　20世纪70年代初期,随着厌氧微生物培养技术的发展和各种先进研究手段先后应用于牙周微生物学领域,为牙周微生物学的研究开辟了一个新纪元,对牙周病致病菌的认识进入了一个新时代。学者们的研究表明,在不同情况下菌斑生物膜成分不相同。1976年Loesche正

式提出特异性菌斑学说(specific plaque hypothesis),该学说认为牙周病是一组具有相似临床症状,但有不同致病因子和不同临床过程的疾病。也就是说各种不同类型的牙周病,由不同的特异性细菌所引起,这些细菌称为疾病的优势菌(predominant microfloral),或称为牙周可疑致病菌(putative periodontopathic bacteria)。当牙周病的优势菌达到一定数量后才致病。目前研究发现可导致牙周病发生的优势菌有10余种。该学说强调菌斑细菌的质,研究发现菌斑并不是均质的细菌团块,在牙周健康区与病损区、不同类型牙周病的病损区之间,菌斑微生物的构成均不同。免疫学研究也发现牙周病患者的血清和龈沟液内,常可检出对某些特殊细菌的高滴度抗体,且经抗菌治疗后抗体滴度下降。不少关于牙周病与细菌检出率关系的研究表明,每一类型的牙周病均可在其菌斑中分离出1种或数种优势菌,且这些优势菌与疾病的严重程度密切相关。

虽然大量研究支持特异性菌斑学说的观点,但该学说同样存在一些有待进一步研究的问题。哪种细菌是哪型牙周病的特异致病菌?迄今尚无定论。临床上也还未发现只去除特殊致病菌,保留其他细菌而治愈牙周病的足够证据,某些有效抑制致病菌的药物,多属广谱抗菌药。从目前的研究结果来看,特异性菌斑学说似乎也不能较圆满地解释所有类型牙周病。

3. 菌群失调学说 随着科学的发展和研究的不断深入,非特异性菌斑学说和特异性菌斑学说的支持者都在不断地修正和完善各自的观点,但各自均不能单独用自己的观点解释牙周病的所有临床现象。直到20世纪80年代,Genco等根据牙周感染的来源和牙周致病菌的概念提出了一个折中的观点,认为牙周病是一组由不同病因引起的疾病,某些类型的牙周病是由外源性的特殊致病菌感染所致,而另一些类型可能由内源性的口腔固有菌群比例失调或某些细菌过度增殖而成机会致病菌所致。Theilade 1986年认为牙周炎是因为口腔正常菌群在龈下定居后,其中某些毒力较强的细菌出现频率高,所占的比例和绝对数也高,并具有干扰宿主防御系统的能力,因此在发病中起的作用比另一些细菌大,其本质上就是菌群失调(dysbacteriosis)的观点。

从微生态学角度看,口腔是一个复杂完整的生态区,由众多生态系组成,每个生态系的生物都可能与口腔的健康和疾病有关。某些重要的毒性菌株并非单独致病,而是与其他菌株共同或先后作用,导致疾病发生和加重。学者们已不满足于以简单的病原微生物观点来解释牙周病的发生和发展,转向用微生态规律,以宿主牙周组织内环境为中心,研究牙周微生物和宿主相互之间的动态关系,以综合、全面和动态的观点来探讨牙周病病因和发病机制的变化规律,这一领域还有待进一步的深入研究和完善。

(八)牙周微生物的致病机制

菌斑生物膜中的微生物可通过直接和间接作用导致牙周组织致病,可大致归纳为下列4个途径。

1. 细菌及菌斑毒性产物的直接作用,如蛋白水解酶,包括胶原酶、透明质酸酶等,直接破坏细胞间质。有毒物质如有机酸,硫化氢等可损害牙龈组织细胞。

2. 细菌胞膜成分如内毒素、脂磷壁酸、荚膜等进入组织,引发一系列免疫反应,这些免疫反应的产物导致组织的炎症和破坏。

3. 细菌产生的毒素抑制和削弱了机体的防御功能,使疾病易于发生,如白细胞毒素可裂解白细胞和单核细胞,抗中性白细胞因子可致中性白细胞趋化功能不良。

4. 致病菌入侵宿主组织:目前认为牙周致病菌侵入牙周组织也是牙周炎的一个重要致病因素。

(九)牙周致病菌与疾病发生的关系

牙菌斑生物膜中绝大多数细菌为口腔正常菌丛,是人类与微生物长期共存进化过程中形成的微生物群,对宿主无不良影响,仅少数细菌与牙周病的发生、发展密切相关,在各型牙周病的病损区,常可分离出1种或数种优势菌,它们具有显著的毒力或致病性,能通过多种机制干扰宿主防御能力,具有引发牙周破坏的潜能,称之为牙周致病菌(periodontal pathogen)。目前研究认为可导致牙周病发生的优势菌或牙周可疑致病菌有10余种。它们是牙龈卟啉单胞菌(porphyromonas gingivalis,Pg)、伴放线聚集杆菌(aggregatibacter actinomycetemcomitans,Aa)、福塞类杆菌(bacteroides forsythus,Bf)、直肠弯曲杆菌(campylobacter rectus,Cr)、微小消化链球菌(peptostreptococcus micros,Ps)、核梭杆菌(fusobacterium nucleatum,Fn)、牙密螺旋体(treponema denticola,Td)、奋森密螺旋体(treponema vincenti,Tv)、中间普氏菌(prevotella intermedia，*Pi*）、缠结真杆菌（eubacterium nodatum，*En*）等。其中 *Pg*、*Td* 和 *Bf* 被认为与牙周病的关系最为密切，证据也最充分，现认为它们是引起牙周病发生的红色复合体（图 7-7）。关于各类牙周病优势菌的检出情况，各家报道不一，但规律是一致的。

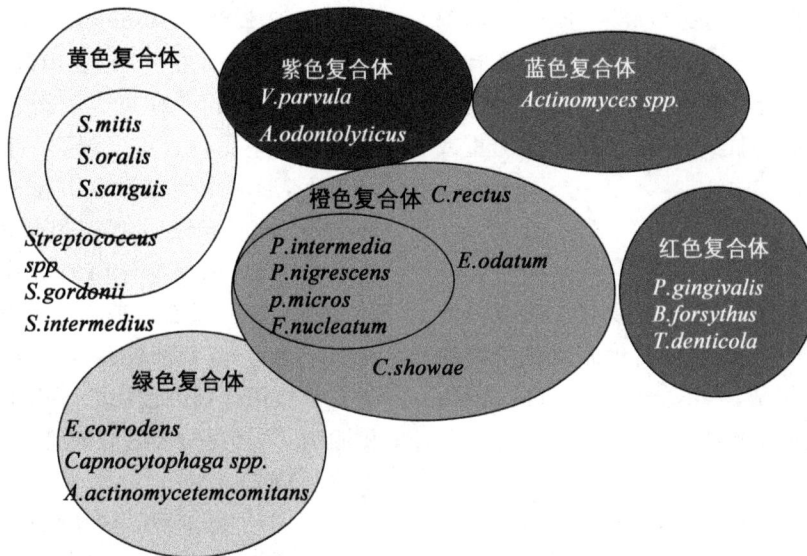

图 7-7　Socrsnsky 等观察到龈下细菌的 6 个主要微生物复合体（1998）

1. 健康牙周　牙周健康者的龈沟很浅，其龈上和龈下菌斑的成分大致相似。菌斑生物膜较薄，细菌量少，主要为革兰阳性球菌和杆菌，如链球菌、放线菌等，约占培养菌总数的 70%；还可检测到葡萄球菌、溶牙菌等；有时也可见少量革兰阴性菌，例如奈瑟菌、韦永菌；但很少出现螺旋体和能自主运动的细菌。正常龈沟内的螺旋体不超过 3%。

2. 龈炎　在患龈炎的部位，菌斑生物膜明显增厚，细菌种类增加且变得更为复杂，黏性放线菌的数目明显增高，约占细菌总数的 50%。随着龈炎的发展，龈下菌斑生物膜中革兰阴性菌如产黑色素普氏菌、梭形杆菌、螺旋体和可动菌的比例增高。妊娠期龈炎患者的龈下菌斑生物膜中中间普氏菌比例明显增高。急性坏死溃疡性龈炎患者，核梭杆菌、中间普氏菌、奋森密螺旋体、牙密螺旋体增多。

3. 牙周炎

（1）慢性牙周炎：慢性牙周炎（chronic periodontitis，CP）的附着性龈下菌斑生物膜增大，以丝状菌为主，例如黏性放线菌、伊氏放线菌、芮氏放线菌等，有大量非附着性龈下菌斑生物膜，以革兰阴性厌氧菌为主（可达 70%～90%），例如牙龈卟啉单胞菌、核梭杆菌、牙密螺旋体等，深牙周袋中螺旋体可高达 40%～50%。

（2）侵袭性牙周炎：侵袭性牙周炎（aggressive

periodontitis，AgP）是一类临床和实验室检查均明显不同于慢性牙周炎的疾病，其病程发展迅速，有时有家族聚集性。多数患者全身健康，相当于过去分类法的早发性牙周炎（即青少年牙周炎、青春前期牙周炎和快速进展性牙周炎），但也可由慢性牙周炎转变而来。侵袭性牙周炎分局限型侵袭性牙周炎（localized aggressive periodontitis，LAgP）和广泛型侵袭性牙周炎（generalized aggressive periodontitis，GAgP）两类。其龈下菌斑生物膜的成分与慢性牙周炎明显不同，龈下菌斑生物膜主要为非附着性菌斑生物膜，但总量少，仅为慢性牙周炎的 2/3；革兰阴性厌氧杆菌高达 65%，主要优势菌为伴放线聚集杆菌，在一些人群中牙龈卟啉单胞菌比例可能升高。

各类牙周病的优势菌各不相同，但从健康牙周组织发展成牙龈炎和牙周炎，其菌群定植都有如下规律：①细菌数量和种类由少变多；②由需氧菌或兼性厌氧菌为主，逐渐转向以厌氧菌为主；③由革兰阳性菌为主转向以革兰阴性菌为主；④从球菌为主逐渐转向以杆菌、丝状菌、螺旋体等为主；⑤从基本无能动菌到革兰阴性能动菌增多。从菌群变化规律中也可发现，龈下菌斑生物膜中的革兰阴性厌氧菌和牙周病关系十分密切。

（闫福华）

第二节　牙周病的局部促进因素

牙周病的局部促进因素(local contributing factors)是指影响牙周健康的口腔和牙、𬌗的局部因素(而非全身作用)。这些局部促进因素或有利于牙菌斑的堆积;或造成对牙周组织的损伤,使之容易受细菌的感染;或对已存在的牙周病起加重或加速破坏的作用。

一、牙　石

牙石(dental calculus)是指沉积在牙面或口腔修复体表面上的已钙化或正在钙化的菌斑及其他沉积物。牙石一旦形成,则不能用刷牙方法去除,其表面覆盖大量菌斑生物膜。

(一)分类

根据其沉积部位,以龈缘为界分牙石为龈上牙石和龈下牙石(图7-8)。

1. **龈上牙石**(supragingival calculus)　是指沉积在临床牙冠上的牙石,凭肉眼可直接看到。龈上牙石呈黄或白色,亦可因吸烟、饮茶或食物及药物等着色而呈深色。龈上牙石一般沉积快、量多、体积较大,形成早期较松软多孔,随着时间延长而逐渐变硬。龈上牙石主要通过唾液薄膜附着于光滑的釉质表面,因而与牙面的附着比龈下牙石松,较易去除。龈上牙石可遍布于口腔卫生不良患者的全部牙面上,牙颈部较多,但多沉积于不易刷到、缺乏自洁作用或长期废用的牙面上,例如错位牙或单侧咀嚼,尤其在与大涎腺导管开口相对应处的牙面上沉积更多,例如上颌磨牙的颊侧、下颌前牙的舌侧(图7-9)。龈上牙石的矿物质主要来自唾液。

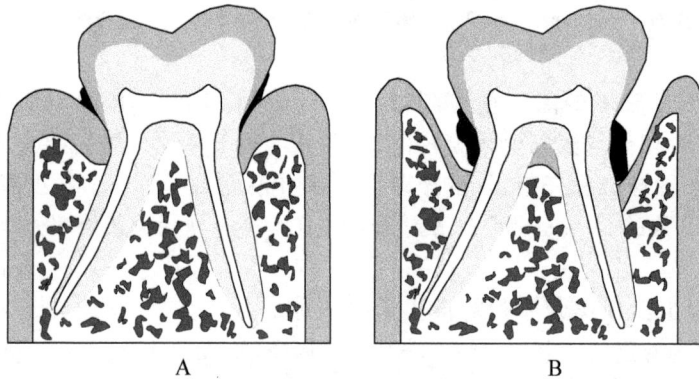

图7-8　牙石的分类
A. 龈上牙石;B. 龈下牙石

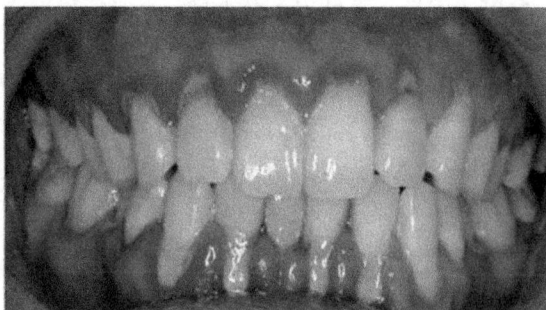

图7-9　龈上牙石(黄永玲医师提供)

2. **龈下牙石**(subgingival calculus)　是指位于龈缘以下,根面上的牙石,常与龈上牙石相连续。表面有牙龈覆盖,肉眼不能直视,需用探针才能探查其沉积的部位和沉积量。龈下牙石呈深棕色或褐黑色,比龈上牙石沉积慢,量少、体积也较小、质地坚硬(图7-10)。与牙面附着较龈上牙石牢固,临床上要刮除龈下牙石比较困难。龈下牙石在任何牙根面上都可形成,以邻面较多,并与牙周袋深度有关。龈下牙石的矿物质主要来自龈沟液。当牙周组织退缩时,龈下牙石即暴露而成为龈上牙石的一部分。

(二)牙石的形成过程

1. **形成和矿化**　牙石形成主要包括两个过程:第1步是菌斑生物膜形成;第2步是菌斑生物膜矿化,软的菌斑生物膜因矿物盐沉积而逐渐变硬。龈上牙石中的矿化成分主要来源于唾液,龈下牙石则

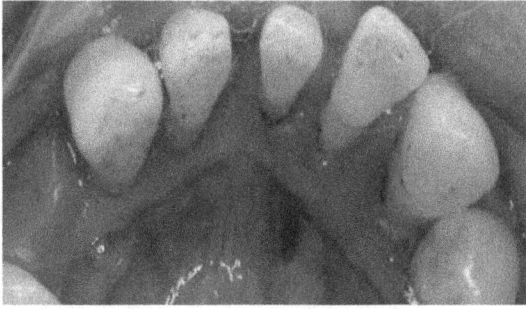

图 7-10　龈下牙石（黄永玲医师提供）

主要来源于龈沟液和渗出物提供的矿物盐。在菌斑生物膜形成后 1～14 d 即开始有矿化,逐渐形成牙石。最初钙化是沿着菌斑生物膜附着在牙面的部位发生,由里向外一层层发展,与牙面平行,薄膜沉积在已形成的牙石上,随着钙化被包埋,牙石形成过程中牙石层间的线称为增长线,是牙石生长或增加新层的证据。慢性牙周损害时,牙石可能会延伸至接近牙周袋底部。

牙石形成速度因人而异,同一个体口腔内的不同牙位、不同时间,牙石的沉积速度不尽相同。主要与机体代谢、唾液量、唾液成分、龈沟液量、龈沟液成分、菌斑量、饮食种类等有关,如进食软而带黏性的食物比进食粗硬带纤维性的食物易沉积牙石。此外,还与牙排列、牙面粗糙、口腔卫生习惯等有关。儿童牙石少于成人,也可能与菌系不同有关。

2. **牙石矿化机制**　目前对牙石矿化机制尚未完全明了。牙石矿化可能与以下两因素有关。

(1)矿化的核心:矿物盐的沉积必须存在矿化核心。菌斑中细菌、上皮细胞和细胞间质可能为主要的核心物质。菌斑细胞间主要基质蛋白-多糖复合物,可在唾液中结合钙盐成为矿化中心。此外,菌斑细菌本身也可形成矿化核心,介导矿物盐沉积在牙面。

(2)矿物盐沉积:矿物盐的沉积需要以下条件。

① 环境的碱化。唾液中可溶性酸性磷酸钙和酸性碳酸钙呈过饱和状态,是龈上牙石中无机盐的主要来源,龈下牙石主要来源龈沟液中矿物盐。

②菌斑中细菌代谢、蛋白质分解产生氨可使 pH 升高,有益于钙盐沉积。

③酶的作用。菌斑和脱落细胞等释放的磷酸脂酶、碳酸酐酶、细菌和细胞内的脂酶都有利于钙化的发生。

④胶样蛋白逸出。唾液中胶样蛋白逸出能黏

合钙、磷离子,使磷酸盐形成过饱和状态,促进无机盐的沉积。

(三)牙石的成分和结构

龈上牙石与龈下牙石的化学成分类似,由无机成分、有机成分和水组成。在不同的个体和同一个体的不同牙上有相当大的差异。成熟的牙石中,无机物占 70%～80%,其余为有机物和水。

无机成分中 75.9% 为磷酸钙,3.1% 为碳酸钙,3.7% 为磷酸镁。钙通常占无机物中重量的 40%,磷占 20%。尚有少量镁、钠、碳、氟、锶、锰等微量元素。2/3 以上无机盐呈结晶形态,主要是羟基磷灰石、八钙磷酸盐、白钙磷石和磷酸氢钙等晶体状结构。

有机成分与菌斑生物膜相似,包括蛋白多糖复合物、脱落的上皮细胞、白细胞及各种微生物等。

龈下牙石的组成与龈上牙石略有不同,龈上牙石钙磷比值为 1.66～2.0,而龈下牙石钙磷比值较高,钠含量则随牙周袋深度加深而增加。唾液糖蛋白仅存在于龈上牙石中,尚未在龈下牙石中发现。磨片观察见牙石呈层板状结构,各层之间的钙化程度不同,其中有各种形状的结晶体呈不规则或规则地排列,在矿化的物质中间可分辨出钙化的细菌的轮廓,在牙石的表面始终覆盖着一层尚未钙化的菌斑。

(四)牙石与牙面的附着

牙石紧密附着于牙面,通过电镜观察,有以下几种方式。

1. 通过获得性膜附着。

2. 骨质表面原有少量吸收、凹陷、缺损,牙石可机械地嵌入牙骨质和牙本质表层。

3. 牙骨质表面有残存的 Sharpy 纤维,使得牙石的无机晶体可进入牙齿内部与其无机物晶体互相结合,使得龈下牙石附着相当牢固。

(五)牙石的致病作用

牙石与牙周病的发生、发展关系密切。流行病学调查表明:牙石量与牙龈炎症呈明显正相关。长期以来,人们一直认为牙石对牙龈的机械刺激是牙周病的原因,然而无菌动物实验表明:单纯粗糙的表面,或者是消毒过的牙石都不会引起牙龈炎。目前牙周病学界已公认,牙石对牙周组织的致病作用主要是粗糙的牙石表面构成了菌斑生物膜附着滋生的良好部位,牙石表面始终有不全钙化或未钙化的菌斑生物膜,因此危害较大。同时,牙石存在就妨碍了口腔卫生,更加有利于菌斑生物膜的进一步形成。牙石的多孔结构也容易吸附更多的毒素,加之牙石本身坚硬粗糙,也易对牙周组织造成刺激。

因此,在牙周病的治疗中,彻底除净牙石极为重要。

二、解剖性危险因素

某些牙体和牙周组织的解剖缺陷或异常,常是牙周病发生的条件,或加重原已存在的病变,或加快其进程。

(一)牙体形态

1. 根分叉 根分叉病变为发生于多根牙的牙根水平型或垂直型的附着丧失。根分叉病变可通过根分叉的探诊检查和 X 线检查发现。根分叉病变使牙周治疗和口腔卫生措施难以有效施行。

2. 根面凹陷或根面凹槽 在所有磨牙中均有不同程度的根面凹陷(root concavities)或根面凹槽(root fluting)存在,难以诊断,菌斑滞留导致促进附着丧失的进展。例如上颌第一前磨牙近中颈部和根面凹陷较深,对保持局部清洁和治疗都带来一定的困难。

3. 釉珠或釉突 40%的磨牙牙颈部有釉珠,13%的釉质突起较长,延伸至根分叉处,使上皮半桥粒附着破坏而形成牙周袋,容易导致根分叉病变(图 7-11)。发生于颊舌侧的釉珠或釉突在临床上

易于发现,而发生在上颌磨牙近/远中的釉珠或釉突则容易被漏诊,临床上对仅发生在上颌磨牙近/远中的根分叉病变要考虑釉珠或釉突的可能。

4. 畸形舌侧沟 有3‰～5‰的上颌侧切牙或中切牙的舌面有一畸形舌侧沟,此沟常延伸至根部,甚至接近根尖区(图 7-12)。此沟内易滞留菌斑,且结合上皮不易附着,因而易发展成为一窄而深的牙周袋,甚至反复脓肿形成而出现窦道,临床上常易被忽视。

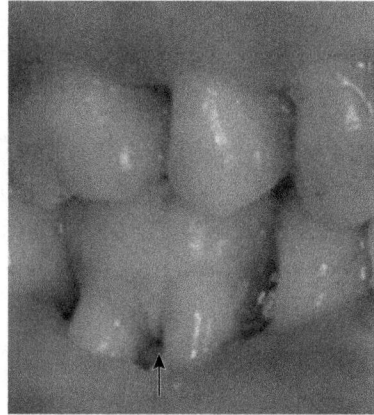

图 7-11 釉质突起伸入根分叉内(黄永玲医师提供)

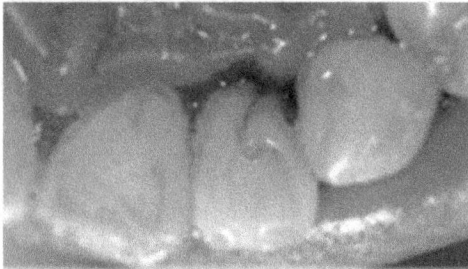

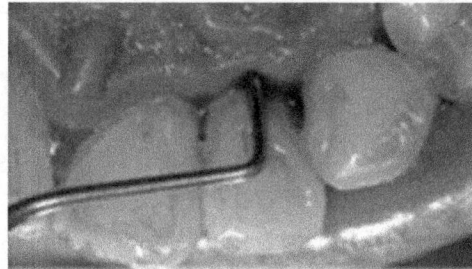

图 7-12 畸形舌侧沟(路瑞芳医师提供)
(引自:孟焕新.牙周病学.4 版.北京:人民卫生出版社,2012:74)

5. 牙根 过短牙根或锥形牙根,磨牙牙根融合等均使该牙对殆力的承受力降低(图 7-13)。

6. 冠根比例失调 各种原因造成的牙周支持组织高度降低,临床牙冠变长,牙周膜内应力随牙槽骨高度降低而逐渐增大,牙周组织创伤随之增加。

(二)牙位置异常、拥挤和错殆畸形

牙错位、扭转、过长或萌出不足等,均易造成接触区位置改变或边缘嵴高度不一致,从而有利于菌斑生物膜形成和堆积,或形成创伤性咬合、食物嵌塞等,从而促使牙周病发生。

各类错殆畸形与牙周病的关系已有大量研究报告,但结果不一。例如前牙拥挤,由于菌斑生物

膜不易控制,易患牙周病。严重深覆殆时,常造成上颌前牙腭侧龈组织的炎症和损伤。如果牙错位特别偏向唇颊侧,则该侧的牙槽骨很薄,甚至出现骨"开窗"(fenestration)或骨"开裂"(dehiscence)(图 7-14),因而容易发生牙龈退缩或出现牙周袋。此种情况多见于前牙或上颌磨牙区。牙槽嵴畸形将导致治疗的情况复杂化。一般认为矫正错殆畸形会有助于牙周病的预防和治疗。但是近年来也有一些文献报道未经矫治的错殆畸形患者,其牙周病的发生率并不比经过矫治者高。相反在矫治过程中,如果矫正器设计不当,加力过猛,或口腔卫生不好,或活动性的牙周炎未经治疗,则有可能导致

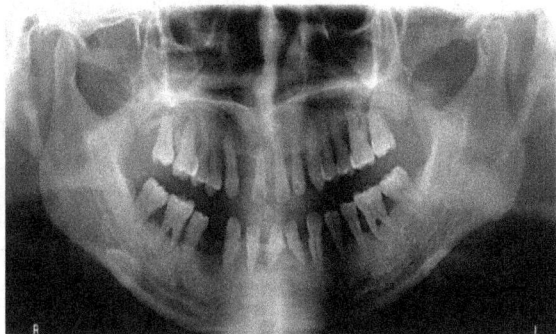

图 7-13 锥形牙根、细长根、弯曲根等形态异常牙根（黄永玲医师提供）

牙周组织的损伤。因此，在正畸治疗的设计和治疗前、治疗过程中均应注意牙周组织的健康。

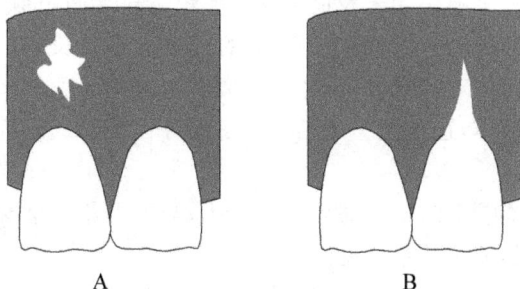

图 7-14 骨开窗与骨开裂
A. 骨开窗；B. 骨开裂

（三）软组织缺陷

附着龈的宽度不足和（或）系带附着位置过高，进入牙龈或龈乳头，会使游离龈和龈乳头在咀嚼时被拉离牙面，有利于菌斑生物膜滞留和导致牙周病的发生（图 7-15）。对于此类患者，应实施附着龈增宽术和（或）降低系带位置。

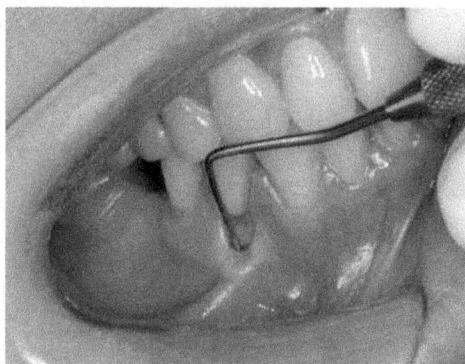

图 7-15 系带附着位置过高，附着龈的宽度不足（黄永玲医师提供）

三、食物嵌塞

在咀嚼过程中，咬合压力使食物碎块或纤维经嵌入相邻两牙的牙间隙内，称为食物嵌塞（food impaction）。

（一）分类和形成原因

根据食物嵌入的方向，可分为垂直型食物嵌塞和水平型食物嵌塞两大类（图 7-16）：

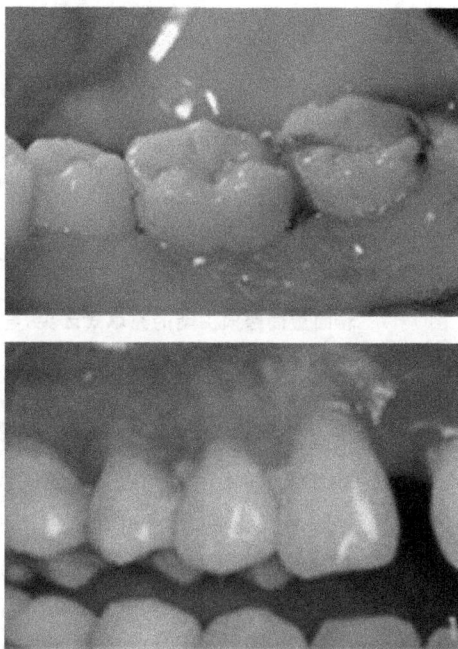

图 7-16 食物嵌塞：左图垂直型食物嵌塞，右图水平型食物嵌塞

（引自：孟焕新. 牙周病学. 4 版. 北京：人民卫生出版社，2012：82）

1. 垂直型食物嵌塞 食物从咬合面被垂直挤入牙间隙，称为垂直型食物嵌塞（vertical impaction）。在正常情况下，良好的边缘嵴、牙尖和窝沟形态、牙的外形以及邻牙之间紧密的接触关系，均能防止食物在咀嚼过程中被挤压入两牙之间。咀嚼食物时，上、下颌牙通过咬合运动，发挥高效的咀嚼功能，边缘嵴可阻挡食物溢向𬌗楔状隙，而使嚼碎的食物循颊舌沟溢出，一部分溢至邻面的食物，亦可循外展隙溢出，而不致造成垂直型食物嵌塞。但是，一旦两邻牙失去正常的接触关系，出现缝隙（尤其是窄缝），或来自对𬌗牙的楔入或异常𬌗力，或邻面和𬌗面的磨损而使食物外溢道消失，即可出现垂直型食物嵌塞。

发生垂直型食物嵌塞的原因可归纳如下。

（1）𬌗面磨损

①溢出沟消失:𬌗面的沟裂应延长到牙齿边缘嵴或颊、舌面,形成食物向颊、舌侧溢出的通道。𬌗面重度磨损使食物正常的溢出沟消失,食物不能从颊舌沟溢出,易致食物进入牙间隙,从而出现食物嵌塞。

②充填式牙尖:𬌗面重度磨损还可形成许多小斜面和尖陡的充填式牙尖,产生楔入的力量,引起对颌牙间嵌塞(图7-17)。

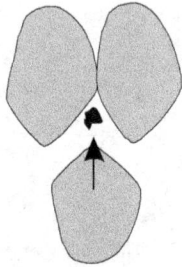

图7-17　𬌗面重度磨损尖陡的充填式牙尖,导致对颌牙间嵌塞

③悬吊式牙尖:牙𬌗面不均匀磨损,使上颌最后一个牙的远中尖或远中边缘嵴"悬垂"于对颌牙的远中面,称为悬吊式牙尖。当咀嚼时,上颌牙在食物的媒介下被𬌗力推向远中,发生瞬间接触点分离,食物得以嵌入(图7-18)。下颌游离端𬌗面磨损不均匀,导致下颌牙余留尖突出于对颌牙的远中侧,亦可出现类似情况(图7-19)。

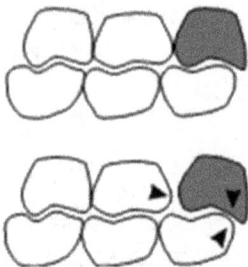

图7-18　上颌悬吊式牙尖

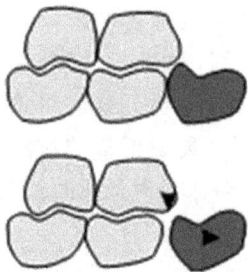

图7-19　下颌牙尖突出于对颌牙的远中侧

④边缘嵴高低不平:不均匀的磨耗,使相邻两牙的边缘嵴高度不一致,呈"阶梯状",在咬合时易将食物挤入间隙。

(2)接触区异常:正常的邻接关系是两邻牙的边缘嵴相协调一致,接触小而紧密、偏向𬌗缘、𬌗楔状隙浅而敞开,食物残渣不易滞留,并可防止食物嵌塞,保护龈乳头。如果相邻牙齿失去正常的接触关系,包括无接触、接触区松离、接触区形态和位置不正常等,则食物易嵌入。下列情况下可破坏接触关系。

①牙排列不整齐、稀疏、错位或扭转,可使接触区的大小和位置异常。

②邻面龋破坏了接触区和边缘嵴。

③磨损造成邻面接触区变宽。

④缺失牙未及时修复,邻牙向缺牙间隙倾斜,使相邻两牙之间失去正常的接触关系。长期缺牙亦可使对颌牙伸长,并使对颌牙与其邻牙的邻接关系破坏,这种情况还见于第三磨牙因无对颌牙而伸长时。

⑤下颌第三磨牙近中阻生,与下颌第二磨牙之间的邻接关系不良。

⑥修复物或全冠未恢复好邻接点与边缘嵴:接触区的理想位置应位于𬌗龈方向,邻面牙冠近𬌗面1/3处,颊舌向则靠近颊侧1/3处。接触区消失、形态不正常或位置过于偏向龈方或颊舌方均易导致食物嵌塞;咬合面形态不良;修复体有悬臂;修复体接触区的扇形斜面。

2.水平型食物嵌塞　食物从颊面或舌面进入牙间隙,称为水平型食物嵌塞(horizontal impaction)。水平型食物嵌塞多见于老年人或牙周炎患者。牙周炎龈乳头退缩或手术后牙龈退缩,牙周支持组织高度降低,使龈外展隙加大,在进食时由于唇、颊、舌的运动可将食物压入牙间隙造成水平型食物嵌塞(图7-20)。随着年龄增大,面颊部肌肉松弛,张力下降,牙弓所受各方向肌张力不平衡,向前和向外的力量相对增大,唇颊肌对牙的约束力相对减小,牙弓有向唇颊侧扇形扩大的趋势。这些因素

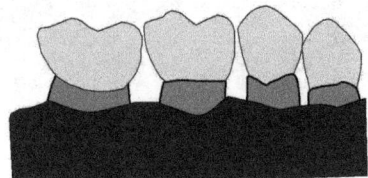

图7-20　水平型食物嵌塞

都使牙间隙增大,食物易被水平向咀嚼力压入邻间隙形成水平型食物嵌塞。

(二)食物嵌塞的危害

食物嵌入牙间隙内,如果不及时去除,则食物腐败分解产物,加上细菌的定植和机械压迫,可出现下列表征和症状:①两牙间发胀或有深隐痛;②牙龈发炎出血,局部有臭味;③龈乳头退缩、牙颈部暴露、牙本质过敏、牙颈部龋坏或根面龋;④牙周袋形成和牙槽骨吸收,严重者可发生牙周脓肿;⑤牙周膜可有轻度炎症,导致牙齿咬合不适或叩诊不适。

(三)食物嵌塞的治疗

临床上检查食物嵌塞的原因时,常可以发现几种因素同时存在,应分别解除。可通过下列方法进行治疗:

1. 调𬌗　通过调整边缘嵴、重建食物排溢沟、恢复牙尖生理外形、扩大外展隙来进行治疗。调𬌗要慎重,对牙体的磨除是不可逆的;复杂的调𬌗应先转颌关系,在𬌗架上制定调𬌗计划;不可降低主功能尖的高度;少量多次的原则,必要时可进行脱敏;调𬌗治疗后易复发,应定期复查。

2. 牙周治疗　食物嵌塞导致牙周急性炎症时进行急性期处理,在牙周基础治疗的基础上进行牙龈成形术、移植术和引导组织再生术等纠正牙龈和骨外形,恢复生理性龈间隙。

3. 修复治疗　可通过充填术、嵌体、部分冠、全冠、食物阻塞器或义龈等来防止或纠正垂直型或水平型食物嵌塞。

4. 正畸治疗　前牙深覆𬌗,闭锁𬌗和后牙锁𬌗造成的水平型食物嵌塞,可通过正畸治疗予以矫正。

5. 拔牙治疗　Ⅲ度松动的重度牙周炎患牙、阻生第三磨牙可考虑拔除。

四、𬌗创伤

𬌗创伤(occlausal traumatism, trauma from occlusion)是指由于不正常的𬌗接触关系,或过大的𬌗力,造成咀嚼系统某些部位的病理性损害和适应性变化。但在牙周病学的范畴内,𬌗创伤通常只指创伤𬌗所引起的牙周组织损伤和适应性变化,又称为牙周创伤(periodontal trauma),为个别牙或某几个牙所受的咬合力超过其牙周组织的耐受力而造成的牙周组织损伤。因此,要把咬合作为病因作用来看待时,着重看是否引起了牙周创伤。𬌗关系正常者,当咬合力超过牙周组织承受力时,便有可能产生𬌗创伤,相反有些错𬌗畸形或不协调的𬌗关系并非一定会造成牙周创伤,当然后者产生𬌗创伤的可能性较大。

(一)𬌗创伤的分类

1. 根据创伤的时间分急性𬌗创伤与慢性𬌗创伤。

(1)急性𬌗创伤:修复体过高或咬硬物或施加过大矫治力所引起的突然的损伤。

(2)慢性𬌗创伤:由于牙磨损,磨牙症,紧咬牙等逐渐的𬌗力改变所导致的损伤。

2. 根据咬合压力和牙周支持组织承受力的不平衡,𬌗创伤可分为原发性𬌗创伤和继发性𬌗创伤。

(1)原发性𬌗创:指过大的𬌗力作用于健康的牙周组织所导致的损伤,即牙周支持组织正常,但咬合力过大或方向异常,超过牙周支持组织所能承受的负荷,而使牙周组织损伤,称为原发性𬌗创伤。

(2)继发性𬌗创伤:指正常的或过大的𬌗力作用于牙周支持组织减少的牙齿而造成的损伤。即咬合力正常或过大,但由于牙周炎等原因,使牙周组织本身支持力量不足而不能承受正常或过大的咬合力量,致使牙周组织进一步损伤,称为继发性𬌗创伤。

(3)原发性和继发性𬌗创伤并存:临床上原发、继发性两种因素常同时存在,因而难以区分原发和继发性𬌗创伤。

(二)𬌗创伤的形成原因

1. 咬合力异常　𬌗力对牙周组织的影响随咬合力的大小、方向、频率和持续时间而变化,其中以咬合力的作用方向最为重要。

(1)咬合力方向异常:在咀嚼运动中,牙可受到来自3个方向的力量的作用。

①垂直压力:一种与牙体长轴平行的咬合力,又称纵力或轴向力。牙对于与牙长轴一致的垂直压力有最大的耐受性。

②侧向压力:一种与牙长轴呈>45°的咬合力,又称水平向力。牙体一侧受牵引,一侧受压迫,力量超过生理范围,易出现病理性损害。

③扭转力:一种使牙产生扭转的咬合力,简称扭力。转力对牙周组织的损害最大。

(2)早接触:除𬌗力作用方向外,早接触也会对牙周组织产生影响。早接触指咬合运动之初,只有个别牙或少数牙最先接触,而其他大多数牙尚处于无接触状态,这样就使这些个别或少数牙在咬合运动开始时就承担了全口牙的咬合力量,及至全口牙达到全部接触时,所受压力就更大。这种超负荷的咬合力,使牙周组织损伤很大。所以,有早接触就意味着有创伤性咬合。在牙排列异常、咬合面形态异常、牙移位或倾斜、深覆𬌗、反𬌗、对刃𬌗及牙尖干扰等情况时常发生早接触。

此外,𬌗干扰、紧咬牙习惯、正畸治疗时加力不当等也可能造成牙周创伤。

2. 牙周组织支持力量不足　由于牙周支持组织有病变,此时即使正常的咬合力量,也可成为过重的负担,从而导致牙周组织损伤。因此,牙周组织创伤的程度,除𬌗力因素外,还取决于患牙的牙周组织适应能力。

(三)𬌗创伤病理改变

在一定限度内,牙周支持组织具有随咬合压力增加而发挥其潜在适应能力的特性。但咬合力如超过牙周组织的支持潜能,便可造成牙周组织创伤。首先出现的病理改变是组织损伤,继而组织修复,最终演变为牙周组织的改形重建。

1. 损伤期　当牙受到来自侧方压力时,以该牙的支点为中心发生转动。在支点的冠方和根方出现了相反的受压区和张力区。在受压侧发生牙槽骨吸收,牙周膜间隙增宽;张力侧牙周韧带主纤维束受到牵引,可有骨新生。当创伤𬌗力过大时,受压侧牙周韧带纤维被压缩,血流停滞,发生透明性变,继而成纤维细胞和结缔组织细胞发生坏死,此期牙槽骨和牙根面可以发生严重吸收。压力严重时,坏死区周围的骨髓腔内可分化出破骨细胞,将坏死骨组织吸收,此过程称为潜掘性吸收(undermining resorption);过度的创伤张力,导致牙周膜增宽、纤维束撕脱、血管出血、栓塞及牙槽骨吸收。根分叉处是最容易受创伤性𬌗力破坏的区域。扭转力和摇晃力均在牙的各侧产生张力和压力,分别造成骨的形成和吸收。此种𬌗力最易引起牙周支持组织损伤。

2. 修复期　正常情况下,牙周组织不断地进行着生理性的骨吸收和修复。在创伤性𬌗力作用时,组织修复活动增强,坏死的组织被移除后,在受压吸收处的骨面形成新骨以增厚变薄的骨质,称之为扶壁骨形成(buttressing bone formation)。扶壁骨形成是𬌗创伤中很重要的修复现象,它可以补偿骨组织的丧失,但由于骨的形成并非均匀一致,故常使牙槽骨边缘呈现唇形增厚或平台样(图7-21)。当𬌗创伤超过牙周组织的修复潜能时,则修复难以进行。

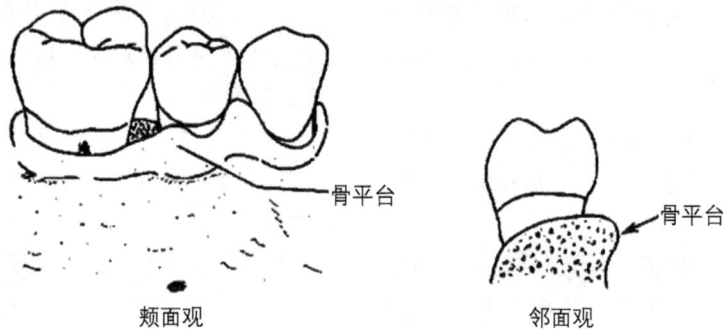

骨平台　骨平台

颊面观　邻面观

图7-21　骨平台

(引自:孟焕新.牙周病学.4版.北京:人民卫生出版社,2012:80)

3. 改形重建期　创伤𬌗继续存在时,为适应创伤性𬌗力,牙周组织可发生一系列的改形重建。如牙向受压侧移位或倾斜,从而"躲避"了过大的𬌗力。牙槽骨也可呈角形缺损,牙槽嵴顶呈漏斗状,牙周韧带增厚,牙周膜间隙增宽,但无牙周袋形成。

(四)创伤𬌗与牙周病的关系

长期以来,临床医师认为创伤性𬌗是引起垂直性骨吸收和牙周袋形成的病因,从而把调𬌗作为牙周炎治疗的主要方法。Waerhaug等(1979)从尸体标本上观察到垂直型骨吸收也可以发生于无𬌗创伤而有菌斑及慢性牙周炎的牙,因此他们认为垂直型骨吸收与水平型吸收都是由菌斑引起的炎症所致,只是垂直型吸收多发生在牙槽间隔较宽处,菌斑多、炎症重的一侧骨吸收多,而邻牙的炎症较轻,骨吸收少,因而形成了垂直型骨吸收。

20世纪70年代以来,大量研究表明:单纯𬌗创伤并不会导致牙龈炎症和牙周袋形成,也不会引起附着丧失。𬌗创伤虽然可引起骨吸收和牙松动,但这可以看作是一种适应性变化,一旦创伤解除,牙周组织的变化是可逆的。然而,当存在活动的牙周感染和炎症时,𬌗创伤即可加重病情的发展(图7-22)。因此,在临床上应该首先强调控制菌斑和消除牙龈炎症,即使创伤性咬合不能完全消除,也可停止组织的继续破坏。相反,如果不消除炎症,只单纯进行调𬌗或松动牙的固定,则仍然不能阻止牙周组织的继续破坏。因此,在牙周炎的治疗中消除炎症是第一位的;在正畸治疗前也必须先治疗已有的牙龈炎症。

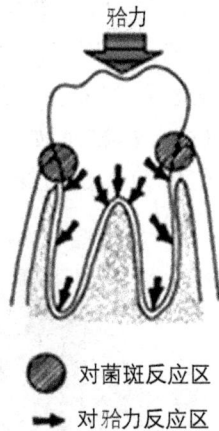

图 7-22 菌斑和𬌗力作用于牙周组织的不同部位

(引自:孟焕新.牙周病学.4 版.北京:人民卫生出版社,2012:81)

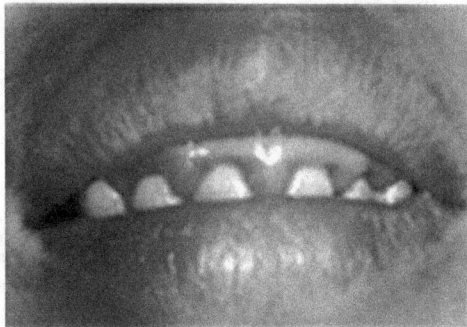

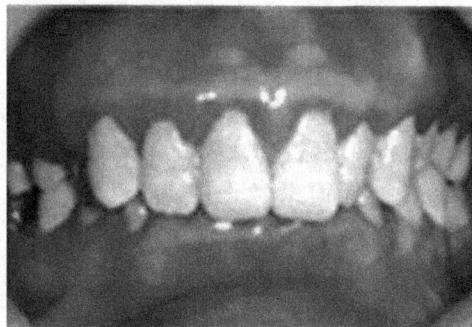

五、不良习惯

(一)口呼吸

上颌前牙前突或上唇过短可使上下唇闭合不全,或鼻部疾病使呼吸道不畅,从而导致口呼吸。如口呼吸长期未纠正,则上颌前牙唇侧牙龈暴露于干燥空气中,遭受出入气流的不断刺激,使牙龈表面干燥,加上缺乏唾液的冲洗自洁作用,从而易患牙龈炎、牙龈肥大(图 7-23)。

(二)磨牙症和紧咬牙

磨牙症(bruxism)是指在不咀嚼时,不由自主地磨动或紧咬上下颌牙的现象。一般以成人多见,多发生于夜间熟睡时。紧咬牙(clenching)是不由自主地用力咬紧牙,可发生于熟睡时,也可发生于白天,发生的原因尚有争议。有学者认为与情绪紧张、不稳定等心理因素有关;也有认为与早接触、𬌗干扰、牙缺失或过长、不良修复体等咬合异常有关。

图 7-23 与口呼吸有关的牙龈炎症及增生

(引自:孟焕新.牙周病学.4 版.北京:人民卫生出版社,2012:81)

(三)吐舌习惯

吐舌习惯是一种不自主的后天习惯,多从婴幼儿期开始用舌尖抵牙齿,特别是前牙,其结果是引起过大的侧向压力,造成前牙分开,唇向倾斜、移位,开𬌗,使一组牙无咬合接触,造成牙周组织失用性萎缩。吐舌习惯也可因某些先天异常,如巨舌症等引起。

(四)其他不良习惯

有些职业性的或无意识的咬硬物习惯,例如咬指甲、咬笔、咬唇、吮指、咬工具(铁钉、线),吹奏乐器时吹管的压迫、咬烟斗、用牙咬瓶盖等,均可加重牙周组织负荷,导致牙周组织损伤。单侧咀嚼也常使另一侧牙因缺少咬合的功能性刺激而造成失用

性牙周萎缩,同时因缺乏自洁作用使牙面有大量牙石、菌斑堆积,造成牙龈炎症。还有不良刷牙习惯,不恰当地使用牙签剔牙缝等,也可导致龈乳头退缩、牙周间隙增大,牙周组织损伤。

六、牙面色素沉着

(一)色素来源

1. 饮食中的色素 长期喝茶、喝咖啡或嚼槟榔的人,牙表面,特别是舌面有褐色或黑褐色着色,刷牙不能去除。牙的窝沟和表面粗糙处也易着色(图 7-24)。

2. 烟草 长期吸烟,可使焦油沉积于牙面,形成烟斑,牙面呈黄色、褐色或黑色。以下前牙舌侧

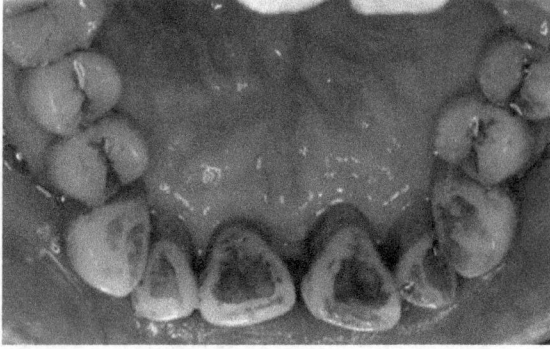

图 7-24 喝茶引起的牙面色素沉积(黄永玲医师提供)

和上磨牙腭侧多见,主要集中在颈 1/3 牙面、邻面和点隙裂沟处。烟斑常与牙面的菌斑生物膜及牙石结合,使牙石呈黑色,有时甚至还有烟斑渗透到釉质中,故不易去除。

3. 药物 长期使用氯己定(洗必泰)或高锰酸钾溶液漱口或用某些药物牙膏,如氯己定牙膏,牙面可有浅褐或深褐色着色;牙局部氨硝酸银治疗后,相应部位变黑色。

4. 职业性接触某些化学物质 某些金属色素进入口腔,可沉积于牙面或渗入牙体组织,形成不易去除的颜色。如接触铁、硫等,牙可着褐色;接触铜、镍、铬等,牙面易出现绿色沉着物。

5. 色源细菌 牙面最常见的黄色,与牙菌斑生物膜存在有关,由于不刷牙或刷牙不完善所致。

进入口腔的外来色素或口腔中细菌产生的色素可沉积在牙面,色素沉着的多少与口腔卫生状况关系密切,口腔卫生不良,菌斑及牙石多者更易着色。

(二)临床意义

牙面色素沉着本身对牙龈刺激不大,主要影响美观,但由于色素常常沉积在菌斑牙石上,故它可作为口腔卫生状况和微生物多少的指标。

七、其他因素

(一)不良修复体

修复体悬突是菌斑积聚和细菌增殖的良好场所,可刺激龈缘和龈乳头,引发炎症,甚至导致牙槽骨吸收(图 7-25)。人造冠边缘进入龈下过低或不密合都会使菌斑易于积聚,刺激牙龈。过去认为修复体边缘应放在龈缘以下(图 7-26),但近年的研究表明:延伸到龈缘下的修复体边缘因易促进菌斑积

聚导致牙龈炎症,因而对牙龈危害较大。故近年来主张,理想的修复体边缘应放在龈缘以上的釉质上,最多与牙龈缘平齐,不宜过深。修复体龈缘与牙面密合度欠佳、黏合剂外露或日久溶解后在牙体与修复体间出现微隙等,均易造成细菌滋生的条件,刺激牙龈发炎。松牙外固定的复合树脂夹板边缘亦应远离龈缘。此外,修复体的光洁度、材料的性能等也对牙龈健康有影响,例如修复体粗糙易导致菌斑积聚。因此,修复体的边缘一定要磨光,特别是龈缘与邻面处更应注意。

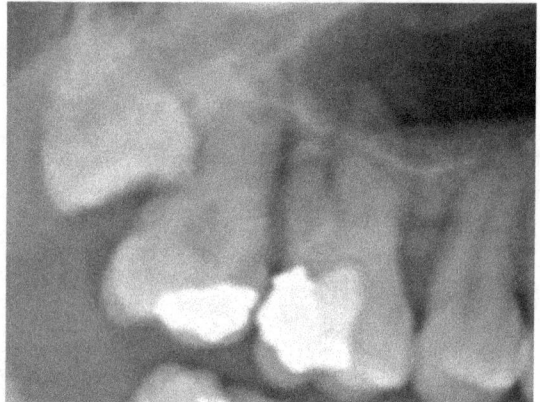

图 7-25 邻面充填体悬突(黄永玲医师提供)

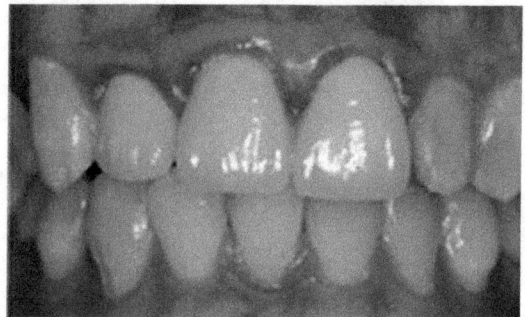

图 7-26 全冠修复体边缘位于龈下
(引自:孟焕新.牙周病学.4 版.北京:人民卫生出版社,2012:77)

修复体外形和牙龈健康也有一定的关系。修复体外形应恢复适当,颊、舌侧过凸或过平均易造成菌斑积聚,对牙龈不利(图 7-27)。修复体如未能恢复适当的邻接区、外展隙、边缘嵴和发育沟等都可导致食物嵌塞。修复体过高还会造成创伤性咬合,不利于牙周组织的健康。

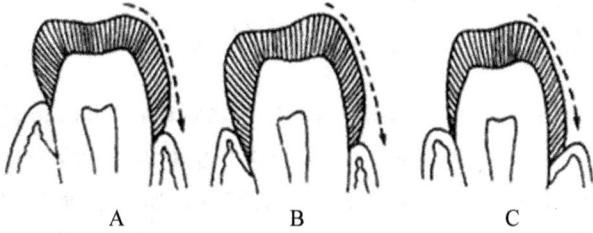

图 7-27　解剖外凸突点对龈组织的影响

　　A. 正常外形凸点,龈组织可受到食物的按摩;B. 凸度过大,龈组织得不到食物的按摩;C. 凸度过小,食物可直接损伤龈组织

(二)正畸治疗

　　正畸治疗过程中,戴用矫治器,尤其是固定矫治器,将有碍菌斑清除,常会加重原有的牙龈炎症或引起牙龈增生。不适合的带环,不正确的分牙力,以及使牙移动时加力过大,超过牙周支持组织的负荷,均可造成牙周组织损伤。因此,在正畸治疗开始前必须先治疗原有的牙龈炎或牙周炎,并进行口腔卫生宣传教育,教会患者保持良好口腔卫生的方法。在正畸治疗过程中注意菌斑控制,以维护牙周健康。

　　有些替牙期儿童在上颌中切牙初萌时,常有较大间隙,当侧切牙萌出时,常能使 2 个中切牙向近中移动,间隙自动关闭。但是,有些医师或家长却用橡皮圈套在中切牙上,试图关闭两牙间的间隙。由于牙根呈锥形,又比牙冠细,套紧的橡皮圈很易滑向根尖,数周内便造成严重的深牙周袋和牙槽骨吸收,患牙挺出,极度松动,牙龈红肿、疼痛。由于橡皮圈在 X 线片上不显影,有时医师也不易发现,如果不及时取出橡皮圈,最终可严重地破坏牙周组织,甚至导致拔牙(图 7-28)。总之,临床医生在做任何口腔治疗时都必须时刻注意对牙周组织的影响,以免造成不应产生的牙周疾病。

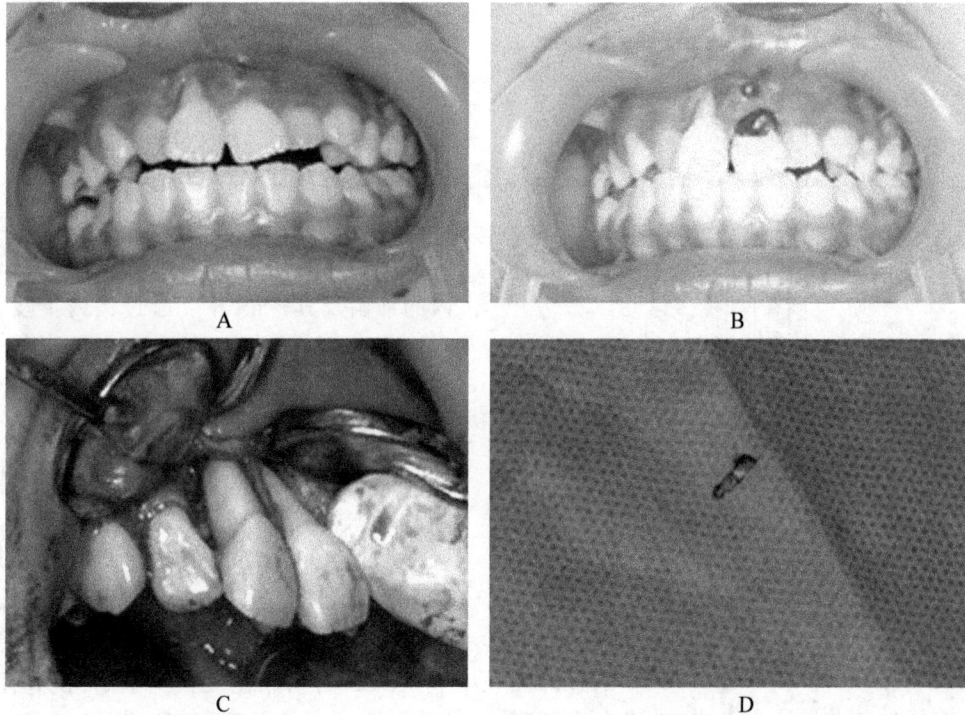

图 7-28　橡皮圈滑入龈沟形成深牙周袋和重度骨吸收(李厚轩医师提供)

A、B. 患牙松动红肿;C、D. 手术取出的橡皮圈

　　　　　　　　　　　　　　　　　　　(闫福华)

第三节 牙周病宿主的免疫炎症反应和促进因素

一、牙周组织的防御机制

口腔是一个开放的环境,不断受到微生物及其毒性产物和抗原成分的挑战。唾液冲洗着口腔表面,能够清除口腔表面附着松散的微生物;龈沟液流动、口腔卫生措施和口腔黏膜上皮细胞脱落都具有去除口腔表面细菌的作用;龈牙结合部是龈上和龈下菌斑生物膜聚集处,是宿主防御系统与细菌相互抗争的重要场所,也是牙周病的始发部位。

(一)上皮屏障

当牙突破口腔黏膜而萌出时,上皮的连续性被中断,一部分口腔上皮与遗留在牙面的釉小皮融合形成结合上皮。牙龈组织靠结合上皮与牙表面形成有机连接,从而良好地封闭了软硬组织的交界处。牙与牙龈的这种结合关系我们称为龈牙结合(dento-gingival junction)(图7-29)。

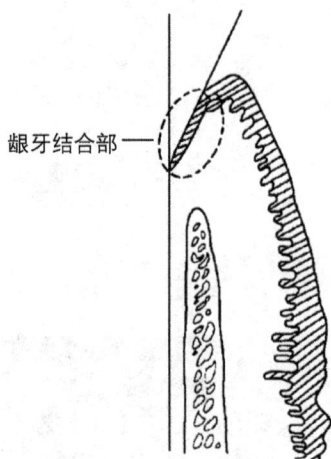

龈牙结合部——

图7-29 龈牙结合部

(引自:孟焕新.牙周病学.4版.北京:人民卫生出版社,2012:12)

结合上皮(junctional epithelium)具有上皮屏障的作用。有的教科书将结合上皮、沟内上皮及龈表面上皮称为龈领圈上皮。结合上皮为薄的复层鳞状上皮,呈领圈状包绕在牙的颈部,其冠根方向长度为0.25~1.35 mm,它既无角化,也无上皮钉突,且非常薄,最厚部分仅有10~15层细胞。20世纪20年代初期,有学者认为结合上皮与牙面为有机结合。50年代又有人认为不是有机结合,而是贴合在牙面上。直到70年代用电子显微镜观察证

实为有机结合。即靠半桥粒与基底板相连(电镜显示为透明层和暗层)。结合上皮的代谢特点:①更新来源于基底层;②全部细胞更新比龈表面上皮快1倍,约5 d更新1次;③有炎症时更新更快;④结合上皮的细胞间联结松散,间隙大,因此通透性也大,容易被撕裂。临床探诊时易穿通;⑤修复也快,如牙龈切除后,口腔上皮可向牙面爬行生长,重新形成结合上皮,并分泌基底膜物质,重新形成上皮附着,这个过程约需要1周。

防御素(defensins,BD)是近年来发现的广泛存在于动物和植物体内的一类抗菌活性多肽,他们分子量小,富含正电荷,作用于细胞膜,具有广谱高效的杀菌活性。能有效地杀灭革兰阳性菌、革兰阴性菌、真菌、螺旋体、被膜病毒、肿瘤细胞等微生物。由于其独特的作用机制,几乎无耐药性等优点,在人类预防感染性疾病方面发挥重要的作用,至今已有10余种抗菌肽作为治疗细菌、病毒感染和抗肿瘤药物进入临床试验。

(二)龈沟液

正常时,游离龈与牙面紧贴,它与牙面之间的狭窄间隙称为龈沟。龈沟底位于釉牙骨质界。龈沟内壁衬里的上皮为沟内上皮,较薄,无角化。沟内上皮和结合上皮具有一定的双向通透性。龈沟内的细菌及其产物等可透过沟内上皮及结合上皮而进入牙龈组织内。而牙龈内的组织液和细胞等可由此进入龈沟内,形成龈沟液(gingival crevicular fluid,GCF)。

目前认为健康牙龈也有极少量GCF,GCF主要来源于血清,因而含有与血清内容物相似的各种成分,如蛋白质、电解质、葡萄糖、各种抗体酶及代谢产物等,也含有白细胞及脱落的上皮细胞。在牙龈存在炎症时,龈沟液量明显增多。

GCF的临床意义:①机械冲洗作用;②防御作用:GCF中的白细胞,抗体等对细菌有杀灭作用;③增强牙龈与牙面的黏附能力;④是临床研究的重要指标之一。近年来的大量研究表明,多种细菌成分或代谢产物如胶原酶,致炎因子等以及组织破坏产物天冬氨酸转氨酶,β-葡萄糖醛酸酶等均能在GCF中被检出,并与牙周病的程度和活动期等存在一定的关系。另外还发现,进入血液内的某些药物如四环素,甲硝唑,螺旋霉素等也可进入GCF,并达到高

于血清的浓度,这在牙周病的药物治疗学上具有非常重要的意义;⑤GCF 中含有细菌生长所需的营养物质及形成牙石所需要的矿物质,这是 GCF 不利的方面。

(三)吞噬细胞(多形核白细胞、单核/巨噬细胞)

当龈沟及附近牙面有菌斑堆积时,细菌所产生的趋化物质及牙龈内被激活的补体系统均能使牙龈结缔组织、血管丛中的吞噬细胞移出血管,并透过结合上皮游走至龈沟和口腔内。

白细胞的功能:①在补体和抗体的参与下,中性白细胞可吞噬杀灭细菌;②在吞噬杀灭细菌的过程中白细胞会释放溶酶体酶,胶原酶等,从而导致牙周组织的破坏,这是白细胞不利的一方面(但一般情况下都会被局限,并由于牙周组织的快速更新而得到修复)。单核/巨噬细胞可以吞噬细菌,同时释放细胞因子,这些细胞因子具有两面性。

(四)唾液

唾液的作用如下。

1. 唾液的清洁洗刷作用　唾液在口腔里经常流动,可以起到机械清洗作用,减少口腔内的污物和致病因子,从而保持牙和口腔的清洁,利于防病。据有学者观察,凡唾液分泌量大的人,其患龋率普遍较低,而很多患龋率高的人,则常有唾液分泌量过低的现象。

2. 唾液的防御能力　唾液的酸碱度和含钙量的变化,既可影响牙周疾病的防御力(因牙周炎的细菌适于在碱性溶液中滋生,而含钙量高,则能促成牙结石的沉积,从而增强了对牙周疾病的刺激作用),与此相反,唾液也可影响龋病的防御力(因酸度增强,使龋病因素更趋优势,导致牙脱矿加重,而含钙量高,则又可促进牙脱矿区的再矿化)。

3. 唾液的抗菌作用　口腔经常存在着大量细菌,但口腔内的伤口很少有感染,很大程度上是由于唾液具有抗菌作用。唾液不仅含有溶菌酶的物质,能阻抑空气或水中的多种细菌的生长;同时也含有其他抗菌因子,如唾液中的免疫球蛋白等物质,能阻止细菌的附着,抑制其生长,甚至也有杀灭细菌的作用。有学者研究发现,狗的唾液抑制某些细菌的能力比人的唾液强,这也许是狗为什么不易产生龋病的部分原因。

此外,唾液含有淀粉酶,有助于消化熟食中的淀粉;唾液具有润滑作用,便于吞咽食物;唾液能帮助口腔软组织受伤区域的血液凝结,增加受伤区域的小血管的渗透能力,吸引白细胞至受伤区,促进伤口愈合等。

二、牙周病宿主的免疫炎症反应

牙龈炎和牙周炎都是慢性感染性疾病,微生物与宿主的相互作用决定了疾病的过程和进展。微生物可通过自身代谢产物引起组织破坏,直接发挥致病作用,或通过刺激和改变宿主反应间接起致病作用,事实上,牙周炎的大多数组织损害都是由于宿主对感染的应答引起的。牙周病的发生涉及一系列免疫炎症反应,包括先天性免疫反应和获得性免疫反应,此过程由微生物的作用、宿主遗传特征所介导,并受环境因素的影响,由于个体存在很大的差异,组织破坏也不尽相同。

(一)先天性免疫反应

先天性免疫反应又称为天然免疫反应或固有免疫反应。在牙周病的发生发展过程中,先天性免疫反应与致病微生物为首次接触,是抗感染的第一道防线,免疫机制包括上皮屏障和炎症反应的血管和细胞成分,绝大多数有可能致病的细菌在导致明显的感染之前可被清除掉。先天性免疫反应由不同的细胞和因子参与:中性粒细胞、单核/巨噬细胞、NK 细胞、肥大细胞及口腔上皮和血管内皮细胞均参与了牙周病引起的先天免疫反应;补体、急性期蛋白和干扰素等可溶性因子在感染期浓度增加,发挥着抗细菌、抗真菌和抗病毒的作用。

(二)获得性免疫反应

获得性免疫反应又称适应性免疫反应,是个体在生活中与病原微生物等抗原物质接触后产生的,在出生后形成,具有特异性,不能遗传。获得性免疫反应的激活需要固有免疫的参与,参与固有免疫的单核/巨噬细胞在特异性免疫应答中起重要作用。获得性免疫通常由体液免疫和细胞介导免疫组成。牙菌斑内定植菌的代谢产物、酶和表面成分与龈沟内上皮和结合上皮接触,细菌和细菌成分如脂多糖等通过结合上皮和牙周袋内上皮进入结缔组织和血管,激发上皮细胞、内皮细胞和多种细胞产生炎性细胞因子和其他炎症化学介质,开始组织内的炎症反应。如 T 辅助细胞产生的细胞因子负责调控获得性免疫防御中的多种功能;牙周环境中存在大量的可溶性抗原,血浆中或龈沟液中存在特异性的抗体(免疫球蛋白),这些抗体具有结合抗原的能力,同时激活补体等效应系统,发挥体液免疫效应。目前认为,抗体的质和量都是重要的,不同患者的抗体水平、类型和亲和性强度不同,牙周组织的炎症和组织破坏伴随着抗体的质、量和特异性而变化,具有有效抗体的人可能较抗体反应的质和量均有缺陷的人更不易患牙周病。

三、牙周病的全身促进因素

大量研究表明,菌斑生物膜中的致病微生物是牙周病发生的必要条件(始动因子),但只有微生物尚不足以引起病损,宿主的易感性也是发病的基本要素。大量的临床流行病学研究结果表明,一些口腔卫生状况不良的人也可以不发生牙周病,或长期停留在牙龈炎阶段,而不发展成为牙周炎;相反,有些人菌斑生物膜量很少,却可以迅速发展成广泛的牙周支持组织破坏。学者们认为不同宿主受到细菌的激惹后将产生明显不同的反应,此反应受全身因素的调控和环境因素的影响。一些个体对某些细菌及脂多糖(lipoplysaccharide,LPS)的激惹会产生异常高的炎症反应,释放前列腺素、白细胞介素、蛋白酶等大量炎症介质。全身因素,如内分泌失调、免疫缺陷、精神压力、营养不良、遗传等可降低宿主的防御功能,加重牙周组织的炎症反应和破坏。已经确认,全身因素能影响牙周组织的健康或疾病的进展,反之,牙周疾病也能影响全身健康或疾病。因此,在诊断此类牙周炎时应仔细了解病史,做进一步必要的检查,咨询内科或其他科医师,并相应地调整治疗计划。尽量取得全身疾病的控制或好转,以减少其对牙周治疗的影响。

(一)遗传因素

总的来说,牙周病不属于遗传性疾病,但在某些类型,如侵袭性牙周炎(aggressive periodontitis,AP)有时有家族聚集性。侵袭性牙周炎患者多数全身健康,往往有家族史,父母、子女、同胞等均可患病,本病的发生与患者中性粒细胞的趋化性减弱和吞噬功能的先天性缺陷有关。也有报道在患者的同胞中,即使不患牙周病者,也可出现这种白细胞功能缺陷,而牙周治疗后,这种缺陷仍存在,说明它不是由于牙周病所引起的,而是有遗传背景。其他一些遗传病或基因异常的疾病,也常伴有牙周破坏。这些疾病能影响患者对细菌的抵抗力,增加牙周炎的危险度。这些全身疾病包括:白细胞黏附缺陷症(leukocyte adherence deficiency)、先天性免疫缺陷症(congenital primary immunodeficiency)、低磷酸酯酶症(hypophosphatasia)、Down 综合征(Down syndrome)、掌跖角化-牙周破坏综合征(Papillon-Lefevre syndrome,PLS)、Chediak-Hi-gashi 综合征、慢性中性粒细胞缺乏症(chronic neutrophil defects),或周期性白细胞减少症(cyclic neutropenia)。

(二)内分泌失调

大量临床试验和动物实验研究表明,内分泌功能紊乱可以改变牙周组织对菌斑等外来刺激物的反应。

1. 性激素 性激素与牙周组织关系密切。大量研究表明:牙周组织是性激素的靶组织。牙周组织中含有一些特异性的雌、雄激素蛋白受体。雌激素能促使牙龈上皮角化,成骨细胞活跃,促进牙槽骨形成,刺激纤维组织增生。当雌激素缺乏时,牙龈上皮萎缩、牙槽骨骨质疏松、牙骨质沉积减少。孕酮可使牙龈微血管扩张、充血、通透性增加,促进牙龈的炎症。睾酮可阻止结合上皮向根方增殖,刺激成骨细胞的活性,增加牙周膜内的细胞成分。

青春期、妊娠期、月经期的内分泌变化,都可改变牙周组织对病原刺激物的反应,加重牙龈炎症,出现青春期龈炎、妊娠期龈炎或妊娠期龈瘤。有的女性在月经期或经前期有牙龈发胀、出血倾向等情况。口服避孕药同样可加重牙龈对局部刺激的炎症反应,有报道长期服用避孕药者,牙周破坏重于不服药者。

2. 糖尿病 糖尿病是一种由糖代谢障碍引起的,以多尿、多饮、多食、消瘦、代谢紊乱等为主要表现的内分泌代谢疾病。糖尿病是牙周病的危险因素之一,患者常伴有一系列牙周症状,如牙龈出血、肿胀增生、反复出现牙周脓肿、牙松动等。未经控制的糖尿病患者,其牙周组织的炎症和破坏常明显地重于单纯局部刺激因素者;糖尿病患者对感染的抵抗力低,较容易发生单个或多个牙的急性牙周脓肿,牙周破坏发展迅速;糖尿病患者对常规的牙周治疗反应欠佳或治疗后容易复发。糖尿病患者的小血管壁和基底膜增厚,管腔闭塞,导致牙周组织供氧不足和代谢废物堆积。糖尿病患者中性粒细胞的趋化和吞噬功能减退,且常有家族性,白细胞功能的缺陷可能是造成糖尿病患者牙周迅速破坏的原因。

(三)营养因素

营养不良可影响牙周组织的生长发育和代谢。良好的营养有助于维护健康的牙周组织,以抵抗细菌的感染。但迄今关于营养因素与牙周病关系的研究,大都是根据动物实验的结果,而动物实验常控制为单一营养素缺乏作为观察条件,与临床实际有出入。临床上的牙周病患者大多是摄取平衡饮食者,并无营养不良。临床上除非已经明确患者缺少某种特殊营养成分而迅速给以补给,否则很难有实际应用价值。例如实验研究表明:动物缺乏维生素 C 时,出现牙槽骨疏松、牙周纤维崩解、牙松动、牙龈出血等,但并没有较充足的证据说明人类常见的牙周病发生、发展是由于维生素 C 的缺乏,也没有治疗的病例说明牙周病可因补充维生素 C 而得到明显的疗效。因此,临床上如果无足够的证据显示维生素 C 缺乏,尤其是在菌斑生物膜、牙石等未去除时,不应单纯应用维生素 C 来治疗。

(四)药物

长期服用治疗癫痫或三叉神经痛的药物苯妥英钠(大仑丁),可使原来已有炎症的牙龈发生纤维性增生。组织培养证明该药能刺激成纤维细胞的分裂活动,使其合成蛋白质和胶原的能力增强;同时细胞分泌的胶原溶解酶无活性,由于合成大于降解,致使结缔组织增生。也有学者报道药物性牙龈增生患者的成纤维细胞对苯妥英钠的敏感性增高,易产生增殖性变化,这可能为其基因背景。一些研究还发现:患者牙龈增生的程度与性别、服药剂量和时间、血清和唾液中苯妥英钠的浓度无关,而与牙龈原有炎症、患者年龄有关。近年来有不少报道指出其他抗癫痫类药、免疫抑制药环孢素(cyclosporine)及钙拮抗药硝苯地平(nifedipine)等也可引起药物性牙龈增生。铅、汞、铋等金属盐中毒时,除有全身症状外,这些化合物也可在牙龈缘沉积,形成灰黑色的铅线和汞线、蓝黑色的铋线。这些金属沉积物只发生在牙龈有炎症时,除去局部刺激物、消除龈炎后,这些沉积线即可消退。

(五)吸烟

吸烟是人类许多疾病的一个重要危险因素,属于个人行为。大量横向和纵向研究均证实吸烟是牙周病尤其是重度牙周炎的高危因素,吸烟者比不吸烟者牙周炎的患病率高、病情重,失牙率和无牙率均高。吸烟增加了附着丧失和骨丧失的危险性,使牙周组织的破坏加重。与非吸烟者相比,轻度吸烟者发生严重牙槽骨丧失的危险比值比(odds ratio)为 3.25,重度吸烟者可达 7.28。这可能是因为吸烟使牙龈微血管收缩,发生营养不良,也可能是吸烟使口腔白细胞吞噬功能降低。

(六)精神压力

精神压力是机体对感受到的精神压力或不幸事件的心理和生理反应。精神压力增加了激素(促肾上腺皮质激素、肾上腺素和去甲肾上腺素等)及免疫介质(细胞因子、前列腺素等)的释放,从而影响宿主防御系统的功能。早期有关精神压力与牙周病关系的研究主要集中在急性坏死性溃疡性龈炎 (acute necrotizing ulcerative gingivitis, ANUG),如观察到在考试期间的大学生、承受高心理应急的军人、有精神刺激者及工作繁忙休息不好者 ANUG 的发病率较高。情绪是 ANUG 的易感因素。流行病学调查研究发现,经济拮据造成的精神压力与牙周附着丧失和牙槽骨破坏的关系最密切,经济高度拮据伴情绪激动的重度牙周炎患者唾液中的可的松水平高于对照组,提示与经济拮据有关的精神压力是牙周炎的危险因素。

根据上述各种局部致病因素和全身因素的论述,可以归纳如下:菌斑生物膜及其毒性产物是牙周疾病的始动因子。它主要引起牙周组织的炎症和破坏。当菌斑生物膜量较少,或细菌毒力不强时,机体的防御功能可与之抗衡而达到两者的平衡,不发生疾病。当细菌量增多或毒力增强时,或者存在一些有利于菌斑微生物堆积的条件时(如牙石,不良修复体等),则此种平衡被打破,牙周病发生;又如出现某些全身因素而降低了牙周组织的防御功能时,也会使疾病易于发生,或使原有病变加重。目前,医学科学的发展尚难以完全改变或有效地控制机体防御功能,但人类已基本掌握了有效地清除菌斑生物膜或防止其堆积的手段。我们应该充分利用这些知识和手段来预防牙周病,治疗已发生的牙周病,并防止其复发。

(闫福华)

■ 参考文献

[1] 孟焕新. 牙周病学. 4 版. 北京:人民卫生出版社,2012:35-68.

[2] Newman MG, Takei HH, Klokkevold PR,et al. Carranza's Clinical Period-ontology. 11th ed. St Louis: Elsevier Saunders Co,2011:232-270.

[3] 史俊南. 口腔内科学. 2 版. 北京:高等教育出版社,2004:455-464.

[4] 曹采方. 临床牙周病学. 北京:北京大学医学出版社,2006:37-68.

[5] 王岷峰,李德懿,李宗林. 改良恒化器中牙周致病菌和致龋菌的激光共聚焦显微镜动态观察. 中华口腔医学杂志,2004,39(2):142-145.

[6] Kantarci A, Oyaizu K, Van Dyke TE.

Neutrophil-mediated tissue injury in periodontal diseased pathogenesis: findings from localized aggressive periodontitis. J Periodontol, 2003, 74 (1):66-75.

[7] Mombelli A, Casagni F, Madianos PN. Can presence or absence of periodontal pathogens distinguish between subjects with chronic and aggressive periodontitis? A systematic review. J Clin Periodontol, 2002, 29 (Suppl. 3): 10-21.

[8] 刘正.牙菌斑和生物膜.牙体牙髓牙周病学杂志,2003,13(1):1-3.

[9] 李德懿.牙周病微生物学.天津:天津科技翻译出版公司,1994:14-147.

[10] Löe H, Jense SB. Experimental gingivitis in man. J Periodontol, 1965, 36(3): 177-187.

[11] Socransky SS, Haffajee AD, Cugini MA, et al. Microbial complexes in subgingival plaque. J Clin Periodontol, 1998,25(2):134-144.

[12] Shaddox LM, Huang H, Lin T, et al. Microbiological Characterization in Children with Aggressive Periodontitis. J Dent Res, 2012,91(10):927-933.

[13] Page RC, Kornman KS. The pathogenesis of human periodontitis: an introduction. Periodontol 2000, 1997, 14:9-11.

[14] Ximenez-Fyvie LA, Haffajee AD, Socransky SS. Microbial composition of supra-and subgingival plaque in subjects with adult periodontitis. J Clin Periodontol, 2000, 27 (10): 722-732.

[15] Socransky SS, Haffajee AD, Cugini MA, et al. Microbial complexes in subgingival plaque. J Clin Periodontol, 1998,25:134-144.

[16] Dzink JL, Socransky SS, Haffajee AD. The predominant cultivable microbiota of active and inactive lesions of destructive periodontal diseases. J Clin Periodontol, 1988, 15:316-323.

[17] Bik EM, Long CD, Armitage GC, et al. Bacterial diversity in the oral cavity of 10 healthy individuals. The ISME J, 2010,4:962-974.

[18] Davey ME, O'toole GA. Microbial biofilms: from ecology to molecular genetics. Microbiol Mol Biol Rev, 2000, 64(4):847-867.

[19] Klein MI, Goncalves RB. Dection of Tannerella forsythensis (Bacteroides forsythus) and Porphyromonas gingivalis by polymerase chain reaction in subjects with different periodontal status. J Periodontol, 2003, 74 (6): 798-802.

[20] Chan EC, McLauhlin R. Taxonmy and virulence of oral spirochetes. Oral Microbiol Immunol, 2000, 15(1):1-9.

[21] 孟焕新.牙周病学.4版.北京:人民卫生出版社,2012:69-85.

[22] Newman MG, Takei HH, Klokkevold PR, et al. Carranza's Clinical Periodontology. 11th ed. St Louis: Elsevier Saunders Co, 2011:151-231.

[23] Matthews DG, Tabesh M. Detection of localized tooth-related factoors that predispose to periodontal infections. Periodontology 2000, 2004, 34: 136-150.

[24] 闫福华主译.牙周非手术治疗.北京:人民军医出版社,2007:95-124.

[25] 赵弘,谢以岳,孟焕新.固定矫治器对错𬌗患者牙周组织影响的研究.中华口腔医学杂志,2000,35(4):286-288.

[26] 邓旭亮,胡晓阳,欧阳翔英,等.牙冠轴面突度的变化对牙周组织健康的影响.中华口腔医学杂志,2001,36(6):440-442.

[27] 史俊南.口腔内科学.3版.北京:高等教育出版社,2011:360-370.

[28] 曹采方.临床牙周病学.北京:北京大学医学出版社,2006:83-97.

[29] Lang NP, Kiel RA, Anderhalden K. Clinical and microbiological effects of subgingival restorations with overhanging or clinically perfect margins. J Clin Periodontol, 1983, 10 (6): 563-578.

[30] Meng HX, Xu L, Li QY, et al. Determinants of host susceptibility in aggressive periodontitis. Periodontology 2000, 2007, 43:133-159.

[31] 徐莉,孟焕新,田雨,等.侵袭性牙周炎患者牙根形态异常的观察.中华口腔医学杂志,2009,44(5):266-269.

[32] 孟焕新.牙周病学.4版.北京:人民卫生出版社,2012:86-110.

[33] Newman MG, Takei HH, Klokkevold PR, et al. Carranza's Clinical Periodontology. 11th ed. St Louis: Elsevier Saunders Co, 2011:271-319.

[34] 史俊南.口腔内科学.高等教育出版社,2版.北京:人民卫生出版社,2004:476-479.

[35] Amano A. Host-parasite interactions in periodontitis: microbial pathogenicity and innate immunity. Periodontol 2000, 2010, 54(1):9-14.

[36] Gursoy UK, Könönen E. Understanding the roles of gingival beta-defensins. J Oral Microbiol, 2012, 4(2):1-10.

[37] Holmstrup P. Histopathology of periodontal diseases. In: Wilson TG and Kornman KS. Fundamentals of Periodontics. 2nd Edition. Chicago, Berlin: Quitessence Publishing Co, Inc., 2003:39-45.

[38] Meng HX, Zheng LF. T cells and T cell subsets in periodontal diseases. J Periodontal Res, 1989, 24 (2): 121-126.

[39] Lin RK, Cao CF, Meng HX, et al. Polymorphonuclear neutrophils and their mediators in gingival tissues from generalized aggressive periodontitis. J Periodontol, 2001, 72 (11): 1545-1553.

[40] Peyyala R, Kirakodu SS, Novak KF. Oral epithelial cell responses to multispecies microbial biofilms. J Dent Res, 2013, 92(3):235-240.

[41] Rowland RW. Immunoinflammatory response in periodontal diseases. // Rose LF, Mealey BL, Genco RJ, et al. Periodontics: Medicine, Surgery, and Implants. Mosby: St. Louis, 2004:85-98.

[42] Bartold PM, Van Dyke TE. Periodontitis: a host-mediated disruption of microbial homeostasis. Unlearning learned concepts. Periodontol 2000, 2013, 62(1):203-217.

[43] Karasneh JA, Ababneh KT, Taha AH, et al. Association of vitamin D receptor gene polymorphisms with chronic and aggressive periodontitis in Jordanian patients. Eur J Oral Sci. 2013, 121(6):551-558.

[44] Zhang L, Meng HX, Zhao H, et al. Es-

trogen Receptor-α gene polymorphisms in patients with periodontitis. J Periodontal Res, 2004, 39（5）: 262-366.

［45］ Li QY, Zhao HS, Meng HX, et al. Association analysis between interleukin-1 family polymorphisms and generalized aggressive periodontitis in a Chinese population. J Periodontol, 2004, 75（12）: 1627-1635.

［46］ Michalowcz BS, Djehl SR, Gunsolley JC, et al. Evidence of a substantial genetic basis for risk of adult periodontitis. J Periodontol, 2000, 71（11）: 1699-1707.

［47］ Kornman KS, di Giovine FS. Genetic variations in cytokine expression: A risk factor for severity of adult periodontitis. Ann Periodontol, 1998, 3（1）: 327-338.

［48］ Palmer RM, Scott DA, Meekin TN, et al. Potential mechanisms of susceptibility of periodontitis in tobacco smokers. J Periodontal Res, 1999, 34（7）: 363-369.

［49］ Genco RJ, Ho AW, Grossi SG, et al. Relationship of stress, distress and inadequate coping behaviors to periodontal diseases. J Periodontol, 1999, 70(7): 711-723.

［50］ Meng HX, Xu L, Li QY, et al. Determinants of host susceptibility in aggressive periodontitis. Periodontology 2000, 2007, 43(1): 133-159.

［51］ Jim LJ. An update on innate defense molecules of human gingiva. Periodontology 2000, 2011, 56(1): 125-142.

第8章

牙周组织疾病

第一节 牙周病的主要症状和临床病理

一、牙龈的炎症和出血

牙龈炎和牙周炎是一类由微生物引发的感染性疾病,牙菌斑微生物及其产物长期作用于牙龈,引起机体的免疫反应,导致牙龈的炎症反应。牙龈炎的病变局限于牙龈上皮组织和结缔组织内。当炎症波及深层牙周组织,引起牙周膜胶原纤维溶解破坏、牙槽骨吸收,导致牙周袋的形成,即为牙周炎。并非所有牙龈炎都会发展成牙周炎。两者在牙龈组织中的病理和临床表现十分相似,均为慢性非特异性炎症,只是炎症的范围有所不同。

(一)临床表现

1. 牙龈色形质的改变

(1)牙龈颜色的改变:牙龈颜色的改变是牙龈炎和牙周炎的重要临床体征之一。健康牙龈呈粉红色,患牙龈炎时游离龈和龈乳头呈鲜红或暗红色,龈炎持续加重和牙周炎患者的炎症充血范围可波及附着龈,与牙周袋的范围一致。当血管减少、纤维增生或上皮角化增加时,牙龈颜色可能变浅或苍白。

(2)牙龈外形的改变:正常的龈缘菲薄而紧贴牙面,附着龈有点彩。炎症时牙龈组织肿胀,龈缘变厚,牙间乳头圆钝,与牙面分离。由于组织水肿,点彩可消失,牙龈表面变光亮。但有些轻度炎症的牙龈,点彩仍可部分地存在,也有的正常牙龈根本无点彩。病变以炎症和渗出为主要者,牙龈松软肥大,表面光亮,龈缘有时糜烂;以纤维增生为主的病例,牙龈则坚韧肥大,有时可呈结节状并盖过部分牙面。

(3)牙龈质地的改变:炎症时,由于结缔组织内炎症浸润及胶原纤维破坏,使原来质地致密坚韧的牙龈变得松软脆弱,缺乏弹性。长期慢性炎症的患者,牙龈表面上皮增生变厚,胶原纤维增生,使牙龈表面变坚实肥厚,而龈沟和牙周袋的内壁仍有炎症,探诊仍有出血。

2. 牙龈出血 牙龈炎症的最初临床表现为龈沟液量的增多和龈沟探诊出血。健康的牙龈即使稍用力刷牙或轻探龈沟均不引起出血,而在初期或早期龈炎阶段,轻探龈沟即可出血,它比牙龈颜色的改变出现得早些。绝大多数牙龈炎和牙周炎患牙均有探诊后出血。有些患牙的炎症局限于龈沟或牙周袋的上皮侧,牙龈表面的红肿不明显,而探诊后却有出血,这是判断牙龈有炎症的重要指标之一,对判断牙周炎的活动性也有很重要的意义。

牙龈出血常为牙周患者的主诉症状,多在刷牙或咬硬食物时发生,偶也可有自发出血。

组织学观察见牙龈结缔组织中毛细血管扩张和充血,沟(袋)内上皮增生,但上皮也可因溃疡而变薄,连续性中断,致使上皮的保护功能下降,微小刺激即引起毛细血管的破裂和出血。经过治疗的牙周炎在定期复查时,如果多次出现探诊后出血,有可能疾病进入活跃期及发生牙周组织的进一步破坏。

3. 龈沟液 龈沟渗出增加是牙龈炎症的重要指征之一。测定龈沟液的量可作为炎症程度的一个较敏感的客观指标。常用的方法是将小滤纸条放入龈沟内30 s之后取出,用龈沟液测量仪测定或用精密天平称重;也可用茚三酮染色,根据染色的面积来判断龈沟液量的多少。

4. 龈沟深度及附着水平 牙周健康者的龈沟

深度(从龈沟底到龈缘的距离)一般<2 mm,但临床上探测龈沟时,探针可能会超过组织学的沟底,进入结合上皮,因此健康牙龈的龈沟探诊深度不超过3 mm。牙龈炎时,由于牙龈肿胀或增生,龈沟探诊深度可超过3 mm,此时结合上皮开始向根方和侧方增殖,尚未与牙面分离形成牙周袋,上皮附着水平仍位于正常的釉牙骨质界处,没有发生结缔组织附着的丧失,故又称为龈袋或假牙周袋,这是区别牙龈炎和牙周炎的一个重要标志。

(二)临床病理

Page 等(1976)根据临床和组织学观察,将牙周疾病从健康牙龈到牙周炎的发展过程分为"初期病损(initial lesion)、早期病损(early lesion)、确立期病损(established lesion)、晚期病损(advanced lesion)"4 个阶段。

1. **初期病损** 指龈炎的初期。牙菌斑一旦在牙面沉积,牙龈炎症很快就会发生。菌斑沉积的 24 h 内结合上皮下方的微血管丛即出现明显的变化,显微镜下观察可见牙龈血管丛的小动脉、毛细血管和小静脉扩张。毛细血管的内皮细胞之间形成细胞间隙,液体和血浆蛋白渗出到组织中,并通过上皮进入龈沟形成龈沟液。

龈沟液的量与牙龈炎症程度成正比;龈沟液中含有来自血浆的防御性成分,如抗体、补体、蛋白酶抑制物等。

在菌斑堆积的第 2～4 天,在趋化物质的作用下,白细胞穿过结缔组织到达结合上皮和龈沟区聚集,此期的炎症浸润区约占结缔组织的 5%。

这种初期病损在临床上肉眼观察为健康的牙龈。上述防御反应若能有效地抵御微生物的挑战(challenge),则疾病状态不会发生。

2. **早期病损** 指龈炎的早期。一般发生在菌斑堆积后 4～7 d。组织学观察可见结合上皮下方的血管扩张,数目增加。淋巴细胞和中性粒细胞是此期的主要浸润细胞,浆细胞很少见。炎症细胞浸润约占结缔组织体积的 15%,病损内成纤维细胞退行性变,有较多的白细胞浸润。同时,浸润区的胶原纤维继续破坏达 70%。结合上皮和沟内上皮的基底细胞增生,出现上皮钉突,此时临床上可见炎症表现,牙龈发红,探诊出血。

由此期进入确立期病损所需的时间因人而异,可能反映个体易感性的差异。

3. **确立期病损** 指龈炎已确立。随着菌斑不断的堆积,牙龈的炎症状况也进一步加重,牙龈组织和龈沟内的渗出和白细胞移出增加。临床上已有明显的炎症表现,牙龈色暗红,水肿明显,龈沟加深,牙龈不再与牙面紧贴,此期也可视作慢性龈炎阶段。

此时,大量的浆细胞浸润,围绕着血管,位于近冠方结缔组织内。当炎症不断向根方延伸,组织深处也发生胶原丧失和白细胞浸润。此期沟内上皮和结合上皮继续增生,钉突向结缔组织深处延伸,但上皮附着的位置不变。沟内上皮有大量白细胞浸润,中性粒细胞穿过上皮向龈沟移出。

确立期病损可能有两种转归。一种是病情稳定长达数月或数年,另一种则发展为活动型,成为进行性破坏性病损。

4. **晚期病损** 也可称为牙周破坏期(phase of periodontal breakdown)。随着炎症的扩展和加重,上皮继续向根方生长,冠方的上皮与牙面剥离,形成牙周袋,菌斑也继续向根方延伸,并在袋内的厌氧生态环境下繁殖。炎细胞浸润向深部和根方的结缔组织延伸。牙周炎病损除了具有确立期病损的所有特征外,与牙龈炎的区别是结合上皮从釉牙骨质界向根方迁移,冠方与牙面分离形成牙周袋,牙槽嵴顶开始有吸收,牙龈结缔组织内的胶原纤维破坏加重,并有广泛的炎症。一般认为浆细胞是此期病损的主要浸润细胞。临床上探及牙周袋和附着丧失,X 线片可见牙槽骨的吸收。

二、牙周袋的形成

龈沟病理性加深形成牙周袋。牙周袋的形成是牙周炎最重要的病理改变之一。牙龈炎时,龈沟的加深是由于牙龈的肿胀或增生使龈缘位置向牙冠方向移位,结合上皮的位置并未向根方迁移。疾病发展到牙周炎时,结合上皮向根方增殖,其冠方与牙面分离形成牙周袋。这是真性牙周袋。

牙龈边缘部的慢性炎症逐步扩展到深部牙周组织,成为牙周炎。牙周炎都是由牙龈炎发展而来,但并不是所有的牙龈炎都必然发展为牙周炎。这种从牙龈炎转化为牙周炎的机制尚不十分清楚。

(一)牙周袋的病理

1. **软组织壁** 牙周袋一旦形成,大量的细菌堆积在牙周袋内,袋上皮是细菌生物膜和结缔组织之间的唯一屏障。袋上皮薄,表面常有糜烂或溃疡,使细菌及其毒素得以进入结缔组织和血管。中、重度牙周炎患者直接与龈下生物膜接触的袋上皮面积非常大,相加起来可能相当于一个成人手掌面积。有证据表明,大量活的革兰阴性菌及 LPS 和其他可溶性细菌成分能进入结缔组织和血液循环。

牙周袋的内(侧)壁发生严重的退行性变化,袋内壁上皮显著增生,上皮钉突呈网状突起伸入结缔组织内并向根方延伸。这些上皮突起及内壁上皮水肿、白细胞密集浸润。上皮细胞发生空泡变性,持续退行性变和坏死导致内壁溃疡,暴露下方明显的炎性结缔组织。浸润的白细胞坏死后形成脓液。牙周袋壁退行性变的严重性与袋的深度不一定一致。内壁溃疡可发生在浅袋,偶尔也可观察到深袋的内壁上皮相对完整,只有轻微的变性。

牙周袋壁的结缔组织也可能水肿及退行性变,浆细胞和淋巴细胞浸润,也有散在的中性粒细胞。

血管数目增加,扩张、充血,进而导致循环阻滞。除了渗出和退行性变,结缔组织还可以有细胞增生,新形成的毛细血管、成纤维细胞和胶原纤维。

牙周炎是慢性炎症病损,在组织破坏的同时也不断发生着修复过程。牙周袋壁的状况是组织破坏和修复相互作用的结果。炎症与修复过程何者占优势,决定着牙周袋软组织壁的颜色、质地和结构。若炎症、渗出占优势,则龈色暗红或鲜红,质地松软,表面光亮。若修复过程占优势,则袋壁坚韧,表面呈粉红色,牙周袋内壁仍可有溃疡或炎症、坏死,这时探牙周袋后会有出血,这对了解袋内壁的炎症状况很有帮助(表 8-1)。

表 8-1　牙周袋的临床表现与组织病理学改变

临床表现	组织病理学
1. 牙龈呈暗红色	1. 慢性炎症期局部血循环阻滞
2. 牙龈质地松软	2. 结缔组织和血管周围的胶原破坏
3. 牙龈表面光亮,点彩消失	3. 牙龈表面上皮萎缩,组织水肿
4. 有时龈色粉红,且致密	4. 袋的外侧壁有明显的纤维性修复,但袋内壁仍存在炎性改变
5. 探诊后出血及有时疼痛	5. 袋内壁上皮变性、变薄,并有溃疡。上皮下方毛细血管增生、充血。探痛是由于袋壁有溃疡
6. 有时袋内溢脓	6. 袋内壁有化脓性炎症

2. 根面壁　根面壁是指暴露于牙周袋内的牙根面。牙周炎患牙的根面均有牙石沉积,其上覆有龈下菌斑。牙石附着的根面牙骨质结构、性质也发生了变化。

(1)结构改变:由于菌斑内细菌产酸及蛋白溶解酶使 Sharpey 纤维破坏、牙骨质脱矿、软化,易发生根面龋。龈下刮治时,软化的牙骨质易被刮除,而引起根面敏感。严重时,坏死的牙骨质可以从牙根表面剥脱,使根面凹凸不平。当牙龈退缩、牙根暴露于口腔时,脱矿的牙根面也可发生再矿化。

(2)化学改变:牙周袋内根面的牙骨质脱矿,钙、磷含量降低,而暴露于口腔中的牙根面则钙、磷、镁、氟等均可增多。

(3)细胞毒性改变:细菌及内毒素均可进入牙骨质内并可深达牙骨质牙本质界。

3. 袋内容物　牙周袋内容物复杂,有菌斑、软垢、龈沟液、渗出物、食物碎渣、唾液黏蛋白、脱落上皮和白细胞等,白细胞坏死分解后可形成脓液。袋壁软组织受根面龈下牙石的刺激,引起袋内出血。牙周袋内容物具有较大的毒性。

(二)牙周袋的类型

1. 根据牙周袋的形态以及袋底与牙槽骨嵴顶的位置关系,可分为 2 类。

(1)骨上袋:是指牙周袋底位于釉牙骨质界的根方、牙槽骨嵴顶的冠方的牙周袋,牙槽骨一般呈水平型吸收。

(2)骨下袋:是指牙周袋底位于牙槽骨嵴顶的根方,牙槽骨一般呈垂直型或角形吸收。

骨下袋根据骨质破坏后剩余的骨壁数目,可分为下列几种。

①一壁骨袋。牙槽骨破坏严重,仅存一侧骨壁。这种袋常见于邻面骨间隔区,因该处的颊、舌侧和患牙的邻面骨壁均被破坏,仅有邻牙一侧的骨壁残留。一壁骨袋若发生在颊、舌侧,则仅剩颊或舌侧的 1 个骨壁。

②二壁骨袋。即骨袋仅剩留 2 个骨壁。最多见于相邻两牙的骨间隔破坏而仅剩颊、舌 2 个骨壁。此外亦可有颊邻骨壁或舌邻骨壁。

③三壁骨袋。袋的 1 个壁是牙根面,其他 3 个壁均为骨质,即邻、颊、舌侧皆有骨壁。这种三壁骨袋还常见于最后 1 个磨牙的远中面,由于该处牙槽

骨宽而厚,较易形成三壁骨袋。

④四壁骨袋。牙根四周均为垂直吸收所形成的骨下袋,颊、舌、近中、远中四面似乎均有骨壁,牙根"孤立地"位于骨下袋中央,而骨壁与牙根不相贴合。因此虽称四壁袋,实质上相当于 4 面均为一壁袋,治疗效果很差。

⑤混合壁袋。垂直吸收各个骨壁的高度不同。在牙周手术中,常可见骨下袋在近根尖部分的骨壁数目多于近冠端的骨壁数。例如,颊侧骨板吸收较多,则可在根方为颊、舌、远中的三壁袋,而在冠端则仅有舌、邻的二壁袋,称为混合壁袋。

2. 也可根据累及牙面的情况将牙周袋分为 3 种类型。

(1)简单袋:只累及 1 个牙面。

(2)复合袋:累及 2 个及 2 个以上的牙面。

(3)复杂袋:袋底与袋口不在同一个牙面,是一种螺旋形袋,涉及 1 个以上的牙面或根分叉区。

三、牙槽骨吸收

牙槽骨吸收也是牙周炎的一个重要的病理变化。牙槽骨的吸收,造成牙的支持组织丧失,牙逐渐松动、移位,最终脱落。牙槽骨是人体骨骼系统中代谢和改建最为活跃的部分。正常情况下,牙槽骨的吸收与新生是平衡的,故牙槽骨高度保持不变。当牙槽骨的吸收增加,或骨新生减少,或两者并存时,即发生骨丧失(bone loss),使牙槽骨高度或密度降低。

(一)牙槽骨吸收的机制

菌斑细菌产生的内毒素脂多糖和其他产物释放到龈沟,刺激组织内的免疫细胞释放炎症介质和细胞因子,如 IL-1、IL-6 及 PGE_2 等,使破骨细胞形成增加,造成牙槽骨吸收。

(二)牙槽骨吸收的病理

牙槽骨的吸收主要由炎症和咬合创伤所致。炎症和创伤可单独作用或共同作用于牙槽骨。

1. 炎症　牙周炎时造成牙槽骨破坏的最主要原因是长期的慢性炎症。当牙龈中的慢性炎症向深部牙周组织扩展到达牙槽骨附近时,骨表面和骨髓腔内分化出破骨细胞和单核吞噬细胞,造成骨吸收,使骨小梁变细,骨髓腔增大。破骨细胞主要去除骨的矿物部分,单核细胞在降解有机基质方面起作用。

在病变较缓和处,可有骨的修复性再生。在被吸收的骨小梁的另一侧,也可见到有类骨质及新骨

的沉积。牙周炎过程中,骨吸收和修复性再生常在不同时期、不同部位出现。新骨的形成可缓解牙槽骨的丧失速度,也是牙周治疗后骨质修复的生物学基础。

2. 创伤　牙周炎时,常伴有咬合创伤。受压迫侧的牙槽骨发生吸收;受牵引侧则发生骨质新生。一般认为创伤常引起牙槽骨的垂直型吸收,形成骨下袋;而炎症则多引起水平吸收。也有学者认为垂直型和水平型骨吸收都可以由菌斑引起的炎症所致。

(三)牙槽骨破坏的形式

牙周炎时牙槽骨的破坏方式可表现为如下几种形式。

1. 水平型吸收(horizontal resorption)　是指牙槽骨由骨嵴顶方向向根尖方向水平向吸收,是牙槽骨最常见的吸收方式。牙槽间隔、唇颊侧或舌侧的嵴顶边缘骨质吸收,使牙槽嵴高度降低,形成骨上袋。

2. 垂直型吸收(vertical resorption)　也称角形吸收(angular resorption),是指牙槽骨发生垂直方向或斜行的吸收,与牙根面之间形成一定角度的骨缺损,牙槽嵴的高度降低不多(除非伴有水平吸收),而牙根周围的骨吸收较多。垂直骨吸收大多形成骨下袋,即牙周袋底位于骨嵴顶的根方。

3. 凹坑状吸收(osseous crater)　是指牙槽间隔的骨嵴顶吸收,其中央与龈谷相应的部分破坏迅速,而颊舌侧骨壁仍保留,形成弹坑状或火山口状缺损。凹坑状骨吸收形成的机制可能是由于邻面的龈谷区菌斑易于堆积、骨组织防御力薄弱,龈谷根方的牙槽骨易发生吸收。此外,相邻两牙间的食物嵌塞或不良充填体等也是凹坑状吸收的可能原因。

4. 其他形式的骨变化　由于各部位牙槽骨吸收不均匀,使原来整齐而呈薄刃状的骨缘参差不齐。正常情况下牙间骨隔较高,而颊舌面骨嵴较低,呈波浪形。当牙间骨隔破坏而下凹,而颊舌面骨嵴未吸收时,使骨嵴呈现反波浪形的缺损。

由于外生骨疣或扶壁骨形成、适应性修复等而使唇、颊面的骨增生等。

(四)牙槽骨吸收的临床表现

牙槽骨吸收的方式和程度,通常可以用 X 线片来观察,但 X 线片主要显示牙近远中的骨质情况,而颊舌侧骨板因牙与骨组织重叠而显示不清晰。也可通过牙科锥形束 CT 来观察牙槽骨的吸收情

况,但目前尚不普及。牙周炎的骨吸收最初在 X 线片上表现为牙槽嵴顶的骨硬板消失,或骨嵴顶模糊呈虫蚀状。骨嵴顶的少量吸收使前牙的牙槽间隔由尖变平或凹陷,在后牙则使嵴顶由宽平变凹陷,随后牙槽骨高度降低。有学者报道牙槽骨量减少30％以上时,才能在 X 线片上看到高度的降低。正常情况下,牙槽骨嵴顶到釉牙骨质界的距离为 1～2 mm,若超过 2 mm 则可视为有牙槽骨吸收。牙槽骨吸收的程度一般按吸收区占牙根长度的比例来描述。如吸收为根长的 1/3、1/2、2/3 等。邻面的垂直吸收在 X 线片上很容易发现,大多数垂直吸收都形成骨下袋,但在 X 线片上难以确定是几壁骨袋,只有在手术翻开牙龈后才能确定。凹坑状吸收也难以在 X 线片上显示。

四、牙松动和移位

(一)牙松动

正常状态下牙有一定的生理动度,主要是水平方向,也有极微小的轴向动度,均不超过 0.02 mm,临床上不易觉察。牙周病变时,牙松动超过生理范围,这是牙周炎的主要临床表现之一。引起牙松动(tooth mobility)的原因如下。

1. **牙槽骨的吸收** 牙槽骨的吸收使牙周支持组织减少,是牙松动最主要的原因。由于牙周炎病程进展缓慢,早期牙并不松动。一般在牙槽骨吸收达根长的 1/2 以上时,特别是牙各个面的牙槽骨均有吸收时,临床冠根比例失调,牙松动度逐渐增大。单根牙比多根牙容易松动,牙根短小或呈锥形者比粗而长的牙容易松动。

2. **𬌗创伤** 咬合创伤可使牙槽骨发生垂直吸收,牙周膜间隙呈楔形增宽,牙松动,但单纯的创伤不会引起牙周袋的形成。过大的𬌗力消除后,牙槽骨可以自行修复,牙动度恢复正常。当患有牙周炎的牙同时伴有𬌗创伤时,牙的动度明显增加。临床上若见到牙槽骨吸收不严重而牙周膜增宽,且牙较明显地松动时,应考虑创伤存在的可能性。常见者

如夜磨牙、紧咬牙、早接触及牙尖干扰、过高的修复体及正畸加力过大等。外伤也可使牙松动。

3. **牙周膜的急性炎症** 急性根尖周炎或牙周脓肿等可使牙明显松动,这是由于牙周膜充血水肿及渗出所致。急性炎症消退后牙可恢复稳固。

4. **牙周翻瓣手术后** 由于手术的创伤及部分骨质的去除,组织水肿,牙有暂时性动度增加。一般在术后数周牙即能逐渐恢复稳固。

5. **女性激素水平变化** 妊娠期、月经期及长期口服激素类避孕药的女性可有牙动度增加。

其他如生理性(乳牙替换)或病理性牙根吸收(如囊肿或肿瘤压迫等)也可使牙松动。

牙的松动度的检查方法及判断标准见第 9 章。

(二)牙的病理性移位

引起牙病理性移位(migration)的主要因素有以下两点。

1. **牙周支持组织的破坏** 牙在牙弓中的正常位置有赖于健康的牙周支持组织及其足够的高度。当牙周炎使牙槽骨吸收,支持组织减少后,与该牙所受到的力之间失去平衡,即发生了继发性创伤,使牙向受力的方向发生移位。牙周肉芽组织也会使患牙向𬌗方挺出或移位。有些牙周炎患牙在经过治疗消除牙周袋后,可以自行复位。

2. **𬌗力的改变** 施加于牙上的各种力的改变。正常的接触区、良好的牙形态及牙尖斜度、牙列的完整性、唇颊舌肌力的平衡等都是保持牙正常位置的重要因素。若有上述因素的异常,可对牙周组织产生侧向的异常力,使牙齿发生移位。邻牙缺失后长期得不到修复也会使牙向缺牙间隙倾斜,以及对颌的牙伸长。这些都可导致食物嵌塞、龋齿和牙周炎等。

病理性移位好发生于前牙,也可发生于后牙。一般向𬌗力方向移位较多见,常伴有牙扭转。侵袭性牙周炎患者常在患病早期即可发生上、下前牙的唇向移位,出现较大的牙间隙,称为扇形移位。

(吴亚菲)

第二节 牙 龈 病

牙龈病是指一组发生于牙龈组织的病变,包括牙龈组织的炎症及全身疾病在牙龈的表现。牙龈病一般不侵犯深层牙周组织。1999 年新的分类法将牙龈病分为菌斑引起的牙龈病(如慢性龈炎、青春期龈炎、妊娠期龈炎、药物性牙龈病等)和非菌斑引起的牙龈病(如病毒、真菌等引起的牙龈病、系统疾病在牙龈的表现及遗传性疾病等)。

一、慢性龈炎

慢性龈炎（chronic gingivitis），也称龈缘炎或单纯性龈炎，是菌斑性牙龈病中最常见的疾病，在1999年的新分类法中，它属于"仅与牙菌斑有关的牙龈炎"。牙龈的炎症主要局限于游离龈和龈乳头，是最常见的牙龈病。慢性龈炎的患病率高，涉及的人群广，世界各地区、各种族、各年龄段的人都可以发生，几乎每个人在其一生中的某个时间段都可发生不同程度和不同范围的慢性龈炎。

【流行情况】

慢性龈炎是一种极为普遍的牙龈疾病。国内外调查资料显示，人群中慢性龈炎的患病率为60%～90%。根据我国1982－1984年的调查结果，中、小学生牙龈炎的患病率为66.98%，其中15岁年龄组为80.46%。美国的一份调查资料显示：13－17岁年龄组的人群中，牙龈出血的比例高达63%，随着年龄增长，此比例逐渐下降。至35－44岁年龄组达最低。而35岁以后，牙周炎的发病率及总体牙周病变的严重程度随年龄增长逐渐增高。在发达国家，随着人们口腔卫生保健措施的实施和口腔卫生习惯的改善，牙龈炎的患病率呈缓慢下降趋势。

【病因】

牙菌斑是慢性牙龈炎的始动因子，牙石、食物嵌塞、不良修复体、牙错位拥挤、口呼吸等因素均可促进菌斑的积聚，引发或加重牙龈的炎症。

牙龈炎时，龈缘附近一般有较多的菌斑堆积，菌斑中细菌的量也较牙周健康时为多，种类也较复杂，此时菌斑中球菌的比例较牙周健康者下降，而革兰阴性菌明显增多，产黑色素类杆菌、梭形杆菌和螺旋体比例增高，虽然仍低于深牙周袋中此类细菌的比例，但较之于牙周健康时菌斑中此类细菌的比例已明显增高。

【临床表现】

慢性龈炎时牙龈的炎症一般局限于游离龈和龈乳头，严重时也可波及附着龈。牙龈的炎症一般以前牙区为主，尤其以下前牙区最为显著。部分患者以牙龈组织的炎性肿胀为主要表现，同时伴有细胞和胶原纤维的增生，在过去曾被称之为"增生性龈炎"（hyperplastic gingivitis）。

1. 自觉症状　慢性龈炎的患者就诊时常诉说在刷牙或咬硬物时牙龈出血，偶尔也有以自发性出血为主诉的慢性牙龈炎的患者。有些患者可感到牙龈局部痒、胀、不适，有口臭等症状。近年来，随着人们对口腔健康关注度的增加，口腔异味（口臭）也是患者就诊的重要原因和常见的主诉症状。

2. 牙龈色泽　正常牙龈呈粉红色。患慢性龈炎时，游离龈和龈乳头变为鲜红或暗红色，这是由于牙龈结缔组织内血管增生、充血所致。炎性水肿明显的患者，牙龈表面光亮，尤以龈乳头处明显。病变较重时，炎症充血范围可波及附着龈。

3. 牙龈外形　正常牙龈的龈缘菲薄呈扇贝状紧贴于牙颈部，龈乳头充满牙间隙，附着龈有点彩，点彩的多少或明显与否因人而异。慢性龈炎的患者，由于组织水肿，龈缘变厚，不再紧贴牙面，龈乳头变圆钝肥大，有时可呈球状增生，甚至可覆盖部分牙面。附着龈水肿时，点彩也可消失，表面光滑发亮。少数患者的牙龈炎症严重时，可出现龈缘糜烂或有肉芽增生。

4. 牙龈质地　正常牙龈的质地致密而坚韧。附着龈处的上皮下方具有丰富的胶原纤维，使其牢固地附着于牙槽骨表面。牙龈炎的患者，由于结缔组织水肿和胶原的破坏，牙龈可变得松软脆弱，缺乏弹性。但当炎症较轻且局限于龈沟壁一侧时，牙龈表面仍可保持一定的致密度，点彩仍可存在。当牙龈以增生性表现为主时，龈乳头和龈缘呈坚韧的实质性肥大，质地较硬而有弹性。

5. 龈沟深度　健康的龈沟探诊深度一般不超过3 mm，牙龈有炎症时，由于组织的水肿或增生，龈沟的探诊深度可达3 mm以上，此时结合上皮虽可有向根方或侧方的增殖，但上皮附着（龈沟底）的位置仍在釉牙骨质界处，也就是说此时尚无附着丧失，也无牙槽骨吸收，即使此时探诊深度可能>3 mm，形成的也是假性牙周袋。是否有附着丧失是区别牙龈炎和牙周炎的关键指征。1999年国际牙周病新分类标准中提出，有些牙周炎患者经过彻底的治疗后，炎症消退、牙龈退缩、牙周支持组织的高度降低，此时若发生由菌斑引起的龈缘的炎症，但不发生进一步的附着丧失，此种情况亦可诊断为慢性龈炎，其治疗原则及转归与单纯的慢性龈炎一样。但通常我们所说的牙龈炎应是指发生在没有附着丧失的牙龈组织的慢性炎症。

6. 龈沟探诊出血　健康的牙龈在刷牙或轻探龈沟时均不会出血。患龈炎时，用钝头探针轻探龈沟即可引起出血，即探诊后出血（bleeding on probing，BOP）。在龈炎的早期或患牙的炎症主要局限于龈沟内壁上皮一侧时，牙龈表面炎症不明显，但探诊后仍有出血。故探诊出血能较早地发现牙龈炎症,早期诊断。

7. 龈沟液量增多 健康牙龈有极少量的龈沟液,牙龈有炎症时,龈沟液量增多。有些患者还可出现龈沟溢脓现象,这是由于龈袋内壁的化脓性炎症所致。龈沟液量的增加可作为判断牙龈炎症的一个客观指标。

【诊断与鉴别诊断】

1. 诊断 根据上述主要临床表现,龈缘附近牙面有明显的菌斑、牙石堆积,以及存在其他菌斑滞留因素等,即可诊断。

2. 鉴别诊断

(1)与早期牙周炎鉴别:对长时间的较重的慢性龈炎患者,应仔细检查有无附着丧失和牙槽骨的吸收,必要时可摄 X 线片以确定诊断。部分长期存在的龈炎可发展成为牙周炎,区别早期牙周炎与牙龈炎的关键在于是否出现了附着丧失和牙槽骨的吸收。

(2)血液病引起的牙龈出血:白血病、血友病、再生障碍性贫血等血液系统疾病,均可引起牙龈出血。对以牙龈出血为主诉且有牙龈炎症的患者,应注意与上述血液系统疾病相鉴别。鉴别诊断并不困难,需进行相关的血液学检查。

(3)坏死性溃疡性龈炎:坏死性溃疡性龈炎除了具有牙龈自发性出血的临床表现外,还有其特征性的损害——龈乳头和龈缘的坏死,该病患者的疼痛症状也较明显(详见本节四)。

(4)HIV 相关性龈炎(HIV-G):这是 HIV 感染者较早出现的相关症状之一。临床可见,游离龈缘呈明显的火红色线状充血带,称作牙龈线形红斑(linear gingival erythema,LGE),附着龈可有点状红斑,患者自述有刷牙后出血或自发性出血。在去除局部刺激因素后,牙龈的充血仍不消退。目前认为 LGE 与白色念珠菌感染有关。艾滋病患者的口腔内还可出现毛状白斑、卡波西肉瘤等,通过血清学检测可以确诊。

(5)以牙龈增生为主要表现的慢性龈炎患者,尚需与以下疾病相鉴别:①药物性牙龈增生(详见本节二);②牙龈纤维瘤病(详见本节二);③白血病引起的牙龈肥大(详见本节二);④浆细胞性龈炎(plasma cell gingivitis),又名牙龈浆细胞增多症(gingival plasmacytosis)或浆细胞性肉芽肿(plasma cell granuloma)。

【治疗原则】

1. 去除病因 慢性龈炎是最常见的牙龈病,病因明确且无深层牙周组织的破坏,通过洁治术彻底清除菌斑、牙石,消除造成菌斑滞留和局部刺激的因素,1 周左右,牙龈的炎症即可消退,结缔组织中胶原纤维新生,牙龈的色、形、质可完全恢复正常。对于牙龈炎症较重的患者,可配合局部药物治疗。常用的局部药物有 1% 过氧化氢(双氧水)、0.12%~0.2% 氯己定(洗必泰)及碘制剂。对于不伴有全身疾病的慢性龈炎患者,不应全身使用抗菌药物。

2. 手术治疗 大多数慢性龈炎的患者,在去除病因后炎症消退,牙龈形态恢复正常;对于少数牙龈纤维增生明显,炎症消退后牙龈形态仍不能恢复正常的患者,可进行手术治疗,以恢复牙龈的生理外形。

3. 防止复发 慢性龈炎治疗并不难,疗效也较理想,重要的是要防止疾病的复发。积极开展椅旁口腔卫生宣教工作,指导并教会患者控制菌斑的方法,持之以恒地保持良好的口腔卫生状况,并定期(每 6~12 个月 1 次)进行复查和维护,才能保持疗效,防止复发。

【预后及预防】

1. 预后 慢性龈炎的病变局限于牙龈,无深部牙周组织的破坏,在去除局部刺激因素后,牙龈的炎症约在 1 周后消退,破坏了的胶原纤维可新生,牙龈的色、形、质及功能均能完全恢复正常,因此慢性龈炎是一种可复性病变,预后良好。但如果患者不能有效地控制菌斑和定期复查,导致菌斑再次大量堆积,牙龈炎是很容易复发的。

2. 预防 慢性龈炎的预防,最关键的是要坚持做好菌斑控制工作。口腔医务工作者有责任开展广泛的口腔卫生宣教工作,推广正确的刷牙方法和正确使用牙线、牙签的方法,有效地预防牙龈炎。WHO 曾提出牙周疾病的三级预防,对慢性龈炎的预防属于一级预防,提高对牙龈炎的预防效率,也有助于牙周炎的预防。

二、受全身因素影响的牙龈病

(一)青春期龈炎

1999 年全美牙周病学会将菌斑引起的牙龈病分为"仅与菌斑有关的"(gingivitis associated with dental plaque only)和"受全身因素影响的牙龈病"(gingival diseases modified by systematic factors)两大类。

青春期龈炎(puberty gingivitis,或 puberty-associated gingivitis)是受内分泌影响的牙龈炎之一。男女均可患病,但女性患者稍多于男性。

【病因】

1. 局部因素 菌斑仍是青春期龈炎的主要病因。这一年龄段的人群,由于乳恒牙的更替、牙排列不齐、口呼吸及戴矫治器等,造成牙不易清洁,加之该年龄段患者尚未养成或不易保持良好的口腔卫生习惯,正畸治疗过程中易造成菌斑的滞留,引起牙龈炎症,而牙石一般较少。

2. 全身因素 体内性激素水平的变化是青春期龈炎发生的全身因素。牙龈是性激素的靶组织,由于内分泌的改变,牙龈组织对菌斑等局部刺激物的反应性增强,产生较明显的炎症反应,或使原有的慢性龈炎加重。

【临床表现】

本病患者常以刷牙或咬硬物时出血或口臭等为主诉症状。病变好发于前牙的唇侧,其牙龈乳头和龈缘均可有明显炎症表现,舌侧牙龈较少发生。唇侧牙龈肿胀较明显,龈乳头可呈球状突起,颜色暗红或鲜红,光亮,质地软,探诊出血明显。可有龈袋形成,但附着水平无变化,亦无牙槽骨吸收。

【诊断】

患者处于青春期,且牙龈的炎症反应超过了局部刺激物所能引起的程度,即牙龈组织的炎症反应较强。据此,诊断并不困难。

【治疗原则及预防】

青春期龈炎反映了性激素的改变增强了牙龈的炎症反应,青春期过后,牙龈炎症可有部分减轻,但原有的龈炎不会自然消退,究其原因,仍是牙菌斑所致,因此去除局部刺激因素仍是青春期龈炎治疗的关键。龈上洁治术去除菌斑、牙石,必要时可配合局部的药物治疗,如龈袋冲洗、局部上药及含漱等。多数患者经龈上洁治后可痊愈。对于个别病程长且牙龈过度肥大增生的患者,必要时可采用牙龈切除术。指导患者正确刷牙和控制菌斑的方法,养成良好的口腔卫生习惯,以防止复发。对于准备进行正畸治疗的青少年,应先治愈原有的牙龈炎,并教会他们正确的控制菌斑的方法。在正畸治疗过程中,应定期做牙周检查和预防性的洁治。正畸矫治器的设计和制作应有利于菌斑控制,避免造成对牙周组织的刺激和损伤。

(二)妊娠期龈炎

妊娠期龈炎(pregnancy gingivitis,或 pregnancy-associated gingivitis)指妇女在妊娠期间,由于性激素水平的升高,使原有的慢性牙龈炎症加重,牙龈肿胀或形成龈瘤样的改变,分娩后病损可自行减轻或消退。妊娠期龈炎的发生率不一,现有资料显示为 30%～100%。

【病因】

1. 局部因素 牙菌斑微生物仍然是妊娠期龈炎的直接病因。妊娠期的妇女由于身心的不适应,可能会疏于口腔卫生维护,致使牙菌斑、牙石在龈缘附近堆积,易引发牙龈炎症。

2. 全身因素 妊娠不是引起牙龈炎的直接原因,如果没有牙菌斑的存在,妊娠并不会引起牙龈的炎症。妊娠期龈炎的发生,是由于妊娠时性激素水平的改变,牙龈对局部刺激的反应增强,使原有的牙龈慢性炎症加重或改变了特性。牙龈是女性激素的靶组织,妊娠时血液中的女性激素特别是孕酮水平增高,在妊娠 6 个月以后血液中的黄体酮水平可达平时的 10 倍,高水平性激素使牙龈毛细血管扩张充血,通透性增加,炎症细胞和液体渗出增加,加重了牙龈炎症反应。妊娠期龈炎患者的龈下菌斑中细菌的组成也发生了变化,中间普氏菌(Prevotella intermedia)明显增多而成为龈下优势菌,该菌的数量、比例及妊娠期龈炎的临床症状随妊娠月份及血中孕酮水平的变化而变化;分娩后,中间普氏菌的数量降至妊娠前水平,临床症状也随之减轻或消失。有学者认为孕酮在牙龈局部的增多,为中间普氏菌的生长提供了丰富的营养物质。

【病理】

组织学上多表现为非特异性的、多血管的、大量炎细胞浸润的炎症性肉芽组织。牙龈上皮增生、上皮钉突伸长,表面可有溃疡,基底细胞有细胞内和细胞间水肿,结缔组织内有大量散在分布的新生毛细血管,扩张充血,血管周围的纤维间质水肿,有慢性炎症细胞浸润。有的牙龈乳头可呈瘤样生长,称妊娠期龈瘤,实际并非真性肿瘤,而是发生在妊娠期的炎性血管性肉芽肿。病理特征为明显的毛细血管增生,其程度超过了一般情况下牙龈对慢性刺激的反应,致使牙龈乳头炎性过长而呈瘤样表现。

【临床表现】

患者常表现为龈缘和牙龈乳头的炎症,也可表现为 1 个或多个牙龈乳头瘤样肥大。妊娠期龈炎患者一般在妊娠前即有不同程度的慢性龈炎,从妊娠 2～3 个月后症状逐渐明显,8 个月时达到高峰,临床表现与血中孕酮水平的升高相关联。分娩后约2个月时,龈炎可减轻至妊娠前水平。

患者就诊时常诉说在吮吸或进食时牙龈出血,妊娠期龈炎可发生于个别牙龈或全口的牙龈,以前牙区为重。龈缘和龈乳头呈鲜红或暗红色,松软而光亮或呈现显著的炎性肿胀、肥大,有龈袋形成,轻触之即易出血。一般无疼痛,严重时龈缘可有溃疡和假膜形成,此时可有轻度疼痛。

妊娠期龈瘤发生于单个牙的牙龈乳头,前牙尤其是下前牙唇侧龈乳头较多见,据报道在妊娠妇女中龈瘤的发生率为1.8%～5%,多发生于个别牙排列不齐的龈乳头。通常始发于妊娠第3个月,迅速增大,色泽鲜红光亮或暗紫,表面光滑,质地松软,极易出血。瘤体常呈扁圆形向近远中扩延,有的呈小的分叶状,有蒂或无蒂。一般直径不超过2cm,但严重的病例可因瘤体较大而妨碍进食或被咬破而出血感染。患者常因出血和妨碍进食而就诊。分娩后,妊娠期龈瘤能逐渐自行缩小,但必须去除局部刺激因素才能完全消失,有的患者还需手术切除。

【诊断】

育龄期妇女的牙龈出现鲜红色、高度水肿、肥大,且有明显出血倾向者,或有龈瘤样表征的患者,应询问其月经情况,了解是否妊娠。若已妊娠,便可诊断。文献报道有些长期服用激素类避孕药的妇女也有类似的临床表现。

【治疗原则】

治疗原则与慢性龈炎相似。但应注意,尽量避免全身用药物治疗,以免影响胎儿发育。

1. 去除一切局部刺激因素,如菌斑、牙石、不良修复体等。由于牙龈易出血和患者处于妊娠期,故操作时应特别仔细,动作要轻柔,尽量减少出血和疼痛。

2. 进行认真细致的口腔卫生教育,在去除局部刺激因素后,患者一定要认真地做好菌斑控制和必要的维护治疗,严格控制菌斑。

3. 对于较严重的患者,如牙龈炎症肥大明显、龈袋有溢脓时,可用1%过氧化氢液和生理盐水冲洗,也可使用刺激性小、不影响胎儿生长发育的含漱液,如1%过氧化氢液。

4. 手术治疗。经上述治疗后牙龈的炎症和肥大能明显减退或消失。对一些体积较大的妊娠期龈瘤,若已妨碍进食,则可在彻底清除局部刺激因素后考虑手术切除。手术时机应尽量选择在妊娠期的4～6个月,以免引起流产或早产。术中应避

免流血过多,术后应严格控制菌斑,以防复发。

【预防】

妊娠前及妊娠早期应及时治疗原有的慢性龈炎,整个妊娠期应严格控制菌斑,可有效减少妊娠期龈炎的发生。

(三)白血病的牙龈病损

白血病是一种恶性血液疾病,有人报道约有3.6%的白血病患者出现牙龈肿胀。发生牙龈肿大者,最常见的是急性单核细胞白血病和急性粒细胞白血病,也可见于急性淋巴细胞白血病。患者常因牙龈肿胀和出血而首先就诊于口腔科。有些白血病患者是在尚未出现其他全身明显的症状时,由口腔科医师首先发现的,这就需要口腔医务工作者能正确鉴别,早期诊断,避免误诊和漏诊。

【病因】

白血病患者末梢血中的幼稚血细胞,在牙龈组织内大量浸润,致使牙龈肿大,这是白血病的牙龈病损的原因,而并非牙龈结缔组织本身的增生。由于牙龈肿胀、出血,口内自洁作用差,使菌斑大量堆积,加重了牙龈的炎症。

【临床表现】

白血病的牙龈病损可波及牙龈乳头、龈缘和附着龈。主要表现为:①牙龈肿大,颜色暗红发绀或苍白,组织松软脆弱或中等硬度,表面光亮。牙龈肿胀常为全口性,且可覆盖部分牙面。由于牙龈肿胀、菌斑堆积,牙龈一般有明显的炎症。②由于牙龈中大量幼稚血细胞浸润积聚,可造成末梢血管栓塞,局部组织对感染的抵抗力降低,使龈缘处组织坏死、溃疡和假膜形成,状如坏死性溃疡性龈炎,严重者坏死范围广泛,有口臭。③牙龈有明显的出血倾向,龈缘常有渗血,且不易止住,牙龈和口腔黏膜上可见出血点或瘀斑。患者常因牙龈肿胀、出血不止或坏死疼痛而首先到口腔科就诊。及时检查血象有助于诊断。④严重的患者还可出现口腔黏膜的坏死或剧烈的牙痛(牙髓腔内有大量幼稚血细胞浸润引起)、发热、局部淋巴结增大、疲乏、贫血等症状。

【诊断】

根据上述临床表现,及时做血常规及血涂片检查,发现血细胞数目及形态的异常,便可做出初步诊断。

【治疗】

在已确诊为白血病时,牙周的治疗以非手术为主,切忌进行手术或活组织检查,以免发生出血不

止或感染、坏死。遇出血不止时,可采用局部压迫方法或药物止血。在无出血情况下,可用3%过氧化氢轻轻清洗坏死龈缘,然后敷以消炎药或碘制剂,用0.12%~0.2%氯己定溶液含漱有助于减少菌斑、消除炎症。对急性白血病患者一般不做洁治,若全身情况允许,必要时可进行简单的洁治术,但应特别注意动作轻柔,避免引起出血和组织创伤。对患者进行口腔卫生指导,加强口腔护理,防止菌斑堆积,减轻炎症。

(四)药物性牙龈增生

药物性牙龈肥大(drug-induced gingival hyperplasia)是指长期服用某些药物而引起牙龈的纤维性增生和体积增大。

【病因】

1. 长期服用钙通道阻滞药、免疫抑制药及抗癫痫药物苯妥英钠(大仑丁)等是本病发生的主要原因。但药物引起牙龈增生的真正机制尚不十分清楚。有研究表明服药者中仅有40%~50%发生牙龈增生,且年轻人多于老年人。一般认为牙龈增生的程度与性别、服药剂量、持续用药时间、血清和唾液中药物的浓度均无关系,但也有报道认为牙龈增生程度与服药剂量有关。体外研究表明:苯妥英钠可刺激成纤维细胞的有丝分裂,使蛋白合成增加,合成胶原的能力增强,同时细胞分泌的胶原溶解酶丧失活性,致使胶原的合成大于降解,结缔组织增生肿大。

其他药物如免疫抑制药环孢素(cyclosporine)和钙通道阻滞药如硝苯地平(心痛定,nifedipine)、维拉帕米、硫氮草酮等也可引起药物性牙龈增生。环孢素为免疫抑制药,常用于器官移植或某些自身免疫性疾病患者。据报道,服用此药者有30%~50%发生牙龈纤维性增生。硝苯地平为钙通道阻滞药,对高血压、冠心病患者具有扩张周围血管和冠状动脉的作用。如果钙通道阻滞药和免疫抑制药两药联合应用,会增加牙龈增生的发生率和严重程度。这两种药物引起牙龈增生的原因尚不十分清楚,有学者报道2种药物以不同的方式降低了胶原酶活性或者影响了胶原酶的合成,也有学者认为牙龈成纤维细胞可能是钙通道阻滞药的靶细胞,硝苯地平可改变其细胞膜上的钙离子流动而影响细胞的功能,使胶原的合成大于分解,从而使胶原聚集而引起牙龈增生。

2. 菌斑引起的牙龈炎症可能促进药物性牙龈增生的发生。长期服用苯妥英钠,可使原来已有炎症的牙龈发生纤维性增生。有研究表明牙龈增生的程度与原有的炎症程度和口腔卫生状况有明显关系。人类试验和动物实验也证实,若无明显的刺激物及牙龈的炎症,药物性牙龈增生可以减轻或避免。但也有学者报道增生可发生于无局部刺激物的牙龈。可以认为,局部刺激因素虽不是药物性牙龈增生的原发因素,但菌斑、牙石、食物嵌塞等引起的牙龈炎症能加速和加重药物性牙龈增生的发展。

【临床表现】

苯妥英钠所致的牙龈增生一般开始于服药后的1~6个月,增生起始于唇颊侧或舌腭侧龈乳头,呈小球状突起于牙龈表面。继之,增生的龈乳头继续增大而互相靠近或相连并向龈缘扩展,盖住部分牙面,严重时可波及附着龈,使牙龈的外形发生明显的变化。龈乳头可呈球状、结节状,增生的牙龈表面可呈桑椹状或分叶状,增生的牙龈基底与正常牙龈之间可有明显的沟状界线。牙龈增生严重者,甚至可覆盖大部或全部牙冠,严重妨碍进食,也影响美观和口腔卫生。增生的牙龈还可将牙挤压移位,这种情况多见于上前牙。药物性牙龈增生的牙龈组织一般呈淡粉红色,质地坚韧,略有弹性,一般不易出血。多数患者无自觉症状,无疼痛。由于牙龈增生肿大,使龈沟加深,形成假性牙周袋,加之牙龈失去正常生理外形,使菌斑易于堆积。因此,多数患者均合并有程度不同的牙龈炎症,此时的牙龈可呈深红或紫红色,质地较松软,牙龈边缘部分易于出血。

药物性牙龈增生只发生于有牙区,拔牙后,增生的牙龈组织可自行消退。

【诊断与鉴别诊断】

1. 诊断 根据牙龈实质性增生的特点及长期服用上述药物的历史,诊断本病并不困难,但应仔细询问全身病史。

2. 鉴别诊断

(1)遗传性牙龈纤维瘤病:此病无长期服药史但可有家族史,牙龈增生范围广泛,程度重。

(2)以牙龈增生为主要表现的慢性龈炎:一般炎症较明显,好发于前牙的唇侧和牙龈乳头,增生程度较轻,覆盖牙冠一般不超过1/3,有明显的局部刺激因素,无长期服药史。

【治疗】

1. 停止使用引起牙龈增生的药物,这是治疗药物性牙龈增生的最根本的方法。对那些病情不允许停药的患者,必须与相关的专科医师协商,考虑更换使用其他药物或与其他药物交替使用,以减轻不良反应。

2. 去除局部刺激因素:通过洁治、刮治以清除菌斑、牙石,并消除其他一切导致菌斑滞留的因素。一些症状较轻的病例,经上述处理后,牙龈增生可明显好转甚至痊愈。

3. 局部药物治疗:对于牙龈有明显炎症的患者,可用3%过氧化氢液冲洗龈袋,并在袋内置入抗菌消炎的药物,待炎症减轻后再做进一步的治疗。

4. 手术治疗:对于牙龈增生明显的患者,虽经上述治疗,增生的牙龈仍不能完全消退者,可采用手术治疗。手术应选择在全身病情稳定时进行。术后忽略口腔卫生,或不更换药物,复发难以避免。一般采用的手术为牙龈切除术和牙龈成形术。

5. 指导患者严格控制菌斑,以减轻服药期间的牙龈增生程度,减少和避免治疗后的复发。

【预防】

对于需长期服用钙通道阻滞药、苯妥英钠和环孢素等药物者,应在开始用药前进行口腔检查,消除一切可能引起牙龈炎症的刺激因素,并教会患者控制菌斑保持口腔卫生的方法。积极治疗原有的龈炎或牙周炎,能减少本病的发生。

(五)牙龈纤维瘤病

遗传性牙龈纤维瘤病(hereditary gingival fibromatosis)又名家族性(familial)或特发性(idiopathic)牙龈纤维瘤病,为牙龈组织的弥漫性纤维结缔组织增生,是一种较为罕见的疾病。

【病因】

本病病因至今不明,有的患者有家族史,可能为常染色体显性或隐性遗传,但也有的患者并无家族史。

【病理】

病理变化的特点是牙龈上皮的棘层增厚,上皮钉突明显增长,结缔组织体积增大,充满粗大的胶原纤维束和大量成纤维细胞,血管相对较少,炎症不明显,仅见于龈沟附近。

【临床表现】

本病可在幼儿时就发病,最早可发生在乳牙萌出后,一般开始于恒牙萌出之后,牙龈广泛地逐渐增生,可累及全口的牙龈缘、龈乳头和附着龈,甚至达膜龈联合处,多以上颌磨牙腭侧最为严重。增生的牙龈可覆盖部分或整个牙冠,以致妨碍咀嚼,牙常因增生的牙龈挤压而发生移位。增生牙龈的颜色正常,组织坚韧,表面光滑,有时也呈颗粒状或小

结节状,点彩明显,不易出血。由于牙龈的增厚,有时出现牙萌出困难。

【诊断和鉴别诊断】

1. 诊断 根据典型的临床表现,或有家族史,即可做出诊断。无家族史者并不能排除诊断本病。

2. 鉴别诊断

(1)药物性牙龈增生:该病有服药史而无家族史,牙龈增生主要累及龈缘和龈乳头,一般不波及附着龈,而遗传性牙龈纤维瘤病可同时波及龈乳头、游离龈及附着龈。药物性牙龈增生程度相对较轻,增生牙龈一般覆盖牙冠1/3左右,而牙龈纤维瘤病常覆盖牙冠的2/3以上。药物性牙龈增生者伴发慢性龈炎者较多,而牙龈纤维瘤病偶有轻度炎症。

(2)以增生为主要表现的慢性龈炎:该病主要侵犯前牙区的牙龈乳头和龈缘,增生程度相对比较轻,一般覆盖牙冠不超过1/3,多数伴有炎症,局部刺激因素明显,无长期服药史及家族史。

【治疗】

牙龈纤维瘤病的治疗以手术治疗为主。采用牙龈切除及成形术切除增生的牙龈并修整外形,以恢复牙龈的外观和生理功能。有人主张采用内斜切口结合牙龈切除术,可保留附着龈,并缩短愈合过程。本病手术后易复发,保持良好的口腔卫生可避免或延缓复发。本病为良性增生,复发后仍可再次手术治疗。

一部分本病患者在青春期后可缓解,故手术最好在青春期后进行。有学者报道在拔牙后,牙龈增生能逐渐消退,但由于患者年龄小,累及牙数多,故一般不主张拔牙。

三、牙 龈 瘤

牙龈瘤(epulis)是指发生在牙龈乳头部位的炎症反应性瘤样增生物。它来源于牙周膜及牙龈的结缔组织,因其无肿瘤的生物学特征和结构,故非真性肿瘤,但切除后易复发。

【病因】

1. 局部刺激因素 菌斑、牙石、食物嵌塞或不良修复体等的刺激而引起局部长期的慢性炎症,致使牙龈结缔组织形成增生物。

2. 内分泌改变 妊娠期妇女容易发生牙龈瘤,分娩后则缩小或停止生长。

【临床表现及病理】

该病常发生于中年女性,多发于唇、颊侧的牙

龈乳头处,舌、腭侧较少见,一般为单个牙发生。瘤体呈圆球形或椭圆形,大小不一,一般直径由几毫米至 1～2 cm,表面有时呈分叶状,可有蒂如息肉状,也可无蒂,基底宽。一般生长较慢。较大的肿块可被咬破而发生溃疡、出血或伴发感染。长时间存在的牙龈瘤还可以造成牙槽骨壁的破坏,X 线片可见骨质吸收、牙周膜间隙增宽的现象。可致牙松动、移位。

在组织病理学上,牙龈瘤通常可分为纤维型、肉芽肿型及血管型 3 类。

1. 纤维型牙龈瘤　纤维型牙龈瘤在组织学上表现为含有大量成束的胶原纤维和少量成纤维细胞,血管无明显充血或增生,炎症细胞不多。此型牙龈瘤的质地坚韧,色泽与正常牙龈无大差别,瘤体组织表面光滑,不易出血。临床上触之稍软者则镜下见胶原纤维略少,成纤维细胞较多。

纤维型牙龈瘤在组织学上还可见有成骨现象,有不规则排列的骨小梁,但无牙源性上皮结构,又称为外周性骨化性纤维瘤(peripheral ossifying fibroma)。这种纤维瘤被认为是牙周膜来源的一种反应性瘤样增生,并非真性肿瘤。

2. 肉芽肿型牙龈瘤　此型牙龈瘤在组织学上主要由肉芽组织所构成,有较多的炎症细胞,毛细血管增生、充血,纤维组织较少。临床上可以是有蒂的或扁平无蒂的。表面呈红色或暗红色,质地一般较软,触易出血。本型又被命名为化脓性肉芽肿。

3. 血管型牙龈瘤　含有丰富的血管,颇似血管瘤,损伤后极易出血。妊娠期龈瘤多属此型。

【诊断与鉴别诊断】

1. 诊断　根据上述临床表现,即可诊断。手术切除后的病理检查有助于确诊牙龈瘤的类型。

2. 鉴别诊断　本病应与发生于牙龈的恶性肿瘤相鉴别。若增生物表面呈菜花状溃疡,易出血,发生坏死,应与牙龈癌鉴别。瘤体切除后应做组织病理学检查以确诊。

【治疗】

牙龈瘤的主要治疗方法是手术切除。切除必须彻底,否则易复发。手术时,应在肿块基底部周围的正常组织上做切口,将瘤体组织连同骨膜完全切除,刮除相应部位的牙周膜,以防止复发。创面可用牙周塞治剂保护。复发后一般仍可按上述方法切除,若复发次数多,即使病变波及的牙无松动也应将牙拔除,防止再发。

四、急性坏死性溃疡性龈炎

急性坏死性溃疡性龈炎(acute necrotizing ulcerative gingivitis,ANUG)是指发生于龈缘和龈乳头的急性炎症和坏死。1898 年 Vincent 首次报道这种病例,故又称为 Vincent(文森)龈炎。在本病患者的病变部位发现大量的梭形杆菌和螺旋体,故本病又被称为"梭杆菌螺旋体性龈炎"。第一次世界大战期间,此病在前线的战士中流行,故又名"战壕口"。目前在经济发达的国家中,此病已很少见;在我国也已逐渐减少。

【病因】

1. 微生物的作用:19 世纪末,Plaut 和 Vincent 就提出本病是由梭形杆菌和螺旋体引起的特殊感染。此后的大量研究对于该两菌是否为 ANUG 的致病菌未有统一的结论。不少学者报道在 ANUG 病损处总能找到该两种菌。20 世纪 80 年代以后,发现中间普氏菌(Prevotella intermedia,Pi)也是 NUG 的优势菌。患者体内的抗螺旋体和抗中间普氏菌的特异抗体 IgG 和 IgM 也增高。服用甲硝唑等抗厌氧菌药物能显著减少螺旋体、梭形杆菌和中间普氏菌的数量,临床症状也消失。上述研究均支持这些细菌为主要致病菌。然而这些微生物也广泛存在于慢性牙龈炎和牙周炎患者的菌斑中,一般情况下并不发生 NUG。在健康人和动物口中接种上述微生物也不会形成本病。目前较普遍的看法是:NUG 是一种由多种微生物引起的机会性感染,同时有局部宿主组织抵抗力降低,才能使这些微生物的毒力造成 NUG 病损。

2. 业已存在的慢性龈炎或牙周炎是本病发生的重要条件。深牙周袋内或冠周炎的盲袋适合螺旋体和厌氧菌的繁殖,当存在某些局部组织的创伤或全身因素时,细菌大量繁殖,并侵入牙龈组织,发生 NUG。

3. 吸烟的影响:绝大多数急性坏死性溃疡性龈炎的患者有大量吸烟史。吸烟可能使牙龈小血管收缩,影响牙龈局部的血流。据报道吸烟者白细胞的趋化功能和吞噬功能均有减弱,IgG2 水平低于非吸烟者,还有报道吸烟的牙周炎患者其龈沟液中的 TNFα 和 PGE2 水平均高于非吸烟的患者。这些因素都会降低患者的全身和局部抵抗力,从而引发本病。

4. 心身因素:心身因素也与本病的发生密切相关。患者常诉说有精神紧张、睡眠不足、过度疲劳、工作繁忙等情况,甚至有的曾受到精神刺激。上述各种因素的作用下,牙龈的血液循环发生改变,使局部组织的抵抗力降低,同时全身免疫力也下降。精神压力又可能使患者疏忽口腔卫生、吸烟增多,从而引发本病。

5. 使机体免疫功能降低的某些因素:如严重营养不良的儿童,特别是维生素 C 缺乏,某些全身性消耗性疾病如恶性肿瘤、急性传染病、血液病、严重的消化功能紊乱等易诱发本病。艾滋病患者也常有类似本病的损害,须引起高度重视。

【病理】

坏死性溃疡性牙龈炎(NUG)的组织病理学表现为牙龈的非特异性急性坏死性炎症,病变由表及里可分为以下几区。

1. 坏死区　上皮坏死,病变表层的假膜由纤维素、坏死的白细胞和上皮细胞、细菌等构成,在坏死区与其下方可见大量梭形杆菌和螺旋体。附近的上皮有水肿、变性,细胞间有中性多形核白细胞浸润。

2. 坏死区下方的鲜红带状区　结缔组织中有大量血管增生并扩张充血,多形核白细胞密集浸润。

3. 慢性炎症浸润区　更下方的结缔组织内有慢性炎症细胞浸润,主要为浆细胞和单核细胞,表明本病是在原有的慢性龈炎的基础上发生的。此区可有螺旋体侵入。

【临床表现】

1. 好发人群　NUG 常发生于青壮年,以男性吸烟者多见。在不发达国家或贫困地区亦可发生于极度营养不良或患麻疹、黑热病等急性传染病的儿童。

2. 病程　本病起病急,病程较短,常为数天至 1～2 周。

3. 以龈乳头和龈缘的坏死为其特征性损害尤以下前牙多见,初起时龈乳头充血水肿,在个别牙龈乳头的顶端发生坏死性溃疡,上覆有灰白色假膜状的坏死物,去除坏死物后可见牙龈乳头的颊、舌侧尚存,而中央凹下如火山口状。早期轻型患者应仔细检查龈乳头的中央,以免漏诊。病变迅速沿牙龈边缘向邻牙扩展,使龈缘如虫蚀状,坏死区出现灰褐色假膜,易于擦去,去除坏死组织后,其下为出血创面。龈乳头被破坏后与龈缘成一直线,如刀切状。病损一般不波及附着龈。

4. 患处牙龈极易出血　患者常诉晨起时枕头上有血迹,口中有血腥味,甚至有自发性出血。

5. 疼痛明显　急性坏死性溃疡性龈炎的患者常诉有明显疼痛症状,或有牙撑开感或胀痛感。

6. 有典型的腐败性口臭　由于组织的坏死,患者常有特殊的腐败性恶臭。

7. 全身症状　轻症 NUG 患者一般无明显的全身症状,重症患者可有低热,疲乏等全身症状,部分患者颌下淋巴结可增大,有压痛。

急性期如未能及时治疗且患者抵抗力低时,坏死还可波及与牙龈病损相对应的唇、颊侧黏膜,而成为坏死性龈口炎(necrotizing gingivostomatitis)。在机体抵抗力极度低下者还可合并感染产气荚膜杆菌,使面颊部组织迅速坏死,甚至穿孔,称为"走马牙疳"(noma)。此时患者有全身中毒症状甚至导致死亡。目前,这种病例已少见。

NUG 若在急性期治疗不彻底或反复发作可转为慢性坏死性龈炎。其主要临床表现为牙龈乳头严重破坏,甚至消失,导致乳头处的牙龈高度低于龈缘高度,呈反波浪状(reversed architecture),牙龈乳头处颊舌侧牙龈分离,甚至可从牙面翻开,其下的牙面上有牙石和软垢,牙龈一般无坏死物。

NUG 患者若不及时治疗,或在某些免疫缺陷的患者,病损可延及深层牙周组织,引起牙槽骨吸收、牙周袋形成和牙松动,称为坏死性溃疡性牙周炎(necrotizing ulcerative periodontitis,NUP)。

【诊断和鉴别诊断】

1. 诊断　根据起病急、牙龈疼痛、自发性出血、有腐败性口臭及龈乳头和龈缘的坏死等临床特征,急性坏死性溃疡性龈炎的诊断并不困难。病变区的细菌学涂片检查有助于本病的诊断。慢性期的诊断主要根据反复发作的牙龈坏死、疼痛和出血、牙龈乳头消失、口臭等。

2. 鉴别诊断

(1)慢性龈炎:该病病程长,为慢性过程,无自发痛。虽可有牙龈乳头和龈缘的红肿,探之易出血和轻度口臭等,但一般无自发性出血,牙龈无坏死,无特殊的腐败性口臭。

(2)疱疹性龈(口)炎:为单纯疱疹病毒感染所致,好发于 6 岁以下儿童。起病急,开始有 1～2d 发热的前驱期。牙龈充血水肿波及全部牙龈而不局限于龈缘和龈乳头。典型的病变表现为牙龈和口腔黏膜发生成簇状小水疱,溃破后形成多个小溃疡或溃疡互相融合。假膜不易擦去,无组织坏死,无腐败性口臭。病损可波及唇和口周皮肤。

(3)急性白血病：该病的牙龈组织中有大量不成熟的血细胞浸润,使牙龈有较大范围的明显肿胀、疼痛,并伴有坏死。有自发性出血和口臭,全身有贫血和衰竭表现。血常规检查白细胞计数明显升高并有幼稚血细胞,这是该病诊断的重要依据。当梭形杆菌和螺旋体大量繁殖时,可在白血病的基础上伴发 NUG。

(4)艾滋病患者由于细胞免疫和体液免疫功能低下,常由各种细菌引起机会性感染,可合并 NUG 和 NUP,后者也大多见于艾滋病患者。

【治疗】

1. 去除局部坏死组织 急性期应首先去除牙龈乳头及龈缘的坏死组织,并初步去除大块的龈上牙石。

2. 局部使用氧化剂 1%～3%过氧化氢溶液局部擦拭、冲洗和反复含漱,有助于去除残余的坏死组织。当过氧化氢遇到组织和坏死物中的过氧化氢酶时,能释放出大量的新生态氧,能杀灭或抑制厌氧菌。

3. 全身药物治疗 全身给予维生素 C,蛋白质等支持疗法。重症患者可口服甲硝唑或替硝唑等抗厌氧菌药物 2～3d,有助于疾病的控制。

4. 及时进行口腔卫生指导 立即更换牙刷,保持口腔清洁,指导患者建立良好的口腔卫生习惯,以防复发。

5. 全身治疗 对全身性因素进行矫正和治疗。

6. 急性期过后的治疗 急性期过后,对原已存在的慢性牙龈炎或牙周炎应及时治疗,通过洁治和刮治术去除菌斑、牙石等一切局部刺激因素,对外形异常的牙龈组织,可通过牙龈成形术等进行矫正,以利于局部菌斑控制和防止复发。

(吴亚菲)

第三节 慢性牙周炎

本病为最常见的一类牙周炎,约占牙周炎患者的 95%。顾名思义,慢性牙周炎(chronic periodontitis,CP)的起病和发展是一个非常缓慢的过程。由于牙周炎都是由慢性牙龈炎发展而来的,患者往往不能明确说出它的起病时间,其早期症状也常常易被忽视。本病可发生于任何年龄,但大多数患者为成人(35 岁以上),随着年龄增长,患病率和疾病的严重程度也增加,这也可能是由于多年病情积累加重,1999 年以前称此类牙周炎为成人牙周炎。实际上慢性牙周炎也偶可发生于青少年和儿童,整个病情进展较平缓,因此学者们主张将其更名为慢性牙周炎。本病可累及不同数目的牙齿,进展程度可不同。本病若得不到治疗,病情会缓慢地加重,也可有一部分病例在某些条件下出现短期的快速破坏(活动期),病情迅速加重。

【临床表现】

本病起病缓慢,早期主要表现为牙龈的慢性炎症。患者可有刷牙或进食时的牙龈出血或口内异味,但一般无明显不适,不受重视。实际上此时已有牙周袋形成(探诊深度超过 3 mm),且能探到釉牙骨质界,即已有附着丧失,X 线片上可见牙槽嵴顶高度降低,有水平或垂直骨吸收。

牙龈的炎症可表现为鲜红或暗红色,在牙石堆积处有不同程度的炎性肿胀甚至增生,探诊易出血,甚至流脓。少数患者病程较长或曾经接受过不彻底的治疗,其牙龈可能相对致密,颜色较浅,但用探针探入袋内可引发出血,这是因为牙周袋内壁常有上皮溃疡和结缔组织的炎症。探诊时还能发现有附着丧失,因此即使探诊深度<3 mm,但根据附着丧失已能说明该牙已患有牙周炎。

牙周附着丧失和牙槽骨吸收发展到一定程度,在多根牙可累及根分叉区,并出现牙松动、病理性移位,甚至发生急性牙周脓肿等。

牙周炎一般同时侵犯口腔内多个牙,且有一定的对称性。各部位的牙齿患病概率和进展速度也不一致。磨牙和下前牙以及邻面因为菌斑牙石易堆积,较易发病,且病情较重。因此说牙周炎具有牙位特异性(tooth-specificity)和位点特异性(site-specificity)。

根据附着丧失和骨吸收波及的范围(患牙数,extent)可将慢性牙周炎分为局限型和广泛型。全口牙中有附着丧失和骨吸收的位点(site)数≤30%者为局限型,若>30%的位点受累,则为广泛型。也可根据牙周袋深度、结缔组织附着丧失和骨吸收的程度(severity)来分为轻、中、重度。上述指标中以附着丧失为重点,它与炎症的程度大多一致,但也可不一致。一般随病程延长、年龄增长而使病情累积、加重。

轻度：牙龈有炎症和探诊出血，牙周袋≤4 mm，附着丧失1～2 mm，X线片显示牙槽骨吸收不超过根长的1/3。可有或无口臭。

中度：牙周袋≤6 mm，附着丧失3～4 mm，X线片显示牙槽骨水平型或角型吸收超过根长的1/3，但不超过根长的1/2。牙齿可能有轻度松动，多根牙的根分叉区可能有轻度病变，牙龈有炎症和探诊出血，也可有脓。

重度：牙周袋>6 mm，附着丧失≥5 mm，X线片显示牙槽骨吸收超过根长的1/2甚至达根长的2/3，多根牙有根分叉病变，牙多有松动。炎症较明显或可发生牙周脓肿（图8-1）。

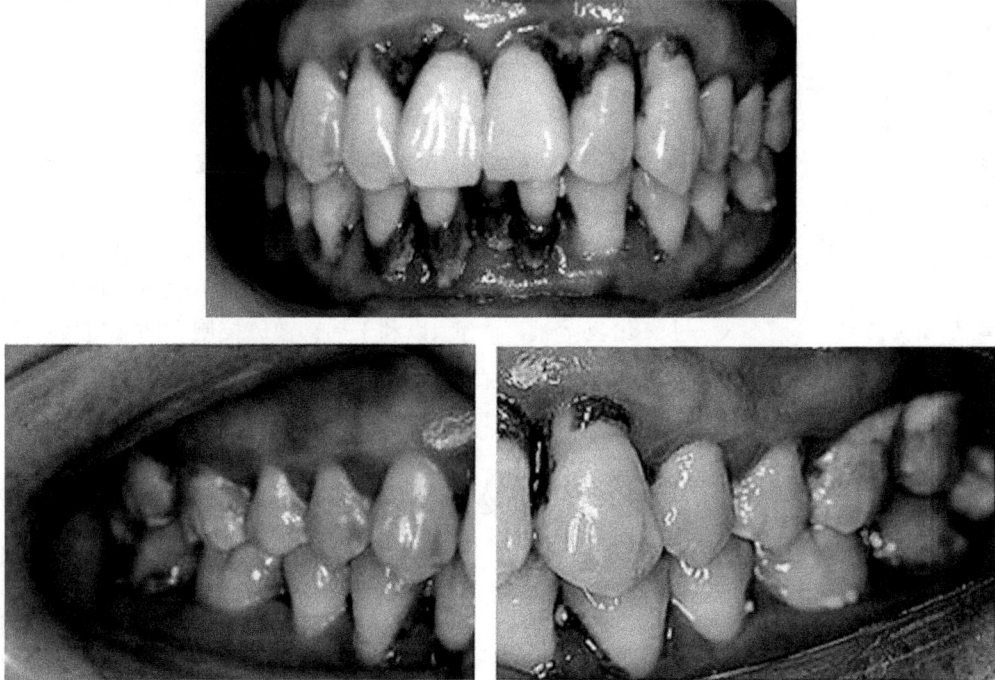

图8-1　重度慢性牙周炎（临床相）

慢性牙周炎患者除有上述主要特征（牙周袋形成、牙龈炎症、牙周附着丧失、牙槽骨吸收）外，晚期常可出现其他伴发病变和症状，如：①牙移位；②由于牙松动、移位和龈乳头退缩，造成食物嵌塞；③由于牙周支持组织减少，造成继发性𬌗创伤；④牙龈退缩使牙根暴露，对温度刺激敏感，甚至发生根面龋；⑤深牙周袋内脓液引流不畅时，或身体抵抗力降低时，可发生急性牙周脓肿；⑥深牙周袋接近根尖时，可引起逆行性牙髓炎；⑦牙周袋溢脓和牙间隙内食物嵌塞，可引起口臭。从我国人口的流行病学调查结果来看，轻、中度牙周炎普遍存在，而重度牙周炎则主要集中在少数人和少数牙，因此，早期诊断和早期治疗牙周炎就显得特别重要和有意义。

中度以上的牙周炎诊断并不困难，但早期牙周炎与牙龈炎的区别不甚明显，须通过仔细检查而及时诊断，以免贻误治疗（表8-2、表8-3）

表8-2　牙龈炎和早期牙周炎的区别

	牙龈炎	早期牙周炎
牙龈炎症	有	有
牙周袋	假性牙周袋	真性牙周袋
附着丧失	无*	有，能探到釉牙骨质界
牙槽骨吸收	无	嵴顶吸收，或硬骨板消失
治疗结果	病变可逆，组织恢复正常	炎症消退，病变静止，但已破坏的支持组织难以完全恢复正常

*1999年对牙龈炎的定义为：在一定条件下可以有附着丧失，详见第3章

表 8-3　慢性牙周炎的临床表征

- 牙周袋>3 mm,并有炎症,多有牙龈出血
- 邻面临床附着丧失>1 mm
- 牙周袋探诊后有出血
- 牙槽骨有水平型或垂直型吸收
- 晚期牙松动或移位
- 伴发病变
  - 根分叉病变
  - 牙周脓肿
  - 牙龈退缩、牙根敏感、根面龋
  - 食物嵌塞
  - 逆行性牙髓炎
  - 继发性咬合创伤
  - 口臭

【治疗原则】

在确诊为慢性牙周炎后,还应根据病情确定其全口和每个患牙的严重程度、目前是否为活动期等;还要通过问诊、仔细的口腔和全身检查以及必要的实验室检测手段等,尽量找出与牙周病或全身病有关的易感因素(predisposing factors),如吸烟、代谢综合征、不良生活习惯、解剖因素等,以利制订治疗计划和判断预后。

慢性牙周炎的治疗目标应是彻底清除菌斑、牙石等病原刺激物,消除牙龈的炎症,使牙周袋变浅和改善牙周附着水平,并争取适当的牙周组织再生,而且要使这些疗效能长期稳定地保持。针对近年来关于牙周炎可能成为某些全身疾病/状况的易感因素的观点,对可能的高危患者更应注重强化治疗,并把消除易感因素列入治疗计划中。牙周病的治疗追求的是长期的功能、舒适和美观,而不仅着眼于治疗期间能保留多少牙数。为达到上述目标,需要采取一系列按部就班的综合治疗。由于口腔内各个牙的患病程度、解剖条件、局部刺激因子的多少各异,因此须针对各个患牙的具体情况,制订适合于总体病情及个别牙的治疗计划。而且在治疗过程中,根据患者的反应及时对治疗计划进行调整和补充。

一、清除局部致病因素

1. 控制菌斑　菌斑在牙面上不断快速地形成着,在清洁过的牙面上数秒钟内即可有新的细菌黏附,若停止刷牙 8h 后细菌数即可达到 $10^3 \sim 10^4 /$ mm^2,24h 后可增加 100~1000 倍。因此不能单靠

医师的治疗,必须向患者仔细讲明菌斑的危害,如何发现和清除之,并使其充分理解坚持不懈地清除菌斑的重要性。此种健康教育应贯穿于治疗的全过程。患者每次就诊时,医师应检查和记录其菌斑控制的程度,并反馈给患者。尽量使有菌斑的牙面只占全部牙面的 20% 以下。

2. 彻底清除牙石,平整根面　牙周炎患者不论其类型、病情轻重、有无全身疾病和宿主背景,均需清除牙面的细菌生物膜和牙石,这是控制牙周感染的第一步治疗。实施了数百年的机械方法清除牙石和菌斑仍是目前最有效的基础治疗手段。

龈上牙石的清除称为洁治术,龈下牙石的清除称为龈下刮治术或深部刮治术,除了刮除龈下牙石外,还须将暴露在牙周袋内的含有内毒素的病变牙骨质刮除,使根面符合生物学要求,有利于牙周支持组织重新附着于根面,称为根面平整术(root planing)。近年来有些学者主张根面平整时不可过度刮削根面牙骨质,以免发生牙齿敏感。龈下刮治的主要目的是尽量清除微生物和搅乱菌斑生物膜,防止或延缓龈下菌斑的重新形成。

经过彻底的洁治、刮治和根面平整后,临床上可见牙龈的炎症和肿胀消退,出血和溢脓停止,牙周袋变浅、变紧,这是由于牙龈退缩以及袋壁结缔组织中胶原纤维的新生使牙龈变得致密,探针不再穿透结合上皮进入结缔组织内,也可能有新的结缔组织或长结合上皮附着于根面。洁治术和刮治术是牙周病的基础治疗,任何其他治疗手段只应作为基础治疗的补充手段。

3. 牙周袋及根面的局部药物治疗　大多数患者在根面平整后,组织能顺利愈合,不需抗菌药物处理。对一些炎症严重、肉芽组织增生的深牙周袋,在刮治后必要时可用复方碘液,它有较强的消炎、收敛作用,应注意避免烧灼邻近的黏膜。

有些慢性牙周炎患者对基础治疗反应不佳,或有个别深牙周袋及器械不易到达的解剖部位,刮治难以彻底,残留的炎症不易控制。近年来,牙周袋内局部放置抗菌药物取得较好的临床效果。尤其是采用缓释剂型,使药物能长时间释放到牙周袋内,消灭或减少袋内的致病菌。可选用的药物如甲硝唑、四环素及其同族药物如米诺环素(minocycline)、多西环素(强力霉素,doxycycline),以及氯己定等。但牙周袋内的药物治疗只能作为机械清除牙石的辅助治疗,一般只在龈下刮治后视需要才用药,抗菌药物绝不能取代除石治疗,因为只有刮

治方可最大限度地清除致病菌,并搅乱龈下生物膜的微生态,使药物得以接触微生物并杀灭之。

二、牙周手术

基础治疗后 6~8 周时,应复查疗效,若仍有 5 mm 以上的牙周袋,且探诊仍有出血,或有些部位的牙石难以彻底清除,则可视情况决定再次刮治或需行牙周手术。手术可在直视下彻底刮除根面或根分叉处的牙石及不健康的肉芽组织,还可修整牙龈和牙槽骨的外形、植骨或截除病情严重的患根等,通过手术改正牙周软硬组织的外形,形成一种有利于患者控制菌斑的生理外形。

近年来,通过牙周组织引导性再生手术能使病变区牙根面形成新的牙骨质、牙周膜和牙槽骨的正常附着。利用组织工程学原理,进行了大量研究来促进牙周组织的再生,使牙周炎的治疗达到了一个更高的层次。

三、建立平衡的𬌗关系

可通过松动牙的结扎固定、各种夹板、调𬌗等治疗使患牙消除继发性或原发性咬合创伤而减少动度,改善咀嚼功能。有些病例在治疗后数月时,X线片可见牙槽骨硬板致密。但夹板的设计和制作必须不妨碍菌斑控制。在有缺失牙需要修复的患者,可利用固定式或可摘式修复上的附加装置,使松动牙得到固定。有些患者还可通过正畸治疗矫正错𬌗或病理移位的牙,以建立合理的咬合关系。过去多数学者不太重视调𬌗在牙周炎的预防和治疗中的意义。近年来有学者报道表明基线时无咬合创伤或虽有咬合创伤但已经调𬌗治疗的牙周炎患者,其日后发生病情加重的概率仅为有创伤而未加调𬌗者的 60%。因此,在治疗计划中应注意对咬合创伤的干预。

四、全身治疗

大多数轻、中度慢性牙周炎患者对洁治和刮治有较好的反应,除非是重症患者,对常规治疗反应不佳,或出现急性症状,一般不需使用抗菌药物。但对一些炎症和整体病情较重的患者可以在龈上

洁治后,先全身给予抗菌药物,在炎症减轻的情况下,随即进行龈下刮治,这有利于较彻底地实施龈下刮治。对于一些有全身疾病的牙周炎患者,如重度心血管疾病、未控制的糖尿病等,在牙周治疗过程中也需要给予特殊处理,如在进行牙周全面检查和治疗(尤其是手术)前后需给予抗生素,以预防和控制全身和局部的感染,一般使用全身给药。同时应积极治疗并控制全身病,以利牙周组织愈合。

吸烟者对牙周治疗的反应较差,应劝患者戒烟。在戒烟的初期,牙龈的炎症可能有一过性的"加重",探诊后出血有所增加。这是由于烟草使小血管收缩、使牙龈角化加重的作用被消除的结果。经过戒烟和彻底的牙周治疗后,将出现良好的疗效。

五、拔除患牙

对于有深牙周袋、过于松动的严重患牙,如确已无保留价值者,应尽早拔除,这样可以:①消除微生物聚集部位;②有利于邻牙的彻底治疗;③避免牙槽骨的继续吸收,保留牙槽嵴的高度和宽度,以利义齿修复;④避免反复发作牙周脓肿;⑤避免因患牙松动而使患者只用另一侧咀嚼。有条件时,最好在第 1 阶段治疗结束、第 3 阶段永久修复之前,制作暂时性修复体,以达到改善咀嚼功能、松牙固定和美观的要求。

六、维护期的牙周支持疗法

大多数慢性牙周炎在经过恰当的治疗后,炎症消退,病情得到控制。但若不坚持维护期治疗,则很容易复发或加重。预防病情的复发有赖于患者持之以恒的日常菌斑控制,以及定期的复查、监测和必要的后续治疗。复查的间隔期可根据病情和患者控制菌斑的程度来裁定。复查内容包括口腔卫生情况、牙周袋探诊深度、牙龈炎症及探诊后出血、根分叉病变、牙槽骨情况、修复体情况等,并对残存的病情进行相应的、必要的治疗。定期的复查和维护期支持治疗是牙周治疗疗效能长期保持的关键条件之一,应在基础治疗一结束时,即进入维护期。

第四节　侵袭性牙周炎

侵袭性牙周炎(aggressive periodontitis,AgP)是一组在临床表现和实验室检查(包括微生物学检查)均与慢性牙周炎有明显区别的牙周炎,发生于全身健康者,具有家庭聚集性,疾病进行迅速。它

包含了旧分类中的 3 个类型，即青少年牙周炎（juvenile periodontitis，JP）、快速进展性牙周炎（rapidly progressive periodontitis，RPP）和青春前期牙周炎（prepubertal periodontitis，PPP），一度曾将这 3 个类型合称为早发性牙周炎（early onset periodontitis，EOP）。旧的命名过分强调发病年龄及疾病进展速度，实际上这类牙周炎虽多发于年轻人，但也可见于成人。本病一般来说发展较迅猛，但也可转为间歇性的静止期，因此在 1999 年的国际研讨会上建议更名为侵袭性牙周炎。侵袭性牙周炎按其患牙的分布可分为局限型（localized）和广泛型（generalized）。局限型侵袭性牙周炎（LAgP）相当于过去的局限型青少年牙周炎（LJP）；广泛型侵袭性牙周炎（GAgP）相当于过去的广泛型青少年牙周炎（GJP）和快速进展性牙周炎（RPP）。但两者并不是直接对应的转变，例如：有些过去被诊断为 GJP 的患者，在新分类法中，可能被诊断为慢性牙周炎或 GAgP。那些原先被归入 RPP 的患者，则可依据患者的其他临床特征被归入 GAgP 或慢性牙周炎。对于有牙周组织破坏而不伴有全身疾病的青春前期儿童，则可按其特征诊断为慢性牙周炎或 AgP，而对那些伴有全身疾病的患者，则归为反映全身疾病的牙周炎（periodontitis as a manifestation of systemic diseases）。

LAgP 和 GAgP 可具有一些共同的临床表现：①菌斑堆积量与牙周组织破坏的严重程度不相符；②伴放线放线杆菌比例升高，在一些人群中牙龈卟啉单胞菌比例可能升高；③吞噬细胞异常；④巨噬细胞过度反应，包括 PGE_2 和 IL-1β 水平升高；⑤附着丧失和牙槽骨吸收有自限性。然而，诊断 AgP 并非具备所有的特征，可根据临床、X 线表现、病史等资料，实验室检查虽有帮助，但不是诊断所必需的。

一、局限型侵袭性牙周炎

Gottlieb 于 1923 年首次报道 1 例死于流感的年轻男性患者，其牙周组织有严重的变性及牙槽骨吸收。作者认为这是不同于单纯性牙周炎的一种疾病，将其命名为弥漫性牙槽萎缩（diffuse atrophy of the alveolar bone），1928 年又提出牙骨质的先天发育不良可能为本病的病因。Wannenmacher 于 1938 年描述本病的特点为切牙和第一磨牙受累。Orban 和 Weinmann 于 1942 年提出牙周变性的命名，并根据 1 例尸体解剖的结果，提出该病首先发

生于牙周膜主纤维的变性，导致牙骨质停止新生和牙槽骨吸收，然后才是结合上皮增生和炎症的发生。此后一段时期内普遍认为本病是由于某种全身因素引起的牙周组织变性，而炎症是继发的。但大量的临床观察和动物实验未能找到变性的证据。1966 年世界牙周病专题讨论会提出摒弃牙周变性的名词，但指出的确在青少年中存在着一种与成人型不同的牙周炎。1969 年 Butler 引用 Chaput 等在 1967 年提出的法文名称，将本病命名为青少年牙周炎。Baer 在 1971 年提出本病的定义为"发生于全身健康的青少年，有 1 个以上恒牙的牙槽骨快速破坏。牙周破坏的程度与局部刺激物的量不一致"。1989 年世界牙周病研讨会将其定名为局限型青少年牙周炎，并归入早发性牙周炎，1999 年的国际新分类则进一步明确了局限型侵袭性牙周炎的定义，"牙周病变局限于切牙和第一恒磨牙，至少 2 颗恒牙有邻面附着丧失，其中 1 颗是第一磨牙，非第一磨牙和切牙不超过 2 个"。

【流行病学】

20 世纪 70 年代以前，由于诊断标准不统一和不完善，各项流行病学调查的结果差异很大，资料可比性差。近年来主要利用 X 线片和遵循 Baer 的诊断标准，资料较为可靠。在 10—19 岁青少年中患病率为 0.1%～3.4%。Saxby（1987）报道 7266 名 15—19 岁英国学生中患病率为 0.1%，但不同种族之间有区别：白种人为 0.02%，非洲人为 0.8%，亚裔人为 0.2%。国内资料较少，局部地区的 3 项调查报告显示，在 11—20 岁的青少年中，青少年牙周炎（侵袭性牙周炎）的患病率为 0.12～0.47%。

【病因】

侵袭性牙周炎的病因虽未完全明了，但某些特定微生物的感染以及机体防御能力的缺陷可能是引起本病的 2 个主要因素。

（一）微生物

大量的研究表明伴放线放线杆菌（Actinobacillusactinomycetemc omitans，Aa）是侵袭性牙周炎的主要致病菌，其主要依据如下。

1. 从侵袭性牙周炎患者的龈下菌斑中可分离出 Aa，阳性率可高达 90%～100%，而同一患者口中的健康牙或健康人则检出率明显得低（<20%），慢性牙周炎的检出率也低于局限型青少年牙周炎。经过有效地牙周治疗后，Aa 消失或极度减少；当病变复发时，该菌又复出现，但也有些学者报告未能

检出 Aa,而分离出牙龈卟啉单胞菌、具核梭杆菌、腐蚀艾肯菌、中间普氏菌等。可能由于深牙周袋改变了微生态环境,使一些严格厌氧菌成为优势菌,而 Aa 不再占主导。

2. 伴放线放线杆菌对牙周组织有毒性和破坏作用:①产生一种叫白细胞毒素的外毒素,可杀伤白细胞使其产生溶酶体酶,对牙周组织造成损伤;②抑制中性多形核白细胞(PMN)的趋化;③产生内毒素;④产生胶原酶,破坏结缔组织和骨的胶原纤维;⑤产生成纤维细胞抑制因子、破骨细胞激活因子等。Aa 的表面可形成膜泡,内含毒素,膜泡脱落可使毒素播散。

3. 引发宿主的免疫反应:局限型侵袭性牙周炎(LAgP)患者的血清中有明显升高的抗 Aa 抗体,牙龈局部也产生大量的特异抗体,并进入牙周袋内,使龈沟液内抗体水平高于血清的水平。研究还表明与 Aa 的糖类抗原发生反应的主要是 IgG_2 亚类,起保护作用。近年还有学者报道中性粒细胞和单核/吞噬细胞对细菌过度反应,产生过量的细胞因子、炎症介质,可能导致严重的牙周炎症和破坏。

尽管 Aa 是 AgP 的龈下优势菌已成为共识,但是亚洲地区(包括中国)的许多研究表明,Aa 在中国、日本和韩国 AgP 患者中的检出率明显低于欧美国家,且检出的 Aa 多为低毒性株,而 Pg 在这些患者中相对较多见,因而新分类明确提出 AgP 在一些人群(亚洲)中表现为 Pg 比例升高。此外,AgP 的龈下优势菌还有福赛坦菌(Tannerella for-sythia)、牙垢密螺旋体(Treponema denticola)等牙周其他致病微生物。

(二)全身背景

已有一些研究证明本病患者有周缘血的中性粒细胞和(或)单核细胞的趋化功能降低,有的学者报道吞噬功能也有障碍,这种缺陷带有家族性,患者的同胞中有的也可患 LAgP,或虽未患牙周炎,却也有白细胞功能缺陷。吞噬细胞的趋化反应异常主要集中在非裔美国 LJP 患者。英国学者对欧洲白种人患者的研究未发现白细胞趋化异常。国内较大样本的研究亦未发现外周血中性粒细胞和单核细胞趋化功能的异常,进一步分析趋化因子 N-甲酰肽的受体基因(N-formylpeptide receptor gene,FPR)与 LAgP 的关系,则未发现 FPR 基因单核苷酸多态性与疾病的易感性明显相关,从基因水平上提示我国侵袭性牙周炎患者可能不存在吞噬细胞趋化缺陷的遗传基础。由此可见,不同的地区和人种可能具有吞噬细胞功能的差异。AgP 存在家聚集性,有家系研究显示,AgP 先证者的家属中患 AgP 的概率明显增高。一些研究报道 FcγR Ⅱ基因多态性、维生素 D 受体基因多态性等可能为本病的易感因素。LAgP 可能有种族易感性的差异,如黑种人中患局限型青少年牙周炎的概率远高于白种人和亚洲人。然而,AgP 是多因素的复杂疾病,不可能用某一危险因素概括所有 AgP 的病例,而每一个病例可能是不同的危险因素共同作用的结果。宿主自身的易感因素可降低宿主对致病菌的防御力和组织修复力,也可加重牙周组织的炎症反应和破坏。

Gottlieb 早在 1928 年曾提出本病的原因是牙骨质的不断形成受到抑制,妨碍了牙周膜纤维附着于牙体。此后有少量报道发现局限型青少年牙周炎患者的牙根尖而细,牙骨质发育不良,甚至无牙骨质,不仅已暴露于牙周袋内的牙根如此,在其根方尚未发生病变处的牙骨质也有发育不良,说明这种缺陷不是疾病的结果,而是发育中的问题。国内最近的研究显示,AgP 患者有较多的牙根形态异常牙(如锥形根、弯曲根、冠根比过大和融合根),且牙根形态异常的牙牙槽骨吸收程度重,牙根形态异常牙数与重度骨吸收牙数呈正相关。

【病理】

局限型侵袭性牙周炎的组织学变化与慢性牙周炎无明显区别,均以慢性炎症为主。免疫组织化学研究发现本病牙龈结缔组织内仍为浆细胞浸润为主,但其中产生 IgA 的细胞少于慢性牙周炎者,游走到袋上皮内的中性粒细胞数目也较少,这两种现象可能是细菌易于入侵的原因之一。电镜观察到袋壁上皮、牙龈结缔组织甚至牙槽骨的表面可有细菌入侵,主要为革兰阴性菌及螺旋体。

【临床特点】

能够按照严格定义诊断的局限型侵袭性牙周炎患者在我国很少见。近 7 年来,北京大学口腔医学院牙周科收集了来自全国各地近 300 例侵袭性牙周炎患者的临床资料,其中仅有数例被诊断为 LAgP,但病变以切、磨牙为重的广泛型侵袭性牙周炎相对较多,约占 AgP 患者的 25%。

1. 年龄与性别　发病可始于青春期前后,因早期无明显症状,患者就诊时常已 20 岁左右。女性多于男性,但也有学者报道性别无差异。

2. 口腔卫生情况　本病一个突出的表现是早

期患者的菌斑、牙石量很少,牙龈表面的炎症轻微,但却已有深牙周袋,牙周组织破坏程度与局部刺激物的量不成比例。牙龈表面虽然无明显炎症,实际上在深袋部位是有龈下菌斑的,而且袋壁也有炎症和探诊后出血,晚期还可以发生牙周脓肿。

3. 好发牙位 1999年新分类法规定,局限型侵袭性牙周炎的特征是"局限于第一恒磨牙或切牙的邻面有附着丧失,至少波及2个恒牙,其中1个为第一磨牙。其他患牙(非第一磨牙和切牙)不超过2个"。简言之,典型的患牙局限于第一恒磨牙和上、下切牙,多为左右对称,但早期的患者不一定波及所有的切牙和第一磨牙。

4. X线片所见 第一磨牙的邻面有垂直型骨吸收,若近远中均有垂直型骨吸收则形成典型的"弧形吸收",在切牙区多为水平型骨吸收。有的文献报道还可见牙周膜间隙增宽、硬骨板模糊、骨小梁疏松等。

5. 病程进展快 顾名思义,本病发展很快,有学者估计本型患者的牙周破坏速度比慢性牙周炎快3~4倍,在4~5年内,牙周附着破坏可达50%~70%,患者常在20岁左右即已需拔牙或牙自行脱落。

6. 早期出现牙松动和移位 在炎症不明显的情况下,切牙和第一恒磨牙可出现松动,自觉咀嚼无力。切牙可向唇侧远中移位,出现牙间隙,多见于上切牙,由于力的影响致呈扇形散开排列。后牙移位较少见,可出现不同程度的食物嵌塞。

7. 家庭聚集性 家族中常有多人患本病,患者的同胞有50%患病概率。其遗传背景可能与白细胞功能缺陷有关,也有学者认为是X连锁性遗传或常染色体显性遗传/隐性遗传等。另有一些学者认为是由于牙周致病菌在家族中的传播所致。

二、广泛型侵袭性牙周炎

广泛型侵袭性牙周炎(generalized aggressive periodontitis,GAgP)主要发生于30岁以下的年轻人,但也可见于35岁以上者。其受累的患牙广泛,新分类法规定其特征为"广泛的邻面附着丧失,侵犯第一磨牙和切牙以外的牙数在3颗以上"。广泛型和局限型究竟是2个独立的类型,抑或前者是局限型侵袭性牙周炎发展和加重的结果,尚不肯定,但有不少研究结果支持两者为同一疾病不同阶段的观点。例如:①年幼者以局限型较多,而年长者患牙数目增多,以广泛型为多;②局限型患者血清

中的抗Aa特异抗体水平明显地高于广泛型患者,起保护作用的IgG₂亚类水平也高于广泛型。可能机体对致病菌所产生的免疫反应使感染局限,而广泛型患者的抗体反应较弱;③有些广泛型侵袭性牙周炎患者的第一磨牙和切牙病情较重,且有典型的"弧形吸收",提示这些患者可能由局限型病变发展而来。然而,"对病原菌的血清抗体反应较弱"这一GAgP的特异性表现(1999年分类所提出)在国内的数项研究中尚未得到证实。国内近期的研究显示,切磨牙型AgP患者抗Aa血清c型抗体滴度与非切磨牙型AgP患者无显著性差异。

【临床特点】

①通常发生于30岁以下者,但也可见于年龄更大者;②广泛的邻面附着丧失,累及除切牙和第一磨牙以外的恒牙至少3颗;③有严重而快速的附着丧失和牙槽骨破坏,呈明显的阵发性;④在活动期,牙龈有明显的炎症,呈鲜红色,并可伴有龈缘区肉芽性增殖,易出血,可有溢脓。但有些病变虽有深牙周袋,牙龈表面炎症却不明显,可能处于静止期;⑤菌斑牙石的沉积量因人而异,多数患者有大量的菌斑和牙石,也可很少;⑥部分患者具有中性粒细胞及(或)单核细胞的功能缺陷;⑦患者有时伴有全身症状,包括体重减轻,抑郁及全身不适等;⑧一般患者对常规治疗如刮治和全身药物治疗有明显的疗效,但也有少数患者经任何治疗都效果不佳,病情迅速加重直至牙丧失。

临床上常以年龄(35岁以下)和全口大多数牙的重度牙周破坏,作为诊断广泛型侵袭性牙周炎的标准,也就是说牙周破坏程度与年龄不相称。但必须明确的是,并非所有年轻患者的重度牙周炎均可诊断为本病,应先排除一些明显的局部和全身因素。如:①是否有严重的错致导致咬合创伤,加速了牙周炎的病程;②是否曾接受过不正规的正畸治疗,或在正畸治疗前未认真治疗已存在的牙周病;③有无食物嵌塞、邻面龋、牙髓及根尖周病、不良修复体等局部促进因素,加重了菌斑堆积和牙龈的炎症;④有无伴随的全身疾病,如1型糖尿病、白细胞黏附缺陷、HIV感染等。上述①~③的存在可以加速慢性牙周炎的牙槽骨吸收和附着丧失;如有④则应列入反映全身疾病的牙周炎中,其治疗也不仅限于口腔科。如有条件检测患者周缘血的中性粒细胞和单核细胞的趋化、吞噬功能,血清IgG₂水平,或微生物学检测,则有助于诊断。有时阳性家族史也有助于诊断本病。

最近有学者提出在有的年轻人和青少年，有个别牙齿出现附着丧失（牙数不多），但其他方面不符合早发性牙周炎者，可称之为偶发性附着丧失（incidental attachment loss），例如个别牙因咬合创伤或错𬌗所致的牙龈退缩、拔除智齿后第二磨牙的附着丧失等，这些个体可能为侵袭性牙周炎或慢性牙周炎的易感者。

【诊断】

侵袭性牙周炎应抓住早期诊断这一环，因初起时无明显症状，待就诊时多已为晚期。如果年轻患者的牙石等刺激物不多，炎症不明显，但发现有少数牙松动、移位或邻面深袋，局部刺激因子与病变程度不一致等，则应引起重视。重点检查切牙及第一磨牙邻面，并摄 X 线片或（和）咬合翼片有助于发现早期病变。有条件时，可做微生物学检查发现伴放线放线杆菌，或检查中性粒细胞有趋化和吞噬功能的异常，有助于本病的诊断。早期诊断及治疗对保留患牙极为重要。对于侵袭性牙周炎患者的同胞进行牙周检查，有助于早期发现其他病例。

【治疗原则】

1. 早期治疗，防止复发　本病常导致患者早年拔牙，因此特别强调早期、彻底的治疗，主要是彻底消除感染、治疗基本同慢性牙周炎，洁治、刮治和根面平整等基础治疗是必不可少的。多数患者有较好的疗效，病变转入静止期，但因为伴放线放线杆菌可入侵牙周组织，单靠机械刮治不易彻底消除入侵细菌，有的患者还需用翻瓣手术清除入侵组织的微生物。本病治疗后较易复发（国外报道复发率约为25%），因此应加强定期的复查和必要的后续治疗。根据每位患者菌斑和炎症的控制情况，确定复查的间隔期。开始时为每1~2个月1次，6个月后若病情稳定可逐渐延长。

2. 抗菌药物的应用　由于 AgP 存在与菌斑堆积情况不相符的牙周破坏，AgP 的病原微生物的控制，不只减少菌斑的数量，更重要的是改变龈下菌斑的组成。不少学者报道，单纯用刮治术不能消除入侵牙龈中的伴放线放线杆菌，残存的微生物容易重新在牙面定植，使病变复发。因此，主张全身服用抗生素作为洁治和刮治的辅助疗法。四环素在国外使用较多，0.25g，每日 4 次，共服 2~3 周。但在我国，由于 20 世纪四环素的滥用导致耐药菌株，四环素对国内患者效果不理想。也可用小剂量多西环素，50mg 每日 2 次。该两药除有抑菌作用外，还有抑制胶原酶的作用，可减少牙周组织的破坏。近年来的研究和临床实践证明，甲硝唑和阿莫西林配伍使用可有效抑制 Aa 和厌氧致病菌，对于一些单纯洁治和刮治甚至手术效果不佳的病例也有效。考虑到菌斑生物膜对细菌的保护作用，局部或全身用药应作为机械治疗的辅助，建议在机械治疗或手术治疗后立即口服甲硝唑和阿莫西林，此时龈下菌斑的数量最少且生物膜也被破坏，能发挥药物的最大疗效。理想的情况下，应先检查龈下菌斑中的微生物，有针对性地选用药物，在治疗后 1~3 个月时再复查龈下微生物，以判断疗效。在根面平整后的深牙周袋内放置缓释的抗菌制剂如甲硝唑、米诺环素、氯己定等也有良好疗效，文献报道可减少龈下菌斑的重新定植，减少病变的复发。

3. 调整机体防御功能　宿主对细菌感染的防御反应在侵袭性牙周炎的发生、发展方面起重要的作用，近年来人们试图通过调节机体的免疫和炎症反应过程来减轻或治疗牙周炎。例如，多西环素可抑制胶原酶，非甾体类抗炎药可抑制花生四烯酸产生前列腺素，抑制骨吸收，这些均有良好的前景。中医学强调全身调理，国内有些学者报道用六味地黄丸为基础的固齿丸（膏），在牙周基础治疗后服用数月，可明显减少复发率。服药后，患者的白细胞趋化和吞噬功能及免疫功能也有所改善。吸烟是牙周炎的危险因素，应劝患者戒烟。还应努力发现有无其他全身因素及宿主防御反应方面的缺陷。

4. 牙移位的矫正治疗　病情不太重而有牙移位的患者，可在炎症控制后，用正畸方法将移位的牙复位排齐，但正畸过程中务必加强菌斑控制和牙周病情的监控，加力也宜轻缓。据 Baer 等介绍，青少年牙周炎患者如果第一磨牙破坏严重，而第三磨牙尚未萌出，X 线片显示其牙根已形成 1/3~2/3，则可将患病的第一磨牙拔除，而将发育中的第三磨牙移植于第一磨牙的拔牙窝内，可期望获得移植牙的牙根继续形成的效果，避免了用义齿修复第一磨牙。

5. 疗效维护　在牙周炎症控制后，长期疗效由患者的依从性和维护治疗的措施所决定。对于 AgP 患者维护期中的菌斑控制尤为重要，应采用各种必要的手段，而且医师在维护期所采取的措施应更积极，适时而详尽的再评价可为及时采取有效治疗提供依据。

第五节　反映全身疾病的牙周炎

在 1989 年制定的牙周炎分类法中,有一项"伴有全身疾病的牙周炎(periodontitis associated with systemic diseases)"。它是指一组伴有全身性疾病的、有严重而迅速破坏的牙周炎。1999 年的分类法基本保留了此范畴,而将名称改为"反映全身疾病的牙周炎(periodontitis as a manifestation of systemic diseases)"。这个改动似乎更强调了它所涵盖的是一组以牙周炎作为其突出表征之一的全身疾病,而不仅仅是"相伴"或牙周炎受某些全身因素的影响而改变病情(modified),例如内分泌、药物等对牙周病的影响。现已知道,过去大多数被诊断为广泛型青春前期牙周炎的患儿实际上都患有某种全身疾病,这些疾病能影响患者对细菌的抵抗力,因而大大增加了牙周炎的易感性。这些全身疾病包括:白细胞黏附缺陷(leukocyte adherence deficiency)、先天性原发性免疫缺陷(congenital primary immunodeficiency)、周期性白细胞减少症(cyclic neutropenia)、慢性中性粒细胞缺陷(chronic neutrophil defects)、掌跖角化-牙周破坏综合征、低磷酸酯酶症(hypophosphatasia)、朗格汉斯细胞组织细胞增生症(Langerhans, cell hisliocytosis, LCH)、粒细胞缺乏症、白血病、糖尿病、Down 综合征、埃勒斯-丹洛斯综合征(Ehlers-Danlos syndrome)和 Chediak-Higashi 综合征等。新分类法将这些患者归类为"反映全身疾病的牙周炎(periodontitis as a manifestation of systemic diseases)"。

如上所述,属于本范畴的牙周炎主要有两大类,即血液疾病(白细胞数量和功能的异常等)和遗传性疾病。本节重点介绍一些重要的相对常见的全身疾病在牙周组织的表现。

一、掌跖角化-牙周破坏综合征

本病又名 Papillon-Lefhvre 综合征,由该 2 位学者于 1924 年首次报道本病。其特点是手掌和足掌部位的皮肤过度角化、皲裂和脱屑,牙周组织严重破坏,故得名(syndrome of palmarplantar hyperkeratosis and premature periodontal destruction)。有的病例还伴有硬脑膜的异位钙化。本病较罕见,人群中的患病率为百万分之一至百万分之四。

【病因】

1. 细菌学研究　对本病患者的龈下菌斑培养发现菌群与慢性牙周炎的龈下菌群相似,而不像青少年牙周炎。在牙周袋近根尖区域有极大量的螺旋体,在牙骨质上也黏附有螺旋体,也曾有学者报道发现有支原体的小集落形成。有学者报道患者血清中有抗伴放线放线杆菌的抗体,袋内也分离出该菌。

2. 本病为遗传性疾病,属于常染色体隐性遗传　父母不患该症,但可能为血缘婚姻(约占 23%),双亲必须均携带常染色体基因才使其子女患本病。患者的同胞也可患本病,男女患病概率均等。国内外均有学者报道本病患者的中性粒细胞趋化功能降低。有学者报道本病与角质素基因的突变有关。最近的研究显示,组织蛋白酶 C(CTSC)基因的突变可能是掌跖角化-牙周破坏综合征(PLS)的致病基础。组织蛋白酶 C 是一种含半胱氨酸蛋白酶,它的主要功能是降解蛋白和活化一些酶原物质,比如它对于来源于骨髓和淋巴系统的一些细胞中的丝氨酸蛋白酶的活化有着重要的作用,而这种蛋白酶包含在很多免疫和炎症反应过程中,包括细菌的吞噬破坏,局部细胞因子和其他炎症介质的活化和去活化。

【病理】

与慢性牙周炎无明显区别,牙周袋壁有明显的慢性炎症,主要为浆细胞浸润,袋壁上皮内几乎见不到中性多形核白细胞。破骨活动明显,成骨活动很少。患牙根部的牙骨质非常薄,有时仅在根尖区存在较厚的有细胞的牙骨质。X 线片见牙根细而尖,表明牙骨质发育不佳。

【临床表现】

皮损及牙周病变常在 4 岁前共同出现,有学者报道可早在出生后 11 个月发生。皮损包括手掌、足底、膝部及肘部局限性的过度角化及鳞屑、皲裂,有多汗和臭汗。约有 25% 患者易有身体其他处感染。患儿智力及身体发育正常。

牙周病损在乳牙萌出不久即可发生,有深牙周袋,炎症严重,溢脓、口臭,牙槽骨迅速吸收,在 5—6 岁时乳牙即相继脱落,创口愈合正常。待恒牙萌出后又按萌出的顺序相继发生牙周破坏,常在 10 多岁时即自行脱落或拔除。有的患者第三磨牙也会在萌出后数年内脱落,有学者则报道第三磨牙不受侵犯。

【治疗】

本病对常规的牙周治疗效果不佳,患牙的病情继续加重,往往导致全口拔牙。有学者报告对幼儿可将其全部已患病的乳牙拔除,当恒切牙和第一恒磨牙萌出时,再口服 10～14 d 抗生素,可防止恒牙发生牙周破坏。若患儿就诊时已有恒牙萌出或受累,则将严重患牙拔除(也有学者主张将已萌出的恒牙全部拔除),重复多疗程的口服抗生素,同时进行彻底的局部牙周治疗,每 2 周复查和洁治 1 次,保持良好的口腔卫生。在此情况下,有些患儿新萌出的恒牙可免于罹病。这种治疗原则的出发点是基于本病是伴放线放线杆菌或其他致病微生物的感染,而且致病菌在牙齿刚萌出后即附着于牙面。在关键时期(如恒牙萌出前)消除一切患牙,造成不利于致病菌生存的环境,以防止新病变的发生。这种治疗原则取得了一定效果,但病例尚少,须长期观察,并辅以微生物学研究。患者的牙周病损控制或拔牙后,皮损仍不能痊愈,但可略减轻。

二、Down 综合征

Down 综合征(Down syndrome)又名先天愚型(mongolism),或染色体 21 三体综合征(trisomy 21),为一种由染色体异常所引起的先天性疾病,分为标准型、易位型和嵌合型 3 型。Down 综合征的发病率与母亲的年龄有关。据调查母亲年龄越大发病率越高,究其原因可能是由于卵细胞在母体内减数分裂过程较长,卵子老化,且受环境因素的影响,易产生染色体的不分离。

【病因】

患者的龈下菌斑细菌与一般牙周炎者并无明显区别,有学者报道产黑色素拟杆菌群增多。牙周病情的快速恶化可能与细胞介导和体液免疫缺陷及吞噬系统缺陷有关,如中性多形核白细胞的趋化功能低下,也有报告白细胞的吞噬功能和细胞内杀菌作用也降低。

【临床表现】

患者有发育迟缓和智力低下。约 50% 患者有先天性心脏病,约 15% 患儿于 1 岁前夭折。面貌特征为面部扁平,眶距增宽,鼻梁低宽,颈部短粗。常有上颌发育不足,萌牙较迟,错殆畸形,牙间隙较大,系带附着位置过高等。几乎 100% 患者均有严重的牙周炎,且其牙周破坏程度远超过菌斑、牙石等局部刺激的量。全口牙齿均有深牙周袋及炎症,下颌前牙较重,有时可有牙龈退缩,病情迅速加重,

有时可伴坏死性龈炎。乳牙和恒牙均可受累。

【治疗】

对本病的治疗无特殊。彻底的牙周基础治疗和认真控制菌斑,可减缓牙周破坏。但由于患儿智力低下,常难以坚持治疗。

三、家族性和周期性白细胞缺乏症

家族性和周期性白细胞缺乏症(Familial and cyclic neutropenia)是一种罕见的血液系统疾病,美国医师 Leale 于 1910 年首先报道。这种疾病的特征是中性粒细胞周期性减少,粒细胞减少期一般持续 3～10 d,周期为 21 d 左右。

【病因】

本病病因不明,有学者报道此病具有家族性,为常染色体显性遗传;也有学者认为是常染色体隐性遗传,与基因的缺陷有关,但只有 1/3 病例有家族史;此外,也有特发和散发的报告。大多数患者在婴幼儿期发病,但也有发病于成年期的。患者的男女比例无明显差别。

【临床表现】

在婴幼儿期就开始反复出现发热、食欲减退、咽炎、细菌感染等症状,几乎所有患者都有口腔表现,常伴有唇、舌、颊侧黏膜和牙龈反复发作的溃疡及皮肤、胃肠道和泌尿生殖系统的溃疡,症状的出现与粒细胞的减少相一致。患者的牙周病损可累及乳牙列和恒牙列。典型病例表现为快速破坏的牙周炎,牙龈红肿出血、牙周袋形成、牙槽骨广泛吸收、牙松动,最终导致牙早失。患者牙周组织破坏的程度高于因口腔卫生不良而导致组织破坏的慢性牙周炎患者,有时伴有乳牙和年轻恒牙牙龈的重度退缩。还有些患者可发生不典型的溃疡性龈炎,并伴有牙龈痕斑。在两个粒细胞缺乏期之间,牙龈炎症减轻。

【实验室检查】

1. 血常规检查　粒细胞计数呈慢性周期性波动,计数低谷为零至低于正常,且持续 3～10 d;在粒细胞减少期常伴有单核细胞、网织细胞的数目增高和血小板计数减少。

2. 骨髓穿刺　粒细胞减少前骨髓晚幼粒细胞减少,不但表现为粒细胞增生低下,且有成熟停滞,但骨髓变化有时与外周血不一致。

【治疗】

1. 牙周治疗

(1)口腔卫生指导:强化刷牙和建议每日用牙

线;在粒细胞减少期由于口腔溃疡和牙龈的肿痛可以暂时用 0.12%~0.2%氯己定漱口水代替机械性菌斑控制。

(2)牙周基础治疗和定期维护:在粒细胞恢复期进行专业的菌斑清除比较理想;同时可局部应用米诺环素作为辅助治疗,尤其是在粒细胞减少期能取得较好的效果。

(3)一般不建议手术:因为易发生术后感染,但也有龈切术去除深牙周袋的报道。

2. 全身治疗　抗生素控制全身感染;请血液病专家提出治疗方案,如注射粒细胞集落刺激因子促进粒细胞的生成或脾切除减少粒细胞在脾的滞留。

四、粒细胞缺乏症

粒细胞缺乏症(agranulocytosis)又称恶性中性粒细胞减少症(malignant neutropenia),是继发性粒细胞减少症。在儿童中少见,主要见于 25 岁以上成人,由循环粒细胞突然减少引起。

【病因】

50%的发病者有用药史,有些病因不明,也有先天性发生。中性粒细胞减少可能由骨髓中性粒细胞产生减少引起,或是脾或白细胞凝集引起周围中性粒细胞的破坏增加所致。不同的药物以不同的作用方式引起白细胞减少,如由免疫机制通过白细胞凝集引起周围白细胞的破坏,氯丙嗪以毒性剂量直接作用于骨髓。已知与粒细胞减少有关的药有镇痛药、吩噻嗪、磺胺、磺胺衍生物、抗甲状腺素药、抗癫痫药、抗组胺药、抗菌药、咪唑类等。其他因素如某些细菌、病毒、立克次体、原虫、支原体等感染,放射线照射,系统性红斑狼疮、类风湿关节炎等免疫性疾病,原发或继发脾大、脾功能亢进,造血系统疾病白血病、再生障碍性贫血等均可发生继发性粒细胞减少症。

【临床表现】

口腔病损是粒细胞缺乏症的重要诊断症状。牙龈可出现多处溃疡或坏死病损。本病损与坏死性龈炎不同,并不局限于龈乳头尖或附着龈,可见于口腔其他部位如扁桃体和腭。口腔病损伴有剧烈疼痛,存在坏死组织时呼吸有恶臭。非特异性的系统反应有寒战、不适、高热、喉痛和头痛。

【实验室检查】

白细胞总数<2×10^9/L(2000 mm³),几乎无多形核白细胞。红细胞和血小板计数在正常范围。骨髓显示缺乏粒细胞和浆细胞,但淋巴细胞和网织细胞可增加。

【治疗】

药物引起的本病虽然表现为急症,但预后较好,停药后大部分可恢复;牙周治疗和全身治疗同周期性白细胞缺乏症。

五、白细胞功能异常

牙龈炎和牙周炎的主要病因是微生物感染,机体完善的防御反应起着平衡和调节的作用,使个体免于发病或长期处于牙龈炎而不发展为牙周炎,或处于牙周炎的静止期。当菌斑中的微生物改变,或机体的防御能力下降时,牙周炎便发生,或进入活动进展期。中性多形核白细胞(PMN)是机体抵御细菌感染的第一道防线,在牙周炎的结缔组织、结合上皮、袋内壁上皮和牙周袋内均有大量的 PMN 以及其他防御细胞。因此,当 PMN 功能异常时,牙周炎的发生便不足为奇了。此类疾病多为遗传性疾病。

白细胞行使功能包括如下步骤,白细胞的贴壁及黏附于血管壁、移出管壁并趋化至感染部位、识别并吞噬细菌、最后在细胞内将细菌杀死和消化。上述任何功能的削弱均会妨碍对菌斑微生物的抵抗,从而增加牙周炎的发生和严重程度。

(一)白细胞黏附缺陷病

白细胞黏附缺陷病(leukocyte adhesion deficiencies,LAD)是一种少见的遗传性疾病,目前记录在案的患者不足 100 人。患者常出现在近亲结婚的家族中。临床常表现为发生于皮肤、黏膜的反复性细菌性感染,无脓肿形成,组织愈合差,病变的严重程度取决于白细胞黏附分子的表达水平,表达越低病变往往越严重,但除表面黏附分子与该病有关外,细胞活化通路有无缺陷与该病也有关。

LAD 分为两型:Ⅰ型常染色体疾病(位于21q22.3),特征为缺乏白细胞整合素(integrins)白细胞功能相关抗原-1(leukocyte function-associated antigen-1,LFA-1)和 pl50/95 的 β_2 亚单位(CD18),此种缺陷非常明显,患者的白细胞整合素水平不足正常值的 6%。纯合子表现为弥漫型青春前期牙周炎,可影响乳牙列和恒牙列,而杂合子则青春前期的牙周状况正常。Ⅱ型为选择素-配体(selectin-ligand)缺陷,如白细胞缺乏 sialo-lewis x 或 gpl50-Lewis。此型患者易患复发性细菌感染、中性粒细胞增多症和重度早发性牙周炎。

(二)白细胞趋化和吞噬功能的异常

Down 综合征的牙周组织破坏可能与中性多形核白细胞的趋化功能低下有关,也有报道该病白细胞的吞噬功能和细胞内杀菌作用也降低。掌跖角化-牙周破坏综合征患者牙周组织的严重破坏可能与中性粒细胞的趋化功能抑制有关。此外,非洲裔的侵袭性牙周炎患者中常有这些功能异常中的一种或数种。

六、糖 尿 病

糖尿病是与多种遗传因素有关的内分泌异常。由于胰岛素的生成不足、功能不足或细胞表面缺乏胰岛素受体等机制,引起患者的血糖水平升高,糖耐量降低。糖尿病与牙周病有着密切的关系,这是人们长期研究的课题。早期的研究由于研究对象的糖尿病类型及病情控制情况不一致、牙周诊断指标不统一等原因,使各研究的结论不易比较。近年来由于有严格设计的、较大样本的临床及基础研究,得出较明确的结论。临床对照研究结果表明,在局部刺激因素相似的情况下,有糖尿病患者的牙周病发生率及严重程度均大于无糖尿病者。有学者提出将牙周炎列为糖尿病的第 6 个并发症。糖尿病本身并不引起牙周炎,而是由于该病的基本病理变化,如小血管和大血管病变、免疫反应低下、中性多形核白细胞功能低下、胶原分解增加而合成减少等,在引起肾、视网膜和神经系统病变之外,也可使牙周组织对局部致病因子的抵抗力下降,因而破坏加重、加速。大量流行病学研究表明糖尿病患者的牙周炎范围和程度均高于无糖尿病者。一项多因素分析的结果在校正了年龄、性别、口腔卫生等干扰因素后显示,糖尿病患者患牙周炎的危险性要比无糖尿病患者高 2.8～3.4 倍。2 型糖尿病是仅次于年龄、牙结石的第三位牙周炎危险因素。

1999 年的牙周病新分类研讨会上,专家们认为糖尿病可以影响牙周组织对细菌的反应。他们把"伴糖尿病的牙龈炎(diabetes rnellitus associated gingivitis)"列为"受全身因素影响的菌斑性牙龈病"中,然而在"反映全身疾病的牙周炎"中却未列入糖尿病。事实上,在临床上看到糖尿病主要是影响牙周炎的发病和进程,尤其是血糖控制不良的患者,其牙周组织的炎症较重,龈缘红肿呈肉芽状增生,易出血和发生牙周脓肿,牙槽骨破坏迅速,导致深袋和牙松动。血糖控制后,牙周炎的情况会有所好转。近年来国内外均有报道,彻底有效的牙周治疗可使糖尿病患者的糖化血红素显著降低,胰岛素的用量可减少。这从另一方面支持牙周炎与糖尿病的密切关系。

七、艾 滋 病

艾滋病的全称为获得性免疫缺陷综合征(acquired imrnunodeficiency syndrorne,AIDS),在受到人类免疫缺陷病毒(human immunodeficiency virus,HIV)感染后,血清可以呈现对 HIV 的抗体阳性,但临床上尚无症状,此阶段为 HIV 携带者,从感染到发病的潜伏期可持续数年乃至 10 年。约有30％的艾滋病首先在口腔出现症状,其中不少症状位于牙周组织。关于牙周病变的发生率尚缺乏一致的报道。

【病因】

HIV 感染者由于全身免疫功能的降低,容易发生口腔内的机会性感染,包括真菌、病毒、细菌等。不少研究表明 HIV 阳性者的龈炎或牙周炎处的微生物与 HIV 阴性者无明显差别,主要为伴放线放线杆菌、牙龈卟啉单胞菌、中间普氏菌和具核梭杆菌等。龈下菌斑中白色念珠菌的检出率显著高于非 HIV 感染的牙周炎患者。对本病患者的牙周炎使用抗生素和龈下刮治有效,也支持微生物为主要病原。

【临床表现】

Winkler 等在 1987 年首先报道 AIDS 患者的牙周炎,患者在 3～4 个月内牙周附着丧失可达90％。目前认为与 HIV 有关的牙周病损有 3 种。

1. 线形牙龈红斑(linear gingival erythema,LGE) 在牙龈缘处有明显的鲜红的宽 2～3 mm 的红边,在附着龈上可呈瘀斑状,极易出血。对常规治疗反应不佳。此阶段一般无牙槽骨吸收。近年来已知 LGE 与口腔白色念珠菌感染有关。对 LGE 的发生率报道不一,它有较高的诊断意义,可能为坏死性溃疡性牙周炎的前驱。但此种病损也偶见于非 HIV 感染者,需仔细鉴别。

2. 坏死性溃疡性牙龈炎 AIDS 患者所发生的坏死性溃疡性牙龈炎(NUG)临床表现与非 HIV 感染者十分相似,但病情较重,病势较凶。需结合血清学等检查来鉴别。

3. 坏死性溃疡性牙周炎(necrotizing ulcerative periodontitis,NUP) 它可以是由于患者抵抗力极度低下而从 NUG 迅速发展而成,也可能是在原有的慢性牙周炎基础上,NUG 加速和加重了病变。在 HTV 感染者中 NUP 的发生率在 4%～10%。NUP 患者的骨吸收和附着丧失特别重,有时甚至有死骨形成,但牙龈指数和菌斑指数并不一定相应的高,换言之,在局部因素和炎症并不太重,而牙周破坏迅速,且有坏死性龈病损的特征时,应引起警惕,注意寻找其全身背景。最近有学者报道 NUP 与机体免疫功能的极度降低有关,T 辅助细胞(CD4$^+$)的计数与附着丧失程度呈负相关。正常人的 CD4$^+$ 计数为 600～1000/mm^3,而 AIDS 合并 NUP 的患者则明显降低,可达 100/mm^3 以下,此种患者的短期病死率较高。严重者还可发展为坏死性溃疡性口炎。

AIDS 在口腔中的表现还有毛状白斑、白色念珠菌感染、复发性溃疡等,晚期可发生 Kaposi 肉瘤,其中约有 50% 可发生在牙龈上,必要时可做病理检查证实。

如上所述,LGE、NUG、NUP、白念感染等均可发生于正常的无 HIV 感染者,或其他免疫功能低下者。因此,不能仅凭上述临床症状就作出艾滋病的诊断。口腔科医师的责任是提高必要的警惕,对可疑的病例进行恰当和必要的化验检查以及转诊。

【治疗】

NUG 和 NUP 患者均可按常规进行牙周治疗,如局部清除牙石和菌斑,全身给予抗菌药,首选为甲硝唑 200mg,每日 3～4 次,共服 5～7d,它比较不容易引起继发的真菌感染。还需使用 0.12%～0.2% 的氯己定含漱液,它对细菌、真菌和病毒均有杀灭作用。治疗后,疼痛常可在 24～36h 消失。线形牙龈红斑(LGE)对常规牙周治疗的反应较差,难以消失,常需全身使用抗生素。

(吴亚菲)

第六节　牙周-牙髓联合病变

牙周炎和牙髓根尖周病的发病因素和病理过程虽不完全相同,但牙周袋内和感染的牙髓内都存在以厌氧菌为主的混合感染,它们所引起的炎症和免疫反应有许多相似之处,两者的感染和病变可以互相扩散和影响,导致联合病变的发生。1999 年国际牙周病分类研讨会上对牙周-牙髓联合病变(combined periodontal-endodontic lesions)的界定为:"同一个牙并存着牙周病和牙髓病变,且互相融合连通(coalescent)。感染可源于牙髓,也可源于牙周,或两者独立发生,然而是相通的。"它们不同于单纯的牙槽脓肿,也不同于牙周脓肿。了解两者的相互关系和疾病的相互影响,对临床诊断和治疗设计有重要意义。

【解剖学】

牙髓组织和牙周组织在解剖学方面是互相沟通的,在组织发生学方面均来源于中胚叶或外中胚叶。两者之间存在着以下的交通途径。

1. 根尖孔(apical foramen)　是牙周组织和牙髓的重要通道,血管、神经和淋巴通过根尖孔互相通连,而感染和炎症也易交互扩散。

2. 根管侧支(lateral root canals)　在牙根发育形成过程中,Hertwig 上皮根鞘发生穿孔,使牙囊结缔组织与牙髓组织相通,形成根管的侧支(也称侧支根管)。这些侧支在牙成熟后,逐渐变窄或封闭,但仍有一部分残存下来。在乳牙和年轻恒牙中较多见,成年后也可有直径 10～250 μm 的侧支,数目不等。De Deus(1975)观察 1140 个离体牙,发现 27.4% 的牙根有根管侧支,以根尖 1/3 处最多,占总牙数的 17%。故在深牙周袋到达近根尖 1/3 处时,牙髓受影响的概率就大大增加。另外,在多根牙的根分叉区也有 20%～60% 的牙有侧支(或称副根管,accessory canals),有时同一个牙可有多个根管侧支。有学者报道,在狗的磨牙上造成人工牙髓炎,牙髓中的感染可通过髓室底处的副根管扩散到根分叉区,显微镜下看到与副根管开口处相应的牙周膜内有炎症细胞浸润及牙槽骨吸收。

3. 牙本质小管(dentinal tubules)　正常的牙根表面有牙骨质覆盖,其通透性较低,但约有 10% 的牙在牙颈部无牙骨质覆盖,牙本质直接暴露。此外,牙颈部的牙骨质通常很薄,仅 15～60 μm,很容易被刮除或被硬牙刷磨除,使下方的牙本质暴露。牙本质小管贯通牙本质的全层,其表面端的直径约 1 μm,牙髓端为 2～3 μm。菌斑细菌的毒性产物、药物及染料等均可双向渗透而互相影响。

4. 其他　某些解剖异常或病理情况如牙根纵裂、牙骨质发育不良等。

【临床类型】

(一)牙髓根尖周病对牙周组织的影响

生活的牙髓即使有炎症,一般也不引起明显的牙周破坏,可能仅引起根尖周围的牙周膜增宽或局限的阴影。有少数的牙髓坏死是无菌性的,它们一般不会引起明显的牙周病变。但大多数死髓牙均为感染性的,其中的细菌毒素及代谢产物可通过根尖孔或根管侧支引起根尖周围组织的病变或根分叉病变,这些病变可以急性发作形成牙槽脓肿(alveolar abscess)。

1. 牙槽脓肿若得不到及时的根管引流,脓液可沿阻力较小的途径排出

(1)多数情况下根尖部的脓液穿破根尖附近的骨膜到黏膜下,破溃排脓,形成相应处黏膜的瘘管(fistula)或窦道,不涉及牙周组织。

(2)少部分病例(多见于年轻恒牙和乳磨牙)脓液可沿阻力较小的途径向牙周组织排出。脓液向牙周引流的途径有二:①沿牙周膜间隙向龈沟(袋)排脓,迅速形成单个的、窄而深达根尖的牙周袋。多根牙也可在根分叉处形成窄而深的牙周袋,类似Ⅲ度根分叉病变;②脓液由根尖周组织穿透附近的皮质骨到达骨膜下,掀起软组织向龈沟排出,形成较宽而深的牙周袋,但不能探到根尖。此种情况多见于颊侧。此时临床上见到的"牙周探诊深达根尖"实际是探到了根尖周的脓腔里,并非病理性牙周袋,而牙松动、牙槽骨密度降低等临床表现均是急性炎症所致的一过性表现。通过及时彻底的牙髓治疗,牙周组织即可迅速愈合,牙不松动,不遗留牙周病变。

(3)牙槽脓肿反复发作且多次从牙周排脓而未得治疗,在炎症长期存在的情况下,终使牙周病变成立(有深牙周袋、骨吸收、牙可松动也可不松),此为真正的联合病变,有学者称此为逆行性牙周炎。治疗必须双管齐下。因此,不应将这种情况简单地诊断为牙槽脓肿。

上述第2、3种情况在临床上易被诊断为牙周脓肿或单纯的牙槽脓肿,但仔细检查可发现如下特点:患牙无明显的牙槽嵴吸收,或虽有广泛的根尖周围骨密度降低,但在有些X线片上还能隐约见到牙槽嵴顶的影像,此为急性炎症所造成的骨密度降低;邻牙一般也无严重的牙周炎。

上述第2种情况,若患牙能在急性期及时得到牙髓治疗,除去感染源,则牙周病损能很快愈合,因为它只是一个排脓通道。但第3种情况因病情反复急性发作,牙周排脓处有牙龈上皮向根方增殖形成袋上皮,并有菌斑长入龈下,则牙周炎病变成立,表现为深牙周袋、出血溢脓、牙槽骨吸收、牙松动、可有黏膜瘘管、叩诊不适等,典型病例的X线片表

现为根尖区阴影与牙槽嵴的吸收相连,形成典型的"烧瓶形"或"日晕圈"状病变,即阴影围绕根尖区并向牙槽嵴顶处逐渐变窄。临床上见到有牙髓病变或不完善的牙髓治疗及修复体的牙,若有根尖区或根分叉区阴影及牙周袋,而其他部位无明显牙周病变者,也提示有牙髓源性的牙周-牙髓联合病变的可能性。

2. 牙髓治疗过程中或治疗后造成的牙周病变也不少见 如根管壁侧穿或髓室底穿通、髓腔或根管内封入烈性药(砷制剂、戊二醛、塑化液、干髓剂等),均可通过根分叉区或根管侧支伤及牙周组织。

3. 根管治疗后的牙 有的可发生牙根纵裂,文献报道平均发生在根管治疗后3.25年(3 d至14年)。其原因多由于过度扩大根管、修复体的桩核不当、过大的拾力、死髓牙的牙体发脆等。还有不少发生于活髓牙的牙根纵裂,也可伴发局限的深牙周袋和牙槽骨吸收。临床表现患牙有钝痛、咬合痛(尤其是局限于某一个牙尖的咬合痛)、窄而深的牙周袋。X线片在早期可能仅见围绕牙根一侧或全长的牙周膜增宽,或窄的"日晕"状根尖阴影。活髓牙的根纵裂还可见到典型的根尖部根管影像变宽。根裂的患牙可反复发生牙周脓肿,出现窦道。本类型的共同特点是:①牙髓无活力,或活力异常;②牙周袋和根分叉区病变局限于个别牙或牙的局限部位,邻牙的牙周基本正常或病变轻微;③与根尖病变相连的牙周骨质破坏,呈烧瓶形。

(二)牙周病变对牙髓的影响

1. 逆行性牙髓炎(retrograde pulpitis) 是临床较常见的。由于深牙周袋内的细菌、毒素通过根尖孔或根尖1/3处的根管侧支进入牙髓,先引起根尖1/3处的牙髓充血和发炎,以后,局限的慢性牙髓炎可急性发作,表现为典型的急性牙髓炎。临床检查时可见患牙有深达根尖区的牙周袋或严重的牙龈退缩,牙一般松动达Ⅱ度以上。牙髓有明显的激发痛等,诊断并不困难。

2. 长期存在的牙周病变 袋内的毒素可通过牙本质小管或根管侧支对牙髓造成慢性、小量的刺激,轻者引起修复性牙本质形成,重者或持久后可引起牙髓的慢性炎症、变性、钙化甚至坏死(见图36-2)。国内有学者报道因牙周炎拔除的无龋牙中,64%有牙髓的炎症或坏死,牙髓病变程度及发生率与牙周袋的深度成正比,其中临床表现牙髓活力迟钝的牙,80.6%已有牙髓的炎症或坏死,这些牙可能一时尚未表现出牙髓症状,但实际已发生病

变。

3. 牙周治疗对牙髓也可产生一定影响　根面刮治和平整时,将牙根表面的牙骨质刮去,常使牙本质暴露,造成根面敏感和牙髓的反应性改变。牙周袋内或根面的用药,如复方碘液、碘酚、枸橼酸等均可通过根管侧支或牙本质小管刺激牙髓,但一般情况下,牙髓的反应常较局限且为慢性,临床无明显症状。

(三)牙周病变与牙髓病变并存

这是指发生于同一个牙上各自独立的牙髓和牙周病变。当病变发展到严重阶段时,例如牙髓病变扩延到一个原已存在的牙周袋,使两者互相融合和影响,可将这种情况称为"真正的联合病变(true combined lesion)"。

【治疗原则】

有牙周-牙髓联合病变时,应尽量找出原发病变,积极地处理牙周、牙髓两方面的病灶,彻底消除感染源。牙髓根尖周的病损经彻底、正规的根管治疗后大多预后较好;而牙周病损疗效的预测性则不如牙髓病。因此,牙周-牙髓联合病变的预后在很大程度上取决于牙周病损的预后。只要牙周破坏不太严重,牙不是太松动,治疗并保留患牙的机会还是不错的。

1. 由牙髓根尖病变引起牙周病变的患牙,牙髓多已坏死或大部坏死,应尽早进行根管治疗。病程短者,单纯进行根管治疗后,牙周病变即可完全愈合。若病程长久,牙周袋已存在多时,则应在拔髓和根管内封药后,同时或尽快开始常规的牙周治疗,消除袋内的感染,促使牙周组织愈合。较合理的顺序是:清除作为感染源的牙髓→清除牙周袋内的感染→完善的根管充填。应强调对此种患牙的牙髓治疗务求彻底消除感染源,并严密封闭根管系统,做完善的根管充填。在上述双重治疗后,可观察 3～6 个月,以待根尖和牙周骨质修复。若数月后骨质仍无修复,或牙周袋仍深且炎症不能控制,

可再行进一步的牙周治疗如翻瓣术等。本型的预后一般较好,根尖和牙周病变常能在数月内愈合。

2. 有的患牙在就诊时已有深牙周袋,而牙髓尚有较好的活力,则也可先行牙周治疗,消除袋内感染,必要时进行牙周翻瓣手术和调𬌗,以待牙周病变愈合。但对一些病程长且反复急性发作、袋很深、根分叉区受累的患牙,或虽经彻底的牙周治疗仍效果不佳者,应采用多种手段检测牙髓的活力,以确定是否进行牙髓治疗。然而,应指出的是,牙髓活力测验的结果仅能作为参考依据,因为"活力测验"的结果实际上只反映牙髓对温度、电流等刺激的反应能力,而不一定反映其生活力。尤其在多根牙,可能某一根髓已坏死,而其他根髓仍生活,此时该牙对活力测验可能仍有反应;有些牙髓存在慢性炎症或变性,甚至局部发生坏死,但仍可对温度或电流有反应性。因此对牙周袋较深而牙髓活力虽尚存但已迟钝的牙齿,不宜过于保守,应同时做牙髓治疗,这有利于牙周病变的愈合。然而,这方面的观点有分歧,有的学者认为在前牙有 X 线片显示垂直吸收达根尖周者,决定治疗方案的唯一依据是牙髓活力测验,若牙髓有活力,则只需做牙周治疗,包括翻瓣手术。

3. 逆行性牙髓炎的患牙能否保留,主要取决于该牙牙周病变的程度和牙周治疗的预后。如果牙周袋能消除或变浅,病变能得到控制,则可先做牙髓治疗,同时开始牙周炎的一系列治疗。如果多根牙只有 1 个牙根有深牙周袋引起的牙髓炎,且患牙不太松动,则可在根管治疗和牙周炎症控制后,将患根截除,保留患牙。如牙周病变已十分严重,不易彻底控制炎症,或患牙过于松动,则可直接拔牙止痛。

总之,应尽量查清病源,以确定治疗的主次。在不能确定的情况下,死髓牙先做根管治疗,配合牙周治疗;活髓牙则先做系统的牙周治疗和调𬌗,若疗效不佳,再视情况行牙髓治疗。

第七节　牙周脓肿

牙周脓肿(periodontal abscess)并非独立的疾病,而是牙周炎发展到晚期,出现深牙周袋后的一个较常见的伴发症状。它是位于牙周袋壁或深部牙周结缔组织中的局限性化脓性炎症,一般为急性过程,也可有慢性牙周脓肿。

【发病因素】

1. 深牙周袋内壁的化脓性炎症向深部结缔组织扩展,而脓液不能向袋内排出时,即形成袋壁软组织内的脓肿。

2. 迂回曲折的、涉及多个牙面的复杂型深牙周

袋,脓性渗出物不能顺利引流,特别是累及根分叉区时。

3. 洁治或刮治时,动作粗暴,将牙石碎片推入牙周袋深部组织,或损伤牙龈组织。

4. 深牙周袋的刮治术不彻底,袋口虽然紧缩,但袋底处的炎症仍然存在,且得不到引流。

5. 有牙周炎的患牙(或无牙周袋的牙)遭受创伤,或牙髓治疗时根管及髓室底侧穿、牙根纵裂等,有时也可引起牙周脓肿。

6. 机体抵抗力下降或有严重全身疾病,如糖尿病等,易发生牙周脓肿。

【病理】

在牙周袋壁内有大量生活的或坏死的中性多形核白细胞积聚。坏死的白细胞释出多种蛋白水解酶,使周围的细胞和组织坏死、溶解,形成脓液,位于脓肿的中心。在脓液周围有急性炎症区,表面的上皮高度水肿,并有大量白细胞进入上皮。有学者报告在脓肿的组织中有革兰阴性厌氧菌入侵,优势菌为牙龈卟啉单胞菌、中间普氏菌、具核梭杆菌、螺旋体等。

【临床表现】

牙周脓肿一般为急性过程,并且可自行破溃排脓和消退,但若不积极治疗,或反复急性发作,可成为慢性牙周脓肿。

急性牙周脓肿发病突然,在患牙的唇颊侧或舌腭侧牙龈形成椭圆形或半球状的肿胀突起。牙龈发红、水肿,表面光亮。脓肿的早期,炎症浸润广泛,使组织张力较大,疼痛较明显,可有搏动性疼痛;因牙周膜水肿而使患牙有"浮起感",叩痛,松动

明显。脓肿的后期,脓液局限,脓肿表面较软,扪诊可有波动感,疼痛稍减轻,此时轻压牙龈可有脓液自袋内流出,或脓肿自行从表面破溃,肿胀消退。

急性牙周脓肿患者一般无明显的全身症状,可有局部淋巴结大,或白细胞轻度增多。脓肿可以发生在单个牙,也可同时发生于多个牙,或此起彼伏。此种多发性牙周脓肿时,患者十分痛苦,也常伴有较明显的全身不适。

慢性牙周脓肿常因急性期过后未及时治疗,或反复急性发作所致。一般无明显症状,可见牙龈表面有窦道开口,开口处可以平坦,需仔细检查才可见有针尖大的开口;也可呈肉芽组织增生的开口,压时有少许脓液流出。叩痛不明显,有时可有咬合不适感。

【诊断和鉴别诊断】

牙周脓肿的诊断应联系病史和临床表现,并参考 X 线片。主要应与牙龈脓肿(gingival abscess)和牙槽脓肿相鉴别。

1. 牙周脓肿与牙龈脓肿的鉴别　牙龈脓肿仅局限于龈乳头及龈缘,呈局限性肿胀,无牙周炎的病史,无牙周袋,X 线片无牙槽骨吸收。一般有异物刺入牙龈等明显的刺激因素,在除去异物,排脓引流后不需其他处理。牙周脓肿是牙周支持组织的局限性化脓性炎症,有较深的牙周袋,X 线片可显示牙槽骨吸收,在慢性牙周脓肿,还可见到牙周和根侧或根尖周弥漫的骨质破坏。

2. 牙周脓肿与牙槽脓肿的鉴别　两者的感染来源和炎症扩散途径不同,因此临床上表现如下的区别(表 8-4)

表 8-4　牙周脓肿与牙槽脓肿的鉴别

症状与体征	牙周脓肿	牙槽脓肿
感染来源	牙周袋	牙髓病或根尖周病变
牙周袋	有	一般无
牙体情况	一般无龋	有龋齿或非龋疾病,或修复体
牙髓活力	有	无
脓肿部位	局限于牙周袋壁,较近龈缘	范围较弥漫,中心位于龈颊沟附近
疼痛程度	相对较轻	较重
牙松动度	松动明显,消肿后仍松动	松动较轻,但也可十分松动。治愈后牙恢复稳固
叩痛	相对较轻	很重
X 线像	牙槽骨嵴有破坏,可有骨下袋	根尖周可有骨质破坏,也可无
病程	相对较短,一般 3~4 d 可自溃	相对较长。脓液从根尖周向黏膜排出需 5~6 d

表 8-4 所列只是一般情况下的鉴别原则,有些时候两者容易混淆。如牙周-牙髓联合病变时,根尖周炎症可向牙龈沟内排脓;长期存在的深牙周袋中的感染可逆行性引起牙髓坏死;牙周炎症兼有殆创伤时,即可形成窄而深的牙周袋,又可影响根尖孔区的血供而致牙髓坏死;有的牙周脓肿可以范围较大,波及龈颊移行沟处,或因脓肿张力较大,探诊时疼痛严重,使牙周袋不易发现和探入,易被误诊为牙槽脓肿;有些慢性牙槽脓肿形成的瘘口位于靠近龈缘处,易误诊为牙周脓肿等。有时用牙胶尖插入瘘口,摄 X 线片可根据牙胶尖走行方向来判断脓肿部位是在根尖周围还是在牙周袋软组织内。总之,两者的鉴别诊断应依靠仔细地询问病史,牙体、牙髓和牙周组织的检查及 X 线片的综合分析。

【治疗原则】

急性牙周脓肿的治疗原则是镇痛、防止感染扩散以及使脓液引流。在脓肿初期脓液尚未形成前,可清除大块牙石,冲洗牙周袋,将防腐抗菌药放进袋内,必要时全身给以抗生素或支持疗法。当脓液形成且局限,出现波动时,可根据脓肿的部位及表面黏膜的厚薄,选择从牙周袋内或牙龈表面引流。前者可用尖探针从袋内壁刺入脓腔,后者可在表面麻醉下,用尖刀片切开脓肿达深部,以使脓液充分引流。切开后应彻底冲洗脓腔,然后敷防腐抗菌药物。过早的切开引流会造成创口流血过多和疼痛。切开引流后的数日内应嘱患者用盐水或氯己定等含漱。对于患牙挺出而咬合接触疼痛者,可将明显的早接触点调磨,使患牙获得迅速恢复的机会。

慢性牙周脓肿可在洁治的基础上直接进行牙周手术。根据不同情况,做脓肿切除术,或翻瓣手术。有学者报道在急性阶段脓液引流后的短期内,可尽早进行翻瓣术,因为急性炎症改变了组织的代谢,有利于骨的新生,此时进行手术有利于术后组织的修复和愈合,形成新附着的概率较高。

第八节 牙周炎其他伴发病变

一、根分叉病变

根分叉病变(furcation involvement)是指牙周炎的病变波及多根牙的根分叉区,在该处出现牙周袋、附着丧失和牙槽骨破坏,可发生于任何类型的牙周炎。下颌第一磨牙的发生率最高,上颌前磨牙最低。发生率随年龄增大而上升。

【发病因素】

1. 本病是牙周炎向深部发展的一个阶段,其主要病因仍是菌斑微生物。只是由于根分叉区一旦暴露,该处的菌斑控制和牙石的清除十分困难,使病变加速或加重发展,不易控制。

2. 殆创伤是本病的一个促进因素。因为根分叉区是对殆力敏感的部位,一旦牙龈的炎症进入该区,组织的破坏会加速进行,常造成凹坑状或垂直骨吸收。尤其是病变局限于 1 个牙或单一牙根时,更应考虑殆创伤的因素。

3. 牙根的解剖形态

(1)根柱的长度:多根牙的牙根由根柱(root trunk)和根锥体(root cones)两部分构成。根柱是指牙根尚未分叉的部分,其长度为从釉牙骨质界至 2 根分开处的距离。在同一个牙上,各个牙面的根柱长度不同,也就是说分叉的位置可以在不同高度。以上颌第一磨牙为例,近中面的根柱约长 3

mm,颊侧为 3.5 mm,而远中面则约为 5 mm。下颌第一磨牙的颊侧根柱比舌侧短。根柱较短的牙,根分叉的开口离牙颈部近,一旦发生牙周炎,较易发生根分叉病变;而根柱长者(例如 40% 的上颌第一前磨牙可有颊舌二根,其根分叉可以在近根尖 1/3 处)则不易发生根分叉病变,但一旦发生则治疗较困难。

(2)根分叉开口处的宽度及分叉角度:牙根分叉的角度由第一磨牙向第二磨牙和第三磨牙依次减小。分叉开口处的宽度差异较大,Bower 报道有 58% 的第一磨牙根分叉开口处的宽度＜0.75 mm,尤以颊侧为著,一般龈下刮治器的宽度为 0.75 mm,难以进入分叉区内。

(3)根面的外形:上颌磨牙的近中颊根和下颌磨牙的近中根均为扁根,其颊舌径明显地大于近远中径,它们向着根分叉的一面常有沿冠根方向的犁沟状的凹陷,牙根的横断面呈"沙漏状",其他牙根也可有程度不同的凹陷。一旦发生根分叉病变,牙根上的沟状凹陷处较难清洁。

4. 牙颈部的釉质突起(enamel projection)。约有 40% 的多根牙在牙颈部有釉质突起(也称釉突),多见于磨牙的颊面,约 13% 的牙釉突较长,伸进分叉区甚至到达根分叉顶部,该处无牙周膜附着,仅有结合上皮,故在牙龈有炎症时,该处易形成牙周袋。有学者报道患根分叉病变的磨牙中，59.2%有釉突，而健康的对照牙中仅9.8%有釉突。

5. 磨牙牙髓的感染和炎症。可通过髓室底处的副根管扩散蔓延到根分叉区，造成该处的骨吸收和牙周袋。

【病理】

根分叉区的组织病理改变并无特殊性，与慢性牙周炎相同。牙周袋壁有慢性炎症，骨吸收可为水平型或垂直型。牙根表面有牙石、菌斑，也可见到有牙根吸收或根面龋。

【临床表现】

正常情况下，根分叉区充满着牙槽骨间隔，从龈沟内是探不到分叉区的，一旦牙周袋和骨吸收波及根分叉区，便可从临床上探查到。主要根据探诊和 X 线片来判断病变的程度。Glickman 将其分为4度，此种分类法有利于指导治疗和判断预后。

Ⅰ度：属于病变早期。根分叉区的骨质吸收很轻微，虽然从牙周袋内已能探到根分叉的外形，但尚不能水平探入分叉内，牙周袋属于骨上袋。由于骨质吸收轻微，通常在 X 线片上看不到改变。

Ⅱ度：在多根牙的1个或1个以上的分叉区内已有骨吸收，但尚未与对侧相通，因为根分叉区内尚有部分牙槽骨和牙周膜存在。用牙周探针或弯探针可从水平方向部分地进入分叉区内，有时还可伴有垂直吸收或凹坑状吸收，增加了治疗的难度。X 线片一般仅显示分叉区的牙周膜增宽，或骨质密度有小范围的降低。

Ⅲ度：根分叉区的牙槽骨全部吸收，形成"贯通性"(through and through)病变，探针能水平通过分叉区，但它仍被牙周袋软组织覆盖而未直接暴露于口腔。下颌磨牙的Ⅲ度病变在 X 线片上可见完全的透影区，但有时会因牙根靠近或外斜线的重叠而使病变不明显。Ⅲ度病变也可存在垂直型的骨吸收。

Ⅳ度：根间骨隔完全破坏，且牙龈退缩而使病变的根分叉区完全暴露于口腔。X 线片所见与Ⅲ度病变相似。

另一种分度法是 Hamp 等提出的，它根据水平探诊根分叉区骨破坏的程度来分度。

Ⅰ度：用探针能水平探入根分叉区，探入深度未超过牙齿宽度的1/3。

Ⅱ度：根分叉区骨质的水平性破坏已超过牙宽度的1/3，但尚未与对侧贯通。

Ⅲ度：根分叉区骨质已有"贯通性"的破坏。探针已能畅通。

上颌磨牙的颊侧以及下颌磨牙的颊、舌侧分叉一般较易探查，但上颌磨牙邻面的分叉病变较难探测，且开口偏腭侧，可用弯探针从腭侧进入，分别探测近中腭分叉及远中腭分叉。有时因邻牙的干扰，难以准确区分Ⅱ度和Ⅲ度病变，需在翻瓣术中确诊，X 线片只能起辅佐作用。总的说来，X 线片所见的病变总是比临床实际要轻些，这是由于受投照角度、组织影像重叠以及骨质破坏形态复杂所造成的。例如在上颌磨牙颊侧根分叉区的病变常因与腭根重叠而不被显示。必要时可改变投照角度，以助诊断。

根分叉区易于存积菌斑，故该处的牙周袋常有明显的炎症或溢脓，但也有时表面似乎正常，而袋内壁却有炎症，探诊后出血常能提示深部存在炎症。当治疗不彻底或其他原因使袋内引流不畅时，可能发生急性牙周脓肿。

当病变使牙根暴露或发生根面龋、或牙髓受累时，患牙常可出现对温度敏感直至自发痛等症状。早期牙尚不松动，晚期可出现牙齿松动。

【治疗原则】

根分叉区病变的治疗原则与单根牙病变基本一致，但由于分叉区的解剖特点，如分叉的形态，2根（或3根）之间如过于靠拢则妨碍刮治器械的进入，根面的凹沟，骨破坏形态的复杂性等因素，使分叉区的刮治难度大大提高，疗效也受到一定影响。治疗的目标有三：①清除根分叉病变区内牙根面上的牙石、菌斑，控制炎症；②通过手术等方法，形成一个有利于患者自我控制菌斑并长期保持疗效的局部解剖外形，阻止病变加重；③对早期病变，争取有一定程度的牙周组织再生，这方面尚有一定难度。

1. Ⅰ度病变　牙周袋一般不太深，且为骨上袋。如果根分叉相应处牙槽骨的外形尚佳，则仅做龈下刮治使牙周袋变浅即可。若袋较深，且牙槽骨隆突，不符合生理外形，易造成局部菌斑堆积者，应在基础治疗后，行翻瓣手术消除牙周袋和修整骨外形，以达到上述第2项目标。

2. Ⅱ度病变　根据骨破坏的程度、牙周袋的深度以及有无牙龈退缩等条件，选用如下治疗方法。

(1) 对骨质破坏不太多，根柱较长，牙龈能充分覆盖根分叉开口处的下颌磨牙Ⅱ度病变，可以在翻瓣术清除根面牙石及病变区肉芽组织后，以自体骨或人工骨制品填入分叉区,还可加用屏障性膜,然后将龈瓣复位至原高度,完全覆盖根分叉开口处,并严密缝合。此法也可适用于上颌磨牙的颊侧病变,其目的是获得根分叉处的牙周组织再生(periodontal tissue regeneration),形成新的附着。虽然成功率和再生组织的量尚有待提高,但前景看好。

(2)对于骨质破坏较多、牙龈有退缩,术后难以完全覆盖分叉区者,可以做根向复位瓣手术和骨成形术,术后使根分叉区充分暴露,有利于患者控制菌斑。一般不宜只做牙周袋切除术,因为会使该区的附着龈变窄,而且切除后牙龈因保持生物学宽度而仍易重新长高,使牙周袋复发而再度覆盖根分叉区。有学者主张做骨成形术,磨除牙颈部牙冠过突处和釉质突起,或在根柱较短的下颌磨牙根分叉处磨除部分牙体组织,以扩大根分叉开口处,称为隧道形成术(tunnel preparation)。但该法应慎用,因易造成牙齿敏感和根面龋。

3. Ⅲ度和Ⅳ度病变 治疗目的是使根分叉区充分暴露,以利菌斑控制。颊侧的深牙周袋若有足够宽的附着龈,可行袋壁切除术;若附着龈较窄,则应行翻瓣术,在刮净根面及修整骨缺损后,将龈瓣根向复位并缝合于牙槽嵴水平,下颌牙的舌侧一般可切除袋壁。

若多根牙仅有 1 个根病变较重,有深牙周袋和骨吸收,另一个或 2 个根病情较轻,且患牙尚不太松动,则可在翻瓣术中将该患根截除,使根分叉区充分暴露,余留的牙根得以彻底清洁,该处的深牙周袋也可消除。截根术(root resection)对于上颌磨牙颊根的病变效果甚佳。下颌磨牙当根分叉区病变较重而近、远中根分别还有一定的支持组织时,也可用分根术(root bisection),将患牙分割为近中和远中 2 个"单根牙"。然后分别做冠或做连冠修复,可取得较好的治疗效果。若某一根病变已严重,另一根尚好,则可行半牙切除术(hemisection),将严重的一半连冠带根一起摘除,保留另一半侧。

在做截根术、分根术或半牙切除术前,均应先做完善的根管治疗,还应进行调𬌗,以减轻患牙的咬合负担。多数患牙在术后还要以冠、桥等修复,这些修复体应根据牙的特点设计,以符合保护牙周组织的要求。半个世纪前,人们普遍认为根分叉病变的患牙由于疗效不佳,应给予拔除。但由于上述治疗方法的建立,使很多患牙得以保存并长期行使功能。

二、牙龈退缩

牙龈退缩(gingival recession)是指牙龈缘向釉牙骨质界的根方退缩致使牙根暴露。在严重的牙龈退缩处当然也发生牙槽骨相应的吸收。此临床现象相当多见,尤其在老年人中更为普遍。过去将它称为牙周萎缩(periodontal atrophy),认为是生理性的增龄变化或病理现象,然而所谓"萎缩"是指组织、器官或其细胞成分在达到正常成熟之后,又减退、缩小,并失去其应有的功能。而牙龈退缩并不属于此范畴,也不一定是增龄变化,因为有证据表明一些牙周健康的高龄者并不发生牙龈退缩。因此,目前已不再使用牙龈萎缩一词。有学者估计成年人的健康牙周组织也有缓慢而微小的附着丧失,每 10 年约为 0.17 mm,到 70 岁时,牙周组织的退缩仅为 0.5 mm,临床上不易察觉,且无症状。这可能是由于牙周组织长期受到各种机械性损伤、刺激的作用累积而造成的。

造成牙龈退缩的原因有各方面的,常见的情况如下。

1. 刷牙不当 使用过硬的牙刷、牙膏中摩擦剂的颗粒太粗、拉锯式的横刷法等。多见于牙弓弯曲处,如尖牙、前磨牙部位,因这些牙根较突出,唇(颊)侧骨板较薄,易因机械摩擦而发生牙槽骨的吸收及牙龈退缩。

2. 不良修复体 如低位卡环、基托边缘压迫龈缘等。有学者报道全冠边缘进入龈缘以下者,比起冠缘位于龈缘以上者更易发生龈缘的炎症和牙龈退缩。

3. 解剖因素 牙的唇(颊)向错位使唇侧牙槽骨板很薄,甚至有骨开窗(fenestration)或骨开裂(dehiscence),在受到𬌗创伤或正畸加力时,骨板很容易吸收,并随即发生牙龈退缩。有学者认为附着龈过窄和唇、颊系带的高位附着也是牙龈退缩的原因之一,但也有学者根据临床试验或动物实验的结果予以否认,这可能与牙龈是否同时存在菌斑所引起的炎症有关,在炎症存在的情况下,较易发生牙龈退缩。还有学者认为牙龈结缔组织的厚度有重要关系,在不利因素存在的条件下,较薄的牙龈容易发生退缩。

4. 正畸力与𬌗力 在牙受到过度的咬合力时,或正畸治疗中使牙向唇颊向移动时,常易发生牙龈退缩,这也是与唇侧骨板和牙龈组织较薄有关。有学者报道当牙在牙槽突范围内移动或向舌侧移动时,较少发生牙龈退缩,若向唇侧移动范围超过牙槽突时,牙龈结缔组织的厚度就相当重要了。因此在正畸治疗开始前,应仔细检查受力牙部位的牙龈组织及骨的质量。

5. 牙周炎治疗后 牙周炎经过治疗后,炎症消退,牙周袋壁退缩,或牙周手术切除牙周袋,致使牙根暴露。

轻度、均匀的牙龈退缩一般无症状,不需处理。如牙龈退缩持续进展,则应仔细寻找原因,并针对原因进行治疗,如改变刷牙习惯、改正不良修复体、调整咬合力或正畸力等。无论有无明确的原因,一旦发生较广泛的牙龈退缩后,较难使其再生而恢复原有的高度,治疗主要是防止其加重。

对于个别牙或少数前牙的牙龈退缩而影响美观者,可用侧向转位瓣手术、游离龈瓣移植术、结缔组织移植等膜龈手术来覆盖暴露的根面。牙槽骨板太薄或骨裂开者,也可用引导性骨再生(guided bone regeneration,GBR)手术来治疗。

三、牙根敏感及根面龋

牙根表面覆盖着牙骨质,其中无神经、无血管,因此理论上讲,即使牙根暴露在口腔中,对外界刺激也是不会发生疼痛反应的。然而由于牙颈部的牙骨质很薄(一般厚 $16\sim50~\mu m$),而且有约 10% 的牙颈部缺乏牙骨质覆盖,加上在牙周刮治过程中,常将根面的牙骨质刮除,使牙本质直接暴露于牙周袋内或口腔内,会使温度、机械或化学刺激等直接通过牙本质小管传入牙髓,产生敏感症状。此种症状常在洁治术或龈下刮治术后的当天即发生,这种疼痛是激发性的,且每次持续时间极短,刺激除去后,疼痛即消失。随着髓腔内相应部位的修复性牙本质形成,这种敏感症状大多能逐渐消失,时间 2 周至 1 个月。根据患者个体敏感性、刮治操作的程度,症状的轻重程度也不同。有的患者有咬合创伤或原本已有牙髓病变,则症状可能更明显些。一般情况下,牙周治疗后一过性的牙根敏感(root sensitivity)不需特殊处理,应事先向患者解释清楚。少数症状严重、影响进食者,可用氟化钠糊剂(或 2% 溶液)、含钾的制剂等局部涂布,含氟矿化液含漱等,尽量避免使用烈性脱敏药物。

牙龈退缩的结果会使牙根暴露,当伴有牙龈乳头的退缩时,牙间隙增大,常导致水平型食物嵌塞(food impaction)。如果不及时取出食物或患者未进行适当的邻面菌斑控制,则暴露的牙根面容易发生根面龋,有时甚至是环状龋,多发生于口腔卫生不良的老年牙周炎患者。1995 年我国第二次全国口腔健康流行病学调查的结果表明,35—44 岁人群中牙龈退缩的发生率为 82.12%,人均 15.05 个患牙,人均有根面龋 0.08 个;65—74 岁的人群患牙龈退缩者占 97.24%,人均患牙 16.98 个,有根面龋 0.45 个。根面龋的预防主要是良好的菌斑控制,可建议使用牙间隙刷、牙线、牙签等工具。此外医生在对深牙周袋治疗时应尽量采用保留牙龈高度促使牙周组织再生的方法,减少牙根面的暴露。

(吴亚菲)

■ 参考文献

[1] Newman MG, Takei H, Carranza FA. Carranza's Clinical Periodontology 9th ed. Philadelphia:WB Saundrs Co, 2002.

[2] Meotner SW, Zander H, Iker HP, et al. Identification of inflamed gingival surfaces. J Clin Periodontol, 1979;6;93.

[3] Muhlemann HR, Son S. Gingival sulcus bleeding, a leading symptom in initial gingivitis. Helv Odontol Acta, 1971, 15;107.

[4] Armitage GC, Christie TM. Structural changes in exposed cementum. I. Light microscopic observations. J Periodont Res, 1973,8;356.

[5] Bonakdar MPS, Barber PM, Newman HN. The vasculature in chronic adult periodontitis:a qualitative and quantitative study. J Periodontol, 1997,68; 50.

[6] Bass CC. A demonstrable line on extracted teeth indicating the location of the outer border of the epithelial attachment. J Dent Res, 1946,25;401.

[7] Carranza FA Jr, Glickman I. Some observations on the microscopic features of the infrabony pockets. J Periodontol, 1957,28;33.

[8] Nielsen JI, Glavind L, Karring T. Interproximal periodontal intrabony defects. Prevalence, Localization and etiological factors. J Clin Periodontol, 1980,7;187.

[9] Papapanou PN, Wennstrom JL, Grondahl K. Periodontal status in relation to age and tooth type. A cross-sectional radiographic study. J Clin Periodontol, 1988,15;469.

[10] Papapanou PN, Tonetti MS. Diagnosis and epidemiology of periodontal osseous lesions. Periodontology, 2000,22; 8.

[11] Carranza's Clinical Periodontology, Tenth Edition, W. B. Saunders Company, 2006.

[12] Deinzer R, Weik U, Kolb-Bachofen V, et al. Comparison of experimental gingivitis with persistent gingivitis; differ-

ences in clinical parameters and cyto-kine concentrations. J Periodontal Res,2007,2(4):318-324.

[13] Annals of Periodontology, Vol. 4, 1999.

[14] Loe H,Thailade E and Jensen SB. Experimental Gingivitis in Man, J. Periodontol, 1965,36:177.

[15] 第二次全国口腔健康流行病学抽样调查,全国牙病防治指导小组. 北京:人民卫生出版社,1999:2.

[16] Lorencini M,Silva JA,etal. Changes in MMPs and inflammatory cells in experimental gingivitis. Histol Histopathol,2009,24(2):157-166.

[17] American Academy of Periodontology:Parameter on plaque-induced gingivitis. J Periodontol,2000,71:851.

[18] Mariotti A, et al. Dental plaque-induced gingival diseases. Annals of Periodontology,1999,4:7-19.

[19] Tatakis DN,Trombelli L. Modulation of clinical expression of plaque-induced gingivitis. I. Background review and rationale. J Clin Periodontol, 2004;31:229.

[20] Sabiston,C. B. Jr. A review and proposal for the etiology of acute necrotizing gingivitis. Journal of Clinical Periodontology,1986,13:727-734.

[21] Butler RT,Kalkwarf KL,Kaldhal WB. Drug-induced gingival hyperplasia:phenytoin, cyclosporine and nifedipine. J Am Dent Assoc,1987,114:56.

[22] Seymour RA,Thomason JM,Ellis JS. The pathogenesis of drug-induced gingival overgrowth. J Clin Periodontol,1996,23:165.

[23] Hallmon WW,Rossmann JA. The role of drugs in the pathogenesis of gingival overgrowth. Periodontol 2000, 1999,21:176.

[24] Lindhej,Ranny R,et al. Consensus report:chronic periodontitis. In:1999 International Workshop for a classification of periodontal diseases and conditions. Annals of Periodontology,

1999,4:38.

[25] Nagy RJ,Novak MJ. Chronic periodontitis. In:Newrnan M,Takei H,Carranza FC Carranza's Clinical Periodontology. 9th ed. Philadelphia:WB Saunders Co,2002:383.

[26] Lve H,Anerud A,Boysen H,et al. Natural history of periodortal disease in man. Rapid, moderate and no loss of attachment in Sri Lankan labourors 14 to 46 years of age. J Clin Periodontol, 1986,13:431.

[27] Cao CF,Ouyang XY,Hao MX,et al. A Longitudinal Survey on Periodontai Disease in Chinese Villagers-Preliminary Report. Chinese J Dental Research,1998,1:7.

[28] Hirschfeld L, Wasserman B. A long-term survey of tooth loss in 600 tasted periodontal patients. J Periodontol,1978,49:225.

[29] Ramfjord SP,Knowles JW,Nissle RR, et al. Longitudinal study of periodontal therapy. J Periodontol,1973,44:66.

[30] Page RC, Altman LC, EbersolejL, et al. Rapidly progressive periodontitis. A distinct clinical condition. J Periodontol,1983,54:197.

[31] Baer PN. The case for periodontosis as a clinical entity. J Periodontol, 1971, 42:516.

[32] Tonetti MS, Mombelli A. Early onset periodontitis. Ann Periodontol, 1999, 4:39.

[33] Lang NP, Bartold PM, Cullinan M. et al. Consensus report:Aggressive periodontitis. Ann Periodontol, 1999, 4:53.

[34] Liu RK,Cao CF,Meng HX,et al. Leukocyte functions in 2 cases of Papiilon-Lefhvre Syndrome. J Clin Periodontol,2000,27:69.

[35] Fardal O, Drangsholt E, Olsen I. Palmar plantar keratosis and unusual periodontal findings. Observations from a family of 4 members. J Clin periodontal,1998,25:181.

[36] Glick M,Muzyka BC,Lurie D,et al. Oral manifestations associated with HIV disease as markers for immune suppression and AIDS. Oral Surg Oral Med Oral Pathol,1994,77:344.

[37] Meng HX,Xu L,Li QY,et al. Determinants of nost susceptibility in aggressive periodontitis. Periodontology 2000,2007,43:133.

[38] 冯向辉,张立,孟焕新,等. 侵袭性牙周炎病原微生物的检测. 中华口腔医学杂志,2006.41:344.

[39] 李德懿,高令羽,胡纯贞. 侵袭性牙周炎和慢性牙周炎的龈下优势菌分析. 临床口腔医学杂志,2003,19:726.

[40] De Deus QD. Frequency,location and direction of the lateral,secondary,and accessory canals. JADA, 1975, 91:353.

[41] Bergenholtz G, Hasselgren G. Endodontics and Periodontics. In：Lindhe j, Karring T,Lang NP,eds. Clinical Periodontology arid Irnplant Dentistry, 3 ed. Copenhagen: Munksgaard, 1997.

[42] 高志荣,史俊南,肖明振. 牙周病变程度与牙髓病理改变的关系. 中华口腔医学杂志,1984,19:196.

[43] Petersson K, Soderstrorn C, et al. Evaluation of the ability of thermal and electrical tests to register pulp vitality. Endo Dent Traumatol, 1999, 15:127.

[44] Newman MG,Sirns TN. The predominant cultivable microbiota of thc periodontal abscess. J Periodontol, 1979, 50:350.

[45] Carranza FA Jr, Newman MG eds Glickman's Clinical periodontology. 8th ed. Philadelphia: WB Saunders Co. 1996.

[46] Consensus report：Periodonticendodontic lesions. In 1999 Internafional Workshop for a Classification of Periodomtal Diseases and Conditions. Annals of Periodontology,1999,4(1):90

第9章

牙周病的检查和诊断

制订牙周治疗计划需要做出正确的诊断,包括确定牙周病的类型、范围和严重程度。而正确的诊断则有赖于准确、全面的问诊和检查,及时发现与牙周病发生发展密切相关的危险因素(risk fac-tor),预测患者对牙周治疗的反应和对疾病预后的判断,医师对检查结果加以综合分析,才能做出准确的诊断。在此基础上,制订个性化的治疗计划。

第一节　病史收集

全面地询问牙周病的病史,进行仔细的临床检查并寻找易感因素(或危险因素),将所得的资料进行综合分析,是牙周病诊断的基础。牙周病与全身疾病关系密切,在检查和诊断过程中,应询问和了解患者的全身情况、口腔其他部位的改变。

一、系统病史

牙周病与全身健康有着密切的联系,某些全身疾病可能影响或加速牙周疾病的发生发展,成为牙周病的全身易感因素(或危险因素),而全身的健康状况也可不同程度地反映在牙周组织,影响着牙周治疗计划的正常实施。因此,在询问病史时要注意询问了解与牙周病有关的系统性疾病,如白血病、血小板减少性紫癜、心血管疾病、糖尿病或其他内分泌疾病、神经系统疾病、免疫功能缺陷及某些遗传性疾病或有遗传易感因素等。

二、口腔病史

询问牙周组织以外的口腔疾病情况,特别是有些疾病可同时发生在口腔及牙周组织,如口腔黏膜疾病,白斑、扁平苔藓、天疱疮、类天疱疮等均可同时发生于口腔黏膜和牙龈。慢性根尖周炎时,也可在附着龈上出现窦道。颌骨的外伤、肿瘤也可造成牙的松动、移位等。

三、牙周病史

详细询问并记录患者就诊的主要症状及发生时间,记录可能的诱因及疾病的发展过程、治疗经过及疗效。同时,还应了解患者自己所采取的口腔卫生措施,如刷牙方法与习惯,牙膏和漱口剂的应用情况等,使临床医师对疾病的发展过程及对治疗的反应有所了解,以便制订治疗计划,并有针对性地指导菌斑控制方法。此外,对怀疑有遗传倾向的疾病时,应询问家族史。

四、家　族　史

询问和了解患者父母、兄弟姐妹或其他直系亲属的牙周健康状况,尤其是一些与遗传可能相关的牙周病,如侵袭性牙周炎、牙龈纤维瘤病等。

第二节　牙周组织检查

牙周组织的检查器械除了常规使用的口镜、牙科镊和尖探针。还须备有牙周探针、牙线、咬合纸和蜡片等。通过视诊、探诊、扪诊、叩诊、取研究模型和X线牙片等进行检查。

一、口腔卫生状况

初诊患者,首先要进行口腔卫生状况的检查,内容包括牙菌斑、软垢、牙石和色渍沉积情况,有无食物嵌塞和口臭等。

菌斑的检查,可采用目测或用 2% 碱性品红溶液作为菌斑显示剂辅助观察,临床上一般只需了解患者口腔卫生的好坏,可将每牙的唇、颊侧和舌侧牙面记录有或无菌斑,并计算出有菌斑的牙面占总牙面数的百分比,一般以有菌斑的牙面不超过总牙面数的 20% 为口腔卫生较好的指标,这种方法可以用作患者自我检查菌斑控制效果。若菌斑作为临床研究的观察指标,则应按菌斑指数分级记录。

1. 菌斑指数　Silness 和 Löe(1963)所提出的菌斑指数(plaque index,PLI)是采用目测加探查的方法,主要记录龈缘附近菌斑的厚度及量,而不单纯看菌斑的分布范围。比较适合于一般的临床检查或流行病学调查。Silness 和 Löc 的菌斑指数及记分方法如下:记分标准。0,龈缘区无菌斑;1,龈缘区的牙面有薄的菌斑,但视诊不易见,若用探针尖的侧面可刮出菌斑;2,在龈缘或邻面可见中等量菌斑;3,龈沟内或龈缘区及邻面有大量软垢。

2. 简化口腔卫生指数(simplified oral hygiene index,OHI-S)　由 Greene 和 Vermillion(1964)所提出并简化。包括软垢指数(debris in-dex,DI)和牙石指数(calculus index,CI)两部分,将牙面自龈缘至切(殆)缘 3 等份,用菌斑显示剂着色,目测菌斑、软垢、色素或牙石占据牙面的面积,只检查 6 个代表牙(16、11、26、31 的唇颊面和 36、46 的舌面)。该指数较为客观,简便,快速且重复性好,已被广泛用于流行病学调查。

二、牙龈状况

(一)牙龈炎症

可通过观察牙龈色、形、质的变化和探诊后是否出血来判断牙龈是否有炎症。正常牙龈呈粉红色,边缘呈贝壳状,紧贴在牙颈部,牙龈质地坚韧而富有弹性,用探针探测龈沟时不会出血。牙龈有炎症时,龈色变暗红或鲜红色,质地松软而失去弹性,牙龈肿胀,边缘厚钝,甚至肥大增生,探诊检查时,牙龈易出血。

牙龈炎症的程度可用指数记分。

1. 牙龈指数(gingival index,GI)　由 Löe 和 Silness(1963、1967)提出的,按牙龈病变的程度分级,检查是仅将牙周探针放到牙龈边缘龈沟开口处,并沿龈缘轻轻滑动。共分为 4 级,0 为正常牙龈,1 为牙龈略有水肿,探针探之不出血,若探之出血则记为 2,若有自发出血倾向或溃疡形成则记为 3。

2. 出血指数(Bleeding Index,BI)　由 Mazza 在 1981 年提出的。用钝头牙周探针轻探入龈沟或袋内,取出探针 30 s 后,观察有无出血及出血程度。分为 6 级。0＝牙龈健康,无炎症及出血;1＝牙龈颜色有炎症性改变,探诊不出血;2＝探诊后有点状出血;3＝探诊出血沿牙龈缘扩散;4＝出血流满并溢出龈沟;5＝自动出血。

3. 龈沟出血指数(Sulcus Bleeding Index,SBI)　此指数由 Mühlemann & Son(1971)提出,共分 6 级:0＝牙龈健康,探诊无出血;1＝探诊出血,龈乳头和边缘龈无水肿及颜色改变;2＝探诊出血,龈乳头和边缘龈有颜色改变,无水肿;3＝探诊出血,龈乳头和边缘龈颜色改变、轻度水肿;4＝探诊后出血,龈乳头和边缘龈颜色改变,明显水肿;5＝探诊出血,有自发出血和颜色改变及水肿。

4. 探诊出血(bleeding on probing,BOP)　根据探诊龈沟底或袋底后有无出血,记为 BOP 阳性或阴性,这已被作为牙龈有无炎症的较客观指标。

在维护期中,定期做 BOP 检查,其结果可以帮助临床医师制订治疗决策,探诊不出血者的牙位提示牙周组织处于较健康状态,而 BOP 阳性部位则提示需要继续治疗以消除炎症。虽然 BOP 并不能作为疾病活动期或预测附着丧失的可靠客观指标,但如果 BOP 阳性的位点比例很高,则表明炎症并未控制,疾病仍在进展,其附着丧失的可能性就会增加。Lang 等报道,在连续 1 年每隔 3 个月的定期复查中,每次均为 BOP 阳性的位点,以后发生附着丧失的概率大于 BOP 阴性的位点。

(二)牙龈缘的位置

牙龈缘的位置受生理和病理改变的影响。生理情况下,随着年龄的增长,结合上皮位置逐渐地向根方迁移,牙龈缘的位置也发生相应的根向移位。如牙齿刚萌出时,牙龈缘位置是在牙釉质上,随着年龄的增长,龈缘位置可移至釉牙骨质界,到老年时龈缘可位于釉牙骨质界的根方,在外观上出现牙龈退缩。在病理情况下,如牙龈的炎症、肿胀、增生等,使牙龈缘向冠方延伸,甚至可位于牙冠的中 1/3 或更多。此时如果结合上皮的位置不变,则没有附着丧失;而在牙周炎的情况下,结合上皮移向根方,实际上已有附着丧失发生,但牙龈缘仍可位于牙冠上,这就需要进行牙周探诊来探明附着丧失的程度。

(三)牙龈色泽的变化

除了局部炎症或全身因素可引起牙龈的充血发红或苍白外,还有其他一些原因可使牙龈有色泽的改变。

1. 吸烟　由于烟草燃烧物的长期作用,使吸烟者牙龈或口腔黏膜上出现深灰或棕黑色的色素沉着,牙面上也会沉积棕褐色的斑渍。

2. 重金属着色　某些重金属如铋和铅等,经不同方式进入体内后可能被吸收或出现中毒,除可引起机体的一系列反应外,还可在牙龈缘出现颜色改变,如含铋的药物进入体内后,常在牙龈出现"铋线"。尤以上、下颌前牙的龈边缘上,出现宽约 1 mm 的灰黑或黑色的线条,边缘清晰整齐。有的患者在牙颈部银汞充填物附近的牙龈中可有银颗粒沉积,呈灰黑色斑点。

3. 牙龈黑色素沉着　生理情况下,有一些皮肤较黑的人,其牙龈常出现黑色或褐色的色素沉着斑,并可互相融合成片,对称分布,不高出黏膜,成年后色素更加深。

4. 白色病损　一些出现白色病损的口腔黏膜病也可发生于牙龈组织,如白斑和扁平苔藓。

(四)牙龈的剥脱性病损

牙龈的剥脱性病损主要表现为牙龈乳头、龈缘和附着龈的上皮剥脱并出现炎症,肉眼可见牙龈呈鲜红色,因此过去也有人称之为剥脱性龈炎。牙龈的剥脱性病损可以是糜烂型扁平苔藓或寻常型天疱疮或良性黏膜类天疱疮在牙龈上的一种表现。

三、牙周探诊

牙周探诊(periodontal probing)是牙周病检查中最重要的方法,其主要目的是了解有无牙周袋或附着丧失,并探测其深度和附着水平。牙周袋是指龈缘至袋底的距离,附着水平是指釉牙骨质界至袋底的距离,可用普通牙周探针或电子探针进行探测。

牙周探针带刻度,每个刻度为 1 mm 或 2~3 mm,工作端为圆柱形,尖端逐渐变细,有利于插入牙周袋,尖端处为钝头,直径为 0.5 mm。

牙周探针应沿着牙长轴在各个面进行探查,通常分别在牙的颊(唇)、舌面远中、中央、近中测量,每个牙要记录 6 个位点的探诊深度。在探诊过程中应沿着牙周袋底的宽广度提插式行走,以便探明同一牙面上不同深度的牙周袋。

在测量牙周袋时,牙周探针尖应始终紧贴牙面,探针与牙的长轴平行,提插式按一定顺序进行探测。探诊压力应掌握在 20~25 g。探测邻面时,可允许探针紧靠接触点并向邻面中央略为倾斜,以便探得邻面袋的最深处。

除了测量袋的深度外,还应探测龈下牙石的量及分布,根分叉受累情况,观察探诊后是否出血。同时还应检查龈缘的位置,即有无牙龈退缩或增生、肿胀等。

附着丧失(attachment loss)是反映牙周组织破坏程度的一个重要指标。在测量牙周袋深度后,当探针尖沿牙根面退出时,探寻釉牙骨质界位置,测得釉牙骨质界到龈缘的距离,将袋深度减去该距离即为附着丧失的程度。若两数相减为零,或不能探到釉牙骨质界,说明无附着丧失;若牙龈退缩使龈缘位于釉牙骨质界的根方,则应将 2 个读数相加,得出附着丧失的程度。

四、牙的松动度

牙周健康的情况下,牙有轻微的生理性动度。主要是水平方向的动度。单根牙的生理性动度略大于多根牙。牙周炎时,由于牙槽骨吸收、咬合创伤、急性炎症及其他牙周支持结构的破坏而使牙的动度超过了生理性动度的范围,出现了病理性的牙松动。

牙松动度的检查,常采用牙科镊或口镜柄进行。分为以下 3 度。

Ⅰ度松动:松动超过生理动度,但幅度在 1 mm 以内。

Ⅱ度松动:松动幅度在 1~2 mm。

Ⅲ度松动:松动幅度在 2 mm 以上。

另一种牙松动度的分类法是根据牙松动的方向确定,颊(唇)舌方向松动者为Ⅰ度,颊(唇)舌和近远中方向均松动者为Ⅱ度,颊(唇)舌、近中远中和垂直方向均松动者为Ⅲ度。

牙的松动度还可用仪器来测定,详见本章第六节。

牙的松动度受多种因素的影响　牙根的数目、长度和粗壮程度以及炎症程度都影响牙的松动度。一般情况下,牙槽骨吸收的程度相同时,多根牙的动度要小于单根牙,牙根长而粗壮的尖牙其动度要小于其他单根牙。若有急性炎症或咬合创伤存在,则牙的松动度也会加重,所以检查牙的松动度应在炎症和𬌗创伤消除后进行,并应根据具体情况综合判断。

第三节　𬌗与咬合功能的检查

𬌗创伤(occlusal trauma)(trauma from occlusal)是指因早接触、𬌗干扰过大的𬌗力或侧向力,所造成的神经、肌肉、颞颌关节等,以及牙周组织的损伤。此外,𬌗创伤还指牙周组织在过大的𬌗力作用下发生的病理改变。创伤性𬌗力可成为牙周炎的促进因素。因此对咬合的检查是牙周病诊断中的重要内容,通过调整异常的咬合关系和功能,消除咬合创伤,有利于减少牙的松动度,有利于牙周组织的修复再生,巩固牙周治疗的疗效。

一、𬌗的检查

下颌在各种功能运动中,上、下颌牙的接触现象称之为𬌗或咬合(occlusion),这种接触关系亦称为𬌗关系或咬合关系。牙周病患者的𬌗检查主要包括以下几种情况。

1. 正中𬌗关系的检查(central occlusion)　正中𬌗又称牙尖交错𬌗(intercuspal occlusion,ICO),正常情况下,在吞咽闭口时下颌处于正中位置,上、下牙为最密切广泛的接触。检查时观察下颌位置是否在正中位,上、下颌牙是否达到最广泛且密切接触的𬌗关系,属于何种𬌗类型。上、下前牙的中线是否一致,牙排列是否正常,有无拥挤或牙错位、扭转等错𬌗。覆𬌗及覆盖程度是否正常,有无深覆𬌗、深覆盖或反𬌗、对刃𬌗、锁𬌗等。

2. 检查𬌗磨耗程度是否均匀　如前牙磨耗明显,多为内倾型深覆𬌗,如后牙呈杯状磨耗,可能有紧咬牙(clenching);如前牙的切缘磨成尖锐不齐或后牙牙尖的功能斜面(如下牙颊尖的颊侧斜面)有光亮的磨损小平面(wearing facet),提示有磨牙症等。

3. 其他　检查有无牙松动或移位、牙缺失或牙倾斜等。

二、早接触的检查

当下颌从息止𬌗位移动到正中𬌗位,如果只有少数牙甚至个别牙接触,而不是广泛的密切接触,这种个别牙的接触,称为早接触(premature contact);检查咬合有无异常时,首先要检查有无早接触以及早接触的位置。

三、𬌗干扰的检查

在前伸咬合达到前牙切刃相对的过程中,后牙一般无接触,若后牙有𬌗接触,则称为𬌗干扰。检查时可用牙线或用镊子夹玻璃纸条放在后牙区,若前伸时后牙能咬住牙线或玻璃纸,则说明后牙有𬌗干扰。

侧向𬌗时,工作侧牙接触,非工作侧牙一般无接触,若有𬌗接触,则为𬌗干扰。检查时按上述方法用牙线或玻璃纸放在非工作侧,当下颌侧向运动时,若非工作侧能咬住牙线或玻璃纸,说明非工作侧有𬌗干扰。

四、𬌗检查的方法步骤

在检查前必须先调节好椅位,使患者坐正,双眼正视前方,视线与地面平行。还应教会患者正确地进行各种咬合运动。以便获得正确的检查结果,具体方法步骤如下。

1. 视诊　𬌗关系、早接触或𬌗干扰等均可先通过视诊初步确定。再用其他方法进一步确定准确位置。

2. 扣诊　用示指的指腹轻按于上颌牙的唇(颊)面近颈部,让患者做咬合动作,手指感到有较大的震动或动度的牙,可能有早接触的存在。

3. 咬合纸法　擦干牙的𬌗面,将薄型的咬合纸放于下牙𬌗面上,令患者做正中咬合,然后取出咬合纸检查,一般在𬌗面的蓝色印迹比较均匀,若有浓密蓝点且范围较大,甚至将纸咬穿,该处牙面可呈中心白点而周围蓝色,即为早接触点。

4. 蜡片法　用厚度均匀的薄型蜡片,烤软后放在被检查牙的𬌗面,令患者做正中咬合,待蜡片冷却后取出,然后对光透照检查蜡片上的咬合印迹。若有菲薄透亮甚至穿孔区,即为早接触点。

5. 研究模型　对复杂而一次不易查清的创伤性𬌗,可制备研究模型,将𬌗关系转移到𬌗架上做进一步的检查分析。

6. 光𬌗法　即用一种光敏材料做成的咬合印记膜,此膜在受到咬合力后变形,根据受力大小变形部位在偏振光下可显示不同的色彩,根据色彩的变化,通过计算机检测系统可以计算出咬合接触部位受力的大小,此法的缺点是膜上出现的受力部位很难准确地在牙上定位。

7. 殆力计 是测定咬合时最大殆力的仪器,详见本章第六节。

上述各种检查方法可根据需要综合应用,并根据各自的结果进行综合判断。

五、食物嵌塞的检查

在咀嚼过程中,由于咬合压力和唇颊舌肌的运动使食物碎块嵌入相邻两牙的牙间隙内,称为食物嵌塞(food impaction)。水平型食物嵌塞可有牙龈乳头退缩,龈外展隙中有团块状食物残渣,或有龈缘充血肿胀。垂直型食物嵌塞时,患者能指出牙位。检查食物嵌塞并不困难,重点应放在检查食物嵌塞的原因。在嵌塞的部位检查嵌塞的原因。首先检查殆面及边缘嵴有无磨损,邻面接触区是否增宽,颊舌外展隙是否变窄,对颌牙有无充填式牙尖或尖锐边缘嵴,有无牙松动、移位、缺牙或排列不齐等情况,并用探针检查嵌塞部位有无纤维性食物残渣,牙有无邻面龋。

牙线检查:取一段牙线放在殆面加压通过接触区压向龈缘,若牙线能无阻挡地通过邻面接触区,表示接触区不紧密;若通过有一定阻力,则表示接触区紧密。牙线还可查明邻面接触区的位置和大小。根据检查结果,可做适当处理。

第四节 X线片检查

X线片检查是一项重要而常用的检查方法,对牙周炎的诊断和疗效的评价有重要意义。但它只是牙周炎的辅助诊断手段,应该结合临床检查,综合分析判断,不能单凭X线片做出诊断或治疗计划。观察牙周病损以平行投照的根尖片为主,或者拍摄曲面断层片,这种X线片可以在一张片子上显示全口牙及牙周组织,但显示的牙周组织其清晰程度及精确性不如根尖片。

一、正常牙周组织的X线像

1. 牙槽骨 在牙根周围的固有牙槽骨表现为连续阻射的线状致密影,称为骨硬板或叫骨白线。骨松质的骨髓腔呈透射,骨小梁呈阻射、互相交织成网状。正常情况下,牙槽嵴顶到釉牙骨质界的距离约为1.5 mm,不超过2 mm,这是确定有无骨吸收的重要参照标志。

2. 牙周膜 牙周膜在X线片上占据一定的空隙称为牙周膜间隙,为宽0.18~0.25 mm的连续而均匀的线状黑色透射带,其宽度的变化对牙周病的诊断有重要意义。

二、牙周炎时的X线像

患牙周炎时,由于牙槽骨的破坏,骨硬板常不完整或消失,而牙周膜间隙也相应显示增宽或明显增宽。

在X线片上主要显示牙近、远、中的骨质情况,而颊舌侧牙槽骨因与牙重叠而显示不清晰。在标准根尖片上,当牙槽嵴顶到釉牙骨质界的距离超过2 mm时,则可认为有牙槽骨吸收。

在X线片上牙槽骨吸收的类型表现为水平型吸收和垂直型吸收。

水平型吸收(horizontal resorption):牙槽骨高度呈水平状降低,骨吸收面呈水平状或杯状凹陷。前牙因牙槽嵴窄,多呈水平型吸收。

垂直型吸收(vertical resorption):X线片显示骨的吸收面与牙根间形成一定的角度,也称角形吸收(angular resorption),多发生于牙槽间隔较宽的后牙。

骨吸收的程度一般按吸收区占牙根长度的比例来描述,通常分为3度。

Ⅰ度:牙槽骨吸收在牙根的颈1/3以内。

Ⅱ度:牙槽骨吸收超过根长1/3,但在根长2/3以内,或吸收达根长的1/2。

Ⅲ度:牙槽骨吸收占根长2/3以上。

有时在X线片上可以看到牙槽嵴的高度虽然已降低,但吸收的边缘整齐,骨嵴顶端有致密的硬骨板,骨小梁致密且排列整齐,表明牙槽骨的破坏已经停止或有修复。

X线片的可靠性受多种因素的影响,如牙体和牙周组织本身的三维性只是以二维表现,就难以全面观察,颊舌侧牙槽骨因与牙本身重叠而显示不清;投照角度的不恒定使片子的重复性减低;一些解剖因素如上颌颧突常易与上颌后牙根尖部重叠、外斜线常易与下颌第二磨牙和第三磨牙部位重叠,从而使X线片的病损表现通常轻于临床检查,鉴于上述原因,X线片观察结果必须结合临床检查,综合分析判断,方能做出准确的诊断。

第五节　牙周病历的特点及书写要求

牙周病的病历主要内容应围绕牙周疾病的演变过程和治疗及与口腔其他疾病的关系进行记录，与牙周病相关的全身病也应予以记述。

1. **病史内容**　以牙周病史为主，也应包括相关的口腔病史及系统病史。包括主诉、现病史、既往史、家族史。主诉是指患者主要病症的部位、症状和持续时间，力求简明扼要。现病史是对主诉的进一步描述，包括主诉及其相关的自觉症状，记述从发病到就诊时的病情演变过程，着重在现阶段的情况及患者自己认为可能的病因及诱发因素，曾做何种治疗及其疗效等。在既往史、家族史及系统病史中，则要求有选择性地记录与主诉及牙周病有关的内容。

2. **检查内容**

(1)牙周组织：是病历书写中的主要检查内容。

(2)口腔黏膜：除了牙龈黏膜外，其他部位的口腔黏膜也应进行检查记录。

(3)牙及其周围组织：龋齿、牙髓的病变及根尖周围病都应记录。

(4)颞下颌关节：是否有疼痛、弹响等症状及不适。

(5)其他检查：根据病情需要可做其他检查，如血液化验，即血细胞分析、血凝分析、血糖、血脂等生化指标的检测和牙龈的活体组织检查等。

在牙周病历中，牙周检查记录表非常重要。

第六节　牙周炎的辅助诊断方法

一、微生物学检查

牙周炎是以厌氧菌感染为主的疾病。对一些重度牙周炎患者，或对常规治疗反应不佳者，或怀疑患牙处于疾病活动期者，可以先检测牙周袋内的优势微生物，然后选择敏感的药物进行治疗，或者在某种治疗前后进行微生物学检测以评价或监测疗效。

(一)培养技术

细菌培养是微生物学检测的最基本、最可靠的方法，是微生物学检查的"金标准"，分离培养后的细菌可进行抗菌药的敏感试验，以便有针对性地选择药物进行治疗。但需要特殊条件和设备及专业技术人员，且周期长，过程比较烦琐，还可能出现假阴性结果。

(二)椅旁显微镜检查

将菌斑样本在载玻片上涂成薄层，直接在显微镜下观察，以便从形态学或运动性方面初步了解牙周袋内不同形态细菌的组成及各自的比例，可以在诊疗椅旁操作。涂片的方法较培养法简便而快速，缺点是不能鉴别出细菌的种属和性质。常用的方法如下。

1. **暗视野显微镜检查法**（dark field microscopy）　取含 1% 明胶的生理盐水 1 滴，置于载玻片上，取菌斑置于玻片液体内，混匀后立即在暗视野显微镜或相差显微镜下观察微生物并计数。一般数多个视野的微生物共 100 个或 200 个，分别按形态计数各类微生物的百分比。常分为球菌、短杆菌、螺旋体、丝状菌、弯曲菌及能动菌等。由于此法是观察活菌，要求在 30 min 内完成观察。

2. **刚果红负性染色法**　在载玻片上滴 2% 刚果红水溶液 1 滴，将刮取之菌斑置于刚果红溶液内混合均匀并推成薄层，自然干燥后，在盛有 37% 浓盐酸的广口瓶上熏至涂片变深蓝色，置油镜下观察，并计算出每种形态细菌的百分比。本法在显微镜下可看到深蓝色背景中显示出清晰的白色菌体，便于计数和记录，不受时间限制，涂片还可保存相当长的时间，缺点是不能观察能动菌。

(三)免疫学技术

免疫学技术（immunological technology）如间接免疫荧光法或酶联免疫吸附实验（enzyme-linked immunosorbent assay，ELISA）对于检测牙周特异致病菌很有意义。

(四)DNA 探针

DNA 探针（DNA probe）即利用核苷酸碱基顺序互补的原理，用特异的 DNA 片段，通过核酸杂交技术来检测未知细菌的 DNA，若两者能杂交形成 DNA 双链结构则可认定该菌为与探针相同的细菌，并根据杂交物形成的多少能使其定量或半定量。

DNA 探针可以特异而敏感地检测细菌 DNA，易于操作，而且快速、省力。

二、压力敏感探针检查

压力敏感探针是牙周探针的一种，通过某些装置来恒定地控制探诊的力量，以保证每次探查时均使用统一的压力，可以避免因压力差异所造成的探诊结果的误差，因而重复性较好。这种探针的种类比较多，如 Florida 探针、Alabama 探针等，有的还能自动定位釉牙骨质界，所以能较精确地测量附着水平。目前这种探针已逐步用于临床和科研工作。

三、X 线片数字减影技术检查牙槽骨吸收

数字化减影 X 线技术（digital subtraction radiography,DSR）是 20 世纪 80 年代应用于牙周病领域的，用来作为检查牙槽骨动态变化的客观手段，具有其优越性。基本原理是在计算机辅助下，对同一部位不同时间拍摄的一系列 X 线片进行处理，将有意义的图像从不相关的影像（如正常无变化的组织影像）中分离出来，将特征性的结构变化显示出来。

牙片是观察牙槽骨变化的最常用的检查手段，为了进行纵向观察比较，要求在同一部位不同时间所摄的一系列牙 X 线片具有高度的重复性，DSR 的特点是定位投照，即 X 线球管、被照牙及 X 线片三者的相对位置恒定，从而使投照角度和距离固定，通过计算机辅助的图像处理系统自动减影，最终显示出骨量的微细变化。它克服了普通 X 线技术所摄的 X 线牙片因其投照角度、曝光、冲洗条件等的不一致而造成的重复性差、难以进行比较的缺点，是牙周病诊断和治疗中观察牙槽骨变化的重要手段。

四、牙动度仪检测牙的松动度

采用常规的牙科镊子和口镜检查牙的松动度带有很大的主观性，且重复性较差，故在临床研究中需要借助仪器来测定，以取得客观数据。动度测量计（mobilometer）是一种精确测量牙动度的电子仪器。用仪器测量松动度较为客观，重复性好，对于牙周临床的纵向研究有一定帮助。

五、𬌗力计检查咬合力

𬌗力计是测量𬌗力的仪器，种类较多。

𬌗力的大小也可反映牙周组织的健康状况，牙周炎患牙由于牙周组织的破坏、牙松动而使𬌗力明显减小。

六、龈沟液的检查

龈沟液是牙龈组织的渗出液，其成分来源于血清和局部牙龈结缔组织。正常情况下龈沟内液量极少，牙龈有炎症时不但液量增加，其成分也发生变化。对龈沟液的成分和量的检测，可作为牙周炎诊治中的辅助手段，对牙周炎的诊断、疗效的观察和预测疾病的发展有重要意义。

1. 龈沟液的采集方法 有滤纸条法、龈沟冲洗法和微吸管法，滤纸条法是目前最常用的方法。

2. 龈沟液的定量方法 有茚三酮染色定量法、称重法和用龈沟液测定仪检查法（periotron）。以上 3 种方法都先要用一定宽度和长度（一般为 2 mm×8 mm 或 2 mm×10 mm）的滤纸条（可用 Whatman 3 号滤纸）放入龈沟中一定时间（一般为 30 s），然后测定滤纸条上的龈沟液量。而其中以龈沟液仪的测量最为精确而方便。

3. 龈沟液的成分 血清中的绝大部分成分都可在龈沟液中检出，包括参与免疫反应的补体和抗体、电解质、蛋白质、酶、糖类、白细胞和各种细胞因子、炎症介质。研究还表明，多种细菌和细菌产物如脂多糖内毒素、胶原酶、透明质酸酶和破骨因子等，还有组织和细胞的破坏产物如天冬氨酸转氨酶、溶酶体酶、β-葡萄糖醛酸酶、碱性磷酸酶等均能在龈沟液中被检出。

某些药物通过全身给药途径进入体内后，也可进入龈沟液，而且达到较高而持久的浓度，如口服四环素后，龈沟液内的药物浓度可为血清的 2～7 倍。

龈沟液取样简便无创伤，又能重复采样，易为患者所接受。又由于龈沟液内含有多种可作为诊断指标的成分，因此目前对龈沟液成分的研究非常活跃。对于牙周炎活动期的诊断、指导治疗、评价疗效和预测疾病的发展有非常重要的意义。

七、危险因素的评估

牙周病是多因素疾病，菌斑微生物是疾病发生的始动因素，但单有微生物不一定导致牙周病，牙周病的发生发展还可能与宿主先天或后天的因素及某些环境因素和社会因素相关，包括遗传特征、种族、年龄、性别、基因型、先天免疫缺陷、吞噬细胞

数量或功能缺陷、个人行为或生活方式如吸烟、酗酒、心理因素、环境因素和某些全身疾病等。其中吸烟和糖尿病是牙周组织破坏最重要和最常见的危险因素(risk factor),因此,在牙周病的检查程序中,评估危险因素是极为重要的。

(吴亚菲)

■ 参考文献

[1] Newman MG, Takei H, Carranza FA. Carranza's Clinical Periodontology 9th ed. Philadelphia：WB Saundrs Co,2002.

[2] Armitage GC. Periodontal diseases：Diagnosis. Ann Periodontol,1996,1：37.

[3] Caton J, Polson A. The interdental bleeding index：A simplified procedure to monitor gingival health. Compend Contin Educ Dent, 1985,6：89.

[4] Fischman SL, Picozzi A. Review of the literature：The methodology of clinical calculus evaluation. J Periodontol,1969,40：607.

[5] Haffajee AD, Socransky SS, Lindhe, J, et al. Clinical risk indicators for periodontal attachment loss. J Clin Periodontol,1991,18：117.

[6] O'Leary TJ. Tooth mobility. Dent Clin North Am,1969,3：567.

[7] Kaufman E, Lamster IB. Analysis of saliva for periodontal diagnosis. A review. J Clin Periodontol,2000,27：453.

[8] Lamster IB. Evaluation of components of gingival crevicular fluid as diagnostic tests. Ann Periodontol, 1997, 2：123.

[9] Papanou PN, Neiderud AM, Papadimitriou A, et al：Checkerboard assessments of periodontal microbiota and serum antibody responses：A case control study. J Periodontol, 2000, 71：885.

[10] Meculloch CA, Birek P. Automated probe：Futuristic technology for diagnosis of periodontal sites. Univ Toronto Dent J,1991,4：6.

第 10 章

牙周病的治疗

第一节　牙周病的危险因素评估和预后

一、临床危险因素评估

(一)先天性危险因素

1. 遗传因素。牙周炎家族聚集性,尤其是重度牙周炎家族史、易感基因携带者。

2. 老龄。老年人牙周病的患病率和严重程度都要高于年轻人,是牙周病常年累积效应的结果。

3. 种族。一些种族牙周炎的患病率高,如中国人的患病率较高。

4. 某些牙体和牙周组织的发育异常或解剖缺陷先天牙根短小或根形态异常牙一旦发生牙周炎症和骨吸收则较快发展至根尖部,以致牙松动过早脱落。

(二)后天获得性危险因素

1. 局部因素

(1)菌斑生物膜:菌斑生物膜中的牙周致病菌及其产物是引发牙周病的始动因子,菌斑微生物的堆积和牙周致病菌大量的增加是牙周炎发生和发展的直接病因。

(2)牙石:由于牙石表面粗糙,容易沉积菌斑,其主要危害来自其表面积聚的菌斑生物膜。

(3)咬合异常:殆力的大小、方向、频率或持续时间异常均可造成牙周组织破坏。

(4)食物嵌塞:嵌塞物的机械刺激和对细菌定植、生长繁殖的促进作用可导致局部牙周组织炎症和破坏。

(5)局部解剖因素:磨牙根柱偏短、根分叉角度偏小、根面凹陷、牙颈部釉突、畸形舌侧沟、牙槽突骨开裂或骨开窗、系带附着过高、附着龈过窄或缺失、牙齿位置异常、拥挤和错殆畸形等,均有利于菌斑生物膜形成或不利于菌斑清除。

(6)其他局部刺激因素充填体悬突、修复体边缘过低破坏了生物学宽度,修复体边缘不密合、表面粗糙、不恰当的正畸治疗等。

2. 全身因素

(1)糖尿病:血糖控制不佳者其牙周组织感染不容易控制、组织愈合差及再感染的风险高。

(2)骨质疏松症:骨质疏松症虽不能引发牙周炎,但是骨质密度的降低增加了牙槽骨丧失和牙周病的风险。

(3)艾滋病:人类免疫缺陷病毒感染者口腔损害较常见,艾滋病患者在经过清创治疗和牙科治疗后会出现明显的伤口延期愈合。

3. 行为和社会心理因素

(1)吸烟:吸烟不仅提高了牙周炎发病率,还会加重牙周炎病变的严重程度。吸烟的危险程度与吸烟的量呈正比,这在年轻人中尤为明显。吸烟对牙周炎的治疗效果(包括非手术治疗、手术治疗和牙周组织再生治疗的效果)产生负面影响,并且易使牙周炎复发。

(2)心理压力与精神紧张:心理压力与精神紧张会增加肾上腺皮质激素的分泌,后者将抑制机体的免疫防御功能,影响牙周炎的发生发展。另一方面,过度的心理压力也会改变个体行为,导致口腔卫生状况不良,加重牙周组织破坏。

(3)患者的依从性差:患者的依从性差虽与牙周炎发生发展不直接相关,但却是影响牙周病治疗预后的最重要因素之一。

二、牙周病的预后

(一)牙周病预后分类

1. 预后佳　无骨吸收,局部因素可消除,口腔卫生好,牙龈可恢复健康状态,患者配合良好,无全身和环境危险因素。

2. 预后较好:轻度骨吸收,可能有Ⅰ度根分叉病变和轻度松动,可疑致病因素可控制,能较好地维护局部口腔卫生,患者配合较好,不吸烟,无全身危险因素。

3. 预后较差　中、重度骨吸收,Ⅱ~Ⅲ度根分叉病变,牙松动达Ⅱ度,治疗器械难以达到病变处以有效清除菌斑和牙石,或患者不合作,吸烟,有全身健康问题。

4. 预后无望　重度骨吸收,牙松动明显,病变处无法有效处理和清除菌斑和牙石,吸烟及全身健康问题明显或未控制,属拔牙指征。

(二)牙龈病的预后

1. 不伴有系统性疾病的牙龈病预后　不伴有系统性疾病的菌斑性牙龈病的预后很大程度上取决于引起炎症的原因能否消除,因为其发病主要与菌斑、牙石的积聚和滞留密切相关。因此,治疗时只要将菌斑、牙石等局部刺激彻底去除,纠正菌斑滞留的因素,认真进行菌斑控制,牙龈可完全恢复健康。对已有增生的龈炎病例,在去除局部刺激因素后观察一段时间,必要时再通过手术改正不良的牙龈外形后,牙龈也可恢复健康。

2. 伴有系统性疾病的牙龈病预后　在受全身因素影响的牙龈病中,如与激素水平变化相关的妊娠期和青春期的龈炎,除了积极消除局部刺激因素使炎症减轻到最低程度外,待度过妊娠期、青春期后,牙龈也可完全恢复健康。由于服用某些药物所致的药物性牙龈增生或龈炎,在经局部治疗后,病变情况会有明显改善。远期疗效还需结合患者是否能很好地控制菌斑、药物能否更换、全身的病情能否控制或纠正来判定。白细胞及其他血液病所致的牙龈病损或炎症,由于口腔科的治疗以非手术为主,其局部病情的改善主要还取决于对全身血液病的控制情况。青壮年及儿童期的急性坏死性溃疡性牙龈炎只要全身无严重疾病,治疗及时、得当,牙龈可完全恢复健康;但如延误了治疗时机,也可能造成无法恢复的组织缺损。一些黏膜病在牙龈的损害表现需根据诊断进行相应的药物治疗,多能收到较好疗效。

(三)牙周炎的预后

1. 对牙列整体预后的判断

(1)牙周炎的类型:牙周炎的类型与预后的关系较为密切。①大多数轻、中度慢性牙周炎在经过彻底的系统治疗后,只要能坚持定期的牙周支持治疗,一般疗效就比较巩固;②侵袭性牙周炎比慢性牙周炎的预后要差,因为侵袭性牙周炎发病年龄早,但病情进展迅速而广泛,且常伴有某些全身易感因素,如外周血的中性粒细胞趋化或吞噬功能异常、有单核/巨噬细胞的高表现等,有的患者还伴有遗传因素,致使机体防御反应异常,在长期的发展和治疗过程中疾病易复发;③伴有系统性疾病的牙周炎则需考虑不同类型疾病的特点、程度、控制情况等来综合判断。

(2)牙周支持组织破坏的程度:牙列中多数牙的骨吸收程度、牙周袋深度或附着丧失程度及根分叉是否受累等对预后均有影响。若牙槽骨吸收普遍且严重,则疗效较差,且不宜做基牙,故有保留价值的牙就会减少。再结合 X 线片所示牙槽骨的致密度、骨硬板的有无及骨缺损的类型可帮助判断治疗的效果和预后。一般牙周袋的深度与骨吸收的程度是相应的,牙周袋愈深表面骨吸收的量也多,因此,一般牙周袋很深的牙就较难治疗或保留。而且,累及多个牙面的复合袋或迂回曲折的复杂袋要比简单袋的预后差。

(3)局部因素的消除情况:菌斑和牙石是牙周病的始动因子,彻底清除龈上、龈下的菌斑是取得疗效的第一步。预后的好坏主要不在于菌斑、牙石的多少,而在于能否彻底清除之,并改善局部环境以长期有效地控制菌斑,保持疗效。有些隐匿部位不容易清洁,有些患者不能坚持自我有效清除菌斑,也不能保证定期复查,则菌斑又将堆积,病变又会复发和加重。有创伤性殆者,若能通过调合或其他方法消除创伤,则能获得较好的疗效。但若殆关系紊乱又难以用磨改或正畸方法改正者,如重度深覆合或其他严重的错合、难以消除的夜磨牙或紧咬牙习惯等,都会影响疗效。其他如邻面龋、充填悬突、修复体边缘、阻生牙等问题也都需考虑及时解决。

(4)牙松动情况:一些松动牙,在基础治疗及手术治疗后控制了炎症,并消除创伤殆后,松动度可以减轻甚至变稳固。但是,对于牙槽骨吸收严重而引起的牙松动,则较难完全恢复稳固。因此,松动牙还需做完善的松牙固定,则患牙仍可以行使良好的功能并长期保存。

（5）余留牙的数量：如果牙列中余留牙的数目太少，或余留牙的解剖形态和分布不利于支持局部义齿，这样会加重基牙的负担而影响基牙的健康。因此，在修复治疗中需综合考虑全牙列和基牙状况来科学地设计包括种植体在内的治疗方案。

（6）患者的依从性：患者能否遵照医嘱按时就诊并坚持完成各项牙周治疗、能否认真地学会口腔保健方法来进行自我控制菌斑、能否持之以恒地定期复查和复治，都是成功治疗和防止牙周病复发的关键。

（7）环境因素：吸烟不但增加了局部刺激因素，使菌斑、牙石易于堆积，而且也会降低局部和全身的免疫功能；因身体的疾病、生活事件、失业等所造成的精神压力以致心理情绪的变化，都能改变患者对疾病及治疗的反应，容易降低口腔健康意识和依从性，减少口腔维护措施，从而影响预后。

（8）年龄：患者的年龄与疾病的预后有关。一般情况下，年轻者对疾病的抵抗力和恢复力均较强，愈合也较快；但还需从两方面来认识和考虑实际状况：当两位患者的骨吸收和牙周破坏程度相似，如是年轻人即确诊牙周炎，则可能预后较差，因为年轻者是在较短时间内发展到此程度的，说明年轻的重症患者可能存在全身易感因素，或对病原因素的抵抗力较弱，修复力较差；如果是中年以上患者，在其他因素相近时，则年轻者可能恢复更好。因此，年龄对预后的影响还应结合其本身的病情和全身状况来具体判断。

（9）危险因素评估：危险因素（risk factor）是指经流行病学研究已证实与疾病发生有关的因素。牙周病的危险因素需从生理、病理、环境、社会等多方面来综合评估。除可以人为干预而消除的危险因素，有些危险因素目前还没有完全有效的措施来

干预，我们虽可发现和预测，却还没有完全的干预措施来防止疾病的发生，但在治疗计划中，应当尽可能及时而有效地采取干预性措施，才能维持远期的疗效，保持牙周组织健康的稳定性。

2. 个别患牙的预后

（1）探诊程度：一般而言，探诊深度与牙槽骨吸收的程度是相应的。探诊附着水平能反映出牙周支持组织丧失的实际情况。一般附着丧失超过 5 mm 以上者属于重症，但也应视分布范围而定，如同样 2 颗牙，单侧（或单根）的附着丧失比多侧（或多根）附着丧失的疗效及预后均要好些。

（2）牙槽骨的吸收程度和类型：牙槽骨余留的量是预后的关键，一般牙槽骨吸收愈多，牙就愈难保留。牙槽骨吸收的类型与预后也有关，同样两颗牙其牙槽骨吸收程度相似时，垂直型吸收一般比水平型吸收的疗效及远期效果为好，因为垂直型骨吸收相对于水平型骨吸收的治疗办法及修复效果更好。

（3）牙的松动度：一般情况下，牙的松动度愈大，表明其牙周支持组织破坏愈严重，牙就愈难保留。但个别牙的松动度要具体分析原因，若为急性炎症所致，则炎症消除后，牙可变稳固。

（4）牙的解剖形态：如牙根短而细小、冠根比例不协调、磨牙融合根、上颌侧切牙的畸形舌侧沟处有深袋、磨牙颊沟的牙颈部釉突等，均会增加治疗的难度，影响疗效。

总之，对于牙周炎的预后判断是多方面的，主要是根据上述情况综合判断。但有时候，病情比较复杂，一时难以做出准确判断时，也可以先做基础治疗进行观察，视牙周组织对治疗的反应，刺激因素能否彻底消除及患者的配合程度等，再进一步判断。

（付　云）

第二节　牙周病的治疗计划

一、总体治疗目标

（一）控制菌斑和消除炎症

菌斑是牙周病发生的始动因子，细菌及其毒性产物可引发牙龈炎症并可进一步使牙周组织破坏。菌斑即使被除去，也还会不断地在牙面重新形成，并且随时间而变化，逐渐成熟，甚至矿化成牙石。因此，牙周炎患者必须高度重视菌斑控制，只有每

天彻底清除菌斑，才能防止治疗后复发，并长期保持牙周健康。

（二）恢复牙周组织功能

1. 恢复或提高自然牙的咀嚼效能　自然牙炎症消除后，咀嚼功能多可恢复或有所提高。

2. 修复缺牙　若牙列有缺失，不但影响咬合功能，且易加重余留牙的负担而加重咬合创伤。同时还可因邻牙倾斜、移位等造成新的创伤，因此，缺失

牙应及时修复以恢复功能。

3. 调整咬合关系　正常的咬合关系是牙周健康所不可缺少的功能性生理刺激。调𬌗、正畸及松动牙固定等,有助于获得合适的咬合关系,以恢复咬合功能。

4. 纠正不良咬合习惯　夜磨牙、紧咬牙等不但加重了牙周组织负担,还可造成咬合创伤,因此必须给予纠正。

(三)恢复牙周组织的生理形态

1. 牙龈和骨组织　因牙周组织的炎症和破坏所造成的病损如牙周袋、骨缺损、龈退缩、牙松动移位等,牙龈外形不正常如附着龈过窄、牙龈退缩或系带过短等,需要通过一系列的治疗(包括牙周手术)加以纠正,以恢复牙龈及骨的生理外形,促进健康,满足美观要求。

2. 牙及邻接关系　如充填龋洞、纠正修复体的边缘悬突、恢复边缘嵴及邻面接触点等以消除食物嵌塞并有利于菌斑控制。

(四)着眼长期疗效、防止复发

牙周治疗计划执行过程中,对患者进行反复细致的、有针对性的口腔卫生指导,坚持自我控制菌斑,并劝其戒烟、定期复查、复治等使疗效得以巩固,以求长期或终生保存牙。

二、治疗程序

(一)第一阶段——基础治疗(initial therapy)

本阶段的目的在于首先帮助和指导患者建立正确的口腔健康意识,并培养和掌握正确的口腔保健措施。运用牙周病常规的治疗方法消除致病因素,控制牙龈炎症。此阶段亦称病因治疗(cause related therapy)。

1. 教育并指导患者自我控制菌斑的方法,如建立正确的刷牙方法和习惯,使用牙线、牙签、间隙刷等辅助工具保持口腔卫生等。

2. 施行洁治术、根面平整术以消除龈上和龈下菌斑、牙石。

3. 消除菌斑滞留因素及其他局部刺激因素,如充填龋洞、改正不良修复体、治疗食物嵌塞等,还应做必要的牙髓治疗、纠正口呼吸习惯等。

4. 拔除无保留价值或预后极差的患牙,对不利于将来修复治疗的患牙也应在适当时机拔除。

5. 在炎症控制后进行必要的咬合调整,以建立平衡的咬合关系,必要时可做暂时性的松牙固定。有些牙周炎患牙在炎症消除后,牙位置能有轻度的自行调整,故除非很明确且严重的𬌗创伤,一般调𬌗治疗应在炎症消退后进行。

6. 药物治疗。有明显的急性炎症及对某些重症患者可辅佐以药物短期治疗;在经上述治疗特别是消除菌斑、牙石等局部刺激后,如果病情仍改善不显著,还可服用补肾固齿的中成药或汤剂等。也可在刮治后进行袋内冲洗并置入抗菌药物,并给予漱口液。临床研究显示,龈下刮治加局部使用抗菌药物可在一定程度上提高疗效、减少复发。对于侵袭性牙周炎和某些重度牙周炎患者,在基础治疗时适当使用抗生素能明显改善疗效。

7. 发现和尽可能纠正全身性或环境因素,如吸烟、用药情况、全身病的控制等。在第一阶段结束后的4～6周,应复诊再评估(re-evaluation)前一阶段疗效,一是看下一步还需何种治疗;二是观察患者对治疗反应;三是了解依从性。同时,还应进一步了解患者全身情况、危险因素的改变状况,如对糖尿病等疾病的控制效果、吸烟者是否已戒烟、自我控制菌斑情况如何等;据此决定下一阶段治疗计划。因此,基础治疗阶段的时间较长,并需多次反复评估疗效。

(二)第二阶段——牙周手术治疗(periodontal surgery)

在第一阶段治疗结束后的4周后,牙龈的炎症应已基本消退。一般在基础治疗后1～3个月时对牙周情况(牙周袋深度、牙石菌斑控制情况、牙槽骨形态、牙松动度等)进行全面再评估。此时,如果仍有5 mm以上的牙周袋,且探诊仍有出血或牙龈及骨形态不良、膜龈关系不正常时,则一般均须进行手术治疗。其目的是为了能在直视下进行彻底的根面平整和清除感染组织,而且可以纠正牙龈及骨的外形,植入自体骨或骨替代材料及生物膜以期获得牙周组织的再生。手术主要包括下列内容。

1. 翻瓣术　翻瓣术(flap surgery)是最常用、最基本的牙周手术。翻开黏膜骨膜瓣,在直视下进行根面及软组织清创,然后将瓣复位缝合,以使牙周袋变浅或消除。在翻瓣术的同时还可以进行牙槽骨成形或植骨,以恢复牙周组织的生理形态和功能。

2. 植骨术　植骨术(bone graft)是在根分叉病变或垂直型骨吸收处,通过移植自体骨、异体骨或骨替代品达到牙槽骨病损的修复。

3. 引导性组织再生术　引导性组织再生术(guided tissue regeneration,GTR)是在常规翻瓣手术清创的基础上,通过置入生物屏障膜材料,选择性保证和促进再生性牙周细胞能优先贴附根面生长;使原已暴露在牙周袋中的病变牙根面上形成新附着,即牙周组织的再生,形成新的牙骨质、牙槽骨和牙周膜。若能同时进行植骨术,其疗效一般优于单独引导性组织再生或植骨术。

4. 膜龈手术 是用以改正附着龈过窄、牙龈退缩及唇、颊系带附着位置不佳等的手术,以巩固牙周治疗效果和解决美观问题。

5. 牙种植术 用外科手段将人工牙根置入牙槽骨内,以支持其上部结构的义齿修复体。临床研究表明,牙种植术对于缺牙患者,尤其是无牙殆者,能够解决总义齿固位不良等问题,而且更理想地恢复功能、语言和美观。但种植术必须在全口牙周炎症得到控制的条件下施行。

(三)第三阶段——修复治疗阶段

修复治疗(restorative therapy)虽不属于牙周病学的内容,但它是牙周炎治疗程序中重要的组成部分,特别是永久性的修复治疗以及在修复缺牙的同时固定余留的松动牙。一般在牙周手术后 2~3 个月进行。此时牙龈的外形和龈缘位置已基本稳定,可进行永久性固定修复或可摘式义齿修复,必要时可同时固定松动牙。对于牙排列不齐或错殆者,也可进行正畸治疗,以建立稳定的平衡殆。

(四)第四阶段——牙周支持治疗

牙周支持治疗(supportive periodontal therapy,SPT)也称牙周维护治疗(periodontal maintenance),这是正规的牙周系统性治疗计划中不可缺少的部分,它是牙周疗效得以长期保持的先决条件。从第一阶段治疗开始,无论后续治疗内容有多少,是否需要手术和修复治疗,牙周维护治疗即应

开始,其内容如下。

1. 定期复查 根据患者剩余牙的病情及菌斑控制的好坏,确定复查的间隔期,治疗刚结束时,复查应稍勤些,如 1~2 个月,以了解疗效保持情况。若病情稳定后,可酌情延长间隔期。复查时间应根据每位患者的情况而确定。一般每 3~6 个月复查 1 次,1 年左右摄 X 线片,监测和比较牙槽骨的变化。

2. 复查内容 检查患者菌斑控制情况及软垢、牙石量、牙龈炎症(探诊后有无出血)及牙周袋深度、附着水平,牙槽骨高度、密度及形态,咬合情况及功能、牙松动度、危险因素的控制情况等。

3. 复治 根据复查发现的问题制订治疗计划并进行治疗,并针对患者在执行口腔卫生措施中存在的问题给予指导。

以上 4 个阶段的治疗计划视每位患者的具体情况而定,第一阶段和第四阶段的内容对每位患者都是必需的,而第二阶段和第三阶段的内容则酌情安排。

牙周病总的治疗计划由医师设计,但是能否被采纳取决于患者对疾病的认识、经济条件等诸多因素。因此,需要向患者解释病情、治疗计划的目的、意义及所做治疗的内容,并提供 1~2 个方案供患者考虑和选择,经医患共同讨论确定最终的治疗计划。牙周治疗所需的时间较长,一般需数月,在初期诊断、治疗中期、牙周维护期等不同阶段的具体内容可能需要进行调整,要考虑致病因素去除的程度和有效性、患者的治疗意愿和预期、牙周基础治疗后的效果等综合判断;只有双方配合,坚持治疗才能取得理想的效果。

(付 云)

第三节 牙周病基础治疗

牙周病基础治疗(initial therapy)目的是消除局部及系统性致病因素和危险因素,使炎症减轻到最低程度,并是可能的下一阶段治疗的基础。牙周基础治疗内涵主要包括:①针对患者病情,进行个体化口腔卫生知识宣教及自我口腔保健技术指导;②去除龈上下菌斑;③去除牙周病的促进因素。

一、菌斑控制

(一)菌斑控制的意义

菌斑控制(plaque control)是预防和治疗牙周病的必需措施,是牙周病基础治疗的重点。菌斑控

制并不单纯是某一阶段的治疗,它贯穿在牙周治疗过程的始终,而且在治疗后也要终身实施,才能保证牙周治疗的顺利进行并保持长期的疗效。医师应在治疗开始前即向患者说明菌斑的危害性及菌斑控制的重要性,针对患者的具体情况,向其推荐和教会合适的控制菌斑方法,并在治疗过程中随时检查和进行个体化的指导。

(二)显示菌斑的方法

常用的菌斑显示剂有樱桃红(erythrosine)和碱性品红(fuchsin)等制成的溶液或片剂。溶液使用的方法有两种:一种是涂布法,将蘸有菌斑显示

液的棉球轻轻涂布于全口牙的颊舌面及邻间隙处，漱口后，牙面上的菌斑即可着色；另外一种方法将菌斑显示液滴在患者舌尖数滴，让其用舌尖舔各个牙面，然后漱口，菌斑即可被显示。

国际上广泛采用菌斑记录卡来记录菌斑的量（图 10-1）。

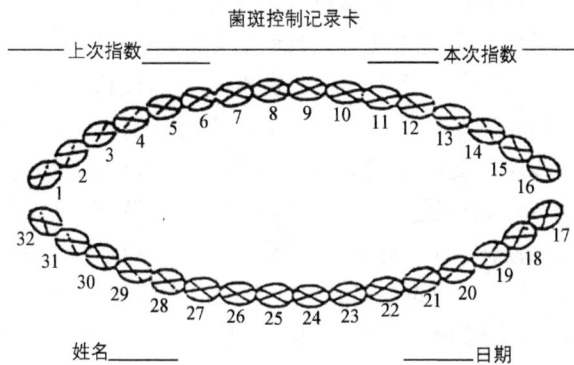

图 10-1　菌斑控制记录卡

记录方法：每个牙分 4 个牙面，凡显示有菌斑的牙面，可在卡的相应部位的格内画道，然后计算有菌斑牙面的百分率，计算方法如下：

1. 被检牙的总数×4＝总牙面数

2. $\dfrac{\text{有菌斑的牙面数}}{\text{总牙面数}}×100\%＝$菌斑百分率

例如：被检牙的总数为 28（牙）×4（面）＝112，有菌斑的牙面数为 24，菌斑率为 24/112×100％＝21.4％。

菌斑记录卡能反映患者自我控制菌斑效果的信息。通常，患者在首次菌斑染色记录时，阳性百分率较高，但接受口腔卫生指导后，若能认真地按要求执行，菌斑记录的百分率会明显下降，若达到小于 20％，则属基本被控制。

（三）菌斑控制的方法

1. **刷牙**　正确地刷牙被普遍认为是维护口腔卫生最有效的方法。牙刷的发明是对口腔健康维护的重要推动，而刷牙适用于所有人群，刷牙的效果也已经得到专业医师和普通大众广泛认可，现代的牙刷种类和设计仍在不断更新改进中。

刷牙是自我清除菌斑的主要手段，设计合理的牙刷和正确的刷牙方法能有效地清除菌斑，一般主张每天早、晚各刷 1 次，也可午饭后增加 1 次。但与次数相比，更应强调刷牙质量。

牙刷的刷毛用细尼龙制作，光滑而富有弹性，也容易保持清洁，刷毛有不同粗细和软、中、硬的规格，可根据牙周情况和刷牙方法来选择。刷毛的毛端应加工磨圆，以减少对牙龈和牙的刺激。牙刷的规格很多，选择的原则是牙刷的头部宜小些，要在口腔内便于转动，且能清洁各个部位的牙面。目前市场上的保健牙刷包括成人和不同年龄组儿童的多种规格，成人牙刷的刷头长度为 25～32 mm，宽 8～12 mm，刷毛高度 10～12 mm，刷毛的直径 0.18～0.2 mm，毛束以 3～4 排为宜，牙刷的炳应有足够长度，以利握持，有的呈一定角度，使用时较为方便。电动牙刷装有电池，启动后刷毛能作不同方向转动或前后颤动，一些新型牙刷更在设计上着重针对刷毛进入牙间隙和牙颈部，这些均使得刷牙效率相对较高。

刷牙的方法很多。研究表明，只要应用得当，各种方法之间无显著差异。对于牙周病患者，清除菌斑的重点为龈沟附近和邻间隙，以龈沟刷牙法（sulcular brushing）（亦称水平颤动法，Bass 法，1948 年）较为适宜，本法着重清洁龈下区域，应选用软毛牙刷，以避免损伤牙龈。

（1）水平振动法（Bass 法）：①将刷头放于牙颈部，毛束与牙面呈 45°，毛端向着根尖方向，轻轻加压，使毛束末端一部分进入龈沟，一部分在沟外并进入邻面；②牙刷在原位做近、远中方向水平颤动 4～5 次，颤动时牙刷移动仅约 1 mm，这样可将龈缘附近及邻面的菌斑揉碎并从牙面除去；③刷上、下前牙的舌面时，可将牙刷头竖起，以刷头的前部接触近龈缘处的牙面，做上、下的颤动；④依次移动牙刷到邻近的牙，重复同样的动作。

全口牙应按一定顺序刷，勿遗漏，并保证刷到每个牙面。每次移动牙刷时应有适当的重叠以免遗漏牙面，尤其是牙列的舌、腭面也应刷到。水平振动法刷牙见图 10-2。

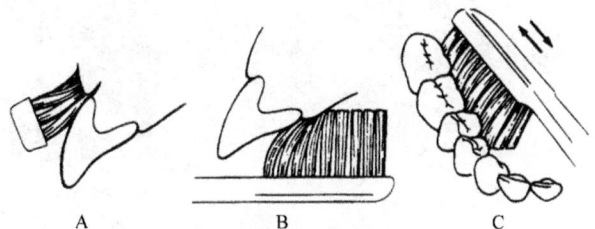

图 10-2　水平颤动法（Bass 法）刷牙

（2）竖转动法（Rolling 法）：也较常用，但更适用于有牙龈退缩者。本法可选用中等硬毛或软毛的牙刷，刷毛不能进入龈沟，故牙刷不会损伤牙龈，而且去菌斑的作用较为有力。其方法要点如下。①刷毛先与牙长轴平行，毛端指向牙龈缘，然后加压扭转牙刷，使刷毛与牙长轴呈45°；②转动牙刷，使刷毛由龈缘刷向𬌗面方向，即刷上牙时刷毛顺着牙间隙向下刷，刷下牙时从下往上刷；③每个部位转刷5~6次，然后移动牙刷位置。

以上两种方法也可综合运用以取得较好的效果。对于牙龈外形正常的年轻人或儿童，任何一种刷牙方法只要针对龈缘附件和牙间隙处的菌斑，均可满意地清洁牙面，保持牙龈健康。

(3)电动牙刷：电动牙刷的优势在于既能增强菌斑清除的效果，又促进患者积极性。近年来，一类利用声波震动技术的电动牙刷在菌斑控制方面显示出其优势。声波震动牙刷除了清洁牙表面外，还可以清洁到刷毛难以触及的牙间隙和牙颈部的菌斑，这使得它在控制菌斑方面表现出明显优势。这种超出刷毛外的清理能力，归功于声波震动牙刷的刷毛高速摆动所带动口腔内唾液产生的流动洁力。

电动牙刷尤其适合于那些有特殊需求的患者，如戴有固定矫治器的患者，住院患者及需他人帮忙刷牙者。现已认为，对于菌斑控制较差的患者，可使用电动牙刷来帮助控制菌斑。

(4)牙膏：牙膏可增加刷牙的效果。通过牙膏中所含的摩擦剂和洁净剂来加强牙刷的机械清洁作用。近年来，含药物的牙膏种类较多，就其作用而言，主要为防龋、抑菌、止血、脱敏及减轻口臭等；但药物仅起辅助作用，应特别注意防止夸大效应和滥用的弊端。

2.邻面清洁措施　一般的刷牙方法只能清除颊舌面及咬合面的菌斑，占菌斑的40%~60%；在牙的邻面常余留菌斑；对于因牙周疾病而使牙间隙增宽、牙列不齐或带有各种固定装置或矫治器等时，除刷牙外，还须辅以其他工具和方法如牙线、间隙刷、牙签、冲洗器等，才能彻底清除菌斑。

(1)牙线：牙线是以多股细尼龙丝组成，也可用细丝线或涤纶线代替。使用方法：①取一段长15~20cm的牙线，用双手的示指和拇指将线圈绷紧，两指间相距1.0~1.5cm；也可两端并拢打结，形成一个线圈。②将牙线轻轻从𬌗面通过两牙之间的接触点。如接触点较紧不易通过时，可做颊、舌向拉锯式动作，即可通过。③将牙线紧贴一侧牙面的颈部，并呈C形包绕牙面，使牙线与牙面接触面积较大。④牙线贴紧牙面并进入龈缘以下，由龈沟向切(𬌗)方向移动，以"刮除"牙面上的菌斑，每个邻面重复3~4次。(图10-3A)⑤随即将牙线包绕该牙间隙中的另一侧牙面，重复③、④。⑥将牙线从该邻间隙取出，放入邻牙的间隙中，重复③~⑤。如此依次逐个将全口牙的邻面菌斑彻底清除，包括最后一个磨牙的远中面。每清除一个区域的菌斑后，以清水漱口，以漱净被刮下的菌斑。牙线对清除牙邻面的菌斑很有效，尤其对牙间乳头无明显退缩的牙间隙最为适用。

(2)超级牙线：专门用于清洁义齿桥体下的区域，由3部分组成①一端涂蜡以方便其通过义齿桥体的下方。②中间海绵状部分用于清洁桥体的下方。③尾部即通常的牙线，用于清洁义齿固位体和天然牙之间的牙间隙(图10-3C)。

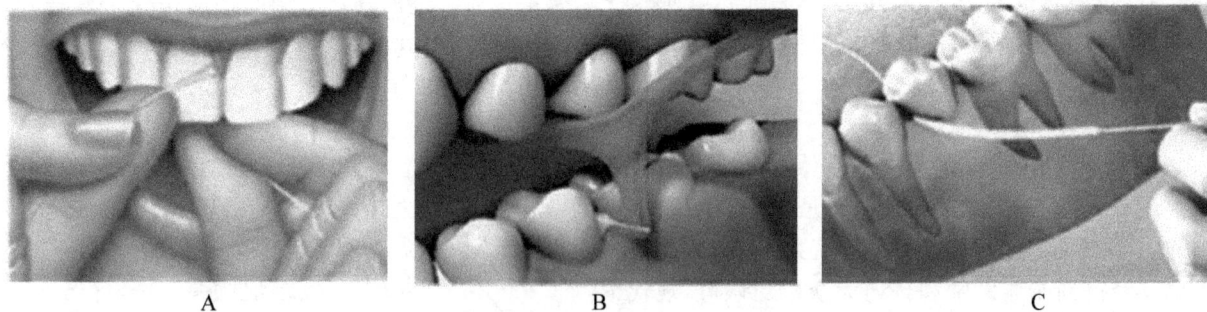

图10-3　牙线
A.牙线在邻间隙根方的正确使用方法；B.牙线棒主要用于手部不灵活人士(包括儿童)，或用于口腔窄小，手指不易够到的地方；C.超级牙线用于天然牙与固定桥体的区域，尤其是便于清洁体根方

（3）牙签：在牙周治疗后牙间乳头退缩或牙间隙增大的情况下，可用牙签来清洁邻面菌斑和根分叉区。应选用硬质木质或塑料的光滑无毛刺的牙签，将邻间隙两侧的牙（根）面上的菌斑刮净。注意勿损伤牙龈和强行进入牙间乳头完好处。对于无牙龈乳头退缩者，不宜使用牙签。

（4）牙间隙刷：牙间隙刷的刷头为金属丝，其四

周附带有柔软的刷毛，专刷牙间隙牙（根）面的菌斑，更适用于牙龈退缩患者，也可用于根分叉贯通病变的患牙。对于牙邻面外形不规则或有凹面时，牙间隙刷较牙签更利于去除菌斑。使用时应注意，若牙龈乳头无退缩、插入有困难时，不宜勉强进入，以免损伤牙龈（图 10-4）。

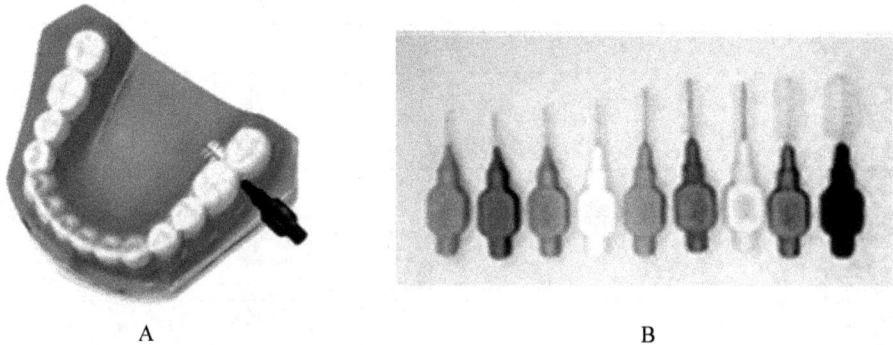

图 10-4　牙间隙刷
A. 牙间隙刷可有效清洁邻面及根分叉贯通病变患牙；B. 牙间隙刷的刷头有多种不同大小的刷毛直径，以供大小不同的牙缝空间使用

（5）锥形橡皮尖：为清洁邻面和按摩牙间乳头的良好工具。

（6）家用冲牙器家用冲牙器（home/self-applied irrigation）：借助带有一定压力的脉冲水流，可帮助冲洗清除软垢和食物残渣，并且可以有节律性地控制脉冲压力大小和速度。在应用中的局部会形成两个水动力活性区，一个是水流直接接触的直接作用区，另一个是周边的冲刷作用区，水流可进入龈沟内，主要起龈下清洁效应。使用的喷嘴有普通龈上型和特制软的龈下型，具有不同用途；龈上喷嘴液体可进入龈沟约 50%，常用于清洁全口牙；龈下喷嘴可放入龈缘下方，可针对一些深袋、根分叉、种植体、冠桥修复等特殊部位，但操作难度增加。

3. 化学药物控制菌斑　应用有效的化学药物来抑制菌斑的形成或杀灭菌斑中的细菌是控制菌斑的另一条途径，已有大量的研究报告试验了各种药物，如某些抗菌制剂和一些酶的制剂等，但仍存在一些问题。如广谱抗菌药物长期应用会产生耐药菌株及其他副作用，而一些酶制剂等虽能减少菌斑的形成，但不稳定。近年来，国内外比较重视研制化学控制菌斑剂如氯己定溶液等，被认为是目前牙周病防治的标准含漱剂，也是评判新型含漱剂的金

标准。需要强调的是，尽管化学抗菌斑含漱剂能一定程度地控制菌斑，但是它仍然只能作为辅助性措施。只能在机械清除菌斑和牙石的基础上，必要时再辅以抗菌斑含漱剂。同时，还必须发现并纠正那些导致菌斑滞留的原因，如充填物的悬突、不良冠缘和食物嵌塞等。

（四）特殊人群的菌斑控制

特殊人群是指因疾病或年龄幼小而缺乏生活自理能力的部分人群，需要有他人的帮助来控制菌斑。还有一些口腔内做过手术的患者，暂时不能按常规方法控制菌斑。因此，特殊人群应针对不同的情况酌情选用控制菌斑的方法。

1. 对于一些手部动作不方便或弱智的患者，或因疾病而卧床者，有条件时，最好选择电动牙刷。

2. 对于某些昏迷患者或植物状态，可由他人用棉签或牙刷蘸化学抗菌剂擦洗牙面和口腔，每天 2～3 次。

3. 幼儿在乳牙萌出后即可由家长用棉签或软塑料刷为其擦拭牙面，稍长后即应养成良好的口腔卫生习惯。

4. 对于口腔内各种手术后的患者，如能张口者除用漱口剂含漱外，对手术区以外的牙面仍需用常

规刷牙来控制菌斑。

二、龈上洁治术

(一)基本技术

1. 牙石探查技术　牙石是附着在牙面上的钙化的菌斑,是一种病理性刺激物。牙周病基础治疗的主要目的就是清除附着在牙面上的牙石和菌斑,消除牙周组织的刺激源,从而恢复牙周组织的健康。

临床上,根据牙石所存在的部位将牙面上的牙石分为两类:即龈上牙石(位于龈缘以上临床牙冠表面的牙石)和龈下牙石(位于龈缘以下临床牙根表面的牙石)。龈下牙石可一直延伸至牙周袋底。龈上牙石和龈下牙石由于受口腔环境的影响不同而各具特点,在临床上有很大差别(表10-1)。

表 10-1　龈上牙石与龈下牙石的区别

	龈上牙石	龈下牙石
部位	龈缘以上的临床冠部	龈缘以下临床根部
颜色	白色或灰白色,或因食物或吸烟而着色	褐色、墨绿色或黑色,因袋内出血而着色
体积	粗大	细小
形态	广泛沉积在牙面,与牙面形态、龈缘外形及唇颊舌运动外形一致	薄片状、条状、点状、结节状等
质地	松软、多孔隙	坚硬、易脆裂
分布	各牙面均有,尤其在上颌磨牙颊面和下颌前牙的舌面及异位牙、失用侧	可局限于少数牙,以邻面为多,其次舌腭面、唇颊面
与牙面的关系	附着松,易于分离	附着紧密,刮除比较困难
影响沉积量主要因素	口腔卫生措施	牙周病的病变程度

临床上,牙石探查技术是基础治疗中最重要的技术之一,它与牙石清除技术实际上处于同等重要的地位。因为在牙石清除前、清除中及清除后都要应用这项技术。因而,不能准确地发现牙石也就不可能彻底地清除之。

牙石主要靠尖探针在牙面上探诊发现。探针在牙面上移动不仅能发现牙石的量和在牙面上的分布情况,也能感觉到根面被破坏的牙骨质的粗糙感。这种分辨根面粗糙与光滑的能力,称为细微触觉(tactile sensitivity)。临床探诊时,常用改良执笔式握持探针,握持探针时,应使手指肌肉放松,但必须握牢,然后在口内接近工作区牙上做手指支点。在拿稳器械并找好支点后,将探针尖部轻轻插入龈沟。不管牙周袋深度如何,开始插入都不宜太多。最好先将器械颈部放在与探查牙面平行的方向,然后再插入到牙周袋底部即结合上皮部位为止。待探针插至袋底后,可将探针贴近牙面,主要是将器械工作端最末梢部分针部贴近牙面。这样不仅可以防止组织过度牵拉和结合上皮撕裂,而且能获得最大的细微触觉。同时,探针与牙面贴合能更好地探出牙面的线角、发育沟、根分叉情况等。

探查动作有两种,即推动与提拉。一般来说,多用提拉动作。探针针尖在牙面上划过时,如果握持探针的手上感到一种细震感,这一般是小块牙石,而大块牙石探针则可以探及边缘和明显高出的表面,从而阻挡探针尖端通过。牙骨质被破坏后,也可探出根面的一种粗涩感。而清洁的釉质或牙骨质面则是完全光滑的玻璃面样的感觉。

探查的方向有 3 种,即垂直方向、水平向及斜向。多数情况下使用垂直向和斜向探查。龈下牙石在牙面上常形成水平边缘,且与牙面呈直角,所以,垂直向或斜向探查最易于探明。

探查的幅度要根据牙周袋的深度而定。在浅袋,可以从袋底到龈缘一次探查;而对于深袋,探查的上、下幅度应控制在 2~3 mm。可先探查近袋底那部分牙面,然后根据情况分段探查,以保证准确而无遗漏。

2. 器械稳定技术　器械稳定技术就是如何稳定地控制器械在口内运动的方法。它不仅是完成治疗的基础,而且是避免造成患者甚至术者自己不必要损伤的可靠保证。器械的稳定主要依赖于 2 个因素,即良好的器械握持技术与稳定的操作支点。

（1）器械握持技术：在治疗牙周病时，口镜、牙周探针、尖探针及洁治器与刮治器的握持方法虽有细微的差别，但基本的握持方法都是一样的，即提倡改良执笔式，需要稳固地握持器械。

一个理想的器械握持技术必须达到下述要求：①增加指尖的细微触觉；②有利于灵活的操作器械运动；③减少牙体牙周组织损伤的可能；④减轻术者手指、手掌及前臂肌肉的疲劳。

临床上器械握持方法有以下 3 种：①执笔式。用拇指的指尖、示指的指尖和中指的指侧缘控制器械。这种方法用于牙周病治疗显得不稳固，因为来自握持器械手指所产生的力的方向与写字时所需要的力的方向完全不同，如果用执笔式握持器械做牙周治疗，器械容易在手指间转动，从而不利于操作。②改良执笔式。这种握持器械的方法同样是用拇指、示指、中指握持器械，但用中指指腹而不是指侧缘抵住器械的干，示指的第 2 指关节弯曲，置于中指同侧上方的器械柄部，拇指指腹置于中指与示指连线的对侧。改良执笔式的关键是将中指的指腹置于器械干的部位，这就有效地阻止了器械沿中指指侧转动的可能。同时，由于用中指和示指置于拇指的对侧，因而通过拇指的细微用力便可精确地调整器械炳的旋转。将中指指腹置于器械干的部位，牙面上很小的一点结构异常，都可以通过器械的工作端传导，都可以被感受到（图 10-5）。③掌拇式。用示指、中指、环指及小指掌侧弯曲挟持器械的柄部，拇指不接触器械而作支点。掌拇式握持器械做治疗敏感性较差，而且也影响操作的灵活性。所以，在做器械治疗时不能用这种方法握持器械。唯一例外的是用凿形洁治器以推力去除龈上大块牙石时，可以谨慎使用。

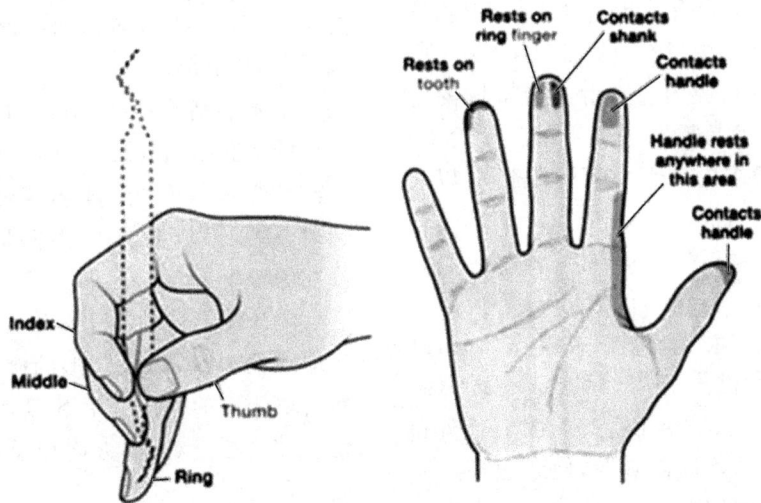

图 10-5　改良执笔式握器械的方法

（2）支点技术：支点技术是一切口腔内操作所共同要求的。在牙周病基础治疗时，由于操作精细，而且往往没有直接视野，全凭手指感觉运动，因而支点技术显得尤为重要。牙周病基础治疗时，多数情况下使用指支点。所谓指支点，就是用手指在牙面上作为操作器械运动的转动支点。支点技术就是如何有效而稳固地建立指支点及其他辅助方法的技术。

一个满意的支点必须符合 3 个要求：①能提供器械运动稳定的支持点；②能便于器械刀叶的灵活转动；③能利于应用手腕-前臂力。这 3 个要求是相辅相成的，只有建立稳点的支持点，才不至于使器械刀叶失去控制；没有手腕-前臂力的充分应用，支点技术就没有意义。

原则上指支点的位置必须以一个稳定的牙或一组牙为依托，而不能放在唇、舌、颊等软组织上。支点应尽可能放置在同一牙弓的同一侧，以尽量接近治疗牙为原则。如果放置后影响器械的使用和运动，或由于患者有面部或牙的任何解剖异常或生理病理问题，影响口内常规指支点放置及当牙石非常坚硬或与牙面粘连太紧，常规支点仍然不足以支持清除牙石的力量时，都需要对指支点的位置或支点方式做相应变化。这种变换的支点可以在口内，也可以在口外。

口内支点包括如下 4 种：①常规指支点，指支点放置在邻近工作区的牙面上，简称常规支点，此支点为口内最常用的支点;②对侧指支点,指支点放置在同一牙弓的对侧牙的牙面上;③对颌指支点,指支点放置在对颌牙的牙面上。如治疗上颌牙时,指支点放在下颌牙的牙面上;④手指辅助支点,指支点放置在非手术的示指或拇指上。

口外支点放置的两种方法:①掌心向上法,将数手手指背放在口外下颌骨外侧部。这种方法最常用于右上颌后牙区的治疗;②掌心向下法,将数手指掌侧面同时放置在口外下颌骨外侧部。常用于左上颌后牙区的治疗

增强辅助支点就是用非工作手的示指或拇指附加或增强工作手制动的作用。增强辅助支点常常与对颌支点和口外支点联合应用。由于对颌支点或口外支点的位置离力点位置太远,所以,常用增强辅助支点来加强其控制能力和增强压力。用增强辅助支点时,必须取得直接视野,因为非工作手无法使用口镜。常用的增强辅助支点有示指增强支点、拇指增强支点、示指附加支点和中指附加支点。

支点技术是一切口腔内操作者都应掌握的专门技术,在牙周专业尤其重要。在牙周病诊治中,基础治疗对支点的要求比其他治疗要求都高,以到达最有效清除牙石的目的。

(二)龈上洁治术的适应证及洁治器械

龈上洁治术(supragingival scaling)是指用洁治器械去除龈上牙石、菌斑和色渍,并磨光牙面,以延迟菌斑和牙石再沉积。牙菌斑和牙石是牙周病最主要的局部刺激因素,洁治术是去除龈上菌斑和牙石的最有效方法,消除局部刺激,使牙龈炎症完全消退或明显减轻;即使对于牙周炎,也只有经过洁治术后才能进入下一步的序列治疗。因此,洁治术是否彻底完善,直接影响龈炎的治疗效果或下一步的牙周治疗,在牙周病治疗后的维护期中,洁治术也是主要的复治内容。因此,可以说,洁治术技巧的口腔医师的基本功。

龈上牙石常延伸到龈沟或牙周袋内而与浅的龈下牙石相连,因此在洁治时应同时去除龈沟内的牙石;对深层的龈下牙石,通常待龈炎减轻,出血减少时,再做龈下刮治。

1. 适应证

(1)牙龈炎、牙周炎:洁治术是所有牙周治疗的第一步。通过洁治术,绝大多数的慢性龈缘炎可以治愈,而牙周炎是在洁治术的基础上再做龈下刮治术及其他治疗的,因而洁治术是各型牙周病最基本的治疗方法。

(2)预防性治疗(prophylaxis):大量研究已表明,对于已接受过牙周治疗的患者,在维护期内除了进行持之以恒的自我菌斑控制外,定期(一般为6个月至1年)做洁治除去新生的菌斑、牙石,是维持牙周健康、预防龈炎和牙周炎发生或复发的重要措施。

(3)口腔内其他治疗前的准备:如修复缺失牙,在取印模前先做洁治术,以除去基牙及余牙的龈上牙石,使印模更准确,义齿更为合适。口腔内一些手术如肿瘤切除、颌骨切除术等,在术前均需要先做洁治术,以保证手术区周围的清洁,消除感染隐患。正畸治疗前和期间也应做洁治术,消除原有的牙龈炎,并预防正畸过程中发生龈炎。

2. 手用器械洁治

手用洁治器需依靠手腕的力量来刮除牙石,虽然比较费力且费时,但手用洁治是基本的方法,是牙周专业医师的基本功。

(1)洁治器:常规应用的洁治器械有以下几种类型,其基本结构均相同,可分为3部分,即工作端、颈部和柄部。

①镰形刮治器(sickle):工作端的外形如镰刀,刀口的横断面为等腰三角形,使用的有效刀刃是镰刀前端的两侧刃口。本器械适宜刮除牙各个面的菌斑及牙石,较细的尖端亦可伸进牙周袋内,刮除浅在的龈下牙石。

前牙镰形器的工作头呈直角形或大弯形,其工作端与柄成直线,大弯形的镰形器还可用于唇、舌面大块牙石的刮除。后牙镰形器在颈部呈现2个角度,左、右成对,其方向相反,主要适用于后牙邻面牙石的刮除(图10-6)。

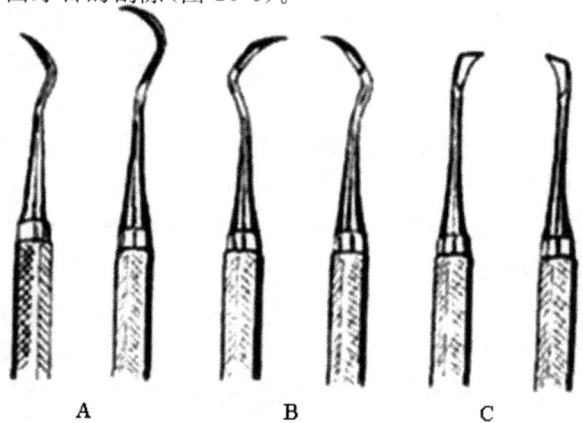

图10-6 洁治器

A. 用于前牙的镰形洁治器;B. 用于后牙的镰形洁治器;C. 锄形洁治器。锄形洁治器、后牙镰形洁治器在颈部呈现两个角度,左、右成对,方向相反,主要适用于后牙邻面牙石的刮除

②锄形刮治器(hoe)：工作头外形如锄，左、右成对，刃口一端呈锐角，使用时锐角置于牙石侧的龈沟内，刮除龈上牙石及浅层龈下牙石，主要用整个刃口刮除光滑面上的色素、菌斑和牙石。

③磨光器：洁治后牙面并不光滑，常有刻痕并遗留色素和细小的牙石，必须用磨光器将牙面打磨光滑，常用的磨光器及方法见超声洁治法。磨光后的牙面光滑而洁净，可延迟菌斑的再附着。

(2)基本方法：只有放稳支点和正确的握持器械，才能在洁治用力的过程中始终保持力的稳定，不至于突然滑脱而损伤牙龈或口腔黏膜，同时在支点放稳后才能自如地应用手腕的力量将牙石刮除。握持器械的方法为改良执笔法，详细见本章器械握持技术一节。

3. 超声波洁牙机洁治术和刮治术

(1)主要构造及原理：超声波洁牙机(ultrasonic scaler)有超声发生器(即主机)和换能器(即手柄)两部分组成，发生器发出振荡，并将功率放大，然后将高频电能转换成超声振动，每秒达 2.5 万～3 万次或以上，通过换能器上工作头的高频振荡而除去牙石(图 10-7)。根据换能器的不同，超声波洁牙机大致分为 2 类：一类是磁伸缩式(magnetostrictive)，其用金属镍等强磁性材料薄片叠成，通过镍片在电磁场中产生涡旋电流，使镍片产生形变，从而带动工作尖产生18 000～45 000Hz 的振动，工作尖运动轨迹是椭圆形的；另一类是压电陶瓷式(piezoelectric)，它将压电陶瓷两端涂上电极，当两极间加上适当的电信号时，陶瓷的厚度依据电场强度和频率发生相应的变化，从而带动工作尖产生 25 000～50 000Hz 的振动，工作尖运动轨迹是线性的。超声波洁牙机的工作头有各种形状，如扁平形、尖圆形或细线形的等，根据牙石的部位和大小而选择更换。

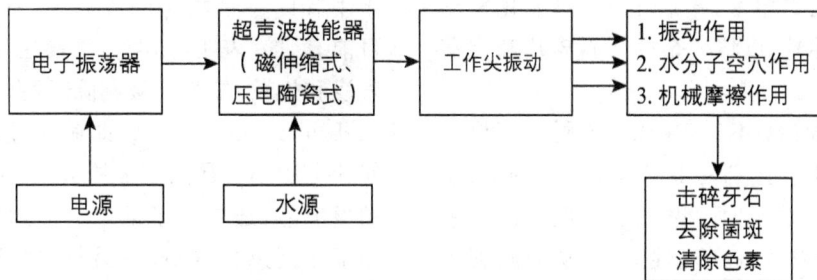

图 10-7 超声波洁治的工作原理

工作头在超声振荡的同时喷水，由外接水管或内置水管喷水，启动后水呈雾状喷向工作头及牙面，一方面冷却工作头，另一重要方面是形成空穴作用，即在喷雾的水滴内有细微的真空泡迅速塌陷而产生能量，对牙石、菌斑等产生冲刷作用，并将震碎的牙石和血污冲走。有的洁牙机上可加装带药的冲洗装置，在渗入牙周袋内除石时，工作尖可喷出抗菌药物，可根据病情的需要选择用药。

(2)超声洁治技术要领：①在多数情况下，应选择低功率。若牙石坚硬则可用中等强度的功率，高的功率没有必要使用，研究表明高功率并不比中等功率更有效，而且存在增加根面损伤的风险。②调整工作尖直至水雾出现或伴有水滴为止。③握持手柄的姿势保持轻松。④采用口内或口外支点。⑤将工作尖对着结合上皮，尖长轴与牙面呈 0°～15°，尖与牙石最冠方接触。⑥使用器械时应该用轻的压力，中等程度压力会降低工作尖的效率。⑦保持工作尖一直不停、轻压、重叠式运动，并要涵盖整个牙面。

无论是手工洁治或超声洁治术后，都需要对牙面(根面)进行细致的抛光。

目前常用的有橡皮杯抛光和喷砂抛光两种技术。前者是用低速弯机头插上橡皮杯蘸磨光膏(有碳酸氢盐、二氧化硅、碳酸钙、甘油、精氨酸等不同成分差异)低速旋转磨光牙面，也可稍施加压力，使橡皮杯的薄边缘伸入龈缘下和牙邻面，使牙面光洁无刻痕、菌斑和牙石就不易再堆积。后者是使用喷砂机或装有喷砂装置的洁牙机通过特制手柄将混合高压水和气的抛光砂(碳酸氢盐和石英砂)喷向牙面实施抛光，该技术适用于烟斑、色渍多的牙，尤其是邻面间隙色素不易去除的牙、釉质发育不全和釉质表面不光滑的牙。喷砂抛光可以高速快捷地去除色素，使牙面光洁，但应注意的是，对有呼吸系统、血液系统、高血压、电解质平衡紊乱等疾病的患者,不宜使用喷砂抛光。进行抛光操作时需注意橡皮杯放置的边缘位置、喷砂嘴的方向和位置,以避免对牙龈的损伤和减少患者不适。

(3)超声龈下刮治

①传统超声系统治疗基本方法。选择细而长的工作头,以便于深入牙周袋内(特别是根分叉区和根面的凹陷区)进行工作,减少对软组织的损伤。治疗前应先探明牙周袋深度和形态,根分叉深度或根面的凹陷等情况及牙石的量和部位等。工作头要与根面平行,工作功率不宜过大,建议使用中低档功率,动作要轻巧,侧向加压力较小,用力太大反而会降低效率,并易造成根面不适。刮治动作是垂直向的有重叠的迂回动作,应从冠方向根方逐渐移动。工作头的尖端不宜在一处停留时间太长,并且要给予持续的喷水冷却,水流的速率至少 20~30ml/min,以免产热过多。操作过程中应随时用探针检查根面是否已刮净。超声刮治后一般还要用手持器械进行根面平整术,最后用3%过氧化氢溶液深入牙周袋内冲洗,以将残余的牙石碎片和肉芽组织彻底清除。

②Vector牙周治疗仪。Vector牙周治疗仪与传统超声系统的主要区别是其手柄内含有一由超声马达驱动的环形谐振器。该环形谐振器位于手柄前部,可产生继发的垂直线性运动,从而起到正确的校准作用:偏离手柄长轴90°的耦合器通过谐振环产生一种被动的上下移动,避免了治疗过程中工作尖对牙根表面的垂直向振动。工作尖振动方式的改变,使 Vector 系统在治疗过程中产热大量减少,不需要使用大量冲洗液。Vector 系统使用的冲洗液有含羟磷灰石颗粒的抛光液及含碳化硅颗粒的研磨液。这些液体在工作尖不与牙面直接接

触的情况下,可将超声能量传递至牙根表面,并通过空穴效应及微流效应,有效去除龈下菌斑及牙石,改善龈下微环境。

三、龈下刮治术及根面平整术

龈下刮治术(subgingival scaling)是用比较精细的龈下刮治器刮除位于牙周袋根面上的牙石和菌斑。研究已证明龈下牙石的一部分可能嵌入表层牙骨质内,加之牙周袋内菌斑产生的内毒素可为牙骨质表层所吸收。因此,在做龈下刮治时,必须同时刮除牙根表面感染的病变牙骨质,并使部分嵌入牙骨质内的牙石和毒素也能得以清除,使刮治后根面光滑而平整,称之为根面平整术(root pla-ning)。龈下刮治和根面平整术虽从概念上有所差异,是2个步骤,但在临床上很难区分,实际是同时进行的。龈下刮治术着重在于去除袋内细菌、消除牙龈炎症,控制附着丧失的进展;根面平整着重在于用器具去除软化的牙骨质,使之变硬、变光滑。目前有研究表明,细菌内毒素在牙骨质的附着比较表浅和松散,较容易被刮除,因此,更多地强调清创(debridement)的概念,即避免过多的刮除牙骨质,使牙本质小管暴露于牙周袋中,不但造成刮治术后的根敏感,还扩大了牙髓与牙周袋之间的通道,增加了相互感染的概率;另外,也可能降低了牙周组织再生的组织来源。在做根面平整时,要充分考虑到上述情况,以求达到最佳的临床效果。

(一)龈下刮治(根面平整)器械

1. 匙形刮治器 匙形刮治器(curettes)是龈下刮治的主要工具,其工作端薄而窄,前端为圆形。工作端略呈弧形,其两个侧边均为刃口,可紧贴根面,工作端的横断面呈半圆形或新月形(图10-8),

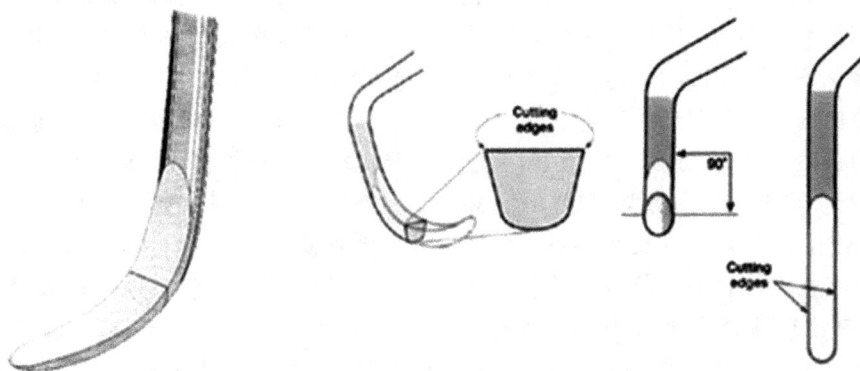

图 10-8 匙形刮治器及工作端特点

操作时只有靠近前端的 1/3 与根面贴紧。用于前后牙的匙形器外形一致，只是在器械的颈部形成不同角度，以利不同牙位的工作，通常成对。此类刮治器统称为通用性刮治器（universal curet），这是与区域专用型（area-specific）刮治器（以设计者命名的 Gracey 刮治器）的不同之处。

2. Gracey 刮治器　目前，国际上普遍使用的 Gracey 刮治器是针对不同牙、牙面的形状而设计的，它虽然也为匙形，但其外形结构及角度均不同于上述常规的通用型刮治器，两者的区别见表 10-2。

表 10-2　Gracey 刮治器与通用型刮治器的比较

	Gracey 刮治器	通用型刮治器
应用区域	有牙位特异性，每支有特殊形态设计，适用于不同牙的不同牙面	有前、后牙之分，但每支适用于该牙的各个面
切刃角度	偏位刃缘，刃面与器械颈部呈 70°	非偏位刃缘，刃面与器械颈部呈 90°
切刃缘的应用	工作端的 2 个刃缘不平行，呈弯形。仅应用单侧切刃缘，长而凸的外侧切刃缘是工作缘	两侧切刃缘平行而直，都是工作缘

Gracey 刮治器共有 9 支，编号为 1-18，均为双头、成对；Gracey♯1/2、♯3/4 适用于前牙；Gracey♯5/6 适用于前牙及尖牙；Gracey♯7/8、♯9/10 适用于磨牙及前磨牙的颊舌面；Gracey♯11/12 适用于磨牙和前磨牙的近中面；Gracey♯13/14 适用于磨牙和前磨牙的远中面；Gracey♯15/16 适用于后牙的近中面；Gracey♯17/18 适用于后牙的远中面

一般常用 4 支，即♯5/6 或♯1/2、♯7/8、♯11/12、♯13/14，基本可满足全口各区域的需要。此外，15/16 颈部同 13/14，但工作刃位置对应后牙的近中，17/18 着重于角度的改善，对应于后牙的远中。目前又有 Gracey 刮治器新的改进型，如 Rigid 型较标准型的颈粗壮、韧性差些、适用于牙石多的患牙；After Five 型和 Mini Five 型均是颈部加长 3 mm、工作刃减薄 10%，适用于＞5 mm 的深牙周袋，Mini Five 工作端的喙部改短为标准型的 1/2，适用于窄深袋和根分叉区；如今双侧工作刃的 Gracey 刮治器也已有生成，这些人性化的设计均是为了能更方便有效地进行刮治（图 10-9）。

（二）操作要点

1. 龈下刮治是在牙周袋内操作，肉眼不能直视，故术前应先探明牙周袋的形态和深度、龈下牙石的量和部位，查明情况后方能刮治。应选用锐利的龈下刮治器，以提高效率。

2. 同洁治术一样，以改良执笔式手持器械，稳妥的支点，刮的动作幅度要小，避免滑脱或损伤软组织。每刮一下应与前一下有所重叠，以免遗漏牙石。

3. 用匙形器刮治时，首先要根据治疗牙位选

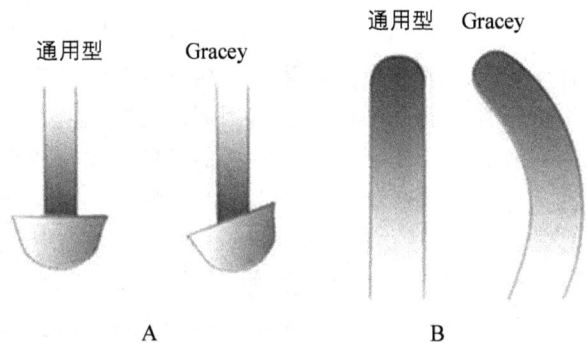

图 10-9　Gracey 刮治器的特点

A. 工作端与器械颈部的角度，通用型为 90°，Gracey 为 70°；B. 工作端的侧刃形状，通用型的两侧刃平行，均可使用，Gracey 的两侧刃长度不等，只用外侧的长刃

用适当的刮匙。若用 Gracey 刮治器，应认清工作刃，长而凸的外侧切刃缘是工作刃缘，匙形器放入牙周袋时应使工作端的平面与牙根面平行，到达袋底后，与根面间逐渐成 45°，以探查根面牙石，探到牙石根方后，随即与牙面形成约 80° 进行刮治。在使用过程中只需将工作端露在牙周袋外面的部分与牙长轴平行，则其刃缘即与牙根面呈 80° 左右的角度，使刮治技术能较为顺利进行。操作完成后，仍回到与根面平行的位置，取出器械（图 10-10）。

4. 为避免遗漏所需刮治的牙位，应分区段按牙位逐个刮治，牙石量多或易出血者，可分次进行。通常根据疾病的严重程度和操作者的熟练程度来确定每次做刮治的牙数，对于龈下牙石不多的轻度牙周炎患者，可一次完成半口或全口刮治；对于中

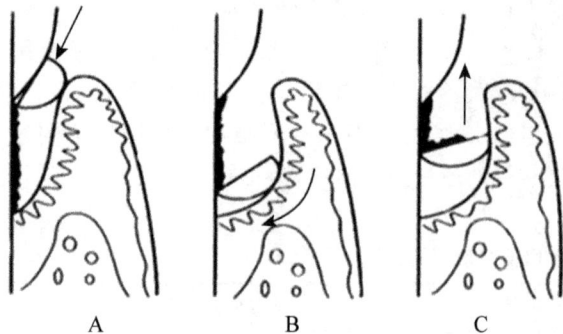

图 10-10　龈下刮治时器械的角度

A. 利治器以 0°角放入牙周袋；B. 放入袋底后调整刮治器的角度，使之与根面的最佳角度为 70°～80°；C. 向冠方用力，刮除龈下牙石

重度牙周炎患者，尤其是从未做过牙周治疗的患者，则需分次分象限完成全口刮治。

5. 在刮除深牙周袋中的龈下牙石时，应同时将牙周袋内壁的部分肉芽组织刮除。在深袋内操作可能引起不同程度的疼痛，因而深袋刮治应在局部麻醉下进行，以达到彻底治疗的目的。注意将刮匙首先平行置于袋底，再转向、加力；始终从根方向冠方运动，最后必须用牙周探针仔细探查有否刮净，根面是否平整、光滑、坚硬。

6. 刮治后应冲洗牙周袋，检查有无碎片遗留、肉芽组织等，完毕后可轻压袋壁使之贴附牙根面，而有利于止血和组织再生修复。

（三）基础治疗的效果与组织愈合

1. 基础治疗效果评估内容　基础治疗效果的评估内容包括：患者自身保健措施、自我口腔卫生状况改善效果复查、临床牙周专科指数详细检查（龈炎消退、牙周袋减少、附着水平增加、松动度减少等程度）。单纯性龈炎患者，经过基础治疗后，炎症消退，牙龈组织可完全恢复健康。轻度牙周炎患者，经过基础治疗后，牙周袋可变浅或消失，牙周组织也可恢复健康。对于中重度牙周炎，经基础治疗后，炎症虽可基本消退，牙周袋变浅，但一般还需做进一步的治疗。

2. 龈上菌斑控制效果　严格的口腔卫生措施是消除牙龈炎症、防止牙周疾病进一步发展的基本条件。有报道表明，经过龈下刮治后，如果不能坚持控制龈上菌斑，则短期内虽能使探诊深度减少 1～1.5 mm，但 2 个月后龈下菌斑和临床探诊深度又回复到刮治前的水平，疗效短暂。若能在龈下刮治后坚持自我菌斑控制，并定期洁治，则牙龈既无

炎症，也不发生新的附着丧失，效果能长期巩固。

3. 洁治术效果　慢性龈缘炎患者在经彻底的洁治术后，牙龈炎症逐渐消退，约在 1 周后牙龈恢复正常的色、形、质，龈沟变浅。在洁治过程中，沟内上皮和结合上皮可能有机械性损伤，但一般在数天内能迅速修复、再生。组织的愈合程度取决于牙石、菌斑是否彻底除净及患者自我控制菌斑的措施是否得力。

牙周炎患者经过洁治术后，牙龈的炎症可以部分减轻，龈缘的退缩使牙周袋略变浅，根面的部分龈下牙石将会暴露，有利于进一步刮治，且出血也会减少，但彻底的愈合则有待于龈下刮治和手术等治疗后。

4. 刮治和根面平整术的组织愈合和效果　龈下刮治术和根面平整术虽然主要是对根面的治疗，但实际上对牙周袋内壁上皮、结合上皮和结缔组织也部分刮除。术后 2 h 可见结合上皮撕裂袋内有血块，袋壁表面有大量中性粒细胞，袋壁血管扩张充血。术后 2 d 袋内壁已开始有上皮自龈缘爬向袋壁并部分覆盖，4～5 d 新结合上皮在根方开始形成。

在临床上，多数病例在刮治术后 1 周便可见到明显的效果。牙龈炎症消退，探诊出血减少或消失，2～4 周牙龈组织致密，牙周袋变浅，附着增加，而且深牙周袋变浅的效果尤为显著。近来的研究表明，评价根面平整的效果主要看其临床指标的改善，而不过分强调根面的完全光滑坚硬。

刮治术对于消除局部龈下菌斑、减轻炎症反应、改善牙龈外观、减少牙周袋深度、增加附着等均有肯定的疗效。但应注意的是，不同深度的牙周袋治疗后探诊深度变化不一，一般治疗前牙周袋越深治疗后改善越明显；而对于 3 mm 内的浅牙周袋进行刮治甚至会损伤牙周组织引起临床附着部分丧失。因此，在临床实践中应先做牙周检查，特别注意根据病情选择合适的治疗方法、治疗内容和治疗时机。

（付　云）

四、牙周病的药物治疗

牙周病的药物治疗，又称为辅助治疗（adjunctive treatments）是对牙周病传统治疗方法的补充。牙周炎的药物治疗包括全身和局部药物治疗。

牙周病全身药物的种类：①抗菌类药物（硝基咪唑类、四环素类、青霉素类、大环内酯类等）；②宿

主免疫调节类药物（非甾体类抗炎药、多西环素和化学修饰性四环素等）；③中药（如补肾固齿丸等）。

牙周病局部药物治疗的方式：①含漱药物；②涂布消炎收敛药物；③冲洗用药物；④缓释剂控释抗菌药物。

(一)药物治疗的目的和原则

1. 药物治疗的种类及目的

(1)针对病原微生物的药物治疗：机械的方法去除牙菌斑是目前应用最为广泛、最行之有效的治疗牙周病的方法。但是，由于以下原因，还需要使用抗菌药物作为龈上洁治术和龈下刮治术的补充治疗。

①全身用抗菌药物。作为洁治术和刮治术的补充，可使临床附着水平得到改善。

②牙周病变存在一些器械不易到达的感染部位。某些重度牙周炎患者的深牙周袋、窄而深的骨下袋及后牙根分叉区病变等，由于器械难以达到感染的最深处，不能彻底清除患处的菌斑细菌，炎症和牙槽骨的吸收仍不能控制。

③微生物可侵入牙周组织。炎症过程中，牙周袋内壁上皮经常会出现溃疡和糜烂，使细菌可能侵入牙周组织。单纯采用龈下刮治的方法，难以清除已侵入组织内的细菌。

④口腔内其他部位的微生物可再定植于牙周袋。定植于舌背、颊黏膜及扁桃体等处的病原菌容易在牙周袋内再定植，导致疾病的复发。

⑤巩固疗效、防止复发。对一些牙周病的易感者，完成洁治术和刮治术后，在牙周袋内施用抗菌药物，可巩固疗效，防止复发。

⑥牙周组织的急性感染。急性坏死性溃疡性龈炎、多发性龈脓肿及多发性牙周脓肿等急性感染，可在应急处理的基础上，视病情需要给予全身或局部的药物治疗，待急性炎症缓解后，再行彻底的洁刮治术。

⑦伴有某些全身性疾病的患者。伴有糖尿病、HIV 感染、风湿性心脏病等的患者，需在进行全面牙周检查和洁治、刮治术之前或同时使用抗菌药物，以控制感染和预防并发症。

⑧暂时不能行使口腔卫生措施者。对因某些原因如口腔内手术后，暂时不能行使口腔卫生措施者，可给予化学制剂含漱，预防或减少菌斑的形成，有利于组织愈合。然而，牙菌斑是不断形成的，用化学药物控制菌斑只能起辅助作用，或只能在某些条件下使用，不宜长期依赖药物。

(2)调节宿舍防御功能的药物治疗：基于对牙周病病因及发病机制的认识水平，可以从以下一些环节对宿主的防御功能进行调节：①宿主的免疫和炎症反应；②基质金属蛋白酶的产生；③花生四烯酸的代谢产物；④牙槽骨的吸收。

2. 药物治疗原则

(1)遵循循证医学的原则、合理使用药物：循证医学的观点认为，临床医师对患者的治疗决策，都应该以当前最佳的科学依据为基础，根据这一原则来考虑是否使用药物治疗及选择适当的药物。一般情况下，牙龈炎和轻、中度的牙周炎不应使用抗菌药物，彻底的洁治和刮治可使牙龈炎痊愈，也可使大多数的牙周炎得到控制。

(2)用药前应清除菌斑、牙石：进行抗菌药物治疗前或治疗的同时，必须尽量彻底地清除菌斑牙石，搅乱生物膜的结构，使药物作用于残余的细菌，达到辅助治疗的目的。

(3)有针对性地用药：在使用抗菌药物治疗前，应尽量做细菌学检查及药敏试验，以便有针对性地选择窄谱的抗菌药物，以减少对口腔微生态环境的干扰。并在用药后继续进行细菌学检查，以观察细菌的变化，指导临床用药。

(4)尽量采用局部给药途径：对抗菌类药物，尽量采用局部给药方式，以避免和减少耐药菌株和毒副作用的产生。对于那些用于全身严重感染的强效抗菌药物，尽量不用于治疗牙周炎，以保护这些药物的有效性。

(二)牙周病的全身药物治疗

1. 抗菌药物的全身应用　为控制细菌感染，全身用抗生素已被广泛用于医学和牙科学领域。最好依据病灶组织的细菌培养和药敏试验的结果选用抗生素。对牙周炎患者应取龈下菌斑标本进行分析，但是，实际治疗过程中由于缺乏可靠的菌斑分析系统，故在大部分病例中，这种方法无可操作性。此外，牙周炎病变区的细菌种类繁多，不同的菌种对不同的抗生素敏感，这使抗生素的运用变得十分复杂。另外，还需考虑使用抗生素引起的细菌耐药性问题。细菌耐药是指细菌对临床使用的抗生素的敏感性下降直至不敏感。虽然抗生素有诸多优点，但细菌的耐药性已经成为世界性的难题。

全身应用抗菌药物作为机械性清除菌斑细菌的辅助疗法，具有明显的优点，但缺点也不可忽视。

(1)优点：①药物作用可达深牙周袋的底部及根分叉等器械难以达到的区域，有助于清除这些部位的细菌;②可杀灭侵入牙周袋壁的微生物;③可清除口腔中牙周生态系以外的病原微生物,如舌背、颊黏膜及扁桃体等处的伴放线聚集杆菌和牙龈卟啉单胞菌等,防止病原菌在牙周袋内再定植。

(2)缺点:①全身用药后,到达牙周袋内的药物浓度相对较低;②易诱导耐药菌株的产生;③易产生不良反应,如胃肠道反应、全身过敏反应等;④大剂量、长时间的全身使用抗生素,易引起菌群失调,导致叠加感染;⑤有些患者不易坚持按医嘱服药,影响疗效。

(3)常用的抗菌药物

①硝基咪唑类药物。是常用的治疗厌氧菌感染的药物,该类药物的第一代产品甲硝唑,最初被用于治疗滴虫性阴道炎,随后逐渐应用于牙周病的治疗。甲硝唑能有效地杀灭牙龈卟啉单胞菌、中间普氏菌、具核梭杆菌、螺旋体及消化链球菌等,对由这些细菌引起的牙周炎和坏死性溃疡性龈炎具有良好的治疗效果,能显著改善牙龈出血、牙周袋溢脓等症状,对 HIV 相关性牙周炎急性期症状的控制有效。甲硝唑是一种高效价廉、能杀灭专性厌氧菌的药物,不易引起菌群失调,也不易产生耐药菌株,它与大多数常用的抗生素无配伍禁忌。甲硝唑对兼性厌氧菌需氧微生物无效,但可与其他药物如阿莫西林、螺旋霉素或四环素等药物联用,治疗由伴放线聚集杆菌感染所致的侵袭性牙周炎和难治性牙周炎等。该药无明显的不良反应,部分患者可出现恶心、胃肠道不适等症状,偶有发生腹泻、皮疹、口内金属异味等不良反应。长期服用可能出现一过性白细胞减少、周围性神经病变等。妊娠或哺乳期的妇女禁用;有血液疾病或肾功能不全者慎用。服药期间忌酒。用法:治疗牙周炎的常规用量为每次口服 200mg,每日 3~4 次,连续服用 5~7d 为 1 个疗程。

替硝唑:也是咪唑衍生物,与甲硝唑相比,具有疗效更高、半衰期更长、疗程更短的优点,但其不良反应的发生率也较高。主要不良反应仍是胃肠道不适、头痛等,与甲硝唑相似。用法:口服首日顿服 2g,以后每日 2 次,每次 0.5g,连续服用 3~4d 为 1 个疗程。

奥硝唑:继甲硝唑、替硝唑之后的第三代硝基咪唑衍生物。其抗菌活性较强,抗菌谱与前两代产品基本相似,不良反应发生率低且症状轻微,一般表现为头晕和胃肠不适。近年来有奥硝唑诱发肝损害及生殖毒性的报道,临床应用时应注意。用法,成人每日 500mg,每日 2 次,连服 3d 为 1 个疗程。

②四环素族药物。此类药物为广谱抗生素,对革兰阳性菌、革兰阴性菌及螺旋体均有抑制其繁殖的作用。四环素族药物在体内分布广,可存在于多种组织、器官和体液中,尤其对骨组织亲和力强,在龈沟液中的浓度为血药浓度的 2~10 倍。牙周治疗中常用的四环素族药物为:四环素、多西环素、米诺环素。

四环素族药物对多种牙周可疑致病菌都有抑制作用,如牙龈卟啉单胞菌、具核梭杆菌、二氧化碳噬纤维菌及螺旋体等,特别是对伴放线聚集杆菌(Aa)具有较强的抑制作用。侵袭性牙周炎患者常有 Aa 侵入牙周袋壁,单靠刮治术难以完全消除;刮治后口服四环素可有效抑制组织内的细菌,取得较好的临床疗效,并有牙槽骨修复。

四环素族药物的广谱抗菌作用、抑制胶原酶活性及对骨组织的高亲和力等特点,非常有利于牙周病的治疗。该族药物的主要缺点是:长期服用会产生耐药菌株或导致菌群失调,造成叠加感染。在我国,由于滥用抗生素的现象较普遍,造成耐药菌株的产生,使四环素族药物的疗效受到影响,四环素族药物的不良反应有:胃肠道反应,肝、肾功能损害,牙着色等。孕妇及 6—7 岁以下的儿童禁用。

用法:四环素口服剂量为每次 250mg,每日 4 次,连续服用 2 周为 1 个疗程。米诺环素每日 2 次,每次 100mg,连续服用 1 周。多西环素的服法是首日 100mg,服用 2 次,以后每次 50mg,每日 2 次,共服 1 周。若作为小剂量抗胶原酶使用则可每次口服 20mg,每日 2 次。

③青霉素类药物。该类药物属于 β-内酰胺类抗生素。牙周治疗中最常用的青霉素类药物为阿莫西林(羟氨苄青霉素,amoxicillin),又名阿莫仙,是半合成的广谱青霉素,对革兰阳性菌及部分革兰阴性菌有强力杀菌作用。该药与甲硝唑联合使用治疗侵袭性牙周炎,可增强疗效。阿莫西林对一些能产生 β-内酰胺酶的细菌(中间普氏菌、具核梭杆菌等)无效,但与克拉维酸(安灭菌)联合使用就有效,因为克拉维酸能降解 β-内酰胺酶,使阿莫西林发挥杀菌作用。本药不良反应少,偶有胃肠道反应、皮疹和过敏反应。对青霉素过敏者禁用。

用法:阿莫西林口服剂量为每次 500mg,每日 3 次,连续服用 7d 为 1 个疗程。阿莫西林克拉维酸钾片每次口服 750mg,每日 3 次。

④大环内酯类药物。主要是螺旋霉素(spiro-mycin),该药对革兰阳性菌抑制力强,对革兰阴性菌也有一定的抑制作用。它能有效地抑制黏性放线菌、产黑色素类杆菌群以及螺旋体等。螺旋霉素进入体内后,可分布龈沟液、唾液、牙龈和颌骨中,且在这些部位的浓度较高,龈沟液中的浓度为血清浓度的 10 倍,在唾液腺及骨组织中储存的时间长达 3～4 周,缓慢释放,非常有利于牙周病的治疗。该药毒性小,不良反应少,偶有胃肠道不适反应。

用法:每次口服 200mg,每日 4 次,连续服用 5～7d 为 1 个疗程。与抗厌氧菌药物联合使用,具有协同作用。红霉素、罗红霉素也是大环内酯类抗生素,其作用与螺旋霉素相似。此外,两者还对衣原体、支原体有效。

(4)全身用抗菌药物的疗效

①近期疗效:上述各类抗菌药物,如能合理使用,并与清除菌斑的机械方法相结合,可产生良好的临床疗效,可使探诊出血的部位减少、牙周探诊深度变浅及牙周附着增加等。牙周袋内微生物的组成也发生变化,如牙龈卟啉单胞菌、伴放线聚集杆菌、螺旋体、能动菌等牙周可疑致病菌明显减少或消失,革兰阳性球菌增加等,表明牙周袋内微生态环境向着健康的方向转变。值得强调的是,单纯的洁治术和根面平整术也能达到良好的治疗效果,故抗菌药物不应常规应用于牙周炎,而只是牙周系统治疗计划中必要的补充。

②远期疗效:合理的应用抗菌药物,可使病变区牙槽骨高度和密度增加,促进牙周组织再生;减少和延迟复发,减少需拔除的牙数或需用牙周手术治疗的牙数。远期疗效的保持主要依靠定期复查和必要的支持治疗,药物的作用基本上是短期的。

(5)影响疗效的因素:抗菌药物在体内发挥效能,取决于其药动学和局部环境因素,体外药敏试验的结果不能完全反映体内的药物效能。影响疗效的因素包括:①药物对组织的吸附;②感染的类型;③耐药菌株;④菌斑生物膜;⑤药动学;⑥药物的配伍。

2. 调节宿主防御反应的药物治疗

(1)对宿主免疫和炎症反应的调节:动物实验已经证实细胞因子受体拮抗药(如 IL-1 和 TNF 受体拮抗药,NO 抑制药等)能有效地减轻组织的炎症,但应用于临床尚需进一步的研究。

(2)小剂量四环素的全身应用:四环素族药物,因其具有抑制胶原酶和其他基质金属蛋白酶活性的作用,故作为调节宿主免疫功能的治疗方法之一。小剂量多西环素为含 20mg 多西环素的片剂,是推荐用于治疗中、重度慢性牙周炎的辅助药物,每日 2 次,连用 3 个月,最长可用 9 个月,可使慢性牙周炎患者的探诊深度减少,临床附着获得增加,这一作用与其抗菌作用无关。

(3)非甾体类消炎药物的全身应用:牙槽骨吸收是牙周炎的重要病理改变,前列腺素是牙槽骨吸收最有力的刺激因子,在牙周炎病变进展过程中起着重要作用。在花生四烯酸代谢为前列腺素的过程中,需要环氧化酶的催化,而此酶的活性可被消炎镇痛类药物所阻断。在此基础上,Goldhaber 等(1973 年)提出用非甾体类消炎药(non-steroid-anti-inflammatory drugs,NSAIDs)抑制前列腺素的合成,以阻止牙周炎时对牙槽骨的吸收。

近年来,国内外报道用于牙周炎治疗的 NSAIDs 主要有氟比洛芬、吲哚美辛、布洛芬等。关于 NSAIDs 用于治疗牙周病的大样本的临床对照研究尚少,这类药物的不良反应也不容忽视。

(4)预防骨质疏松的药物:已有的研究表明牙周炎的牙丧失与骨质疏松有关,预防和控制骨质疏松可能对牙周骨质丧失起到抑制作用。已有一些新的预防骨质疏松的药物主要是一些双膦酸盐类,在牙周炎动物模型上显示出具有抑制骨丧失的作用。先期的临床研究也显示阿仑膦酸盐能减缓与牙周炎相关的牙槽骨吸收,但近期有研究表明二磷酸盐产品 Zometa 和 Aredia 可导致颌骨坏死。所以,此类药物可否应用于临床牙周炎的治疗还有待于进一步的研究证实。

(5)中药的全身应用:根据中医学的理论,"肾虚则齿衰,肾固则齿坚"。用于治疗牙周病的中药主要由补肾、滋阴、凉血等成分所组成,研究较多的中药主要有:以古方六味地黄丸为基础的固齿丸、固齿膏等。据报道,固齿丸治疗牙周炎(尤其是侵袭性牙周炎)有较好的临床疗效,可减缓牙槽骨的吸收,延迟复发;中药作为牙周病治疗中调节宿主免疫反应的一个辅助方法,有待于进一步的研究和发展。

(三)牙周病的局部药物治疗

1. 局部用药的优点

(1)能将药物直接送到病变区。

(2)保证病变区有足够的药物浓度,减少牙周致病菌。

(3)维持病变区的药物治疗浓度,不需要高剂量的全身用药。

（4）对患者依从性的要求较低。

2. 局部用药的种类和方法

（1）含漱药物：理想的含漱剂（mouth rinse）应能减少口腔内细菌的数量，消除或减少牙面、舌背、扁桃体及颊黏膜等处的微生物，并能抑制龈上菌斑的堆积，阻止致病菌重新在牙面和牙周袋内定植，防止牙龈炎症的复发。但含漱药物在口腔内停留时间短，且药物进入龈下的深度不超过 1 mm，故对牙周袋内的菌群没有直接影响。常用的含漱药物如下。

①0.12%～0.2%氯己定液。氯己定又名洗必泰，是双胍类化合物，为广谱抗菌剂，对革兰阳性菌及革兰阴性菌和真菌都有较强的抗菌作用，是目前已知效果最确切的抗菌药物。该药长期使用安全，不易产生耐药菌株。不良反应小，其主要不良反应为味苦及长时间使用可使牙及舌背黏膜着色，有的患者含漱口有一过性的味觉改变，故宜在饭后或睡前使用，少数人可有口腔黏膜烧灼感，停药后均能自行消失。

使用 0.2%氯己定每日含漱 2 次，每次 10 ml，含漱 1 min，能明显减少菌斑的形成，并能阻止试验性牙龈炎的发生；牙周手术后含漱可减少菌斑形成，有利于组织愈合；对因某些原因暂时不能行使口腔卫生措施者，采用氯己定含漱能有效控制菌斑。

②3%过氧化氢液。过氧化氢是一种氧化药，对厌氧菌有良好的抑制作用，在进行超声洁治前嘱患者先用 3%过氧化氢液或 0.12%氯己定液鼓漱 1min，可大大减少洁治时喷雾中的细菌数，减少对诊室环境的污染。

③西吡氯铵。西吡氯铵是一种阳离子季铵化合物，可与细菌细胞壁上带负电荷的基团作用而杀灭细菌。有报道使用 0.05%的西吡氯铵溶液含漱，可使菌斑的量减少 25%～35%。其抗菌作用不如氯己定强，而不良反应也比氯己定弱，不少市售的含漱液中均有此成分。

④三氯羟苯醚。一种非离子性的广谱抗菌药，近年来作为含漱剂或加入牙膏中，具有抑制菌斑形成及抗炎的双重作用。但含漱后在口腔内停留时间短，抗菌斑作用不如在牙膏中明显。

⑤氟化亚锡液。近年的研究表明，使用 0.05%或 0.1%的氟化亚锡液含漱，还可有效地抑制菌斑的聚集，起到减轻牙龈炎症的作用，可用于牙周疾病的预防和辅助治疗。但氟化亚锡不稳定，应使用新鲜配制的药液。

（2）涂布消炎收敛药物：牙周袋内涂布的消炎收敛药物如碘甘油、碘酚等，有较强的消毒防腐作用，有的可凝固蛋白质，腐蚀袋壁坏死组织，具有灭菌、除脓、止痛、收敛等作用。但其缺点是刺激性太强。目前普遍观点认为除非炎症很重，有肉芽增生或急性脓肿等，可适当涂药。

①聚维酮碘。即碘伏，是一种低毒、安全、刺激性小的消毒剂，可置于脓肿引流后的牙周袋内，有较好的消炎作用。

②碘甘油。为刺激性较小的药物，含碘化钾、碘、甘油等，具有一定的抑菌、消炎收敛作用。复方碘甘油含碘化锌、碘片及甘油，其收敛和杀菌作用比碘甘油强，需由医师将药置入袋内。

③碘酚。含碘和酚，为腐蚀性较强的药物，有腐蚀坏死组织、消除溢脓、减少炎性渗出等作用。使用时应注意避免灼伤周围正常组织。现已少用。

（3）冲洗用药物：冲洗是使用水或抗菌药液对牙龈缘或牙周袋内进行冲洗，以清洁牙周，改善局部微生态环境的一种方法。它具有一定的机械清洁作用，但药物停留时间较短，也不容易达到较高的浓度，因而不论是龈上或龈下冲洗的疗效均是短暂的。

冲洗方式：①龈上冲洗。临床上，在洁治术后用药液进行龈上冲洗，具有去除刮下的牙石碎片、稀释和减少残余细菌及毒素、清洁口腔、止血和减缓菌斑再附着的作用。②龈下冲洗。使用抗菌药物进行龈下冲洗，一般用于治疗牙周急性炎症，也可作为刮治术和根面平整术后的辅助治疗，也可用于维护期患者的疗效巩固，但药物在袋内停留时间短，须反复冲洗。

常用的冲洗器具及冲洗方法：①注射针筒加弯曲的钝针头。冲洗时针头进入龈下 2～3 mm，一般能将药物送至牙周袋深度的 70%～90%及根分叉区。冲洗时应避免产生过大压力，保持针孔的通畅，应由专业人员操作。②家庭用电动加压冲洗器。是近年来用于家庭个人口腔卫生保健的器具，由患者自行使用，该冲洗器工作头不能达到龈下，对龈下菌斑无影响。对口腔卫生较差者能起到清洁口腔，略减轻牙龈炎症的作用。③带冲洗系统的超声洁牙机。近年来用于临床的一种超声洁牙系统。因自身带有冲洗装置，可在超声洁治和刮治的同时，给予抗菌药物冲洗，延长了冲洗药物的作用时间,并可通过超声工作头,将药物送到牙周袋底。其优越性还有待进一步的临床评估。

常用的冲洗药物:①过氧化氢液:过氧化氢与组织、血液或脓液中的过氧化氢酶接触时可释放出新生态氧,产生大量气泡,有清创、止血、灭菌、除臭等作用,并可改变牙周袋内的厌氧环境,抑制厌氧菌的生长。用于治疗急性牙周感染有较好的疗效,洁治术及刮治术和根面平整术后辅助用过氧化氢冲洗,有助于清除袋内残余的牙石碎片及肉芽组织。②2%~0.2%氯己定(洗必泰):氯己定是双胍类化合物,具有高效、广谱杀菌作用,它能吸附于细菌表面,改变细胞膜的结构,破坏其渗透平衡从而杀菌,是较常用的牙周冲洗药物。氯己定对革兰阳性菌、革兰阴性菌及真菌都有很强的杀菌作用,但在牙周袋内有脓血的情况下,其作用的发挥会受到一定影响。③聚维酮碘:是一类碘与表面活性药的结合物,对各种革兰阳性、革兰阴性菌、病毒、真菌、螺旋体等均有杀灭作用。刺激性小、着色轻。

(4)缓释及控释抗菌药物:缓释药(slow release preparation)是指活性药物能缓慢、有控制地从制剂中释放出来。直接作用于病变组织,使病变局部能较长时间维持有效药物浓度的特定药物制剂。

药物控释系统(controlled release drug delivery system,CRDDS)是指通过物理、化学等方法改变制剂结构,使药物在预定时间内自动按某一速度从剂型中恒速释放于特定的靶组织或器官,使药物浓度较长时间恒定地维持在有效浓度范围内。

牙周缓释抗菌药物的适应证:①刮治后,仍有较深的牙周袋并探诊后出血的患牙;②顽固性或复发性牙周炎;③牙周脓肿或牙龈脓肿引流后;④牙周瘘道;⑤冠周炎;⑥不宜全身用药的牙周炎患者。

常用缓释及控释抗菌药物:①四环素纤维(Actisite®),由含25%四环素的醋酸乙烯(ethylene vinylacetate,EVA)纤维组成,易于弯曲,长约23cm,直径约0.5 mm。使用时可用塑料工具将其塞入牙周袋内,呈反复折叠状直塞满牙周袋,也可根据需要将其剪成易于安放的小段,然后用氰基丙烯酸封闭牙周袋口。固定于袋内的四环素纤维可持续释放四环素7~14d,然后用刮匙将其取出。②米诺环素凝胶(Dentomycin®),是一种生物可吸收性缓释系统,其甘油基质中含有2%米诺环素,可用注射器或钝头套管放入牙周袋内。研究报道将米诺环素凝胶作为SRP的辅助药物,与单独SRP相比,能显著减少牙周袋深度,但附着水平和探诊出血的指标并无显著性差异。③甲硝唑凝胶(Elyzol®),也是一种生物可吸收性缓释系统,其油脂基质内含25%甲硝唑。使用时可用钝头套管的注射器注入牙周袋内,与米诺环素凝胶相似。④氯己定片(Periochip®),是一种生物可降解薄片,呈凝胶状,可水解,内含2.5mg氯己定。薄片一端弯曲,可插到牙周袋底。上药处需隔湿干燥,用镊子从包装盒中取出药片插入牙周袋,然后用平头塑料棒将药片插入袋底。使用时应注意保持术区干燥,因药片遇湿会变硬而弯曲,导致难以送入袋内。⑤多西环素(强力霉素)聚合物(Atridox®),有两种成分,即多西环素(有效活性成分)和释放系统(一种可流动的生物可吸收凝胶控释系统)。使用前在牙椅旁将两管注射器的内容物混合,然后用其中一只钝头注射器吸取混合物注入牙周袋内。注射器的钝头需插入袋底,然后边注射边回退,直至药物充满牙周袋。

临床常用缓释及控释抗菌药物的比较见表10-3。

表 10-3　临床常用缓释及控释抗菌药物的比较

系　统	成　分	商品名	可吸收性(时间)	装置类型
四环素纤维	醋酸乙烯纤维中含25%四环素	Actisite®	否	控释
米诺环素凝胶	液态凝胶中含2%米诺环素	Dentomycin®	是(1d)	缓释
甲硝唑凝胶	液态基质中含25%甲硝唑	Elyzol®	是(1~3d)	缓释
氯己定片	水解凝胶基质中含2.5mg氯己定	PerioChip®	是(8d)	缓释
多西环素聚合物	可流动聚合物装置中含10%多西环素	Atridox®	否	控释

(付　云)

第四节　牙周病的手术治疗

一、概　述

牙周手术治疗是牙周病治疗的重要手段,是牙周治疗的第二阶段,一些在第一阶段基础治疗不能解决的牙周问题,需要通过手术的方法对牙周软、硬组织进行处理,才能获得良好的疗效,从而保持牙周组织健康,维持牙正常功能的行使,改善患者的生活质量。

(一)发展简史

牙周病的手术治疗最早出现于 19 世纪末,逐渐发展形成了切除性、重建性及再生性手术。牙周手术的发展见表 10-4。

表 10-4　牙周手术的发展

起始时间	手术分类	代表学者	手术特点
19 世纪末期	切除性手术	Robicsek 提出了牙龈切除术	目的在于切除"坏死感染"组织,包括炎症软组织和"感染和坏死的骨质"并消灭牙周袋
20 世纪初期		Neuman、Widma 及 Cieszynski 提出了翻瓣术	采用内斜切口,翻全厚瓣后修整牙槽骨,龈瓣复位至牙槽嵴顶
20 世纪中期		Friedman 提出了根向复位瓣术	尽量保留角化龈,龈瓣向根尖方向复位,既消除牙周袋,又保存瓣表面的角化龈
20 世纪 70 年代	重建性手术	Ramfjor 和 Nissle 提出改良 Widman 翻瓣术	仅切除病变的袋内壁组织,保留并翻起外侧健康的组织瓣,彻底刮净感染的肉芽组织、根面牙石,再将软组织瓣原位复位,达到使牙周袋变浅、促进骨修复的目的
20 世纪 80 年代	再生性手术	Nyman、Gottlow 等提出了引导性组织再生术	使丧失的牙周组织再生,但目前疗效的把握性及预期性仍较小,适应证范围仍较局限

(二)基本原则

1. 手术目的

(1)清除牙周袋壁的感染病变组织,在直视下彻底清除牙根面的菌斑、牙石和病变组织。

(2)纠正牙周软、硬组织缺陷和不良外形,便于患者自身菌斑控制。

(3)使牙周袋变浅,使患者和医师易于保持牙面清洁,减少炎症复发。

(4)促进牙周组织的修复和再生。

(5)恢复美观和功能需要及利于牙或牙列的修复,如覆盖裸露根面、增宽附着龈、改变系带附着位置、延长临床牙冠、种植体置入等。

2. 手术时机　手术治疗必须建立在完善的基础治疗和良好的口腔卫生控制的基础之上。在牙周基础治疗后还要做到以下两点。

(1)牙周炎症减轻,牙龈组织变得更坚韧,为精确地进行牙周手术建立基础。

(2)患者对诊室环境及医师、护士更为熟悉,减少患者的恐惧和焦虑情绪。

在基础治疗后 2～3 个月对患者进行复查,对牙周状况进行再评估,包括全面的牙周检查及必要的 X 线复查,判断是否需要牙周手术治疗及采用何种手术方法。

3. 适应证　经牙周基础治疗后炎症基本控制,患者口腔卫生良好,但仍具有下列情况者,应考虑手术治疗。

(1)经牙周基础治疗不能彻底去除牙根面刺激物,或牙周袋深度≥5 mm 且探诊出血或溢脓者。

(2)存在与牙根形态相关的病损,如后牙根分叉病变达Ⅱ度或Ⅲ度者,通过手术暴露根分叉区进行彻底清创,或进行引导性组织再生术,或进行截根、分根、牙半切术等。

(3)存在牙槽骨外形相关的病损,如局部牙槽骨凹坑状吸收,骨下袋(特别是最后一个磨牙的远中骨下袋),或需进行植骨术及引导性组织再生术者。

（4）牙周软组织形态异常或生物学宽度受损，如附着龈过窄、个别牙龈退缩者需行膜龈手术；或建立足够的生物学宽度及解决露龈笑而行牙冠延长术者。

4. 禁忌证

（1）局部炎症和病因未消除：如存留不良修复体、充填体。

（2）患者依从性不佳：良好的菌斑控制是牙周手术治疗的前提，若患者不能充分掌握和实施菌斑控制，则不应进行手术治疗。有学者报告菌斑控制不佳者，牙周手术对患者弊大于利。

（3）患有全身疾病且未得到控制：未控制的糖尿病，或者患者全身状况不能承受外科手术者，例如，血液病、6 个月内曾发生心血管意外等。此外，吸烟量多者术后愈合及疗效差，应建议患者至少术后 3～4 周内禁止吸烟。

5. 选择手术方法的几个要点　牙周袋的软组织壁、牙根面、袋底下方的牙槽骨及附着龈是牙周手术的几个重要区域，在决定采用何种手术方法时，应充分考虑此区域中的如下实际情况。

（1）牙周袋软组织壁的形态特点、厚度、解剖学特点及是否存在炎症；牙周袋的深度、范围、与牙槽骨的关系即骨上袋还是骨下袋（骨内袋）。

（2）有无适当宽度的附着龈，牙龈的厚度和形态如何，有无其他膜龈缺陷或美观问题。

（3）根面牙石等刺激物的存在情况，有无根分叉病变，器械是否能进入病变区。

（4）牙槽骨的形态、高度，有无凹坑状吸收、水平或垂直吸收，及有无其他畸形等。

此外，还应注意患者对基础治疗的反应及患者的依从性。

6. 基本步骤

（1）患者准备术前经过牙周基础治疗去除牙石及其他局部促进因素，患者必须掌握控制菌斑的方法，且术后能坚持清除菌斑。对于是否需要预防性使用抗生素目前仍存在争议，有研究表明在涉及骨组织移植的手术中预防性使用抗生素能增加新附着形成的概率。此外，有学者建议术前 1 h 使用非甾体类抗炎药（如布洛芬）及含漱 0.12% 葡萄糖酸氯己定。对于吸烟患者应建议戒烟，或至少要求术后 3～4 周不吸烟。

术前应向患者做好解释工作，使患者了解牙周手术的目的及术中、术后可能出现的问题，取得患者知情同意。做必要的化验检查，如血常规，凝血

时间，某些传染病的筛查等。还应详细检查和记录手术部位的牙周袋深度、附着水平、龈缘位置、附着龈宽度、牙动度等临床指标。

（2）无菌观念牙周手术与其他口腔手术要求一样，应注意无菌操作。此外，还需预防交叉感染，佩戴外科手套、面罩及护目镜，使用强吸等。

（3）无痛手术应用局部浸润麻醉或神经传导阻滞麻醉，使手术在无痛状态下顺利进行。涉及组织移植或美学成形手术时，应避免将局部麻醉药物直接注射至牙龈乳头，因为局部注射局部麻醉药物会导致组织结构外形改变和局部缺血，不利于精确手术和移植物的存活。必要时可以使用镇静药。

（4）组织处理：①术中操作应轻柔、准确，尽量避免对牙周组织的损伤，以减少术后的不适和避免手术创口延迟愈合。术中避免过度压迫软组织和造成龈瓣的撕裂；避免牙槽骨长时间外露和干燥；缝合时确保软组织能完全覆盖骨面，避免组织张力过大。②时刻关注患者的状态，如发现患者出现焦虑紧张或疼痛，此时应采取必要的措施以利于手术进行。③手术器械必须锋利，避免使用钝的器械对牙周组织产生过大的压力和反复切割。

（5）刮治及根面平整对暴露的根面进行彻底的清创，去除牙石及肉芽组织，尤其注意根分叉区及深牙周袋的清理，使牙根光滑平整，利于组织愈合。术中助手也可以从不同角度观察根面上是否有残留牙石，以帮助医师更好完成手术。

（6）止血有效控制出血以获得良好的手术视野是牙周手术成功的基础。术前应仔细设计手术切口，以免损伤中、大血管造成大量出血。术中使用负压吸引是最有效的保持术区视野清晰的方法，使用冰冻的湿纱布局部压迫出血组织也能减少出血。虽然局部麻醉药物中带有的血管收缩剂能减少术中出血，但这种作用往往是短暂的，应该注意避免单纯地使用血管收缩药来止血。此外还可使用止血材料来辅助止血，如可吸收明胶海绵、氧化纤维素、氧化再生性纤维素及微纤丝胶原等。

（7）缝合在大多数牙周手术中，需对龈瓣进行缝合，将龈瓣固定在术前设计的位置，龈瓣要完全覆盖骨面，并与骨面和牙面紧密贴合，但应避免龈瓣张力过大或撕裂。

（8）牙周塞治药的应用，牙周塞治药可避免咀嚼时食物、舌体等与伤口的接触，防止对术区造成创伤，同时具有止血、镇痛、保护伤口、防止感染、固

定软组织等作用。

(9)术后护理：①首先向患者说明术后可能出现的疼痛、肿胀和出血，并教导进行应急的处理，术后 24h 可局部冰敷减少肿胀，创口出血可尝试使用纱布对创口进行压迫止血，若 20min 内不能止血则应及时复诊。②术后菌斑控制是手术成功的最重要因素，术后短期内疼痛和不适常影响患者的自我口腔卫生维护，可让患者使用抗菌药漱口，0.12%～0.2%氯己定，每日 2 次，每次含漱 1min。拆线后仍要需复诊，并对牙面进行清洁，这是术后 1 个月内有效的菌斑清除方法。③术后切口的稳定是影响手术结果的另一个重要因素，除在术中采用适当的缝合技术外，术后初期应避免牙龈组织受机械性创伤，不使用术区患牙咀嚼。一般术后 7d 拆线，如对术后切口稳定有特殊要求，也可适当延迟拆线时间或再次放塞治药。④拆线后可对术区用生理盐水或 0.12%氯己定冲洗。如果愈合满意，可让患者用软毛牙刷轻轻刷牙，用牙签轻柔地清洁牙邻面，注意在早期不要用牙间隙刷，以免对邻面组织造成损伤。此时可每 2 周复查 1 次，检查菌斑控制情况，以后复查间隔时间可逐渐加长。⑤术后是否预防性应用抗生素，可根据手术种类、手术范围及患者的全身情况而定。

二、牙龈切除术及牙龈成形术

牙龈切除术(gingivectomy)是用手术方法将增生肥大的牙龈组织切除，或消除后牙某些部位的中等深度牙周袋，重建正常的牙龈外形和龈沟。牙龈成形术(gingivoplasty)与牙龈切除术相似，只是其更着重于修整牙龈形态，重建牙龈正常的生理外形，两者常结合使用。

(一)适应证

1. 经牙周基础治疗后不能消退的牙龈增生性病损。

2. 后牙区中等深度的骨上袋，袋底不超过膜龈联合且附着龈宽度足够者。

3. 冠周龈片覆盖在阻生牙面上，而该阻生牙的位置基本正常，为利于牙的萌出可将龈片切除。

(二)非适应证

1. 未经基础治疗或牙周炎症未控制。

2. 袋底超过膜龈联合的深牙周袋。

3. 牙槽骨缺损及牙槽骨形态不佳需行骨手术者。

4. 前牙的牙周袋，牙龈切除术会导致牙根暴露，影响美观。

(三)手术方法

1. 麻醉传导阻滞麻醉和(或)局部浸润麻醉。一般多用含肾上腺素的阿替卡因(阿替卡因的浓度为 4%)，可达到减少术中出血的效果；也可用 2%普鲁卡因或利多卡因。

2. 消毒术前用 0.12%氯己定含漱。口腔周围皮肤用 75%乙醇消毒，铺消毒巾；术者戴无菌手套。

3. 标定手术切口的位置用印记镊法或探针法标出袋底的位置。

4. 切口使用 15 号刀片或斧形龈刀，在标记点根方 1～2 mm 处(根据牙龈厚度确定)，将刀刃斜向冠方，与牙长轴呈 45°切入牙龈，直达袋底下方的根面。一般做连续切口，使龈缘成扇贝状外形，然后使用柳叶刀或 11 号尖刀，在邻面牙间处沿切口处切入，将牙龈乳头切断，从而将增生的牙龈切除下来。但应注意切入角度不要过大，避免暴露牙槽骨。切入的角度可以根据牙龈的厚薄适当调整，注意相邻牙龈切口的连接及龈外形的连续。

5. 用龈上洁治器(常用宽背镰形洁治器或 Ball 刮治器)刮除切下的边缘龈组织和邻面牙间龈组织，然后彻底刮净牙面残留的牙石、病理肉芽组织及病变的牙骨质。

6. 修整牙龈用小弯剪刀或龈刀，修剪创面边缘及不平整的牙龈表面，使牙龈形态与牙面呈 45°，并形成逐渐向边缘变薄、扇贝状的正常生理外形。

7. 生理盐水冲洗创面，纱布压迫止血，检查创面，外敷牙周塞治药。

8. 术后处理 1d 内手术区不刷牙，可进软食。可用 0.12%氯己定含漱剂，每日 2 次。1 周后复诊，除去牙周塞治剂。若创面较大，尚未愈合，可再敷牙周塞治剂 1 周。

(四)组织愈合

牙龈切除后的组织愈合见表 10-5。

表 10-5　牙龈切除术后的组织愈合

术后时间	组织学改变		
	创　面	结缔组织	上　皮
术后最初	血凝块,下方为急性炎症反应伴有一些坏死		
12～24 h		在血凝块及炎症坏死层下方形成新生肉芽组织	从创口边缘向创面爬行
3～4 d		增殖达高峰并向冠方生长	每天 0.5 mm 的速度生长
5～7 d		形成新的游离龈和龈沟	上皮开始向龈沟内生长,形成沟内上皮
7～14 d	薄层上皮将创面完全覆盖,牙龈外观正常		
4～5 周		组织改建	形成新的结合上皮
6～7 周	组织学完全愈合		

三、翻 瓣 术

翻瓣术(flap surgery)是通过手术方法切除部分牙周袋及袋内壁、翻起牙龈组织瓣,使术者能在直视下彻底去除龈下牙石和肉芽组织、对牙槽骨进行修整,将牙龈瓣复位、缝合,以达到消除牙周袋,或使牙周袋变浅的目的。

(一)目的

1. 为彻底的龈下刮治及根面平整建立通道。

2. 消除牙周袋或降低牙周袋深度。

3. 为骨修整手术建立通道。

4. 暴露需要进行再生性手术的部位。

(二)适应证

1. 牙周袋相关

(1)深牙周袋或复杂性牙周袋,经基础治疗后牙周袋仍在 5 mm 以上,且探诊后出血者。

(2)牙周袋底超过膜龈联合界,不宜做牙周袋切除者。

(3)有骨下袋形成,需做骨修整或需进行植骨者。

2. 根分叉病变相关根分叉病变伴深牙周袋或牙周-牙髓联合病变患者,需暴露根分叉或需截根者。

3. 范围广泛的显著肥大增生的牙龈,可采用翻瓣术,或翻瓣术与牙龈切除术联合应用以减少术后创面。

(三)切口的设计

翻瓣术的切口设计应考虑:①手术目的;②需要暴露牙面及骨面的程度;③瓣复位的位置;④瓣的血供。

1. 水平切口　水平切口(horizontal incision)是指沿龈缘附近所做的近、远中方向的切口,范围一般包括患牙并向近中和远中延伸 1～2 个健康牙位。水平切口包括以下 3 个步骤。

(1)第一切口为内斜切口(internal bevel incision)　在距龈缘 1～2 mm 处进刀,向根方切入,直达牙槽嵴顶或其附近。内斜切口的优点包括:①将袋内壁的上皮和炎症组织切除;②保留相对完好的袋外侧面角化龈;③削薄龈瓣边缘,使之易于贴附牙面和骨面,愈合后牙龈形态好。

术中注意要点:①使用 11 号或 15 号刀片,刀片与牙面成 10°,从术区唇面(或舌面)的一端开始,刀片以提插方式移动,每次插入均达骨嵴顶。②应沿着逐个牙的牙龈扇贝状外形改变刀片的方向,移至邻面时要更加注意刀片方向的转变,保留龈乳头的外形,避免将龈乳头切除,最终形成扇贝形的牙龈外形。③注意切口与龈缘的距离及切入的角度。可以根据手术目的、牙龈的厚度、预定龈瓣复位的位置等情况做适当调整。

在第一切口之后,用骨膜起子插入第一切口处,将龈瓣从骨面分离,暴露第一切口的最根方。

(2)第二切口为沟内切口(crevicular incision):目的在于切断领圈组织与根面的连接。将刀片从袋底切入,直达牙槽嵴顶或其附近。围绕术区牙一周均做此切口。

(3)第三切口也称牙间切口或牙间水平切口

(interdental incision) 将龈瓣翻开后做第三切口。将刀片与牙面垂直,在骨嵴顶的冠方,水平地切断袋壁组织与骨嵴顶及牙面的连接。此切口除沿颊、舌面进行外,重点是在两牙之间的邻面进行,刀片伸入邻间隙,从颊舌方向将欲切除的组织从骨嵴顶和牙面彻底断离断。

2. 纵行切口 纵行切口也称垂直切口(vertical incision),是在水平切口的近中或近、远中做的纵行切口,目的是为了减小组织张力、更好地暴露术区。切口从龈缘开始,经过附着龈,直至牙槽黏膜或颊侧移行沟。

是否需要做纵行切口应考虑以下因素:①需要做根向或冠向复位瓣术,必须在龈瓣近远中做深达移行沟处的纵行切口,使龈瓣充分松弛;②进行牙槽骨修整需要充分暴露术区时,可在一侧或双侧采用纵行切口;③单纯的改良 Widman 翻瓣术一般不做骨修整,可以采用延长水平切口 1~2 个牙位来代替纵行切口。

术中注意要点:①在近、远中侧均做纵行切口时,应注意使龈瓣的基底部略大于龈缘处,略呈梯形,以保证龈瓣的血供;②避免在舌腭侧做纵切口,因舌腭侧的纵切口可能会伤及血管、神经,造成较多出血不利于伤口愈合;③纵行切口应位于近、远中侧较健康的牙龈上,位于牙的颊侧轴角处,一般将龈乳头包括在龈瓣内,避免在龈乳头中央或颊侧面中央处做切口。

3. 保留龈乳头切口 在做植骨术或引导性组织再生术和前牙美观需要时,如果龈乳头的近远中径较宽,可将整个牙龈乳头保持在颊侧或舌侧的龈瓣上,而不是将龈乳头从颊舌向切开和翻起,一般将完整保留的龈乳头连在唇(颊)侧瓣上。优点是可严密覆盖邻面植骨区,避免置入物脱落或感染,并且可减少术后龈乳头的退缩,有利于美观。

切口方法为将术区每个患牙做环行的沟内切口,不在邻面将颊舌侧牙龈乳头切断,而是在腭侧距龈乳头顶端至少 5 mm 处做一弧形切口,贯通其两侧邻牙的轴角,再从弧形切口处伸入并指向唇面,切透该龈乳头基底部的 1/2~2/3,将龈乳头从腭侧分离开,并通过牙间隙将龈乳头翻到唇(颊)侧,随唇侧龈瓣一起被翻起。

(四)龈瓣分类

根据龈瓣与骨膜的关系,可以将龈瓣分为全厚瓣及半厚瓣。

多数情况下翻起的软组织瓣为黏骨膜瓣(mu-coperiosteal flap),即为全厚瓣(full thickncss flap)。用骨膜分离器进行钝分离,沿牙槽骨将骨膜连同龈瓣一同翻起,以暴露病变区。

与全厚瓣不同,若龈瓣只包括表面上皮及下方的一部分结缔组织,而深部的结缔组织连同其下方的骨膜仍覆盖于牙槽骨上,则称为半厚瓣(partial thickness flap)。若牙龈厚度允许,在一些膜龈手术中或牙槽骨骨板薄或有"骨开窗"的情况下,为了避免牙槽嵴过分暴露而导致的骨吸收,可以采用半厚瓣。如果手术设计为半厚瓣,在做切口时,切口深度只达结缔组织层即可,不需要切透骨膜达到骨面;然后用锐利的 15 号刀片将龈瓣与下方的结缔组织和骨膜锐分离。

有时可以结合使用全厚瓣和半厚瓣,充分利用两者的优点。在切口的冠方采用全厚瓣技术,而在靠近根方处采用半厚瓣技术,这样既能充分暴露冠方需要修整的牙槽骨,也能保护根方的牙槽骨,使之免于暴露而导致吸收。

(五)龈瓣的复位

在龈瓣复位前,用弯剪刀清除和修剪龈瓣内面残留的肉芽组织和上皮,并适当修剪龈瓣外形,使颊、舌侧乳头处的龈瓣能良好对接,龈瓣的外形与骨的外形相适应并能覆盖骨面。修剪完毕后,用生理盐水冲洗创面,并仔细检查,在确定根面平整、无残留牙石及肉芽组织后,将龈瓣复位,轻压表面 2~3min,挤出多余的血液及空气,使瓣与骨面、牙面紧贴,其间仅有薄层血块,避免术后形成无效腔和感染,以利于术后愈合。

根据手术的不同目的,可将龈瓣复位于不同的水平。

1. 复位于牙颈部 改良 Widman 翻瓣术适用于前牙和后牙有中等或深牙周袋、且不需做骨成形者。前牙区为了避免术后牙根暴露,应尽量保留牙龈,切口从龈缘的根方 0.5~1 mm 处切入,或从龈缘做内斜切口,切除袋内壁上皮,在复位时将龈瓣复位于牙颈部。

此术式的特点是:①能彻底除去袋内壁上皮及炎症组织;②翻瓣仅达牙槽嵴顶端处,不做骨修整,龈瓣复位时尽量将邻间骨覆盖,不使骨质暴露,能减少骨的吸收,增加新附着的机会;③健康的牙龈结缔组织能与牙面紧密贴合,术后牙龈退缩较少。

2. 复位于牙槽嵴顶处 嵴顶原位复位瓣术(undisplaced flap)适用于后牙消除中等深度及深牙周袋及需修整骨缺损者,也适用于因根分叉病变而需暴露根分叉者。在有足够角化龈的后牙区，从接近袋底和牙槽嵴顶处做内斜切口，切除一部分袋壁牙龈，降低龈瓣的高度并削薄龈瓣，龈瓣复位后位于牙槽嵴顶处的根面上，刚刚能将骨嵴顶覆盖，愈合后牙周袋消失或变浅，缺点是牙根暴露较多。

3. 根向复位　根向复位瓣术（apically repositioned flap）适用于牙周袋底超过膜龈联合界者，以及因根分叉病变需暴露根分叉而角化龈过窄者。其优点是既消除牙周袋，使病变区（如根分叉区）充分暴露，易于自洁，同时保留了角化龈。术中从龈缘处做内斜切口和双侧垂直切口（超过膜龈联合），翻起全厚瓣，刮治、清创后，将龈瓣向根方推移，复位在刚刚覆盖牙槽嵴顶的水平，采用悬吊缝合固定龈瓣。另外，为了使附着龈增宽，可进行半厚瓣的根向复位，将骨膜和部分结缔组织留在骨面，将半厚瓣复位在牙槽嵴的根方。创口愈合过程中，上皮爬向冠方，覆盖裸露的结缔组织，可增宽附着龈，并能避免牙槽嵴的吸收。

4. 其他　有时需将龈瓣做冠向复位或侧向复位，应用相对较少，主要用于膜龈手术中。

（六）龈瓣缝合

在龈瓣复位后需对龈瓣进行缝合，以达到使龈瓣位置固定的目的。

1. 针的选择缝合全厚瓣通常使用三角针，而膜龈手术中对半厚瓣的缝合多采用圆针以减少对组织的损伤。

2. 缝线的选择缝线有可吸收线与不可吸收线，有单纤维线和多纤维拧编缝线。目前我国最常用的不可吸收缝线是拧编的丝线，其缺点是细菌能沿着缝线拧编的缝隙进入伤口深部。聚四氟乙烯线被认为是最好的单纤维不可吸收线，其表面平滑不容易堆积细菌，而且因为它本身结构有超过50%的高度孔洞性，缝线较容易操作和打结，常用于牙周再生性手术。可吸收线包括肠线和合成材料线，肠线中有普通肠线和经过铬盐处理的肠线，能抵抗酶的作用从而延长吸收时间。合成的可吸收线包括聚乙醇酸线（Dexon）和聚乙醇乳酸线（Vicryl），有良好的缝线张力，线结稳定性高，适合用于需要14d以后才拆线的手术，例如膜龈手术及牙周再生手术等。目前有些线能直接固定在针上并已做无菌处理，使用此种线能减少对组织的创伤。

3. 缝合方法的选择需根据龈瓣的张力，颊、舌侧龈瓣的高度及龈瓣与牙的关系等综合考虑。例如：①当颊舌侧龈瓣高度一致、张力相等时可进行牙间间断缝合，若颊舌侧龈瓣相距有些距离时可采用8字形间断缝合；②当颊舌侧龈瓣高度不一致时可采用单侧连续悬吊缝合将颊舌侧分别固定在各自的水平；③当两牙间距较大或龈乳头较宽时可使用水平褥式缝合；④最后一个磨牙的远中龈瓣或缺牙间隙处的龈瓣可采用锚式缝合，使龈瓣紧贴牙面。

4. 缝合完成后需要仔细检查术区，观察龈瓣能否紧密贴合骨面，龈缘有否卷曲，骨面有否暴露，张力是否过大等。可使用湿纱布轻压2～3min，由根方向冠方挤压出多余的血液和空气，最后放置牙周塞治药。

（七）牙周塞治

牙周塞治药（periodontal dressing 或 periodontal pack）是用于牙周手术后的特殊敷料，可以保护创面、压迫止血、镇痛和固定龈瓣。也有学者报道，术后不用塞治剂，只要控制菌斑，伤口也能正常愈合。塞治剂的种类、组成、调和及使用方法如下。

1. 含丁香油的塞治药　为粉、液两种成分调和后使用。粉剂成分包括氧化锌（杀菌、收敛作用）和松香（提供黏性和韧性），液体成分包括丁香油和麝香草酚（杀菌），使用时粉液按适当比例调拌直至形成硬面团状，即可使用。

使用时先将术区止血、隔湿，使塞治药形成细长条状，放置于术区表面，牵拉唇或颊部整塑成形，避免塞治药硬固后妨碍系带的活动，并除去多余的、妨碍咬合的塞治药。注意勿将塞治药挤入龈瓣下方影响伤口愈合。

2. 不含丁香油的塞治药　丁香油有浓重的气味，部分患者对丁香油过敏，目前已有商品化不含丁香油的塞治药，分装在2个软管中，一管内含有氧化锌、油脂、胶类及制霉菌素等混合物，另一管内含不饱和脂肪酸和抑菌药。将两组分挤出等长，混合后使用。操作方便，对牙龈组织无刺激，固化后柔韧适度，患者感觉舒适。

塞治药的固位主要依靠牙间隙中的材料将颊舌侧的材料连成一整体，但当术区仅有1颗牙剩余，或者多个牙缺失的情况下，塞治剂则很难得以固位。此时可以先将牙线缠绕在剩余牙周围，然后使用牙周塞治药，能增加塞治剂的固位力。此外，国外学者尝试将抗菌药物与塞治药结合，以达到促进创口愈合的目的。目前推荐使用的是不含丁香酚的Coe-Pak塞治药中加入四环素粉剂，能有效减少创口感染，特别是对于手术时间长、创伤较大的手术更为推荐使用。

（八）术后护理

1. 一般注意事项。24h 内在与手术区相应的面部间断放置冰袋，以减轻术后组织水肿。避免进食过硬食物，尽量用非手术侧咀嚼。

2. 口腔卫生维护当天可刷牙，但不刷手术区。用 0.12％或 0.2％氯已定溶液含漱，每日 2 次以减少菌斑形成，直至可以恢复正常刷牙为止，并强化口腔卫生宣教。若手术范围广，或进行骨成形、植骨等，可预防性口服抗生素 4～5d。

3. 拆线时注意事项一般术后 1 周除去塞治药并拆线。若创口愈合欠佳，可再敷塞治药 1 周。拆线后即应对患者进行控制菌斑的指导。塞治药去除后，可见切口处有上皮覆盖，碰触后会出血，应注意保护这些上皮组织，避免损伤；注意检查有无残留菌斑牙石，尤其在邻面凹面和根分叉区，以免发生炎症反应影响伤口愈合，有些患者术后会出现根面敏感现象，数周后会渐渐消失。术后即刻牙动度也会增加，一般 4 周后可恢复至术前水平。术后 6 周内不进行牙周探诊，以免破坏新附着形成。

（九）组织愈合

组织愈合过程见表 10-6；组织愈合方式见表 10-7。

表 10-6　组织学愈合过程

术后时间	组织学改变			
	创　面	结缔组织	上　皮	骨组织
24h	血凝块			
1～3d	血凝块收缩		向创口爬行，越过龈瓣边缘到达牙面	骨表面有浅的坏死
4d		巨噬细胞、成纤维细胞、血管内皮细胞增殖，血凝块开始转化为肉芽组织		破骨细胞性骨吸收，可导致 0.5～1 mm（平均 0.64 mm）骨吸收
1周		血凝块被肉芽组织取代	结合上皮形成，并结合于牙根面	
2周	牙龈外观接近正常	胶原纤维形成并与牙面平行，但尚不成熟		
3～4周	上皮和结缔组织的重建基本完成	牙龈纤维有功能性排列	结合上皮形成，龈沟内有上皮衬里	有新骨形成，骨改建达到高峰

表 10-7　组织愈合方式

愈合方式	组织来源	特　点
长结合上皮性愈合	牙龈上皮	最常见，在根面上有一层长而薄的结合上皮，直达原来的袋底上皮附着位置，与牙根面间以半桥粒体和基底板的方式连接，缺乏与牙根面垂直排列的功能性的胶原纤维，并非真正的附着获得。在菌斑控制良好的情况下，牙龈能长期保持健康
牙龈结缔组织性愈合	牙龈成纤维细胞	生长速度仅次于上皮细胞，形成与根面平行的胶原纤维，容易发生牙根吸收
牙周膜性愈合	牙周膜细胞	生长速度慢于上述两者，能分化形成牙骨质细胞、成骨细胞核成纤维细胞，形成新的牙骨质、牙周膜及牙槽骨，形成新附着，是最理想的愈合方式
骨髓细胞性愈合	骨髓细胞	生长速度最慢，容易发生骨固连或牙根吸收

1. **翻瓣术后的临床效果**　牙周手术治疗后，术区的愈合转归有以下几种，可多种方式并存。

（1）牙龈退缩：其原因为①手术中牙周袋壁被切除或龈瓣被根向复位；②术后牙龈组织的炎症水

肿消退,从而使牙周袋变浅或消失。这种结局有利于患者自我控制菌斑,保持牙龈的健康,但在前牙影响美观。

(2)探诊深度减少:其原因为①结缔组织内的炎症浸润消退,胶原纤维新生,使组织致密,探针不再能穿透结合上皮而进入结缔组织内;②牙龈炎症消退,牙龈退缩;③手术切除部分袋壁或龈瓣根向复位。

(3)长上皮性愈合:其特点见表10-7,这种愈合是翻瓣术后最常见的愈合方式。

(4)牙周组织再生(regeneration):指在原来已暴露于牙周袋内的病变牙根面上有新的牙骨质形成,并有新生的牙周膜纤维埋入,这些纤维束的另一端埋入新形成的牙槽骨内,形成新的有功能性的牙周支持组织,即新附着(new attachment)。新形成的结合上皮位于治疗前牙周袋底的冠方,这是理想的愈合方式。

2. 有利于组织愈合的措施

(1)彻底切除袋内壁上皮,防止上皮过早地与牙面接触而形成长结合上皮。

(2)术中尽量少暴露骨面,或缩短其暴露时间,手术结束时应尽量将龈瓣覆盖骨面,以减少骨吸收。

(3)根面平整要彻底,但要注意尽量保留近牙槽嵴处根面上健康的残余纤维。

(4)龈瓣复位后要轻压片刻,使其密贴牙面,减少血凝块厚度。

(5)术后防感染及防止龈瓣从牙面剥离或撕裂。

(十)不同的牙周翻瓣术的特点及操作要点

目前临床上最常用的牙周翻瓣术式主要为:①改良 Widman 翻瓣术;②嵴顶原位复位瓣术;③根向复位瓣术(表10-8)。选用哪种术式主要考虑患者的 2 个解剖因素,即牙周袋深度和膜龈联合的位置。这 2 个因素决定了牙周围是否有足够多的附着龈,牙周袋底是否超过膜龈联合处,因此,术前必须仔细检查充分考虑,做出正确的术式选择。

表 10-8　翻瓣术的特点

术　式	适应证	手术目的	切口特点	龈瓣复位位置	术中注意事项
改良 Widman 翻瓣术	基础治疗后仍存在中等深度牙周袋,探诊出血但不需行骨修整	①充分暴露根面进行彻底清创 ②切除袋内壁但不旨在消除或降低牙周袋深度	内斜切口距龈缘0.5～1 mm 处切向牙槽嵴顶,一般不做纵行切口	牙颈部	①全厚瓣翻瓣达牙槽嵴顶水平即可 ②仅在骨外形妨碍龈瓣与牙颈部贴附时进行骨修整
嵴顶原位复位瓣术	①有足够的附着龈宽度 ②后牙中等深度牙周袋 ③需行骨修整 ④需要暴露根分叉者	①充分暴露根面进行彻底清创 ②通过切除牙龈组织以消除或降低牙周袋深度	内斜切口在牙周袋底对应的牙龈表面处(或稍偏冠方)	牙槽嵴顶	①必须判断术后是否有足够的角化龈存留 ②先用探诊探测牙周袋底并在牙龈表面标记以确定内斜切口位置
根向复位瓣术	①牙周袋底超过膜龈联合 ②需要暴露根分叉但角化龈过窄者 注:上颌腭侧组织无法移动,不能行此术式	①充分暴露根面进行彻底清创 ②通过将龈瓣根向复位以消除或降低牙周袋深度,并保存或增加附着龈宽度	尽量靠近龈缘处(0.5～1 mm)切向牙槽嵴顶,须在近远中均做纵行切口且超过膜龈联合处	根向复位	①内斜切口尽量靠近龈缘以保留角化龈 ②纵行切口应超过膜龈联合处 ③根向复位及错位缝合 ④可同时采用全厚瓣及半厚瓣

上颌腭侧瓣的处理有些许不同之处,因腭侧组织均为角化龈且不具有可让性,因而不能行根向复位瓣术,且腭侧组织通常较肥厚,内斜切口除了常规方法以外,还可以采用水平的牙龈切除切口,并在此切口边缘加用内斜切口切向牙槽骨,这样能去除多余的牙龈组织并削薄牙龈。

四、磨牙远中楔形瓣切除术

磨牙远中楔形瓣切除术(distal wedge procedure)是用于治疗最后一个磨牙远中的牙周袋的手术方式。在上、下颌最后1个牙的远中部位常有垂直性骨吸收而形成窄而深的牙周袋,并常伴有不规则的牙龈组织纤维性增生突起。采用该术式可切除过度增生的组织,消除牙周袋,修整骨组织,并尽可能缩小手术切口,利于组织愈合。

手术方法是在内斜切口的基础上,在磨牙远中做楔形切口,形成三角形瓣,底边在最后磨牙的远中面,尖朝向磨牙后垫的远中端,切口直达骨面。手术将楔形病变组织与下方骨组织分离,将之整块切除,直达骨面。去除其他部位的炎症肉芽组织及袋上皮,平整根面。磨牙远中常伴有垂直骨吸收,必须修改骨外形,使呈平坦状,以利消除牙周袋。将已被翻开的颊、舌侧瓣复位,覆盖牙槽骨面,修整龈瓣的边缘,避免颊、舌侧瓣的重叠,使颊、舌侧瓣恰好对接,与骨面紧密贴合,远中做锚式缝合。放置牙周塞治药,1周后去除塞治药,拆除缝线。

五、牙周骨手术

牙周炎的病理改变既有牙槽骨的破坏,也在部分区域有骨质代偿性的异常增生,从而导致骨外形的异常及牙龈外形异常,不利于菌斑控制。因此,适当地修整牙槽骨外形有利于建立良好的牙龈外形。

牙周骨手术(osseous surgery)是用手术方法修整病变区的牙槽骨,以建立正常的形态和生理功能。包括骨成形术(osteoplasty)和骨切除术(ostectomy)。前者强调修整骨外形而不除去支持骨,而后者则是切除一部分起支持作用的牙槽骨,然而在临床上这两种方法往往需同时使用难以区分。必须注意牙周骨手术是以牺牲附着水平为代价的,因此,术前必须准确评估患牙的附着水平,严格把握适应证。

因牙周骨手术的目的是建立生理性的牙槽骨外形,正常健康的牙槽骨外形有以下特点:①邻面牙槽骨最高点位于颊/舌侧的骨边缘的冠方 2.0～2.5 mm,且呈锥体状;②邻面骨形态与牙形态及外展隙宽度相关,牙锥度越大邻面骨锥度越大,外展隙越宽,邻面骨形态越平缓;③牙槽骨边缘的形态与釉牙骨质界的形态一致,形成扇贝状外观,相邻牙的骨高度基本一致。

部分牙存在骨开裂及骨开窗的情况。

(一)适应证

1. 浅的一壁骨袋或宽而浅的二壁骨袋难以有新骨修复者。

2. 邻面骨凹坑状吸收,骨再生的可能性较小,可切除较薄而低的一侧骨壁,形成斜坡状,或将颊、舌两侧的骨壁均除去,以消除凹坑状外形。

3. 牙槽骨嵴圆钝肥厚或突出呈壁架状,需修整成形。

4. 向邻近缺牙区倾斜的牙,常在缺牙侧形成窄而深的骨下袋,如无条件通过正畸方法将倾斜牙纠正,可通过手术方法,将骨修整成逐渐移行的长斜面,以便消除牙周袋

5. 骨边缘线高低不齐或邻面骨低于颊、舌面而使骨缘线呈反波浪形者,则需加以修整成形,必要时可切除少量支持骨。

6. 根分叉病变为Ⅱ度但附着龈宽度较窄,或根分叉病变为Ⅲ度时,再生性治疗难以成功,常采用根向复位瓣术,暴露分叉区,并修整根分叉区的根间骨缘,形成薄而有根间纵凹的外形,促进术后牙龈形成良好的外形,从而利于菌斑控制和良好口腔卫生的维护。

(二)手术方法

1. 翻开黏骨膜瓣根据龈瓣复位的要求决定内斜切口的位置。常规翻瓣和刮除根面的菌斑、牙石及肉芽组织,充分暴露骨的外形。

2. 用涡轮手机上的圆钻轻轻、断续地磨除肥厚及不齐的骨缘或一壁骨袋,使成移行的斜坡状。去骨过程中必须有冷却水,以免引起骨坏死。还应避免损伤牙。在牙间和根间的骨面应形成生理性的纵凹沟。也可用骨凿修整骨缘。

3. 龈瓣复位时应完全覆盖骨面,以减少牙槽骨的吸收。

4. 其余步骤同翻瓣术。

六、牙周再生性手术

牙周组织再生(periodontal tissue regeneration)是指重建被牙周炎症破坏的牙周组织,形成新

生牙骨质、牙槽骨及新附着,形成新的结合上皮位于治疗前牙周袋底的冠方。以获得牙周组织再生为目的的手术治疗方法称为再生性手术(regenerative surgery),主要包括引导性组织再生术(不涉及骨移植)和植骨术,也可两者联合应用,或与其他一些促进再生的方法如根面的生物处理和使用生长因子等联合应用。

(一)引导性组织再生

对于一些深在的三壁骨袋,经过合理适当的治疗,即使不使用骨材料移植也能使部分牙周组织得以重建,特别是对于一些由于牙周脓肿或牙髓来源的感染引起的急性牙槽骨破坏,当病因消除炎症控制后,牙周再生潜力较大。

1. 原理及相关注意事项

(1)彻底清除结合上皮及牙周袋内壁上皮。残余的上皮细胞能阻碍结缔组织与根面的附着,影响形成新附着,因此,必须彻底清除上皮组织。以往医师们尝试用以下几种方法:①通过刮治、超声、激光等手段去除上皮组织,但效率仅有 50%;②使用化学试剂如硫化钠、樟脑酚及次氯酸钠等,但这些试剂的作用范围不可控,现已淘汰;③目前推荐使用手术方法去除上皮组织,如切除性牙周膜新附着术(excisional new attachment procedure)及改良 Widman 翻瓣术均能很好地去除袋内壁上皮。

(2)阻止或延缓上皮迁移速度。创口边缘的上皮细胞能快速增殖并占据根面,妨碍新附着形成,因此,要采取必要的措施以减缓上皮迁移。目前推荐使用的方法为冠向复位瓣术,能增加切口边缘至根面的距离,此方法常配合使用柠檬酸处理根面。

(3)稳定血凝块、保护术区及创造再生空间。研究表明根面上的血凝块能有效阻止牙龈上皮细胞的长入,有利于愈合早期结缔组织新附着的形成。此外,使用钛金属增强的聚四氟乙烯膜覆盖骨缺损区能有效防止组织塌陷,为牙周再生创造空间。

(4)引导性组织再生术是在牙周手术中利用膜性材料作为屏障,阻挡牙龈上皮在愈合过程中沿根面生长及牙龈结缔组织与跟面接触,同时提供一定的空间引导牙周膜细胞优先占领根面,有利于新附着的形成。目前用于 GTR 的膜性材料分为两类:不可吸收性膜和可吸收性膜。

不可吸收性膜在人体内不能降解吸收,需要手术后 6~8 周时第 2 次手术将膜取出。产品主要成分为聚四氟乙烯(polytetrafluoroethylene,PTFE)。其分子结构稳定,不引起任何组织反应,是临床应用最早最多的膜材料,临床效果肯定。

可吸收性膜在手术愈合过程中可降解而被吸收,不需要第 2 次手术取出。这类膜有胶原膜、聚乳酸膜、聚乙醇酸与聚乳酸和碳酸三甲烯(trimethylene carbonate)共聚膜等,其中应用最广的是 Bio Guide,为猪来源的双层胶原膜。

2. 适应证

(1)骨内袋窄而深的骨内袋为 GTR 的适应证,骨袋过宽则效果差。三壁骨袋因牙周膜细胞来源丰富且易于提供牙周膜细胞生长的空间,故效果最好,窄而深的二壁骨袋也是较好适应证。

(2)根分叉病变Ⅱ度根分叉病变为适应证,但需有足够的牙龈高度,以便能完全覆盖术区。尤以下颌牙的Ⅱ度根分叉病变效果好。有学者报道Ⅲ度根分叉病变的早期有一定的疗效,但结果不确定。

(3)仅涉及唇面的牙龈退缩,邻面无牙槽骨吸收且龈乳头完好者。

符合上述适应证者,需经过牙周基础治疗,包括口腔卫生指导、洁治、刮治和根面平整、调等,将牙周感染控制之后,才能进行 GTR 术。如患者为吸烟者,会影响术后的愈合,应劝导患者戒烟否则不应该进行手术。

3. 手术方法　局部麻醉时注意在龈缘及牙间乳头处不应过度浸润麻醉,以减轻边缘组织的局部缺血。术前患者用 0.12% 氯己定含漱 1min。口周常规消毒。采用保留龈乳头切口尽量保存牙龈组织,内斜切口切入的位置靠近龈缘。水平切口应向患牙的近远中方向延伸 1~2 个牙,以充分暴露骨病损。在需要增加瓣的移动性时,可在颊侧做超过膜龈联合垂直松弛切口。翻起全厚瓣,充分暴露骨缺损及邻近骨质 3~4 mm。去除袋内所有肉芽组织、彻底刮净根面牙石等刺激物,并行根面平整,清除牙骨质内的内毒素,有利于新附着的形成。根据骨缺损的形态选择合适形状的膜,并对膜进行适当修剪,膜放置时应将骨缺损全部覆盖,并超过缺损边缘至少 2~3 mm。膜材料应与缺损周围的骨质紧密贴合,避免折叠,还应注意防止膜向骨病损内塌陷,在膜的下方应保留一定的间隙,给具有形成新附着能力的组织细胞提供生长的空间。聚四氟乙烯膜需通过悬吊缝合将其固定于牙上,保证膜在龈瓣下的稳定。龈瓣复位应将膜完全覆盖,并避免瓣的张力过大,必要时可做冠向复位。缝合时应首先在龈乳头处做纵向褥式缝合,以保证邻面颊、舌侧瓣的闭合,使用牙周塞治药,术后 10~14d 拆线。

若使用不可吸收性膜,在术后6~8周应做第2次手术将膜取出。切口的范围仅包括治疗牙,轻翻起软组织并用锐切除法将膜分离。二次手术过程中尽量不损伤新生组织,龈瓣复位时应将创面完全覆盖。

4. 术后护理　术后1~2周预防性全身使用抗生素(如甲硝唑及阿莫西林),并用0.12%氯己定含漱4~12周,控制菌斑,防止感染。二次取膜手术后,用0.12%氯己定含漱2~3周。术后8周内每1~2周复查1次,清除菌斑。患者术后1~2周用软毛牙刷刷牙,术后2~3周可恢复刷牙和牙间清洁措施并定期复诊维护。

(二)植骨术或骨替代品的置入术

牙周植骨术(bone grafts)或骨替代品的置入术(graft of bone substitute)是采用骨或骨的替代品等移植材料来修复因牙周炎造成的牙槽骨缺损的方法。属于再生性牙周于术,目的在于通过移植材料促进新骨形成,修复骨缺损,恢复牙槽骨的解剖形态,以达到理想的骨再生或新附着性愈合。适用于二壁及三壁骨下袋,或Ⅱ度根分叉病变且牙龈瓣能覆盖骨面及根分叉区者。

1. 置入材料

(1)骨生成潜力(osteogenic potential)指植骨材料中含有的细胞能形成新骨。

(2)骨诱导潜力(osteo-inductive potential)植骨材料中的分子(例如骨形成蛋白)能使邻近的细胞转化为成骨细胞,从而形成新骨,是一种化学过程。

(3)骨引导潜力(osteo-conductive potential)植骨材料的基质形成支架以利于邻近组织中的细胞进入植骨材料,从而形成新骨,是一种物理过程。

选择骨材料时还应考虑材料的生物相容性、临床可操作性、手术损伤的大小、术后并发症的多少、术后效果的可预测性和患者的接受度等。

目前用于这类手术的材料分类及其特点如表10-9。

表10-9　骨或骨替代品置入材料

性　能	来　源	材料名称	特　点
骨生成潜力	患者本身(拔牙创、上颌结节、无牙区牙槽嵴、磨牙后区及颏部或骨成形和骨切除术中获得的骨碎片)	自体骨	具有骨生成能力,可以获得新的结缔组织附着,但结果不易预测且增加了患者供区的手术创伤
骨诱导潜力	同种异体(取自捐献者的皮质骨经脱脂肪、裁剪、乙醇清洗及冷冻处理,进一步脱矿、研磨为250~750μm大小的颗粒,真空包装)	脱钙冻干骨	经稀盐酸脱钙以暴露下方的胶原纤维及骨形态蛋白BMPs,具有骨诱导作用。然而异体骨的供者须经过严格的健康筛选,异体骨也须经过冷冻、辐射或化学方法处理,以消除其抗原性,并消除可能存在的病毒等感染造成疾病传播的危险。据报道因使用同种异体移植物而导致HIV感染的概率为800万分之一
骨引导潜力	同种异体	冻干骨	未经稀盐酸脱钙,下方的BMPs无暴露,因而只具有骨引导作用
	异种动物(如小牛)	对小牛骨松质进行特殊处理后,只留下骨的无机成分支架结构,为自然、多孔的无机骨基质,如Bio-Oss	其多孔状结构有利于血凝块的稳定、再血管化及促进成骨细胞迁移并形成新骨
	非骨移植材料(骨替代品)	磷酸钙生物材料(如羟基磷灰石、β磷酸三钙)	具有良好的生物相容性,不引起任何炎症反应和排斥反应,羟基磷灰石中钙磷的比例为1.67,与骨相似,一般不能被吸收。β磷酸三钙中钙磷的比例为1.5,能被部分吸收

2.手术方法　常规消毒,受骨区及供骨区麻醉。受骨区的切口设计要保证黏骨膜瓣对受骨区能完全覆盖,可考虑采用保留龈乳头切口。有学者认为不用内斜切口而使用沟内切口。翻瓣充分暴露病变牙槽骨。刮净骨袋内的病理性组织及结合上皮,清除牙石,平整根面。注意观察骨袋的形态、类型及骨缺损范围。将取到的骨组织或其他置入材料送入骨袋内,平齐骨袋口。龈瓣必须将置入材料严密覆盖,必要时做冠向复位。可使用水平或垂直褥式缝合加强龈瓣的贴合。放置牙周塞治药保护术区。

术后护理极为重要,尤其是龈瓣的稳定性及预防术后感染最为重要。术后可给予抗生素口服1周,并用0.12%氯己定含漱,至少4周。一般术后10~14d拆线,之后仍需每1~2周复查,密切观察并清除菌斑。

(三)生长因子促进牙周再生

1.血小板衍生生长因子　目前众多学者尝试使用生长因子来促进牙周组织中的细胞增殖及分化,以促进牙周组织再生。其中血小板衍生生长因子(platelet-derived growth factor,PDGF)表现出良好的促进牙周组织再生的功能。最近美国食品及药物管理局通过批准了重组人PDGF(rh-PDGF)-BB应用于牙周再生治疗,其商品名为GEM 21S,其主要成分为0.25~1.0 mm的β-磷酸三钙颗粒及0.5ml PDGF-BB(0.3mg/ml)。在180例患者的临床研究中,GEM 21S用于治疗骨下袋缺损,经组织学研究表明确实有新附着的形成。一些学者还尝试将PDGF-BB与脱钙冻干骨结合使用,也取得了良好的疗效。

2.骨形态蛋白　骨形态蛋白BMPs在骨骼及牙发育过程中起重要作用,现已明确BMP-2具有强效促进骨生成的作用,而BMP-7和BMP-3也能促进成骨过程。目前经美国FDA批准使用的商品化的BMP为重组人BMP-2与牛Ⅰ型胶原海绵的结合物,BMP-2能从胶原海绵中缓慢释放,有效浓度持续2~3周,能诱导骨髓中的间充质干细胞分

化为成骨细胞,从而促进骨再生。

3.釉质基质蛋白　釉质基质蛋白(enamel matrix proteins,EMP)主要成分为釉原蛋白,在牙发育过程中由Hertwig's上皮根鞘分泌,能诱导无细胞牙骨质的形成,因而被认为能促进牙周组织再生,目前已有商品化的产品Emdogain,为从牙胚提取的EMP与液态聚丙烯的混合物,通过注射到达骨缺损部位。根据Mellonig的描述,Emdogain使用方法如下:①翻起全厚瓣,尽可能保存牙龈组织;②去除肉芽组织,充分暴露骨缺损区,彻底的根面平整;③缺损区严格控制出血;④使用pH 1.0的枸橼酸(柠檬酸)或24%的EDTA(pH 6.7)处理根面15s,以去除玷污层,有利于Emdogain的附着;⑤生理盐水冲洗骨缺损区,Emdogain凝胶充分覆盖根面,此过程严格隔绝血液和唾液的污染;⑥龈瓣复位,严密缝合,术后推荐使用抗生素10~21d。

Froum等研究报道使用Emdogain能使74%的缺损部位的探诊深度减少4.94 mm,附着获得4.26 mm及骨再生3.83 mm。Heijl等对33例患者3年随访观察中发现使用Emdogain组的骨增量比对照组高2.6 mm。然而我们关心的是这种附着获得是否真正意义上的新附着,在2个以狒狒作为研究对象的实验中,经组织学证实,单独使用Emdogain或Emdogain+自体骨移植均能取得真正意义上的新附着。

(四)联合应用

单一的牙周组织再生技术都有其各自的优缺点,从组织工程学的观点出发,倘若将细胞、支架材料及生长因子三者联合应用,会获得更好的结果。目前有学者将GTR与植骨术联合应用,骨材料可防止GTR的膜塌陷,并作为支架材料诱导或引导骨再生。现在有学者尝试将Emdogain与Bio-Oss及可吸收膜联合使用,能增加牙周新附着形成的概率。

(五)疗效评价

主要能通过以下4种方法评估牙周再生治疗效果(10-10)

表 10-10　牙周组织再生疗效

方法名称	可靠性	可行性	技术特点
组织学评价	最可靠	临床上不可行;动物实验中作为金标准	对牙及牙周组织进行组织学切片,以确定附着的类型

（续　表）

方法名称	可靠性	可行性	技术特点
再次手术翻开观察	可靠性一般	患者难以接受,不宜作为常规	肉眼能观察到新骨形成,但难易判断是新附着或者是长上皮愈合
牙周探诊	可靠性较低	可作为常规检查	比较术前术后的牙周袋深度、附着水平及牙槽骨高度;但受牙龈炎症、探诊位置、探诊角度、探诊力度的影响
放射学检查	可靠性较低	可作为常规检查	需要采用标准投照技术,但常会低估术前骨吸收的量及术后骨增量

七、根分叉病变的手术治疗

根分叉病变手术治疗的目标包括去除根分叉部位的牙石、菌斑,建立便于患者进行自我菌斑控制和维护治疗的良好的解剖结构。对不同程度的根分叉病变应选用不同的手术方法(图 10-11)。

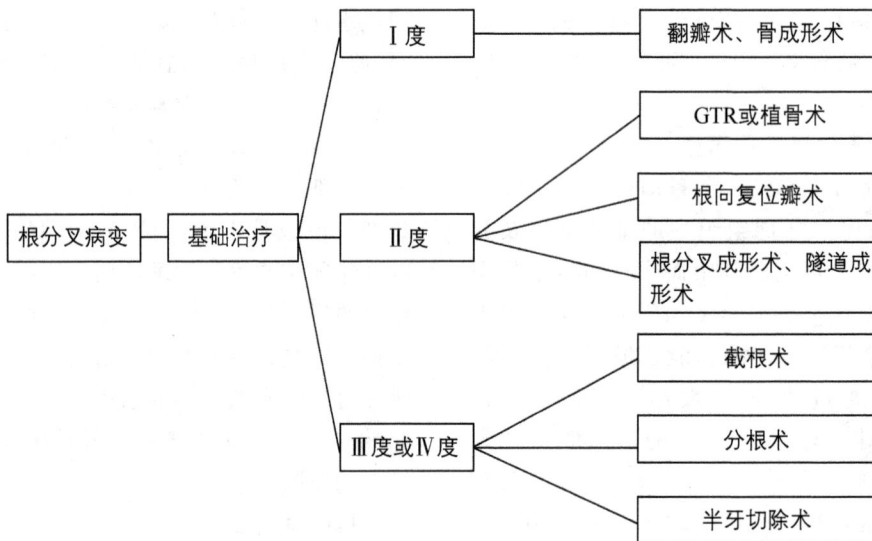

图 10-11　根分叉病变治疗方法的选择

对于下颌的Ⅱ度根分叉病变,应优先考虑再生性手术以获得新附着,若综合考虑患牙不适合做再生性手术,则可选用根向复位瓣术以暴露根分叉区域,利于菌斑控制。本节主要讲述截根术、分根术及半牙切除术,其余手术方法详见相关章节。

(一)截根术

截根术(root amputation,或 root resection)是指将患根分叉病变的多根牙中破坏最严重的 1 个牙根或 2 个牙根截除,消灭分叉区病变,同时保留牙冠和其余的牙根,继续行使功能。常用于磨牙的Ⅲ度或Ⅳ度根分叉病交。

1. 适应证　多根牙某一牙根出现了不可治愈的牙体或牙周疾病,而其余牙根能进行彻底的根管治疗且牙周状况足以支持剩余牙体时,可采用截根术去除不能保留的牙根,以保存患牙。

牙周治疗的目的在于维持长期稳定的牙周健康,因此,在评估患牙是否适合做截根术时,必须考虑以下几点。

(1)剩余的牙根是否能支持患牙剩余牙根的形态,患牙是否超过Ⅱ度松动,牙根周围牙槽骨的质和量,承担的力大小等。

(2)是否具有可操作性。①根分叉的角度是否足够大;②根柱长度是否过长,导致根分叉位置过低;③牙根之间有否融合;④剩余牙根是否能行完善的根管治疗。

(3)治疗后是否能实行有效的菌斑控制牙缝刷等清洁用具是否能进入根分叉区域。

术前应对患牙做牙髓治疗,并调以减轻该牙的负担,也可缩减牙冠的颊舌径。患者必须已经掌握正确的菌斑控制方法,否则手术的长期疗效必定不佳。

2.**手术方法**　做内斜切口及垂直切口,常规翻瓣,充分暴露分叉区,彻底清创、根面平整。用灭菌的涡轮手机,安装细裂钻,在根分叉的水平将患根截断并取出。修整截根面的外形,使从分叉区到牙冠接触区处形成流线型斜面,以利于术后保持口腔卫生。在断面暴露的根管处备洞,用银汞合金倒充填,也可以在术前行牙髓治疗时完成该步骤。清除拔牙窝内的病变组织,修整不规则的骨嵴外形。清洗创面后,将龈瓣复位缝合。放置塞治药。

如果在进行翻瓣等手术过程中,临时发现有重度受累的牙根必须做截根术,而术前未能预先进行根管治疗者,此时可先行截根术,摘除断根,将余留断面做固位形,用氢氧化钙糊剂直接盖髓后充填,术后定期复查牙髓状态,或术后做根管治疗。

3.**护理**　截根术后即刻,患牙会有较明显的松动,应嘱患者尽量不用患牙咀嚼,3～4周后患牙将逐渐恢复到术前的稳固度。有研究显示,截根术后的牙通过恰当的牙周维护治疗能长期保留,并能成功地行使功能。成功治疗的关键是明确的诊断、适应证的选择、患者良好口腔卫生的维护及正确的手术操作和修复。

截根术后最可能发生的并发症是余留牙根的牙周破坏继续加重或根折。根折的主要原因:①患牙支持作用减少,受力方向改变,原有的轴向力变为侧向力,对患牙造成创伤;②术前未做调𬌗;③根管治疗过程中过度根管预备造成根管壁过薄,或根管有内吸收后导致牙根脆弱而根折。

(二)分根术

分根术(root separation)仅适用于下颌磨牙。是将下颌磨牙连冠带根从正中沿颊舌方向截开,使其分离为近中、远中两部分,形成2个独立的类似单根牙的牙体。这样能消除原有的根分叉病变及牙周袋,较彻底地清除根分叉区深在的病变组织,有利于菌斑控制和自洁。2个独立的"单根牙"可做全冠修复体覆盖。

1.**适应证**

(1)下颌磨牙根分叉区Ⅲ度或Ⅳ度病变,局部的深牙周袋不能消除者。

(2)患牙2个根周围有充分的支持骨,牙无明显松动。

2.**手术方法**

(1)患牙在术前先进行根管治疗,髓室内用银汞合金充填。

(2)内斜切口尽量保留龈缘组织尤其是根分叉处,以利于形成术后2个"单根牙"间的龈乳头。可在近、远中做垂直切口。

(3)翻开全厚瓣,充分暴露分叉区,并刮除病变组织。

(4)使用金刚砂钻或涡轮裂钻,从正对根分叉部位沿患牙牙冠的颊舌向发育沟切开,形成近远中2个独立的"单根牙",修整牙体的外形。

(5)彻底清创,刮除深部的病变组织。冲洗、止血,龈瓣复位、缝合。放置牙周塞治药。切口愈合期间制作暂时冠,有利于形成牙间乳头,待6～8周后进行牙冠修复。

(三)牙半切除术

牙半切除术(tooth hemisection)又称半切除术,是将下颌磨牙的牙周组织破坏较严重的1个根连同该半侧牙冠一起切除,而保留病变较轻或正常的半侧,成为1个"单根牙",从而消除根分叉病变。适用于:①下颌磨牙根分叉病变,其中1根受累,另一侧较健康,有支持骨,不松动,并能进行根管治疗者;②或需留作基牙的患牙,尤其当患牙为牙列最远端的牙时。

手术方法与分根术相似,应注意的是将患牙从牙冠向根分叉部位分为近、远中两部分时,切割的位置可稍偏向患侧,多保留健侧的冠根。拔除患侧冠根,刮净拔牙窝及原根分叉区的病变组织。

八、牙冠延长术

牙冠延长术(crown lengthening surgery)是通过手术的方法,降低龈缘位置、暴露健康的牙结构,建立正常的生物学宽度,从而利于牙的修复或解决美观问题。

正常情况下,从龈沟底到牙槽嵴顶的距离是恒定的,称为生物学宽度(biological width)一般为2 mm。若修复体边缘距牙槽嵴顶的距离少于2 mm,则会引起牙周组织的炎症及牙槽骨的吸收。由于健康龈沟深度约为1 mm,因此,为了保证术后修复体边缘(齐龈)不侵犯生物学宽度,术中应至少将牙槽骨降至修复体边缘的根方3 mm。

(一)适应证

1.牙折裂达龈下。

2.龋坏达龈下或根管侧穿或牙根外吸收在颈1/3处,而该牙尚有保留价值者。

3.破坏生物学宽度的修复体,需暴露健康的牙结构,重新修复者。

适合上述 3 种情况的患牙应有一定的牙根长度,在手术切除部分牙槽骨后,仍能保证术后冠根比不超过 1∶1,否则不适宜行牙冠延长术。

4. 因牙被动萌出不足或牙龈过长引起露龈笑(gummy smile),需改善美观者。

(二)禁忌证

1. 牙根过短,冠根比失调,超过 1∶1 者。

2. 牙折断达龈下过多,为暴露牙断缘做骨切除术后,剩余的牙槽骨高度不足以支持牙行使功能者。

3. 为暴露牙断缘需切除的牙槽骨过多,会导致与邻牙不协调或明显地损害邻牙者。

4. 全身情况不宜手术者。

(三)治疗步骤

1. 术前应消除牙龈炎症,并能较好地控制菌斑。

2. 牙龈炎症消退后,应嘱患者复诊以进一步检查牙周状况并制订治疗方案。术前应检查患者的牙龈生物型及附着龈的宽度,以判断是否需行根向复位瓣术。涉及前牙美学修复的,还需注意患者的笑线位置,双侧牙及牙龈的对称性和协调性(上颌侧切牙的龈缘应在中切牙与尖牙龈缘连线的冠方 0.5~1 mm)。可使用树脂贴面制作临时导板,模拟术后修复体的形态,既让患者了解术后修复效果,也能指导术中去骨和龈缘位置的确定。此外,还应注意唇、颊系带的附着位置,若其附着位置过低则应在术中一并处理。

3. 根据术后龈缘的新位置而确定内斜切口的位置,翻瓣范围一般涉及近远中各 1 个邻牙,若为前牙美学修复区,则应视情况适当扩大术区范围以保证双侧对称性。若附着龈宽度不足,则需采用根向复位瓣术。

4. 翻瓣,并除去被切除的牙龈,暴露根面或牙根断面。

5. 进行骨修整,切除部分支持骨,使骨嵴高度位置能满足术后生物学宽度的需要,骨嵴顶至牙断缘的距离至少 3 mm。在骨修整时,骨嵴高度与其他部位及邻牙的骨嵴逐渐移行,不应有明显的悬殊,以利于术后获得良好的牙龈外形。理想情况下邻面骨高度应比唇面骨边缘高 2.0~2.5 mm,并且邻面牙槽骨嵴顶至术后修复体接触点距离最好控制在 5 mm,以免术后产生黑三角。骨切除常使用高速涡轮钻 8 号圆钻或骨凿。若为改善露龈笑的美容手术,骨嵴应在釉牙骨质界下方 2 mm,使得术

后牙龈缘位于釉牙骨质界的冠方 1 mm。

6. 彻底进行根面平整,去除根面残余的牙周膜纤维,防止术后形成再附着。

7. 修剪龈瓣的外形和适宜的厚度,龈瓣过厚会影响术后牙龈缘的外形,如过薄会出现牙龈退缩。采用牙间间断缝合将龈瓣复位缝合于牙槽嵴顶处水平。如为根向复位瓣术,则需采用悬吊缝合。

8. 观察龈缘的位置及牙暴露情况,然后放置牙周塞治剂。

9. 术后护理等事项与翻瓣术和骨切除术相同。

(四)术后修复的注意事项

牙冠延长术后修复体的制作,应待组织充分愈合、重建后再开始,不宜过早。一般在术后 4~6 周组织愈合,龈缘位置基本稳定,在术后 6 周至 6 个月时,仍可有<1 mm 的变化。因此,最好能够在手术后 1~2 周时先戴临时冠,通过精密临时冠的诱导作用能使邻面龈乳头逐渐生长,应适时调改临时冠的邻接点位置,以让出龈乳头生长的空间。待龈乳头高度稳定后再根据此临时冠的外形和邻接关系制作永久修复体,可最大限度地避免修复后黑三角的产生。永久修复体不应早于 6 周进行,涉及美容的修复应适当延长修复时间,起码在术后 2 个月以后,部分学者将修复时机延迟至术后 6 个月。如果过早修复,往往会干扰组织的正常愈合,并在组织充分愈合后导致修复体边缘的暴露或压迫牙龈。

对于修复体边缘位置的放置,国外学者研究表明若修复体边缘位于龈下 0.7 mm 以内,患者能较好地清除修复体表面的菌斑。但当修复体边缘位于龈下超过 0.7 mm,则患者不能自洁。因此,建议当龈沟深度<1.5 mm 时,修复体边缘不应超过龈下 0.5 mm;当龈沟深度在 1.5~2 mm 时,修复体边缘不应超过龈下 0.7 mm;当龈沟深度超过 2 mm 时,建议行牙龈切除术以减少龈沟深度后再行修复治疗。

九、膜龈手术

膜龈手术(mucogingival surgery)这一名词最早由 Friedman 于 1957 年提出,是多种牙周软组织手术的总称,涉及附着龈、牙槽黏膜、系带或前庭沟区。这些手术也包括在牙周成形手术(periodontal plastic surgery)之内。膜龈手术的目的是:①增加附着龈的宽度,以支持龈缘。附着龈的宽度因人而异、因牙位而异,其正常范围在 1~9 mm。附着龈表面为角化上皮,有保护作用,并有利于口腔卫生

措施和菌斑控制。附着龈过窄还常伴有前庭过浅，有碍口腔卫生的保持和佩戴可摘义齿，可通过手术方法增宽附着龈或加深前庭沟。②用龈瓣覆盖因牙龈退缩造成的个别牙的裸露根面。③用系带成形术矫正系带或肌肉的附着异常。

(一)游离龈移植术

游离龈移植术(free gingival graft)是将自体健康的角化牙龈组织移植到患区，以增加附着龈宽度及前庭沟深度。较多用于下前牙多个牙的唇侧。

1. 适应证

(1)附着龈过窄，附近牙槽黏膜及肌肉的牵拉使龈缘与牙面分离者。

(2)附着龈过窄并伴有前庭过浅，有碍口腔卫生的保持和佩戴可摘义齿者。

(3)个别牙唇侧龈退缩致附着龈过窄或几乎无附着龈者。

2. 手术方法

(1)常规消毒，局部麻醉时注意勿将麻醉药注入受植区，可用传导阻滞麻醉或术区四周浸润麻醉。

(2)受植区准备。沿膜龈联合做水平切口，切口长度应根据所需治疗的牙位数决定，可长达 3～4 个牙位。翻起半厚瓣，并将半厚瓣推向根方，瓣的边缘缝合固定于根方的骨膜上，形成一个受植区的创面。测量受植区大小及形状，并注意保护创面。

(3)供区取龈组织选择上颌前磨牙至第一磨牙腭侧的角化牙龈，距龈缘 2～3 mm 处，用 15 号刀片按受植区大小及形状做浅切口，深度 1～1.5 mm 为宜，包括角化上皮及其下方少许结缔组织，通过锐剥离切取龈组织。移植后最初期组织瓣依靠受区的组织液提供营养，因此薄的游离牙龈组织更容易存活。若切取的游离牙龈组织较厚，应进行修剪，除去组织上带有的腺体和脂肪组织。

(4)游离牙龈组织的移植与缝合清除受植区的血凝块，将获得的游离的牙龈组织移植并使用细针细线(5-0)缝合于受植区冠方的骨膜上。尽量减少移植组织的操作和损伤。用湿纱布轻压排除组织下方的积血和空气，表面放置锡箔，然后放置牙周塞治药。必须保证移植的牙龈组织有良好固位，以利愈合。供区也可放锡箔后用塞治药保护切口。

(5)术后 3d 内应避免唇(颊)部的剧烈活动，以免移植组织移位，妨碍愈合。术后 10～14d 拆线，必要时可再放塞治药 1 周，指导患者保持良好的口腔卫生。

3. 术后愈合　游离牙龈组织的成活取决于结缔组织能否在短期内与受植区的组织愈合。在术后即刻游离牙龈组织靠受植床处的血浆渗出物来维持营养和水分。第 2～3 天时开始有血管长入移植组织内并与残存的部分毛细血管吻合，10d 左右移植组织中心的血管生成。术后 14d 开始，移植组织中的血管数目逐渐减少至正常，组织逐渐成熟，大多数病例的游离组织在移植后初期上皮发生退行性变和坏死，由受植区边缘处的上皮爬行将其覆盖。显微镜下组织的完全愈合需 10～16 周。游离移植组织在愈合后均会有一定程度的收缩。最初 6 周收缩最为明显，术后 24 周时，覆盖牙根面的组织收缩约 25%；覆盖于骨膜上者则可收缩约 50%。

(二)侧向转位瓣术

侧向转位瓣术(laterally positioned flap)是利用相邻牙的健康牙龈形成带蒂的龈黏膜瓣，向牙龈退缩病变区转移，以覆盖裸露根面的手术方法。用于治疗个别牙较窄的牙龈退缩。

1. 牙龈退缩的分度　牙龈退缩可造成个别牙或多个牙牙根裸露，影响美观，还伴有附着丧失，角化龈变窄。Miller 于 1995 年将牙龈退缩便牙根暴露的病损进行了分度(表 10-11)。

表 10-11　Miller 牙龈退缩分度

Miller 牙龈退缩分度	邻面牙槽骨或软组织水平	龈缘退缩水平
Ⅰ度	无丧失	龈缘退缩未达到膜龈联合
Ⅱ度	无丧失	龈缘退缩达到或超过膜龈联合
Ⅲ度	有丧失但仍位于唇侧退缩龈缘的冠方	龈缘退缩达到或超过膜龈联合
Ⅳ度	丧失已达到唇侧龈退缩的水平	龈缘退缩超过膜龈联合

对于Ⅰ度和Ⅱ度龈退缩，可采用 GTR 治疗、侧向转位瓣术或上皮下结缔组织移植术来治疗，如达到预期的效果，可获得根面的完全覆盖；对于Ⅲ类龈退缩，根面可获得部分覆盖；Ⅳ度龈退缩则不是

适应证。

2.适应证　个别牙的唇侧龈裂或牙龈退缩,部分牙根暴露但暴露面较窄,邻牙的牙周组织健康,附着龈较宽,牙槽骨有足够高度和厚度,前庭沟深度足够,可供给龈瓣,并能侧向转移以覆盖裸露的根面。

3.手术方法

(1)受瓣区的准备沿着牙龈缺损区的龈边缘0.5~1 mm处的健康组织上做 V 形或 U 形切口,将暴露根面周围的不良龈组织切除。刮除根面与骨之间的一部分牙周膜,开放牙周膜间隙,以利细胞爬行附着根面。对凸度较大的牙根面,可稍调磨平缓,以利瓣膜贴合。

(2)供瓣区的准备测量受瓣区缺损的宽度,在患牙的近中或远中形成一个相当于受瓣区1.5~2倍宽的半厚瓣,如牙龈较薄也可为全厚瓣,高度与受瓣区相同。一般在距受瓣区创面包括 2 个牙龈乳头处,在健康牙龈上做垂直于骨面的纵行切口,翻起黏骨膜瓣并侧向转至受瓣区覆盖根面。如瓣的张力较大,可在切口的基底远端处稍延长做松弛切口,以增加带蒂瓣的活动性,便于转移。

(3)清洗创口,修剪牙龈乳头使与受瓣区的舌侧龈乳头相对应,可采用悬吊缝合防止瓣膜移位。在受瓣区及供瓣区遗留的裸露创面或骨面表面放置油纱布、碘仿纱布或锡箔后,放置塞治药。

当牙根暴露区的近远中径太宽,单侧瓣太窄不能完全覆盖时,则可在近中和远中邻牙各转一带乳头瓣,两瓣在受瓣区中线处缝合。此法也称为双乳头转位瓣术(double papilla flapsurgcry)。

(三)上皮下结缔组织移植术

上皮下结缔组织移植术(subepithelial connective tissue graft)简称为结缔组织移植术(connective tissue graft)。是 20 世纪 80 年代提出的一种旨在覆盖裸露根面的膜龈手术。其特点是将带蒂的半厚瓣与自体的游离结缔组织相结合,治疗单个牙或多个牙的宽而深的牙龈退缩。将取自腭部的结缔组织移植于受植区翻起的半厚瓣的下方,有利于移植物的成活,并提高覆盖成功率。供区的创面小,愈合快。

这种手术的操作难度较大,然而成功率较高,术后牙龈退缩较少。有研究报道,这种手术与游离龈移植术相比,造成的腭侧切口小,术后牙龈的颜色与邻牙区也更相近,美观效果更好。因此,这种手术的应用逐渐增多。

1.适应证　单个牙或多个牙的 Miller Ⅰ度和Ⅱ度牙龈退缩,尤其是上颌牙。Ⅲ度龈退缩,根面只能获得部分覆盖。牙龈有一定的厚度,能做半厚瓣,且具有充足的血供。

2.手术方法

(1)受植区在被治疗牙的唇侧距龈乳头顶部约2 mm 做一水平切口,应注意不包括龈乳头。在水平切口的近、远中末端做两个斜向纵切口,切口超过膜龈联合。锐分离制备半厚瓣,直至半厚瓣能无阻力地复位至釉牙骨质界处。彻底刮净受植区的根面,降低其凸度。

(2)供区从上颌前磨牙及磨牙的腭侧供区牙龈处切取上皮下结缔组织。在切取前评估黏膜可获得的厚度。在供区做矩形的 3 个切口,并翻起半厚瓣,从瓣下方切取一块大小合适的结缔组织,其表面可带一窄条上皮,随结缔组织移植至受植区。

(3)将带窄条上皮的结缔组织立即放在受植区,覆盖根面,将窄上皮放在患牙的釉牙骨质界处或其冠方,用可吸收缝线将其缝合固定在骨膜和被保留的龈乳头处,随即将受瓣区的半厚瓣冠向复位,覆盖移植的结缔组织瓣至少 1/2~2/3,缝合固定。

(4)将供瓣区翻起的半厚瓣复位缝合。

(5)术区覆以锡箔和牙周塞治剂,以保护术区切口。

(6)术后 2 周拆线。

(四)术式选择策略

1.在进行膜龈手术前,医师必须明确引起软组织异常的病因并去除相关的促进因素。在此基础上才能确保手术的长远稳定性,减少复发可能。根据不同的手术目的,选择适宜的治疗策略。

2.若手术目的以增加角化龈宽度为主,则可以选择众多的手术方式,如根向复位瓣术(APF),游离龈移植术(FGG),侧向转位瓣术(LPF)和上皮下结缔组织移植术(CTG)等。要注意若采用 CTG,术区软组织需要 12 周的时间才能转化为角化牙龈。

3.若手术目的以增加软组织厚度为主,则可采用脱细胞真皮基质移植术(ADM),CTG 或骨增量技术

4.若手术目的以覆盖裸露根面、改善美观为主,则应首先判断牙龈退缩的程度(Miller 分度)。Ⅰ度及Ⅱ度牙龈退缩可获得完全的根面覆盖,而Ⅲ度牙龈退缩则能获得部分牙根覆盖(70%~75%),

Ⅳ度牙龈退缩则不是手术适应证。接下来要根据牙龈组织的厚度、角化龈的宽度及前庭沟的深度来

判断采取何种治疗策略。

（梁　敏）

第五节　牙周健康与修复治疗和正畸治疗的关系

牙周炎的治疗除了牙周的基础治疗和手术治疗控制牙周炎症以外，还可能遗留牙根暴露所致牙本质过敏、牙髓炎、牙松动移位、牙列缺损、牙槽骨缺失或形态不良等问题，这需要牙体牙髓、修复、正畸、种植、口腔颌面外科等多个学科的综合治疗。另一方面，健康的牙周组织又是口腔各种治疗成功的基础。在重症牙周炎的综合治疗中，修复和正畸治疗占有重要位置。

一、牙周健康与修复治疗的关系

牙周组织的健康是能够进行修复治疗、且使修复体能长期舒适地停留在患者口腔内行使功能的先决条件，设计合理、制作精良的修复体更有利于牙周组织健康、美观和有效地行使功能。

（一）修复治疗的时机和前提

1. 牙周炎症必须先控制稳定后，才能开始修复治疗。一般在基础治疗结束后 6～8 周开始，牙周手术后则需更长时间。

2. 患者熟练掌握菌斑控制的方法，定期复查牙周情况。

3. 某些牙周手术有助于提供足够的牙冠长度和牙龈形态，便于牙体预备、肩台抛光、印模。

4. 在牙周炎控制后形成稳定的牙位置和咬合关系后进行修复治疗。

5. 修复治疗的计划应在患者就诊的早期即开始考虑，根据牙周破坏程度、预后、患者的依从性、初步治疗的反应等来全面设计并考虑某些牙的去留及基牙的选择等。当然，在治疗过程中，还可根据具体情况对计划进行调整，以取得理想的治疗效果。

（二）与牙周健康有关的修复体设计要求

1. 修复体边缘的位置　现代观点主张将修复体的边缘尽量放在牙龈缘的冠方，以免刺激牙龈，并有利于患者保持该处的清洁，而且少磨除牙体组织、操作方便、容易保证密合。而在前牙因美观需要、龋坏已达龈下或牙冠较短需增加固位等情况下，才考虑将冠缘放到龈下，应遵循"不侵犯生物学宽度"的原则。否则，可能出现两种不良反应：①导致牙槽嵴顶吸收和牙龈退缩，多发生于牙槽骨较薄处或菲薄脆弱的扇形牙龈处，龈沟深度＞2 mm 的

牙龈也易退缩；②牙槽骨不吸收，但牙龈发生炎症和肿胀，较多见。

临床研究表明冠缘深至龈下的牙，探诊后出血的比例明显高于冠缘在龈上者。在有悬突的牙面上，产黑色素拟杆菌群的比例也明显增高。因此，必须将冠缘放在龈下时，修复体边缘应与牙面高度密合，且以龈沟探诊深度来确定其位置：

(1)探诊深度不超过 1.5 mm，冠缘应在龈下 0.5 mm 以内。

(2)探诊深度在 1.5～2 mm，冠缘不应超过龈沟深度的 1/2，冠缘距龈沟底至少 1 mm，不得延伸至沟底。

(3)探诊深度超过 2 mm，应行切龈术使龈沟达到 1.5 mm 以内再修复。

当发生根面龋坏，或牙折断达到龈下数毫米，甚至伴有牙龈增生或息肉长入。为了进行修复，过去只单纯行牙龈切除术暴露断面，随即进行冠修复。但不久就有牙龈再度增生，覆盖修复体，发生炎症和肿胀，这就是侵犯了生物学宽度。保持生物学宽度有两种解决办法：①牙冠延长术。切除部分牙龈及适量的修整牙槽嵴顶，延长临床牙冠，暴露断端。②正畸。冠向牵引患牙，一种方法是快速牵引牙移动而保持牙槽骨水平稳定，然后行龈上纤维环切术暴露断端，再行修复；另一种方法是缓慢牵引患牙同时引导牙槽骨上升到合适的水平，再行牙冠延长术。

2. 冠部外形　自 20 世纪 20～60 年代，学者们普遍认为牙冠的外形高点可以保护牙龈免受食物的撞击损伤，因此修复体普遍过于强调外形高点。而现代人的食物精细，不易损伤牙龈，不少临床证据表明，过突的外形高点与龈缘之间所形成的三角形地带，易导致使菌斑堆积，有 64.3% 存在牙龈炎症。因此，牙冠突度与牙龈健康的关系为：①正常龈缘位于牙外形高点略冠方；②牙龈退缩后，外形高点与龈缘之间易堆积菌斑，退缩处的修复体不可过于突出。

修复体和充填体的制作，应有利于口腔卫生措施。

(1)颊、舌面应较平缓、避免过突：靠近牙颈部

处的突起,一般比釉牙骨质界突出约 0.5 mm 为宜,在烤瓷全冠的牙体预备时,该处应给冠留出 1.5 mm 的厚度,而前牙贴面修复时不可在牙颈部太厚,以免造成牙龈炎症。

(2)接触区的位置及形态:后牙接触区应位于中央沟的颊侧,以使腭侧有较大的外展隙,避免食物嵌塞。接触区的颊舌径不宜过大,以免形成过宽的龈谷。接触区以下的牙面应平坦或微凹,不可凸出,以免挤压牙间乳头。牙周炎患者常有较大的牙间隙,修复体不应制作太突,应留出足够的空隙,有利于洁牙工具如牙间隙刷等进入清洁。

(3)根分叉病变:牙周治疗后,磨牙根分叉病变大多暴露口腔中,极易堆积菌斑。此处的冠外形应适应牙体的自然外形,在牙冠的颊(舌)面近颈处形成与牙龈外形相应的凹陷。

(4)冠的龈缘应与牙颈部密合:修复体不可有悬突或与牙面之间有空隙。应尽量减少黏固剂(如磷酸锌黏固粉)在冠缘处的外露,因粘着剂的表面较粗糙,易附着菌斑;而黏着剂溶解后会形成冠与牙面间的微隙,有报道冠缘不密合超过 0.2 mm 者,会发生牙槽骨吸收。

3. 修复材料及表面光洁度 一般认为抛光过的贵金属、烤瓷和热固化树脂对牙周组织几乎无刺激,黏固剂则因不同商家的产品而异。更为重要的是任何修复体必须抛光,使其表面光滑,不易堆积菌斑。

4. 修复体建立的咬合关系应有利于牙周健康 普遍认为,协调的咬合关系有助于生理性的牙周纤维附着和骨结构形成;相反的,若咬合力量超过牙周组织的承受能力,则可能造成骨吸收。因此,修复体的制作应注意以下几点。

(1)因年龄、咀嚼习惯不同,其面均有不同的磨耗程度,修复体形态应参照邻牙、对颌同名牙的形态进行修复。理想的天然牙形态可能会造成较大侧向力,不利于牙周健康。

(2)戴修复体时要仔细调,避免干扰。

(3)牙周病患者常伴有牙松动、移位,伴有咬合关系紊乱,其修复治疗常需要牙周、正畸、种植多个学科综合治疗,以达到建立协调稳定的咬合关系的目的。

二、牙周健康与正畸治疗的关系

一般来说成人颌骨的发育已停止,骨质和胶原纤维的改建较慢,加上多有牙周病、牙列缺损、颞下颌关节病及系统性病史等,加大了正畸治疗的风险和难度。但是,年龄不是决定能否正畸的主要因素。一些大样本的临床研究表明,只要正确把握适应证和正畸方法得当,在牙周组织没有炎症的情况下,对患牙施加生物限度以内的正畸力,不会引起和加重牙周组织的破坏,反而还能改善病情。

(一)正畸治疗对牙周组织的影响

正畸过程中牙的移动是机械力作用下牙周组织重建的结果,包括牙周膜、牙槽骨、牙骨质、牙龈。正畸过程中,加力的大小、方向、持续时间及正畸装置的设计和安放都会对牙周组织的改建发生预期的(治疗性)或不良的(破坏性)作用。受牙根长度和形态、支持骨的量、着力点、转动中心等因素的影响,同样的力加于不同牙,对支持组织的影响大小也不尽相同。因此,应谨慎考虑和设计牙周炎患者的正畸治疗。

1. 正畸治疗对牙周组织的不利影响

(1)致病因素

①菌斑滞留及细菌种类的改变:矫治器的放置影响牙的自洁,其靠近牙龈,容易导致食物的存积而不易清洁,从而影响口腔卫生维护。此外,黏接剂的表面粗糙,容易堆积菌斑和软垢。有研究显示,正畸装置戴入 6 个月后,龈下菌斑革兰阴性厌氧菌种类和数量增多,改变牙周组织的生态环境。

②机械刺激:未完全去尽的黏接剂对牙龈有直接的刺激作用。此外,在后牙放置的带环,当其过多深入到龈下时,就如充填物悬突,易引起牙龈的炎症。

③𬌗创伤:牙移动过程中很容易出现𬌗创伤,单纯的𬌗创伤不会导致附着丧失,但与牙周炎症并存时,会加速牙周附着丧失、牙槽骨破坏。

④不适当的牙移动:正畸过程中过度倾斜和压低牙有可能使龈上菌斑移至龈下,导致牙周组织炎症。上、下颌牙的颊侧,尤其是前牙唇侧的牙槽骨板较薄,有的部位甚至有"骨开窗(fenestration)"或"骨裂开(dehiscence)"。当需要扩弓或使牙向唇、颊侧移动,或由于牙轴改变而使牙根向唇侧倾斜时,使原来很薄的骨板迅速吸收,容易造成牙龈退缩,使根面暴露。

⑤拔牙间隙的关闭:牙龈会随着间隙关闭出现皱折而增生。而用套橡皮圈的方法关闭拔牙间隙时,橡皮圈会从牙颈部滑入牙根部,导致牙周组织破坏,严重者会造成牙脱落。

(2)不良临床反应

①菌斑堆积和牙龈炎症：正畸装置、多余的黏结剂、托槽的位置太靠近龈缘、带环边缘放在龈下或不密合等易引起菌斑堆积，还会改变牙龈的生态环境，矫治器戴入后局部的能动菌（多为革兰阴性厌氧菌）和牙龈指数可增高 2～3 倍。加之，正畸患者多为青少年，对口腔卫生重视不够，又是青春期龈炎的好发年龄，因此大部分正畸患者在矫治过程中均会发生程度不等的牙龈炎，以牙间乳头处较重，甚至发生牙龈肥大或增生。口腔卫生较好的牙周健康者，除去矫治器后 1 个月内牙龈炎症可消退。牙周炎患者若能保持良好的口腔卫生维护，正畸治疗一般不会造成不可逆的牙周破坏。因此正畸治疗前和正畸过程中均应强调口腔卫生指导和监督。

②牙龈退缩：压力侧的牙龈厚度和骨板厚度对预防正畸过程中的牙龈退缩很重要，特别是上下颌前牙唇侧容易造成牙龈退缩，使根面暴露。因此，在治疗前应充分检查角化牙龈的厚度和宽度，若附着龈太窄或太薄，必要时可先做附着龈增宽和增厚手术。

另外，只要牙的移动是在牙槽窝的生理范围内，一般不会引起牙龈退缩。而对某些因牙位不正所致的轻度牙龈退缩，可通过正畸治疗将该牙排入牙列内的正常位置纠正牙龈退缩。因此关键在于牙在牙槽窝中的位置及局部牙龈和牙槽骨的厚度。Vanarsdall 等对扩弓矫治后 10 年的患者进行复查，约有 20% 的患者有 1 个牙或数个牙的颊侧牙龈退缩，而用 edgewise 矫治者则仅有 6% 发生牙龈退缩。

儿童时期结合上皮尚附着在牙冠部的釉质上，正畸带环不可放置太深，以免刺激结合上皮向根方增生，易导致牙龈退缩。

③牙根吸收：正畸加力时，除受压侧的牙槽骨会发生吸收外，相应的牙根也可发生吸收，通常吸收的量很少，临床或 X 线片上不能发现，主要由继发的含细胞牙骨质来修复。当正畸力过快或过大时，可引起严重的牙根吸收，好发于上、下颌切牙根尖处。文献报道在青少年中发生牙根吸收达根长 1/3 者约有 3%，成人中更高。也有少数患者发生牙颈部的牙根外吸收。

④牙槽骨吸收和附着丧失：年轻人在受正畸加力 30～40h 后，即可在牙槽骨表面发现破骨细胞分化。儿童正畸时受力牙的牙槽嵴有少量的吸收，一般在 1 mm 以内（0.1～0.5 mm），不引起病损。但成人在正畸过程中骨吸收较多，尤其是牙周炎症未控制情况下，则会发生明显而快速的牙槽骨吸收及附着丧失。过大的正畸力还可使牙槽骨发生坏死。

2. 正畸治疗有利于牙周疾病控制

（1）调整拥挤或错位牙，形成良好外展隙，有利于患者口腔卫生维护及菌斑控制。

（2）纠正𬌗创伤，建立良好的咬合关系。

（3）纠正倾斜牙，一定程度纠正因其产生的骨下袋及骨缺损。

（4）改善软组织外形，通过正畸将牙排齐或压低，从而改正龈缘位置。

（5）用正畸方法将牙根牵引萌出，以延长临床牙冠，避免去骨，利于修复。

（6）调整基牙的位置，使它们处于平行位置，利于义齿的戴入，也免除或减少对牙体组织的切割。

（二）牙周炎患者正畸治疗特殊性

1. 适应证

（1）前牙深覆𬌗者。

（2）前牙病理性扇形移位、过长、扭曲及出现间隙者。

（3）排齐拥挤错位的牙，建立良好的咬合关系和重要的咬合标志或调整修复基牙的位置。

（4）后牙缺失未及时修复，邻牙向缺牙间隙倾斜（一般向近中），形成深的骨下袋。可通过正畸治疗使其直立。文献报道该处的角形骨缺损可得到修复，深牙周袋也可消除。但动物实验结果表明此种愈合为长结合上皮，而非真正的再生性新附着。

（5）前牙折断达龈下时，可用正畸方法将牙根牵引萌出，以延长临床牙冠，利于修复。在牵引的同时，牙槽骨和牙龈也会随之向冠方延伸。

（6）前牙龈缘不齐影响美观者，可通过正畸将牙排齐或压低，从而改善龈缘位置。

（7）Ⅱ～Ⅲ度根分叉病变可做分根术，使多根牙成为 2 个"单根牙"，若分根后该 2 根过于靠近，可用正畸手段将此两牙根推开（可达 7～8 mm），利于修复。

2. 禁忌证

（1）未经治疗的牙周炎。

（2）牙周炎虽经治疗后炎症仍存在、菌斑未控制、病情仍处于活动阶段的患者。

（3）牙槽骨吸收已超过根长 1/2 的患牙。这不是绝对的禁忌，但肯定是要慎重选择做正畸治疗的适应证。

3. 牙周炎患者正畸治疗过程中的注意事项

（1）开始正畸治疗的时机：①已彻底控制牙周炎症，清除刺激因素及深牙周袋；②患者熟练掌握菌斑控制的方法，并能在正畸治疗期间认真执行菌斑控制、定期复查牙周情况。

牙周炎患者只有满足以上两点，才能进行正畸治疗。牙周治疗后组织的改建、恢复健康需要数月时间，要随访检查患者口腔卫生情况，故一般在牙周治疗结束2～6个月，开始正畸治疗。否则，贸然开始正畸治疗，易使牙周病情恶化，加速牙周组织的破坏，甚至发生牙周脓肿。

有些牙周手术（如切除增生过长的牙龈或异常的系带，用骨成形术、植骨术、GTR等消除垂直型骨袋或邻面的凹坑状骨缺损等）可在正畸开始之前进行，会有利于正畸治疗。但有些手术（如膜龈手术）可在正畸治疗后进行，以便根据情况衡量是否需要进行牙周手术及选择手术方法。故需与正畸专科医师共同协商，视具体情况而定。若须先做牙周骨手术，则应在手术后3～6个月再开始正畸治疗。

（2）正畸治疗开始前的注意事项：对每位需要正畸治疗的牙周炎患者，医师应通过询问病史和细致全面的检查来发现患者的"牙周危险因素"（表10-12）。必须纠正和解决这些危险因素后，才开始正畸治疗。如果预计要将牙移向唇、颊侧，而该处牙周组织较薄且附着龈不足，则最好在正畸前先做膜龈手术增加附着龈，以防发生牙龈退缩或龈裂。

表 10-12　正畸治疗前应考虑的牙周"危险因素"

①口腔卫生情况和习惯	⑥治疗牙和全口的咬合负担
②有无未经治疗的牙周炎或牙龈炎	⑦有无夜磨牙或紧咬牙习惯
③牙周炎是否定期进行维护治疗	⑧有无不良修复体
④受力区牙龈和牙槽骨的厚度	⑨牙周病的家族史
⑤冠根比	⑩全身健康情况

（3）正畸治疗过程中：①合理放置正畸装置。正畸装置应尽量简单，托槽的位置最好尽量远离牙龈缘；清除多余的黏结剂；尽量少用带环，若使用，带环不可深入龈下，邻面处应变窄且与牙面贴合；不可产生殆干扰等。②定期复查，监测菌斑控制情况，定期进行牙周维护治疗。若患者有刷牙出血或探诊出血，应适当缩短复诊时间。③对牙周支持组织已经减少的患牙，施力大小及方向应特别注意，加力要轻缓，间隔要长，尤其是施用压入性矫治力时，不能过快过大，以减少牙根吸收及牙槽骨的过多吸收。近年来采用微种植钉作为支抗，可避免使用骨支持减少的磨牙。④矫治过程中要经常检查有无殆干扰和过度的牙松动，找出原因并纠正，避免殆创伤引起牙周组织破坏。

（4）正畸结束后：正畸加力停止后，甚至数月后，牙周组织的改建仍在进行，尤其是有一定松动的牙周炎患牙，愈合过程更加缓慢，应长时间佩戴保持器，至少1年，有的需终生保持。此阶段仍应强调菌斑控制和牙周维护治疗。一般在加力停止后2～3个月复查牙周和咬合情况，以及有无复发，据此制订必要的治疗和维护计划。

正畸治疗的目的是使患者获得具有良好功能和健康、美观的牙列，其中必定包括牙周组织的健康。在正畸治疗开始前和过程中，应先检查牙周相关"危险因素"，并根据存在的问题制订个性化正畸治疗计划，这是正畸治疗取得成功的必要前提。

（梁　敏）

第六节　牙周病的预防和疗效维护

一、预防牙周病的基本原则

有效地预防和控制牙周病的措施，应建立在对牙周病各种始发因素、促进因素的全面认识基础上。早在1746年现代牙科之父的Fauchard就指出："不注意清洁牙，将会导致使牙破坏的疾病"。直至1965年，Leo等用临床和微生物学资料权威性地证实了牙菌斑是牙周疾病的直接病因。此后动物实验也证明了菌斑堆积可导致牙周炎。菌斑微生物是牙周病的始动因子，保持牙面清洁，消除牙龈的炎症是预防牙周疾病的关键。

（一）牙龈炎的预防

牙龈炎的预防方法主要是持之以恒、及时地清除牙面的菌斑，保持相对清洁的牙面。研究显示在形成实验性龈炎的过程中，每 2 天刷 1 次牙能阻止实验性龈炎的发生。然而认真刷牙仍免不了有些部位存有菌斑和牙石。资料显示每 6 个月至 1 年接受 1 次专业性的洁治术，是预防牙龈炎的有效措施。对已患牙龈炎者，彻底的洁治术、去除局部刺激因素及个人认真的菌斑控制，能使牙龈炎痊愈，牙周软组织恢复正常，即牙龈炎是可逆性病变。

（二）牙周炎的预防

牙周炎是多因素疾病，它的预防需综合考虑菌斑、局部及全身因素。然而，消除菌斑、牙石及其他局部刺激因素，消除牙龈的炎症，仍然是预防牙周炎最根本且行之有效的手段。对于已患牙周炎者，更应强调早诊断、早治疗和恰当、彻底的综合治疗，以阻止病损的加重和发展。

二、疗效维护期的牙周支持治疗

牙周病的治疗应该采取评估牙周和全身健康状况、去除病因和局部刺激因素，甚至还需要手术、正畸、修复等一系列的综合治疗。牙周病患者经过牙周治疗阶段后应该进入维护阶段（maintenance phase），也称为"牙周支持治疗（supportive periodontal therapy，SPT）"，是基于对患者个体以往的病情、各种牙周病危险因素、临床状况的评估、口腔卫生及菌斑控制水平，因人而异地做相应的决定（tailor-made decision），牙周病疗效的维持有赖于终身定期的维护治疗。研究表明，未定期复诊的牙周病患者的失牙风险比遵嘱复诊的患者高 5.6 倍。向患者清楚地解释定期复诊及菌斑控制的意义，是牙周医生的责任。

牙周维护治疗主要目的包括：①通过定期复查，对患者牙周状况进行诊断性监测（diagnostic monitor），并及时采取必要的恰当治疗，预防和减少牙周再感染和牙周炎的复发；②预防或减少牙和种植体的缺失，以维持其长期稳定；③及时发现和处理口腔中其他疾病和不良状况。

牙周支持治疗应该从第一个阶段的基础治疗后就立即开始，有效地贯穿于后期的手术、修复等治疗中，且应终身坚持并定期进行。如图 10-12 所示，患者可从积极治疗期转入牙周维护期，如果复发时又转回积极治疗；在进行外科、正畸、修复等治疗期间，

也应坚持定期对牙周情况进行复查和维护。

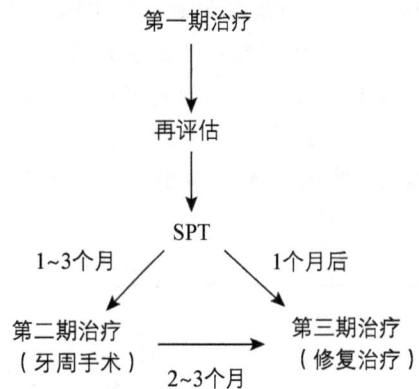

图 10-12　牙周治疗流程

（一）牙周维护治疗的必要性

强调 SPT 是基于下列原因：①牙菌斑不断地形成，且患牙某些部位的菌斑不易清除，如根分叉区、暴露的较大牙间隙、根面等，一部分患者难以坚持每天仔细地清除菌斑。②治疗阶段可能遗留少量的龈下菌斑，或入侵到牙周组织内的细菌可再定植于牙面，使龈下菌斑再度具有较强的致病力。这个反弹的过程为 9～11 周，也有学者报道 3～6 个月。③牙周炎相关的细菌可以在家庭成员之间传播，治疗后的患者可能被这些潜在的致病因子重新感染。④重度牙周炎经过治疗后，虽然龈上菌斑控制得较好，袋口附近的牙龈无炎症的表现，但牙周袋深处（尤其是 PD＞6 mm）或根分叉区仍存在慢性炎症。⑤有些治疗中的缺陷或遗漏在维护期会逐渐暴露出来。⑥牙周治疗后，组织愈合常形成长上皮结合，比较薄弱，易受炎症的侵袭而使结合上皮与牙根面分离。⑦并非所有牙龈炎都会发展成为牙周炎，但目前并没有可靠的指标和诊断方法将即将发展成牙周炎的牙龈炎加以预先识别，因此，牙龈炎患者在治愈后也应每 6～12 个月进行 1 次洁治。

（二）牙周支持治疗的内容

牙周炎患者即使接受治疗后，仍应被视为高危人群。因此维护期内的定期复诊，应包含下列 5 个方面。

1. **对病情的评估**　牙周组织的评估包括菌斑指数、探诊深度、附着水平、牙龈退缩、炎症情况等，并与上次复查结果比较。若以有菌斑的牙面占全口现存牙面的百分比来计算，菌斑面积占 20％以下较为理想，40％以下为可接受。应进行强化口腔卫生指导，选择最适合该患者的可行清除方法。

探诊后出血（BOP）的有无是判断牙龈有无炎症的较简便易行的客观指标。全口 BOP（＋）的位点应在 20%～25% 或以下，对 BOP（＋）位点＞25% 者，应缩短复查间隔，进行较频繁的 SPT。

此外，还应检查根分叉病变、松动度、咬合、牙体、修复体、种植体及全身健康状况（详见表 10-13）。每隔 6～12 个月 X 线片检测，能监测牙槽骨的变化。另外，对有明显复发或恶化倾向的位点还可进行特殊检查，如微生物学检查、龈沟液内某些酶的含量等，有助于诊断外，还可指导用药。总之，应尽力发现其复发的危险因素。

表 10-13　病情评估主要方面

评估方面	主要内容
全身情况	心血管疾病、糖尿病、血液病等、用药情况、精神因素、是否戒烟等
视诊	菌斑、牙石、牙龈炎症、牙龈退缩
探诊	探诊出血溢脓、探诊深度、附着水平、根分叉病变、龋病、修复体边缘
扣诊	𬌗创伤
松动度	牙、修复体、种植体、基台等
X 线	牙槽骨、根分叉病变、邻面龋、根尖周病变
特殊检查	微生物学检查、龈沟液内某些酶的含量

牙周病复发的可能因素有：①主要原因是患者菌斑控制不够充分；②牙周治疗中未彻底去除导致菌斑堆积的因素，在某些部位器械难以完全去除牙结石；③牙周治疗后戴入的不良修复体；④未按时复诊；⑤某些系统性疾病可能使机体免疫力下降，不足以抵抗原有的牙菌斑的毒力。

2. 强化与患者的沟通和菌斑控制　从初诊开始，即应该逐步提高患者对牙周病的认识，告知患者病情及相应的治疗计划，激发其维持口腔卫生的主观愿望，建立起保持口腔卫生的习惯及维护牙周健康的信心。在此基础上，进行治疗和辅以口腔卫生指导，方能达到事半功倍的效果。

但是，在 SPT 期仅靠患者自身的口腔卫生维护是不够的，学者们提出为保证牙周组织处于健康环境中，应该定期进行专业的机械性菌斑控制（professional mechanical tooth-cleaning，PMTC），针对易于忽视或无法达到的牙面、区域进行洁治，可以反复去除龈下 2～3 mm 的菌斑，而单靠自身菌斑控制对龈下菌丛几乎没有影响。经常接受 PMTC 的患者，即使未做龈下刮治也可使牙周袋深度降低，且使其龈下菌丛向低致病力的菌丛转变，对 PD 为 4～6 mm 的患牙有较好的疗效。而患者在龈下刮治后的 3 个月内，经常接受 PMTC，其龈下菌丛成分接近健康人，且可保持至治疗后 9 个月。

3. 实行必要的治疗

（1）全口洁治和口腔卫生指导是必不可少的。口腔卫生良好的患者，也可进行预防性洁治（prophylaxis）。当 PD≤3 mm，不需龈下刮治，以免造成进一步的附着丧失。而 PD 为 4～5 mm、BOP（－）的位点不一定会发生新的破坏，故可在严密监视下，不需采取手术等复杂的治疗。

（2）及时发现和治疗引起菌斑滞留的因素，如未治疗的龋齿、不良修复体、暴露的粗糙根面、根面的沟纹、根分叉病损等。治疗牙本质敏感、调整咬合等则视需要而定。

（3）若牙周炎有较广泛的复发或加重，则应重新制订全面的治疗计划，进行系统治疗，包括牙周手术以控制病情，可辅助使用全身或局部抗生素。应尽力找出并纠正其危险因素。

4. 复查间隔期　牙龈炎患者一般每 6～12 个月进行 1 次维护治疗，而牙周炎患者在积极治疗后的 6 个月内，牙周组织处于修复改建期，口腔卫生对组织愈合具有重要意义，因此复查宜频繁些，间隔 3 个月至少复查 1 次，但口腔保健差、依从性差者，最好 1～2 个月复查 1 次。待疗效稳定后则可逐步延长间隔期，但不宜超过 6 个月。

某些重点人群，其复查间隔缩短为 1～3 个月，包括：①口腔卫生不良，有较多或较快的牙石形成；②存在有较深牙周袋的患牙或牙槽骨破坏超过根长 1/2 的患牙；③超过 20% 位点探诊出血；④牙周组织破坏迅速，牙周手术未能改善牙周组织状况；⑤咬合异常；⑥复杂病例伴有根分叉病变或冠根比例失常；⑦有复杂的修复体或正在进行正畸治疗；⑧有龋齿发生；⑨吸烟；⑩存在与牙周疾病相关的全身因素。

5. 牙周病患者的依从性及长期疗效　临床工作中,患者经过治疗后,症状消失,病情好转,往往认为病已治愈,不愿定期复查。国外资料显示 34.1% 患者从不复查,其复发率高。我国的现状更为严峻,医患双方都对 SPT 的重要性认识不足,或由于客观原因而难以坚持。只有激发患者本人的主动需求感,才能获得长期的高质量菌斑控制(包括自我菌斑控制和定期进行 PMTC),保持牙周组织健康。

(三)牙周病高危人群的预防和维护治疗

牙周病学重大进展之一是明确人群中对牙周病的易感性存在巨大差异,目前人们已普遍接受牙周病高危人群(high risk group)及易感个体(susceptible individual)的理念。近年来,临床上多风险因素评估(multi-level risk assessment)和控制已引起人们的高度重视,并被认为是牙周诊断和治疗的重要组成部分。近年来欧美学者提出了牙周风险评估系统(periodontal risk assessment. PRA),是将各种主要的牙周危险因素结合在一起,进行多

因素的综合评定,有助医师较客观地对患者牙周病情及预后加以判断,以确定维护治疗的间隔期及必要的治疗,也有助于预防 SPT 期间的治疗不足或治疗过度。

2003 年 Lang 和 Tonetti 建立了一个评估系统(图 10-13)。该系统包括以下 6 个因素,分为低、中、高 3 个危险级别:①BOP 百分比,<10% 和 >25% 分别为低、高复发危险度;②PD≥5 mm 的牙周袋数量,检出 4 个和 8 个则分别代表低、高复发危险度;③除智齿外的牙丧失数,4 个和 8 个分别为低、高复发危险度;④病变最重后牙的牙槽骨丧失量与患者年龄之比(BL/Age),如 1 例 40 岁的患者,病损最严重后牙的牙槽骨丧失量为根长的 20%,则 BL/Age = 20/40 = 0.5。BL/Age0.5 和 1.0 分别为低、高复发危险度;⑤全身系统疾病或易感基因,如糖尿病,如有则为高复发危险度;⑥吸烟,戒烟 5 年以上或不吸烟则为低复发危险度,每日吸烟 20 支以上,则为高危险度。

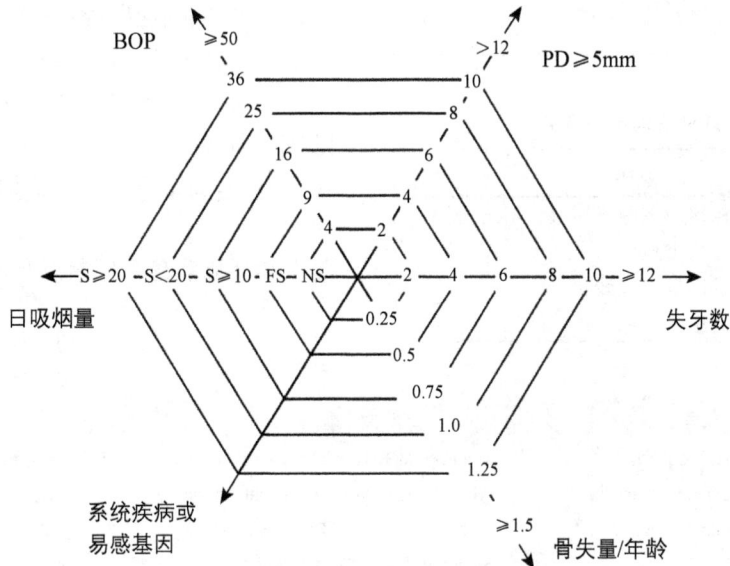

图 10-13　牙周炎复发危险评估系统
NS. 不吸烟;FS. 戒烟 5 年以上;S. 吸烟

根据这 6 个因素的评估,对患者做总评估。

1. 低复发危险度　6 个危险因素的分度值在低度,或最多其中的 1 个因素在中度。

2. 中复发危险度　至少有 2 个危险因素的分度值在中度,且最多 1 个因素的分度值在高度。

3. 高复发危险度　至少有 2 个危险因素的分度值在高度。

Page 等将牙周炎危险因素(年龄,吸烟史,糖

尿病史,牙周袋深度,根分叉病变,龈下修复体或牙石,X 线片显示的牙槽骨高度及垂直骨吸收),按其权重进行数学分析,提出了牙周风险指数(periodontal risk calculator,PRC)。PRC 分为 PRC(1～5)5 个等级,各等级对应相应的指导医师和患者,对牙周炎的临床治疗、维护都有指导意义。这是牙周治疗由旧的仅针对病变的治疗模式到基于预防和保健为主模式(wellness model)的重要转变。

(四)牙周病患者种植术后的支持治疗

1.牙周病患者的种植体周围炎的易感性 种植逐渐成为修复缺失牙的主要方式之一,证据显示种植体比天然牙更容易发生菌斑导致的炎症和牙槽骨吸收,即种植体周围炎,且牙周炎是其发生的危险因素。因此,种植术后必须采取有效的菌斑控制和支持治疗才能维持种植牙的健康。

2.种植体维持期的牙周检查 临床中多用改良菌斑指数(modified plaque index,mPI)(表10-14)和改良龈沟出血指数(modified sulcus bleeding index,mSBI)(表10-15)作为种植体临床表现的评价参数。

表 10-14 改良菌斑指数

mPI 记分	临床表现
0	未探及菌斑
1	菌斑不可见,用探针沿种植体光滑边缘可刮出菌斑;或种植体粗糙表面暴露且未见菌斑
2	菌斑肉眼可见
3	可见大量软垢

表 10-15 改良龈沟出血指数

mSBI 记分	临床表现
0	探针沿种植体周围龈缘划过时不出血
1	探诊可见点状出血
2	出血龈缘扩散呈连续线状
3	大量出血或溢出龈缘

临床上种植体复查时多以X线片检查为主,结合探诊检查结果则可较全面掌握种植体周的状况。

3.种植体支持治疗的内容 种植体的维护程序大致与天然牙相同,但需注意以下几点。

(1)患者在清洁天然牙的同时,应确保种植体的菌斑控制。

(2)种植体的清洁必须使用特殊的器械,如塑料的工作尖或特殊处理的镀金的刮治器。不得使用普通的金属刮治器,否则会损伤种植体的表面。

(3)抛光时应采用蘸上浮石粉、二氧化锡或种植体专用的抛光膏的橡皮杯,在基台的表面用轻柔的、间断的压力抛光。

(4)抗菌漱口水不得含有酸性的氟化物,否则会损伤钛金属的表面。

Mombelli 和 Lang 就种植体周围组织病变的治疗方法提出了建议,国内称之为"渐进式阻截支持疗法"(cumulative interceptive supportive therapy,CIST),指根据检查结果设计相应的治疗方案,尽早阻止种植体周围组织病的发展。

总而言之,牙周炎的治疗不是一劳永逸的。阶段性牙周病的良好治疗效果,一般称之为控制(control),而绝不应认为是治愈。定期专业维护治疗,是牙周治疗必不可少的重要阶段,可有效控制菌斑和牙周病危险因素及预防牙周病的复发。

(梁 敏)

■ 参考文献

[1] Newman MG, Takei HH, Klockkevold PR,et al. Carranza's Clinical Periodontology. 11ᵗʰ ed. St Louis:W. B. Saunders Co,2012:370-372.

[2] Vivien Kwok, Jack G. Caton. Commentary:Prognosis Revisited:A System for Assigning Periodontal Prognosis. Journal of Periodontology, 2007, 78(11):2063-2071.

[3] Walter B. Hall 主编,胡文杰主译.牙周病临床诊治要点.4版.北京:人民卫生出版社,2011:93-94.

[4] 孟焕新,牙周病学.4版.北京:人民卫生出版社,2012:221-227.

[5] Heasman P A 编著,闫福华主译.牙周非手术治疗.北京:人民军医出版社,2007:68-124.

[6] Newman MG, Takei HH, Klockkevold PR,et al. Carranza's Clinical Periodontology. 11ᵗʰ ed. St Louis:W. B. Saunders Co,2012:373-382.

[7] Walker C, Karpinia K. Rationale for use of antibiotics in periodontics. J Periodontol,2002,73:1188-1196.

[8] 孟焕新.牙周病学.4版.北京:人民卫生出版社,2012:228-231.

[9] 孙卫斌.牙周基础治疗技术.南京:江苏科学技术出版社,2007:21-28.

[10] Jan Lindhe, Niklaus P. Lang, Thorkild Karring. Clinical Periodontology and Implant Dentistry. 5ᵗʰ ed, Blackwell Munksgaard,2008:387-399.

[11] 曹采方.临床牙周病学.北京:北京大学医学出版社,2006:237-244.

[12] Newman MG, Takei HH, Klockkevold PR,et al. Carranza's Clinical Periodontology. 11ᵗʰed. St Louis:W. B. Saunders Co,2012:448-480.

[13] Walker C,Karpinia K. Rationale for use of antibiotics in periodontics. J Periodontol,2002,73:1188-1196.

[14] 孟焕新.牙周病学.4版.北京:人民卫生出版社,2012:235-250.

[15] Heasman P A 编著,闫福华主译.牙周非手术治疗.北京:人民军医出版社,2007:20-44.

[16] Jan Lindhe, Niklaus P. Lang, Thorkild Karring. Clinical Periodontology and Implant Dentistry. 5ᵗʰ ed, Blackwell Munksgaard,2008:449-463.

[17] 孙卫斌,牙周基础治疗技术.南京:江

苏科学技术出版社,2007:46-127.

[18] Walter B. Hall 主编,胡文杰主译.牙周病临床诊治要点.4 版.北京:人民卫生出版社,2011:105-119.

[19] Newman MG, Takei HH, Klockkevold PR,et al. Carranza's Clinical Periodontology. 11th ed. St Louis: W. B. Saunders Co,2012:482-500.

[20] 孟焕新.牙周病学.4 版.北京:人民卫生出版社,2012:260-272.

[21] Heasman P A 编著,闫福华主译.牙周非手术治疗.北京:人民军医出版社,2007:125-158.

[22] Jan Lindhe,Niklaus P. Lang,Thorkild Karring. Clinical Periodontology and Implant Dentistry. 5th ed, Blackwell Munksgaard, 2008:464-493.

[23] 曹采方.临床牙周病学.北京:北京大学医学出版社,2006:274-292.

[24] Walter B. Hall 主编,胡文杰 主译.牙周病临床诊治要点.4 版.北京:人民卫生出版社,2011:125-127.

[25] Planciunas L,Puriene A,Mackeviciene G. Surgical lengthening of the clinical tooth crown[J]. Stomatologija,2006, 8(3):88-95.

[26] Klockkevold PR,Takei HH, Carranza FA, General Principles of Periodontal Surgery. // Newman MG, Takei HH, Klockkevold PR, et al. Carranza's Clinical Periodontology. 11th ed. St Louis:W. B. Saunders Co,2012:525-534.

[27] 孟焕新.牙周病学.4 版.北京:人民卫生出版社,2013:273-309.

[28] 曹采方.临床牙周病学.北京:北京大学医学出版社,2006:293-361.

[29] Leong DJ, Wang HL. A decision tree for soft tissue grafting // Harpenau L A. Hall's critical decisions in periodontology and dental implantology. Fifth Edition ed. People's medical publishing house-USA shelton, connecticut,2013:257-261.

[30] Philip RM. Preparation of the periodontium for Restorative Dentistry. //

Newman MG, Takei HH, Klockkevold PR,et al. Carranza's Clinical Periodontology. 11th ed. St Louis: W. B. Saunders Co,2012:608-609.

[31] Spear FM,Cooney JP. Periodontal-restorative interrelationship. // Newman MG,Takei HH,Klockkevold PR,et al. Carranza's Clinical Periodontology. 11th ed. St Louis:W. B. Saunders Co, 2012:610-619.

[32] 孟焕新.牙周病学.4 版.北京:人民卫生出版社,2013:318-324.

[33] Schmidt JC,Sahrmann P,Weiger R,et al. Biologic width dimensions-a systematic review. J Clin Periodontol, 2013,40(5):493-504.

[34] Sun YC,Li Y,Tong J, et al. An interdisciplinary approach to treat crown-root-fractured tooth. Niger Med J, 2013,54(4):274-277.

[35] Tomar N,Bansal T,Bhandari M,et al. The perio-esthetic-restorative approach for anterior rehabilitation. J Indian Soc Periodontol, 2013, 17 (4): 535-538.

[36] Michael JM. Occlusal Evaluation and Therapy. // Newman MG, Takei HH, Klockkevold PR, et al. Carranza's Clinical Periodontology. 11th ed. St Louis:W. B. Saunders Co,2012:502-504.

[37] Chu FC,Botelho MG,Newsome P R,et al. Restorative management of the worn dentition:3. Localized posterior toothwear. Dent Update, 2002, 29 (6):267-272.

[38] Bollen A M,Cunha-Cruz J,Bakko D W, et al. The effects of orthodontic therapy on periodontal health:a systematic review of controlled evidence. J Am Dent Assoc,2008,139(4):413-422.

[39] Gkantidis N,Christou P,Topouzelis N. The orthodontic-periodontic interrelationship in integrated treatment challenges:a systematic review. J Oral Rehabil,2010,37(5):377-390.

[40] Levin L,Einy S,Zigdon H,et al. Guidelines for periodontal care and follow-up during orthodontic treatment in adolescents and young adults. J Appl Oral Sci,2012,20(4):399-403.

[41] Bollen A M. Effects of malocclusions and orthodontics on periodontal health: evidence from a systematic review. J Dent Educ, 2008, 72 (8): 912-918.

[42] Marinho D S. Periodontium and Orthodontic Implications:Clinical Applications. International Journal of Stomatological Research, 2012, 1 (3): 17-23.

[43] Merin RL. Supportive Periodontal Treatment. // Newman MG, Takei HH, Klockkevold PR, et al. Carranza's Clinical Periodontology. 11th ed. St Louis:W. B. Saunders Co,2012. 745-768.

[44] 孟焕新.牙周病学.4 版.北京:人民卫生出版社,2013:310-317.

[45] Dentino A,Lee S,Mailhot J,et al. Principles of Periodontology. Periodontol 2000,2013,61(1):16-53.

[46] 陈卓凡.口腔种植治疗的基础研究与临床应用.北京:人民军医出版社,2010:7-8.

[47] Skudutyte-Rysstad R, Eriksen H M, Hansen B F. Trends in periodontal health among 35-year-olds in Oslo, 1973-2003. J Clin Periodontol, 2007, 34(10):867-872.

[48] Louropoulou A,Slot D E,Van der Weijden F. The effects of mechanical instruments on contaminated titanium dental implant surfaces:a systematic review. Clin Oral Implants Res,2013: 1-12.

[49] Park JB,Jeon Y,Ko Y. Effects of titanium brush on machined and sandblasted/acid-etched titanium discusing confocal microscopy and contact profilometry. Clin Oral Implants Res, 2013:1-7.

第11章

牙周医学

牙周医学(periodontal medicine)是一个新术语,是牙周病学近年正在发展的新分支,意指牙周病与全身健康或疾病的双向关系,即牙周病可能影响全身健康或导致全身疾病,而系统疾病也能影响牙周健康或导致牙周疾病。牙周医学的发展促使牙周病和系统病的诊断和治疗进入新的范畴。人们应该认识到,牙周健康、口腔健康是全身健康的重要部分,患牙周炎的患者可能也处于患其他疾病的危险中。

第一节　牙周感染对某些全身疾病的影响

一、牙周炎与全身疾病和健康的关系

(一)心脑血管疾病

牙周病与全身健康相关的最为明显和肯定的例子是口腔感染能引起急性或亚急性感染性心内膜炎。由于存在风湿性或先天性的心脏瓣膜病损或置入人工瓣膜,当出现暂时性菌血症时,可使机体产生循环抗体及凝集素,使血小板凝集形成血栓,病原菌黏附其上,引发心内膜炎。据报道本病有10%~30%与牙源性感染或牙科治疗有关。

牙周炎与急性心肌梗死和慢性冠心病的关系近年来也得到印证。据 Mattila 等报道,确诊为急性心肌梗死或冠心病者,与同年龄、同性别的非冠心病者比较,前者的口腔情况显著差于后者,牙周炎及牙髓根尖周病的发生率更高。Beck 等(1996年)也报道有牙槽骨吸收者发生冠心病的概率为牙周正常者的1.4倍,发生脑卒中者为2.1倍。这些研究的设计都是牙周炎的确诊在先,冠心病急性发作在后,同时排除了冠心病其他典型危险因素。因此,牙周炎可以确定为冠心病及其急性发作的一个独立危险因素。

近年来,随着动脉硬化症致病机制研究的不断深入,越来越多的证据表明心血管疾病危险性增高及动脉硬化症与感染引起的炎症有关。炎症在动脉粥样硬化症的初始、发生和发展中起着重要作用,提示动脉粥样硬化也是一种炎症性疾病。牙周细菌在心脏病中的可能作用的证据如下:①牙周炎患者较易发生严重的菌血症;②在动脉粥样硬化部位发现了牙周微生物;③牙龈卟啉单胞菌能诱导血小板凝集;④牙龈卟啉单胞菌能黏附和侵入内皮细胞。牙周炎是慢性感染性疾病,具有高发病率,其细菌感染不仅直接作用于心血管系统,而且还诱导宿主全身的免疫和炎症反应。

牙周组织感染后产生的炎症介质在动脉硬化症或心血管疾病中的作用的依据有如下几个方面:①牙周病与 C 反应蛋白、纤维蛋白原和胆固醇水平较高有关;②C 反应蛋白、纤维蛋白原和可溶性细胞间黏附分子是冠心病的独立危险因子。在那些既有牙周炎又有 C 反应蛋白水平增高的个体中,心血管疾病的患病率最高,说明牙周炎可能是心血管疾病的危险因素。

(二)糖尿病

对胰岛素的敏感性降低即对胰岛素抵抗是 2 型糖尿病的重要原因之一。目前已知炎症和胰岛素抵抗之间存在着密切的联系,TNF-α、IL-1β、IL-6 等炎症因子可以通过激活核因子 κB 抑制物激酶等多种通路使得胰岛素受体底物-1 出现异常的丝氨酸磷酸化,抑制正常的酪氨酸磷酸化,从而干扰胰岛素和受体结合后信号的进一步传导,抑制糖原的合成,降低胰岛素的敏感性,出现胰岛素抵抗。

近年来,研究人员从另一个角度研究了牙周炎对糖尿病的影响,即对牙周炎伴糖尿病的患者进行牙周治疗干预来观察消除炎症对糖尿病患者的影响。结果显示,患者经过牙周基础治疗后,牙周炎症有明显改善,龈沟液内的胶原酶水平也显著下降,血糖水平和糖化血红蛋白均比治疗前显著降低,糖尿病用药量减少。鉴于牙周疾病和口腔疾病对全身疾病的重要影响,美国糖尿病协会把询问和了解糖尿病患者的牙病及治疗情况列入糖尿病的诊治规范中。

(三)早产和低出生体重儿

传统观点认为孕妇的细菌性阴道病是导致早产的主要原因,其他因素(如酗酒、吸毒、吸烟、高血压、高龄等)也易导致早产(妊娠期少于 37 周)和新生儿体重<2500 g。然而,有约 25％的早产和低出生体重儿(preterm and low birth weight,PLBW)未能找到传统的原因。在妊娠过程中,羊水中的前列腺素水平急剧增高,当达到一定水平时,即引发分娩过程。患感染性阴道病时,正常阴道中微需氧的乳酸杆菌被厌氧菌(如普氏菌属、拟杆菌属、卟啉单胞菌属等)取代而发生感染,细菌及毒素可上行至宫颈,直接造成组织损害或引发前列腺素和致炎因子的释放。具核梭杆菌是牙周炎最常见的细菌之一,有意思的是,在早产妇的羊水中,具核梭杆菌的检出率远高于非阴道病患者,而且分离株通常不同于阴道中的具核梭杆菌菌株,却更接近于龈下菌斑中的菌株。Offenbacher(1996 年)首先发现分娩出低出生体重儿的妇女,牙周附着丧失程度大于分娩正常体重儿的产妇。患重度牙周炎(60％以上的牙位有>3 mm 的附着丧失)的妇女生产低出生体重儿的危险度增高 7.5 倍,比吸烟和酗酒对 LBW 的危险度更高。研究还表明分娩 LBW 妇女的龈下菌斑中有比正常产妇更多的伴放线聚集杆菌、福赛坦菌、牙龈卟啉单胞菌和螺旋体等,龈沟液中 PGE2 和 IL-1 的水平也高,龈沟液中 PGE 水平与胎儿体重呈反比。曾有学者报道对患有感染性阴道病的妇女用甲硝唑治疗,可减少早产率。这些临床结果均有力地提示牙周感染可能对有些妇女的妊娠结果有明显发负面影响。但还需要更多的纵向观察和干预性临床试验来进一步支持这种联系。美国牙周学会建议所有妊娠或计划妊娠的妇女都要进行牙周检查,以预防或治疗牙周疾病。患牙周炎的妊娠妇女都应进行刮治和根面平整以减少早产的危险性。

然而,最近有些研究结果未能证实牙周炎与早产低体重儿的关系,笔者推测牙周炎与早产低体重儿的关系之间可能还存在环境或遗传危险因素。

(四)呼吸系统疾病

临床研究发现具有高致死率的获得性肺炎与口腔菌斑生物膜感染有关。不良的牙周环境是潜在呼吸道致病菌的储存库。流行病学研究提示慢性阻塞性肺气肿和慢性支气管炎与慢性牙周炎密切相关。牙周袋内的致病厌氧菌也可导致老年体弱者或长期住院的患者发生肺部感染甚至肺脓肿。病例对照研究显示,应用氯己定清洁口腔将大大减少重症患者和使用呼吸机患者患获得性肺炎的概率。

(五)口腔幽门螺杆菌和胃幽门螺杆菌

口腔是消化道的开口,也与呼吸道直接想通。口腔内的细菌,尤其是牙周袋内大量毒性较强的厌氧菌,都可直接进入消化道和呼吸道。一般情况下,它们不会引起全身疾病,但对于那些有全身性疾病导致抵抗力降低,或呼吸道、消化道有慢性疾病的易感者,口腔和牙周感染部位的微生物就可引发深部器官的疾病。例如,幽门螺杆菌(Helicobacter pylori,Hp)是慢性胃炎、胃溃疡的病原菌,近年来的研究显示牙菌斑是 Hp 的储库,牙周袋内可检出幽门螺杆菌,牙龈出血的部位检出率高于不出血处。也有报道表明牙菌斑中的 Hp 与同一患者胃中的 Hp 有相同的基因型,同一家庭成员的口腔和胃中也有相同基因型的 Hp,严格的牙周治疗可使牙周临床情况改善、菌斑中 Hp 大大减少。对于伴有牙周炎的胃病 Hp 阳性患者采用三联用药结合牙周基础治疗可有效地提高 0.5～1 年的 Hp 根除率。

(六)类风湿关节炎

类风湿关节炎(rheumatoid arthritis)和牙周炎都是慢性破坏性炎性疾病,具有许多共同的病理表现,其特征是关节内和牙周组织内炎症性持续浸润和周围硬组织破坏。近年来的证据提示,牙周疾病的范围和严重程度与类风湿关节炎密切相关。牙周病患者患风湿关节炎的患病率较对照组高;而类风湿关节炎患者患重度牙周炎的患病率较对照组也有明显增高。

二、牙周炎影响全身疾病的可能机制

(一)直接感染

主要为急性感染或慢性感染通过呼吸道、消化道、筋膜层、骨髓腔等直接扩散。

（二）细菌进入血液循环扩散

拔除牙周炎或根尖感染的牙后，暂时性菌血症的发生率高达 $82\% \sim 86\%$，牙周手术后为 88%。其他如洁治、牙周袋探查、牙周膜内注射、放置橡皮障、磨光牙面等治疗，甚至刷牙、剔牙、咀嚼硬食等均可引起暂时性菌血症。有学者报道在 132 例菌血症中，约 80% 分离出厌氧菌。在健康人，这种暂时进入血流的微生物不引起临床症状，约 30 min 内即被单核-吞噬细胞系统所吞噬而消失，也有少数人有 $1 \sim 2$ h 的低热、不适，然后症状消失。但在患风湿性心脏病或先天性心脏功能不全者，进入血流中的微生物可引发感染性心内膜炎。有学者报道急性牙槽脓肿引起败血症，导致广泛的血管内凝血而致死。

（三）牙周细菌及其产物引起机体的免疫反应和炎症

有观点认为不一定是细菌本身到达远隔部位，而是细菌产物激活了单核细胞/巨噬细胞，产生大量的致炎因子如 IL-1、TNF-α、ICAM-1 和前列腺素 E_2 等。现在已知动脉粥样硬化也是由炎症引起的。上述炎症因子的释放，损害了血管内皮细胞，单核细胞吞噬血液中的低密度脂蛋白后膨胀，形成泡沫细胞，构成血管壁上的粥样硬化斑块，炎症过程还促使血管壁增生变厚，管腔狭窄。粥样斑块的破裂或龈下菌斑中的血链球菌、牙龈卟啉单胞菌等都可促进血小板在血管内凝集，形成血栓并栓塞血管，导致心肌梗死、脑血栓等急性过程。近来的研究还表明牙周的感染和其他全身感染一样可使机体产生大量的 C 反应蛋白，后者会引发单核细胞/巨噬细胞产生细胞因子，促使血液凝集，导致血栓形成。长期小量的菌血症和毒素入血在牙周炎患者中是经常发生的，但并非所有人都发生上述病理过程。现在已知有些个体具有特殊的单核细胞/巨噬细胞表型，在一定的激惹条件存在时，发生过度的炎症反应，这些个体可能成为牙周炎和心血管疾病的易感者，换言之，牙周炎和心血管疾病可能具有一些共同的危险因素，正如吸烟、增龄、精神压力和某些基因之对于两者都有影响。牙周炎的细菌长期地重复上述过程，会增加和加重动脉硬化和血栓形成的过程。

牙周感染对妊娠过程及结局的影响也有相似之处。某些菌斑细菌如具核梭杆菌可通过菌血症直接进入胎盘，更主要是间接方式，即通过感染所产生的 IL-1、IL-6、TNF-α、前列腺素等导致早产和影响胎儿发育。近年来的一些动物实验将牙龈卟啉单胞菌放入埋在妊娠豚鼠皮下的小龛中（相当于一个局限的感染灶），使体内 TNF-α 和 PGE_2 的水平升高，导致死胎或 LBW，此结局与 TNF-α 和 PGE_2 的水平显著有关。说明一个远离子宫的、局部的牙龈卟啉单胞菌感染可导致异常的妊娠结局。

虽然大量研究结果表明了牙周炎和全身多系统疾病的相关关系，但不同研究群体所获得的研究结果并不完全一致。目前还需要更深入地探讨牙周炎状态下机体代谢和生理的改变对全身健康和疾病的影响，了解病理改变的可能的细胞/分子水平的机制，进而改变医师们对牙周炎的临床诊断和治疗理念，并根据患者的全身病情和易感程度制订合理的牙周治疗计划和预防措施。

第二节　伴全身疾病患者的牙周治疗

牙周炎的发生受宿主防御机制的影响很多，它的治疗结局也受全身疾病的影响。随着人群年龄的增长，牙周炎的患病率和严重程度均增加，同时，患心血管疾病、糖尿病等的概率也增高，随着我国人口的老龄化，这个问题越发显现。据美国的一份报道，约有 24% 的牙科患者因有全身疾病而需请内科医师会诊。因此，诊治牙周炎不再只是口腔局部问题，口腔医师应充分了解患者的全身疾病及其治疗史，寻找共同的危险因素，根据患者的全身病情和易感程度制订合理的牙周治疗计划；在全身情况允许的条件下，对已存在的牙周病应积极治疗，尽量消除牙周感染，并教会患者认真控制菌斑；对于可疑为病灶的牙不宜过于保守，应拔除病情严重而预后不良的牙周炎患牙；对一些高危患者（如有风湿性心脏病、糖尿病、肾病等）在做复杂的牙科检查和治疗前，应预防性应用抗生素，以防暂时性菌血症，手术操作应轻柔以减少创面和创伤等。

一、糖　尿　病

糖尿病是常见的内分泌代谢疾病，它的急、慢性并发症累及多个器官，已成为致残率、病死率仅次于肿瘤和心血管病的第三大疾病，严重影响患的身心健康,并给个人、家庭和社会带来沉重的负担。随着生活方式的改变和老龄化进程的加速,我国糖尿病的患病率正在呈快速上升趋势,而与年龄相关的牙周病作为口腔常见病和多发病,也有发病率逐渐增高的趋势。近年来,在牙周专科就诊的糖尿病患者的人数不断上升,有些成年患者因为牙周炎、牙周脓肿而就诊,经检查不仅患有牙周病,而且患有糖尿病。因此,在临床工作中对某些牙龈红肿严重而广泛、反复发生急性脓肿、骨吸收重的牙周炎患者和对常规牙周治疗反应欠佳、创面延迟愈合的患者,应考虑其是否有合并糖尿病的可能性,并进行血糖检测和必要的内科学检查。

（一）牙周治疗时的注意事项

糖尿病患者的牙周病情一般较严重,要尽可能进行菌斑控制和牙周基础治疗,手术治疗应在血糖控制稳定后考虑。对糖尿病患者进行牙周治疗时需要注意的事项。

1. 了解病史　糖尿病诊断类型、病程长短、血糖监控状况、血糖控制水平、有无糖尿病并发症、目前所使用胰岛素或其他药物的类型和效果、对治疗的依从性等;患者家族病史;必要时应咨询患者的内科医师。

2. 控制感染　针对糖尿病患者抗感染能力差的问题,更应加强口腔和全身健康的教育,糖尿病患者的抗生素治疗并非常规,在急性期感染和重度感染时给抗生素以控制感染,在机械性根面清创的同时短期应用抗生素对牙周组织的愈合及血糖控制也有帮助。

3. 制订周密的治疗计划,安排好治疗时间　因为低血糖反应最易发生于胰岛素水平较高时,从用药后的活性峰值时间 30 min 至 8 h;在可能情况下,最好将牙周治疗安排在胰岛素活性的高峰期前或后,尽量安排在上午早饭后和服降糖药后,治疗时间尽量短,控制在 2 h 以内。

4. 尽量采用非手术治疗　必要时根据血糖控制水平和稳定性决定手术与否及时机;操作中慎用含有肾上腺素的局部麻醉药,必要时可增加镇静药。控制患者情绪、减轻焦虑,因为焦虑导致的肾上腺素水平增高可能会增加胰岛素的利用,从而加速胰岛素水平的降低。

5. 防止低血糖的发生　牙周治疗前应了解患者的基本餐饮规律和就诊前的餐饮情况,结合用药情况充分考虑治疗风险;如果用药后又未进餐或进食及较长时间,则会增加低血糖的发生率。

6. 加强牙周维护　维护期缩短至 1～3 个月,强调日常护理。

（二）牙周治疗计划应参考血糖控制状况

1. 血糖控制理想的患者(空腹血糖 4.4～6.1 mm/L,HbA1c<6.5％),牙周治疗操作同全身健康者。

2. 血糖控制良好的患者(空腹血糖 6.1～7.0 mm/L,HbA1c 6.5％～7.5％),牙周治疗操作同全身健康者,尽量采用非手术治疗。当日按处方服药并合理进食,减轻治疗焦虑。

3. 血糖控制差甚至存在并发症或者使用大剂量胰岛素的患者(空腹血糖>7.0 mm/L,HbA1c>7.5％),可进行非手术治疗,预防性使用抗生素减少治疗后感染和伤口不愈的发生。慎用含有肾上腺素的局部麻醉药,不建议牙周手术。若必须进行手术治疗,尽可能控制 HbA1c<10％,若达不到,应预防性应用抗生素;如果手术会影响 1 型糖尿病患者饮食,应与患者内科医师协商是否需要调整胰岛素的使用剂量。

4. 血糖控制极差,若患者空腹血糖>11.4 mm/L 则牙科治疗后感染概率增大,建议仅做对症急诊处理(脓肿切开引流,全身辅助抗生素应用,口腔卫生指导,局部用药如袋内放置、冲洗、漱口水),待血糖控制再开始牙周常规治疗。

总之,对糖尿病患者的牙周治疗宜采取多次、短时、基础治疗为主的基本原则;在初期以应急处理为主,待血糖水平控制较为稳定或内科治疗保障条件下再开始复杂治疗。

二、心脑血管疾病

各种心血管疾病的牙周病伴发患者,如果是非急性期或无明显的心血管指标异常,其牙周的基本治疗原则与单纯牙周病患者相同。但应该意识到,牙周治疗有助于减少系统感染程度和降低心血管意外的风险。当发现中年以上患者牙齿缺失较多、牙周感染较重,尤其是血液中 C 反应蛋白或其他炎症因子水平明显升高时,应警惕对心脑血管系统健康的危害;积极进行牙周检查、评估和治疗,尽量减少和控制菌斑量,消除炎症。牙周治疗时的注意事项如下。

1. 病史询问和收集要尽量全,包括用药情况、既往发作、有无其他危险因素等;临床牙周检查内容要尽量细致;积极应用多种牙周治疗手段阻断牙周感染。

2. 与内科医师密切合作,包括咨询、讨论治疗方案、治疗时机、用药选择等;尤其对于既往有过发作病史的患者,需要考虑可能的并发症及其应对措施;与患者积极沟通,讲明可能的潜在危害及风险程度,使之能积极配合治疗及自我预防。

3. 预防性使用抗生素对风湿性心脏病、先天性心脏病和有人工心脏瓣膜者应预防性使用抗生素以防感染性心内膜炎;在接受牙周检查或治疗的当天应服用抗生素;对牙周手术患者,抗生素的应用应延长至拆线后。还可在治疗前用过氧化氢或氯己定含漱液含漱,以减少口腔内的细菌,拔牙和手术前应消毒局部。美国心脏病协会强调"感染性心内膜炎的易感者应该特别注意口腔卫生,以减少细菌入血"。

4. 对有不稳定型心绞痛病史的患者不宜过多牙周处理,一般仅进行急症处置,在内科医师指导下再择期实施其他治疗。高血压患者在治疗前要控制好血压,治疗前应询问是否按期服药,本次就诊前是否服药。

5. 治疗时间有心梗发作史或脑血管意外患者,应在病情稳定6个月后再考虑进行牙周治疗,牙周治疗最好避免清早(尤其冬季),宜选在近中午前后。心脏搭桥(主动脉冠状动脉)、股动脉搭桥、血管成形术和动脉内膜切除术已成为缺血性心脏病患者常选择的手术治疗方法,如果患者近期曾做过此类治疗,在进行选择性牙周治疗前应先咨询其内科医师,确定患者心脏受损或动脉阻塞的程度、患者病情稳定性及发生感染性心内膜炎或排异反应的可能性。除非心脏科医师建议,对心脏搭桥患者一般不需预防性使用抗生素。

6. 局部麻醉药中肾上腺素的浓度不应超过1:100 000,避免使用血管收缩药,注射时控制用量和注射速度,勿使麻醉药入血。治疗前后均要注意舒缓患者的紧张情绪,减小思想负担和压力;充分解释病情、治疗计划和目的;治疗中注意有效的镇痛镇静,诊室备有急救药物,避免治疗中体位的快速变化。定期服药的患者要保证在治疗前服用药物。

7. 对安装心脏起搏器的患者,应询问起搏器安装的时间,起搏器的类型,使用状况等,以判定超声治疗是否会干扰起搏器。通过与患者内科医师的会诊可以了解患者目前心脏的状况、起搏器或自动式心脏复律-除颤器的类型及是否需采取预防措施。老式的起搏器是单电极的,会受到能产生电磁场的牙科器械(如超声洁牙机、电刀等设备)的干扰。新式的起搏器为双电极,一般不受牙科器械干扰。当有心律异常时,自动式心脏复律-除颤器会无预兆地自发启动,使患者突然移动,此时如患者正在进行牙科治疗就可能受到伤害。因此,在牙周治疗时可使用咬合垫或其他设备稳定术区避免意外伤害。

8. 高血压患者的牙周治疗高血压是对心血管疾病影响最大的危害因素之一,在治疗前要控制好血压。如果血压特别高,在治疗前一定要征得内科医师的同意,治疗时可能需要持续或间断性检测血压;如果血压持续很高,要拨打急救电话。高血压患者的牙周治疗时间可以选择在下午血压较低时进行。血压状况对制订牙周治疗计划时的参考。

(1)高血压前期:收缩压120~139 mmHg或舒张压80~89 mmHg,牙周治疗同健康人。

(2)一期高血压:收缩压140~159 mmHg或舒张压90~99 mmHg,常规内科咨询,每次就诊时测量血压,告知患者其血压情况,牙周治疗同健康人,减小精神压力。

(3)二期高血压:收缩压≥160 mmHg或舒张压≥100 mmHg。告知患者血压情况,常规内科咨询,每次就诊时测量血压。如果收缩压<180 mmHg和舒张压<110 mmHg,可进行选择性的牙周治疗(常规检查、预防性洁治、牙周非手术治疗和牙体治疗),减小压力。高血压未治疗的患者不应给予常规的牙周治疗。如果收缩压≥180 mmHg或舒张压≥110 mmHg,建议立即进行内科治疗,只进行急症处理(以减轻疼痛、减少出血和感染),减小精神压力。

总之,对患有较重心血管疾病的牙周炎患者,应仔细了解其病情,必要时咨询其主治的内科医师。

三、凝血机制异常者

临床上凝血机制异常可能与血液系统疾病有关,也可能与高血压、心脑血管疾病、严重肝病或因其他原因长期服用抗凝剂者有关,在牙周诊疗过程中应加以考虑、鉴别及制订应对措施。

1. 仔细询问病史,了解是否伴有血液系统或肝疾病等,既往是否易发生皮肤瘀斑、鼻出血、月经量多、创面出血难止等情况,是否应用抗凝血药及时间等。

2. 对于出血较多,尤其是出血量与局部刺激因素不成比例的牙周炎患者,在进行洁治、龈下刮治、手术等治疗前,应进行血液化验检查,如出、凝血时间和凝血酶原时间;必要时与内科医师密切合作商讨治疗方案及防护措施。

3. 此类患者常因为恐惧口腔出血而刻意减少或停止刷牙等常规口腔卫生保健措施,应针对性进行口腔卫生意义和方法的指导教育,坚持正确的日常口腔保健措施。

4. 牙周专科检查和治疗的操作要轻柔,尽量减少创伤,可以分次、分区域实施牙周基础治疗。治疗结束时可轻轻压迫牙龈并仔细检查有无残留的肉芽组织及渗血,必要时应观察 20min,确认局部无活动的出血时,才让患者离去。手术治疗宜慎重,在必要时及全身状况较为稳定状况下再实施。

5. 其他可导致异常出血的疾病,如血小板减少性紫癜、血友病等血液病患者,均应与内科医师密切合作,谨慎地施以牙周治疗。

四、传染性疾病

我国人口中,肝炎的患病率约为 10%,结核病也正在全球重新肆虐,HIV 感染和艾滋病、梅毒等疾病在口腔科就诊患者中也可见到,这些病可通过血液、唾液或皮肤黏膜的伤口传染。因此,口腔医师在临床上必须对这些疾病有一定的警惕和识别能力。对于活动性传染病,不能常规的牙周治疗,只在严格防止交叉感染的条件下,做应急处理。有些患者可能不知道自己患有传染性疾病或不向医师报告,因此,在临床上应按“一致对待(universal precaution)”的原则来处理每位患者,以防止医院内感染。

传染性疾病伴发牙周病时,临床检查、诊断、治疗的原则基本相同,但应特别注意消毒、交叉感染和诊疗环境防护等。注意事项如下。

1. 了解、判断系统性疾病的程度和是否急性期,必要时向内科医师咨询和商议,以确定牙周治疗的时机和内容。

2. 临床操作尽量采用手工器械,以牙周基础治疗为主,尽量避免手术治疗。

3. 如果用超声器械或高速手机等操作,要注意自我防护和对诊疗设备、环境的防护,操作结束后严格消毒。

4. HIV 相关的牙龈红斑对洁刮治等菌斑控制治疗效果可能不明显,可以用 0.12% 的氯己定含漱来降低感染;对 HIV 的牙周炎患者应用甲硝唑可

能有助于减轻急性疼痛及促进组织愈合,若伴真菌感染可同时进行抗真菌治疗。

5. 对于肝病患者应注意控制使用需要经过肝代谢的药物,以减少肝负担。

五、需放射治疗的头颈部肿瘤患者

放射治疗是头颈部肿瘤的常规治疗之一,放射治疗可能会降低机体抵抗力,导致局部骨组织和软组织发生一些损伤,出现一系列的口腔并发症;牙周组织对于高剂量的放射线较敏感,可能会增加牙周病的风险、影响骨愈合甚至发生骨坏死。牙周炎既可能会导致放射治疗效果降低或中断,也可能会加重局部组织原有的病损。

1. 在放射治疗前应了解患者的系统病史、生活及口腔卫生习惯,嘱咐患者戒烟。

2. 检查患者的口腔卫生状况、牙龈炎症、牙周附着水平、松动度等,告知患者放射治疗后可能加重牙周病情及出现并发症。

3. 因为放射治疗后不宜做有创治疗,而且为了改善口腔环境、减少感染机会,牙周病患者均应于放射治疗前实施常规的牙周洁治刮治。

4. 对于重度牙周炎需做手术的患者,术中应尽量减少硬组织损伤,并在术前和术后使用抗生素防感染。确定无保留价值的严重患牙应尽早拔除。

5. 所有牙周治疗,尤其对于照射部位的患牙,应至少在放射治疗前 1～2 周完成。

六、女性患者(妊娠、哺乳)

女性牙周病患者的临床表现和诊治原则与男性患者相同,但女性处在生理周期时应对治疗进行适当调整。孕前准备应包括牙周检查。

1. 询问有无内科疾病、平时的营养状况。治疗尽量安排在安全期内施行,要严格控制菌斑,最大限度地降低局部炎症。育龄妇女在怀孕前和整个孕期都应保持良好的口腔卫生,预防性口腔维护应尽早实施。

2. 在有效防护下,局部的 X 线检查一般是安全的;但除非对诊断、鉴别或治疗必需时,仍一般尽量避免在妊娠期对孕妇进行 X 线检查或减少照射次数。

3. 局部牙周袋内用药是否会对发育中的胎儿有所影响尚不确定。但尽量避免在妊娠期用药,除非必要及清楚可能的不良反应不致发生明确损害;应用有效的最小剂量,应用时间尽量缩短。哺乳期

用药也应谨慎,虽然在泌乳中的药物浓度仅有母体中的1%~2%,仍应注意尽量在哺乳后使用,且间隔4h以上再次用药,以尽量降低可能在泌乳中的药物浓度。抗生素的应用有可能降低避孕药的效果,应注意询问及与妇科医师协商。

4. 手术治疗应避开月经期;对于妊娠期妇女,创伤大的手术治疗要尽量延迟到分娩后;妊娠期龈瘤如在机械治疗后仍出现反复出血、溢脓、疼痛、体积大影响咀嚼等时,则可考虑及时切除。

七、老年患者的治疗特点

老年患者的口腔特点一般是卫生状况较差,牙周附着丧失较多,牙槽骨吸收严重,牙龈退缩明显,常伴有水平型食物嵌塞、根面暴露或根面龋,根分叉病变、牙齿松动移位更明显。存留牙少,常伴有各类修复体,咬合关系差。另外,老年患者常伴有各种系统性疾病,给牙周病的诊断和治疗带来一定难度。牙周治疗时的注意事项如下。

1. 首先应详细询问系统病史、用药史等,并进行必要的辅助检查,进行牙周炎的危险因素评估,这有利于其对牙周病情的总体评估和制订恰当的治疗计划和预后判断。

2. 对老年患者的治疗原则首先应是控制菌斑,控制炎症,并创造便于患者清洁和自理的牙周组织状况。要考虑患者对复杂治疗的耐受能力,一般首选非手术治疗,不宜进行过于复杂的治疗。

3. 重视对患者的心理辅导。老年牙周病患者往往性格较固执、容易产生焦虑情绪。因此,在诊疗过程中要了解患者的心理反应,加强沟通交流,

解除恐惧和顾虑。

4. 若患者的全身疾病未控制或不稳定,则以消除局部急性炎症、缓解症状为主;如全身情况稳定,可以进行常规牙周基础治疗,并考虑是否预防性使用抗生素、镇静药、麻醉药等,必要时与内科医师协商合理用药。

5. 手术治疗对老年人并非禁忌,但必须考虑和检查患者的整体健康状况,一般慎选。

6. 对于重病卧床不能进行口腔自我保健的老年人,无论是否牙周炎患者,都应在全身护理的同时加强口腔清洁护理,每天可由他人用棉签或牙刷蘸化学抗菌药或盐水擦洗和清洁牙面、舌苔和口腔其他部位,每天2~3次。

八、器官移植患者

牙周病的患病率高,因此器官移植者合并牙周感染的可能性高,宜提前进行预防性检查和治疗,尽量减少移植后并发症的发生率和严重性。

1. 与外科医师加强沟通、咨询和讨论,确定牙周治疗的时机和内容。

2. 因为移植后需使用免疫抑制药,会增加口腔感染的潜在危险性;对移植患者,牙周治疗前后宜使用一定的抗生素控制感染。

3. 因为肾移植患者的肾代谢功能下降,因此牙周治疗中使用药物的血液存留时间会长,应注意调整剂量及使用的间隔时间。

4. 牙周有创治疗尽量安排在移植完成3个月后病情稳定再行实施。

(付　云)

■ 参考文献

[1] Newman MG, Takei HH, Klockkevold PR, et al. Carranza's Clinical Periodontology. 11th ed. St Louis: W. B. Saunders Co, 2012: 303-330.

[2] Walker C, Karpinia K. Rationale for use of antibiotics in periodontics. J Periodontol, 2002, 73: 1188-1196.

[3] 孟焕新. 牙周病学. 4版. 北京: 人民卫生出版社, 2012: 207-220.

[4] 曹采方. 临床牙周病学. 北京: 北京大学医学出版社, 2006: 221-229.

[5] Jan Lindhe, Niklaus P. Lang, Thorkild Karring. Clinical Periodontology and Implant Dentistry. 5th ed, Blackwell Munksgaard, 2008: 387-399.

[6] G Pizzo, R Guiglia, LL Russo et al., Dentistry and internal medicine: from the focal infection theory to the periodontal medicine concept. European Journal of Internal Medicine, 2010, 21 (6): 496-502.

第 12 章

种植体周围组织的病变

种植义齿(implant denture)又叫种植牙,是由种植体和种植体支持的上部义齿组成的修复体。种植体的成功植入与适应证的选择、手术技术、种植体的材料和种类等许多因素有关,但成功的种植体一定要与其周围的软、硬组织相结合。种植体也需要良好的维护,否则,种植体周围组织同样会发生类似牙周疾病的病变,影响种植体的稳定性和功能的行使,严重时导致种植体松动、脱落。

第一节 种植体周围组织

一、种植体-种植体周围软组织界面

种植体周围黏膜(peri-implant mucosa)是指围绕种植体的软组织。在种植体置入,黏膜愈合后即确立了软组织附着于种植体,称为穿黏膜附着(transmucosal attachment),构成种植体周围生物学封闭(biological seal),是防止口腔内细菌及其毒素进入内环境的一道屏障。种植体周围软组织的厚度不同,从 2 mm 至数毫米不等,良好的组织愈合是种植体成功的关键因素之一。

穿黏膜附着,即种植体周的生物学宽度(biological width),是沟底至骨嵴顶之间的相对恒定的距离,为 4～4.5 mm,也将其称为生物学屏障(biological barrier),由以下两部分构成。

1. 结合上皮或称屏障上皮(barrier epithelium),长约 2 mm,与天然牙的结合上皮有共同的特征,通过基底板和半桥粒附着于钛种植体上。

2. 结缔组织附着区位于屏障上皮与骨嵴顶之间,高 1.5～2 mm 结缔组织附着于种植体。

种植体可能种植在角化黏膜上或非角化黏膜上,因此种植体周围黏膜可以是角化黏膜,也可以是非角化黏膜。健康的种植体周围角化黏膜为粉红色,质地坚韧,与天然牙龈结构相似,种植体周围组织由类似于附着龈、游离龈及龈沟的结构构成,沟内衬有沟内上皮,一般认为,沟的深度在正常无炎症或仅有极轻微炎症状况下为 1.5～2 mm。种植体周围角化黏膜有角化良好的口腔上皮,与沟内上皮相连。沟内上皮向根方延伸,则为结合上皮或称屏障上皮。在上皮根方至牙槽骨嵴顶之间为结缔组织附着区,胶原纤维来自牙槽骨嵴顶的骨膜,由骨膜向软组织边缘伸展,方向与基台表面平行,在远离种植体部分,胶原纤维呈环形围绕种植体。这种环形纤维的作用仍不清楚,可能有助于形成围绕种植体周围的软组织"封闭"。

种植体附着区的结缔组织比天然牙的牙周组织含有更多的胶原纤维,而成纤维细胞和血管结构少于牙周组织。Moon 等学者在对狗的研究中发现,种植体与软组织界面的结缔组织可划分为 2 个区。紧邻种植体表面宽约 40 μm 的结缔组织区,成纤维细胞量多,细胞长轴与种植体表面平行排列,血管成分少,而胶原含量占 67%;在此区外宽约 160 μm 的结缔组织区内,成纤维细胞少,血管成分增多,胶原纤维较多,占 85%。

种植体周围无牙周膜结构,钛表面与骨之间界面也缺乏血管丛,种植体周围黏膜的血供系统,只来自牙槽骨嵴外侧骨膜上的大血管,血管分支至牙槽骨上方的黏膜,形成口腔上皮下方的毛细血管以及紧邻结合上皮侧方的血管丛。种植体周围结缔组织内的血管来源于骨膜上血管分支。

二、种植体-骨界面

成功的种植体必须与骨之间形成骨结合(osseointegration）。骨结合的概念最早由 Branmark 提出，最终被定义为有生命的骨组织与种植体之间的直接的结合，无纤维组织围绕种植体，必须而且能够承受负重，曾使用"功能性骨固连（functional ankylosis）"来描述。

骨结合是种植体与骨组织结合的理想方式，𬌗力通过种植体直接传导到颌骨，种植体与周围组织间无相对运动，𬌗力虽不能缓冲，但能较好地传导和分散，力量适度就不会对种植体-骨复合体造成

损伤。种植体界面往往达不到 100％ 的完全骨结合，也会与骨髓、纤维相接触，三者相对比例决定种植体的寿命和功能状态。凡骨组织占 30％～75％ 的界面都可认为形成了"骨结合"，种植体中大部分或全部被纤维组织包裹会导致种植体失败。

三、种植体周围组织与牙周组织的比较

（一）生物学特点比较

牙周组织与种植体周围组织特点比较见表 12-1。

表 12-1　牙周组织与种植体周围组织特点比较

	牙周组织	种植体周围组织
生物学宽度	结合上皮（1.07 mm）＋结缔组织（0.97 mm）	结合上皮（2 mm）＋结缔组织（1.5～2 mm）
结合上皮	以半桥粒和基底板附着于牙骨质	以半桥粒和基底板附着于种植体
牙龈纤维	一端埋入牙骨质内，另一端呈放射状排列伸入结缔组织中	平行包绕于种植体表面
血供来源	丰富	血管少
牙周膜	有	无
防御能力	较强	较弱

（二）炎症反应的特点

牙周组织的牙龈结缔组织及牙周膜中都含有大量血管，细菌侵入时会产生较强的炎症防御反应，且越隔纤维和血管能再生，以保持组织的防御能力。而种植体周围结缔组织内只有少量血管，炎症反应较弱。环状胶原纤维束及种植体与骨床之间没有血管，无防御能力。一旦细菌入侵突破上皮屏障，即可直达骨面，因此种植体周围组织破坏进展较快，但组织内炎症浸润较轻。

第二节　牙周病患者的种植治疗

牙周疾病是导致我国成人失牙的首要原因，第三次全国流调结果显示因牙周病导致的拔牙数已占拔牙总数的 30％～40％，因此，在需要种植修复的患者中很多患有牙周病。牙周疾病患者是否合适选择种植治疗，种植治疗后的预后如何，是许多临床工作者关注的热点。

一、预后和风险

目前研究结果显示，对种植 10 年以上的患者的长期观察显示，牙周炎患者在经过牙周治疗后进行种植治疗，种植体失败率高于无牙周炎的种植治疗患者。Ong 等（2009）进行的系统评价显示，牙周炎患者即使进行牙周治疗控制炎症，其患种植体周围炎的概率相比未患牙周炎的患者高出 3.1～4.7 倍。Safii 等（2010 年）进行 Meta 分析结果显示，未患牙周炎患者种植治疗存活的概率相对牙周炎患者高 3.02 倍，牙周炎患者更易引起边缘性骨丧失。

另外，对于未经过牙周治疗即行种植手术的牙周炎患者而言，种植体失败率远远高于经过牙周治疗的牙周炎患者。

近年来的系统综述，普遍结论如下：牙周炎在经过牙周治疗后不是种植体的禁忌证，但有牙周炎病史的患者种植治疗失败的风险增高，患种植体周围炎的风险增高，重度牙周炎病史患者的种植体周围临床附着丧失明显大于牙周健康患者及轻度牙周炎患者。

总之，牙周炎是导致种植体失败的一项重要的危险因素，但进行规范牙周治疗，通过种植修复缺失牙还是可行的。

二、检查及危险因素评估

在种植治疗之前对患者进行全面的临床和放射学检查以及危险因素评估，了解牙周炎患者进行种植修复的可能风险，以便确定是否适合种植修

复,若可进行种植修复,确定种植修复的计划。

(一)病史采集

1. 了解患者想进行种植修复治疗的目的及期望。

2. 了解患者口腔相关病史,包括失牙原因、时间、以往的修复治疗和牙周疾病的发病、进展和以前治疗的情况等。

3. 了解患者系统病史及不良习惯等。

(二)检查

1. 口腔检查主要包括以下几项。

(1)颌面部:观察有无各种软硬组织疾病。

(2)缺牙区情况:用牙周探针或其他测量工具测量缺牙区的近远中向距离、颊舌向距离、垂直向空间;观察缺牙区牙槽嵴情况,包括是否有凹陷或倒凹等;并观察缺牙区软组织情况,尤其注意角化软组织的量和位置。

(3)缺牙区的邻牙及其牙根的方向和倾斜度,因为其方向和倾斜度会影响缺牙区根方牙槽骨和冠方修复的空间。

(4)颌位关系、颞下颌关节状态、开口度等。

(5)全口存留牙及其牙周软硬组织的健康状态,有无感染灶,咬合情况。

2. 研究模型更好地评估缺牙区的情况和上、下颌的位置及咬合关系。

3. 放射学检查采用根尖片、曲面体层片、锥形束 CT 检查,评价缺牙区牙槽骨骨量、密度、位置等,并确定邻近重要的解剖结构,以确定牙槽骨骨量是否足以放置种植体,并有助于种植计划的制订。

(三)危险因素评估

种植治疗前要评估是否存在下述的危险因素:①牙周感染控制不佳或治疗后维护不佳;②可能影响骨代谢或者影响愈合能力的全身疾病,包括未控制的糖尿病、骨质疏松症、人类免疫缺陷病毒感染或艾滋病等免疫缺陷疾病、是否在进行免疫抑制药物治疗、是否静脉注射或口服二磷酸盐、是否在进行头颈部放射治疗和化学治疗;③心理或精神疾病;④不良习惯和行为因素,如吸烟、夜磨牙、嗜酒和吸毒等;⑤口腔内局部因素,其他感染灶、颌骨囊肿等局部骨的病变、颌骨萎缩等因素。

心理或精神疾病、放射治疗剂量超过 60 Gy 的头颈部放射治疗、HIV 感染或获得性免疫缺陷综合征、嗜酒或吸毒、静脉注射或口服二磷酸盐导致骨坏死,往往被认为是禁忌证。

三、种植时机

种植体置入,患者必须满足以下几点。

1. 牙周炎症彻底消除。

2. 患者能够保持良好的口腔卫生。

3. 拔牙后 3 个月左右牙槽骨修复重建完成,一般情况下种植时机为拔牙 3 个月以后。

口腔其他部位有深牙周袋的牙周致病菌易在种植体周定植,从而造成种植体周感染。因此,牙周炎患者的牙周感染在种植治疗之前必须控制感染。包括完善的牙周基础治疗及必要的牙周手术治疗。

目前尚无公认的种植前牙周感染控制的标准。最近研究发现,种植前预留牙牙周袋深度 PD≥5 mm 的牙周袋会显著增加种植体周围炎的风险。一般认为,牙周炎患者在接受种植前需达到菌斑指数<20%,且全口 BOP<25%,余留牙 PD≤3 mm 或≤5 mm。

总之,在种植体置入前消除牙周炎症并建立高标准的菌斑控制,是成功的种植治疗最终决定性因素。

四、牙周炎患者种植治疗中的特点

牙周炎并不是种植治疗的禁忌证,在彻底控制牙周炎症情况下,可以与非牙周炎患者一样进行种植治疗。种植手术的基本原则和手术方法也与常规种植手术相同。然而,由于牙周炎而失牙的患者缺牙区往往有软硬组织缺陷,给种植治疗带来一定的难度,在种植治疗中要着眼于全面、长期的功能和稳定综合考虑,并采取相应的措施。

(一)牙周炎患者修复计划的全面考虑

牙周炎患者存留牙大多都有不同程度的牙周组织的缺损。如果程度较轻,在经过牙周治疗后,可以保留,仅对缺牙区进行常规的种植治疗。如果有些患牙牙周缺损的程度严重,疾病难以控制,或即使暂时控制感染,也难以维持长期疗效或不能行使功能,应考虑拔除患牙,总体考虑种植修复计划。如果牙周缺损程度介于前述两种情况之间,则应判断通过现有的牙周治疗的可能预后,预后较好则应先进行牙周治疗(包括再生治疗),在相对稳定后,再进行缺失牙的种植治疗;否则予以拔除,以免将来影响种植体的长期功能及预后。对于邻近缺牙区的邻牙,也有学者采用在种植治疗同时,对缺牙区邻牙的牙周缺损进行再生治疗,也获得了不错的效果。

(二)牙周炎患者种植治疗中后牙区骨量不足的处理

牙周炎患者中常伴有颊舌向(唇腭向)骨量不足和垂直向骨量不足,使种植治疗更加复杂,主要可通过以下骨增量手术进行种植前处理。

1. 引导骨再生手术(guided bone regeneration,GBR) 引导骨再生是指在骨缺损处,利用生物膜屏障维持手术建立的空间,并借此阻挡上皮及成纤维细胞长入,保证增殖比较慢的成骨细胞和血管的生长。术中往往需要生物膜和植骨材料联合使用。颊舌向(或唇腭向)的骨量不足,可以考虑通过引导骨再生手术达到骨增量目的。

2. 上颌窦底提升术 由于上颌窦的存在,上颌后牙缺失后,特别是牙周炎患者,常伴有牙槽骨高度不足。上颌窦提升术包括上颌窦侧壁开窗法和经牙槽突上颌窦底提升法。当上颌窦区剩余牙槽骨的高度低于种植体最低长度时,即可考虑进行这一手术。

3. 下牙槽神经解剖移位术 在下颌失牙后存留的牙槽骨高度不足,使得骨嵴顶距下牙槽神经管的距离小,不能满足种植的需求,即可考虑下牙槽神经解剖移位术。在实施治疗前,术前评估下牙槽神经管上壁的位置非常重要。

除了上述 3 种骨增量技术外,目前还有骨劈开/牙槽嵴扩张术、垂直牵张成骨术、外置式植骨术等。

近年来,学者们也在探讨使用短种植体来解决牙周炎患者骨量不足的问题,仍有一定骨高度(如 8 ~10 mm)的患者,可以避免手术,从而减少手术带来的手术风险和痛苦,但仍需长期研究证据来支持这种方法。

(三)牙周炎患者种植中的前牙美学问题

牙周炎常常伴有牙龈退缩引起的美学问题,因此,前牙种植要特别注意天然牙的咬合关系、笑线的位置、唇侧骨量和垂直向骨量缺损的程度、牙龈组织的厚度等问题。主要从以下几方面考虑。

1. 患者的需求充分了解患者对美观的认知和

期望,在患者对美观期望处于合理的水平上才可进行种植修复。

2. 骨增量术骨量缺损较大时,可通过植骨术、引导性骨再生术、自体块状骨移植术进行骨增量。

3. 软组织手术配合使用上皮下结缔组织移植术等软组织手术,纠正软组织缺损。

4. 拔牙方式及处理前牙拔牙可采用微创拔牙,并同期进行拔牙窝植骨术,以便尽可能地保存拔牙窝骨壁及尽早修复缺失的骨量,节省后期骨增量手术的时间,达到尽早种植修复和恢复美观的效果。

5. 正畸治疗若伴有牙的移位,考虑在牙周治疗控制感染和炎症后先进行正畸治疗,然后再进行种植治疗,从而获得相对理想的修复效果和美观效果。

(四)牙周炎患者种植治疗中软组织缺损的处理

牙周炎患者前牙缺牙区一般伴有唇侧软组织量不足,使种植区出现软组织凹陷,与邻牙不协调,如牙龈组织过薄、角化龈缺如或不足。目前,牙龈组织过薄可采用上皮下结缔组织移植术解决,对于角化龈缺损的病例,可采用游离龈移植术来解决。

五、评估和维护

种植治疗后对种植体评估主要通过临床视诊检查、种植体周的探诊检查、动度仪(periotest)检查和共振频率分析及放射学检查。主要评估内容包括:种植体及天然牙周围的软硬组织健康状况、种植体稳定性、修复体完整性和稳定性、患者口腔卫生控制能力和菌斑控制状况及对种植体周和牙周组织的专业维护处理。

定期复查对种植体维护非常重要。在种植体治疗完成后的第 1 年中,应每 2~3 个月复查 1 次,之后根据患者的自身情况调整复诊间隔,口腔卫生控制良好的患者复诊间隔可以延长,而口腔卫生差的患者复诊间隔要短。牙周炎患者最好每 3~6 个月复查 1 次,以利于医师在复查时及时发现及解决问题,并进行专业牙周维护和种植体周的清洁维护。

第三节 种植体周围组织病变

种植体存活(survival)是指在接受评价时种植体仍然存在于置入部位,无论其是否有任何不良症

状、体征或有过不良问题的病史,无论其是否行使功能。这显然不是成功种植体评价标准。从临床

角度看,"种植成功"可被定义为:任何种植体支持的修复体其最初的治疗计划得以实现,没有任何并发症,植入的所有种植体仍然稳定并无问题的行使功能,没有任何不良反应,种植体周围软、硬组织健康,患者和医师都对结果满意。

目前国际公认标准,使用较为广泛的是 Albrektsson 等 1986 年提出的种植义齿成功标准包括①动度:临床检查单个种植体无动度;②X 线片:种植体周围无透射影区;③骨吸收程度:种植体置入后第 1 年内,骨吸收应<2 mm,此后的吸收应每年<0.2 mm;④无并发症:种植后无持续性和不可逆的下颌管、上颌窦、鼻底组织的损伤、疼痛、感染、麻木,无感觉异常。这一标准对种植体周围组织健康的要求更加具体。

我国采用 1995 年中华医学杂志社在种植义齿研讨会上提出的标准包括:①功能好;②无麻木、疼痛等不适症状;③自我感觉良好;④种植体周围无 X 线透射区,水平骨吸收不超过 1/3,种植体不松动;⑤种植体周围黏膜炎可控制;⑥不存在与种植体相关的感染;⑦对邻牙支持组织无损害;⑧美观;⑨咀嚼效率达 70%。

早期种植失败是种植时损害或妨碍了骨结合的发生,晚期失败则是感染和(或)过载所致之前稳定和适当行使功能的种植体丧失了骨结合。

【定义】

种植体周围组织病变(peri-implant disease)最早于 1965 年,被 Levignac 定义为发生于种植体周围组织的炎症状态,包括仅累及软组织的种植体周围黏膜炎(peri-implant mucositis)和累及软硬组织的种植体周围炎(peri-implantitis)。Andrea Mombelli 等(2012 年)系统评价结果显示种植后 5~10 年,20%患者和 10%种植体患有种植体周围炎。种植体周围炎如不及时治疗,将导致持续的骨吸收和骨结合分离,最终使种植体松动、脱落,是导致种植体失败的主要原因之一。

【病因】

目前认为种植体周围组织病变的主要致病因素是种植体上的菌斑微生物和负载过重,宿主易感性及其他的一些因素亦是不可忽略。

(一)种植体上的菌斑微生物

研究显示,菌斑聚集是导致种植体周围组织病变的始动因素。证据是:①在对人的研究中,种植体上菌斑形成可引起种植体周围黏膜炎;②成功与失败种植体的微生物菌丛质和量明显不同;③丝线

结扎造成实验性病菌定植后,可诱导种植体周围骨吸收;④抗生素的应用能明显改善种植体周围炎患者的临床症状;⑤保持口腔卫生和控制菌斑能有效地消除或减轻种植体周围组织的炎症。因此,不良口腔卫生状况是种植体周围炎的重要危险因素。

1. **种植体周围疾病的龈下微生物**　种植体周围健康位点的菌斑内主要含革兰阳性需菌氧或兼性厌氧球菌及非能动菌。当软/硬组织存在炎症时,种植体周的菌斑主要由革兰阴性厌氧菌、产黑色素厌氧菌及螺旋体等组成。种植体周探诊深度>6 mm 时,可培养的细菌的总量比健康部位增多 20 倍,厌氧菌增多尤其明显,能动菌占总菌量的 50%,结构与龈下菌斑生物膜结构相似。

2. **无牙颌与部分缺失牙的种植体的龈下微生物**　一般认为无牙颌患者的菌斑组成更接近健康牙周的菌斑,主要含中间普氏菌(Pi)、具核梭杆菌(Fn)等机会致病菌,而很少发现牙龈卟啉单胞菌(Pg)和螺旋体。然而,最近的研究采用 qPCR 扩增法检测细菌,发现全口拔牙并不能消除牙周致病菌,只是数量明显减少,原因在于拔牙后唾液、舌背、扁桃体和口腔其他黏膜表面均可存留细菌。

因此,患者口腔内其他天然牙或其他部位可能有牙周致病菌的残留,故施行种植修复前必须彻底治疗口腔中存留牙的牙周炎,种植体置入后的种植体周组织的健康维护也是非常必要的。

(二)生物力学负载过早或过重

1. **过早负载**　种植手术过程中造成的骨坏死必须被吸收和形成新骨后才能形成骨结合。如果负载过早,不利于新骨形成和血管长入坏死区,致使纤维包裹种植体周围,造成种植体松动,进而刺激巨噬细胞释放细胞因子和基质金属蛋白酶。过早负载也会促进种植体材料被磨损,产生碎屑和金属离子,刺激炎症细胞释放细胞因子和酶,导致骨吸收。在常规种植手术中,一般主张种植体维持无负载 3~6 个月,具体时间应根据种植体材料、部位及是否植骨等决定。但随着种植材料、技术的不断进步,大量临床研究表明刚植入的种植体在一定的负载下也可以形成骨结合。但合理控制微动及保持稳定性是即刻负载成功的关键。研究证明合理的微动应该在 100 μm 左右,而>150 μm 的动度则造成结缔组织长入。国际口腔种植学会(ITI)指出,即刻和早期负载虽有成功的病例报告,但仍是种植体失败的风险因素。

2. **过重负载**　种植体骨结合后,咬合负载过重

是种植体周围炎发病的重要促进因素。它导致种植体-骨界面产生微小骨折,形成垂直骨吸收,继而有上皮和结缔组织向根方增殖移行,包绕种植体。负载过重并同时伴有细菌感染时,加速软组织移行速度,疾病进展会大大加速。

可能导致种植体生物力学过载的因素如下。

(1)𬌗关系。义齿𬌗接触关系不正常,使种植体承受过大的侧向力。

(2)义齿固位上部结构固位差易造成种植体损伤。

(3)种植体数目。种植体数目越多,每个基牙上承受的力相对减少。

(4)义齿设计。在种植体义齿设计中,如设计成单端桥,桥体长度越大,单端种植体上分布的应力越大。或者外形设计不良增加了种植体的负荷。

(5)种植体位置。种植体的排列位置异常,不容易把人工牙排列在中性区,𬌗力的方向与种植体长轴不一致,且义齿难于获得共同就位道,还可能受到杠杆作用力,造成应力在种植体上不均匀分布。

(6)上、下颌骨关系异常患者很难获得理想的咬合关系。

(7)种植体周围无牙周膜,缺乏本体感受器不能对过度的和方向不适当的受力通过反射弧途径形成有效地"自身保护",增加了受创伤的机会。此外,当邻牙在受到较大咬合力时,由于有牙周膜的存在会有一定程度下沉,起缓冲作用。而种植体为骨结合,只能有极微小的下沉。

(8)置入区骨量不足。

(三)其他影响因素

1. 牙周炎病史是种植体周围炎的危险因素(见本章第二节预后和风险)。

2. 种植义齿类型:①二阶段式种植体在愈合期完全埋植黏膜下,不易感染牙周致病菌;②义齿上部结构为覆盖义齿时,易于清除菌斑,固定义齿难以控制菌斑;③义齿龈面外形设计不合理或未充分抛光,都会促使菌斑聚集。

3. 种植体表面。种植体的表面对骨结合具有明显的影响,粗糙表面形成更大面积的骨结合。然而,一旦细菌到达种植体的粗糙表面,则很难清除。因此,种植体周围感染在粗糙面的发展速度更快、更显著。

4. 手术技术和术后处理手术操作可影响骨愈合,损伤程度决定骨愈合方式是骨结合还是纤维结合。手术时温度过高或创伤过大都可导致骨坏死,最终形成纤维组织包绕种植体,细菌和毒素易侵入,诱发种植体周围组织病变。术后未保持口腔卫生或撕脱缝线也可能引起感染。此外,置入的部位不当,骨量不足也易导致失败。

5. 种植体与骨的密合程度研究表明,种植后<1 mm 的间隙有利于新骨形成。尤其对拔牙后即刻种植手术,如果种植体与拔牙窝中骨缺失太多,间隙过大,会使种植钉不能保持稳定,妨碍骨愈合。

6. 骨的质和量影响着种植体的骨结合,上下颌骨的骨质量有明显的差异。下颌骨的骨皮质较厚,且骨小梁也致密,种植体初期稳定性和后期的骨结合较好,而上颌骨的骨密度往往不如下颌骨,种植体初期稳定性和后期的骨结合也往往不如下颌骨。

7. 软组织附着类型只要维持良好的口腔卫生,即使种植体周围为非角化的牙槽黏膜也能保证软组织健康。如果种植体周围黏膜反复发炎,可采用膜龈手术形成附着龈,利于口腔卫生的维护。

8. 生物学宽度、种植体的深度、龈瓣的设计等也与种植体周围组织病变的发生发展有一定关系。

9. Heitz-Mayfield 等系统评价结果显示,吸烟者患种植体周围炎的概率是非吸烟者的 3.6～4.6 倍。另外,吸烟者种植体边缘骨的年吸收量是非吸烟者的 2～3 倍,吸烟量与骨吸收的程度呈正相关关系。值得一提的是,有牙周炎病史并且吸烟的患者发生种植体周围骨吸收的风险高于有牙周炎病史但不吸烟的患者。因此,吸烟是发生种植体周围炎和骨丧失的重要风险因素。

10. 酗酒是近年来被认识到的一个种植体周围炎的危险因素。

11. 宿主因素

(1)宿主易感性:与遗传因素相关的宿主易感性可能是导致种植体周围病变的因素,目前报告的可能相关基因包括 IL-1、IL-1RN 等。

(2)全身系统疾病:如果患者患有糖尿病等疾病,会影响术后组织的愈合,并可能影响种植体周围组织对菌斑微生物等刺激因素的反应。

(3)年龄:随着年龄的增长,骨骼系统的矿物质构成、基质和细胞成分将发生变化,骨愈合延迟,骨基质引导异位骨形成能力下降,骨再生的速率和数量也降低。尽管老年人并不是种植的禁忌证,但应慎重选择种植适应证。

(4)营养状况:某些微生物、微量元素和氨基酸是愈合过程所必需的。术前建立平衡饮食,纠正饮食结构缺陷,是提高种植体成功率的有益因素之一。

【临床表现】

(一)分类

根据炎症累及范围可将种植体周围组织病变分为两类:种植体周围黏膜炎(peri-implant mucosiiis)和种植体周围炎(peri-implantitis)。

种植体周围黏膜炎的病变局限于黏膜,不累及骨组织,类似牙龈炎。适当的治疗能使病变逆转。它主要是由于口腔卫生不良、菌斑刺激所致。临床表现为黏膜充血发红,水肿光亮,质地松软,探诊出血,但不伴骨吸收,X线检查种植体与牙槽骨结合良好,无任何透射影像及牙槽骨吸收。其中有一类特殊表现为"增生性黏膜炎",是由于上部结构长期覆盖或压迫软组织,两者没有保持适当的距离以利清洁,造成局部卫生状况不良,产生软组织增生性炎症。

种植体周围炎的病变已突破黏膜屏障累及骨组织,类似牙周炎。其病因主要是菌斑聚集或伴有咬合负载过重等。除了黏膜炎的表现外,还有种植体周袋的形成、溢脓和瘘管形成、骨吸收、甚至种植体松动等表现。由于种植体周组织防御力较弱,炎症进展比牙周炎快,往往在数月内造成种植体脱落,适当的治疗可制止进一步骨吸收。

(二)检查

医师对种植体周围组织病变的及时检查、诊断、预防和治疗起主导作用。种植体周围组织病变必须早发现、早诊断、早治疗,才能及时阻断炎症进展,保留种植体。种植体周检查的内容如下。

1. 口腔卫生状况　菌斑是种植体周围组织炎症的主要致病因素,所以,几乎对所有种植体都需进行菌斑指数评价。

(1)检查部位:存留牙及种植义齿表面(如义齿软组织面、金属支架及义齿盖嵴部种与植体颈之间的间隙、种植体基台连接处)。

(2)改良菌斑指数(modified plaque inciex,mPI):为了评价和记录种植体周的菌斑情况,具体指标见表12-2。

2. 种植体周黏膜的检查　观察黏膜是否充血肿胀,软组织有无增生,有无溢脓和瘘管形成。

3. 探诊检查　探查种植体周袋的探诊深度、附着丧失量和有无探诊出血。

过去曾认为围绕种植体探诊会损伤种植体周围黏膜封闭,因此,在临床上没有常规实施。然而,

Etter 的实验表明种植体周围标准化探诊(0.25N)后5d黏膜封闭完全再形成,因此,推荐使用普通牙周探针 0.25N 力量用于评估种植体周围组织。目前并没有证据表明探针的材质(金属或塑料)或设计对种植体周围探诊有不同的影响(Heitz-Mayfield)。但探诊压力过大,黏膜与种植体表面的附着会被机械损伤,探针尖端终止于接近牙槽骨水平。

(1)探诊深度在健康和黏膜炎的部位,用轻力探诊,探针尖瑞位于结合上皮的根方水平,探诊深度应≤4 mm。但应注意,袋深受到植入部位黏膜骨膜厚度的影响,尤其是在骨水平和骨下种植时探诊深度会加深。在种植体周围炎部位,探针将穿过上皮的根方,到达炎症病变的底部,几乎接近骨嵴顶,探诊深度增加。探诊深度加深往往是种植体周围炎导致骨吸收的最早出现的临床表征。探诊深度 5 mm 以下,可认为是成功种植体,<3 mm 更有利于种植体健康,因此探诊深度等于 5 mm 作为种植体周围组织健康与炎症的阈值。

(2)探诊出血种植体周围软组织如果存在炎症,探诊后会有出血。为了评价种植体周围软组织探诊后出血情况。Mombelli 等提出了改良龈沟出血指数(modified Sulcus Bleeding Index,mSBI)。

总之,探诊出血和探诊深度是诊断种植体周围组织状况的较敏感的指标,是目前临床检查最常使用的检查方法。应避免反复多次探查,建议第一次复诊时行探诊检查,将其作为基线探针深度。以后至少每年探诊 1 次。

4. 𬌗关系的检查　可用咬合纸或蜡片检查有无𬌗干扰、侧向力及过大的咬合力导致生物力学负载过重。

5. X 线检查　术后每年都应拍摄 X 线片(根尖片或曲面体层片)。并在出现种植体周周炎症状时,及时拍摄 X 线片,以检查种植体周围骨吸收水平及骨结合情况。若骨丧失破坏极为迅速时,可采用 CBCT 确定病损部位。

在种植体使用第 1 年后平均每年骨吸收少于 0.2 mm 是最初提出的种植体成功的主要标准之一,然而这一成功标准已受到质疑。最近的纵向研究已证实,维护良好的患者牙槽骨的丧失几乎不存在或非常小。

当吸收骨平面与种植体长轴的角度<60°,为垂直骨吸收;而≥60°,则被称为水平骨吸收。种植体周围骨的水平吸收往往进展比较慢,较易控制。垂直吸收常形成深袋,在较短时间内造成种植体松

动脱落。X线片上还能观察种植体-骨界面的骨结合情况,如两者之间出现透射影,说明有纤维组织介入,是晚期种植体周炎的表现,常伴有种植体松动,预示种植失败。

6. 种植体松动度的检查　即通过触诊或叩诊检查种植体松动度,是高度特异性的检查,一旦出现临床可见的松动,表明炎症已完全破坏骨结合,往往无法治疗,只能拔除失败的种植体。20世纪80年代,出现了 Periotest 动度检测仪,通过 PTV 值(periotest valuces)量化种植体动度3%的变化,利于早期发现种植体周围炎,了解骨结合率的变化,还能查出有无生物力学负载过重的情况。

7. 龈沟液检查　健康的种植体与自然牙的龈沟液量无明显差别,发生种植体周围组织病变的渗出液的分泌增多,且存在多种细胞因子活性或浓度增高,如 IL-1、IL-6、IL-8 和 TNF-α,与牙周炎时龈沟液的改变相似,和临床指标及骨吸收量呈正相关关系。

通过上述检查,可获得患者种植体周围组织的状况,进而明确诊断。

【治疗】

种植体周围一旦出现骨吸收,即不易逆转,目前尚无特效的治疗方法,所以特别强调种植术后的维护,对种植体周炎的预防重于治疗。

治疗种植体周围组织病变的目标是:防止炎症继续进展,阻止持续的骨吸收,尽量恢复种植体周围原有的骨量。其基本原则是持之以恒地彻底去除菌斑,控制感染,消除种植体周袋,阻止骨丧失,诱导骨再生。渐进式阻截支持疗法(cumulative interceptive supportive therapy,CIST)是一种治疗上的策略(表12-2),依靠临床和影像学诊断,根据损害的严重性和范围来决定治疗方案,以阻止种植体周围损害继续进展。Lang 等欧洲学者提出的 CIST 治疗方案,包括 A、B、C、D 方案,可归纳为初期的非手术治疗和二期手术治疗,与牙周炎的治疗办法相似,但有其特点。

(一)CIST 方案

1. 去除病因(A方案)　有菌斑、牙石沉积的种植体,周围黏膜探诊出血阳性,无溢脓,探诊深度 ≤4 mm 应进行机械清除菌斑治疗。必须用塑料器械或与种植体同样硬度的钛刮治器清除牙石,用橡皮杯和抛光膏抛光种植体表面以清除菌斑。由于钛种植体表面易磨损,传统的金属刮治器不能用于种植体,它们会损伤钛表面,形成粗糙面,促使菌斑

沉积。

2. 氯己定的应用(B方案)　在探诊出血阳性、探诊深度 4~5 mm、有或无溢脓的种植体部位,除机械治疗外,还需使用氯己定治疗。这是 CIST 方案中的 A+B 方案。一般需 3~4 周的应用,可获得治疗效果。

3. 抗生素治疗(C方案)　在探诊出血阳性、探诊深度 ≥6 mm、有或无溢脓的种植体部位,并有 X 线片显示的骨吸收,种植体周袋内有革兰阴性厌氧菌的牙周致病菌,抗感染治疗包括抗生素的使用,以消除或减少致病菌,治疗后可以达到软组织愈合。在应用抗生素之前,必须先进行机械治疗和应用氯己定。

在持续 10d 的氯己定治疗期间,联合应用抗厌氧菌的抗生素甲硝唑或替硝唑,全身给药,也可局部控释使用。

4. 手术治疗(D方案)　在控制住炎症后,有些病例可进一步做手术治疗,分为切除性手术和再生性手术。前者为使袋变浅,修整骨外形,清除种植体表面的菌斑牙石使之光洁;而再生性手术除上述目标外,试图使种植体周围的骨再生,垂直骨吸收的种植体周病变后再生效果好于水平骨吸收。选择再生治疗还是切除治疗需根据局部骨吸收的程度和范围。Chan 等进行系统评价显示,通过引导性骨再生术后袋深减少约 3.16 mm,较切除性手术(2.04 mm)效果更佳,但目前缺乏大样本长时间临床观察的文献。

(二)手术方法

1. 切除性手术翻起组织瓣,清除袋壁肉芽组织,进行种植体的处理　先用塑料器械刮除菌斑及牙石,彻底清洁种植体表面,用生理盐水反复冲洗或擦洗,以去除毒素。修整牙槽骨后,将黏骨膜瓣复位、缝合。种植体表面呈粗糙的螺纹状,如何彻底清除种植体表面的感染和微生物及毒素是当前最棘手的问题。目前除用生理盐水反复冲洗或擦洗外,还可以用甘氨酸喷砂、激光处理种植体表面,还有学者提出应将暴露的种植体粗糙表面磨除,形成光滑表面,以利菌斑控制。

2. 引导性骨再生术(guided bone regeneration.GBR)　其生物学机制是将生物膜覆盖在骨缺损区的骨组织表面。作为一屏障将软组织与骨组织隔开,防止上皮细胞以及结缔组织来源的成纤维细胞长入缺损区,可有效地保证生长较慢的骨细胞顺利增生并能够将膜下方的骨缺损间隙充满。

GBR 技术的要点是:膜应放在缺损区骨面上并超出缺损区 2～3 mm,以保证膜完全覆盖骨缺损;膜下的缺损部位一定要有血块或置入自体骨以保持间隙,并且最好不用羟磷灰石或脱矿冻干骨,因为它们吸收缓慢,妨碍新生骨组织长入;术后要严密缝合切口,可将骨膜切开保证切口无张力,以免黏膜退缩暴露膜和其下的组织。

由于种植体表面的菌斑微生物感染难以彻底清除,这常导致 GBR 治疗难以成功。因此,能否有效清除种植体表面的菌斑微生物的感染是获得成功治疗的关键。

表 12-2　渐进式阻截支持疗法

菌斑	BOP	PD(mm)	骨丧失	治疗方案
－		＜4		－
＋	±	＜4	－	A
＋	＋	4～5	－	A＋B
＋	＋	＞5	－	A＋B
＋	＋	＞5	≤2	A＋B＋C
＋	＋	＞5	＞2	A＋B＋C＋D

【预后】

影响预后的因素有以下几个方面。

1. 适应证的选择

(1)建立保持口腔卫生习惯:术前、术后均能保持口腔卫生。

(2)早期牙周炎经过系统治疗后病情得到控制,牙周组织无炎症处于健康状况。

(3)戒烟、酒等不良习惯。

(4)有良好依从性,定期复查。

2. 种植体及其上部结构的设计　种植体材料、表面形态、上部结构软组织面设计都应利于菌斑控制;种植体数目、位置、排列、上部义齿的咬合关系都应利于均匀分散殆力、尽最减少种植体承受的侧向力和扭力。

3. 外科手术操作术前预防性应用抗生素　术中严格无菌操作,动作精细、轻柔,减少对组织的机械创伤和热损伤。种植体置入的深度要考虑生物学宽度。种植外科术后数周内用漱口液清洁术区和口腔,植骨术者服用抗生素。

4. 种植后的牙周维护

(1)定期复诊:义齿戴入后 1 个月、3 个月、6 个月复诊,1 年内无异常者每 6 个月至 1 年复诊 1 次,每年拍摄 1 次 X 线片,必要时做微生物检查,及时发现感染的早期征象。

(2)保持良好的口腔卫生:①自我维护。可采用软毛、圆头牙刷及只含少量磨料的牙膏,以免刷牙时损伤种植体表面。还可选用种植体周专用的牙线和电动牙刷清洁邻面。也可选用适当的药物如 0.12％氯己定含漱。②定期洁治。每 6 个月至 1 年做 1 次洁治,彻底清理种植体及天然牙表面的菌斑、牙石。

(梁　敏)

■ 参考文献

[1] 孟焕新.牙周病学.4 版.北京:人民卫生出版社,2013:325-340.

[2] 宿玉成.现代口腔种植学.北京:人民卫生出版社,2013:187-402.

[3] Perry RK. Oral Implantology. // Newman MG, Takei HH, et al. Carranza's Clinical Periodontology. 11th ed. St Louis: W. B. Saunders Co, 2012:625-743.

[4] Roos-Jansaker A M, Lindahl C, Renvert H, et al. Nine-to fourteen-year follow-up of implant treatment. Part I: implant loss and associations to various factors. J Clin Periodontol, 2006, 33(4):283-289.

[5] Ong C T, Ivanovski S, Needleman I G, et al. Systematic review of implant outcomes in treated periodontitis sub-jects. J Clin Periodontol, 2008, 35(5):438-462.

[6] Safii S H, Palmer R M, Wilson R F. Risk of implant failure and marginal bone loss in subjects with a history of periodontitis: a systematic review and meta-analysis. Clin Implant Dent Relat Res, 2010,12(3):165-174.

[7] Schou S. Implant treatment in peri-odontitis-susceptible patients: a systematic review. J Oral Rehabil, 2008, 35(1):9-22.

[8] Algraffee H, Borumandi F, Cascarini L. Peri-implantitis. Br J Oral Maxillofac Surg, 2012,50(8):689-694.

[9] Schnitman P A, Shulman L B. Recommendations of the consensus development conference on dental implants. J Am Dent Assoc, 1979,98(3):373-377.

[10] Albrektsson T, Zarb G, Worthington P, et al. The long-term efficacy of currently used dental implants: a review and proposed criteria of success. Int J Oral Maxillofac Implants, 1986,1(1):11-25.

[11] Mombelli A, Muller N, Cionca N. The epidemiology of peri-implantitis. Clin Oral Implants Res, 2012,23(6):67-76.

[12] Heitz-Mayfield L J, Huynh-Ba G. History of treated periodontitis and smoking as risks for implant therapy. Int J Oral Maxillofac Implants, 2009, 24:39-68.

[13] Heitz-Mayfield L J. Peri-implant disea-

ses; diagnosis and risk indicators. J
Clin Periodontol, 2008, 35 (8): 292-
304.

[14] Mombelli A, Lang N P. Clinical param-
eters for the evaluation of dental im-
plants. Periodontol 2000, 1994, 4:81-
86.

[15] Mombelli A, Lang N P. The diagnosis
and treatment of peri-implantitis. Peri-
odontol 2000, 1998, 17:63-76.

[16] Claffey N, Clarke E, Polyzois I, et al.
Surgical treatment of peri-implantitis.
J Clin Periodontol, 2008, 35 (8):
316-332.

第 13 章

口腔黏膜病概论

口腔黏膜病是指发生在口腔黏膜与软组织上的类型各异、种类众多的疾病总称。口腔黏膜病病因复杂,病种较多,临床表现多样化,往往与全身状况关系密切,有些黏膜病是全身疾病的口腔表现。

【口腔黏膜病的特点】

1. 口腔黏膜病的特点是病种多,临床表现多种多样,常与全身病有关或者就是系统病在口腔的表征,与临床其他学科,如皮肤科、内科、精神科、儿科关系密切。

2. 每种口腔黏膜疾病都有其各自特殊的损害特征,同一病变在不同阶段可表现出不同类型的损害。如一期梅毒表现为硬下疳,二期梅毒表现为丘疹性梅毒疹和黏膜斑,三期梅毒表现为树胶样肿。

3. 有些不同疾病可以出现同样的口腔表现。如最常见的复发性阿弗他溃疡,人群的患病率为10%～25%,在特定人群中,该病的患病率甚至可以达到50%。贝赫切特综合征(白塞病)又称口-眼-生殖器三联征,是一种以细小血管炎为病理基础的慢性进行性系统损害性疾病,该病几乎100%的患者会出现口腔溃疡,经常是首先发生,随后会出现生殖器溃疡,眼的病损,眼病如不及时治疗会引起失明。贝赫切特综合征(白塞病)还可能出现心血管、神经、呼吸、消化等多系统病变,严重的可危及生命。在治疗上两者有很大区别:复发性阿弗他溃疡以局部消炎、镇痛、促进溃疡愈合为主;贝赫切特综合征(白塞病)是以免疫抑制药肾上腺皮质激素为首选治疗。

4. 口腔黏膜病共有近百种,除复发性阿弗他溃疡、口腔扁平苔藓、唇疱疹和慢性唇炎等常见病

较多见,其他疾病的发生率不一,总体来讲患者总数偏少。很多黏膜病种,学生在实习期间很难看全,这使得许多口腔黏膜病被认为是临床诊断比较棘手的疑难之症。

5. 多数口腔黏膜病病因不明,尚缺乏特效的治疗药物和方法,特别是存在同病异治、异病同治的特点。

6. 与口腔其他学科牙体牙髓科、修复科、正畸科不同,口腔黏膜病的治疗主要依靠药物治疗。在国外不少学者将其称之为 oral medicine,提出 oral medicine 研究的重点是探讨与口腔疾病有关的内科学原则以及采用药物治疗的规律。

7. 随着现代化医学理论及技术的不断进步,免疫学、细胞生物学、分子生物学等许多领域的不断发展,对口腔黏膜病发病机制研究的不断深入,新的诊断治疗手段和药物在不断更新。

【口腔黏膜病的临床检查特点】

1. 全身情况　口腔黏膜病的临床检查以视诊及触诊为主。除局部检查外,对罹患全身疾病有口腔表征的患者要注意有无皮肤症状及体征,如多形红斑、天疱疮等,通过这些检查往往有助于做出正确的诊断。

2. 口腔情况　口腔黏膜病损的部位、大小、颜色、表面及基底的情况。

(1)视诊:通过视诊,可以区别口腔黏膜损害的特征与类型。在口腔黏膜病的视诊检查时应利用自然光线,但要避免日光线直接照射。有时可用放大镜对损害进行细致观察。还要注意检查皮肤有无典型皮疹。检查时要注意病损的形态、色泽、范

围、假膜的颜色和厚薄。

（2）触诊：用橡皮指套或手术手套对损害区做触、扪、摸诊，尤其对慢性损害，应注意损害基底有无浸润、坚硬度如何、有无粘连和淋巴结大等情况。

（3）探诊：在大疱性疾病中可以用探针探查疱壁的边缘有无扩展。

（4）嗅诊：在口腔黏膜病检查时很重要，一般的口腔黏膜细菌性感染为炎性口臭；坏死性龈口炎除了有坏死臭味外还有血腥味；恶性肿瘤为组织腐败坏死气味。

【口腔黏膜基本病损】

口腔黏膜病虽然病种很多，但其基本病损不外乎以下几种，掌握这几种基本病损的临床表现和病理变化，做出一个正确的诊断就比较容易。

1. 斑点（macule）　是局限性黏膜颜色异常，不高出于黏膜表面，形状、面积大小不等，颜色比周围黏膜深。

2. 丘斑（patch）　一种界线清楚，大小不等，稍隆起而坚实的病损，为白色或灰白色，表面比较平滑或粗糙。

3. 丘疹（papule）　临床表现为小的局限性突出于黏膜表面的实质性疹子，大小不等，形状不一，直径一般在 1～5 mm。表面可以是圆的、尖的、扁平的或多角形的。

4. 疱黏膜内储存液体而成疱（vesicle）　小疱直径为 2～5 mm，突出于黏膜表面。可以是单发的，也可堆集成簇，破溃后形成糜烂或溃疡。

5. 大疱（bulla）　是较大的疱样病变，直径可

为 0.5～5cm。疱性病变的上皮可以是薄的或厚的，紧张的或松弛的；病理表现按照疱性病变发生的部位可以分为上皮内疱和上皮下疱。

6. 溃疡（ulcer）　为口腔黏膜表面坏死或缺损形成的凹陷。溃疡表面有渗出物形成的假膜，多为淡黄色，基底是结缔组织，有炎症细胞浸润。临床上根据溃疡破坏的深浅，分为浅层溃疡和深层溃疡。浅层溃疡愈合后不留瘢痕，深层溃疡病损抵达结缔组织深层，故愈合后留有瘢痕。

7. 糜烂（erosion）　为黏膜上皮浅层的破坏，一般由机械刺激或药物烧伤引起，也可因上皮内疱破溃而引起，上皮表层剥脱后，下方结缔组织血管更易暴露，因此，临床表现为鲜红色病损。

8. 萎缩（atrophy）　可呈现红色的病变，表面所覆盖的上皮变薄，结缔组织内丰富的血管分布清楚可见。病变部位略呈凹陷，其特有的一些上皮结构消失，被一薄层上皮所取代，如舌乳头萎缩，可使舌面光滑呈鲜红色。

9. 假膜（pseudomembrane）　也称伪膜，为灰白色或黄色膜，由炎性渗出的纤维素、坏死脱落的上皮细胞和炎性细胞组成，它不是组织本身，故可以擦掉或撕脱。溃疡表面常有假膜形成。

10. 皲裂（rhagades）　表现为黏膜或皮肤的线状裂口。是某些疾病或炎症浸润，使局部组织失去弹性变脆而成。浅层皲裂愈合后不留瘢痕，深层皲裂愈合后可留瘢痕。

（孙　正）

■ 参考文献

[1] 陈谦明.口腔黏膜病学.4版.北京：人民卫生出版社,2012.

[2] 李秉琦.实用口腔黏膜病学.北京：科技文献出版社,2011.

[3] 于世凤.口腔组织病理学.6版.北京：人民卫生出版社,2011.

[4] Greenberg MS,Glick M.Burket's Oral medicine: diagnosis and treatment. 11th ed. Hamilton, Ont.: B. C. Decker Inc.,2008.

第 14 章

口腔黏膜感染性疾病

第一节　口腔单纯疱疹

单纯疱疹是由单纯疱疹病毒所致的皮肤黏膜病。临床上以出现簇集性小水疱为特征,有自限性,易复发。

【病因】

单纯疱疹(Herpes simplex)是由单纯疱疹病毒(herpes simplex virus,HSV)所致的皮肤黏膜病。HSV 是一种脱氧核糖核酸病毒。是发现最早的人疱疹病毒。20 世纪初已明确认识到 HSV 及其引起的疾病;20 世纪 60 年代发现自口腔 HSV 感染处分离的 HSV 接种到鸡胚的绒毛尿囊膜上形成的疱较小,而自生殖器感染处分离的 HSV 同样接种形成的疱较大,因此,当时将形成小疱的病毒称为 Ⅰ 型单纯疱疹病毒(HSVI),将形成较大疱的病毒称为 Ⅱ 型单纯疱疹病毒(HSVⅡ)。这两种病毒在生物学、血清学和致病性等方面有所不同。Ⅰ 型单纯疱疹病毒,主要引起皮肤黏膜感染。Ⅱ 型单纯疱疹病毒感染者病损主要发生在生殖器和肛门。

【临床表现】

1. 原发性疱疹性口炎　最常见的由 Ⅰ 型单纯疱疹病毒引起的口腔病损,可能表现为一种较严重的龈口炎-急性疱疹性龈口炎。多数原发感染的临床症状并不显著。本病以 6 岁以下儿童较多见,尤其是 6 个月至 2 岁更多,因为多数婴儿出生后,即有对抗单纯疱疹病毒的抗体,这是一种来自母体的被动免疫,4～6 个月时即行消失,2 岁前不会出现明显的抗体效价。本病在成年人也不少见。

(1)前驱期:原发性单纯疱疹感染,发病前常有接触疱疹病损患者的历史。潜伏期为 4～7d,以后出现发热、头痛、疲乏不适、全身肌肉疼痛,其至咽喉肿痛等急性症状,颌下和颈上淋巴结大、触痛。

患儿流涎、拒食、烦躁不安。经过 1～2d 后,口腔黏膜广泛充血水肿,附着龈和龈缘也常出现急性炎症。

(2)水疱期:口腔黏膜任何部位皆可发生成簇小水疱,似针头大小,特别是邻近乳磨牙(成人是前磨牙)的上腭和龈缘处更明显。水疱疱壁薄、透明,不久溃破,形成浅表溃疡。

(3)糜烂期:尽管水疱较小,但汇集成簇,溃破后可引起大面积糜烂,并能造成继发感染,上覆黄色假膜。除口腔内的损害外,唇和口周皮肤也有类似病损,疱破溃后形成痂壳。

(4)愈合期:糜烂面逐渐缩小,愈合,整个病程需 7～10d。但未经适当治疗者,恢复较缓慢。患病期间,抗病毒抗体在血液中出现,发病的 14～21d 最高,以后,抗体下降到较低的水平,虽可保持终生,但不能防止复发。

少数情况,原发感染可能在体内广泛播散,在极少数病例,HSV 可进入中枢神经系统,引起脑炎、脑膜炎。

2. 复发性疱疹性口炎　原发性疱疹感染愈合以后,不管其病损的程度如何,有 30%～50% 的病例可能发生复发性损害。一般复发感染的部位在口唇或接近口唇处,故又称复发性唇疱疹。复发的前驱阶段,患者可感到轻微的疲乏与不适,病损区有刺激、灼痛、痒、张力增加等症状。在 10 多小时内出现水疱,周围有轻度的红斑。一般情况下,疱可持续到 24h 以内,随后破裂,接着是糜烂、结痂。从开始到愈合约 10d,但继发感染常延缓愈合的过程,并使病损处出现小脓疱,愈合后不留瘢痕,但可有色素沉着。

【诊断及鉴别诊断】

大多数病例,根据临床表现都可做出诊断。如原发性感染多见于婴幼儿,急性发作,全身反应重,口腔黏膜的任何部位和口唇周围可出现成簇的小水疱。继后,口腔黏膜形成浅溃疡,口周皮肤形成痂壳。复发性感染成人多见,全身反应轻。在口角、唇缘及皮肤出现典型的成簇小水疱。

口腔单纯疱疹应与以下疾病鉴别。

1. 疱疹型复发性阿弗他溃疡　损害为散在分布的单个小溃疡,病程反复,不经过发疱期;溃疡数量较多,主要分布于口腔内角化程度较差的黏膜处,不造成龈炎,儿童少见,无皮肤损害(表14-1)。

表 14-1　疱疹性龈口炎与疱疹样口疮的区别

	疱疹性龈口炎	疱疹样口疮
好发年龄	婴幼儿	成人
发作情况	急性发作、全身反应较重	反复发作、全身反应较轻
病损特点	1. 成簇小水疱,疱破后成为大片表浅溃疡	1. 散在小溃疡,无发疱期
	2. 损害遍及口腔黏膜各处,包括牙龈、腭、舌、颊和唇黏膜	2. 损害仅限于口腔的无角化黏膜
	3. 可伴皮肤损害	3. 无皮肤损害

2. 三叉神经带状疱疹　是由水痘带状疱疹病毒引起的颜面皮肤和口腔黏膜的病损。水疱较大,疱疹聚集成簇,沿三叉神经的分支排列成带状,但不超过中线。疼痛剧烈,甚至损害愈合后在一段时期内仍有疼痛。本病任何年龄都可发生,愈合后多不再复发。

3. 手足口病　是因感染柯萨奇病毒和肠道病毒 EV71 型所引起的皮肤黏膜病。前驱症状有发热、困倦与局部淋巴结大;然后在口腔黏膜、手掌、足底出现散在水疱、丘疹与斑疹,数量不等。斑疹周围有红晕,无明显压痛,其中央为小水疱,皮肤的水疱数日后干燥结痂;口腔损害广泛分布于唇、颊、舌、腭等处,初起时多小水疱,迅速成为溃疡,经 5～10d 愈合。但根据国内外资料,与其他肠道病毒引起的手足口病相比,由 EV71 型感染引起的疾病发生重症感染的比例较大,病死率也较高,重症病例病死率可达 10%～25%,应该引起重视。

4. 疱疹性咽峡炎　由柯萨奇病毒 A4 所引起的口腔疱疹损害,临床表现似急性疱疹性龈口炎,但前驱期症状和全身反应都较轻,病损的分布只限于口腔后部,如软腭、悬雍垂、扁桃体处,为丛集成簇的小水疱,不久溃破成溃疡,损害很少发于口腔前部,牙龈不受损害,病程约 7d。

5. 多形性红斑　多形渗出性红斑是一组累及皮肤和黏膜,以靶形或虹膜状红斑为典型皮损的急性炎症性皮肤黏膜病。诱发因素包括感染、药物,但也有些找不到明显诱因。黏膜充血水肿,有时可见红斑及水疱。但疱很快破溃,故最常见的病变为大面积糜烂。糜烂表面有大量渗出物形成厚的假膜。病损易出血,在唇部常形成较厚的黑紫色血痂。皮损常对称分布于手背、足背、前臂,损害为红斑、丘疹、水疱、大疱或血疱等。斑疹为水肿性红斑,呈圆形或卵圆形,可向周围扩展,中央变为暗紫红色,衬以鲜红色边缘,若中央水肿吸收凹陷成为盘状者,称为靶形红斑。

【治疗】

1. 全身抗病毒治疗

(1)核苷类抗病毒药:目前认为核苷类药物对抗 HSV 是最有效的药物。主要有阿昔洛韦、伐昔洛韦、泛昔洛韦和更昔洛韦。原发性疱疹性口炎,阿昔洛韦 200mg,每天 5 次,5d 为 1 个疗程;伐昔洛韦 1000mg,每天 2 次,10d 为 1 个疗程;泛昔洛韦 125mg,每天 2 次,5d 为 1 个疗程。原发感染症状严重者,阿昔洛韦 150mg/(kg·d)分 3 次静脉滴注,5 次为 1 个疗程。阿昔洛韦对病毒 DNA 多聚酶具有强大的抑制作用。不良反应有注射处静脉炎,暂时性血清肌酐升高,肾功能不全患者慎用。

频繁复发(1 年复发 6 次以上):为减少复发次数,可用病毒抑制疗法,阿昔洛韦 200mg,每天 3 次口服,或伐昔洛韦 500mg,每天 1 次口服,一般需要连续口服 6～12 个月。

(2)广谱抗病毒药物:如利巴韦林,主要通过干扰病毒核酸合成而阻止病毒复制,对多种 DNA 病毒或 RNA 病毒有效。可用于疱疹病毒的治疗。口服 200mg,每天 3～4 次;肌内注射每千克体重5～10mg,每天 2 次;不良反应为口渴、白细胞减少等,妊娠早期禁用。

2. 局部治疗　口腔黏膜用药对原发性 HSV

感染引起疱疹性龈口炎是不可缺乏的,常使用的制剂有溶液、糊剂、散剂及含片。

0.1%~0.2%葡萄糖酸氯己定溶液、复方硼酸溶液、0.1%依沙吖啶溶液漱口,皆有消毒杀菌作用。体外研究认为,氯己定液对Ⅰ型单纯疱疹病毒的生长有抑制能力,浓度增高,抑制力越强,并对病毒的细胞溶解作用也有抑制作用;体内试验认为,0.2%的氯己定对Ⅰ型单纯疱疹病毒有抑制作用。

3%阿昔洛韦软膏或酞丁安软膏局部涂搽,可用治疗唇疱疹。唇疱疹继发感染时,可用温的生理盐水、0.1%~0.2%氯己定液或0.01%硫酸锌液湿敷。

3. 支持疗法　急性疱疹性龈口炎是一种全身性疾病,必要时可采取卧床休息,供给足够的营养。消除继发感染和减轻局部症状。若有高热,严重的继发感染,应使用全身抗菌治疗,酌情予以对症处理。

4. 中医药治疗　中医学认为,急性疱疹性龈口炎属于口糜的范畴,是由脾胃积热上攻口舌、心火上炎或再兼外感风热之邪而致病。针对疾病的不同阶段,相应的辨证施治。疱疹性口炎也可局部应用中成药,如锡类散、冰硼散、西瓜霜等。

HSV-Ⅰ引起的疱疹性龈口炎预后一般良好。但有极少数播散性感染的患者或幼儿可引起疱疹性脑膜炎。

【预防】

原发性单纯疱疹感染均因接触了单纯疱疹患者引起。单纯疱疹病毒可经口-呼吸道传播,也可通过皮肤、黏膜、眼角膜等疱疹病灶处传染。单纯疱疹病毒的活动感染患者与无症状的排毒者,他们的唾液、粪便中皆有病毒存在。故本病患者应避免接触其他儿童与幼婴。复发性单纯疱疹感染的发生是由于体内潜伏的单纯疱疹病毒被激活以后引起的,目前尚无理想的预防复发的方法,主要应消除诱使复发的刺激因素。

第二节　带状疱疹

带状疱疹(herpes zoster)是由水痘-带状疱疹病毒(herpes varicella-zoster virus,VZV)所引起的,以沿单侧周围神经分布的簇集性小水疱为特征,常伴有明显的神经痛。

【病因】

水痘-带状疱疹病毒为本病的致病病原体,侵犯儿童可引起水痘,在成年人及老年人则引起带状疱疹。VZV 与 HSV 有较多的同源性,基本特性与HSV 相似,但只有一个血清型。对 VZV 的研究远少于 HSV,原因是 VZV 在体外难以生长,除猴的动物模型外,尚无其他动物模型。VZV 只能在人胚成纤维细胞中增殖并缓慢地产生局灶性细胞病变,受感染的细胞出现嗜酸性核内包涵体和多核巨细胞。VZV 在儿童无免疫力的情况下初次感染表现为水痘。也可以形成潜伏感染,病毒随神经进入脊神经或脑神经的感觉神经节的神经元中长期潜伏并不引起症状,多年后在某种诱发因素,如感冒、外伤等的激发后病毒活跃增殖,引起神经节炎症,并且在相应神经节分布部位皮肤上形成水疱,引起神经痛。VZV 具有高度传染性,直接接触,特别是吸入可传染。多数 VZV 患者感染后可获得终身免疫,个别免疫功能缺陷者可再发。

机体的免疫功能与发病的严重程度有密切关系,恶性肿瘤、系统性红斑狼疮、大面积烧伤及长期大量使用激素均易诱发带状疱疹。

【临床表现】

本病夏秋季的发病率较高。发病前期,常有低热、乏力症状,发疹部位有疼痛、烧灼感,三叉神经带状疱疹可出现牙痛。本病最常见为胸腹或腰部带状疱疹,约占整个病变的 70%,其次为三叉神经带状疱疹,约占 20%,损害沿三叉神经的 3 支分布。但 60 岁以上的老年人,三叉神经较脊神经更易罹患。

疱疹初起时颜面部皮肤呈不规则或椭圆形红斑,数小时后在红斑上发生水疱,逐渐增多并能合为大疱,严重者可为血疱,有继发感染则为脓疱。数日后,疱浆浑浊,逐渐形成结痂,1~2 周脱痂,遗留色素沉着,遗留的色素可逐渐消退,一般不留瘢痕,损害不超越中线。老年人的病程常为 4~6 周,也有超过 8 周者。

口腔黏膜的损害,疱疹多密集,溃疡面较大,唇、颊、舌、腭的病损也仅限于单侧。第一支除额部外,可累及眼角黏膜,甚至失明;第二支累及唇、腭及颊下部、颧部、眶下皮肤;第三支累及舌、下唇、颊及颏部皮肤。此外,病毒入侵膝状神经节可出现外耳道或鼓膜疱疹,膝状神经节受累同时侵犯面神经的运动和感觉神经纤维时,表现为面瘫、耳痛及外耳道疱疹三联征,称为 Ramsay-Hunt 综合征。

带状疱疹常伴有神经痛,但多在皮肤黏膜病损完全消退后 1 个月内消失,少数患者可持续 1 个月以上,称为带状疱疹后遗神经痛,常见于老年患者,可能存在 6 个月甚至更长。

【诊断及鉴别诊断】

根据有特征的单侧性皮肤-黏膜疱疹,沿神经支分布及剧烈的疼痛,一般易于诊断。应注意与单纯疱疹、疱疹性咽峡炎等鉴别。

【治疗】

1. 抗病毒药物　应尽早应用。阿昔洛韦口服,每次 200mg,每天 5 次,5～10d 为 1 个疗程或 400mg,每天 3 次,5d 为 1 个疗程;伐昔洛韦 1000mg,每天 3 次,7d 为 1 个疗程;泛昔洛韦 500mg,每天 3 次,7d 为 1 个疗程。肾功能减退者需要减量。

2. 镇痛药物　卡马西平,每片 0.1 g,初时每次服半片,逐渐增至每日 3 次,每次 1 片,镇痛效果明显。但应注意白细胞和血小板减少、皮疹及肝肾

功能变化等,房室传导阻滞病史及骨髓抑制病史者禁用。

3. 营养神经药物　维生素 B_1 10mg,每天 3 次,口服;维生素 B_{12} 0.15 mg,肌内注射,每日 1 次。

4. 激素　应用有争议,多认为早期使用可降低炎性反应,减少组织损伤,尤其对防止持久性脑神经麻痹和严重的眼部疾病有积极意义。病程在 7d 内的健康老年患者,每天口服 30mg 泼尼松,疗程 7d。

5. 局部治疗

(1)内黏膜病损:若有糜烂溃疡,可用消毒防腐类药物含漱、涂布,如 0.1％～0.2％氯己定或 0.1％碘苷液涂布。也可以选择中药西瓜霜,锡类散。

(2)口周和颌面部皮肤病损:疱疹或溃破有渗出者,用纱布浸消毒防腐药水湿敷,可减少渗出,促进炎症消退,待无渗出并结痂后可涂少量 3％阿昔洛韦软膏或酞丁胺软膏。

(3)物理疗法:以中波紫外线照射皮损处,促进皮损干涸结痂。红外线或超短波照射患处,有助于缓解疼痛。

第三节　手足口病

手足口病(hand-foot-mouth disease,HFMD)是一种儿童传染病,又名发疹性水疱性口腔炎。该病以手、足和口腔黏膜疱疹或破溃后形成溃疡为主要临床特征。其病原为多种肠道病毒。

【病因】

引起手足口病的病原微生物为小 RNA 病毒科、肠道病毒属的柯萨奇病毒(Coxasckie virus) A 组 16、4、5、7、9、10 型,B 组 2、5、13 型;艾柯病毒 (ECHO viruses)和肠道病毒 71 型(EV71),其中以 Cox Al6 及 EV71 型最为常见,我国主要为前者,但 EV71 感染引起重症病例的比例较大。Cox Al6 多在婴幼儿中流行,而肠道病毒常致较大儿童及成人罹患。少年儿童和成人感染后多不发病,但能够传播病毒。

【流行病学】

本病 1957 年首次报道于新西兰,1958 年分离出柯萨奇病毒,1959 年提出手足口病命名,已先后在数十个国家和地区流行。我国 1981 年首发于上海市,此后,北京、河北、天津等十几个省份均有本病报道。国外流行病学数据显示,手足口病流行的间隔期为 2～3 年。HFMD 的传染源为患者和隐

性感染者。肠道病毒主要经粪-口和(或)呼吸道飞沫传播,亦可经接触患者皮肤、黏膜疱疹液而感染。是否可经水或食物传播尚不明确。

托幼单位是本病的主要流行场所,3 岁以下的幼儿是主要罹患者。HFMD 的流行无明显的地区性。一年四季均可发病,但夏秋季最易流行。

肠道病毒传染性强、隐性感染比例大、传播途径复杂、传播速度快,在短时间内可造成较大范围的流行,疫情控制难度大。自 2008 年 5 月 2 日起,手足口病已纳入丙类传染病管理。

【临床表现】

HFMD 潜伏期为 3～4d,多数无前驱症状而突然发病。常有 1～3d 的持续低热,口腔和咽喉部疼痛,或有上呼吸道感染的特征。皮疹多在第 2 天出现,呈离心性分布,多见于手指、足趾背面及指甲周围,也可见于手掌、足底、会阴及臀部。开始时为玫红色斑丘疹,1d 后形成半透明的小水疱,如不破溃感染,常在 2～4d 吸收干燥,呈深褐色薄痂,脱落后无瘢痕。

口内颊黏膜、软腭、舌缘及唇内侧也有散在的红斑及小疱疹,多与皮疹同时出现,或稍晚 1～2d

出现。口内疱疹极易破溃成糜烂面,上覆灰黄色假膜,周围黏膜充血红肿。患儿常有流涎、拒食、烦躁等症状。本病的整个病程为 5～7d,个别达 10d。一般可自愈,预后良好,并发症少见,但少数患者可复发(据国内调查复发率仅为 3‰)。

少数患者可并发无菌性脑膜炎、脑炎、急性弛缓性麻痹、呼吸道感染和心肌炎等,个别重症患儿病情进展快,易发生死亡。

【诊断和鉴别诊断】

夏秋季多见于托幼单位群体发病;患者多为 3 岁以下幼儿;手、足、口部位的突然发疹起疱,皮肤的水疱不破溃;一般全身症状轻,可自愈。

发病初期(1～3d)采咽拭子、疱液或粪便标本可分离出病毒,疱液中分离病毒诊断最准确。患者血清中特异性 IgM 抗体阳性,或急性期与恢复期血清 IgG 抗体滴度可增高 4 倍以上。此外,患者上述组织标本中可检测到病原核酸。

应与水痘、单纯疱疹性口炎及疱疹性咽峡炎鉴别。水痘是由水痘-带状疱疹病毒初次感染引起的急性传染病,也主要好发于婴幼儿,但以冬春两季多见,以发热及成批出现周身性、向心性分布的红色斑丘疹、疱疹、痂疹为特征,口腔病损少见。疱疹性口炎四季均可发病,一般无皮疹,偶尔在下腹部可出现疱疹。疱疹性咽峡炎为柯萨奇 A4 型病毒引起,其口腔症状与本病相似,但主要发生于软腭及咽周,而且无手足的病变。

【治疗】

1. 对症治疗　由于 HFMD 的症状较轻,预后良好,主要应注意患儿的休息和护理,给予稀粥、米汤、豆奶及适量冷饮,用淡盐水或 0.1%氯己定液漱口,口服维生素 B_1、维生素 B_2、维生素 C。同时也应注意患儿的全身状况,如有神情淡漠、头痛、呕吐等症状,应警惕并发症(心肌炎、脑膜炎)的出现。

2. 抗病毒治疗　口服阿昔洛韦 5～10 mg/(kg·d),每天 3 次;或 20 mg/kg 阿昔洛韦加入 10%葡萄糖溶液 100 ml 静脉滴注,每天 1 次。阿昔洛韦能明显缩短发热及皮损愈合时间,减轻口腔疼痛,且无明显不良反应。小儿口服利巴韦林 10 mg/kg,每天 4 次;或肌内注射 5～10 mg/kg,每天 2 次;不良反应为口渴、白细胞减少等,妊娠早期禁用。利巴韦林目前已不再作为治疗手足口病的首选药物,但因其价格低廉,疗效高,仍适于基层医院推广使用。

3. 中医中药治疗　本病属中医"湿温""时疫"等范畴。病因为湿热疫毒,多因内蕴湿热,外受时邪,留于肺、脾、心三经而成。目前临床上可用口炎颗粒、板蓝根颗粒或抗病毒颗粒(见单纯性疱疹)口服;特别是托幼单位的群体发病情况下用中草药口服,有较好的疗效。

4. 局部用药　主要用于口腔溃疡,如各种糊剂及含片。含思密达、珍珠粉和利多卡因的溃疡糊剂有镇痛和促使溃疡愈合的作用。较大的患儿也可用西瓜霜或华素片含化。

【预防】

及时发现疫情和隔离患者是控制本病的主要措施。托幼单位应注意观察体温、双手和口腔,发现患儿应隔离 1 周,同时注意日用品、食具、玩具和便器的消毒。如发现患儿增多时,要及时向卫生和教育部门报告。根据疫情控制需要,教育和卫生部门可决定采取托幼机构或小学放假措施。

第四节　球菌性口炎

球菌性口炎(coccigenic stomatitis)是急性感染性口炎的一种,临床上以形成假膜损害为特征,故又称为假膜性口炎。

【病因】

主要致病菌有金黄色葡萄球菌、草绿色链球菌、溶血性链球菌、肺炎双球菌等。口腔黏膜球菌感染往往是几种球菌同时致病,引起口腔黏膜的急性损害。

【临床表现】

本病可发生于口腔黏膜任何部位,口腔黏膜充血,局部形成糜烂或溃疡。在溃疡或糜烂的表面覆盖着一层灰白色或黄褐色假膜,假膜特点是较厚微突出黏膜表面,致密而光滑。擦去假膜,可见溢血的糜烂面。周围黏膜充血水肿。患者唾液增多,疼痛明显,有炎性口臭。区域淋巴结增大压痛。有些患者可伴有发热等全身症状。涂片及细菌培养可明确诊断。血象检查白细胞数增高。

【诊断】

球菌性口炎多发生于体弱和抵抗力低下的患者。病损有灰黄色假膜覆盖,假膜致密而光滑,拭去假膜可见溢血的糜烂面。病损周围炎症反应明显,炎性口臭,淋巴结大、压痛,白细胞数增高,体温升高。必要时,可做涂片检查或细菌培养,以确定主要的病原菌。

【治疗】

1. 控制感染　感染程度较严重或伴有全身感染症状者应尽量做细菌学检查和药敏试验,根据药敏试验结果选择具有针对性的抗菌药物。根据不同的感染类型、病情轻重程度、微生物检查结果、宿主的易感性等情况选择用药方式、用药剂量及疗程。

2. 补充维生素　维生素 B_1 10mg、维生素 B_2 5 mg、维生素 C 100 mg,每日 3 次。

3. 中药治疗　可选有清热解毒作用的药物,如银翘散、导赤丹、清胃散和清瘟败毒饮等。若有口渴思饮、心烦便秘、小便黄少等心脾积热症状,可口服口炎宁颗粒剂,每次 1～2 包。

4. 局部治疗　聚维酮碘漱口液含漱 15s,每 6 小时 1 次或 0.2％氯己定漱口液含漱 1min,每 6 小时 1 次。西地碘片 1.5mg,含化,每天 4～6 次,西吡氯铵含片 0.5mg,含化,每天 4～6 次,有抗菌、收敛、镇痛作用。

第五节　口腔念珠菌病

口腔念珠菌病(oral candidosis)是真菌——念珠菌属感染所引起的急性、亚急性或慢性口腔黏膜疾病。近年来,由于抗生素和免疫抑制药在临床上的广泛应用,发生菌群失调或免疫力降低,而使内脏、皮肤、黏膜被真菌感染者日益增多,口腔黏膜念珠菌病的发生率也相应增高。长期慢性口腔念珠菌病还有恶变的可能,应引起重视。口腔念珠菌病中白念珠菌是最主要的病原菌。

【病因】

念珠菌是一种常见的条件致病菌,属于酵母样真菌,有学者译之为假丝酵母菌。迄今为止已发现 200 余种念珠菌。但条件致病性主要有以下几种:白念珠菌、热带念珠菌、白念珠菌类星型变种、克柔念珠菌、近平滑念珠菌、高里念珠菌、季也蒙念珠菌、乳酒念珠菌和 1995 年新发现的都柏林念珠菌等。其中白念珠菌、热带念珠菌致病力最强,引起人类念珠菌病的主要是白念珠菌、热带念珠菌和高里念珠菌,占 60％～80％。近年来报道,念珠菌感染菌种存在变迁趋势,引起念珠菌感染中非白念珠菌增多,且在病灶中可存在多种致病性念珠菌的混合感染。

白念珠菌广泛分布于自然界,土壤、植物、某些水果、奶制品及医院环境。由于念珠菌致病力弱,正常人也可分离出念珠菌而无临床症状和体征,称为带菌。据调查,正常人皮肤、口腔、消化道、阴道均可分离出本菌,其中带菌率以消化道为最高,约50％,其次是阴道和口腔为 20％～30％。念珠菌在口腔的带菌率与分离念珠菌的方法、收集时间和所选人群年龄和健康状况有关,平均约34.4％。有学者认为,每毫升唾液所带菌的念珠菌细胞数为200～500 个时难以用涂片等方法检测出来,可以通过培养检测。国内学者研究,用混合唾液培养＜100cfu/ml,含漱浓缩培养＜300cfu/ml,可作为带菌与感染的参考界限指标,但存在个体等方面的差异。多数念珠菌的感染是其机体所携带念珠菌的内源性感染,也有极少数由于食用大量污染的饮料等食品而造成的急性外源性感染。念珠菌也是医院感染的重要病原菌。

【发病机制和易感因素】

虽然健康人可带有念珠菌,但并不发病,当宿主防御功能降低以后,这种非致病性念珠菌转化为致病性,故念珠菌为条件致病菌。念珠菌引起的感染又称为机会性感染或条件感染。病原体侵入机体后能否致病,取决于其毒力、数量、入侵途径与机体的适应性、机体的抵抗能力及其他相关因素。

1. 念珠菌的毒力　主要集中在对白念珠菌的研究,如念珠菌对宿主黏膜及树脂塑料表面的黏附力、疏水性、芽管形成的能力、菌落的转化现象、产生蛋白酶和磷酸酶这两种水解酶的能力有关。普遍认为,白念珠菌的毒力主要在于侵袭力,其中黏附力和细胞外酶作用较肯定,而菌丝形成、抗吞噬作用等也可能增强其侵袭力。

2. 宿主的防御能力和易感因素　目前认为,宿主因素在念珠菌病发病中起着重要作用,以往也曾称念珠菌病是"有病者病"。如艾滋病患者多伴有念珠菌感染。大手术后、放疗后、口干综合征患者更易患念珠菌病。

(1)口腔菌丛的明显变化和唾液质及量的变化:在人类口腔中存在细菌和真菌,并常保持共生状态。抗生素使用不当可引起菌群失调,促进念珠菌的繁殖,使念珠菌带菌率增加,内源性感染的机会也随之增加。长期大量应用广谱抗生素,一方面可以使一些产生抗念珠菌物质的革兰阴性菌被抑制，真菌得以加快繁殖；另一方面，抗生素可增加白念珠菌的毒性。另外，抗生素对机体有毒性作用，可造成器官组织的损害，如造血功能和肾功能下降等，使机体抵抗力减低，也有利于念珠菌的感染。多见于长期大剂量广谱抗生素的应用，特别是口腔局部抗生素含漱或雾化吸入治疗等。口干（放射治疗后或干燥综合征）患者也有口腔菌丛的变化及唾液量的改变。唾液减少，唾液的机械冲洗和唾液中的抗菌成分，如唾液特异免疫球蛋白、溶菌酶、乳铁蛋白、富组蛋白等难以发挥作用而易使念珠菌在口腔黏膜黏附而致病。口腔卫生不良者唾液黏稠度增高、菌群的变化也是易感因素之一。

（2）慢性局部刺激及机械屏障的破坏：如不合适的义齿或正畸矫正器的局部创伤造成机械屏障的破坏，念珠菌容易黏附其表面，且念珠菌对丙烯酸树脂基托有较强的亲和力。完整的正常皮肤对念珠菌的侵袭起着屏障作用，但当皮肤受潮或发生浸渍时则易引起感染。如全口无牙患者口角常形成黏膜皱褶，这些皱褶长期浸渍于唾液中，因而破坏了黏膜对念珠菌侵袭的屏障作用，从而导致念珠菌口角炎的发生。体外实验研究表明，唾液获得性膜具有影响白念珠菌对固体表面黏附的功能。糜烂型扁平苔藓等其他口腔黏膜病造成口腔黏膜完整性破坏，也容易继发念珠菌感染。

（3）使用激素等免疫抑制治疗：应用激素、免疫抑制药、化学治疗和放射治疗可抑制炎症反应，降低吞噬功能。机体的细胞免疫及体液免疫功能下降，导致机体抗感染能力下降而引起感染。激素主要是增加对念珠菌的易感性，而不直接促使念珠菌生长。因此，长期口服或口腔局部应用（如雾化吸入）激素患者易感口腔念珠菌病。

（4）免疫缺陷：吞噬细胞的吞噬、杀菌作用和多种体液因子的非特异免疫，T、B淋巴细胞参与的特异性的体液和细胞免疫功能，特别是细胞免疫功能，在对抗念珠菌感染中起着主要作用。

（5）吸收和营养代谢障碍：血清中铁代谢异常是念珠菌感染的重要因素。因为念珠菌在代谢过程中需要游离铁离子，低浓度不饱和的转铁蛋白或高浓度的血清铁均与念珠菌感染有关。而血清中锌离子缺乏可助长念珠菌菌丝形成。

（6）其他：如血清抑制因子是存在于正常人血清中对抗念珠菌的一种非抗体调理素，能使念珠菌聚集，易被吞噬细胞杀灭。这种因子在新生儿体内就存在，但较母体为低，6～12 个月可达成人水平，6 个月龄前，特别是未满月的婴儿，最易罹患。而肝病、糖尿病、肿瘤及白血病患者中，抑制因子下降，从而促使念珠菌感染的发生。

3. 念珠菌感染与口腔白斑病的关系　有关白念珠菌感染与口腔白斑病的因果关系目前尚存在争议，但多数学者认为，白念珠菌感染在形成口腔白斑病中起着原发性的作用。

【临床表现】

1. 口腔念珠菌病分型　口腔念珠菌病分型尚不统一，可按病损特征及病变部位等分型，目前普遍采用 Lehner（1966）提出的分型标准，即将口腔念珠菌病分为假膜型、萎缩型、增殖型念珠菌病及念珠菌感染有关的疾病，如正中菱形舌炎、念珠菌唇炎等。

（1）急性假膜型（鹅口疮）：急性假膜型念珠菌口炎，可发生于任何年龄的人，但以新生婴儿最多见，发生率为 4%，又称新生儿鹅口疮或鹅口疮病。病程为急性或亚急性。病损可发生于口腔黏膜的任何部位。新生儿鹅口疮多在出生后 2～8d 发生，好发部位为颊、舌、软腭及唇。损害区黏膜充血，有散在的色白如雪的柔软小斑点，如针尖大小，不久即相互融合为白色或蓝白色丝绒状斑片，并可继续扩大蔓延至扁桃体、咽部、牙龈。早期黏膜充血较明显，故呈鲜红色与雪白的对比。而陈旧的病损黏膜充血减退，白色斑片带淡黄色。斑片附着十分紧密，稍用力可擦掉，暴露红的黏膜糜烂面及轻度出血。患儿烦躁不安、啼哭、哺乳困难，有时有轻度发热，全身反应一般较轻；但少数病例，可能蔓延到食管和支气管，引起念珠菌性食管炎或肺念珠菌病。少数患者还可并发幼儿泛发性皮肤念珠菌病、慢性黏膜皮肤念珠菌病。

（2）急性萎缩型（红斑型）：急性萎缩型念珠菌性口炎多见于成人，常由于广谱抗生素长期应用而致，且大多数患者原患有消耗性疾病，如白血病、营养不良、内分泌紊乱、肿瘤化学治疗后等。某些皮肤病，如系统性红斑狼疮、银屑病、天疱疮等，在大量应用青霉素、链霉素的过程中，也可发生念珠菌性口炎，因此，本型又被称为抗生素口炎。应当注意的是，这种成人急性念珠菌性口炎以舌黏膜多见，两颊、上腭、口角、唇等部位亦可发生。可有假膜，并伴有口角炎，但主要表现为黏膜充血、糜烂及舌背乳头呈团块萎缩，周围舌苔增厚。患者常首先有味觉异常或味觉丧失，口腔干燥，黏膜灼痛。

(3)慢性肥厚型（增殖型）：慢性肥厚型念珠菌口炎又称念珠菌白斑，可见于颊黏膜、舌背及腭部。由于菌丝深入到黏膜或皮肤的内部，引起角化不全、棘层肥厚、上皮增生、微脓肿形成以及固有层乳头的炎细胞浸润，而表层的假膜与上皮层附着紧密，不易剥脱。组织学检查，可见到轻度到中度的上皮不典型增生，有人认为，念珠菌白斑病有高于4%的恶变率，特别是高龄患者应提高警惕，争取早期活检，以明确诊断。

本型的颊黏膜病损，常对称地位于口角内侧三角区，呈结节状或颗粒状增生，或为固着紧密的白色角化斑块，类似一般黏膜白斑。腭部病损可由义齿性口炎发展而来，黏膜呈乳头状或结节状增生；舌背病损，可表现为丝状乳头增殖。肥厚型念珠菌口炎，可作为慢性黏膜皮肤念珠菌疾病症状的一个组成部分，也可见于免疫不全综合征和内分泌功能低下的患者。

(4)慢性萎缩型（红斑型）：慢性萎缩型念珠菌口炎又称义齿性口炎，多发生于戴义齿的患者。损害部位常在上颌义齿腭侧面接触之腭、龈黏膜，多见于女性患者。临床表现为义齿承托区黏膜广泛发红，形成鲜红色弥散红斑。在红斑表面可有颗粒增生。舌背乳头可萎缩，舌质红。

2. 与念珠菌感染有关的疾病

(1)念珠菌性唇炎：可伴有口角炎。患者自诉口干、灼痛及刺激痛。病程数月至数年。念珠菌感染引起的慢性唇炎，多发于高龄患者。一般发生于下唇，可同时有念珠菌口炎或口角炎。

(2)念珠菌口角炎：本病的特征是常为双侧罹患，口角区的皮肤与黏膜发生皲裂，邻近的皮肤与黏膜充血，皲裂处常有糜烂和渗出物，或结有薄痂，张口时疼痛或溢血。此种以湿白糜烂为特征的真菌性口角炎，应与维生素 B_2 缺乏症或细菌口角炎区别，前者同时并发舌炎、唇炎、阴囊炎或外阴炎，后者多单发于一侧口角，细菌培养阳性（以链球菌为主）；而念珠菌口角炎多发生于儿童、身体衰弱患者和血液病患者。年长患者的口角炎多与咬合垂直距离缩短有关，口角区皮肤发生塌陷呈沟槽状，导致唾液由口角溢入沟内，故常呈潮湿状态，有利于真菌生长繁殖。儿童在寒冷干燥的冬季，因口唇干裂继发的念珠菌感染的口角炎也较常见。

【诊断】

明确诊断口腔念珠菌病，除依靠病史和临床表现外，还需要实验室检查证实损害组织中存在病原菌。念珠菌实验室检测方法包括涂片法、分离培养、组织病理学检查、免疫学和基因诊断等。一般来说，临床上常用的方法是前3种。

1. 涂片法 只能发现真菌而不能确定菌种，对于口腔黏膜干燥的患者阳性率也较低。

(1)直接涂片：取口腔黏膜区假膜、脱落上皮等标本，涂一薄层于载玻片上，滴入 10%KOH 溶液，微加热以溶解角质。光镜观察，可见折光性强的芽生孢子和假菌丝，从而在数分钟内提供念珠菌感染的证据。

(2)革兰染色：用棉签或竹片刮取损害组织后趁湿润时固定，常规革兰染色呈阳性。

(3)PAS 染色：标本干燥后用 PAS 染色，芽孢呈红色，假菌丝较蓝，较便于观察。

2. 培养法 将标本接种于沙氏培养基，经 3～4d 后，形成乳白色圆形突起的菌落。若接种在玉米琼脂培养基上，则菌落发育更旺盛，中心隆起。镜检若查见厚壁孢子，可确诊为白念珠菌。

(1)棉拭子法：用棉拭子在病损区取材。

(2)唾液培养法：收集非刺激性唾液 1～2ml 接种。

(3)含漱液浓缩法：取 10ml 灭菌磷酸盐缓冲液充分含漱 1min，离心后弃上清，取 1ml 接种。

(4)纸片法：应用选择性培养基与化学指示剂吸附于混合纤维素酯微孔滤膜印制的圆片，取刮片标本接种其上，37℃培养 24h，可出现棕黑色菌落。

3. 免疫法 用间接免疫荧光法测定血清和非刺激性混合唾液的抗念珠菌荧光抗体。因存在较强的免疫交叉反应性，故假阳性率（误检率）较高。

4. 活检法 对于慢性或肥厚性损害可进行活检，将组织切片用 PAS 染色，镜下可见增生的口腔黏膜上皮细胞间有芽生孢子和菌丝。

5. 基因诊断 近年来，分子水平的研究使得对念珠菌的认识突破了表型鉴定的局限，应用基因分型方法对念珠菌进行种间鉴别和种内分型，为临床诊断和流行病学研究提供了更能反映物种本质的工具。

【治疗】

口腔念珠菌病以局部治疗为主，但严重病例及慢性念珠菌感染常需辅以全身治疗才能奏效。

1. 局部药物治疗

(1)碳酸氢钠溶液：浓度为 2%～4% 用于哺乳前后洗涤口腔，以消除能分解产酸的残留凝乳或糖类，使口腔成为碱性环境，可阻止白色念珠菌的生长和繁殖。轻症患儿不用其他药物,病变在 2～3d 内即可消失,但仍需继续用药数日,以预防复发。也可用本药在哺乳前后洗净乳头,以免交叉感染或重复感染。

(2)甲紫水溶液:口腔黏膜以用 0.5% 浓度为宜,每日涂搽 3 次,以治疗婴幼儿鹅口疮和口角炎。

(3)氯己定:0.12% 溶液或 1% 凝胶局部涂布、冲洗或含漱,也可与制霉菌素配伍成软膏或霜剂,其中亦可加入适量去炎舒松,以治疗口角炎、义齿性口炎等(可将霜剂涂于基托组织面戴入口中)。以氯己定液与碳酸氢钠液交替含漱,可消除白念珠菌的协同致病菌——某些革兰阴性菌。

2. 抗真菌药物治疗

(1)制霉菌素:局部可用 5 万～10 万 U/ml 的水混悬液涂布,每 2～3h1 次,涂布后可咽下。也可用含漱剂漱口,或制成含片、乳剂等。儿童(1－2 岁)口服 10 万 U/次,每日 3 次;成人口服每次 50 万～100 万 U,每日 3 次。

(2)咪康唑:散剂可用于口腔黏膜,霜剂适用于舌炎及口角炎,疗程一般为 10d。

(3)氟康唑:为新型广谱高效抗真菌药。成年人首剂 200mg/d,以后每日 1 次,每次 100mg,疗程为 10～14d。

(4)伊曲康唑:对氟康唑耐药的感染可以选用伊曲康唑治疗,100mg/d,疗程为 10～14d。

3. 综合性治疗　除用抗真菌药物外,对身体衰弱,有免疫缺陷病或与之有关的全身疾病及慢性念珠菌感染的患者,常需辅以增强机体免疫力的综合治疗措施,如注射转移因子、胸腺素、脂多糖等,补充铁剂、维生素等。

4. 手术治疗　对于念珠菌白斑中的轻度、中度上皮异常增生,经以上药物治疗后(疗程可达 3～6 个月),可能逆转或消失。对于此种癌前损害,在治疗期间应严格观察白斑的变化,定期复查,若治疗效果不明显或患者不能耐受药物治疗,应考虑手术切除。

【预防】

1. 避免产房交叉感染,分娩时应注意会阴、产道、接生人员双手及所有接生用具的消毒。

2. 经常用温开水拭洗婴儿口腔,哺乳用具煮沸消毒,并应保持干燥,产妇乳头在哺乳前,最好用 1/5000 盐酸氯己定溶液清洗,再用冷开水拭净。

3. 儿童在冬季宜防护口唇干裂,改正舔唇吮舌的不良习惯。

4. 长期使用抗生素和免疫抑制药的患者,或患慢性消耗性疾病的患者,均应警惕念珠菌感染的发生,特别要注意容易被忽略的深部(内脏)白念珠菌并发症的发生。

(孙　正)

■ 参考文献

[1]　陈谦明.口腔黏膜病学.4 版.北京:人民卫生出版社,2012.

[2]　Greenberg MS,Glick M.Burket's Oral medicine:diagnosis and treatment.

11th ed. Hamilton, Ont.:B. C. Decker Inc,2008.

[3]　张学军.皮肤性病学.8 版.北京:人民卫生出版社,2013.

[4]　卫生部.手足口病预防控制指南(2008 年版).北京:2008.

第15章

口腔黏膜超敏反应性疾病

第一节　药物过敏性口炎

药物过敏性口炎是指药物通过口服、注射、局部使用等不同途径进入人体后,使过敏体质者发生的一种超敏反应,可引起黏膜和(或)皮肤损害,常表现为单个或多个大小不等的水疱,水疱破溃后形成糜烂或溃疡,表面有黄白色渗出物,严重者可出现机体多系统损害,甚至危及生命。

【发病因素】

过敏体质者因使用药物引起超敏反应而发病。

1. 药物过敏性口炎多为Ⅰ型超敏反应。有些药物本身为完全抗原,如血清、狂犬疫苗等,但大多数药物为小分子化合物,属于半抗原,进入机体后需与体内的蛋白质载体结合形成全抗原,导致抗体产生,诱发超敏反应。但有时诱发超敏反应的并不是药物本身,而是药物的降解产物或代谢产物或药物中所含的杂质成分。

2. 易引起药物过敏性口炎的药物主要包括解热镇痛类药物,如阿司匹林、非那西丁等;磺胺类药物,特别是长效磺胺类药物;抗生素类药物,如青霉素等。此外,还有别嘌醇及卡马西平,前者为抗痛风药物,后者为治疗三叉神经痛及癫痫的药物,这两种药物所致的超敏反应近年来呈不断上升的趋势,因此,在临床应用中应给予重视。

3. 有些药物在光波作用下可以发生化学结构的改变,从而具有致敏性,称为光敏感性反应,如四环素类药物、磺胺类药物等。

4. 药物之间或药物与自然物质之间在结构上存在的相似之处,可能引发交叉超敏反应,如磺胺和普鲁卡因都含有相同结构"苯胺",因此,易发生交叉超敏反应。

5. 维生素类、中草药等所谓的"安全"药物,也有致敏的可能,如葛根、云南白药等均有致敏报道。

【临床特征】

1. 超敏反应的发生时间　初次用药后要经过一定时间的潜伏期(4～20d)才会发生超敏反应,但如果反复发作,潜伏期会逐渐缩短,甚至数小时、数分钟后即可发病。

2. 口腔损害特点　口腔损害常先于皮肤损害发生,好发部位是口腔前份,如唇、颊、舌等,有时也可累及上腭。初期患者常自觉灼烧样疼痛不适,随即出现黏膜充血水肿,继之可出现大小不等的水疱并很快破溃,形成外形不规则的较大面积的糜烂或溃疡面,表面渗出物较多,常形成灰黄或灰白色假膜,口内往往不易看到完整的水疱。发生于舌部的病损会使舌运动受限,进食困难;发生于软腭的病损常出现吞咽困难;发生于唇部的病损,因出血明显常形成较大的黑紫色血痂。患者自觉张口受限,疼痛,唾液增多,可有局部淋巴结的肿大及压痛。

3. 皮肤损害特点　皮肤损害好发于口唇周围、颜面部、手足以及躯干等部位,患者初期自觉局部瘙痒不适,继而出现各种损害,如红斑、丘疹、水疱、紫癜等,病损出现瘙痒不适。

4. 严重病例特点　有的较严重病例可出现眼部、外阴黏膜等其他体窍黏膜病损,如眼部出现结合膜炎、外阴出现红斑、糜烂损害等。重型药物过敏反应可发生广泛性的大疱,波及全身体窍黏膜及内脏,称为中毒性表皮坏死松解症。一般发病较急,有较重的全身症状,患者初期常自觉疲倦,可有咽痛、头痛、肌肉酸痛、恶心呕吐、腹痛腹泻及高热(39～40℃)等症状,严重者可出现休克昏迷。皮肤可出现广泛性的红斑、水疱,水疱相互融合可形成大面积病损,破溃后形成糜烂面;各体窍黏膜,包括口腔、眼部、外阴部、尿道、肛门等部位均可出现水疱、糜烂;内脏黏膜,如食管、气管等部位受累者常出现严重的继发感染、肝肾功能障碍、电解质紊乱或内脏出血等并发症而引起死亡。

5. **固定性药疹** 当反复发生超敏反应时,如果皮肤损害总在同一部位、以同一形式发生,则称为固定性药疹。以唇部及口周皮肤多见,再次发作时,除原固定部位病损,也可同时在其他部位出现新病损。病损常于停用致敏药物1周左右消退,多遗留色素沉着。

6. **组织病理学特点** 多为急性炎症反应,上皮细胞内及细胞间水肿或有水疱形成,结缔组织水肿,炎细胞浸润。早期嗜酸性粒细胞较多,后期中性粒细胞增多,血管扩张较明显。

【诊断】

1. 发病较急,发病前有较明确的用药史,且用药时间和发病时间的潜伏期吻合,用药和发病有因果关系。

2. 口腔黏膜出现水疱、糜烂,皮肤可出现红斑、丘疹、水疱等,眼部或外阴等体窍黏膜亦可同时出现损害。

3. 停用可疑致敏药物后,病损较快愈合。

4. 反复发作的病例有较为固定的皮损位置。

5. 斑贴试验有助于明确致敏药物,嗜碱粒细胞脱颗粒试验、淋巴细胞转化试验等辅助检查有助于明确诊断。

【鉴别诊断】

1. **药物过敏性口炎与疱疹性龈口炎鉴别要点**

(1)前者多有用药史,后者多有感冒、发热史。

(2)前者口内病损面积较大,形状不规则,但较少累及牙龈,后者病损为成簇的小水疱,破溃后融合形成大小不等的溃疡,多伴牙龈红肿。

(3)前者皮损多累及四肢、躯干等,后者仅累及口周皮肤。

(4)前者复发与再用药有关,后者复发多与机体抵抗力下降有关。

2. **药物过敏性口炎与寻常型天疱疮鉴别要点**

(1)前者多可追溯到明确的用药史,后者是一种自身免疫性大疱性疾病,发病原因不明。

(2)前者为急性发病,后者为慢性病程。

(3)前者口腔损害炎症反应较重,渗出较多,后者一般炎症反应较轻微。

(4)前者皮肤损害多为红斑或在红斑基础上的

水疱,后者是在外观正常的皮肤上出现薄壁大疱。

(5)前者无特异性的病理学改变,往往只表现为急性炎症反应,后者具有棘层松解或上皮内疱的特征性病理表现。

3. **药物过敏性口炎与黏膜创伤性血疱鉴别要点**

(1)前者多有用药史,后者有口腔黏膜创伤史。

(2)前者疱内容物为透明液体,后者为血液。

(3)前者多伴皮损,后者无。

(4)前者有的全身反应较重,后者多无全身反应。

【治疗原则】

1. 停用可疑药物,避免接触类似药物。

2. 多饮水或输液以加速致敏药物的排除。

3. 全身抗过敏治疗,结合局部对症治疗,注意保持病损部位的清洁,预防继发感染。

4. 用药力求简单,以免再次导致过敏。

5. 出现皮肤、眼部等其他部位损害者,应及时转入相应专科治疗。

【治疗要点】

1. 首先应尽量帮助患者寻找出并立即停用可疑致敏药物,同时停用可能与该可疑致敏药物存在类似结构的药物,防止药物交叉过敏反应的发生。向患者交代今后禁用此类药物及慎用各种药物。

2. 全身抗过敏治疗

(1)抗组胺药物:该类药物可抑制炎症活性介质的释放,降低机体对组胺的反应,减少各种超敏反应症状。常用的抗组胺药物包括氯雷他定,口服,成人,10 mg/d;氯苯那敏,口服,成人,12~24 mg/d,分3次服用;西替利嗪,口服,成人,10 mg/d;非索非那丁,成人,120 mg/d。部分抗组胺药物应用时可能出现嗜睡、眩晕、头痛、口干等不良反应,可在停药后消失。

(2)糖皮质激素类药物:该类药物可减少免疫活性物质的形成及释放,从而减轻过敏反应的充血、水肿、渗出等症状,对各型超敏反应都有不同程度的疗效。该类药物的使用应视病情轻重而定,多短期使用。病情较重者,可给予氢化可的松100~200 mg加入5%~10%的葡萄糖溶液1000~2000 ml中静脉滴注,每日1次,用药3~5 d,待病情控制后可改口服泼尼松;病情较轻者,可给予泼尼松15~30 mg/d,一般用药1周后病情可缓解。该类药物有较大的毒性不良反应,如诱发消化道溃疡、高血压、高血糖、骨质疏松等,长期用药应注意其不良反应。

(3)肾上腺素:该类药物可激活腺苷酸环化酶,促进环磷酸腺苷增加,并可抑制多种致敏活性物质的释放,从而减轻过敏反应引起的充血、水肿、渗出等反应,还可缓解平滑肌痉挛。若病情特别严重时,应立即给予0.25~0.5mg肾上腺素皮下注射,或使用异丙肾上腺素0.2~0.4mg加入5%葡萄糖溶液500ml中静脉滴注。但有心血管疾病、甲状腺功能亢进症及糖尿病患者禁用此类药物。

3.全身支持治疗。10%葡萄糖酸钙加维生素C静脉注射可增加血管致密性,减少渗出,减轻炎症反应。症状严重者,尤其是中毒性表皮坏死松解症患者,因体内蛋白质、水分及其他营养物质会大量丢失,故应注意补充蛋白质及维生素,保持水、电解质平衡。

4.局部对症治疗。局部对症治疗的目的是消炎、镇痛、促进愈合、防止继发感染。用0.02%氯己定溶液含漱及唇部湿敷,局部涂抹金霉素倍他米松糊剂、地塞米松糊剂、曲安奈德口腔软膏等,或冰硼散等具有消炎、防腐、镇痛、促愈合作用的散剂;皮肤病损可局部涂抹炉甘石洗剂、氟氢可的松霜等。

5.应急情况的处理。出现呼吸困难时应立即皮下注射肾上腺素,必要时行气管切开。心跳呼吸骤停时,可予左心室内注射0.1%肾上腺素1ml,并进行心肺复苏。

6.特异性脱敏治疗。用已确定的过敏药物的变应原的浸出液,经小剂量多次接触患者机体,逐渐增加机体的特异性免疫球蛋白封闭性抗体,主要是IgG,封闭抗体与变应原结合使之被清除,从而提高机体对致敏原的耐受能力,防止再发病。

【预后及转归】

1.对于大多数病例,如果及时停用可疑药物,辅以适当的全身及局部治疗,预后良好。

2.少数重症患者预后较差,应予积极治疗,若抢救不及时,可能危及生命。

第二节 过敏性接触性口炎

过敏性接触性口炎是指超敏体质者的口腔黏膜直接接触一般无毒害物后所引起的局部组织超敏反应,其表现为口腔黏膜的炎症性病损。它不包括由强酸、强碱、高温或强刺激性食物等直接刺激所造成的黏膜损伤。

由于口腔黏膜对外来侵袭因素的抵抗力相对较强,所以,过敏性接触性口炎并不多见,但随着食品及其添加剂种类不断增多,口腔护理用品、牙科材料及治疗药物的多样化发展,该病发病率呈上升趋势。

【发病因素】

1.过敏性接触性口炎多为迟发型超敏反应,即IV型超敏反应,但临床中多为混合型(仍以IV型超敏反应为主)。接触物本身并不具有刺激性,仅超敏体质者与其接触后发生超敏反应,在接触部位出现炎症性病损。

2.常见的致敏物质包括义齿修复材料中的甲基丙烯酸甲酯、自凝塑料中的未聚合单体、牙科充填材料中的银汞合金充填物、正畸治疗中所用橡皮圈、咬合垫、金属弓丝等,还有唇膏、牙膏、口香糖、某些食物以及抗生素软膏等。

3.致敏物质多数为半抗原,作用于超敏体质患者后,这些半抗原与上皮细胞膜的载体蛋白及上皮内的抗原递呈细胞表面抗原结合,形成完全抗原后作用于机体,可使T淋巴细胞致敏并大量增殖。当再次接触相同过敏原后,致敏的T淋巴细胞就会分化增殖,直接杀伤靶细胞或释放淋巴因子,引起以单核细胞浸润和细胞变性坏死为主的局部超敏反应性炎症。

【临床特征】

1.超敏反应的发生时间一般发病较迟缓,多在接触致敏物质后7~10d才出现病理反应,故称迟发型超敏反应,再次接触致敏物质后潜伏期可缩短至48~72h。

2.口腔损害特点。病损主要位于与致敏物质直接接触的部位,但也可向周缘扩展,其邻近组织也可累及。发病初期口腔黏膜出现轻度充血,患者可自觉轻度灼痛;较严重者可在接触部位发生水疱,水疱很快破溃后形成糜烂面,患者疼痛加剧。不同致敏原所致的口腔损害表现可能不同。

(1)修复材料引起的损害常表现为与义齿基托相接触的口腔黏膜充血,也可形成水疱,水疱破溃后遗留糜烂面,患者可有较明显的灼烧刺痛感。

(2)银汞合金等充填材料引起的损害多表现为与充填物对应的口腔黏膜充血,可出现白色条纹状病变,因此,称为苔藓样反应。患者有轻度烧灼不适感,水疱、糜烂较少见。

（3）由唇膏或纹唇所致的超敏反应多见于青年女性,唇红部出现红肿、糜烂、结痂,患者自觉瘙痒感明显。出血明显时可见紫色痂壳,如有继发感染,则有脓性分泌物及痂壳,患者常自觉疼痛较明显,唇运动受限。

（4）局部应用抗生素等药物制剂引起的过敏反应多为在用药部位出现充血、肿胀、水疱、糜烂,患者自觉明显瘙痒不适。

3. 组织病理学特点。表现为急性炎症性改变,可见上皮细胞内及细胞间水肿,血管扩张充血,炎细胞浸润,苔藓样变病损可见部分上皮细胞颗粒层增生,表层轻度角化。

【诊断】

1. 有较明确的局部接触异物或特殊食物或药物等过敏原史。

2. 口腔黏膜的病损范围与致敏物涉及范围相一致或略向四周延伸扩展。

3. 口腔黏膜的病损特点为与致敏物接触的黏膜出现充血、水疱及糜烂。

4. 一旦去除致敏物,损害可自行缓慢愈合。

5. 斑贴试验、放射性过敏原吸附试验等辅助检查也有助于确诊。

【鉴别诊断】

1. 义齿所致过敏性接触性口炎与义齿性口炎鉴别要点

（1）前者为过敏性疾病,后者为念珠菌所致感染性疾病。

（2）前者多为急性发作,病程较短,后者呈慢性病程,病程较长。

（3）前者在与义齿直接接触的口腔黏膜均可累及,后者好发于上腭及牙龈。

（4）前者损害特点为黏膜红肿、起疱、糜烂,后者多为黏膜萎缩、充血,部分病例可出现可拭掉的白色假膜。

2. 银汞合金充填体所致苔藓样反应与口腔扁平苔藓鉴别要点

（1）前者为过敏性疾病,后者病因不明确,与免疫、精神、内分泌、系统性疾病等多种致病因素相关。

（2）前者多为急性发作,病程较短,后者呈慢性病程,病情常迁延反复。

（3）前者累及与充填物直接接触的黏膜或略向周缘扩展,后者可发生于口腔黏膜的任何部位,以颊、舌部最为多见,常对称发生,也可累及皮肤及甲床。

（4）前者在去除局部银汞合金充填体后可逐渐消退,后者需进行综合治疗,疗程一般较长。

【治疗原则】

1. 积极寻找可疑致敏物,立即停用或去除可疑致敏物。

2. 如致敏物不明确,可实行"诊断性治疗",即去除可疑致敏物质,密切观察病损愈合情况。

3. 以局部用药为主,消炎镇痛,促进病损愈合,严重者可辅以全身用药。

4. 用药力求简单无刺激,以免引发新的过敏反应。

【治疗要点】

1. 首先应找出并立即停用可疑致敏物质。如为义齿修复材料或牙科充填材料应及时去除并更换;如为可疑局部药物或唇膏等化妆品,应及时停用。并向患者交代今后尽量减少接触此类致敏物质。

2. 局部药物治疗。局部治疗以对症治疗,预防继发感染为主。病损区域可用 0.02% 氯己定等做唇部湿敷或含漱;疼痛明显者可用苯佐卡因凝胶、利多卡因凝胶涂搽于局部;局部病损处可涂抹消炎、防腐类药物制剂,如金霉素倍他米松糊剂、曲安奈德口腔软膏、中药养阴生肌散等。局部使用的药物应注意避免使用易致敏药物。

3. 全身药物治疗。病情较重可辅以全身药物治疗,过敏性接触性口炎患者应尽量减少全身药物的使用,以避免接触新的过敏原加重过敏反应。但若患者病情较重,可酌情选用全身用药。可小剂量、短疗程服用抗组胺药物或糖皮质激素。

4. 用药应力求简单且无刺激性,防止诱发新的超敏反应。

【预后及转归】

1. 本病预后良好,去除可疑致敏物后超敏反应可缓慢消除。

2. 若为超敏体质者,应尽量避免接触易致敏物质,如唇膏、自凝塑料义齿、银汞合金充填材料等,若反复接触,则可能复发。

第三节 血管神经性水肿

血管神经性水肿为一种急性局部超敏反应型的黏膜皮肤水肿,属于Ⅰ型超敏反应性疾病,其主要特点为疏松的结缔组织部位突然发生的局限性水肿,发作和消退均较迅速,若反复发作或持续时间较长则可转变为慢性。如肿胀发生在舌、腭部则可导致口腔功能障碍,如肿胀发生在会厌处会影响呼吸甚至导致窒息。

遗传性的血管神经性水肿是由于杂合的C1-INH缺陷导致常染色体显性遗传,发生率为1:50 000,无种族和性别差异。获得性的血管神经性水肿,近年来随着血管紧张素转化酶抑制药的广泛应用而日益增多,平均发病率可达0.3%。

【发病因素】

1. 食物因素 包括鱼、虾、蟹、蛋奶类,某些食物添加剂及保存剂等。

2. 药物因素 血管紧张素转化酶抑制药、磺胺类、青霉素、血清制品等。

3. 感染因素 细菌病灶、上呼吸道病毒感染、真菌、肠道寄生虫感染等。

4. 精神因素 精神压力较大、情绪激动等。

5. 物理因素 日照、外伤、压迫、寒冷等刺激。

6. 遗传因素 家族性遗传,被认为是常染色体显性遗传疾病。

血管神经性水肿属于Ⅰ型超敏反应,当抗原或半抗原进入机体后作用于浆细胞,产生IgE,与肥大细胞表面的特异性受体相结合,当第二次接触到相同抗原时,肥大细胞脱颗粒,释放出大量的组胺、缓激肽、5-羟色胺、慢反应物质等生物活性物质,引起小血管及毛细血管扩张及通透性增加,大量液体突然从血管渗透到疏松的组织中,故使组织迅速肿胀。此外,某些组胺释放剂类药物,如阿司匹林、多黏菌素B、放射造影剂等均可引起效应途径的非免疫活化,导致血管神经性水肿的发生。

【临床特征】

1. 突发局限性肿胀,症状持续数小时至数天。

2. 口腔损害特点。好发于头面部疏松结缔组织处,以上唇最为多见,上唇肥厚,有瓦楞状沟,色泽淡红,如为深部组织水肿则色泽正常。扪肿胀区有弹性,无压痛及波动感。症状体征可在数小时或1~2d消退,不遗留痕迹,但易复发。

3. 全身症状。一般无全身症状,少数患者可

出现会厌处水肿,导致呼吸困难甚至窒息。

4. 慢性血管神经性水肿常在接触变应原十数小时后发病,多表现为同一部位反复发作的水肿,临床表现与急性血管神经性水肿相似,但症状持续时间较长。

【诊断】

1. 急性发病。

2. 好发部位为头面部疏松结缔组织处,上唇多见。

3. 局限性水肿,界线不清,扪之质韧有弹性,无波动感。

4. 病变消失迅速,可反复发作。

5. 部分患者可能存在近期食物或药物过敏史。

6. 组织病理检查见深层结缔组织毛细血管扩张充血,伴少量淋巴细胞、单核细胞及巨噬细胞浸润,但中性粒细胞较少见。

【鉴别诊断】

血管神经性水肿与颌面部蜂窝织炎相鉴别:

(1)前者为过敏性疾病,后者病因多为牙源性细菌感染或其他口腔感染病灶。

(2)前者发病突然、迅速,后者较缓慢。

(3)前者病损区无压痛,无波动感,后者病损区红、肿、热、痛,压痛明显可伴有波动感。

(4)前者的肿胀可自行消退,后者不治疗不会自行消退,晚期可出现溢脓,需给予抗感染治疗。

【治疗原则】

1. 寻找并及时隔离变应原,消除症状,防止复发。

2. 症状轻微者,仅观察,可不予药物治疗。

3. 症状严重者局部对症治疗,全身抗过敏、抗感染治疗。

4. 呼吸困难者需行积极的抢救。

【治疗】

1. 全身药物治疗

(1)抗组胺类药:氯雷他定,口服,成人,10 mg/d;西替利嗪,口服,成人,10 mg/d;非索非那丁,成人,120 mg/d。

(2)糖皮质激素:轻者给予泼尼松15~30 mg/d;重者给予氢化可的松100~200mg加入5%~10%葡萄糖溶液1000~2000ml中静脉滴注,病情缓解后停药。

(3)10％葡萄糖酸钙加维生素C静脉注射可增加血管致密性,减少渗出,减轻炎症反应。

(4)抗休克的血管活性药物:症状严重者可皮下注射0.1％肾上腺素0.25～0.5ml,视病情可重复注射,心血管疾病患者慎用。

2. 局部药物治疗 可选用注射药,如泼尼松龙注射液、曲安奈德注射液、复方倍他米松注射液等。还有软膏药,如曲安西龙软膏、氟轻松软膏等。

【预后及转归】

1. 本病预后良好。

2. 如致敏因素未消除,可反复发作。

3. 若肿胀反复在舌、软腭部发生,可导致口腔功能障碍,若伴发会厌部肿胀则有窒息危险,需及时行抢救。

第四节 多形性红斑

多形性红斑是发生在黏膜、皮肤的一种原因不明的急性渗出性炎症性疾病。发病急,具有自限性和复发性,以黏膜大面积糜烂和皮肤多形红斑损害为其特点。因其糜烂表面往往有大量纤维素性渗出物,又称为多形渗出性红斑。

多形性红斑的发病率为0.01％～1％,任何年龄均可发病,以青壮年多见,男性稍多,常在春季和秋季发病。

【发病因素】

1. 食物因素 包括鱼、虾、蟹等。

2. 药物因素 如磺胺类、青霉素、血清制品、破伤风抗毒素、奎宁、异烟肼等。

3. 感染因素 如单纯疱疹病毒、链球菌、结核杆菌、梅毒螺旋体或组织胞浆菌等。

4. 系统疾病因素 如白血病、淋巴瘤等肿瘤,红斑狼疮等结缔组织病,结节病及其他体内慢性病灶均可能与多形性红斑有关。

5. 精神因素 精神紧张所导致的应激反应等。

6. 物理因素 日光、X线、寒冷刺激等。其中寒冷刺激诱发的多形性红斑较为多见。

7. 其他因素 妊娠、月经、接触花粉等。

该病是一种多因素疾病,发病机制尚无定论。有学者认为,多形性红斑属于某些致敏物质导致皮肤-黏膜小血管的过敏反应,其发病机制可能与抗原-抗体变态反应有关;还有观点认为,多形性红斑发病不仅是传染因子直接侵入机体所致,还有可能是体内原有的病原体作用于机体以致发病;近年来研究认为,细胞介导的免疫反应在多形性红斑发生中起重要作用。

【临床特征】

1. 前驱症状 约1/3病例有前驱症状,发病前多有头痛、低热、倦怠、关节痛、咽喉痛等前驱症状。

2. 口腔损害特点 病损起始出现红斑和水疱,疱破溃后继发为大面积糜烂,糜烂表面有大量较厚假膜,甚至形成胶冻样团块而影响张口。唇部可形成紫黑色厚血痂,唇部多而厚的血痂是多形性红斑一个突出表征。下颌下淋巴结大,伴压痛。

3. 皮肤损害特点 病损为多种形态的红斑、丘疹或水疱样损害,典型病损为虹膜状红斑,即直径为0.5cm左右的圆形红斑的中心有粟粒样大小的水疱,又称靶形红斑,多见于踝部、腕部及手背。

4. 重型多形性红斑 少数多形性红斑患者除口腔、皮肤损害外,还同时伴有眼、鼻腔、外阴、肛门等多窍黏膜受累,称重型多形性红斑或Steven-Johnson综合征。

5. 组织病理特点 主要表现为非特异性炎症。一般可见细胞间及细胞内水肿,基底细胞液化变性和个别角朊细胞坏死。血管扩张,周围有以淋巴细胞为主的炎细胞浸润。

【诊断】

1. 急性病程,春、秋季常见,患者常有发病前用药史或进食某种食物等诱发因素。

2. 口腔损害为广泛的充血、水肿及大面积糜烂,渗出多,假膜厚,疼痛剧烈,唇红糜烂伴厚血痂。

3. 皮肤损害典型的为虹膜状红斑,又称靶形红斑,多见于踝部、腕部及手背。

4. 重症者伴有多窍性损害,全身反应较重。

【鉴别诊断】

1. 多形性红斑与过敏性接触性口炎相鉴别

(1)前者病因不明,后者多为局部接触过敏原所致。

(2)前者发病急,后者较慢。

(3)前者病损范围较为广泛,可累及口腔黏膜、皮肤,后者病损范围为与致敏物接触部位未伴其他区域损害。

(4)前者可复发,后者去除致敏原后一般不复发。

2. 多形性红斑与盘状红斑狼疮相鉴别

(1)前者病因不明,可能与过敏有关,后者为皮肤-黏膜慢性结缔组织疾病。

(2)前者起病急骤,后者病程较慢,病情反复。

(3)前者唇部糜烂伴厚血痂,后者唇部呈凹陷性红斑伴糜烂结痂,唇内侧可见放射短白纹,唇红与皮肤交界不清晰。

(4)前者皮肤病损多为靶形红斑、环状红斑,后者皮肤病损多为覆盖灰褐色附着性鳞屑的圆形或不规则红斑。

(5)前者组织病理为非特异性炎症,后者为上皮过角化或不全角化、棘层萎缩、基底细胞层液化变性,可见角质栓,血管周围可见炎细胞浸润,免疫荧光可见基底层有粗细不均的 IgG 荧光带。

【治疗原则】

1. 积极寻找并消除可疑的致病因素。

2. 全身抗过敏及支持治疗。

3. 局部对症治疗,消炎、镇痛,促愈合,防止继发感染。

4. 重型多形性红斑患者应及时转入相关专科住院治疗。

【治疗要点】

1. 详细询问患者的系统病史、过敏史,近期有无进食特殊食物及药物、有无特殊的日常接触物等,以便找出可能的致病因素。

2. 全身药物治疗

(1)糖皮质激素:可给予小剂量短疗程的泼尼松;重症者给予氢化可的松 $100 \sim 200mg$ 加入 $5\% \sim 10\%$ 葡萄糖溶液 $1000 \sim 2000ml$ 静脉滴注,病情缓解后停药。注意此类药物的毒性不良反应。

(2)抗组胺类药:氯雷他定,口服,成人,10mg/d;西替利嗪,口服,成人,10 mg/d;非索非那丁,成人,120 mg/d。

(3)10%葡萄糖酸钙加维生素 C 静脉注射,可增加血管致密性,减少渗出,减轻炎症反应。

3. 局部药物治疗可用 0.02%氯己定含漱液含漱及唇部湿敷,用地塞米松糊剂、苯佐卡因凝胶涂搽口腔病损处,皮肤病损可涂搽炉甘石洗剂和氟氢可的松霜。

4. 支持治疗病情较重者需给予营养支持,调节电解质平衡。

【预后及转归】

1. 大多数病例预后良好,应及时规范治疗,以免迁延成亚急性或慢性。

2. 重症多形性红斑预后较差,若治疗不当可导致患者失明或死亡。

3. 若致病因素未消除,可反复发作。

(周红梅 何 昕 李 多)

■ 参考文献

[1] 周红梅,周刚,周威,等. 口腔黏膜病药物治疗精解. 北京:人民卫生出版社,2010:91-108.

[2] 李秉琦. 李秉琦实用口腔黏膜病学. 北京:科学技术文献出版社,2011:146-163.

[3] 陈谦明. 口腔黏膜病学. 4 版. 北京:人民卫生出版社,2012:51-63.

[4] Sokumbi O, Wetter DA. Clinical features, diagnosis, and treatment of erythema multiforme: a review for the practicing dermatologist. Int J Dermatol,2012,51(8):889-902.

[5] Jaiganesh T, Wiese M, Hollingsworth J, et al. Acute angioedema: recognition and management in the emergency department. Eur J Emerg Med, 2013,20(1):10-17.

[6] Akdis CA, Jutel M, Akdis M. Regulatory effects of histamine and histamine receptor expression in human allergic immune responses. Chem Immunol Allergy,2008,94:67-82.

[7] Mockenhaupt M. The current understanding of Stevens-Johnson syndrome and toxic epidermal necrolysis. Expert Rev Clin Immunol, 2011, 7 (6): 803-813.

第 16 章

口腔黏膜溃疡性疾病

第一节　复发性阿弗他溃疡

复发性阿弗他溃疡(recurrent aphthous ulcer, RAU)又称为复发性口疮,患病率居口腔黏膜病之首,各国的流行病学调查显示,约每 5 人中就有 1 人至少发生过 1 次溃疡,且不论男女、任何年龄、任何人种均可发生。本病具有周期性、复发性和自限性的特征。

【病因】

复发性口疮的病因目前尚不清楚,与该病有关的因素如下。

1. 免疫因素。细胞免疫异常,近年对 RAU 的病因研究多集中在免疫学方面,其中又以细胞免疫为主。患者存在细胞免疫功能的下降和 T 淋巴细胞亚群失衡。大量对 RAU 患者 T 淋巴细胞亚群的分析、功能测定和淋巴因子研究显示出细胞免疫现象,提示 T 淋巴细胞在 RAU 的发病中起重要作用。

2. 遗传因素。对 RAU 的单基因遗传、多基因遗传、遗传标记物和遗传物质的研究表明,RAU 的发病有遗传倾向。

3. 环境因素。随着"生物-心理-社会"医学模式的转化,对 RAU 患者的心理环境、生活工作环境和社会环境等的研究引起重视。

4. 维生素和微量元素研究表明,维生素 B_1、维生素 B_2、维生素 B_6、维生素 B_{12} 及叶酸等摄入不足,或血清中缺锌、缺铁、高铜等均与 RAU 发生有一定的相关性。

5. 对 RAU 患者的甲皱、舌尖、唇黏膜等部位的微循环观察发现,患者毛细血管静脉端曲张、丛数减少、管襻形态异常、部分毛细血管闭塞、血流速度减慢、血流量减少。血液流变学显示血黏度增高、红细胞沉降率降低、血细胞比容百分比增高等变化。

【临床表现】

RAU 一般表现为反复发作的圆形或椭圆形溃疡,具有"黄、红、凹、痛"的临床特征(即病损面覆盖黄色假膜,周边有充血红晕带,中央凹陷,灼痛明显)和长短不一的"发作期(前驱期-溃疡期)-愈合期-间歇期"周期规律.并且有不治而愈的自限性。按 Lehner's 分类,临床主要表现为 3 种类型:轻型口疮、重型口疮及口炎型口疮。

1. 轻型口疮　又称轻型复发性阿弗他溃疡,约占 RAU 患者的 80%,患者初发时多数为此型。

溃疡好发于唇、舌、颊、软腭等无角化或角化较差的黏膜,附着龈及硬腭等角化黏膜很少发病。RAU 初起为局灶性黏膜充血水肿,呈粟粒状红点,灼痛明显,继而形成浅表溃疡,圆形或椭圆形,直径<5 mm。5d 左右溃疡开始愈合,此时溃疡面有肉芽组织形成、创面缩小、红肿消退、疼痛减轻。7 ～ 10d 溃疡愈合,不留瘢痕。轻型复发性阿弗他溃疡一般为 3～5 个,散在分布。溃疡复发的间隙期从半月至数月不等,有的患者会出现此起彼伏、迁延不断的情况。有些患者有较规则的发病周期,如月经前后,有的患者常在劳累之后发病。一般无明显全身症状与体征。

2. 重形口疮　重型阿弗他溃疡亦称复发性坏死性黏膜腺周围炎简称腺周口疮。溃疡大而深,愈合后可形成瘢痕或组织缺损,故也称复发性瘢痕性口疮,约占 8%。

腺周口疮溃疡大而深,似"弹坑",可深达黏膜下层腺体及腺周组织,直径可>1cm,周围组织红肿微隆起,基底微硬,表面有灰黄色假膜或灰白色坏死组织溃疡期持续时间较长,可达1~2个月或更长。通常是1~2个溃疡,但在愈合过程中又可出现1个或数个小溃疡。疼痛剧烈,愈合后可留瘢痕。初始好发于口角,其后有向口腔后部移行的发病趋势,发生于舌腭弓、软硬腭交界处等口腔后部时可造成组织缺损,影响言语及吞咽。常伴低热乏力等全身不适症状和腺周口疮病损局部区域的淋巴结肿痛。溃疡也可在先前愈合处再次复发,造成更大的瘢痕和组织缺损。

3. 口炎型口疮　亦称疱疹样复发性阿弗他溃疡,约占RAU患者的10%。口炎型口疮多发于成年女性,好发部位及病程与轻型相似。但溃疡直径较小,约2mm,溃疡数目多,可达十数个或数十个,散在分布,似"满天星"。相邻的溃疡可融合成片,黏膜充血发红,疼痛最重,唾液分泌增加。可伴有头痛、低热等全身不适,病损局部的淋巴结肿痛等症状。

【诊断及鉴别诊断】

根据病史和临床体征即可诊断。具有周期性反复发作史,且病程有自限性。口疮在临床上多见,最常见的是轻型,溃疡为圆形或椭圆形,数目一般较少亦较表浅,故不留瘢痕,若有感染则溃疡扩大且加深,但这种情况少见。重型往往有轻型的病史,多为1~2个大而深的溃疡或同时有1~2个较小的溃疡。病程长,疗效差。疱疹样口疮,溃疡小而数目多,散在分布呈口炎形式,周围黏膜充血,这与疱疹性口炎常难以区别。以上3种类型,不仅因溃疡的数目的多少、大小、部位和深浅等不同,其发展过程亦不尽相同,故需对该病有较全面的分析。

1. 贝赫切特综合征(白塞病,Behcet's disease)　又称口-眼-生殖器三联征。本病临床表现为反复发作,有自限性的口腔溃疡;眼可有虹膜睫状体炎、前房积脓、脉络膜炎、结膜炎、角膜炎、视(神经)盘炎、视神经萎缩等病变,眼病由于反复发作,可造成视力逐步减退,甚至失明;生殖器病损,男女生殖器官黏膜均可出现溃疡,但一般间歇期较口腔溃疡大,也有同时出现肛门直肠损害的情况;皮肤损害常见表现为结节性红斑、毛囊炎及针刺反应阳性;白塞病还可伴有关节、心血管、消化道、神经系统等全身症状或损害。所以在诊断治疗复发性阿弗他溃疡的时候一定要问清病史,及时发现贝赫切特综合征(白塞病)患者,并建议患者到相关科室治疗。

2. 创伤性溃疡　溃疡的形态常与慢性机械损伤因子基本契合,周围有炎症性增生反应,黏膜发白。除去创伤因子后,损害可逐渐好转。

3. 恶性肿瘤　溃疡深大,病变进展迅速,基底有细颗粒状突起,似菜花状;基底有硬结,边缘部位比结核损害更硬,相应的淋巴结坚硬、粘连。

4. 结核性溃疡　为口腔中最常见的继发性结核损害。可发生于口腔黏膜任何部位,但常见于舌部,为慢性持久性溃疡。通常溃疡边界清楚或呈线形,表现为浅表、微凹而平坦的溃疡,其底覆有少许脓性渗出物,除去渗出物后,可见暗红色的桑椹样肉芽肿。溃疡边缘微隆,呈鼠啮状,并向中央卷曲,形成潜掘状边缘。溃疡基底的质地可能与周围正常黏膜组织近似。仔细观察溃疡表面,有时在边缘处,可看到黄褐色粟粒状小结节。小结节破溃后成为暗红色的桑椹样肉芽肿,溃疡随之扩大。由于小结节在溃疡边缘发生没有固定位置,所以结核性溃疡的外形通常也不规则。患者早期即有疼痛,疼痛程度不等,以舌部溃疡较为明显。

5. 疱疹性口炎　多发生在儿童,黏膜上有较大面积的充血区,其上溃疡数目多且较小,有的仅针尖大,融合时溃疡增大呈多环状,患者疼痛难忍,唾液增多。全身反应较重。

【治疗】

由于复发性阿弗他溃疡病因尚不清楚,因此,治疗方法虽然很多,但是没有特效治疗方法,但首先要保持口内清洁,病情严重时给予全身性药物,特别是免疫功能异常者。对于可能存在的有关因素应积极治疗。注意口内黏膜免受硬物的摩擦,少吃过硬食品,并应避免咬伤。

治疗可分为局部和全身治疗,临床上经过局部和全身治疗可以缩短其发作期和延长间隔周期。

1. 局部治疗　主要是消炎、镇痛、促溃疡愈合。可选用0.1%~0.2%葡萄糖酸氯己定溶液,0.5%聚维酮碘溶液、0.1%依沙吖啶溶液、0.2%西吡氯铵含漱液或复方硼酸溶液漱口。溶菌酶片20mg、西地碘0.5mg含化,每日3~4次。

镇痛可选用复方苷菊利多卡因于溃疡局部涂布。促溃疡愈合可局部外用重组人表皮生长因子。

深大的腺周口疮经久不愈,可用曲安奈德混悬液或醋酸泼尼松龙混悬液0.5~1ml,加入2%普鲁卡因0.3~0.5ml在溃疡基底部注射,每周1次。

2. 全身治疗　对于复发频繁且病情较重者或长期不愈的溃疡,可考虑全身治疗以减少复发并促进愈合,尤其是针对病因的治疗,如在细胞免疫功能低下者,以免疫增强药治疗,往往能提高疗效。临床上常选用转移因子、左旋咪唑以提高患者的免疫功能。口腔溃疡反复发作的可选用左旋咪唑25~50mg,每日 3 次,连服 2~3d,停 4d,1~2 个月为 1 个疗程。转移因子口服液 10ml,口服,每日 1~2 次,10 次为 1 个疗程。转移因子胶囊 3mg,每日 2 次。腺周口疮可选用沙利度胺,成年人剂量为

100 mg,每日 2 次,口服,1 周以后 50 mg/d,连续用药1~2 个月。主要不良反应为致畸,孕妇禁用。长期应用会引起周围神经炎,总剂量应控制在 40~50g。

3. 中医中药 首先应辨证虚实,虚证中阴虚火旺者用地黄汤加减,脾肾阳虚者用参术肾气丸加减,实证者可用成药口炎清冲剂,虚实夹杂型可用甘露饮加味。

第二节 创伤性溃疡

创伤性溃疡(traumatic ulceration)是由于长期慢性机械刺激或压迫而产生的口腔软组织损害。特点是慢性、深大的溃疡,周围有炎症增生反应,黏膜水肿明显。

【病因】

口内持久的机械刺激,如残冠、残根、不良修复体、锐利的牙齿边缘等。

【临床表现】

残根、残冠的尖锐边缘,不良修复物、尖锐牙尖等可使相对应的黏膜形成溃疡或糜烂面,开始时可能仅有轻微疼痛或肿胀,时间久后,周围有炎症性增生反应,黏膜发白。溃疡的大小、部位、深浅不一,但与刺激物相适应,病情的严重程度与刺激物存在时间、患者的身体状况有关。继发感染则疼痛加重,区域性淋巴结大、压痛、并出现功能障碍。修复体的尖锐边缘或过长的基托,压迫前庭沟黏膜形成溃疡。常见义齿的边缘处不但有溃疡而且可见有组织增生,此称为压疮性溃疡。

在婴儿上腭翼钩处双侧黏膜,有时因用过硬的橡皮奶头人工喂养,经常在该处摩擦,容易发生溃疡,称 Bednar 溃疡。若有乳切牙萌出后切缘较锐,吸奶时间长,舌系带、舌腹与牙切嵴摩擦也会发生溃疡,初起时仅局部充血,继之出现小溃疡,不断刺激会出现溃疡扩大,疼痛加重甚至可见组织增生,称 Riga-Fede 溃疡。

【诊断及鉴别诊断】

物理性损伤是比较容易诊断的,因为无论是急性或慢性,均可从患者的主诉及病损的局部找到相对应的刺激物,但需与口腔癌、腺周口疮、结核性溃疡鉴别。舌缘上的增生物,尤其具有溃疡者,首先应想到癌肿的可能。而由残根、冠刺激引起的创伤性溃疡,临床上很像癌肿。除从病史、检查诸方面鉴别外,最主要的是首先去除局部因素而不是活检,在局部若能找到相对部位的刺激物则应去除之,即使病损严重,去除刺激物后也能迅速好转。若去除后仍不愈合,则应及时活检以明确诊断。

【治疗】

首先应去除局部刺激因素,如拔除残根,修改或拆除不合适的修复体,磨改锐利的牙尖或切嵴。磨钝乳切牙嵴,溃疡未愈合时可用汤匙喂养。更换橡皮奶嘴。

用消炎镇痛药防止感染和镇痛:1% 甲紫、2.5% 金霉素甘油,各种抗生素药膜等局部涂或贴敷。含漱剂:达克罗宁液、普鲁卡因液。中药粉外敷:养阴生肌散、锡类散等。

(孙 正)

■ 参考文献

[1] 陈谦明. 口腔黏膜病学. 4 版. 北京:人民卫生出版社,2012.

[2] Scully C. clinical practice. Aphthous ulceration. N Engl J Med, 2006, 13: 355(2):165-172.

[3] 周曾同. 口腔黏膜病学. 北京:人民卫生出版社,2010.

[4] 中国白塞病诊疗指南(草案)中华医学会风湿病学分会. 中华风湿病杂志,2003,13(7):262-764.

第17章

口腔黏膜大疱类疾病

第一节　天 疱 疮

天疱疮是一种累及皮肤-黏膜的严重的慢性自身免疫性大疱性疾病，以慢性迁延的皮肤-黏膜松弛性薄壁大疱为特点。临床上根据其病损特点分为寻常型、增殖型、落叶型和红斑型，其中，寻常型天疱疮最常发生口腔损害。

流行病学的研究显示，天疱疮发病率为0.5～3.2/10万，发病年龄分布在25—60岁，高峰为40—60岁，发病无明显性别倾向，女性可能稍多于男性。

【发病因素】

天疱疮的病因尚不明确，可能与病毒感染、遗传、环境、药物等因素有关。

1. 病毒感染　肝炎病毒的DNA已可通过酶联免疫试验在天疱疮患者的外周血单核细胞内及皮肤病损区检测到，据此认为，天疱疮的发生与肝炎病毒感染有关。

2. 遗传因素　具有家族性趋向的天疱疮病例报道，使研究者们注意到该病的发生与基因表型间的关系。研究表明，90%的寻常型天疱疮患者显示了HLA-DR4频率表达的增加，据此认为，天疱疮应属于HLA相关性自身免疫性疾病。

3. 环境因素　如紫外线照射、环境污染等。

4. 药物因素　含有巯基结构的药物，如青霉胺及卡托普利(巯甲丙脯酸)可能与本病有关，另外含有活化的酰胺基团的药物，如酚类药物、利福平等也可与本病相关。

5. 其他因素　包括细菌感染、微量元素缺乏、代谢障碍、内分泌的变化等。

目前天疱疮的发病多趋向于自身免疫学说，其发病机制的核心是出现棘层松解。主要过程如下：

不明刺激原导致棘细胞间黏合物质成为自身抗原，产生循环天疱疮抗体，抗原抗体在棘细胞膜表面结合，细胞间正常的附着机制被干扰，细胞间黏合物质破坏，导致棘层松解的发生，液体一旦进入聚集储存，则可形成上皮内疱。

【临床特征】

1. 寻常型天疱疮

(1)口腔损害：口腔损害均好发于易受摩擦的部位，如上腭、颊、牙龈处。基本的损害为松弛性薄壁大疱，疱易破溃，留下鲜红糜烂面。

(2)皮肤损害：皮肤基本病损亦为壁薄易破的松弛性大疱，疱破溃后遗留湿红糜烂面，继而结痂，愈合后有色素沉着。

(3)尼氏征阳性：用手指侧向推压外观正常的皮肤，即可迅速形成水疱，推赶水疱能使其在皮肤上移动；在口腔内，用舌舔黏膜或用棉签擦黏膜表面，可使外观正常的黏膜表层脱落或形成水疱。

(4)揭皮试验阳性：若将残留疱壁揭起，常连同邻近外观正常的黏膜一并无痛性撕去，遗留鲜红的创面。

(5)探诊试验阳性：用探针沿疱边缘可无痛性地插入上皮内侧较深部位。

(6)损害无自愈性，特别是口腔损害较难愈合。

(7)全身症状：全身可出现发热、无力、厌食等症状，严重者可出现恶病质，常合并继发感染。

2. 增殖型天疱疮

(1)口腔损害与寻常型基本相同，只是剥落面呈乳头状或疣状增生，在唇红缘增殖较明显。

(2)皮肤损害以腋窝、脐部、口角等皮肤皱褶部位和黏膜皮肤交界处最为明显。表现为大疱，疱破后基底部发生乳头状增殖,其上覆黄痂及渗出物,有腥臭味,周围有窄的红晕。

(3)尼氏征阳性。

(4)病情时轻时重,严重继发感染可致命。

3. 落叶型天疱疮

(1)口腔损害较少且轻微,口腔黏膜可以表现完全正常或仅有轻微红肿。

(2)皮肤病损与寻常型天疱疮类似,表现为松弛性大疱,大疱干瘪成鳞屑状痂皮,边缘翘起呈落叶状,类似剥脱性皮炎,可有黏稠有臭味的黄色液体渗出。

(3)尼氏征阳性。

(4)全身症状较轻,预后较寻常型为好。

4. 红斑型天疱疮

(1)口腔黏膜损害少见。

(2)皮损病损表现为躯干、四肢、面部对称性红斑,在红斑基础上可形成小疱,疱破结痂呈鳞屑状,似全身性红斑狼疮的损害表现。

(3)尼氏征阳性。

(4)全身症状轻,有的病例可自然缓解。

【诊断】

1. 临床表现

(1)慢性病程,迁延不愈。

(2)好发于口腔及皮肤易受摩擦部位。

(3)口腔、皮肤出现松弛性薄壁大疱或大面积糜烂。

(4)揭皮试验阳性。

(5)探诊试验阳性。

(6)尼氏征阳性。

(7)全身情况表现为体质下降、瘦弱甚至恶病质。

2. 细胞学检查 通过涂片镜检可见典型的棘层解体细胞,即天疱疮细胞。

3. 活体组织检查 有上皮内疱、棘层松解特征。

4. 免疫学检查

(1)直接免疫荧光法:棘细胞间有免疫球蛋白和补体沉积。

(2)间接免疫荧光法:患者血清学检测存在抗棘细胞层的循环抗体,抗体效价＞1:50时有确诊意义。

【鉴别诊断】

1. 寻常型天疱疮与瘢痕性类天疱疮鉴别要点

(1)前者多发于中年人,后者老年人多见。

(2)前者发病无明显性别倾向,后者女性多见。

(3)前者口腔病损好发于咽旁等易受摩擦部位,后者多见于牙龈。

(4)前者皮损多见,为松弛性薄壁大疱,后者皮损少见,为张力性厚壁大疱。

(5)前者尼氏征阳性,后者阴性。

(6)前者多无眼部损害,后者眼部常有累及。

(7)前者无瘢痕粘连,后者多有。

(8)前者细胞学检查可见天疱疮细胞,后者无特殊。

(9)前者病理改变为棘层松解、上皮内疱,后者为上皮下疱。

(10)前者直接免疫荧光见免疫球蛋白在上皮细胞间沉积,间接免疫荧光可检测出血清中抗棘细胞层抗体,后者直接免疫荧光见免疫球蛋白和补体沿基底细胞膜带沉积,间接免疫荧光可查见血清中抗基底膜带抗体。

(11)前者预后不良,后者预后相对较好。

2. 寻常型天疱疮与多形性红斑鉴别要点

(1)前者为慢性病程,后者为急性发病。

(2)前者损害炎症反应一般较轻,后者较重。

(3)前者口腔损害尼氏征为阳性,后者为阴性。

(4)前者在外观正常的皮肤上出现大疱,后者皮损多为形态各异的红斑或在红斑基础上的水疱。

【治疗原则】

1. 糖皮质激素是首选治疗药物。

2. 辅以免疫抑制药、血浆置换法、IVIG以及体外光除去法等综合治疗方法。

3. 天疱疮的治疗效果与病情的严重程度和治疗的早晚有关,应力争早期诊断、早期治疗。

4. 如患者出现广泛活跃的皮肤病损,应及时转入皮肤专科治疗。

【治疗要点】

1. 全身药物治疗

(1)糖皮质激素类药物:其主要作用机制在于抗炎和抑制免疫。早期合理使用糖皮质激素是治疗成功的关键。使用中应遵循严格的用药原则,即起始控制阶段应足量、从速,减量维持阶段应渐减、忌燥。同时应综合考虑病情及患者个体情况选择首剂量,剂量范围为 $0.5 \sim 1.5 mg/(kg \cdot d)$。一般采用一次性给药或阶梯给药法,对于严重的天疱疮患者,可选用冲击疗法。用药期间应严密观察,定期检查,避免发生严重的不良反应。

(2)免疫抑制药:对糖皮质激素反应差或无法

承受较大剂量激素者,可联合使用免疫抑制药。有糖皮质激素禁忌证患者可单独使用免疫抑制药。常用的免疫抑制药有硫唑嘌呤、环磷酰胺、甲氨蝶呤、环孢素等。对病情顽固的重症患者,为提高疗效,在患者可以耐受的情况下采用冲击疗法。

(3)辅助药物:包括维生素 AD、钙制剂、抗酸和胃黏膜保护药、钾补充剂。

(4)其他药物:①金制剂。单一用药可治疗轻度或中度天疱疮,应与糖皮质激素联用以确保疗效,慎与其他免疫抑制药联用。治疗期间应监测血常规及尿液分析以防毒性作用。②氨苯砜。剂量一般为 100 mg/d。主要不良反应是高铁血红蛋白血症和溶血性贫血,用药期间应监测血液指标变化。

2. 局部药物治疗

(1)糖皮质激素类软膏、糊剂等,可减轻口腔创面炎症。

(2)细菌感染征象明显者,可使用 0.02% 氯己定液含漱。

(3)2%～4% 的碳酸氢钠漱口液可防治念珠菌感染。

(4)口腔糜烂影响进食者,可用 1%～2% 利多卡因液进食前涂抹。

3. 支持和对症治疗 大疱和大面积的糜烂可使血清蛋白及其他营养物质大量丢失,故应给予高蛋白、高维生素饮食。进食困难者由静脉补充,全身衰竭者须少量多次输血。补液时应注意水、电解质与酸碱平衡。

4. 血浆置换疗法 适用于病情严重、血清高滴度抗体进展期患者或糖皮质激素疗效不佳者。可去除循环自身抗体,达到明显缓解病情的作用。

5. 静脉免疫球蛋白疗法 此法用于糖皮质激素全身应用疗法抵制的患者。可作为辅助治疗,与维持剂量的泼尼松龙和硫唑嘌呤联合用药。但作用较短暂,建议用于重症病例的快速作用。治疗频率低,初期每 3～4 周 1 次,400mg/(kg·d),连用 5d,随病情变化,可延长间歇期。

6. 体外光化学疗法 适用于糖皮质激素耐受者,可单独应用,也可与其他免疫抑制药联合应用,可巩固和增强疗效。一般连用 2d,间隔 4 周重复,6 个月后评价疗效。

7. 利妥昔单抗疗法 在机体内可引起 B 淋巴细胞的损耗,用于顽固且严重的天疱疮患者。

【预后及转归】

1. 在使用糖皮质激素治疗天疱疮之前,该病预后差,确诊后 1 年内病死率可达 50%。

2. 若早期、合理使用糖皮质激素,则大多数患者的病情可得到控制,目前 10 年生存率可达 95% 以上。

3. 寻常型是天疱疮中预后最差的类型,其缓解程度与病情的严重程度、治疗的早期反应有关,应及早治疗。

第二节 良性黏膜类天疱疮

良性黏膜类天疱疮又称瘢痕性类天疱疮,是一种以 IgG、IgA 或 C3 线性沉积于上皮基底膜带区为特征的慢性自身免疫性疾病。该病主要表现为皮肤-黏膜厚壁张力性大疱、糜烂及瘢痕形成。病损主要累及眼、口腔、鼻腔、喉腔,肛周黏膜也可受累,皮肤损害较少见,好发于中、老年人,女性患者是男性的 2 倍左右,病程缓慢,为 3～5 年。

【发病因素】

目前普遍认为本病属自身免疫性疾病。

1. 20%～40% 的患者可通过直接免疫荧光法检测到基底膜区的自身抗体,血清抗体多为阴性。

2. 约 25% 的患者可通过免疫印迹法识别血清中的 240kD 多肽。

3. 良性黏膜类天疱疮的抗原位于基底细胞外半桥粒下方。

4. 良性黏膜类天疱疮的具体发生机制仍有待于进一步研究。

【临床特征】

1. 口腔损害 口腔黏膜多先受累,任何部位均可累及,包括牙龈、腭部、颊部、舌部等,唇部较少累及。典型损害包括反复出现的厚壁张力性水疱或血疱,破溃后形成糜烂。累及牙龈主要表现为剥脱性龈炎样损害,龈缘及近附着龈处弥散性红斑,其上可形成水疱。累及翼颌韧带、软腭等部位病损,糜烂愈合后易形成白色纤维网状瘢痕,甚至瘢痕粘连,从而导致张口受限,吞咽困难。水疱无周缘扩展现象,疱壁不易被揭起,尼氏征、揭皮试验、探诊试验均可为阴性。

2. 眼部损害 50%～85% 的患者可伴发眼部损害。早期表现为持续性单纯性结膜炎,而后可出血水疱。反复发作后,可形成结膜瘢痕、纤维附着及睑-球粘连,从而导致睑内翻和倒睫等,严重者可致失明。

3. 皮肤损害　20%～50%的患者可出现皮肤损害,主要累及头皮、腋下、四肢屈侧等,病损主要为红斑和张力性水疱,疱壁厚而紧张,不易破溃,疱破溃后可形成糜烂、结痂,愈合后形成瘢痕和色素沉着,尼氏征阴性。

4. 其他　鼻、咽部、尿道、肛周黏膜等偶有累及,亦可形成纤维瘢痕。

【诊断】

对于良性黏膜类天疱疮的诊断,主要依据典型临床表现、组织病理以及免疫病理学检查。

1. 口腔黏膜反复出现张力性厚壁水疱;尼氏征、揭皮试验、探诊试验均为阴性。病损累及牙龈,主要表现为剥脱性龈炎样损害,牙龈弥散性红斑。翼颌韧带、软腭、悬雍垂等处糜烂愈合后易形成瘢痕和纤维粘连。

2. 反复发作的结膜炎以及睑-球粘连和纤维瘢痕。

3. 皮肤出现红斑和张力性水疱,尼氏征阴性。

4. 组织病理学特点为上皮完整,上皮与结缔组织之间有水疱或裂隙,即形成上皮下疱,并无棘层松解现象。

5. 直接免疫荧光特点为基底膜区有免疫球蛋白沉积形成的均匀连续细长荧光带,主要为 IgG 和 C3,偶有 IgA 和 IgM。

6. 间接免疫荧光特点为 20%～40%的患者血清中可检测到抗基底膜带的自身循环抗体,但滴度较低。

【鉴别诊断】

1. 良性黏膜类天疱疮与寻常型天疱疮鉴别要点

(1)前者好发于中、老年人,女性患者是男性的 2 倍左右,后者好发于青、中年人,无明显性别倾向。

(2)前者皮肤病损少见,多见于眼、鼻、外生殖器等处,后者的口腔和皮肤均可累及。

(3)前者口内病损多为剥脱性龈炎表现,后者口腔黏膜任何部位均可累及。

(4)前者反复出现张力性厚壁水疱,后者反复出现松弛性薄壁大疱。

(5)前者尼氏征、揭皮试验、探诊试验均为阴性,后者均为阳性。

(6)前者组织病理学表现为上皮下疱形成,无棘层松解,后者表现为上皮内疱和棘层松解。

(7)前者直接免疫荧光检查显示免疫球蛋白和补体沿基底细胞膜呈线状沉积,间接免疫荧光可检测到血清中抗基底膜带抗体,后者直接免疫荧光检查表现为抗棘细胞间黏合物质抗体在上皮细胞间沉积,间接免疫荧光检查可检测到血清中抗棘细胞层抗体。

2. 良性黏膜类天疱疮与大疱性类天疱疮鉴别要点

(1)前者皮肤病损少见,多见于眼、鼻、外生殖器等处,口内病损多为剥脱性龈炎表现,后者皮肤损害多发于易受摩擦部位,口腔黏膜较少累及。

(2)前者慢性迁延,缓解不明显,眼部形成瘢痕可致失明,后者预后良好,虽可复发,但能自我缓解。

3. 良性黏膜类天疱疮与糜烂型扁平苔藓鉴别要点

(1)前者皮肤病损少见,主要临床表现为反复出现的张力性厚壁水疱;后者皮肤病损主要为暗红色多角形扁平丘疹,表面呈蜡样光泽。

(2)前者病损多见于口、眼、鼻、外生殖器等处,预后遗留瘢痕;后者一般不伴发眼部损害,愈后无瘢痕形成。

(3)前者口内病损多为剥脱性龈炎表现。后者累及牙龈亦可表现为剥脱性损害,但糜烂邻近区域可见白色条纹。

(4)前者组织病理学表现为上皮下疱形成,无棘层松解;后者表现为上皮不全角化,基底层液化变性以及固有层淋巴细胞带状浸润。

(5)前者免疫病理显示免疫球蛋白沿基底细胞膜呈线状沉积。后者基底膜区的免疫球蛋白沉积主要为 IgM,也可有 IgG 和 C3 的胶样小体沉积。

4. 良性黏膜类天疱疮与多形性红斑鉴别要点

(1)前者属自身免疫性疾病,发病无明显诱因;后者属超敏反应性疾病。

(2)前者口内病损多为剥脱性龈炎表现。后者口内黏膜广泛充血糜烂,唇部可形成较厚的黑紫色血痂。

(3)前者皮肤病损少见,主要临床表现为反复出现的张力性厚壁水疱;后者皮肤病损可表现为红斑、丘疹,以及特征性的靶形红斑。

5. 良性黏膜类天疱疮与白塞病鉴别要点

(1)前者口内病损多为剥脱性龈炎表现。后者主要表现为反复发作的口腔溃疡,溃疡具有自限性。

(2)前者皮肤病损表现为反复出现的张力性厚壁水疱。后者病损表现多样,累及眼部可表现为虹膜睫状体炎,累及皮肤可表现为结节性红斑、毛囊炎或痤疮样皮疹,外生殖器病损表现为反复发作的自限性生殖器、肛周黏膜溃疡。

(3)前者皮肤针刺反应阴性。后者皮肤针刺反应阳性。

【治疗原则】

1. 损害仅累及口腔黏膜且较局限者,局部使用糖皮质激素制药。

2. 口腔黏膜损害较严重或同时累及其他部位者,可考虑全身使用糖皮质激素或与免疫抑制药联用。

3. 局部消炎、防腐、镇痛,防止继发感染。

4. 大多数患者可出现眼部损害,应及早建议眼科治疗,防止发生角膜瘢痕、失明等严重并发症。

【治疗要点】

1. 全身药物治疗

(1)糖皮质激素及免疫抑制药:对于病损广泛、病情发展迅速的患者应首选糖皮质激素,可与免疫抑制药联合应用。用药期间应严密监测可能发生的毒性不良反应。

(2)氨苯砜:适用于控制局限的、病情发展缓慢的患者。使用剂量为 $50\sim200$ mg/d,待病情稳定后减至最低有效维持量或停药。严重贫血、葡萄糖-6-磷酸脱氢酶缺乏、变性血红蛋白还原酶缺乏症及肝肾功能减退者应慎用。用药期间应定期检查血常规、葡萄糖-6-磷酸脱氢酶水平、肝肾功能等。

(3)具有免疫抑制作用的中成药:雷公藤总苷片,$1\sim1.5$ mg/(kg·d),每日 3 次,饭后服用;昆明山海棠片,1.5g/d,每日 3 次,饭后即刻服,病情控制后可减量或间歇服药,同时可给予维生素 B_6 片(30mg/d,每日 3 次,饭后服用),以减轻胃肠道反应。

(4)部分研究显示,盐酸四环素($1\sim2$g/d)和烟酰胺($2\sim2.5$g/d)对部分病情较轻的患者有效。

(5)利妥昔单抗:对于难治型患者,可考虑注射利妥昔单克隆抗体,治疗方案为 375 mg/m^2,1 周注射 1 次,4 周为 1 个疗程,随访观察 4 个月,如果反应不明显或完全无反应,再注射 1 个疗程。

2. 局部药物治疗

(1)糖皮质激素制药:可选用曲安奈德口腔软膏、地塞米松糊剂或金霉素倍他米松糊剂,药涂患处,每日3次。

(2)消毒防腐制药:可选用 0.02%氯己定溶液、复方硼砂溶液或聚维酮碘溶液,交替含漱,每日 3 次。

(3)抗真菌制剂:2%~4%碳酸氢钠溶液含漱,每日 3 次;5 万~10 万 U/ml 的制霉菌素混悬液,局涂患处,每日 3 次。

(4)对于糜烂面局限或愈合较慢的病损,可用 4%曲安奈德注射液 1ml,与等量 2%盐酸利多卡因注射液混合,在病损基底部行软组织局部封闭治疗。

【预后及转归】

1. 良性黏膜类天疱疮病程缓慢,若治疗及时且合理,一般预后较好。

2. 仅累及口腔黏膜或累及口腔和皮肤,一般不会导致严重的功能障碍,预后较好。

3. 潜在的预后较差的受累部位包括眼、生殖器、鼻咽、食管和喉。眼部睑-球粘连是不可逆的进行性病变,可致严重的功能障碍,甚至失明。

4. 有研究表明,良性黏膜类天疱疮的预后与自身抗体 IgG 和 IgA 的滴度相关。

第三节　大疱性类天疱疮

大疱性类天疱疮是一种慢性自身免疫性大疱性皮肤-黏膜病。主要特点为皮肤上的红斑和张力性水疱,仅 10%~20%的患者出现黏膜损害。多见于 60 岁以上的老年人,无明显性别和种族差异性,病程较长,但预后较好。

【发病因素】

1. 嗜酸粒细胞。基底膜带是循环自身抗体(抗基底膜抗体)发生反应的部位。由于嗜酸粒细胞在病损的早期已出现,故有观点认为,嗜酸粒细胞在基底膜区的损伤、局部水疱的形成及在上皮-结缔组织界面的分离中发挥了重要作用。

2. 大疱性类天疱疮抗原(BPAg)的两个成分 BPAg1 和 BPAg2 主要由表皮基底细胞产生,这两个抗原均为跨膜蛋白,介导上皮与其下方的结缔组织的联系。免疫印迹及免疫沉淀技术已证实,80%～90%的患者血清中存在循环抗 BPAg1 抗体;约50%的大疱性类天疱疮患者血清中存在抗 BPAg2的抗体。

3. 对细胞因子的研究发现,γ-干扰素可在蛋白质及 mRNA 水平对 230kD 的类天疱疮抗原进行转录前调控,而这种调控具有时间及剂量依赖性。

4. IL-1β、IL-5、IL-6 的血清浓度、疱液浓度与病情严重性相关,可作为监控疾病指标。

【临床特征】

1. 病程迁延,易反复发作。

2. 皮肤损害。病损常发生在腋窝、腹股沟、四肢屈侧等易受摩擦处。主要表现为外观正常的皮肤出现红斑或厚壁的张力性大疱,可伴有瘙痒,水疱不易破溃,内容物大多清亮,少数为血性或脓性,少有糜烂面,易于愈合,愈合后可见色素沉着。早期病损亦可仅表现为红斑而无水疱。

3. 口腔病损。20%左右的患者可发生口腔黏膜损害,一般症状较轻,上腭黏膜、颊黏膜易受累。主要表现为粟粒样、张力性小水疱,疱小,数量少,疱壁坚实不易破溃。病损发生于牙龈者,可表现为非特异性剥脱性龈炎,牙龈缘及附着龈充血,表皮剥脱,严重时可并发出血症状。疱破溃后可形成糜烂溃疡面,较易愈合。口内病损疼痛多不明显,并多在皮肤病损出现后发生。

4. 水疱无周缘扩展现象,尼氏征、揭皮试验和探诊试验阴性。

5. 全身症状不明显,严重时亦可伴有发热、乏力及食欲缺乏等全身症状。

【诊断】

大疱性类天疱疮的诊断主要依据临床表现、组织病理及免疫病理特征。

1. 以皮肤病损为主,主要表现为厚壁的张力性大疱,疱液饱满,不易破溃。

2. 口腔病损以粟粒样、张力性小水疱为主,疱壁坚实不易破溃;发生于牙龈者,可表现为非特异性剥脱性龈炎。

3. 尼氏征阴性。

4. 疱液涂片无天疱疮细胞。

5. 组织病理学表现为上皮下疱,无棘层松解现象。

6. 直接免疫荧光法检查,可见基底膜区有一连续细长的荧光带,主要为 IgG。

7. 间接免疫荧光法检查,可检测出抗基底膜区抗体,并有 70%～80%患者的血清中抗体效价较高。

【鉴别诊断】

1. 大疱性类天疱疮与寻常型天疱疮的鉴别要点

(1)前者好发于老年人,女性居多,后者好发于青、中年人,无明显性别倾向或女性稍多。

(2)前者主要临床表现为粟粒样、张力性小水疱,数量少,疱壁厚,不易破,后者主要表现为反复出现的松弛性薄壁大疱,疱易破溃形成糜烂,不易愈合。

(3)前者尼氏征、揭皮试验、探诊试验均为阴性,后者可均为阳性。

(4)前者组织病理学表现主要为上皮下疱形成,无棘层松解,后者表现为上皮内疱和棘层松解。

(5)前者直接免疫荧光检查表现为 IgG 和 C3沿基底膜呈线状沉积,间接免疫荧光检查约有 70%可查见抗基底细胞膜带的抗体,后者直接免疫荧光可查见抗棘细胞间黏合物质抗体在上皮细胞间沉积,间接免疫荧光检查可检测到血清中抗棘细胞层抗体。

2. 大疱性类天疱疮与良性黏膜类天疱疮鉴别要点

(1)前者皮肤损害多发于易受摩擦部位,口腔黏膜较少累及,后者皮肤病损少见,多见于眼、鼻、外生殖器等处,口内病损多为剥脱性龈炎表现。

(2)前者预后良好,后者慢性迁延,眼部瘢痕可致失明。

【治疗原则】

1. 病情较轻者,尤其是仅有口腔病损者,以局部用药为主,尽量减少或避免使用糖皮质激素。

2. 皮肤损害严重者,可考虑全身使用糖皮质激素,必要时皮肤科就诊治疗。

3. 年老体弱者,应注意全身支持治疗,防止继发感染。

【治疗要点】

1. 全身药物治疗

(1)醋酸泼尼松 10～30 mg/d,一般可控制病情。应注意服药期间每天监测血压,定期监测血糖、肝肾功能和电解质。

(2)可试用氨苯砜或四环素联合烟酰胺治疗该病。

2. 局部药物治疗

(1)消毒防腐制剂:0.02%氯己定溶液、复方硼砂溶液或聚维酮碘溶液,交替含漱,每日3次。

（2）糖皮质激素制药:可选用曲安奈德口腔软膏、地塞米松糊剂或金霉素倍他米松糊剂,涂患处,每日3次。

（3）对于糜烂面局限或愈合较慢的病损,可用4%曲安奈德注射液与等量2%盐酸利多卡因注射液混合于病损基底部行软组织局部封闭治疗。

【预后及转归】

1. 病程较长,易反复发作。

2. 早期合理用药,预后较好。

3. 少数皮损严重患者,可因继发感染导致死亡。

（周红梅　郭宜青　吴中婷）

■ 参考文献

[1]　周红梅,周刚,周威,等.口腔黏膜病药物治疗精解.北京:人民卫生出版社,2010:71-87.

[2]　刘静,林梅.类天疱疮的临床诊治现状.临床口腔医学杂志,2012,28(9):573-575.

[3]　李秉琦.李秉琦实用口腔黏膜病学.北京:科学技术文献出版社,2011:127-145.

[4]　陈谦明.口腔黏膜病学.4版.北京:人民卫生出版社,2012:87-102.

[5]　Tsuruta D,Ishii N,Hashimoto T.Diagnosis and treatment of pemphigus.Immunotherapy,2012,4(7):735-745.

[6]　Schmidt E,Zillikens D.Pemphigoid diseases.Lancet,2013,381(9863):320-332.

[7]　Ludwig RJ,Kalies K,Köhl J,et al.Emerging treatments for pemphigoid diseases.Trends Mol Med,2013,19(8):501-512.

[8]　Ruocco E,Wolf R,Ruocco V,et al.Pemphigus:associations and management guidelines:facts and controversies.Clin Dermatol,2013,31(4):382-390.

第 18 章

口腔斑纹类疾病

第一节　口腔扁平苔藓

口腔扁平苔藓(oral lichen planus, OLP)是一种常见口腔黏膜慢性炎性疾病,是口腔黏膜病中仅次于复发性阿弗他溃疡的常见疾病,患病率为0.1%~0.4%。该病好发于中年人,女性多于男性,多数患者有疼痛、粗糙不适等症状。皮肤与黏膜可单独或同时发病,虽然两者在临床表现上不同,但其病理改变非常相似。因口腔扁平苔藓长期糜烂病损可恶变,恶变率为0.4%~2.0%,WHO将其列为癌前状态(precancerous condition)。

【病因】

OLP的病因和发病机制尚未明确,可能与多种致病因素有关,其中细胞介导的局部免疫应答紊乱在OLP的发生发展中具有重要作用。

1. 免疫因素　OLP上皮固有层内大量淋巴细胞呈带状浸润是其典型病理表现之一,可见OLP与免疫因素相关。浸润的淋巴细胞以T淋巴细胞为主,提示OLP可能是一种由T细胞介导的免疫反应性疾病。临床上使用免疫抑制药治疗有效,也证明本病与免疫因素有关。

2. 内分泌因素　女性OLP患者月经期或绝经期血浆雌二醇(estradiol, E_2)及睾酮含量低于对照组,而男性患者血浆中 E_2 下降。同时在OLP组织切片中雌激素受体表达也显著低于对照组。对某些患者采用性激素治疗取得一定疗效。

3. 感染因素　病毒感染可能是致病因素之一。病损内可发现包涵体存在,但也有学者报道未发现任何病毒感染的迹象。国内有学者提出,OLP发病与幽门螺杆菌感染有关。有学者发现,OLP患者外周血中丙型肝炎RNA较对照组显著增高。

4. 心理因素　50%左右的OLP患者有精神创伤史等,以致患者机体功能紊乱,促使OLP发病或病情加重。对这类患者进行心理辅导,病情常可缓解,甚或痊愈。

5. 微循环障碍因素　OLP患者微血管形态改变明显,其扩张、淤血者显著高于正常组;其微血管血流的流速亦较正常组明显减慢。患者的红细胞电泳时间、全血比黏度、还原黏度、红细胞聚集指数均高于正常组。提示微循环障碍及高黏血症与OLP有关。

6. 遗传因素　有些患者有家族史。一些学者发现,OLP的HLA抗原的A3、B5、B8位点有异常,频度增高。但也有学者持相反意见。

7. 其他　有学者认为,高血压、糖尿病、消化道功能紊乱、肝炎与OLP发病有关。也有报道称镁、锌、碘等微量元素的异常可能与OLP发病有关。

【病理】

OLP的典型病理表现为上皮过度不全角化、基底层液化变性以及固有层见密集的淋巴细胞呈带状浸润。颗粒层明显,棘层肥厚者居多;上皮钉突不规则延长。基底细胞排列紊乱,基底膜界限不清,基底细胞液化变性明显者可形成上皮下疱。棘层、基底层或固有层内可见嗜酸性红染的胶样小体。

【临床表现】

(一)口腔黏膜病损

OLP病损大多左右对称,可发生在口腔黏膜任何部位,以颊部最常见(87.5%)。病损为小丘疹连成的线状白色或灰白色花纹,类似皮肤损害的威肯姆线(Wickham straie)。花纹可呈网状、树枝状、环状或半环状等,也可表现为斑块状。多样病损可交互共存,可伴充血、糜烂、溃疡、萎缩和水疱等。愈后可留色素沉着。

OLP患者自觉黏膜粗糙、木涩感、烧灼感,口干,偶有虫爬、痒感。遇辛辣、热、酸、咸味食物刺激时症状加重。

1. 分型 根据病损局部黏膜状况分型。

(1)非糜烂型:黏膜上白色、灰白色线状花纹,无充血、糜烂。患者多无症状,或偶有刺激痛。①网状。花纹稍隆起于黏膜表面,交织成网,多见于双颊、前庭沟、咽旁等部位。②环状。微小丘疹组成细条纹,稍隆起,呈环形、半环形,可发生于唇红、双颊、舌缘、舌腹等部位。③斑块。多发生在舌背、大小不一,形状不规则,为略显淡蓝色的白色斑块,微凹下,舌乳头萎缩致病损表面光滑。④水疱。上皮与下方的结缔组织分离,导致水疱形成。疱为透明或半透明状,周围有斑纹或丘疹,疱破溃后形成糜烂面。可发生在颊、唇、前庭沟及翼下颌韧带处。

(2)糜烂型:白色病损伴有充血、糜烂、溃疡。患者有自发痛、刺激痛。常发生于唇、颊、前庭沟、磨牙后区、舌腹等部位。

2. 口腔黏膜不同部位OLP病损的表现特征

(1)唇部:下唇唇红多见,多为网状或环状白色条纹,伴有秕糠状鳞屑。唇部OLP病损通常不会超出唇红缘而累及皮肤,该特征是与慢性盘状红斑狼疮的鉴别要点。唇红黏膜乳头层接近上皮表浅部分,基底层炎症水肿常导致水疱发生,黏膜糜烂、结痂。

(2)舌部:多发生在舌前2/3区域。常表现为萎缩型、斑块型损害。舌背丝状及菌状乳头萎缩,上皮变薄,红亮光滑,常伴有糜烂。糜烂愈合后,形成缺乏乳头的平滑表面。舌背病损亦可呈灰白色透蓝的丘疹斑点状,或圆形或椭圆形灰白色斑块状,常与舌背白斑难以区别。舌缘及腹部充血糜烂病损并伴有自发痛者,应注意观察并进行活体组织检查。

(3)牙龈:萎缩、糜烂型多见,龈乳头及附着龈充血,周边可见白色花纹,牙龈表面常发生糜烂,似上皮缺失,四周的白色细花纹可与良性黏膜类天疱疮相鉴别。

(4)腭部:较为少见,病损常位于硬腭龈缘附近,多由龈缘或缺牙区黏膜蔓延而来。中央萎缩发红,边缘色白隆起。软腭病损呈灰白色网状花纹,多局限于部分黏膜,亦可波及整个软腭,多无糜烂。

(二)皮肤病损

典型的皮损为紫红色多角形扁平丘疹,表面有细薄鳞屑,有光泽,0.5～2 cm大小,微高出皮肤表面,边界清楚。单个散布或排列成环状、线状和斑块状。四周皮肤可有色素减退、色素沉着或呈正常肤色。有的小丘疹可见点或浅的网状白色条纹,即为Wickham纹。

病损多左右对称,以四肢伸侧多见。患者感瘙痒,皮肤上可见抓痕。溃疡性损害可伴疼痛。发生在头皮时,破坏毛囊可致脱发。皮损痊愈后可有褐色色素沉着或淡白色斑点。

(三)指(趾)甲病损

常呈对称性,多见于拇指。甲体变薄、表面出现细鳞、纵沟、点隙、切削面,严重者形成纵裂。一般无自觉症状,继发感染时可引起疼痛,严重时可发生溃疡、坏死、脱落。

【诊断】

一般根据病史及典型的口腔黏膜白色损害即可作出临床诊断。典型的皮肤或指(趾)甲损害可作为诊断依据之一。建议结合组织活检,必要时辅以免疫病理等实验室检查进行确诊。

【鉴别诊断】

1. 盘状红斑狼疮 OLP唇红部病损不会超出唇红缘,不累及唇周皮肤。

2. 口腔白斑病 斑块型OLP与白斑有时很难鉴别,特别是舌背部病损。舌背部OLP病损灰白而透蓝色,舌乳头萎缩或部分舌乳头呈灰白色小斑块状突起,触之柔软。而舌白斑为白色或白垩状斑块,粗糙稍硬。病理检查对鉴别有重要意义。

3. 黏膜天疱疮、类天疱疮、剥脱性龈炎 OLP表现为糜烂溃疡或水疱时,缺少明显的白色条纹,易与天疱疮、类天疱疮、剥脱性龈炎相混淆。

天疱疮临床检查尼氏征阳性,镜下可见棘层松解,上皮内疱形成,脱落细胞检查可见天疱疮细胞。类天疱疮上皮完整,棘层无松解,上皮下疱形成。剥脱性龈炎牙龈充血水肿,上皮剥脱形成糜烂出血,轻微触之疼痛明显,上皮下有散在炎细胞浸润,而非密集的带状。OLP的牙龈病损充血,四周有白色细网纹,触之疼痛较轻。

4. 口腔红斑病 间杂型红斑有时与OLP易混淆。其表现为在红斑的基础上有散在白色斑点,常需依靠组织病理检查确诊。

5. 多形性红斑 疱型OLP有时与多形性红斑相类似,但依据多形性红斑的唇部厚血痂、皮肤

"虹膜"或"靶环"红斑等可做鉴别。

6. 苔藓样反应(lichenoid reaction)　某些患者服用甲基多巴、阿的平、氯喹等药物后,或进行口腔治疗后,与充填材料、修复体材料相对应的口腔黏膜出现呈放射状白色条纹或白色斑块,类似OLP样病损。有时皮肤上亦伴有丘疹、脱屑及湿疹等苔藓样皮疹,发病机制尚不清楚。停用可疑药物,或去除引起病变处的充填物后,苔藓样病变明显减轻或消失。临床上为确诊应作"斑贴试验",停止使用可疑药物或更换充填物进行试验性治疗。

7. 迷脂症(fordyce disease)　为异位的皮脂腺,呈淡黄色颗粒,可丛集或散在,表浅光滑,无自觉症状。多位于颊部及唇红部。组织病理表现为上皮固有层内可见小的、成熟的正常皮脂腺,腺体小叶包绕着自腺体中央一直伸向黏膜表面的皮脂腺导管。

【治疗】

1. 心理治疗　加强医患沟通,帮助患者调整心理状态。对病损区无充血、糜烂,患者无明显自觉症状者,可在身心调节的情况下观察,一些患者可自愈。同时注意调节全身状况。

2. 局部治疗

(1)去除局部刺激因素,消除感染性炎症。

(2)维A酸类药物:0.1%维A酸软膏对于病损角化程度高的患者适用。

(3)肾上腺皮质激素:0.05%氟轻松醋酸酯、0.05%氯倍他索凝胶局部应用安全性高、疗效好。病损区基底部注射对糜烂溃疡型有较好疗效。

(4)抗真菌药物:对迁延不愈的OLP,应考虑有白念珠菌感染可能,可使用制霉菌素含漱液或碳酸氢钠含漱液、氯己定漱口液。

(5)环孢素、他克莫司等免疫抑制药:他克莫司具有与环孢素相似的作用特点,但其作用强度是环孢素的10～100倍。可使用他克莫司含漱液或复方环孢素含漱液。

3. 全身治疗

(1)免疫抑制药:①口服肾上腺皮质激素。对急性大面积或多灶糜烂型OLP,可慎重考虑采用小剂量、短疗程方案。成人可每日口服泼尼松20～30mg,服用1～3周。②雷公藤与昆明山海棠。雷公藤总苷片的剂量和疗程为0.5～1 mg/(kg·d),2个月为1个疗程。昆明山海棠片不良反应小,可较长期服用,每次0.5 g,每日3次。③羟氯喹(氯喹)。羟氯喹较氯喹的不良反应小。羟氯喹每次100～200 mg,每日2次。孕妇忌用。在用药期间,每3～6个月应做眼科检查1次。氯喹的剂量为每次125 mg,每日2次。治疗过程中注意血象变化。④硫唑嘌呤或环磷酰胺。用于个别对糖皮质激素不敏感的顽固病例。

(2)免疫调节药:可根据患者自身的免疫状况适当选用口服免疫调节药,如胸腺肽肠溶片、左旋咪唑、转移因子和多抗甲素等。

(3)中医中药治疗:①阴虚有热型,予以养阴清热佐以祛风利湿之品;②脾虚夹湿型,则清热利湿,健脾和胃;③血瘀型,则理气疏肝,活血化瘀。

(4)其他:灰黄霉素对疱型扁平苔藓效果较好。也可口服维A酸。

第二节　口腔白色角化症

口腔白色角化症(leukokeratosis)又称为口腔白角化病、良性角化病(benign hyperkeratosis)、前白斑。为长期机械性或化学性刺激所造成的口腔黏膜局部白色角化斑块或斑片。

【病因】

由长期的机械性或化学性刺激所引起,以残根、残冠、不良修复体或吸烟等刺激因素最为常见。刺激因素去除后,病损可逐渐变薄或消退。

【临床表现】

白色角化症可发生在口腔黏膜的任何部位,以颊、唇、舌部多见。为灰白色、浅白或乳白色的边界不清的斑块或斑片,不高出或略高于黏膜表面,表面平滑、基底柔软无结节。

发生在硬腭黏膜及其牙龈,呈弥漫性分布的伴有散在红色点状的灰白色或浅白色病损,多是由于长期吸烟所造成的,因而又称为烟碱性(尼古丁性)白色角化病或烟碱性(尼古丁性)口炎(nicotinic stomatitis),其上的红色点状物为腭腺开口。患者可有干涩、粗糙等自觉症状。

【病理】

上皮过度角化或部分不全角化,上皮层轻度增厚,上皮钉伸长,基底层细胞正常,基底膜清晰完整,固有层无炎细胞浸润或少量浆细胞和淋巴细胞浸润。

【诊断】

口腔黏膜局部白色或灰白色斑块、斑片，患者有长期吸烟史或相对应的区域发现不良修复体、残根、残冠、龋齿或牙折后的锐利边缘、过陡牙尖等，即可诊断。通常去除刺激2～4周后，白色损害颜色变浅，范围缩小，甚至消失。对可疑者进行组织活检，病理检查明确诊断。

【鉴别诊断】

1. 白色水肿（leukoedema）　好发于双颊黏膜咬合线附近，为灰白色或乳白色半透明斑膜，扪之柔软。有时出现皱褶，拉展黏膜，斑膜可暂时性消失。患者无自觉症状。本病为良性损害，原因不明。组织病理检查，上皮增厚，上皮细胞内水肿，空泡性变，胞核固缩或消失。

2. 颊白线（linea alba buccalis）　位于双颊部与双侧后牙咬合线相对应的黏膜上，为水平状纵向延伸的白色或灰白色线条，与牙列外形相吻合。多因咀嚼时牙齿持续刺激所引起，患者无自觉症状。组织病理为上皮正角化。

3. 灼伤（burns）　为急性创伤，有明确的创伤史。病损为灰白色假膜，去除假膜后可见出血糜烂面。多因不慎接触腐蚀性药物造成黏膜灼伤。

【治疗】

去除刺激因素，观察；角化严重者可局部使用维A酸制药。

第三节　口腔白斑病

口腔白斑病是发生于口腔黏膜上以白色为主的损害，不能擦去，也不能以临床和组织病理学的方法诊断为其他可定义的损害，属于癌前病变或潜在恶性疾病（Potentially Malignant Disorders，PMD），不包括吸烟、摩擦等局部因素去除后可以消退的单纯性过角化病。白斑癌变率为3％～5％。

【病因】

口腔白斑病的发病与局部因素的长期刺激以及某些全身因素有关。目前仍有相当数量的白斑未能查及明显的病因。

1. 烟草等理化刺激因素　烟草是口腔白斑病发病的重要因素。喜饮烈酒、食过烫或酸辣食物、嚼槟榔等局部理化刺激也与口腔白斑病的发生有关。

2. 念珠菌感染　除白念珠菌外，星形念珠菌和热带念珠菌可能与口腔白斑病的发生也有密切关系。

3. 人乳头瘤病毒感染　多数学者发现口腔白斑组织中人类乳头瘤病毒（human papilloma virus，HPV）DNA含量增高，认为HPV感染是其发病的危险因素。但也有相当一部分研究认为HPV与白斑发病无确切关联。

4. 全身因素　包括微循环改变、微量元素、易感的遗传素质、脂溶性维生素缺乏等。

【病理】

白斑的主要病理变化是上皮异常增生，可分为轻、中、重度；粒层明显，棘层增厚；上皮钉突伸长变粗，固有层和黏膜下层中有炎细胞浸润。

【临床表现】

白斑病好发于40岁以上的中、老年男性，可发生在口腔的任何部位，龈、舌、颊部为白斑高发部位。患者可无症状或自觉局部粗糙、木涩，较周围黏膜硬。伴有溃疡或癌变时可出现刺激痛或自发痛。

口腔白斑病可分为均质型与非均质型两大类；前者如斑块状、皱纹纸状；而颗粒状、疣状及溃疡状等属于后者。

1. 斑块状　白色或灰白色均质型斑块，边界清楚，触之柔软，平或稍高出黏膜表面，其表面可有皲裂，不粗糙或略粗糙，周围黏膜多正常。患者多无症状或有粗糙感。

2. 皱纹纸状　病损呈灰白色或白垩色，边界清楚，表面粗糙，但触之柔软，周围黏膜正常。患者除粗糙不适感外，亦可有刺激痛等症状。多发生于口底及舌腹。

3. 颗粒状　白色损害呈颗粒状突起，致黏膜表面不平整，病损间杂黏膜充血，似有小片状或点状糜烂，患者可有刺激痛。本型白斑多数可查到白念珠菌感染。颊黏膜口角区多见。

4. 疣状　损害呈灰白色，表面粗糙呈刺状或绒毛状突起，明显高出黏膜，质稍硬。疣状损害多发生于牙槽嵴、口底、唇、腭等部位。

5. 溃疡状　在增厚的白色斑块上，有糜烂或溃疡，可有或无局部刺激因素。患者感觉疼痛。

【诊断】

口腔白斑病的诊断需根据临床表现和病理表

现做出综合性判断才能完成。脱落细胞检查和甲苯胺蓝染色可辅助判断口腔白斑的癌变情况。

【鉴别诊断】

1. 白色角化症 长期受机械或化学刺激而引起的黏膜白色角化斑块。表现为灰白色或白色的边界不清的斑块或斑片，不高于或微高于黏膜表面，平滑，柔软。去除刺激因素后，病损逐渐变薄，可完全消退。组织病理为上皮过度角化，固有层无炎细胞或轻度炎细胞浸润。

2. 白色海绵状斑痣 又称白皱褶病，为一种原因不明的遗传性或家族性疾病。表现为灰白色的水波样皱褶或沟纹，有特殊的珠光色，表面呈小的滤泡状，形似海绵，具有正常口腔黏膜的柔软与弹性，无发硬粗糙。皱褶有时可以揭去，揭去时无痛、不出血，下面为类似正常上皮的光滑面。病理变化为过度角化和不全角化，棘细胞增大、层次增多，结缔组织中少量炎细胞浸润。

3. 白色水肿 表现为透明的灰白色光滑的"面纱样"膜，可以部分刮去，晚期则表面粗糙有皱纹。白色水肿多见于前磨牙及磨牙的咬合线部位。组织病理变化为上皮增厚，上皮细胞内水肿，胞核固缩或消失，出现空泡性变。

4. 口腔扁平苔藓 注意鉴别斑块型扁平苔藓与白斑，必要时可行病理检查。

5. 迷脂症 详见本章第一节鉴别诊断。

6. 黏膜下纤维化 早期为小水疱与溃疡，随后为淡白色斑纹，似云雾状，可触及黏膜下纤维性条索，后期可出现舌运动及张口受限，吞咽困难等自觉症状。以颊、咽、软腭多见。病理检查可见过度不全角化，上皮萎缩，钉突消失，有时上皮增生及萎缩同时存在。部分患者伴有上皮异常增生，上皮下胶原纤维增生及玻璃样变。

7. 梅毒黏膜斑 二期梅毒患者颊部黏膜可出现"梅毒斑"。初期为圆形或椭圆形红斑，随后表面糜烂，假膜形成不易揭去，乳白色或黄白色，直径0.5～1 cm，稍高出黏膜表面，中间凹陷，表面柔软，基部较硬。同时伴有皮肤梅毒疹——玫瑰疹的出现。实验室检查，血浆反应素环状卡片快速试验（RPP）及梅毒螺旋体血凝素试验（TPHA）可确诊。

【防治】

目前尚无根治的方法。治疗原则为卫生宣教、去除局部刺激因素、去角化治疗、监测和预防癌变。

1. 卫生宣教 是口腔白斑早期预防的重点，进行卫生宣传及健康保健，以早期发现口腔白斑病患者。对发现口腔黏膜角化异常者，应嘱其尽早去专科医院检查确诊。

2. 去除刺激因素 如戒烟酒、停止咀嚼槟榔、少食刺激性食物；去除残根、残冠、不良修复体等。

3. 维生素A和维生素A酸（维甲酸） 维生素A缺乏时会出现上皮干燥、增生和角化。成年人每日3万～5万U，分2～3次口服，症状改善后减量。

维生素A酸可促进上皮细胞增生分化及角质溶解作用，仅用于角化程度较高的口腔白斑病。常使用维生素A酸的局部制药治疗口腔白斑病。对于非充血、非糜烂型的病损可用0.1%～0.3%维A酸软膏或1%维A酸衍生物——维胺酸局部涂搽。亦可用口腔消斑膜等局部敷贴，鱼肝油涂搽等。

4. 维生素E 不但与维生素A有协同作用，能防止维生素A在消化道内氧化而利于吸收，还可延长维生素A在肝内的储存时间。因此，可单用或配合维生素A类药物治疗白斑，其剂量为10～100 mg，每日3次，口服，也可采用局部敷贴。

5. 手术治疗 对活检发现有重度不典型增生者，应及时手术，轻、中度不典型增生者，建议每3～6个月复查1次，但临床有恶变倾向或位于危险区时，也可手术，特别是当除去可能的刺激因素及非手术治疗3～6周后仍未见明显好转者，应做手术。在观察、治疗过程中如有增生、硬结、溃疡等改变时，也应及时手术切除并活检。界线清晰的局限性小范围病变，手术条件较好，病变区过大或周界不清，将影响手术的彻底性和治疗效果。总之，手术治疗应权衡各种条件进行综合考虑。此外，也可考虑冷冻疗法和CO_2激光治疗。

6. 中医中药治疗

(1)气滞血瘀型：予以活血化瘀，消斑理气。

(2)痰湿凝聚型：则健脾化痰消斑。

(3)正气虚弱型：采取补气益血，健脾化湿。

7. 定期随访 监测和预防癌变的重要手段是组织病理活检和定期随访。病理检查有无异常增生及异常增生程度是目前预测白斑癌变风险的重要指标。口腔白斑患者伴有以下情况者癌变倾向较大，应严密随访，必要时可行多次组织活检。①病理表现伴有上皮异常增生者，程度越重者越易恶变；②疣状、颗粒型、溃疡或糜烂型及伴有念珠菌感染、HPV感染者；③白斑位于舌缘、舌腹、口底及口角部位者；④病程较长者；⑤不吸烟患者；⑥女性，特别是不吸烟的年轻女性患者；⑦白斑病损面积>200 mm^2的患者。

第四节 口腔红斑病

口腔红斑病(oral erythroplakia)又称增殖性红斑(erythroplakia of Queyrat)、红色增殖性病变(erythroplastic lesion)等,是指口腔黏膜上鲜红色斑片,似天鹅绒样,边界清晰,在临床和病理上不能诊断为其他疾病者。本病由奎来特(Queyrat)于1911年提出,故也称为奎来特红斑。口腔红斑不包括局部感染性炎症所致的充血面,如结核及真菌感染等。

口腔红斑比口腔白斑少见,发病率为0.02%~0.1%。红斑属于癌前病变。口腔红斑的恶变风险是所有口腔癌前病变中最高的,恶变率为20%~68%。

【病因】

口腔红斑病因不明。目前研究认为,口腔红斑的发生与烟酒的摄入以及在此过程中发生的遗传事件有关。

【临床表现】

口腔红斑多见于中年患者,男性略多于女性。以舌缘部最好发,龈、龈颊沟、口底及舌腹、腭部次之。通常无症状,有些患者有灼烧感或疼痛。临床上分为3种类型。

1. 均质性红斑(homogenous erythroplakia)天鹅绒样鲜红色表面,光滑、发亮,状似"上皮缺失",质软,边界清楚,为0.5~2 cm大小,平伏或微隆起。红斑区内有时也可看到外观正常的黏膜。

2. 间杂型红斑(interspersed erythroplakia)病损内散在白色斑点,红白相间。

3. 颗粒型红斑(granular erythroplakia) 病损内有红色或白色颗粒样微小结节,似桑椹状或颗粒肉芽状,稍高于黏膜表面。有时其外周亦可见散

在的点状或斑块状白色角化区(有学者认为,此型即颗粒型白斑),此型往往是原位癌或早期鳞癌。

【病理】

上皮不全角化或混合角化。上皮萎缩,角化层极薄甚至缺乏。上皮钉突增大伸长。钉突之间的乳头区棘细胞萎缩变薄,使乳头层非常接近上皮表面,结缔组织乳头内的毛细血管明显扩张,故使病损表现为鲜红色。

颗粒形成的机制就是钉突增大处的表面形成凹陷,而高突的结缔组织乳头形成红色颗粒。上皮异常增生。有时可见角化珠形成。固有层内炎细胞浸润明显,主要为淋巴细胞和浆细胞。

【诊断】

去除可能的致病因素并观察1~2周。如果病损无明显改善则进行活检术以明确诊断。可采用甲苯胺蓝染色来判断上皮细胞状态及指导临床确定组织活检部位。

【鉴别诊断】

1. 糜烂型扁平苔藓 中年女性多见,病损多左右对称。在充血糜烂区周围有白色条纹组成的病损,稍高于黏膜表面,边界不清。充血糜烂病损经常发生变化。红斑病损相对稳定,不易愈合。病理检查可做鉴别。

2. 白斑 稍高出黏膜表面的白色斑块。颗粒状病损往往需与红斑相鉴别。红斑为鲜红色的病损上出现白色斑点。病理检查可做鉴别。

【治疗】

一旦确诊后,立即做根治术。手术切除较冷冻治疗更为可靠。

第五节 盘状红斑狼疮

盘状红斑狼疮(discoid lupus erythematosus,DLE)是一种慢性皮肤-黏膜结缔组织疾病,病损特点为持久性红斑,中央萎缩凹下呈盘状。主要累及头面部皮肤及口腔黏膜,皮肤病损表面有黏着性鳞屑,黏膜病损周边有呈放射状排列的细短白纹。盘状红斑狼疮是结缔组织病的典型代表,发病率为0.4%~0.5%,较其他结缔组织病为高。女性患者

约为男性的2倍,以20-40岁的中、青年人最为好发。DLE亦属于癌前状态。

红斑狼疮临床上可分为6种亚型:盘状红斑狼疮、系统性红斑狼疮(systemic lupus erythematosus,SLE)、深在性红斑狼疮、亚急性皮肤型红斑狼疮、红斑狼疮综合征和新生儿红斑狼疮。各型红斑狼疮在临床表现上各有其特点,但也有一些共同或

相似之处,约有 15% 的 SLE 患者可有临床和组织学上典型的盘状病损。SLE 可涉及肝、肾、肺、神经系统等多个重要脏器、系统及皮肤、黏膜、关节、肌肉等组织。头面部及口腔病损多属于 DLE,为狼疮病中最轻的一种。有关 SLE 和 DLE 的相互关系长期存在着争议,有学者认为,是两种不同的疾病,也有学者认为,两者是同一疾病的不同表现。国内报道约 5% DLE 可转变成 SLE,而 SLE 有 6%～20% 以盘状皮疹为初发症状,且 1/4 有口腔损害。

【病因】

DLE 病因尚未明确,多认为是一种自身免疫性疾病,其发病可能与免疫学改变、紫外线、创伤、感染、药物等多因素相关。

1. 免疫学改变 DLE 显著的特点是在活动期可出现各种免疫调节失常。B 细胞反应性过高。免疫球蛋白生成增多,伴有可与多种物质(特别是核蛋白)起反应的自身抗体。除体液免疫功能改变外,细胞免疫也有损害。

2. 紫外线、创伤 紫外线主要通过直接损伤角质形成细胞,导致"隐蔽抗原"释放或者诱导"新抗原"表达等机制诱发 DLE。此外,创伤(包括较大的外科手术)等亦可诱发 DLE。

3. 感染因素 在真皮血管内皮细胞、血管周围成纤维细胞中,发现直径为 20 nm、类似于副黏病毒状结构,但其意义尚不清楚。此外,有的患者在 DLE 发病前曾有结核菌、链球菌等感染或其体内存在某种感染病灶。

4. 其他因素 某些药物、食物(如苜蓿芽)、寒冷刺激、精神紧张等因素均可诱发 DLE。

【病理】

上皮过度角化或不全角化,角化层可有剥脱,粒层明显。皮肤病损有时可见角质栓。上皮棘层萎缩变薄,有时也可见上皮钉突增生、伸长。基底细胞显著液化变性,上皮与固有层之间可形成裂隙和小水疱,基底膜不清晰。

固有层毛细血管扩张,血管内可见玻璃样血栓。血管周围有密集淋巴细胞(T 细胞为主)及少量浆细胞浸润,血管周围可见到类纤维蛋白沉积,苏木素伊红染色标本上呈粉红色,过碘酸雪夫反应(periodic acid schiffreaction, PAS)染成红色。结缔组织内胶原纤维玻璃样变、水肿、断裂。

直接免疫荧光检查,在上皮基底膜区有一连续的、粗细不均匀的翠绿色荧光带,呈颗粒状、块状,称为"狼疮带"(1upus band)。

【临床表现】

临床上,DLE 可分为局限型和播散型。局限型损害仅限于颈部以上的皮肤黏膜,而播散型则可累及颈部以下部位。

1. 黏膜损害 下唇唇红黏膜是 DLE 的好发部位。初起为暗红色丘疹或斑块,随后形成红斑样病损,片状糜烂,中心凹下呈盘状,周边有红晕或可见毛细血管扩张,在红晕外围是呈放射状排列的白色短条纹。病变区亦可超出唇红缘而累及皮肤,唇红与皮肤界限消失,此为 DLE 病损的特征性表现。

唇红糜烂易发生溢血而形成血痂,常继发细菌感染而合并有灰褐色脓痂,导致局部炎症加剧,掩盖了病损的特征。长期慢性病损可导致唇红及唇周皮肤色素沉着或有状似"白癜风"的脱色斑。唇红病损自觉症状少,有时有微痒、刺痛和烧灼感。

口腔黏膜损害易累及颊黏膜,亦可发生在舌背舌腹(缘)、牙龈及软、硬腭。多不对称,边界较清晰,较周围黏膜稍凹下,其典型病损四周有放射状细短白纹。另外,约 5% 的患者在阴道和肛周发生红斑性损害。

2. 皮肤损害 好发头面部等暴露部位,初始为皮疹,呈持久性圆形或不规则的红色斑,稍隆起,边界清楚,表面有毛细血管扩张和灰褐色附着性鳞屑覆盖。去除鳞屑可见扩张的毛囊孔,而取下的鳞屑状似"图钉",即"角质栓"。其典型病损常发生在鼻梁和鼻侧以及双侧颧部皮肤所构成的、状似蝴蝶形的区域,故称为"蝴蝶斑"。除面部外,头皮、耳郭、颈部、胸背部以及四肢皮肤亦常累及,耳郭病损酷似冻疮,手部病损似皮癣。病程发展缓慢,中心部位逐渐萎缩呈盘状,常伴有色素减退,而四周有色素沉着。

3. 全身症状 部分患者伴有全身症状,如胃肠道症状、关节酸痛或关节炎、不规则发热、淋巴结大、肾病变、心脏病变、肝脾大等。

4. 儿童 DLE 不常见,其临床特征与成人相似,但无女性发病较高的趋势,光敏感性不明显,发展成 SLE 的可能性较高。

【实验室检查】

1. 常规检查 有 55% 的患者出现红细胞沉降率加快、血清 γ-球蛋白升高等。有时 Coomb's 试验可为阳性,血清中可检出冷球蛋白和冷凝集素。

2. 抗核抗体及其他免疫指标 20%～35% 的患者出现抗核抗体,其中均质型抗核抗体出现的频率是斑点型的 2 倍。抗双链 DNA 抗体的发生率低于 5%，这些患者无任何系统受累的证据，但更有可能发展为 SLE。20% 的患者检查见抗单链 DNA 抗体，经氯喹治疗后，其抗体滴度可下降。42% 的患者检查见抗 RNA 抗体。1%～10% 的患者检查见低滴度的抗 Ro(SS-A) 抗体。低于 5% 的患者检查见抗 Sm 抗体。

在 DLE 患者尤其女性中，抗甲状腺抗体的发生率高。

【诊断】

一般根据皮肤黏膜的病损特点和实验室检查即可作出诊断。

黏膜病损好发下唇唇红，呈圆形或椭圆形红斑或糜烂，中央凹陷，边缘暗红稍隆，病损四周有白色放射状细纹。唇部病损常超出唇红边缘而累及皮肤，使黏膜-皮肤界限模糊。病损区周围有色素沉着或色素减退。

皮肤病损好发于头面部，特征为红斑、鳞屑、毛细血管扩张、毛囊角质栓、色素沉着和(或)色素减退和瘢痕形成。鼻部周围"蝴蝶斑"为其典型表现。

实验室检查表现为血沉加快、γ-球蛋白增高、类风湿因子阳性、抗核抗体阳性、CD4/CD8 比率增加等。抗双链 DNA 抗体是 SLE 患者的标志性抗体，其抗体平均结合率＞30%，最高可达 65%，对 SLE 的诊断有一定特异性。有学者报道，DLE 患者该抗体平均结合率最高为 10%(正常值＜5%)，对诊断有一定参考价值。

组织活检具有重要意义。取病变组织应选择时间在糜烂愈合后 2 周左右较为适宜。

免疫荧光检查虽不是 100% 阳性，但对诊断及鉴别诊断有意义。

【鉴别诊断】

DLE 应注意与以下几种疾病相鉴别。

1. 慢性唇炎 特别是慢性糜烂型唇炎也好发于下唇，与唇红部位的 DLE 易混淆。DLE 在唇红部的损害可超过唇红缘，四周有白色放射状细纹。慢性唇炎有时也有白色纹，但不呈放射状排列，病损不超出唇红缘。DLE 有皮肤损害，而唇炎无皮肤损害。必要时可行病理检查。

2. 扁平苔藓 皮肤损害呈对称性，发生于四肢伸侧或躯干，为紫色多角形扁平丘疹，患者自觉瘙痒。口腔黏膜损害为呈不规则形状的白色条纹或斑块，唇红部病损不会超出唇红缘。DLE 的皮肤损害多发生在头面部、耳郭等，可表现为"蝴蝶斑"，唇红部病损往往超过唇红缘。病理检查对鉴

别有重要意义。

3. 多形性红斑 依据多形性红斑的唇部厚血痂、皮肤"虹膜"或"靶环"红斑等可做鉴别。必要时可行病理检查。

4. 良性淋巴组织增生性唇炎 为好发于下唇的以淡黄色痂皮覆盖的局限性损害，其典型症状为阵发性剧烈瘙痒。组织病理表现为黏膜固有层淋巴细胞增生。

【防治】

目前，对于 DLE 虽无根治性疗法，但恰当的治疗可使大多数患者的病情明显缓解。强调早期诊断、早期治疗，以避免转型、毁容以及癌变的发生。

1. 尽量避免或减少日光照射，外出或户外工作时戴遮阳帽并涂抹遮光剂。避免寒冷刺激，积极治疗感染病灶，调整身心健康，饮食清淡。

2. 局部治疗

(1)局部使用糖皮质激素：可单独或联合用药，对 DLE 的疗效较肯定。①下唇唇红有血痂或脓痂时，首先用 0.2% 呋喃西林液湿敷，去除痂皮后，外涂糖皮质激素局部制剂。如单纯糜烂无明显感染时，可用局部麻醉药物(如 2% 利多卡因)与曲安奈德等体积混合，行病损局灶封闭。②口内黏膜病损处可涂敷含糖皮质激素、抗生素、局部麻醉药、中药等的各种口内制剂。对局灶性的充血糜烂，也可考虑采用糖皮质激素的局部封闭疗法。对广泛的糜烂性损害，可辅以超声雾化治疗。

(2)环孢素、他克莫司等免疫抑制药：有报道采用环孢素或他克莫司局部治疗顽固、难治性 DLE，有一定疗效。可使用他克莫司含漱液或复方环孢素含漱液。

3. 全身治疗

(1)羟氯喹：是治疗 DLE 的一线药物。推荐治疗剂量为 1 次 100～200mg，每日 2 次。

(2)雷公藤和昆明山海棠：昆明山海棠片不良反应小，可较长期服用，每次 0.5 g，每日 3 次。雷公藤总苷片，0.5～1 mg/(kg·d)，分 3 次服用。

(3)糖皮质激素：在服用氯喹、雷公藤效果不明显时，如无糖皮质激素禁忌证，可联合使用泼尼松，每日 10 mg。

(4)沙利度胺：可用于羟氯喹、糖皮质激素等常规治疗无效的难治性或复发加重的 DLE。每日 100 mg，可加大剂量达每日 400 mg。沙利度胺的不良反应除使胎儿致畸外，总量达 40～50g 时，可能发生神经损害、感觉异常或丧失，有些患者停药

后不能恢复。孕妇禁用。

(5)细胞毒药物:常用药物有环磷酰胺、硫唑嘌呤、甲氨蝶呤等,对于常规药物治疗效果不佳的病例可选用,但由于该类药物的毒性不良反应较大,应用受到限制。

(6)中医中药:①心脾积热型。予以养阴凉血,祛风解毒通便。②脾虚夹湿型。则清利湿热、健脾和胃。③血瘀型。则活血化瘀,清利湿热。

【预后】

通常 DLE 的预后较好,全身系统受累者较少见。

1. 病程　未治疗的 DLE 皮损倾向于持续存在。经过治疗,伴有少许鳞屑的损害可在 1 个月或 2 个月内完全消失,伴有较多鳞屑的慢性损害和一些瘢痕消退较慢。

2. 转型　DLE 发展成 SLE 的危险性约有 6.5%,而播散型 DLE 的患者发展成 SLE 的危险性(22%)高于局限型 DLE(1.2%)。在 40 岁以前罹患 DLE 的女性,若伴组织相容性类型为 HLA-B8 者,其向 SLE 发展的危险性增高。

3. 癌变　有报道 DLE 可能发生癌变,但其癌变率低,为 0.5%～4.83%。因此,WHO 也将 DLE 归入癌前状态。癌变部位多位于下唇唇红边缘,男性多于女性。如怀疑有恶变倾向时,应及时取病理活检,如发现异常增生应及时手术切除,并长期追踪观察。

第六节　口腔黏膜下纤维性变

口腔黏膜下纤维性变或称口腔黏膜下纤维化(oral submucous fibrosis,OSF)是一种慢性进行性具有癌变倾向的口腔黏膜疾病。临床上常表现为口干、灼痛、进食刺激性食物疼痛、进行性张口受限、吞咽困难等症状。主要病理表现为结缔组织胶原纤维变性。OSF 被列为癌前状态,可伴有口腔白斑、口腔扁平苔藓等多发性口腔癌前病损。OSF 主要发生于印度、巴基斯坦等东南亚国家与地区,我国主要见于湖南、台湾两省。该病好发于中年人。

【病因】

病因不明,与下列因素关系密切。

1. 咀嚼槟榔(chewing areca nut)　是 OSF 主要的致病因素,OSF 患者都有咀嚼槟榔习惯。槟榔提取物可通过刺激口腔角质形成细胞、血管内皮细胞等分泌产生与纤维化有关的细胞因子,促进成纤维细胞(Fibroblast,FB)的增殖等,胶原合成增加。同时槟榔碱能减少 FB 对胶原的吞噬作用,使胶原降解减少。以上研究提示槟榔提取物或槟榔碱在 OSF 的发病机制中起重要作用。

2. 免疫因素　部分 OSF 患者血清免疫球蛋白、抗核抗体等自身抗体明显高于正常人。OSF 结缔组织中 T 淋巴细胞、巨噬细胞和肥大细胞明显增加。OSF 血清中促纤维化细胞因子 IL-1α、IL-1β等水平明显增高,抗纤维化的细胞因子明显减少。

3. 刺激性食物　进食辣椒、吸烟、饮酒等因素可以加重黏膜下纤维化。

4. 营养因素　维生素 A、维生素 B、维生素 C 的缺乏,低血清铁、硒与高血清锌、铜是 OSF 易感性增高的重要因素。

5. 遗传因素　研究发现,OSF 患者中 HLA-Al0、DR3、DR7、B76 表型,外周血淋巴细胞姐妹染色体交换频率显著高于对照组。

6. 其他因素　部分患者存在微循环障碍及血液流变学异常等。

【临床表现】

口腔黏膜渐进性出现苍白或灰白色病损,患者逐渐感到口腔黏膜僵硬、进行性张口受限、吞咽困难等。最常见的症状为口腔黏膜灼痛感,遇刺激性食物时加重,也可表现为口干、唇舌麻木、味觉减退等。颊、软腭、唇、舌、翼下颌韧带、牙龈等处黏膜皆可发病。

颊部常对称性发生,黏膜苍白,可扪及垂直向纤维条索。

腭部主要累及软腭,黏膜出现板块状苍白或灰白色病损,严重者软腭缩短、腭垂变小,舌、咽腭弓出现瘢痕样条索,常伴有水疱、溃疡与吞咽困难。

唇部可累及上下唇黏膜,表面苍白,沿口裂可扪及环形、僵硬的纤维条索。

舌背、舌腹、口底黏膜出现苍白,舌乳头消失,严重时舌系带变短、舌活动度减低。

病损累及咽鼓管时可出现耳鸣、耳聋,咽部声带受累时可产生音调改变。

部分患者口腔黏膜可并存有扁平苔藓、白斑、良性黏膜过角化、癌性溃疡等。

【病理】

主要表现为结缔组织胶原纤维出现变性。包

括上皮组织萎缩、胶原纤维堆积、变性和血管闭塞、减少。上皮各层内出现细胞空泡变性，以棘细胞层中较为密集。部分患者伴有上皮异常增生。

【诊断】

患者一般有咀嚼槟榔史。

口内可见黏膜苍白或灰白色病损，颊部、唇部或翼下颌韧带等处可触及瘢痕样纤维条索，舌乳头萎缩，可伴有水疱、溃疡。患者有口腔黏膜烧灼痛，遇刺激性食物时加重，可伴有口干、味觉减退、唇舌麻木等自觉症状，严重时出现张口受限、吞咽困难、舌运动障碍。

病理检查胶原纤维变性，上皮萎缩或增生，上皮层出现细胞空泡变性。

【鉴别诊断】

1. 扁平苔藓 斑块型扁平苔藓触之柔软，无板块状或纤维条索。可有充血、糜烂，伴刺激性疼痛。有时因咽部病损溃疡、糜烂而影响吞咽，但不会出现张口受限、牙关紧闭、吞咽困难等严重症状。病理检查有助于诊断。

2. 白斑 口腔白斑为白色或灰白色斑块，触之柔软，无板块或纤维条索。白斑可无症状或轻度不适，不伴有牙关紧闭、张口受限、吞咽困难等症状。病理检查有助于鉴别诊断。

3. 白色角化病 为灰白色、浅白色或白色斑块，平滑、柔软。不会触之有板块状或纤维条索，更不会有张口受限、吞咽困难等。局部有明显的机械或化学因素刺激，去除刺激因素后，病损可减轻其

或消失。

【防治】

1. 卫生宣教 加强人们对咀嚼槟榔危害性的认识，对出现临床症状者，应尽早去专科医院检查。

2. 去除致病因素 戒除嚼槟榔习惯，戒烟、酒，避免辛辣食物刺激。

3. 糖皮质激素联合丹参局部注射 激素具有抑制炎性反应和增加炎性细胞的凋亡来发挥抗纤维化作用；丹参能扩张血管，诱导病变区毛细血管增生，抑制 FB 增殖和胶原合成，促进 FB 凋亡和胶原降解。可使用黏膜下注射糖皮质激素加丹参注射液。

4. 中药治疗 活血化瘀，主药为丹参、玄参、当归、生地黄、黄芪、红花等。

5. 透明质酸酶 通过降解透明质酸基质来溶解纤维团块，从而减轻张口受限，可局部注射透明质酸酶。若将透明质酸酶与曲安奈德等中长效糖皮质激素联合局部注射，疗效更快、更好。

6. 高压氧治疗 高压氧能提高血氧含量，促进病损区新生血管形成和侧支循环建立。

7. 干扰素治疗 干扰素-γ 能抑制 FB 增殖和胶原合成。可使用黏膜下注射干扰素-γ。

8. 手术治疗 适应于严重张口受限者。手术切除纤维条索，创面用带蒂颊脂垫、前臂游离皮瓣或人工生物膜修复，可取得较好疗效。

9. 其他 口服维生素 A、维生素 B、维生素 C、维生素 E、铁剂、锌剂、叶酸等。

（程　斌）

■参考文献

[1] 陈谦明. 口腔黏膜病学. 4 版. 北京：人民卫生出版社, 2012：103-130.

[2] García-García V, Bascones Martínez A, Martinelli-Kläy CP, et al. New perspectives on the dynamic behaviour of oral lichen planus. Eur J Dermatol, 2012, 22(2)：172-177.

[3] Georgakopoulou EA, Achtari MD, Achtaris M, et al. Oral lichen planus as a preneoplastic inflammatory model. J Biomed Biotechnol, 2012, 20(12)：759626.

[4] Resende JP, Chaves Md, Aarestrup FM, et al. Oral lichen planus treated with tacrolimus 0.1%. Int J Clin Exp Med, 2013, 6(10)：917-921.

[5] Lin HP, Chen HM, Cheng SJ, et al. Cryogun cryotherapy for oral leukoplakia. Head Neck, 2012, 34(9)：1306-1311.

[6] Brouns ER, Baart JA, Bloemena E, et al. The relevance of uniform reporting in oral leukoplakia：definition, certainty factor and staging based on experience with 275 patients. Med Oral Patol Oral Cir Bucal, 2013, 18(1)：e19-26.

[7] Messadi DV. Diagnostic aids for detection of oral precancerous conditions. Int J Oral Sci, 2013, 5(2)：59-65.

[8] López-Jornet P, Camacho-Alonso F. Comparison of pain and swelling after removal of oral leukoplakia with CO_2 laser and cold knife：A randomized clinical trial. Med Oral Patol Oral Cir Bucal, 2013, 18(1)：e38-44.

[9] Chee M, Sasaki C. Carbon Dioxide Laser Fiber for the Excision of Oral Leukoplakia. Ann Otol Rhinol Laryngol, 2013, 122(9)：547-549.

[10] 唐彦丰, 郭家平, 凌天牖. 咀嚼槟榔与口腔疾病发生的流行病学研究. 现代口腔医学杂志, 2013, 27(4)：53-55.

第 19 章

韦格纳肉芽肿病

【定义】

韦格纳肉芽肿病（Wegener granulomatosis, WG）由 Wegener 1936 年首先报道,是一种坏死性肉芽肿性血管炎,病因不明。病变累及小动脉、静脉及毛细血管,偶尔累及大动脉,主要侵犯上、下呼吸道和肾。开始为局限于上、下呼吸道黏膜的肉芽肿性炎症,但往往发展成全身坏死性肉芽肿性炎症、恶性脉管炎,最后导致肾衰竭而死亡。

【病因】

病因不明,可能与下列因素有关。

1. 免疫介导损伤机制　患者产生自身抗中性粒细胞胞质抗体(ANCA),作用于中性粒细胞嗜天青颗粒中蛋白酶 3(PR3),两者结合后可能诱发血管炎的产生。

2. 遗传易感性　有研究表明,人类白细胞抗原基因与本病的发生有一定关联;转化生长因子 Bl 基因上第 25 位密码子的多态性是具有遗传危害的一个因素。

3. 其他　有人认为,可能是链球菌伴过敏样紫癜导致脉管炎,也可能是药物超敏反应。也有报道,金黄色葡萄球菌是本病的促进因素。

【病理】

以血管壁的炎症为特征,表现为坏死性肉芽肿。病损由中性粒细胞、单核细胞、淋巴细胞及上皮样细胞组成;血管呈现以坏死为主的炎症,血管壁类纤维蛋白性变,基层及弹力纤维破坏,管腔中血栓形成,大片组织坏死。直接免疫荧光检查可见补体和免疫球蛋白 IgG 散在沉积,电镜下可见上皮基底膜处有上皮下沉积物存在。

【临床表现】

该病男性略多于女性,发病年龄在 5－91 岁,40－50 岁是本病的高发年龄。

典型的韦格纳肉芽肿病有三联征:上呼吸道、肺和肾病变。无肾受累者被称为局限性 WG。

可以起病缓慢,也可表现为快速进展性发病。病初症状包括发热、疲劳、抑郁、纳差、体重下降、关节痛、盗汗、尿色改变和虚弱,其中发热最常见。

临床常表现为鼻和鼻旁窦炎、肺病变和进行性肾衰竭。还可累及关节、眼、耳、皮肤等。起初为呼吸道感染症状,出现鼻出血、脓性鼻涕、鼻孔痂皮与肉芽肿、鼻窦炎症状,咳嗽、咯血等肺部感染症状,可因鼻中隔、咽喉和气管处病变而有呼吸困难。数周或数月后病损可发展到全身各个器官,肾发生肾小球肾炎,出现蛋白尿、血尿等。最后形成尿毒症、肾衰竭致死。

口腔黏膜出现坏死性肉芽肿性溃疡,好发于软腭及咽部,牙龈和其他部位也可发生。溃疡深大,扩展较快,有特异性口臭,无明显疼痛。溃疡坏死组织脱落后骨面暴露,并继续破坏骨组织使口鼻穿通,抵达颜面;破坏牙槽骨,使牙齿松动、拔牙创面不愈合。

皮肤可有瘀点、红斑、坏死性结节、丘疹、浸润块及溃疡等。

头部 X 线检查可见骨组织破坏;胸部 X 线检查可见双肺广泛浸润,有时有空洞形成。

【诊断】

目前 WG 的诊断标准采用 1990 年美国风湿病学会(ACR)分类标准,符合以下 2 条或 2 条以上时可诊断为 WG,诊断的敏感性和特异性分别为 88.2% 和 92.0%。

1. 鼻或口腔炎症　痛性或无痛性口腔溃疡,脓性或血性鼻腔分泌物。

2. 胸部 X 线片异常　胸部 X 线片示结节、固定浸润病灶或空洞。

3. 尿沉渣异常　镜下血尿(红细胞>5,高倍视野)或出现红细胞管型。

4.病理性肉芽肿性炎性改变　动脉壁或动脉周围,或血管(动脉或微动脉)外区域有中性粒细胞浸润形成肉芽肿性炎性改变。

【鉴别诊断】

WG 主要与以下几种疾病鉴别:复发性坏死性黏膜腺周围炎、口腔结核性溃疡、结节病、恶性肉芽肿等。

【治疗】

WG 早期诊断和及时治疗至关重要。未经治疗的 WG 病死率可高达 90% 以上,经激素和免疫抑制药治疗后,WG 的预后明显改善。

1.治疗可分为 3 期即诱导缓解、维持缓解以及控制复发。目前循证医学显示,糖皮质激素与环鳞酰胺联合治疗有显著疗效,特别是肾受累以及具有严重呼吸系统疾病的患者应作为首选治疗方案。此外,硫唑嘌呤、甲氨蝶呤、环孢素、霉酚酸酯等免疫抑制药也常与糖皮质激素联合应用。

2.其他治疗　丙种球蛋白、复方磺胺甲噁唑(复方新诺明)片、生物制药利妥昔单抗、肿瘤坏死因子-α 受体阻滞药、抗 CD20 单克隆抗体均有治疗本病有效的报道。

局部治疗保持口腔卫生,用氯己定含漱液含漱以减轻和消除炎症。在局部抗感染治疗的基础上,可给予各种剂型的局部促愈合药物,如重组人表皮生长因子(金因肽)等均可。

此外,在应用药物的基础上也可对症使用血浆置换、透析、外科治疗等治疗方法。

(程　斌)

■ 参考文献

[1] 陈谦明.口腔黏膜病学.4 版.北京:人民卫生出版社,2012:103-130.

[2] Szyld P,Jagiello P,Csernok E,et al. On the Wegener granulomatosis associated region on chromosome 6p21. BMC Med Genet,2006,7:21.

[3] Birck R, Schmitt WH, Kaelsch IA, et al. Serial ANCA determinations for monitoring disease activity in patients with ANCA. associated vasculitis: systematic review. Am J Kidney Dis. 2006,47(1):15-23.

[4] 中华医学会风湿病学分会.韦格纳肉芽肿病诊断和治疗指南.中华风湿病学杂志,2011, 15(3):194-196.

第 20 章

唇舌疾病

第一节 唇 炎

唇炎（cheilitis）是发生于唇部的炎症性疾病的总称，其临床表现多种多样。除了某些全身性疾病和其他口腔黏膜病在唇部的表现外，唇炎是特发于唇部的疾病中发病率最高的疾病。唇部炎症的发生主要包括内部和外部的因素，如化学因素、生物因素、药物作用和各种毒性物质的影响。目前对唇炎的分类尚不统一，根据病程分为急性唇炎和慢性唇炎；根据临床症状特征分为糜烂性唇炎、湿疹性唇炎、脱屑性唇炎；根据病因病理分为腺性唇炎、良性淋巴增生性唇炎、肉芽肿性唇炎、梅-罗综合征、光化性唇炎、慢性非特异性唇炎等。

一、光化性唇炎

光化性唇炎（actinic cheilitis）又称日光性唇炎（solar cheilitis），是过度日光照射引起的唇炎，分急、慢性两种。急性光化性唇炎以水肿、水疱、糜烂、结痂和剧烈瘙痒为主要临床特征；慢性光化性唇炎以黏膜增厚、干燥、秕糠样白色鳞屑为主要临床特征。

【病因】

该病为日光中紫外线过敏所致。症状轻重与个体对光线的敏感程度以及日光光线强弱、照射时间长短、光照范围大小有关。卟啉对紫外线具有高度的敏感性，因而引起卟啉代谢障碍的因素可诱发该病，如肝疾病、某些药物或植物。此外，吸烟、唇部慢性刺激因素对该病亦有诱发作用。有些患者可有家族史。

【病理】

黏膜上皮角化层增厚，表层角化不全，细胞内与细胞间水肿和水疱形成，棘层增厚，基底细胞空

泡变性，血管周围及黏膜下层有炎细胞浸润。上皮下胶原纤维嗜碱性变，地衣红染色呈弹性纤维状结构，称日光变性。少数可出现上皮异常增生。

【临床表现】

该病有明显的季节性，往往春末起病，夏季加重，秋季减轻或消退。

1. 急性光化性唇炎 起病急，发作前常有暴晒史，表现为糜烂性唇炎。唇红区广泛水肿、充血、糜烂，表面覆以黄棕色血痂或形成溃疡，灼热感明显，伴有剧烈的瘙痒。往往累及整个下唇，影响进食和说话。一般全身症状较轻，2～4周可能自愈，也可转成亚急性或慢性。

2. 慢性光化性唇炎 隐匿发病或由急性演变而来，表现为脱屑性唇炎。早期下唇干燥无分泌物，不断出现白色细小秕糠样鳞屑，厚薄不等，易剥去，脱落后又生新屑，病程迁延日久可至唇部组织失去弹性，形成皱褶和皲裂，出现局限性唇红黏膜增厚，角化过度，形成浸润性乳白斑片，称为光化性白斑病，最终发展成疣状结节，易演变成鳞癌，因而该病被视为癌前状态。患者瘙痒感不明显，但常因干燥不适而用舌舔唇，易引起口周带状皮炎。

【诊断】

依据明确的光照史和湿疹糜烂样或干燥脱屑样临床表现可作出临床诊断。组织学检查有助于明确病变的程度。

【鉴别诊断】

该病湿疹糜烂样病损应与盘状红斑狼疮、扁平苔藓、唇疱疹、良性淋巴增生性唇炎等鉴别。

该病干燥脱屑样病损应与非特异性慢性唇炎鉴别。

【治疗】

早期诊断和治疗,防止发生癌变。首先应立即减少紫外线照射,停用可疑的药物及食物,治疗影响卟啉代谢的其他疾病。户外活动时要采取防护措施,例如,戴遮光帽或戴口罩等。

1. 局部治疗 可用具有吸收、反射和遮蔽光线作用的防晒剂,例如,3％氯喹软膏、5％二氧化钛软膏等。唇部有渗出糜烂结痂时可用浸有消毒抗炎液体(如0.1％依沙吖啶溶液、3％硼酸溶液等)的消毒纱布湿敷于患处,去除痂壳,保持干燥清洁,然后涂抹激素类或抗生素类软膏。干燥脱屑型可局部涂抹维甲酸、激素类或抗生素类软膏。

2. 全身治疗 可口服硫酸羟氯喹、烟酰胺、对氨基苯甲酸或复合维生素B。

3. 物理疗法 可使用二氧化碳激光照射、冷冻疗法、光动力疗法等。

4. 手术治疗 对怀疑癌变或已经癌变的患者应尽早手术。

二、良性淋巴组织增生性唇炎

良性淋巴组织增生性唇炎(cheilitis of benign lympholasis)又称淋巴滤泡性唇炎,是累及唇部的良性黏膜淋巴组织增生病,多见于下唇,以淡黄色痂皮覆盖的局限性损害伴阵发性剧烈瘙痒为特征。

【病因】

病因不明。可能与胚胎发育过程中残留的原始淋巴组织在光辐射下增生有关。

【病理】

上皮下结缔组织中的淋巴滤泡样结构为特征性表现,由排列的淋巴细胞和组织细胞组成,其中央为组织细胞,周围为淋巴细胞。但少数病例可相反排列,并可见浆细胞和嗜酸粒细胞,故又称为淋巴滤泡性唇炎。

【临床表现】

以青壮年女性较多见,多见于下唇唇红部。损害与慢性糜烂性唇炎相似,唇部损害初为干燥、脱屑或无皮,继之产生糜烂,以淡黄色痂皮覆盖,局限性肿胀,周围无明显充血现象,局部有阵发性剧烈瘙痒感,患者常用手揉搓或用牙咬唇部患处,随即有淡黄色渗出性分泌物自痂皮下溢出,约数分钟后,瘙痒暂缓,液体停止流出,复结黄痂。损害长期反复发作,可造成下唇唇红组织增生。

【诊断】

根据局限性损害,反复发作的剧烈瘙痒,淡黄色黏液流出和结痂等临床特征,可做出诊断。病理切片见到淋巴滤泡样结构有助于确诊。

【鉴别诊断】

该病下唇唇红部糜烂、红肿、结痂等损害应与慢性糜烂性唇炎、盘状红斑狼疮、唇部扁平苔藓等相鉴别。

该病若有淡黄色液体溢出应与腺性唇炎鉴别。

【治疗】

避免日光暴晒。可用核素^{32}P贴敷治疗。痂皮可用抗感染溶液或漱口液湿敷,去除痂壳,保持干燥清洁。局部涂布抗炎抗渗出软膏。

三、腺性唇炎

腺性唇炎(cheilitis glandularis)是以唇腺增生肥大、下唇肿胀或偶见上下唇同时肿胀为特征的唇炎,病损主要累及唇红黏膜缘及唇部内侧的小唾液腺,是唇炎中较少见的一种疾病。

【病因】

病因不明。先天性因素可能与常染色体显性遗传有关。后天性因素包括使用具有致敏物质的牙膏或漱口水、外伤、吸烟、进食辛辣食物、某些局部药物作用等。

【病理】

以小腺体显著增生为特征。镜下可见唇腺腺管肥厚扩张,导管内有嗜酸性物质,腺体及小叶内导管周围炎细胞浸润。黏膜上皮内细胞胞内轻度水肿,黏膜下层可见异位黏液腺。

【临床表现】

好发于中年,分3型。

1. 单纯型腺性唇炎 是腺性唇炎中最常见的一型。唇部浸润性肥厚,可较正常人增厚数倍,有明显的肿胀感,并可扪及大小不等的小结节。唇红黏膜缘可见针头大小如筛孔样排列的小唾液腺导管口,中央凹陷,中心扩张,有透明的黏液自导管口排出,挤压唇部可见更多黏液,如露珠状。清晨睡醒可觉上下唇粘连,有浅白色薄痂形成。

2. 浅表化脓型腺性唇炎 又称Baelz病,由单纯型继发感染所致。唇部有浅表溃疡、结痂,痂皮下集聚脓性分泌物,去痂后露出红色潮湿基底部,挤压可见腺口处排出脓性液体。在慢性缓解期,唇黏膜失去正常红润,呈白斑样变化。

3. 深部化脓型腺性唇炎 此型为单纯型或浅表化脓型反复脓肿引起深部感染而致,深部黏液腺化脓并发生瘘管,长期不愈可发生癌变,是严重的腺性唇炎。唇红表面糜烂、结痂、瘢痕形成，呈慢性病程，此起彼伏，唇部逐渐弥漫性肥厚增大。

【诊断】

依据临床表现可做出诊断。如唇部腺体肿大硬韧，病损累及多个小腺体，唇红黏膜缘可见针头大紫红色中央凹陷的导管开口，有黏液性或脓性分泌物溢出，扪诊有粟粒样结节等。病理切片见到小腺体显著增生有助于确诊。

【鉴别诊断】

唇部肿胀，有结节状突起物应与肉芽肿性唇炎和良性淋巴组织增生性唇炎鉴别。腺性唇炎结节状损害较大且数目较少时应与唇部黏液腺囊肿鉴别。

【治疗】

去除诱发因素及不良刺激，如戒烟、戒酒，忌食辛辣食物，避免紫外线照射，保持唇部清洁。局部治疗可注射泼尼松龙混悬液、曲安奈德注射液等皮质激素制剂，或用放射性核素^{32}P 贴敷。有继发感染者可用抗生素控制，感染控制后可用金霉素甘油、氟轻松软膏等局部涂抹。对于唇部肿胀明显、分泌物黏性较强者，在小心切除下唇增生的小唾液腺后，行唇部切除术及美容修复。对唇肿明显外翻，疑有癌变者，应尽早活检明确诊断。

四、浆细胞性唇炎

浆细胞性唇炎（cheilitis plasmacellularis）是发生在唇部的以浆细胞浸润为特征的慢性炎症性疾病。

【病因】

病因不明。可能与局部末梢循环障碍、高血压等有关；长期局部机械刺激可能是本病的诱因。

【病理】

黏膜上皮轻度增生，上皮钉突狭长。从黏膜固有层到黏膜下层，有弥漫性密集成团的浆细胞，形状多样，有的浆细胞体积巨大，核位于细胞中央，在细胞内外有许多罗梭小体（Russel's bodies），在浆细胞团之间可见到弹力纤维消失，但有细小的嗜银纤维交织成网状。

【临床表现】

多见于中、老年人，以下唇多见。开始在唇黏膜出现小水疱，易破溃。黏膜潮红，糜烂肿胀，可见细小的出血点，部分唇黏膜表面形成明显的痂皮。若表面不糜烂，则可见境界清楚的局限性暗红色斑块，表面有涂漆样光泽。病程缓慢，易反复发作，有

时可自然缓解。长期反复发作可发生局灶性上皮萎缩及肥厚性改变，使唇黏膜形成高低不平的表面。除唇部外，口腔其他黏膜也同时受累者，称为浆细胞性口炎。

【诊断】

临床表现作为参考，主要依据组织病理学检查确诊。

【鉴别诊断】

该病应与下列疾病相鉴别：浆细胞瘤、良性黏膜淋巴组织增生病、唇扁平苔藓、天疱疮。

【治疗】

有糜烂、痂皮者可唇部湿敷或联合微波治疗。在唇部湿敷的基础上，用特制的微波治疗仪对患者的唇部湿敷部位进行微波照射，能增强局部的血液运行、加快药物的吸收、提高疗效。但需注意微波治疗时必须严格掌握技术参数，以免误伤其他组织；微波治疗仪的工作头不得对准眼睛等富含水分的器官或组织，因微波对这些组织有破坏作用。

表面不糜烂可局部外用抗生素软膏（如金霉素软膏）、免疫抑制性大环内酯类抗生素软膏（如他克莫司软膏）、皮质类固醇激素软膏（如曲安奈德软膏）。上述治疗无效可使用皮质类固醇激素（如曲安奈德混悬液）病损下局部注射。

因该病对放射治疗比较敏感，严重者可参照良性淋巴增生性唇炎的治疗方法，用 X 线治疗或用放射性核素局部贴敷治疗。

五、肉芽肿性唇炎

肉芽肿性唇炎（granulomatosa cheilitis），以唇肥厚肿胀为主要特点。有人认为是梅-罗综合征的单症状型（monosymptomatic form of Melkersson-Rosenthal syndrome），或口面部肉芽肿病的亚型（subtype of orofacial granulomatosis）。又称米舍尔肉芽肿性唇炎（cheilitis granulomatosa miescher）、肥大性唇炎（hypertrophic cheilitis）、巨唇（macrocheilia）。

【病因】

病因不明。目前一般认为，该病与链球菌、分歧杆菌、单纯疱疹病毒等细菌或病毒感染有关；与局部过敏反应、遗传因素、月经周期等也有一定相关性。

【病理】

以非干酪化类上皮细胞肉芽肿为特征，多位于固有层和黏膜下，有时可见于腺体及肌层内。此外

还有淋巴细胞、浆细胞等慢性炎细胞浸润至肌层黏膜腺、血管、淋巴管周围；胶原肿胀，基质水肿，血管扩张增厚等镜下表现。但有的标本可无特征性肉芽肿，仅有间质和血管改变。

【临床表现】

无明显性别差异，多在青壮年发病，上唇多见。起病隐匿，进程缓慢，一般无唇部创伤或感染史。肿胀一般先从唇的一侧开始，逐步向唇的另一侧蔓延。肿胀区以唇红黏膜颜色正常，局部柔软，无痛，无痒，有垫褥感，压之无凹陷性水肿为特征。病初肿胀可能完全消退，但多次复发后则消退不完全或不消退。随病程发展唇肿可至正常的 2～3 倍，形成巨唇，出现左右对称的瓦楞状纵行裂沟，有渗出液，唇红区呈紫红色，肿胀并可波及邻近皮肤区。可伴有面部其他部位肿胀，如颊、鼻等。

【诊断】

根据口唇弥漫性反复肿胀，扪诊有垫褥感，反复发作的病史和肿胀病损不能恢复等典型症状，可以作出临床诊断，但确诊需要组织病理学依据。

【鉴别诊断】

该病应与牙源性感染引起的唇部肿胀、唇血管神经性水肿、克罗恩病等相鉴别。

【治疗】

本病主要采用病变部位皮质类固醇局部封闭，并加上抗炎抗过敏等全身处理。肿胀明显者，必要时采用手术治疗，恢复唇部外形。此外，还要去除牙源性感染及与牙有关的病灶，尽量避免再次接触可疑的过敏物。

1. 局部治疗　唇部肿胀区可采用局部注射醋酸氢化可的松、泼尼松龙、曲安奈德等注射液，每周 1～2 次。

2. 全身治疗　可口服泼尼松，采用小剂量短疗程方案。对皮质类固醇疗效不佳或为避免长期应用皮质类固醇引起的不良反应，可选用抗微生物类药物，如氯法齐明（Clofazimin）、甲硝唑、米诺环素等。有自主神经系统调节紊乱的患者可用抗组胺药，如特非那定（terfenadine）又称敏迪。口服沙利度胺（反应停，thalidomide）也可有一定疗效。

联合用药：单独用药可能疗效不明显或仅短期显效，有报道联合使用皮质激素类及抗微生物类药物治疗成功的病例。

3. 手术治疗　反复发作形成巨唇后，患者有强烈的美观要求时，可考虑唇部整形术修复外形，但不能去除病因，因而唇部肿胀复发率较高，术后仍须采用其他治疗措施防止复发。对怀疑或伴发克罗恩病的患者，因其伤口不易愈合，手术治疗须谨慎。

4. 其他治疗　中医中药治疗、微波治疗与激光治疗。

六、梅-罗综合征

梅-罗综合征（Melkersson-Rosenthal syndrome，MRS）因最早由瑞士 Melkersson（1928 年）和德国 Rosenthal（1931 年）报道而命名。以复发性口面部肿胀、复发性面瘫、裂舌三联征为临床特征。肉芽肿性唇炎是其表现之一。

【病因】

病因不明，可能与遗传、感染、免疫变态反应和局部微循环障碍有关。临床上有时可发现牙源性感染性病灶等诱发因素，也有文献报道与过敏有关。也有学者认为与链球菌感染、自主神经功能紊乱、局部创伤等有关。

【病理】

除唇部标本可见肉芽肿性唇炎的病理表现外，其他特征性临床症状都不能找到病理依据。唇部肿胀区的组织标本有典型的上皮样细胞肉芽肿表现。为慢性肉芽性炎症组织中由上皮样细胞形成的结节和郎格罕氏细胞，并可见到间质水肿和血管炎。

【临床表现】

患者多在青年时发病，男女比例接近或男性稍多。梅-罗综合征的复发性口面部肿胀、复发性周围性面瘫、裂舌三联征可同时或先后发生。三联征同时发生并不常见，多数表现为不完全的单症状型和不全型。单症状型最多见唇部肿胀，表现为肉芽肿性唇炎，不全型包括经典三联征中的任何两种。

复发性口面部肿胀为最常见的临床表现，可表现为唇、颊、牙龈、舌、鼻部、眼睑等部位的肿胀，以唇部肿胀为主。

复发性周围性面瘫以突然发病为特征，与贝尔氏面瘫不易区分，面瘫通常为单侧的，也可双侧受累，可自发地消失，有间歇性，继而成永久性，部分或全部面神经支配区域有麻痹症状。若单侧性唇肿胀时，面瘫可以与唇肿胀不在同侧。有的病例还出现嗅神经、舌咽神经和舌下神经麻痹症状，并有嗅觉异常。

裂舌只在部分患者中出现，被认为有不全显性遗传倾向，舌背面出现深沟，沿主线向周围任何方向放射状排列。舌体可肿大，可出现味觉异常或味觉减退。

除三联征外，梅-罗综合征还可出现复发性颅面自主神经系的症状，包括偏头痛、听觉过敏、唾液分泌过多或过少、面部感觉迟钝等。

【诊断】

根据梅-罗综合征典型的三联症状，可以做出临床诊断。出现 2 项主症即可诊断为不完全型梅-罗综合征，3 项主症俱全可诊断为完全型梅-罗综合征。唇部肿胀应结合组织病理学检查。

【鉴别诊断】

该病面瘫应与贝尔面瘫鉴别，舌裂应与沟纹舌鉴别，唇部肿胀应与慢性糜烂性唇炎、腺性唇炎等其他唇部疾病鉴别。

【治疗】

治疗主要采取对症支持疗法，此外还应注意纠正可疑诱发因素。早期面瘫可用皮质类固醇，尤其是面瘫出现后的前 2 周对无激素禁忌证者应抓紧足量使用，可用地塞米松针剂肌内注射或口服地塞米松或泼尼松。使用 2 周后，若症状好转或稳定可逐步减量，每周减量 20%。

唇部肿胀区可局部注射泼尼松龙注射液。全身药物治疗可参照肉芽肿性唇炎。对长期唇肿形成巨唇者，可考虑手术、激光、放射治疗等治疗措施，以改善外形和功能。

裂舌的治疗可用 2% 碳酸氢钠液、氯己定液等含漱。

此外，有面瘫者可结合针刺穴位、电针、穴位药物封闭或穴位埋线理疗法。

七、慢性非特异性唇炎

慢性非特异性唇炎又称慢性唇炎（chronic cheilitis），是不能归入前述各种有特殊病因或病理改变的唇炎，病程迁延，反复发作。

【病因】

病因不明。可能与温度、化学、机械性等因素的长期持续性刺激有关。也可能与精神因素有关。患者一般无全身性疾病。

【病理】

慢性非特异性唇炎为非特异性炎症表现。黏膜上皮角化不全或过角化，可有剥脱性缺损。上皮

内细胞排列正常或有水肿，固有层有炎症细胞浸润，以淋巴细胞、浆细胞为主，血管扩张充血。

【临床表现】

病程反复，寒冷干燥季节好发。按临床表现特点分为以脱屑为主的慢性脱屑性唇炎和以渗出糜烂为主的慢性糜烂性唇炎。

1. 慢性脱屑性唇炎　多见于 30 岁以下的女性，以下唇较常见。唇红部干燥、皲裂，有黄白色或褐色鳞屑。轻者为单层散在脱屑，重者鳞屑密集成片，可轻易无痛地撕下，暴露鳞屑下方鲜红的"无皮"样组织。邻近的皮肤及颊黏膜常不累及。有继发感染时呈轻度水肿充血，局部干胀、发痒、刺痛或灼痛。病情反反复复，可持续数月至数年不愈。

2. 慢性糜烂性唇炎　上下唇红部反复糜烂，渗出，结痂，剥脱。有炎性渗出时会形成黄色薄痂，也可形成血痂或脓痂。痂皮脱落后形成出血性创面，灼热疼痛，或发胀发痒。患者常不自觉咬唇、舔唇或用手揉擦，以致病损部位皲裂、疼痛，渗出更明显，继而又结痂。如此反复，致使唇红部肿胀或慢性轻度增生，下颌下淋巴结大。

【诊断】

根据临床特点并排除前述各种特异性唇炎后，可以作出排他性诊断。

【鉴别诊断】

慢性脱屑性唇炎应与干燥综合征、糖尿病引起的唇炎、慢性光化性唇炎、念珠菌感染性唇炎相鉴别。

慢性糜烂性唇炎应与盘状红斑狼疮、扁平苔藓、多形性红斑等鉴别。

【治疗】

避免一切刺激因素是首要的治疗措施，改变咬唇、舔唇等不良习惯，戒除烟酒，忌食辛辣食物，避免风吹、寒冷等刺激，保持唇部湿润。

慢性脱屑性唇炎可用抗生素软膏或激素类软膏，如金霉素眼膏、曲安奈德乳膏等。

慢性糜烂性唇炎应以唇部湿敷为主要治疗手段，可联合微波治疗。用抗感染溶液或漱口液湿敷，待痂皮脱落后撒布皮质散、珍珠粉等，然后涂布软膏类药物。局部注射曲安奈德、泼尼松龙混悬液等有助于促进愈合，减少渗出。此外，口服维生素 A 可改善上皮代谢，减少鳞屑。

第二节　口角炎

口角炎（angular cheilitis）是发生于上下唇两侧联合处口角区的炎症总称，又称口角唇炎、口角糜烂（perleche）。临床以皲裂、糜烂和结痂为主要症状。根据发病原因可分为营养不良性口角炎、感染性口角炎、接触性口角炎和创伤性口角炎。

一、营养不良性口角炎

【病因】

由营养不良、维生素缺乏引起，或继发于全身疾病引起的营养不良。

【临床表现】

口角处水平状浅表皲裂，常呈底在外、尖在内的楔形损害。裂口由黏膜连至皮肤，大小、深浅、长短不等，多数为单条，亦可有 2 条或以上。如有渗出和渗血，结有黄色痂皮或血痂。张口稍大时皲裂受牵拉而疼痛加重。因维生素 B_2（核黄素）缺乏引起的口角炎还伴发唇炎、舌炎和脂溢性皮炎等。继发于全身疾病的口角炎还会有相应的全身症状。

【诊断】

根据临床表现可作出临床诊断。但确诊需有维生素水平的实验室检查依据。

【治疗】

首先，去除发病因素，如营养不良或维生素缺乏。对于由全身疾病引起的营养不良性口角炎，应强调治疗全身性疾病，以纠正病因为主。①局部治疗。口角区病损可用氯己定等含漱液湿敷，去除痂皮。在渗出不多无结痂时，用抗生素软膏局部涂布。②全身治疗。补充维生素、叶酸等。

二、感染性口角炎

【病因】

由真菌、细菌、病毒等病原微生物引起，其中白色念珠菌、链球菌和金黄色葡萄球菌最为常见。干冷的气候，颌间距离过短，舔唇、体质衰弱等为常见诱发因素。

【临床表现】

急性期呈现口角区充血、红肿，有血性或脓性分泌物渗出，可见血痂或脓痂，疼痛明显。慢性期口角区皮肤黏膜增厚呈灰白色，伴细小横纹或放射状裂纹，唇红干裂，但痛不明显。

【诊断】

根据口角区炎症的临床表现和微生物学检查结果可以明确诊断。

【治疗】

消除诱因，如纠正过短的颌间距离，改正舔唇等不良习惯，注意口唇的保暖、保湿等。

针对不同病原微生物，局部或全身进行相应的抗感染治疗。例如，真菌感染性口角炎可用氟康唑或用酮康唑口服。口角区渗出结痂可用 2% 碳酸氢钠溶液和 0.02%～0.2% 的氯己定液湿敷，无渗出时用克霉唑软膏涂布。对细菌感染性口角炎可用氯己定液湿敷或涂布 0.5% 氯霉素或金霉素软膏，或口服抗生素。对疱疹性口角炎局部可用氯己定液湿敷或涂布阿昔洛韦软膏。

三、接触性口角炎

【病因】

变态反应，常与变态反应性唇炎相伴发生。变应原可为唇膏、油膏、脸霜等。

【临床表现】

接触变应原后迅速发作。口角区局部充血、水肿、糜烂、皲裂、渗出液明显增多、疼痛剧烈。往往伴有唇红部水肿、糜烂、皲裂和口腔黏膜广泛性糜烂等其他黏膜过敏反应症状。变态反应严重者，尚有其他过敏相关的全身症状。

【诊断】

根据变态反应的临床特征以及明确既往过敏史和本次发病有可疑化妆品接触或食物药品内服史，可以做出临床诊断。血常规检测见有白细胞数增高和嗜酸粒细胞增高，免疫球蛋白检测有 IgE、IgG 增高有助于确诊。

【治疗】

首要措施是去除过敏原，停止使用可疑药物或化妆品。其次应合理使用抗过敏药物，例如，氯苯那敏、氯雷他定等，口角炎渗出减少后，可用氟轻松软膏或地塞米松软膏等含有皮质类固醇的药膏局部涂布。

四、创伤性口角炎

【病因】

由口角区创伤、严重的物理刺激或某些不良习惯引起。

【临床表现】

常为单侧性口角区损害,可见新鲜创口,裂口常有渗血、血痂,可伴局部组织水肿、皮下淤血。

【诊断】

有明确的创伤史,发病突然,常为单侧。

【治疗】

以局部处理为主。可用消炎溶液局部冲洗或湿敷后局部涂布抗生素软膏。因外伤而致创口过大过深不易愈合者,可于清创后行手术缝合。

第三节　舌疾病

一、地图舌

地图舌(geographic glossitis)又称地图样舌、游走性舌炎(migratory glossitis),是一种浅表性非感染性的舌部炎症。其病损的形态和位置多变,类似地图标示的蜿蜒国界。

【病因】

病因尚不明确。可能的主要因素有:①遗传因素。地图舌可与某些有遗传倾向的疾病伴发,如沟纹舌、银屑病、糖尿病。②免疫因素。③精神心理因素。可与心理压力、情绪波动等有关。④其他因素。包括人群起源差异因素;内分泌因素、营养缺乏、口腔的局部因素等。

【病理】

为非特异性炎症表现。分为萎缩区与边缘区。边缘区呈上皮过角化或不全角化,棘层增厚,基底层完整;固有层血管充血,有淋巴细胞、浆细胞和组织细胞浸润。位于中央的萎缩区乳头消失,上皮表层剥脱,棘层变薄,上皮内棘层细胞变性、水肿,有微脓肿形成。

【临床表现】

儿童多发,尤以 6 个月至 3 岁多见,也可发生于中青年,成人中女性多于男性。成人常伴沟纹舌。

地图舌好发于舌部,也可见于口腔其他部位。病损由周边区和中央区组成。中央区表现为丝状舌乳头萎缩微凹、黏膜充血发红、表面光滑的剥脱样改变。周边区表现为丝状舌乳头增厚,呈黄白色条带状或弧线状分布,宽约数毫米,与周围正常黏摸形成明晰的分界。病损多突然出现,初起为小点状,逐渐扩大为地图样,持续 1 周或数周内消退,同时又有新病损出现。新病损的位置及形态不断变化,似在舌背移动"游走"。病损多在舌前 2/3 游走,一般不越人字沟。地图舌往往有自限性,可复发。

患者一般无疼痛等不良感觉,但合并感染时,则会有烧灼样疼痛或钝痛。

【诊断】

主要依据临床表现做出诊断。

【鉴别诊断】

应与舌扁平苔藓、舌萎缩性念珠菌病相鉴别。

【治疗】

该病预后良好,且无明显不适感,故一般不需治疗。

心理疏导比药物治疗更重要,以消除患者的恐惧心理为主要治疗目标。

如果有疼痛、过敏反应、焦虑等症状,可局部用镇痛药、抗组胺药、抗焦虑药和类固醇激素等。伴发沟纹舌或念珠菌感染者,应局部抗炎和对症治疗。避免局部刺激因素。

二、沟纹舌

沟纹舌(fissured tongue),因沟纹的形状或排列方向不同,又称阴囊舌(scrotal tongue)、脑回舌(cerebriform tongue)或皱褶舌(rugae tongue)。发病率<10%。

【病因】

病因尚不明确。可能的因素有:①发育异常。先天性舌发育异常,舌上纵肌发育异常,舌黏膜随着舌肌发育的裂隙出现沟纹。②年龄因素。10 岁前发病率较低,10－60 岁随年龄增加而发病率增高,60 岁后上升趋势停止;沟纹舌的严重程度与年龄呈正相关,特别是 40 岁以后更明显。③疾病因素。某些疾病常伴发沟纹舌,如伤寒、梅毒感染、慢性支气管炎、胃炎等。④遗传因素。⑤免疫因素。⑥其他因素。如地理环境、人种及营养因素等。

【病理】

光镜下见沟纹底部上皮明显变薄,无角化层。丝状乳头变大上皮钉突增长。上皮内微小脓肿形成。上皮下结缔组织增厚,大量淋巴细胞、浆细胞浸润。裂纹可深及黏膜下层或肌层。

【临床表现】

男女发病相等,病程发展缓慢,多伴地图舌。临床表现为舌背一条中心深沟纹和多条不规则的副沟,即以舌背形态、排列、深浅、长短、数目不一的沟纹或裂纹为特征,也可发生在舌侧缘。以舌尖抵于下前牙舌侧面将舌拱起,或用前牙轻咬舌体,可清晰见到张开的沟裂样损害。但沟底黏膜连续完整,无渗血。如伴发感染,沟底丝状乳头可缺如,黏膜可呈鲜红色。一般无生理功能改变,患者常无自觉症状,偶有食物刺激痛。当继发感染时也可出现口臭和疼痛。

【诊断】

主要依据临床表现作出诊断。

【鉴别诊断】

深沟纹舌应与舌开裂性创伤鉴别。

【治疗】

无症状者一般不需治疗。但应做好解释,消除患者恐惧心理,解释该病是良性病变且不会因沟纹加深而裂穿。炎症时,用消炎防腐镇痛含漱药或软膏、散剂,如可用0.5%氯己定、2%碳酸氢钠等漱口。合并白念珠菌感染时,可口含制霉菌素。伴有贫血或维生素缺乏者可用维生素B、铁剂等内服。精神紧张可用谷维素、地西泮等。有疼痛症状者,可在饭前局部用麻醉药漱口。正中纵深沟裂疼痛难忍者,可考虑手术切除沟裂部位后拉拢缝合,恢复外形。

三、舌乳头炎

舌乳头炎(lingual papillitis)包括丝状乳头炎、菌状乳头炎、轮廓乳头炎、叶状乳头炎4种。除丝状乳头炎以萎缩性损害为主外,其他乳头炎均以充血、红肿、疼痛为主。

【病因】

全身因素多见,包括营养不良、贫血、维生素缺乏等。局部因素有牙尖过锐、牙结石、不良修复体等刺激。

【病理】

除丝状乳头炎黏膜上皮萎缩变薄外,其他乳头炎为非特异性炎症表现。

【临床表现】

1. 丝状乳头炎 主要表现为萎缩性舌炎。

2. 菌状乳头炎 乳头肿胀、充血,肿胀的乳头突起明显,上皮薄而呈深红。患者有灼热、疼痛不适感。

3. 轮廓乳头炎 乳头肿大突起,轮廓清晰,发

红。疼痛感不明显,少数患者有味觉迟钝。

4. 叶状乳头炎 乳头红肿,乳头间皱褶更显凹陷,患者常有明显的刺激痛或不适感,担心其会发展为肿瘤,频频伸舌自检。

【诊断】

主要依据临床表现作出诊断。

【鉴别诊断】

轮廓乳头炎及叶状乳头炎需与肿瘤相鉴别。

【治疗】

有贫血、维生素缺乏等明确病因者应给予纠正贫血、补充维生素等全身治疗。局部可用抗菌含漱液;减少刺激性食物;去除不良局部刺激。应破除伸舌自检习惯。炎症或局部破溃长久不愈时,应取活检排除癌症。

四、毛 舌

毛舌(hairy tongue 或 coated tongue)是舌背丝状乳头过度伸长和延缓脱落形成的毛发状损害,可呈多种颜色。依照"毛发"颜色的不同而冠以不同颜色的毛舌,如黑毛舌、白毛舌等。

【病因】

某些因素使舌运动减少,舌丝状乳头延迟脱落并有细菌和真菌覆盖而形成毛舌。因此,菌丛变化和缺乏舌运动是主要原因。如长期滥用抗生素后引起口腔真菌感染,引起毛舌的真菌感染以毛霉菌属的黑根霉菌最常见。

【病理】

表现为非特异性炎症。舌丝状乳头角化细胞显著伸长增生,乳头间有细菌、食物残渣、脱落的角质块等间杂。上皮钉突明显伸长。

【临床表现】

多见于30岁以上成人,性别差异不大。毛舌好发于舌背前2/3正中部,丝状乳头增生伸长呈毛发状,毛长多为数毫米。过长的丝状乳头会刺激软腭引起反射性恶心,其中黑毛舌较多见。患者口臭明显,无其他不适感。

【诊断】

依据临床表现可作出诊断。通常当丝状乳头伸长超过3 mm时诊断为毛舌。

【鉴别诊断】

黑毛舌应与黑苔鉴别。

【治疗】

1. 对因治疗 保持口腔卫生,正确使用抗生素,停用可疑药物和食物,戒烟酒,积极治疗全身性

疾病,纠正口腔酸性环境等。

2. **局部处理**　可用牙刷轻洗舌毛区,或用消毒剪刀仔细修剪过度伸长的丝状乳头,以减少其对腭部的不良刺激,但要避免伤及黏膜表面;或含服制霉菌素片,或局部应用维甲酸。

五、正中菱形舌

正中菱形舌炎(median thomboid glossitis)是发生在舌背人字沟前方呈菱形状的炎症样病损。

【病因】

尚不明确。可能的因素有:①白念珠菌感染。②内分泌失调或继发于其他疾病。③大量应用抗生素或激素等也可引起本病的发生。

【病理】

一般表现为程度不同的上皮萎缩,细胞形态无改变,固有层少量炎性细胞浸润,但也可表现为上皮增生和不全角化,棘层增厚,上皮钉突伸长等改变。

【临床表现】

成人多见。损害区位于轮廓乳头前方,舌背正中后 1/3 处。一般呈前后为长轴的菱形,或近似菱形的长椭圆形,色红,舌乳头缺如。表面光滑,扪诊柔软的称为"光滑型"。表面呈结节状突起,扪诊有坚硬感,但基底柔软的称"结节型"。患者常无自觉症状,但也可出现痛、痒感。无功能障碍。

【诊断】

依据临床表现可做出诊断。

【鉴别诊断】

结节型正中菱形舌炎应与慢性增殖型念珠菌病鉴别。

【治疗】

一般不需治疗,但详细和耐心的解释可起到良好的心理作用,有助于患者消除恐惧感。怀疑有白念珠菌感染和糖尿病者应做相应检查和对因治疗。定期检查,如基底部出现硬结时,应做活检排除恶变或用冷冻或激光治疗。

六、舌扁桃体肥大

舌扁桃体(lingual tonsil)是舌侧缘后部至咽喉呈环状分布的扁桃体组织,在舌根部侧缘紧靠叶状乳头,一般呈淡红色水滴状或小水疱状。舌扁桃体肥大是一种增生性改变。

【病因】

可能与上呼吸道感染或不良义齿刺激有关。

【病理】

黏膜固有层和黏膜下层有数个淋巴滤泡形成。

【临床表现】

发病率女性高于男性,29—49 岁年龄段高发。临床表现为舌根侧缘结节状隆起,暗红色或淡红色,可一侧或两侧发病。患者常有咽部异物感、咽痛等。患者常频频伸舌自检,四处求医,情绪忧虑。

【诊断】

依据临床表现可做出诊断。

【鉴别诊断】

应注意与舌癌相鉴别。

【治疗】

1. 去除局部刺激因素,控制症状。积极治疗上呼吸道疾病,破除伸舌习惯。

2. 做好病情解释,消除患者疑虑。

3. 有继发感染者可用抗生素和有消炎作用的含漱液等。怀疑癌症者应及时活检,明确诊断。

七、萎缩性舌炎

萎缩性舌炎(atrophic glossitis)是指由多种疾病引起的舌背黏膜的萎缩性改变,又称光滑舌或镜面舌。常表现为舌黏膜表面的舌乳头萎缩消失,有时舌上皮全层以至舌肌都可萎缩变薄。它仅是一种症状性诊断,可由多种全身性疾病引起。

【病因】

可由多种全身性疾病引起,部分患者找不到明确的病因。

1. 白念珠菌感染。

2. 贫血。①铁质缺乏引起的低色素性小细胞贫血;②维生素 B_{12}、维生素 B_6 或叶酸缺乏引起的正色素性大细胞贫血;③造血组织抑制引起的再生障碍性贫血;④失血性贫血。

3. 烟酸、维生素 B_2(核黄素)缺乏。

4. 干燥综合征(又称舍格伦综合征,Sjogren syndrome)。

5. 其他疾病。如地图舌,萎缩型扁平苔藓等伴有舌黏膜萎缩。

【病理】

舌乳头萎缩或消失,黏膜上皮细胞层变薄,上皮下结缔组织萎缩,肌层变薄,毛细血管丛接近上皮表层,少量炎症细胞浸润。

【临床表现】

好发于有系统疾病背景的中、老年妇女。病损初期,舌背丝状乳头萎缩,伴有或不伴有口干、烧灼感等非特异性症状；随着病情进一步发展，菌状乳头也逐渐萎缩，舌背色红绛、光滑而无舌苔；口腔其他部位黏膜也可出现萎缩，进烫食、辛辣食物时烧灼感明显。舌背表面可因损伤而有小面积的溃疡或糜烂。严重时因舌肌变薄而呈现舌体干瘦，甚至累及食管，出现咽下困难的症状。贫血者可伴有皮肤黏膜苍白、头晕耳鸣等症状。烟酸缺乏者可伴有皮肤瘙痒、腹泻、皮炎等。干燥综合征者可同时有口干、眼干或者伴发结缔组织病症。念珠菌感染者可有口干、烧灼感或疼痛、麻木感等。

【诊断】

依据临床表现可做出诊断。全身性疾病在其他系统的表现和血清铁浓度、总铁结合力、维生素 B_{12} 等实验室检查有助于明确病因和针对性治疗。

【鉴别诊断】

应注意与以下疾病相鉴别：舌扁平苔藓、赤斑、地图舌。

【治疗】

积极治疗各种系统性疾病。注意饮食均衡，锻炼身体，提高机体抵抗力。

1. 对症治疗 局部抗菌含漱液漱口，保持口腔清洁；口干明显时可服用小剂量必嗽平、人工唾液或口含维生素 C 片。

2. 对因治疗 根据不同类型的贫血给予相应的治疗。补充铁剂以纠正低色素性小细胞贫血，目前常用的有硫酸亚铁、琥珀酸亚铁和枸橼酸铁胺等。口服叶酸 5～10mg，每天 3 次。维生素 B_{12} 100μg 肌内注射，每天 1 次。对恶性贫血或全胃切除的患者需终身用维生素 B_{12} 维持治疗。烟酸缺乏者可给口服烟酸酰胺片。有念珠菌感染者应给予抗真菌治疗。体质较弱者给予免疫增强药，如甘露聚糖肽、胸腺肽等。

八、舌淀粉样变

淀粉样变是一种罕见的蛋白质代谢障碍性疾病，指身体一些组织内有特殊的蛋白物质沉积，因球蛋白与黏多糖复合物对碘反应类似于淀粉，因而得名。舌淀粉样变（amyloidosis lingual）是指舌部的上述特殊蛋白物质沉积，不是一种独立的疾病，而是全身淀粉样变的口腔表征。

【病因】

尚不明确。一般认为与蛋白质代谢紊乱有关。原发性可能与遗传有关，反复刺激、外伤、日晒是诱因。继发性淀粉样物质沉积可与多种疾病相关。

多发性骨髓瘤、长期结核病、风湿性关节炎等可产生抗原刺激淀粉样物质形成。

【病理】

淀粉样物质在光镜下为无定型物质，在不同染色下有特殊表现：HE 染色呈粉红色均质状或细胞颗粒状，苯酚刚果红染色呈红色；PAS 甲基紫染色呈红色；Masson 染色呈蓝色；硫磺素-T 染色呈黄绿色荧光等。

【临床表现】

青少年及中年多发。舌部表现是淀粉样变的早期临床表现之一。舌两侧及舌背可见淡黄色蜡样结节，高出黏膜表面，开始常为单个，后发展为多个；舌体逐渐肿大，呈广泛而有对称性，早期尚软，舌运动不受限制，随舌体淀粉样物质沉积加重而变硬。舌体疼痛，舌背有丘疹、结节、出血、坏死等多种损害。晚期舌体庞大而突出口外，口唇闭合困难，舌系带增厚僵硬，失去弹性，舌体活动受限，舌痛明显，影响咀嚼、吞咽、语言等生理功能。原发型淀粉样变性尚有乏力、体重减轻、轻度头痛、腕骨综合征等多种并发症，预后不良；继发型易侵犯肾、肝、脾和肾上腺，预后较前者好；局限型常发生于舌、乳腺、腭、乙状结肠等部位，预后较好。

【诊断】

根据临床表现以及病理学、免疫组化等检查结果，一般能够确诊。

【鉴别诊断】

疾病早期应与沟纹舌、梅-罗综合征鉴别。中晚期结节明显时应与舌部脉管瘤、局限性上皮细胞增殖症、舌部纤维瘤、多发性神经纤维瘤鉴别。

【治疗】

尚缺乏特效疗法。可试用地塞米松等病损区局部注射，每周 1 次。或口服秋水仙碱。此外，青霉胺及免疫抑制药也可服用。但均需密切注意肝肾功能。对继发性淀粉样变应注意治疗相关疾病。

九、灼口综合征

灼口综合征（burning mouth syndrome，BMS）是以舌部为主要发病部位，以烧灼样疼痛为主要表现的一组综合征，又称舌痛症（glossdynia）、舌感觉异常、口腔黏膜感觉异常等。BMS 常不伴有明显的临床损害体征，无特征性的组织病理变化，但常有明显的精神因素。在绝经期妇女中发病率较高。

【病因】

病因复杂，但精神因素占有突出位置。

1. 局部因素　包括牙石、残根残冠、不良修复体,对义齿材料或口腔充填材料及药物过敏,过度饮酒,大量吸烟等理化刺激因素;舌部微循环障碍,唾液成分的改变,引起有金属修复体的口腔内微电流形成等局部病理因素;过度运动造成的舌肌筋膜紧张或拉伤引起的疼痛;局部真菌与细菌感染因素等。

2. 系统因素　包括:①更年期综合征;②系统性疾病,如甲状腺功能异常,类风湿等免疫性疾病,消化道疾病,激素水平改变等;③维生素和矿物质的缺乏,如维生素 B_1、维生素 B_2、维生素 B_6 等缺乏;④医源性,长期滥用抗生素引起菌群失调。

3. 精神因素　包括:①人格因素,BMS 患者多焦虑型、抑郁型性格,情绪不稳定;②恐癌心理;③社会生活应激因素。

4. 神经系统病变　目前有较多的研究显示神经病变的参与,疼痛感可能涉及中枢与周围神经系统。灼口综合征患者可伴有三叉神经传感器小 C 型神经纤维的改变及唾液中神经肽的异常检出。

【病理】

口腔黏膜无异常明显改变。

【临床表现】

舌烧灼样疼痛为最常见的临床症状,但可表现为麻木感、刺痛感、味觉迟钝、钝痛不适等感觉异常。疼痛部位多发于舌根部,其次为舌缘、舌背和舌尖,颊、唇、腭、咽等部位也可发生。舌痛呈现晨轻晚重的时间节律性改变。空闲静息时加重,但注意力分散时(如工作、熟睡、饮食)无疼痛加重,或反而有疼痛减轻甚至消失。BMS 患者临床症状与体征明显不协调,口腔检查无明显阳性体征。全身症状除伴有的全身性疾病症状外,一般有更年期症状,如失眠、头痛、疲乏、潮热、易怒、多汗等。患者常精神紧张、抑郁。BMS 病程长短不一,多无间歇期,少数患者有明确的突发病史。

【诊断】

一般依据舌或口腔其他部位的烧灼样疼痛等异常感觉及临床症状和体征明显不协调的特征,可以做出诊断。

【鉴别诊断】

应与舌部溃疡、舌癌、舌淀粉样变性、三叉神经痛、舌乳头炎等鉴别。以上病损均有明显体征,且与临床症状相符。

【治疗】

缺乏特殊有效疗法,应侧重心理治疗。

1. 局部治疗　去除局部刺激因素,如牙石、残根残冠、不良修复体等;避免口腔内产生微电流;避免辛辣刺激性食物,控制或戒除烟酒;停用可疑药物;纠正患者伸舌自检等不良习惯;治疗相关局部疾病;有局部感染因素的可采取相应抗微生物治疗。

2. 系统治疗　积极治疗甲状腺功能亢进症、糖尿病等系统性疾病。更年期症状明显而又无禁忌证者,可试用己烯雌酚。也可在妇科医师指导下服用尼尔雌醇及黄体酮。维生素缺乏或营养状况不佳可补充复合维生素 B 或维生素 B_1、维生素 B_6、维生素 B_{12}、叶酸及维生素 E 等,维生素相关神经封闭治疗效果优于口服维生素治疗;停止使用可疑的全身疾病药物。

3. 对症处理　伴有失眠、抑郁等精神症状者可服用抗焦虑药物,抗精神病药物,镇痛药物。常用的有谷维素、艾司唑仑等。口干唾液黏稠者可用溴己定或人工唾液。α-硫辛酸能有效缓解灼口综合征患者的症状,与抗精神病类药物联合使用效果更佳。

4. 心理治疗

(1)心理疏导与释疑解虑,并进行详尽的体检。

(2)采取放松训练和音乐疗法松弛负性情绪和心态。

(3)言语暗示疗法。

(4)对明显存在心理障碍的患者随访复查,可消除患者恐癌心理,并给予抗焦虑及抗抑郁药。

(5)也可请心理专科医师采用精神支持疗法,暗示疗法等配合治疗。

(程　斌)

■ 参考文献

[1] 陈谦明. 口腔黏膜病学. 4 版. 北京:人民卫生出版社,2013:142-168.

[2] 周红梅. 口腔黏膜病药物治疗精解. 北京:人民卫生出版社,2009.

[3] 孙凯,蒋伟文. 慢性唇炎的临床进展. 临床口腔医学杂志,2013,29(6):371-372.

[4] Fdez-Freire LR, Serrano GA, Bernabeu WJ, et al. Clofazimine as elective treatment for granulomatous cheilitis [J]. Drugs Dermatol, 2005, 4:374-377.

[5] Kanerva M, Moilanen K, Virolainen S, etal. Melkersson Rosenthal syndrome [J]. Otolaryngology-Head and Neck

Surgery,2008,138(2):246-251.

[6] Anubhav Shivpuri,Sunil Sharma,Mridula Trehan,et al. Burning mouth syndrome:A comprehensive review of literature. Asian Journal of Oral and Maxillofacial Surgery,23(2011):161-166.

[7] 郭玉,陈谦明.肉芽肿性唇炎的治疗进展.临床口腔医学杂志,2008:24(12):755-756.

[8] 李秉琦.李秉琦实用口腔黏膜病学.北京:科技文献出版社,2011:207-233.

第 21 章

性传播疾病的口腔表征

第一节 梅 毒

梅毒(syphilis)是由梅毒螺旋体(treponema pallidum)引起的一种慢性性传播疾病,梅毒螺旋体可侵犯人体几乎所有器官,因此,梅毒的临床表现复杂多样。

【病因】

梅毒螺旋体又称苍白密螺旋体苍白亚种,有8～14个致密而规则的螺旋,可以旋转、蛇行、伸缩3种方式运动。由于梅毒螺旋体透明,不易染色,折光力强,故普通显微镜下难以见到,必须在暗视野显微镜或电镜下才能看到。梅毒螺旋体人工培养难以成功,但可在猿猴、荷兰猪、家兔体内繁殖,一般多使用家兔睾丸接种,以保存菌株及传代。

梅毒螺旋体的抵抗力极弱,对温度和干燥特别敏感。离体后干燥 1～2h 或 50℃加热 5min 即死亡,100℃立即死亡,但耐寒力强,0℃可存活 48h,－78℃存活数年。梅毒螺旋体对化学消毒剂敏感,如 0.1%升汞液、0.1%苯酚液、2%盐酸、过氧化氢及乙醇等均可在短期内将其杀灭。对青霉素、四环素、红霉素、砷剂敏感。

人是梅毒的唯一传染源。后天梅毒约 95%以上通过性接触传染,先天梅毒通过胎盘传染。少数患者可通过接触带有梅毒螺旋体的内衣、被褥、毛巾、剃刀、文具、医疗器械以及哺乳、输血等间接途径感染。

【临床表现】

根据传染途径的不同,梅毒可分为获得性(后天)梅毒和胎传(先天)梅毒。根据病程的长短,分为早期梅毒(病程<2 年)和晚期梅毒(病程>2 年)。

(一)获得性梅毒(后天梅毒)

1. 一期梅毒(primary syphilis) 主要表现为硬下疳和淋巴结肿大,一般无全身症状。

(1)硬下疳(chancre):是梅毒螺旋体在侵入部位引起的无痛性炎症反应。潜伏期 1 周～2 个月,平均 2～4 周。

硬下疳的好发部位主要在外生殖器,男性多见于阴茎的冠状沟、龟头、包皮,女性多见于大小阴唇、阴唇系带、子宫颈。同性恋男性常见于肛门、直肠。其他好发部位有唇、舌、咽、面部、肛门、直肠、乳房、手指等处。

硬下疳初起为小片红斑,以后发展为丘疹或结节,表面发生坏死,形成圆形或椭圆形的单个无痛性溃疡,直径为 0.3～3cm,边界清楚,周边微隆起,基底平坦,呈肉红色,触之有软骨样硬度,表面有浆液性分泌物,内含大量梅毒螺旋体,传染性极强。硬下疳经 3～8 周可不治自愈,不留痕迹或遗留暗红色表浅性瘢痕或色素沉着。①唇下疳。一期梅毒常见的口腔损害,多由口交引起。上、下唇都可发生,但同时发病者少见。唇下疳表现为圆形或椭圆形的单个斑块,表面有黄色薄痂,可形成溃疡,边界清楚,周边微隆起,触之较硬,无痛,下颌下淋巴结大。②舌下疳。病变多位于舌前份,表面光滑呈粉红色,覆以灰白色假膜,触之稍硬,无痛,颏下及下颌下淋巴结大。

(2)淋巴结大(lymphadenopathy):硬下疳发生后 1～2 周,腹股沟或患处附近淋巴结可增大,常为数个,大小不等,质硬,不粘连,无疼痛,淋巴结穿刺检查有大量的梅毒螺旋体。增大的淋巴结消退较硬下疳晚 1～2 个月。硬下疳发生后 1～2 周,梅毒血清试验开始转阳,7～8 周全部阳性。血清试验阴性并不能排除一期梅毒,特别是病情不足 2 周者。

2. 二期梅毒(secondary syphilis) 一期梅毒未经治疗或治疗不彻底,梅毒螺旋体由淋巴系统进入血液循环形成菌血症,播散全身,引起皮肤、黏膜、骨骼、眼、内脏、心血管及神经损害,称二期梅毒,常发生于硬下疳消退后3~4周。

二期梅毒皮损出现之前,由于发生螺旋体菌血症,可出现轻重不等的前驱症状,如发热、头痛、头晕、全身关节痛、畏食、纳差、全身淋巴结大等。皮肤损害为二期梅毒的主要表现,梅毒疹常泛发对称(扁平湿疣除外),皮损和分泌物中含有大量的梅毒螺旋体,传染性强。皮疹一般无自觉症状,不经治疗一般持续数周可自行消退。常见的皮疹是斑疹性梅毒疹和丘疹性梅毒疹,此外,还有掌跖梅毒疹和脓疱性梅毒疹。

黏膜损害较一期梅毒多见,常见于口腔、咽、喉、生殖器黏膜,表现为黏膜炎和黏膜斑。

(1)梅毒性黏膜炎:好发于颊、舌、腭、扁桃体、咽及喉部,表现为黏膜充血、弥漫性潮红,可有糜烂。舌背有大小不一的光滑区,舌乳头消失。扁桃体红肿,咽后壁淋巴滤泡充血突出,喉部损害如果累及声带,可有声嘶或失音。

(2)梅毒黏膜斑:是二期梅毒最常见的口腔损害。可发生在口腔黏膜的任何部位,以舌最多见,其次为咽、扁桃体、唇、颊及腭,损害呈灰白色、光亮而微隆的斑块,圆形或椭圆形,边界清楚。一般无自觉症状,若发生糜烂或浅表溃疡则有疼痛。黏膜斑常为多个,含有大量梅毒螺旋体。

3. 三期梅毒(tertiary syphilis) 也称晚期梅毒(late syphilis)。早期梅毒未经治疗或治疗不充分,经过一定潜伏期,一般为3~4年,最长可达20年,约40%梅毒患者发生三期梅毒。除皮肤黏膜、骨出现损害外,还侵犯内脏,特别是心血管及中枢神经系统等重要器官,危及生命。三期梅毒的特点为损害发生时间晚,病程长;症状复杂;组织破坏性大。损害内梅毒螺旋体少,传染性弱或无传染性。梅毒血清阳性率低。

(1)三期梅毒的皮肤损害主要为结节性梅毒疹和树胶肿。①结节性梅毒疹(nodular syphilid)。好发于头面部、背部及四肢伸侧,皮损直径为0.2~1.0cm簇集、坚硬的铜红色结节。②树胶肿(gumma)。又称梅毒瘤,是三期梅毒的标志,也是破坏性最大的一种损害。初起为皮下无痛性结节,逐渐增大,表面呈暗红色的浸润斑块,之后中央逐渐软化、破溃呈穿凿状溃疡,为肾形或马蹄形,边界清楚,边

缘锐利,基底暗红,表面有黏稠树胶状脓汁渗出,外观似阿拉伯树胶,故名树胶肿。损害迁延数月、数年,愈后留下萎缩性瘢痕,可发生于全身各处,以小腿多见,常单发。

(2)三期梅毒的口腔黏膜损害主要是树胶肿、舌炎和舌白斑。①树胶肿。三期梅毒常见的口腔表现,主要发生在硬腭,其次为舌、唇、软腭。腭树胶肿可发生于硬腭、软硬腭交界处或舌腭弓附近。开始仅有咽下不适而无疼痛,故患者不易察觉。初起黏膜表面有结节,以后结节逐渐肿大,中心软化、破溃,形成溃疡,可造成组织破坏及缺损。硬腭树胶肿可造成腭穿孔,患者出现发音和吞咽功能的障碍。②梅毒性舌炎。初起时在舌面出现舌乳头消失区,损害区光滑发红,范围逐渐扩大,表现为萎缩性舌炎。舌部有时呈分叶状,表面光滑,伴沟裂,表现为间质性舌炎。③白斑。三期梅毒间质性舌炎可发生白斑,且容易恶变为鳞癌。

(二)先天梅毒(胎传梅毒)

根据发病时间不同,先天梅毒分为早期先天梅毒、晚期先天梅毒和先天潜伏梅毒。其经过与后天梅毒相似,但不发生硬下疳。

晚期先天梅毒多在2岁以后发病,到13-14岁才有多种症状相继出现,绝大部分为无症状感染,其中以角膜炎、骨损害和神经系统损害常见,心血管梅毒罕见。标志性损害有哈钦森牙(Hutchinson teeth):这种切牙的切缘比牙颈部狭窄,切缘中央有半月形缺陷,切牙之间有较大空隙;桑椹牙(mulberry molars):第一恒磨牙的牙尖皱缩,牙尖向中央偏斜,釉质呈多个不规则的小结节和坑窝凹陷,散在于近面处。如果有哈钦森牙、神经性耳聋和间质性角膜炎,则合称哈钦森三联征(Hutchinson's triad)。

(三)潜伏梅毒

凡有梅毒感染史,无临床表现或临床表现消失,除梅毒血清学阳性外无任何阳性体征,并且脑脊液检查正常者称为潜伏梅毒(latent syphilis),其发生与机体免疫力较强或经治疗暂时抑制梅毒螺旋体有关。

【组织病理】

梅毒的基本病变主要有血管内膜炎,血管内皮细胞肿胀、增生。血管周围炎,有大量淋巴细胞、浆细胞浸润。晚期梅毒除血管内膜炎和血管周围炎的组织病理学特征外,还有上皮样细胞和巨噬细胞肉芽肿性浸润,有时可见坏死组织。

【诊断】

根据详细而确切的病史、全身各系统的检查及实验室检查结果进行综合分析,慎重做出诊断。

(一)实验室检查

1. 梅毒螺旋体检查 适用于早期梅毒皮肤黏膜损害,如硬下疳、黏膜斑等,包括暗视野显微镜检查、免疫荧光染色和银染色。

2. 梅毒血清学试验 为诊断梅毒必需的检查方法,对潜伏梅毒血清学诊断尤为重要。

(1)非梅毒螺旋体抗原血清实验:检测患者血清非螺旋体特异性抗体,操作简便,用于病例筛查,阳性结果须用螺旋体试验确证。包括性病研究实验室试验(VDRL)、不加热血清反应素试验(USR)、快速血浆反应素环状卡片试验(RPR)。

(2)梅毒螺旋体抗原血清试验:敏感性和特异性较高,用作证实试验,包括荧光螺旋体抗体吸收试验(FTA-ABS)、梅毒螺旋体血凝试验(TPHA)和梅毒螺旋体明胶凝集试验(TPPA)。

3. 脑脊液检查 用于诊断神经梅毒,脑脊液VDRL试验是神经梅毒的可靠诊断依据。

(二)梅毒的诊断依据

1. 一期梅毒的诊断依据

(1)有不洁性交史,潜伏期3周左右。

(2)典型症状。外生殖器单个无痛性硬下疳。

(3)实验室检查。在硬下疳处取材暗视野显微镜、镀银染色、吉姆萨染色或直接免疫荧光检查出梅毒螺旋体。

(4)梅毒血清试验早期阴性,后期阳性。

2. 二期梅毒的诊断依据

(1)有不洁性交史或下疳史,病程2年以内。

(2)多种皮疹伴全身淋巴结大和早期流感症状。

(3)实验室检查:黏膜损害处暗视野、直接免疫荧光或其他方法发现梅毒螺旋体。

(4)梅毒血清试验强阳性。

3. 三期梅毒诊断依据

(1)2年前有一期或二期梅毒感染史。

(2)三期梅毒的临床表现为结节性梅毒疹、树胶肿,心血管系统受累,梅毒性脑膜炎、脊髓痨和麻痹性痴呆多见。

(3)实验室检查:①非梅毒螺旋体抗原血清试验大多阳性,亦可阴性。梅毒螺旋体抗原血清试验阳性。②组织病理检查,以肉芽肿样损害为主。③神经梅毒脑脊液中淋巴细胞$\geq 10 \times 10^6/L$,蛋白量$> 50mg/dl$,VDRL试验阳性。

【鉴别诊断】

发生在唇、舌部的硬下疳应与鳞癌相鉴别,从病史、梅毒血清学反应及活体组织检查等方面进行区分。二期梅毒黏膜斑应与白色角化病、白斑、盘状红斑狼疮、药疹、口腔扁平苔藓等疾病相鉴别,可从病史、皮肤和黏膜的临床表现、梅毒血清学检查、抗生素治疗效果等方面进行区分。腭部梅毒树胶肿应与牙源性脓肿、恶性肉芽肿相鉴别。

【治疗】

治疗原则:诊断正确,治疗及时,剂量足够,疗程正规,治疗后要定期追踪观察。

1. 早期梅毒 苄星青霉素G 240万U,分两侧臀部肌内注射,每周1次,共3次。或普鲁卡因青霉素G 80万U肌内注射,每日1次,连续10~15d。对青霉素过敏者,选用头孢曲松钠,每次1.0g,静脉滴注,连续10~14d,或盐酸四环素口服,每次500mg,每日4次,连续15d。或多西环素口服,每次100mg,每日2次,连续15d。

2. 晚期梅毒 苄星青霉素G 240万U,臀部肌内注射,每周1次,共3次。或普鲁卡因青霉素G 80万U肌内注射,每日1次,连续20d。对青霉素过敏者,盐酸四环素口服,每次500mg,每日4次,连续30d。多西环素口服,每次100mg,每日2次,连续30d。

第二节 淋 病

淋病(gonorrhea)是由淋病奈瑟菌(Neisseria gonorrhoeae),俗称淋球菌所致的泌尿生殖系统感染,其潜伏期短,传染性强。

【病因】

淋病奈瑟菌是一种革兰阴性双球菌,卵圆形或圆形,常成双排列,直径0.5~1.0 μm。淋病奈瑟菌常位于中性粒细胞内,慢性期则在细胞外。最适生长温度为35~36℃,最适pH为7.5。淋病奈瑟菌抵抗力弱,不耐干热,干燥环境中1~2h死亡,55℃ 5min即死亡,一般消毒剂很易将它杀灭。

人是淋病奈瑟菌的唯一自然宿主,淋病奈瑟菌主要侵犯黏膜。淋病主要通过性接触传播,也可因接触含淋球菌的分泌物或被污染的用具,如衣裤、被褥、毛巾、浴盆、坐便器等而间接被传染,产道感染可引起新生儿淋菌性结膜炎。

【临床表现】

潜伏期一般为 1～10d,平均 3～5d,主要发生在性活跃的中青年。

男性淋病主要表现为淋菌性尿道炎,90% 的感染者有症状。初起尿道口充血、肿胀,轻微刺痛及发痒,并有稀薄黏液流出。约 2d 后,分泌物变得黏稠,尿道口溢脓,为深黄色或黄绿色脓液,并有尿痛、排尿困难等刺激症状。淋球菌侵犯后尿道表现为尿频、尿痛、急性尿潴留。慢性淋病多为前、后尿道炎联合发生。

女性淋病最常受累的部位是宫颈内膜、尿道,症状较轻。常见的症状是阴道分泌物增多,尿痛,非经期子宫出血等。常见淋菌性宫颈炎、急性尿道炎、急性输卵管炎、前庭大腺炎、盆腔炎等。

淋菌性口炎:主要发生在有口交史的患者。表现为口腔黏膜充血、发红,可有糜烂或浅表溃疡,覆有黄白色假膜,假膜易于擦去,呈现出血性创面。

淋菌性咽炎:多见于口交者。咽部淋球菌的感染率约为 20%,但此类感染中有 80% 无症状,只有少数患者有轻微咽痛和红肿,咽后壁或扁桃体隐窝淋菌培养阳性。

【诊断】

依据病史、临床表现和实验室检查来进行诊断。

实验室检查有以下两种方法。

1. 直接涂片　取尿道或宫颈分泌物涂片,革兰染色,镜下可见大量多形核白细胞,细胞内可见革兰阴性双球菌。涂片对女性检出率低,有假阴性,必要时应做培养。

2. 细菌培养　是目前确诊淋病的唯一推荐方法。可出现典型菌落,氧化酶试验阳性。镜检可见到革兰阴性双球菌,必要时可做糖发酵及荧光抗体检查加以确诊。对淋球菌培养阴性,可用聚合酶链反应检测淋球菌 DNA,还可用直接免疫荧光试验协助确诊。

【鉴别诊断】

1. 急性球菌性口炎　是由金黄色葡萄球菌、溶血性链球菌、肺炎双球菌等为主的球菌感染所引起的急性炎症。临床上以形成假膜为特征,亦称膜性口炎。可发生于口腔黏膜任何部位,患区充血、水肿,有灰黄色或灰白色假膜覆盖,假膜较厚,易拭去,而遗留溢血糜烂面。局部疼痛明显,区域淋巴结肿大,可伴有全身症状。通过涂片检查和细菌培养可明确诊断。

2. 急性坏死性龈口炎　本病可发生于营养不良或免疫力明显低下的儿童和成年人。早期龈缘组织坏死,形成溃疡,上覆灰白色假膜,疼痛,易出血,口臭。急性期如未能控制病情,坏死可蔓延到深层牙周组织或邻近的黏膜,而形成坏死性龈口炎。坏死区涂片和革兰染色可见大量螺旋体和梭形杆菌。

【治疗】

做到早期诊断,及时治疗。用药要规则,药物剂量要足够,同时在治疗时还要注意有无其他性病及支原体、衣原体感染等。

由于耐药菌株的产生,青霉素已不再作为首选药物,可选用头孢曲松 250mg/d,1 次肌内注射;氧氟沙星 400mg/d,1 次口服;环丙沙星 500mg/d,1 次口服;头孢噻肟钠 1.0g,1 次肌内注射。口腔局部可选用消炎含漱剂、抗生素擦剂等。

愈合标准:治疗结束后 2 周内,在无性接触史情况下症状体征全部消失。在治疗结束后 4～7d,淋球菌涂片和培养阴性。

第三节　尖锐湿疣

尖锐湿疣(condyloma accuminatum)又称生殖器疣,是由人乳头瘤病毒(human papillomavirus,HPV)所致的皮肤黏膜良性赘生物。

【病因】

HPV 呈球形,直径 52～55nm,衣壳 20 面体立体对称,由 72 个壳微粒组成,无包膜,病毒基因组为一双链环状 DNA,7.2～8.0kb,可分为 120 多种亚型。主要感染上皮,人是唯一自然宿主。主要通过性接触传染,少数通过间接接触传染。HPV 具有特殊嗜上皮性,主要侵犯人的皮肤和黏膜,导致不同程度的增生性病变。

【临床表现】

潜伏期为 1～8 个月,平均 3 个月。

好发部位在外生殖器及肛门周围的皮肤黏膜

湿润区,男性多见于龟头、冠状沟、包皮系带、尿道口及阴茎体;同性恋者好发于肛门及直肠。女性多见于大小阴唇、阴道口、阴道、尿道、宫颈、会阴、阴阜、腹股沟等。

尖锐湿疣初起时,为单个或多个散在的淡红色的丘疹,顶端稍尖,质地柔软,逐渐增大增多,表面凹凸不平,呈乳头状、菜花状、鸡冠状等。根部多有蒂,易发生糜烂。由于分泌物的浸渍,疣体表面呈白色、粉红色或暗灰色,易出血。位于干燥部位的尖锐湿疣较小,呈扁平疣状。

口腔尖锐湿疣多由口交感染引起,好发于舌背、唇、牙龈、颊、腭等。表现为单个或多个小的结节,有蒂或无蒂,可逐渐增大或融合,形成菜花状、乳头状赘生物,颜色呈肉色或苍白色。

【组织病理】

棘层肥厚,表皮突增厚、延长呈乳头瘤样增生,表皮角化不全。颗粒层和棘层上部细胞有明显的空泡形成,空泡细胞大,胞质着色淡、中央有大而圆深染的核,为特征性病理改变。真皮水肿,血管扩张,周围有慢性炎性细胞浸润。

【诊断】

依据病史、临床表现和实验室检查进行诊断。醋酸白试验阳性。活检具有 HPV 感染特征性空泡细胞的病理学特点。

【鉴别诊断】

1. 乳头状增生　亦称炎性乳头状增生,患者常有不良修复体和口腔卫生不良。病损表现为红色多个乳头状增生。最常发生于腭部和义齿边缘的龈颊沟内。组织学上为多个乳头状突起,表面覆以复层鳞状上皮,上皮呈不全角化或正角化。

2. 乳头状瘤　好发于唇、舌、腭、龈及颊,为外突的带蒂的肿块,外观如同乳头状或菜花状,边界清楚,大多为孤立的单个病损。组织学可见棘细胞增生成乳头状,表层过度角化。

3. 鳞状细胞癌　溃疡可为菜花状,基底硬结,边缘不齐。淋巴结转移表现为固定、坚硬、粘连。通过活体组织检查可明确诊断。

【治疗】

目前还没有根除 HPV 感染的方法,治疗主要以去除外生性疣为主。去除外生疣可用激光、冷冻、微波和手术切除等方法。局部药物治疗主要为 0.5% 足叶草毒素酊、10%～25% 足叶草酯酊、50% 三氯醋酸溶液、5% 氟尿嘧啶软膏。全身可用干扰素和抗病毒药物。

(周　刚)

■ 参考文献

[1] 汪正清.医学微生物学.北京:人民卫生出版社,2013.

[2] 张学军.皮肤性病学.7 版.北京:人民卫生出版社,2008.

[3] 李若瑜.皮肤病学与性病学.2 版.北京:北京大学医学出版社,2010.

[4] 周红梅,周刚,周威,等.口腔黏膜病药物治疗精解.北京:人民卫生出版社,2010.

[5] 贾文祥.医学微生物学.2 版.北京:人民卫生出版社,2010.

[6] 陈谦明.口腔黏膜病学.4 版.北京:人民卫生出版社,2012.

[7] Ficarra G, Carlos R. Syphilis: the renaissance of an old disease with oral implications. Head Neck Pathol,2009, 3(3):195-206.

[8] Greenberg MS, Glick M. Burket's Oral medicine: diagnosis and treatment. 11th ed. Hamilton, Ont.: B. C. Decker Inc.,2008.

第22章

艾滋病的口腔表征

艾滋病是获得性免疫缺陷综合征（acquired immune deficiency syndrome，AIDS）的简称，是由人类免疫缺陷病毒（human immunodeficiency virus，HIV）感染引起的以 CD4$^+$ T 淋巴细胞减少为特征的进行性免疫功能缺陷，继发各种机会性感染、恶性肿瘤和中枢神经系统病变的综合性疾病。AIDS 具有传播速度快、波及范围广、病死率高等特点。

HIV 感染者在发展为 AIDS 之前的很长一段时期内可无明显的全身症状，但大多数感染者出现各种口腔损害，有些还是早期出现。此外，有些口腔病损能预示 HIV 感染后的病情进展。HIV 感染者可能首先就诊于口腔科，因此，AIDS 的防治已成为口腔医师的一项重要任务，口腔医务人员必须具备这方面的知识，以便早发现、早诊断、早治疗，以利于疾病的控制，减少传播，提高患者的生存质量。

【病因】

HIV 属于逆转录病毒科的慢病毒属成员，病毒颗粒呈球形，直径为 100～120nm，有包膜，表面有糖蛋白刺突，每个刺突由 gp120 和 gp41 的三聚体构成。

HIV 分 HIV-1 和 HIV-2 两型，两型氨基酸序列的同源性为 40%～60%，绝大多数感染 HIV-1。HIV-2 主要在西非呈区域性流行。HIV 对外界抵抗力弱，对热敏感，56℃ 30min 能灭活。70%乙醇、0.2%次氯酸钠、1%戊二醛、20%乙醛等均可使其灭活，但紫外线、γ-射线处理则不敏感。

【传染途径】

AIDS 患者、HIV 携带者是本病的传染源。病毒可存在于患者的血液、精液、子宫和阴道分泌物、唾液、泪液、乳汁、尿液、脑脊液、羊水中。日常生活的一般接触，如握手、礼节性接吻、共同进餐，在同一房间生活、办公，接触电话、便具，被蚊虫叮咬不造成传播，但在口腔黏膜有炎症、出血、破溃状态下的接吻具有危险性。

1. **性接触传播** 是本病的主要传染途径。在我国性传播已成为主要传播途径，男性同性性传播上升速度明显。

2. **血液传播** 接受含 HIV 的血液、血液制品、器官或组织移植物，或使用被 HIV 污染的注射器、针头及医疗器械，用含 HIV 的精液进行人工授精，均会发生 HIV 感染。

3. **母婴传播** 包括经胎盘、产道或哺乳等方式传播。

【高危人群】

男性同性恋者，静脉注射吸毒者，血友病和多次接受输血、血制品患者，HIV 感染者的配偶或性伴。

【临床表现】

从感染 HIV 到发展成 AIDS 要经历漫长复杂的过程，在此过程的不同阶段，与 HIV 相关的临床表现多种多样。

1. **急性期** HIV 感染可能是无症状，或者仅引起短暂非特异性症状（急性反转录病毒综合征）。急性反转录病毒综合征通常在感染后 1～4 周出现，持续 3～14d，大多数患者临床症状轻微。临床表现以发热最为常见，可伴有咽痛、盗汗、恶心、呕吐、腹泻、皮疹、关节痛、淋巴结大及神经系统症状。

2. **无症状期** 可从急性期进入此期，或无明显的急性期症状而直接进入此期。此期持续时间一般为 5～15 年，平均 10 年。时间长短与感染病毒的数量、型别、感染途径以及机体免疫状况的个体差异、营养条件及生活习惯等因素有关。在无症状期，由于 HIV 在感染者体内不断复制，免疫系统受损，CD4$^+$ T 细胞计数逐渐下降，同时具有传染性。

3. **艾滋病期** 此期为感染 HIV 后的最终阶

段。患者 CD4$^+$ T 细胞计数明显下降,多<200×10^6/L,血浆 HIV 病毒载量明显升高。此期主要临床表现为 HIV 相关症状、各种机会性感染及肿瘤。

【口腔表现】

1. 真菌感染

(1)口腔念珠菌病:在 HIV 感染者的口腔损害中最为常见,且常在疾病的早期就表现出来,是免疫抑制的早期征象。其特点:①发生于无任何诱因的健康年青人或成人(指无放射治疗、化学治疗史,无长期应用激素、抗生素史以及无其他免疫功能低下疾病史);②常表现为假膜型、红斑型口腔念珠菌病和口角炎,以假膜型最常见,病情反复或严重;③假膜型表现为黏膜上白色的膜状物,可擦去,常累及咽部、软腭、悬雍垂、舌、口底等部位。红斑型多发生于舌背和上腭,颊黏膜也见,表现为弥散的红斑,严重时伴有舌乳头萎缩。

(2)组织胞浆菌病:是由荚膜组织胞浆菌引起的一种真菌病,表现为发生于舌、腭、颊部的慢性肉芽肿或较大的溃疡、坏死。

2. 病毒感染

(1)毛状白斑:被认为是患者全身免疫严重抑制的征象之一,主要见于 HIV 感染者,少数患者可见于骨髓或器官移植后患者,其发生与 Epstein-Barr 病毒感染有关,最初多见于男性同性恋者。双侧舌缘呈白色或灰白斑块,有的可漫延至舌背和舌腹,在舌缘呈垂直皱褶外观,如过度增生则成毛茸状,不能被擦去。

(2)单纯疱疹:为 HIV 感染者常见的疱疹病毒损害,往往病情重、范围广、病程长,反复发作,病损可持续 1 个月以上,主要由 I 型单纯疱疹病毒引起,也可有 I 型和 II 型的混合感染。

(3)带状疱疹:疱疹沿三叉神经分布,多发生在 40 岁以内,病情严重,持续时间长,甚至为播散型,预后不良。

(4)巨细胞病毒感染:表现为口腔黏膜溃疡。

(5)乳头状瘤、局灶性上皮增生:属口腔疣状损害,其发生与人类乳头状瘤病毒(HPV)感染有关。前者表现为口腔黏膜局部的外生性乳头状新生物,后者表现为多发性丘疹,呈颗粒状外观,有成团趋势,边缘不规则。

3. 卡波西肉瘤(Kaposi sarcoma) 本病是一种罕见的恶性肿瘤,其发生与人类疱疹病毒 8 型(HHV-8)有关。Kaposi 肉瘤是 HIV 感染中最常见的口腔恶性肿瘤,是艾滋病的临床诊断指征之一,它在非洲和欧洲人群中有更高的患病率。在口腔中好发于腭部和牙龈,其发展阶段分为斑块期和结节期,呈单个或多个褐色或紫色的斑块或结节,初期病变平伏,逐渐发展高出黏膜,可有分叶、溃烂或出血。

4. HIV 相关性牙周病

(1)牙龈线形红斑:又称 HIV 相关性龈炎,表现为游离龈界限清楚火红色的充血带,宽 2~3 mm。无牙周袋及牙周附着丧失,常规治疗疗效不佳,其发生与口腔卫生状况关系不大,可能与念珠菌感染有关。

(2)HIV 相关性牙周炎:牙周附着丧失,进展快,但牙周袋不深,主要是由于牙周硬软组织破坏所致,牙松动甚至脱落。

(3)急性坏死性溃疡性牙龈炎:口腔恶臭,牙龈红肿,龈缘及龈乳头有灰黄色坏死组织,极易出血。

(4)坏死性牙周炎:以牙周软组织的坏死和缺损为特点,疼痛明显,牙槽骨破坏,牙齿松动。

5. 坏死性口炎 表现为广泛的组织坏死,严重者与走马牙疳相似。

6. 溃疡性损害 发生复发性阿弗他溃疡,口腔黏膜出现单个或多个反复发作的圆形或椭圆形疼痛性溃疡。研究发现,患者免疫系统的状况与溃疡严重性有关,疱疹型、重型复发性阿弗他溃疡患者的细胞免疫破坏更为严重。此外,可无明确原因的发生非特异性口腔溃疡,病损范围较大,不易愈合。

7. 涎腺疾病 多累及腮腺,其次为颌下腺。单侧或双侧大涎腺的弥漫性肿胀,质地柔软,常伴有口干症状。抗核抗体、类风湿因子阴性。

8. 非霍奇金淋巴瘤 常以无痛性颈、锁骨上淋巴结肿大为首要表现,病情发展迅速,易发生远处扩散。口内好发于软腭、牙龈、舌根等部位,表现为固定而有弹性的红色或紫色肿块,伴有或不伴有溃疡。

9. 儿童 HIV 患者的口腔表现 以口腔念珠菌病、口角炎、腮腺肿大、单纯疱疹多见,口腔 Kaposi 肉瘤、毛状白斑罕见。

【实验室检查】

1. HIV 检测 包括抗体检测、抗原检测、病毒核酸检测、病毒载量检测、病毒分离培养。其中 HIV 抗体检测是最常用的方法,分为初筛试验和确证试验。

2. 免疫功能检查

(1)外周血淋巴细胞计数:作为 HIV 感染进展

的标志之一,淋巴细胞绝对值减少。

（2）CD4+细胞计数：是诊断、判断疗效和预后的主要免疫学指标,分绝对计数和相对计数。

（3）CD4+/CD8+ T 细胞比值＜1,主要由CD4+T 淋巴细胞减少所致。

（4）β2 微球蛋白测定,艾滋病患者明显增高。

3. 其他 条件致病菌的病原微生物检查。

【诊断】

诊断原则：HIV/AIDS 的诊断需结合流行病学史（包括不安全性生活史、静脉注射毒品史、输入未经抗 HIV 抗体检测的血液或血液制品、HIV 抗体阳性者所生子女或职业暴露史等）、临床表现和实验室检查等进行综合分析,慎重作出诊断。诊断 HIV/AIDS 必须是 HIV 抗体阳性（经确证试验证实）,而 HIV-RNA 和 P24 抗原的检测有助于 HIV/AIDS 的诊断,尤其是能缩短抗体"窗口期"和帮助早期诊断新生儿的 HIV 感染。

1. 急性期 患者近期内有流行病学史和临床表现,结合实验室 HIV 抗体由阴性转为阳性即可诊断,或仅实验室检查 HIV 抗体由阴性转为阳性即可诊断。

2. 无症状期 有流行病学史,结合 HIV 抗体阳性即可诊断,或仅实验室检查 HIV 抗体阳性即可诊断。

3. 艾滋病期 有流行病学史,实验室检查 HIV 抗体阳性,加下述各项中的任何一项,即可诊为艾滋病。或者 HIV 抗体阳性,而 CD4+T 淋巴细胞数＜200/mm³,也可诊断为艾滋病。

（1）原因不明的持续不规则发热 38℃以上,＞1 个月。

（2）腹泻（大便次数多于 3/d）,＞1 个月。

（3）6 个月内体重下降 10%以上。

（4）反复发作的口腔念珠菌感染。

（5）反复发作的单纯疱疹病毒感染或带状疱疹病毒感染。

（6）肺孢子菌肺炎（PCP）。

（7）反复发生的细菌性肺炎。

（8）活动性结核或非结核分枝杆菌病。

（9）深部真菌感染。

（10）中枢神经系统病变。

（11）中青年人出现痴呆。

（12）活动性巨细胞病毒感染。

（13）弓形虫脑病。

（14）青霉菌感染。

（15）反复发生的败血症。

（16）皮肤黏膜或内脏的卡波西肉瘤、淋巴瘤。

【鉴别诊断】

1. 边缘性龈炎 龈缘的充血由牙菌斑和牙结石引起,去除牙菌斑和牙结石后充血消退,而 HIV 感染者的牙龈线形红斑对局部洁治常无效,HIV 抗体检测阳性。

2. 口腔念珠菌病 普通人群口腔念珠菌病一般多见于老年人和婴幼儿,有一定诱因。而 HIV 感染者发生的口腔念珠菌病多见于中青年人,无明显诱因,病情常严重而反复,累及附着龈、咽部、软腭、悬雍垂的假膜型和累及颊、舌的红斑型口腔念珠菌病具有高度提示性。

【治疗】

本病目前尚无特效疗法,常用治疗方法有以下方面。

1. 抗 HIV 治疗

（1）核苷类反转录酶抑制药：包括齐多夫定（AZT）、去羟肌苷、扎西他滨、拉米夫定等。

（2）非核苷类反转录酶抑制药：奈韦拉平、地拉韦定等。

（3）蛋白酶抑制药：沙奎那韦、茚地那韦、里托那韦等。

（4）进入和融合抑制药：由于 HIV 频繁基因突变,其反转录酶、蛋白酶容易变异,临床上常联合应用多种药物高效抗反转录病毒治疗（highly active antiretroviral therapy,HAART,又称鸡尾酒疗法）。

2. 免疫调节治疗 IFN-α 和 IL-2 等。

3. 支持与对症治疗 输血、静脉高营养及多种维生素等。

4. 心理治疗

5. HIV 感染口腔疾病的治疗

（1）口腔念珠菌病：局部和全身使用抗真菌药物。如制霉菌素局部涂抹、碳酸氢钠溶液含漱,氟康唑每次 50～100mg,口服,1/d,疗程 1～2 周。对氟康唑或其他唑类药物耐受的患者,可用两性霉素 B 混悬液 1～5ml,4/d,含漱后吞服,也可用伊曲康唑 200mg/d。口角炎可用咪康唑软膏涂擦。对重症患者可增加氟康唑的剂量和延长疗程,但注意对患者的肝功进行监测。

（2）毛状白斑：严重者用阿昔洛韦,2～3g/d,疗程 2～3 周。停药后易复发,可用大剂量阿昔洛韦或更昔洛韦维持治疗。

（3）卡波西肉瘤：采用手术切除、烧灼刮除或冷冻治疗,注意预防继发感染,可同时配合放射治疗、局部化学治疗。化学治疗常选择的药物有长春新碱、长春碱、多柔比星(阿霉素)、蒽环类抗生素、依托泊苷。此外还可以配合生物疗法。

(4)口腔疱疹:单纯疱疹可用阿昔洛韦,200～800mg/d,口服5d,或5～10mg/kg,每8小时静脉滴注,连用5～7d。伴生殖器疱疹者,疗程延长至10d;耐药者可改用膦甲酸40mg静脉滴注,每8小时1次。此外,可选用泛昔洛韦125mg,2/d。阿糖胞苷0.2～2mg/kg,静脉滴注5d,肌内注射干扰素。带状疱疹可用阿昔洛韦800mg/d或5～10mg/kg,静脉滴注,每8小时1次,7～10d。万乃洛韦1g,3/d;泛昔洛韦500mg,3/d,连用7d。

(5)HIV相关牙周炎:进行常规洁刮治术,注意操作时动作宜轻柔,因患者常有出血倾向。术后用0.1%氯己定溶液或聚烯吡酮碘冲洗或含漱。若病情严重,同时口服甲硝唑200～300mg,4/d,阿莫西林/克拉维酸A500mg,2/d,疗程7～14d。

(6)复发性阿弗他溃疡:局部使用糖皮质激素制药、消炎防腐含漱液。

(7)口干症:使用唾液分泌刺激药,如毛果云香碱。改换引起或加重口干的药物。局部可使用含氟漱口液或凝胶以防止龋齿的发生。

(8)乳头状瘤:可采用手术切除、激光等治疗,有复发的可能。

【预防】

目前尚无临床有效的HIV疫苗,预防HIV感染应采取综合预防措施,开展宣传教育,实施控制艾滋病的全球战略。

1. 控制传染源 患者及无症状携带者应适当隔离,其血液、体液与分泌物应进行消毒;加强环境检疫,及时对高危人群的监测。

2. 切断传播途径

(1)严格筛选供血人员,严格检查血液制品,推广使用一次性注射器。

(2)严禁注射毒品,打击吸毒贩毒,勿共用牙刷或剃须刀,减少各种针刺经皮传播的机会。

(3)安全性行为,打击卖淫嫖娼,禁止性乱交。

(4)焚毁或消毒处理患者所用物品。

3. 保护易感人群

(1)艾滋病患者及HIV感染者,不提倡结婚与妊娠。

(2)孕妇不要护理艾滋病患者。

4. 口腔医护人员的防护 口腔医护人员应有高度的责任心及良好的职业习惯,注意自我保护,避免在操作过程中与含HIV的血液或体液无保护性的直接接触,要佩戴乳胶手套、眼罩、面罩、穿隔离衣,注意机头、器械、工作台消毒,严格执行各项消毒灭菌程序。

医务人员的职业感染多数由针具刺伤所致,少数从黏膜感染。一般说来,皮肤无破损则没有感染HIV的危险(大面积,长时间接触除外),但是深刺伤、器械上有可视性血迹、刺伤动脉或静脉、污染源来自晚期AIDS患者均增加了HIV感染的危险性。

如有意外职业性暴露,应立即用肥皂水和清水清洗皮肤,或用清水冲洗黏膜。如临床证实污染源HIV阴性,也应在当日、6周、3个月和6个月进行血清HIV抗体检测,在此期间要有安全性行为措施,直到6个月后血清学检查证实HIV抗体阴性为止。如污染源HIV阳性,应尽快进行预防性治疗,可采用抗反转录酶抑制药齐多夫定(AZT)200mg,3/d,拉米夫定(3TC)150mg,2/d和蛋白酶抑制药茚地那韦(IDV)800mg,3/d联合治疗4周,并在暴露后6周、3个月、6个月多次进行HIV抗体检测。

(周 刚)

■ 参考文献

[1] 汪正清.医学微生物学.北京:人民卫生出版社,2013.

[2] 周智.传染病学.南京:江苏科学技术出版社,2013.

[3] 周红梅,周刚,周威,等.口腔黏膜病药物治疗精解.北京:人民卫生出版社,2010.

[4] 中华医学会感染病学分会艾滋病学组.艾滋病诊疗指南.中华传染病杂志,2011,29(10):629-640.

[5] 陈谦明.口腔黏膜病学.4版.北京:人民卫生出版社,2012.

[6] 宋诗铎.传染病学.2版.北京:北京大学医学出版社,2010.

[7] Johnson NW. The mouth in HIV/AIDS: markers of disease status and management challenges for the dental profession. Aust Dent J, 2010, 55 Suppl 1;85-102.

[8] Zhang X, Reichart PA, Song Y. Oral manifestations of HIV/AIDS in China: a review. Oral Maxillofac Surg, 2009, 13;63-68.

第23章

系统疾病的口腔表征

第一节　造血系统疾病

一、贫　血

(一)缺铁性贫血

缺铁性贫血(iron deficiency anemia)是机体对铁的需要增加、摄入不足或丢失过多等造成体内铁的缺乏,影响血红蛋白的合成而导致的贫血。本病为贫血中最常见的一种。

【临床表现】

轻者可无任何临床表现,重者可出现皮肤和黏膜苍白,毛发干枯脱落,指甲扁平、脆薄,头晕,乏力,心悸,注意力不集中。

【口腔表现】

口腔黏膜苍白,以唇、舌、牙龈尤其明显。黏膜对外界刺激的敏感性增高,常有异物感、口干、舌灼痛等。可出现舌炎,舌背丝状乳头和菌状乳头萎缩消失,导致舌背光滑红绛。还可出现口角炎或口炎,严重者口咽黏膜萎缩,造成吞咽困难。

Plummer-Vinson 综合征,又称 Paterson-Kelly 综合征或缺铁性吞咽困难,以缺铁性贫血、吞咽困难和舌炎为主要表现,好发于中年白种女性。

【诊断】

根据病史、临床表现、典型的小细胞低色素贫血形态学改变以及缺铁指标的检查结果进行诊断。铁剂治疗试验也是一种确诊方法。

【治疗】

补充足够的铁,直到恢复正常铁储存量,去除引起缺铁的病因。补充铁剂:硫酸亚铁片口服,每片 0.3g,成人每次 1 片,每日 3 次,可同时口服维生素 C 0.1g 或琥珀酸,增加铁剂吸收。进一步查清引起缺铁性贫血的病因,并进行针对性的治疗,如治疗胃肠炎、驱虫等。注意口腔卫生,对口腔损害进行对症治疗。

(二)巨幼红细胞性贫血

巨幼红细胞性贫血(megaloblastic anemia)是由维生素 B_{12}、叶酸缺乏所致的一种贫血。在我国,以叶酸缺乏所致的巨幼红细胞性贫血较为多见,以山西、陕西、河南及山东等地多发。

【临床表现】

皮肤和黏膜苍白,具有消化道症状,如食欲缺乏、腹胀、腹泻等。维生素 B_{12} 缺乏患者,常伴有乏力、手足麻木、感觉障碍、行走困难等。叶酸缺乏可引起情感改变。

【口腔表现】

常出现明显的舌炎,在急性发作时,舌尖、舌缘或舌背广泛发红,伴有剧痛,且容易受创伤而出现小血疱、糜烂或浅溃疡。急性期后,舌背丝状乳头和菌状乳头萎缩消失,舌面光滑,舌质红,俗称牛肉舌。可伴有味觉功能迟钝或丧失。因内因子缺乏所致的维生素 B_{12} 吸收障碍而引起的萎缩性舌炎,又称为莫列(Moeller)-亨特(Hunter)舌炎。

【诊断】

根据病史、临床表现及血细胞形态学特点进行诊断。周围血象最突出表现为大卵圆形红细胞增多及中性粒细胞核分叶过多。还可进行维生素 B_{12} 或叶酸缺乏的试验检查。

【治疗】

维生素 B_{12} 100～500μg,每日肌内注射 1 次,连续 2～3 周。叶酸每日口服 5～10mg。维生素 C 100mg,每日 3 次,口服,能促使叶酸变成四氢叶酸而参与核酸代谢。口腔损害对症治疗。

(三)再生障碍性贫血

再生障碍性贫血(aplastic anemia)是以骨髓造血功能衰竭为特征的全血细胞减少为主要表现的一组综合征。临床上将原因不明者称为原发性再生障碍性贫血,有病因可查者称为继发性再生障碍性贫血。

【临床表现】

主要为贫血、出血和感染。皮肤黏膜瘀点、瘀斑,鼻出血,月经量过多,严重者可有消化道、泌尿道等部位出血。呼吸道感染多见。

【口腔表现】

口腔黏膜苍白,可出现瘀点、瘀斑或血肿。牙龈易出血,特别是再生障碍性贫血发生之前已有牙周病者。黏膜对感染的易感性增加,尤其是在容易受到刺激或创伤的部位,常发生反复感染,出现坏死性溃疡。

【诊断】

根据病史、临床表现及实验室检查进行诊断。全血细胞减少,网织红细胞绝对值减少,骨髓检查显示增生减低。一般无脾大。

【治疗】

去除病因,输血应因人而异,提倡成分输血。采取保护性隔离,以免交叉感染,合并感染时给予相应的抗生素。刺激红细胞的生成,可用雄激素等。可用免疫抑制药、同种异体骨髓移植进行治疗。注意口腔卫生,避免局部损伤,防治继发感染。局部止血,可用牙周塞治剂、明胶海绵、淀粉酶纱布压迫止血,也可应用肾上腺素、止血粉、云南白药等止血药物。

二、血细胞异常

(一)粒细胞缺乏症

当外周血中性粒细胞绝对数$<2\times10^9/L$时,称为粒细胞减少症(granulocytopenia),$<0.5\times10^9/L$时,称为粒细胞缺乏症(agranulocytosis)。

【临床表现】

大多由药物或化学毒物所致。起病多急骤,可突然畏寒、高热。咽部疼痛、红肿、溃疡和坏死。此外,鼻腔、食管、肠道、肛门、阴道等处黏膜可出现坏死性溃疡。

【口腔表现】

口腔和咽喉部出现坏死性溃疡,严重者其坏死表面可呈现灰黑色坏疽的外观。牙龈、颊、软腭等处黏膜容易继发感染,发生坏死性龈口炎。腐败性口臭为坏死性龈口炎的特异症状,可伴有疼痛、流涎、淋巴结肿大、低热等。

【诊断】

根据病史、临床表现、血象和骨髓象进行诊断。粒细胞缺乏症的早期损害常发生在口腔,故早期发现本症的口腔损害极为重要。

【治疗】

立即停止接触有害的药物、化学物质或放射线,积极采用抗生素治疗,原则是广谱、高效、足量和联合应用。用促白细胞增生的药物,如利血生、升白胺、碳酸锂、维生素 B_4 等。加强口腔护理,防止感染。

(二)白血病(leukemia)

白血病(leukemia)是造血系统的一种恶性肿瘤,主要表现为异常的白细胞及其幼稚细胞(即白血病细胞)在骨髓或其他造血组织中进行性的异常增生,浸润体内各种组织。临床表现以贫血、发热、出血,肝、脾、淋巴结的增大,周围血白细胞有质和量的改变为特征。

【临床表现】

急性白血病,贫血呈进行性发展,约 50% 以上患者以发热为早期表现,常由感染引起。出血可发生在全身各部位。由于白血病细胞浸润,导致全身淋巴结大,肝脾大及其他器官病变。慢性白血病,病程较缓慢,患者常有低热、多汗、体重减轻、贫血、出血、脾大。

【口腔表现】

各型白血病都可以出现口腔表现,最容易受侵犯的部位是牙龈,尤以急性型更为明显,患者常因牙龈自发性出血而首先到口腔科就诊。由于异常的白细胞在牙龈组织内大量浸润,牙龈明显增生肿大。病变波及边缘龈、牙间乳头和附着龈,外形不规则,呈结节状,表面光亮,呈中等硬度。牙龈出血常为自发性,且不易止住,这种不能找到其他原因的出血,可能是白血病的早期症状。口腔黏膜可出现瘀点、瘀斑或血肿。牙龈和口腔黏膜颜色苍白,有时可有不规则的溃疡,常不易愈合,易继发感染,发生黏膜坏死。可出现牙痛、牙松动、口臭等。

【诊断】

根据临床表现、血象、骨髓象特点进行诊断。应特别注意的是白血病患者常于早期出现口腔表现,或在疾病的发展过程中出现顽固性口腔损害,对常规治疗效果欠佳,口腔医师应特别警惕。

【治疗】

采用联合化学治疗及其他综合治疗措施。要注意口腔、鼻咽部、软组织及肛周皮肤卫生,防止黏膜溃疡及继发感染。对白血病患者进行口腔治疗时,以非手术治疗为主,避免不急需的外科处理,禁用具有刺激性或腐蚀性的药物,尽量避免在操作时引起出血和继发感染,否则给患者带来更大痛苦,甚至可致命。保持口腔卫生,对牙周病、牙髓病尽可能姑息治疗。对牙龈出血者,可采用局部或全身应用止血药等方法。

三、出血性疾病

(一)血小板减少性紫癜

血小板减少性紫癜(thrombocytopenic purpura)是一组因外周血中血小板减少而导致皮肤、黏膜或内脏出血的疾病。可分为特发性血小板减少性紫癜和继发性血小板减少性紫癜。

【临床表现】

全身皮肤瘀点、瘀斑,可有血疱、血肿、鼻出血、月经过多,严重者可有内脏出血,如咯血、呕血、血尿等。

【口腔表现】

牙龈自发性出血常为本病的早期表现。刷牙、吮吸、洁牙、拔牙或轻微外伤,即可加重出血。口腔黏膜特别是唇红、舌缘、腭、口底和颊出现瘀点、瘀斑、血肿。血肿可自行溃破或由于食物摩擦而破裂出血,遗留边缘清楚的圆或椭圆形的糜烂面。

【诊断】

根据病史,皮肤黏膜出现紫癜、出血,血小板减少、出血时间长、血块回缩不良等实验室检查可作出诊断。

【治疗】

糖皮质激素为治疗首选,还可采用脾切除、免疫抑制药进行治疗。保持口腔卫生,可用1%～3%过氧化氢等漱口剂含漱。牙龈出血者,可用牙周塞治剂、明胶海绵、纱布压迫止血,或用肾上腺素、凝血酶、云南白药等药物,或注射维生素 K_1、维生素 K_3 等止血药,出血严重者可缝合止血。口腔黏膜出现糜烂或继发感染者,可局部用消炎防腐药。

(二)血友病

血友病(hemophilia)是一组因遗传性凝血活酶生成障碍引起的出血性疾病。根据所缺凝血因子不同可分为血友病 A(Ⅷ因子缺乏)、B(Ⅸ因子缺乏)和血友病 C(Ⅺ因子缺乏)。该病在先天性出血性疾病中最为常见,其中以血友病 A 最多,占80%～85%,血友病 C 最少见(约 1%),且出血症状轻。

【临床表现】

出血轻重与血友病类型及相关因子缺乏程度有关,出血多为自发性,轻度外伤后出血不止。出血症状可从出生时开始,持续终身。皮下和黏膜下组织出血,负重关节,如膝关节、踝关节等反复出血,重症患者可有消化道、泌尿道出血。

【口腔表现】

牙龈自发性出血,轻微刺激如刷牙或食物的摩擦,即可引起长时间出血,可持续数小时,甚至数日。血凝块松软,易脱落而再次出血。口腔黏膜特别是舌尖、舌缘、硬软腭交界处、唇颊等部位,在咬伤、擦伤或刺伤后,可迅速出现瘀斑或黏膜下血肿,血肿破裂引起出血。有时在洁治、拔牙、脓肿切开后可出血不止,口腔创伤愈合延迟。

【诊断】

根据家族史、反复出血史和实验室检查可进行诊断。关节、肌肉、深部组织出血,凝血时间(CT)正常或延长,活化的部分凝血活酶时间(APTT)延长,凝血酶原消耗(PCT)不良及简易凝血活酶生成试验(STGT)异常等。

【治疗】

补充凝血因子是治疗血友病的最重要方法。口腔治疗参见血小板减少性紫癜。

第二节　维生素缺乏症

一、维生素 B_2 缺乏症

维生素 B_2 又称核黄素,在体内以游离核黄素、黄素单核苷酸和黄素腺嘌呤二核苷酸 3 种形式存在于组织中。维生素 B_2 缺乏症(vitamin B_2 deficiency)在临床上主要表现为阴囊炎和口腔黏膜的病损。

【临床表现】

阴囊炎是早期和最常见的表现。阴囊瘙痒为始发症状,尤以夜间为重。阴囊出现红斑、鳞屑、丘疹。

【口腔表现】

口角炎、唇炎和舌炎常为该病的早期损害。口角炎：双侧对称性发生口角区皮肤湿白糜烂，出现皲裂、结痂。当过度张口或继发感染时，疼痛加重。唇炎：唇部从鲜红色、火红色到暗紫色变化。唇微肿胀，干燥脱屑，皲裂，有烧灼感或刺痛。舌炎：早期有舌干燥、烧灼感或刺痛感，舌体呈鲜红色。菌状乳头红肿。病程长者，丝状乳头、菌状乳头萎缩，舌面光滑、发亮，呈萎缩性舌炎。有时可呈地图状舌。舌面可出现沟纹或溃疡。黏膜其他部位可发生溃疡。

【诊断】

依据营养史、临床特征及实验室检查进行诊断。实验室检查，如尿维生素 B_2（核黄素）/肌酐比值、尿排泄负荷试验及红细胞谷胱甘肽还原酶（EGR）的活性系数测定。治疗性诊断是指维生素 B_2 缺乏症，经维生素 B_2 治疗后疗效显著。

【治疗】

多食用含维生素 B_2 丰富的食物，如牛奶、鸡蛋、动物内脏、瘦肉、豆类等。口服维生素 B_2 片，每次 5mg，每日 3 次。同时服用复合维生素 B，效果更好。口腔局部病损可对症治疗，保持口腔卫生，防止继发感染。

二、烟酸缺乏症

烟酸缺乏症（nicotinic acid deficiency）也称糙皮病（pellagra）。烟酸和烟酰胺都是吡啶衍生物，属水溶性维生素。本病的发生与烟酸、烟酰胺、色氨酸的摄入、吸收减少及代谢障碍有关。临床主要表现为皮炎、腹泻和痴呆。

【临床表现】

起病缓慢，一般有食欲缺乏、倦怠无力、体重下降、腹痛不适、消化不良、注意力不集中、失眠等非特异性表现。当病情进展时，出现皮炎、腹泻、痴呆等典型症状。

【口腔表现】

早期舌尖、舌缘充血发红，菌状乳头红肿。其后全舌、口腔黏膜、咽部发红，有灼热痛，可发生表浅溃疡。病程较长者，舌丝状乳头和菌状乳头萎缩，舌面发红、光亮，呈牛肉红色，对创伤或其他刺激特别敏感，容易发生溃疡。可有舌灼痛、触痛，甚至自发性痛。本病常合并维生素 B_2 缺乏症，称烟酸-核黄素联合缺乏症，可早期出现口角炎、唇炎和舌炎。

【诊断】

根据营养史和临床特征作出诊断。在疾病早期，需结合实验室检查结果作出判断。实验室检查包括烟酸尿代谢产物 N'-甲基烟酰胺、血浆 2-吡啶酮、红细胞烟酸脱氢酶（NAD）含量测定。

【治疗】

调整饮食，多食用含有丰富烟酸和色氨酸的食物，如动物肝、肾、牛、羊、猪肉、鱼、花生、黄豆、米、糠等。可口服烟酰胺 50～100mg，每日 3 次。口腔局部对症治疗。

三、维生素 C 缺乏症

维生素 C 缺乏症（vitamin C deficiency）又称坏血病（scurvy），临床特征为出血和骨骼病变。

【临床表现】

全身乏力、精神抑郁、虚弱、厌食、营养不良、面色苍白，皮肤瘀点、瘀斑，内脏也可有出血现象，如血尿、便血、月经量过多，伤口愈合延迟。骨关节肌肉疼痛，小儿可有髋关节外展、膝关节半屈、足外旋、蛙样姿势。

【口腔表现】

牙龈出血是早期出现的突出表现。牙龈肿胀肥大、松软，呈暗紫色，有时肿大的牙龈可覆盖牙冠，轻探牙龈易出血。牙龈表面可出现糜烂、溃疡，易继发感染，常伴有疼痛和血腥样口臭。若存在局部刺激因素或口腔卫生不良，可使症状加剧，特别是牙周炎患者，在短期内牙齿可松动脱落。患者可有腭、颊、舌缘瘀点、瘀斑。伤口愈合延迟，对感染的易感性增加，可并发坏死性龈炎、坏死性口炎。

【诊断】

诊断依据为长期不吃新鲜水果蔬菜，或有不适当烹调习惯，或为人工喂养婴儿，有典型症状及 X 线检查，毛细血管脆性试验阳性，凝血酶时间延长。白细胞维生素 C 含量、血清维生素 C 浓度降低。治疗性试验，经维生素 C 治疗后见效迅速。

【治疗】

选择维生素 C 丰富的水果、蔬菜和肉类食物，如桔、柚、柠檬、番茄、山楂、豆芽、辣椒、动物肝肾等，改进烹调方法。口服维生素 C，每日 200～500mg，分 3 次口服。口腔治疗参见再生障碍性贫血。

第三节　内分泌及代谢疾病

一、垂体病

（一）肢端肥大症

肢端肥大症（acromegaly）是由于垂体细胞腺瘤或增生而分泌过量的生长激素所引起的软组织、骨骼、内脏的增生肥大及内分泌代谢紊乱。

【临床表现】

20—30岁开始发病，表现为手足肥大粗厚，额部皮肤皱褶，鼻增宽，头围增大。可有头痛疲乏，糖尿病症群。心脏增大，肝脾大，基础代谢率增高。

【口腔表现】

双唇增厚，下颌骨增大，上颌弓平坦。上颌骨增大不明显，牙体大小正常，导致下颌牙列稀疏、反𬌗、开𬌗等错𬌗，严重者可有颞颌关节紊乱。舌体增大呈巨舌，舌缘齿痕明显。

【诊断】

根据典型面貌、肢端肥大等全身征象，X线骨骼检查及内分泌检查、蝶鞍区压迫症群作出诊断。

【治疗】

全身治疗：放射治疗最为有效。药物治疗可选溴隐亭和赛庚啶等。手术切除垂体瘤。

（二）垂体性侏儒症

垂体性侏儒症（pituitary dwarfism）是由于儿童生长期生长激素分泌减少而导致骨骼发育迟缓，身材矮小，外生殖器发育延迟。

【临床表现】

婴儿或儿童期开始发病，身材矮小，上身长下身短，毛发稀少，骨骼发育不全，性器官不发育及第二性征缺乏，但智力正常。

【口腔表现】

上下颌骨体积小，牙萌出迟缓，乳牙滞留，造成牙列拥挤等错𬌗。X线显示根尖孔闭锁不全。

【诊断】

根据临床特征，血清生长激素基质明显降低或测不出，结合兴奋试验以及生长激素介质测定等作出诊断。

【治疗】

应用生长激素、同化激素、绒毛膜性腺激素进行治疗。

二、甲状腺及甲状旁腺病

（一）甲状腺功能亢进症

甲状腺功能亢进症（hyperthyroidism）简称甲亢，是由于甲状腺激素分泌过多所引起的临床表现。

【临床表现】

多发于中青年女性。基础代谢率增高，怕热多汗，食欲亢进但体重明显减轻，乏力。精神紧张，易激动，注意力不集中。甲状腺肿大，突眼。

【口腔表现】

牙齿萌出较早，可加重牙周病及根尖周病。舌出现纤细震颤，伴有麻木或灼痛感。舌正常活动度也可能丧失。

【诊断】

根据临床表现及甲状腺功能试验进行诊断。如血清总甲状腺素（TT_4）、血清总 T_3、游离 T_4 和游离 T_3、甲状腺摄 ^{131}I 率增高等。

【治疗】

主要有抗甲状腺药物、放射性 ^{131}I 和手术治疗。局部治疗：注意口腔卫生，治疗牙体牙髓病和牙周病。

（二）呆小病

甲状腺功能减退症（hypothyroidism）简称甲减，是由于甲状腺激素合成、分泌或生物效应不足所引起的内分泌疾病。起病于胎儿或新生儿者，称呆小病（cretinism），又称克汀病。

【临床表现】

出生后数日内出现症状。皮肤苍白、增厚、起皱、多鳞屑。颜面发育畸形，鼻短且上翘，鼻梁塌陷，眼距增宽。身材矮小，四肢粗短。心率缓慢，体温偏低。发育迟缓，智力差。

【口腔表现】

双唇肥厚，舌大，舌常伸出口外，言语不清，口常张开多流涎。牙萌出迟缓，引起牙列拥挤等错𬌗。

【诊断】

根据临床表现及实验室检查，如血清甲状腺激素、促甲状腺激素（TSH）、血清 T_3、T_4 等进行诊断。

【治疗】

治疗愈早,疗效愈好。初生期最初口服三碘甲状腺原氨酸及 L-甲状腺素钠(LT_4)。

(三)甲状旁腺功能减退症

甲状旁腺功能减退症(hypoparathyrodism)是由于甲状旁腺素分泌减少或生物效应不足而引起的一系列临床症候群。

【临床表现】

神经肌肉应激性增加。轻症感受异常,四肢发麻,手足痉挛僵直。当血钙降低到一定水平时,常出现手足搐搦,呈鹰爪状,小儿多出现惊厥。常伴焦虑、记忆减退等。皮肤粗糙、色素沉着,指甲、趾甲脆弱、萎缩,甚至脱落。

【口腔表现】

小儿出现牙釉质发育不全。口腔易发生念珠菌感染。

【诊断】

根据典型的临床表现,如手足搐搦反复发作史,实验室检查,如血清钙降低到 2.0 mmol/L 以下、血磷增高到 2.0 mmol/L 以上进行诊断。

【治疗】

主要是补充钙剂和维生素 D,维持血清钙在正常浓度,降低血磷,防止手足搐搦的发生。

三、肾上腺皮质病

(一)皮质醇增多症

皮质醇增多症(hypercortisolism)是由于肾上腺皮质分泌过多的糖皮质激素(主要是皮质醇)而引起的一组症候群,又称库欣综合征(Cushing syndrome),是肾上腺皮质疾病中最常见的一种。

【临床表现】

20—40 岁女性多发。向心性肥胖,满月脸,水牛背,四肢相对瘦小。皮肤变薄,易出现皮下瘀斑,色素沉着。骨质疏松,多毛。有精神症状,糖尿病倾向、高血压。

【口腔表现】

舌和咀嚼肌活动度减退,口腔黏膜可出现棕褐色色素沉着。口腔易发生念珠菌感染。

【诊断】

根据典型的临床表现进行诊断。实验室检查,如 24h 尿中 17-羟皮质类固醇(17-OHCS)、血清促肾上腺皮质激素(ACTH)测定可辅助诊断。

【治疗】

取决于病变性质、病变部位和是否依赖于促肾上腺皮质激素。治疗的方法有手术、放射治疗或核素治疗、药物治疗。保持口腔卫生,防止念珠菌感染。

(二)慢性肾上腺皮质功能减退症

慢性肾上腺皮质功能减退症(chronic adrenocortical hypofunction)临床上表现为衰弱无力、体重减轻、色素沉着、血压下降等症群。

四、糖尿病

糖尿病(diabetes mellitus)是一种以血糖升高为特征的最常见的内分泌代谢综合征,分原发性与继发性两大类,以前者居多。

【临床表现】

出现多尿、多饮、多食和体重减轻的“三多一少”症状。久病者常伴发心脑血管、肾、眼及神经等病变。严重病例或应激时,可发生酮症酸中毒、高渗昏迷、乳酸酸中毒。常发生化脓性感染、尿路感染、肺结核等并发症。

【口腔表现】

牙龈炎症明显,易出血,反复出现牙周脓肿,牙槽骨吸收迅速,以致牙松动脱落。龋齿、牙髓炎、根尖周炎的患病率增高。唾液少而黏稠,口腔黏膜干燥,舌体肿大,丝状乳头萎缩,菌状乳头充血,患者常感黏膜灼痛、口干及味觉异常。常伴发细菌、真菌感染,并有组织坏死倾向。伤口愈合迟缓,即使轻微创伤,也可导致炎症扩散及广泛的组织坏死。

【诊断】

根据典型的临床表现及实验室检查,如血糖升高、尿糖及糖耐量试验等进行诊断。

【治疗】

饮食治疗是糖尿病的基础治疗。药物治疗有两类:口服降糖药和胰岛素。局部治疗:注意保持口腔卫生,用 3% 过氧化氢溶液、0.2% 氯己定液交替含漱,防止细菌感染;用 2%～4% 碳酸氢钠液和制霉菌素糊剂防治口腔真菌感染。治疗牙体牙髓病和牙周疾病,手术操作应细致,并于术前给予抗生素、维生素,以防止术后感染或组织坏死。但血糖未控制时不宜手术。

第四节　传染性疾病

一、猩红热

猩红热(scarlet fever)是由 A 组 β 型溶血性链球菌所致的急性呼吸道传染病。

【临床表现】

5－15 岁为好发年龄。起病急,发热,多为持续性,咽峡炎。发热后第 2 天开始发疹,典型皮疹是在弥漫性充血的皮肤上出现分布均匀的针尖大小的丘疹,压之褪色,伴有痒感。皮疹退后,皮肤有脱屑。

【口腔表现】

颜面部皮肤充血潮红而无皮疹。口鼻周围充血不明显,与充血的面部相比显得发白,称为口周苍白圈。在发疹同时出现舌菌状乳头肿大,初期舌苔发白,肿胀的舌乳头凸出覆以白苔的舌面,称为草莓舌。2～3d 后舌苔脱落,舌面光滑呈绛红色,舌乳头凸起,称为杨梅舌,此可作为猩红热的辅助诊断条件。口腔和咽喉黏膜充血发红。

【诊断】

根据典型的临床表现及咽拭子或脓液培养分离出 A 组溶血性链球菌即可确诊。

【治疗】

隔离患儿。全身支持疗法,卧床休息,予以易消化、营养丰富的食物。早期给予抗生素,首选青霉素,对重症患者应加大用药剂量。口腔局部保持清洁及对症治疗。

二、白　喉

白喉(diphtheria)是由白喉杆菌引起的急性呼吸道传染病。

【临床表现】

咽、喉、鼻等处假膜形成,全身中毒症状,如发热、乏力、恶心、呕吐、头痛等,严重者可并发心肌炎和神经瘫痪。

【口腔表现】

咽、喉、悬雍垂、扁桃体区及口腔黏膜出现程度不同的点状、片状灰白色假膜,边缘清晰,不易拭去,若用镊子强行撕去假膜,则留下出血创面。伴有颌下淋巴结大及压痛。

【诊断】

根据流行病学资料和临床表现可作出诊断。鼻、咽等拭子培养及涂片染色检查可帮助确诊。

【治疗】

患者应进行隔离,卧床休息 3 周以上。给予高热量易消化饮食。注射白喉抗毒素,及早足量给予青霉素,80 万～160 万 U,每日 2～4 次,连用 7～10d。喉白喉有梗阻或应用抗毒素后喉假膜脱落堵塞气道者,应行气管切开。保持口腔卫生,局部对症处理。

三、麻　疹

麻疹(measles, rubeola)是由麻疹病毒引起的急性呼吸道传染病,传染性极强。

【临床表现】

儿童多发,出现发热、咳嗽、流涕,眼结膜充血,2～3d 口腔出现损害,再经 1～2d,皮肤出现淡红色斑丘疹。常见并发症为肺炎、喉炎、中耳炎,2 岁以下儿童可出现心肌炎。

【口腔表现】

在病程的 2～3d,与双侧第二磨牙相对应的颊黏膜上出现 0.5～1 mm 针头大小的灰白色小点,周围有红晕环绕,称为麻疹黏膜斑或科普利克斑(Koplik spots),为本病早期特征之一,具有早期诊断价值。12h 内此斑可逐渐增多,互相融合,有时扩大成片,似鹅口疮。也可见于下唇内侧及牙龈,大多数于出疹后 1～2d 内消失。

【诊断】

根据流行病学资料及临床表现进行诊断。非典型患者可分离病毒及测定病毒抗原或血清特异性抗体。

【治疗】

隔离患儿,卧床休息,给予易消化和营养丰富饮食。对症治疗,预防并发症。口腔局部保持清洁及对症处理。

第五节　重金属及非金属中毒

一、铅中毒

铅中毒（lead poisoning）以无机铅中毒多见，主要损害神经系统、消化系统、造血系统和肾。接触铅的行业有铅矿开采、铅冶炼、铸件、浇版、焊接、喷涂、蓄电池制造、釉彩等。铅以铅烟、铅尘两种形态存在。汽车废气中含有铅，服用过量含铅的药物，如黑锡丹、樟丹，长期使用含铅容器储存的食物、饮料，可导致铅中毒。铅及其化合物可经呼吸道、皮肤、消化道吸收，进入血液循环，最后约有 95% 的铅以不溶性磷酸铅沉积于骨骼系统，其中以长骨小梁最多。吸收的铅主要通过肾排出。

【临床表现】

慢性铅中毒时，神经衰弱是早期和较常见的症状，有头痛、头晕、疲倦乏力、消化不良，还可出现腹绞痛、贫血、周围神经炎。

【口腔表现】

口内有金属味，牙龈上可出现铅线，常位于前牙至第一磨牙颊侧牙龈，由距龈缘约 1 mm、宽约 1 mm 的蓝黑色的硫化铅点状颗粒组成，呈带状或不规则斑块状。有时在黏膜表面也可有棕黑色或墨绿色色素沉着。铅线只能说明铅的吸收，不能视为铅中毒的根据。

【诊断】

根据职业史、临床表现和实验室检查结果进行诊断。血铅、尿铅增高提示体内吸收了过量的铅。血锌原卟啉（ZPP）、游离原卟啉（FEP）和尿 δ-氨基-乙酰丙酸（ALA）增加以及尿粪卟啉半定量 ≥2，均说明有铅过量吸收。

【治疗】

驱铅治疗，多采用螯合剂，如钙促排灵（DTPA-CaNa$_3$）、EDTA-CaNa$_2$ 等。牙龈上的铅线无须特殊处理，但应特别注意口腔卫生，清除牙结石，治疗牙周病。

二、汞中毒

汞中毒（mercury poisoning）以慢性中毒多见。主要是由于长期吸入汞蒸气或汞化合物粉尘，见于汞矿开采、汞合金冶炼、金银提取、真空表、照明灯、仪表、温度计、雷汞、颜料、制药、核反应堆冷却剂和防原子辐射材料、补牙等作业人员中。汞蒸气经呼吸道进入机体，与血液中的脂质结合，分布到全身各组织。汞的排出主要经肾，还可由头发、粪便、乳汁、汗液、唾液等排出少量。

【临床表现】

慢性汞中毒时，首先出现神经衰弱症状，如头昏、健忘、多梦、多汗、情绪不稳定。病情发展到一定程度时，出现三大典型表现：易兴奋症、意向性震颤和口炎。

【口腔表现】

口炎是慢性汞中毒的早期症状之一，口中有金属味，唾液量多而黏稠，口腔黏膜充血，可出现溃疡。牙龈红肿、出血，之后可出现牙槽骨吸收、牙松动脱落，后期可发生骨坏死。少数病例牙龈上出现灰蓝色的汞线。舌尖震颤明显。

【诊断】

根据接触史和临床表现进行诊断。尿汞和血汞测定在一定程度上反映体内汞的吸收量，但与汞中毒的临床症状和严重程度无平行关系。

【治疗】

慢性汞中毒驱汞原则：小剂量、间歇用药。口腔局部对症治疗。

三、铋中毒

铋中毒（bismuth poisoning）主要是由于应用过量含铋的药物，如次硝酸铋、次水杨酸铋等所引起，职业性中毒少见。

【临床表现】

主要表现为肾损害、口炎和皮肤过敏。

【口腔表现】

1. 铋吸收　铋线是铋吸收的主要特征，出现较早。铋线界线清晰，呈黑色，约 1 mm 宽，上下前牙牙龈为好发部位。有时在舌、唇、颊可出现灰黑色斑。

2. 铋中毒　主要表现为口炎、龈炎和龈脓肿，严重者出现坏死性龈炎。常伴有口腔灼痛、唾液增多，淋巴结肿大压痛。

【诊断】

根据药物史和临床表现进行诊断。

【治疗】

出现铋线时即应考虑停药或换用其他药物。注意口腔卫生，局部对症治疗。

四、磷中毒

磷中毒（phosphorus poisoning）主要侵犯骨组织和肝，特别是颌骨。磷进入机体的主要途径为呼吸道、消化道及皮肤。

【临床表现】

肝损害可导致中毒性肝炎，患者有吸收不良、腹痛、黄疸及神经衰弱综合征。

【口腔表现】

牙龈红肿糜烂，牙槽骨吸收，牙松动。可发生化脓性和溃疡性骨膜炎，继而出现骨坏死和严重的下颌骨畸形（磷毒性颌骨坏死），但上颌骨较少发生。由于颌骨坏死，并继发感染可形成窦道。

【诊断】

根据接触史和临床表现进行诊断。

【治疗】

治疗时应注意磷毒性颌骨骨髓炎的早期症状，及早治疗牙龈炎、牙周炎，拔除不能保留的患牙，应用抗菌药物，防止继发感染。已发生颌骨坏死者，应外科治疗。

第六节　皮肤黏膜淋巴结综合征

皮肤黏膜淋巴结综合征（mucocutaneous lymph node syndrome，MCLS）又称川崎病（Kawasaki disease），是一种病因未明的血管炎综合征，幼儿高发。临床特点为急性发热、皮肤黏膜病损和淋巴结肿大。多数自然康复，心肌梗死是主要死因。

【病因】

尚不清楚。感染、免疫反应和其他因素，如环境污染、药物、化学试剂等可能与本病的发生有关。

【临床表现】

本病好发于婴幼儿，80%以上患儿<5岁，男性多于女性。发病无明显季节性。一般为自限性，病程多为6～8周，有心血管症状时可持续数月至数年。

1. 主要症状和体征

（1）发热：为最早出现的症状，体温达38～40℃以上，可持续1～2周，呈稽留热或弛张热。

（2）皮肤黏膜表现：①皮疹。于发热同时或发热后不久发生，呈向心性、多形性，最常见为遍布全身的荨麻疹样皮疹，其次为深红麻疹斑丘疹，还可见到猩红热样皮疹，无水疱或结痂。②肢端变化为本病特点，在急性发热早期，手足皮肤广泛硬性水肿，指、趾关节呈梭形肿胀，并有疼痛和强直，与急性类风湿关节炎相似，继之手掌、足底弥漫性红斑，体温渐降时手足硬性水肿和皮疹亦随之消退，同时出现膜样脱屑。③黏膜表现。口腔、咽部黏膜呈弥漫性充血，唇红干燥、皲裂、出血或结痂，舌菌状乳头突起呈杨梅舌。双眼球结膜充血，持续于整个发热期或更长。

（3）淋巴结肿大：一般在发热同时或发热后3d内出现，质硬。常位于单侧颈部，少数为双侧，有时枕后或耳后淋巴结亦可受累。

2. 血管症状和体征　远较上述症状少见，可因冠状动脉炎伴有动脉瘤和血栓梗塞而引起猝死。常于发病1～6周出现，也可以迟至急性期后数月，甚至数年才发生。在急性发热期，可出现冠状动脉损害。发热末期可出现充血性心力衰竭、心包炎和二尖瓣关闭不全等。在亚急性期和恢复期，可因冠状动脉和动脉瘤而发生心肌梗死，其中约半数患者的动脉瘤可在1年内消失。

3. 其他伴随症状　可能出现脓尿和尿道炎，或腹泻、呕吐、腹痛，少数患儿可发生肝大、轻度黄疸和血清转氨酶活性升高。

【病理】

基本病理变化为血管周围炎、血管内膜炎或全层血管炎，涉及动脉、静脉和毛细血管。皮疹活检可见到毛细血管周围炎性改变，单个核细胞浸润，皮肤水肿。淋巴结活检呈现类似急性淋巴炎的病变。

【实验室检查】

1. 血液改变　轻度贫血，白细胞计数升高，且以中性粒细胞占优势；早期血小板数正常，以后升高。发热期血沉明显增快，C反应蛋白增高。激活的 $CD4^+$ T 细胞增多，$CD8^+$ T 细胞减少，病初 IgE 增高，恢复期 IgA 和 IgM 增高，总补体和 C_3 正常或降低。

2. 尿与脑脊液等检查　尿中白细胞可能增多或有脓尿，脑脊液也可出现以淋巴细胞为主的白细胞增高。

3. 心血管系统检查　少数患儿心电图有改变，主要为 ST 段和 T 波改变、P-R 间期和 Q-T 间期延长、低电压、心律失常等。R 波和 T 波下降是预测冠状动脉病变的主要线索。

【诊断】

本病的诊断主要依靠临床表现和排除其他类似的发疹性热病,实验室检查仅作参考。

日本 MCLS 研究会的诊断标准:①持续发热 5d 以上;②结合膜充血;③口唇鲜红、皲裂和杨梅舌;④手足硬肿、掌趾红斑、指趾脱皮;⑤多形性红斑样皮疹;⑥颈淋巴结大。6 条中具备包括发热在内的 5 条即可确诊。一旦作出 MCLS 的诊断,即应进行各种心血管检查,以便及时评估心血管病变。

【治疗】

主要是对症与支持疗法,包括减轻血管炎症和对抗血小板凝集。

1. 阿司匹林　为首选药物,具有抗炎、抗凝作用。主张大剂量应用,30~50mg/(kg·d),退热后可减为 3~5mg/(kg·d),持续用药到症状消失,血沉正常,共 1~3 个月。有冠状动脉扩张(CAD)者需延长用药时间并加用维生素 E 20~30mg/(kg·d),或双嘧达莫 3~5mg/(kg·d),直至冠状动脉内径缩到<3 mm。

2. 大剂量丙种球蛋白静脉滴注　早期应用可明显减少冠状动脉病变发生,尤其适用于具有发生动脉瘤高危因素者,400mg/(kg·d),连用 5d;对发病 5~7d 内的患者采用 2g/kg 单剂量 IVIG 可迅速控制急性期炎症。

3. 其他　根据病情给予对症和支持治疗,有心肌损害者给予 ATP、辅酶 A 等;若发生心肌梗死、心源性休克等应及时进行心肺复苏术;抗生素仅用于控制继发感染;一般禁用肾上腺皮质激素。本症患儿须随访半年至 1 年,有冠状动脉扩张者须长期随访,至少每 6 个月做 1 次超声心动检查,直至冠状动脉扩张消失。

(周　刚)

■ 参考文献

[1] 陆再定,钟南山.内科学.7 版.北京:人民卫生出版社出版,2008.

[2] 汪正清.医学微生物学.北京:人民卫生出版社,2013.

[3] 周红梅,周刚,周威,等.口腔黏膜病药物治疗精解.北京:人民卫生出版社,2010.

[4] 陈文明,黄晓军.血液病学.北京:科学出版社,2012.

[5] 陈谦明.口腔黏膜病学.4 版.北京:人民卫生出版社,2012.

[6] Sánchez-Manubens J, Bou R, Anton J. Diagnosis and classification of Kawasaki disease. J Autoimmun. 2014 Jan 28. pii: S0896-8411(14)00012-2. doi: 10.1016/j.jaut,2014,01-010.

[7] Adeyemo TA, Adeyemo WL, Adediran A, Akinbami AJ, Akanmu AS; Orofacial manifestations of hematological disorders: anemia and hemostatic disorders. Indian J Dent Res, 2011, 22(3): 454-461.

[8] Greenberg MS, Glick M. Burket's Oral medicine: diagnosis and treatment. 11th ed. Hamilton, Ont.: B. C. Decker Inc., 2008.

第24章

口腔黏膜色素异常

第一节　内源性色素沉着

由机体自身合成的色素称为内源性色素,包括黑素、血色素、胆红素等,如果上述色素在黏膜表面过度沉着,则可能为病理性改变。

一、黑素沉着异常

黑素沉着异常主要是由于黑素细胞分泌黑素的数量异常或功能发生紊乱所致。

(一)黏膜黑斑

黏膜黑斑是指与种族性黑素沉着、系统性疾病、外源性物质所致的口腔黏膜色素沉着无关的黑素沉着斑。

【临床特征】

1. 好发于唇部,尤以下唇多见,牙龈、颊、腭黏膜亦可累及。

2. 病损多为单个,常呈黑、灰或蓝黑色的均匀一致的片状或小团块状,直径约为 5 mm,少数形状不规则且面积较大。

3. 黑斑周界清楚,不高出黏膜表面,其色泽依不同的种族、个体、黑素的数量及黑素聚集部位的深浅和时间而有所差异,黑素在上皮中的部位愈浅,黑斑色泽愈黑。

4. 无明显全身症状和体征。

【诊断要点】

依据口腔黏膜有黑色斑片及病理特点即可诊断。须注意与黑素瘤、含铁血黄素沉着斑相鉴别。

【治疗要点】

无须进行全身治疗;若病损在 5 年内出现色泽、大小的变化或发生溃疡出血等,则应手术切除。对于病损存在 5 年以上者,若无特殊变化也应密切观察或手术切除。

(二)色素沉着息肉综合征

色素沉着息肉综合征又称 Peutz-Jeghers 综合征、口周雀斑样痣病,国内常称为色素沉着胃肠息肉综合征。该综合征是一种常染色体显性遗传疾病,有家族性发病倾向,其特征为口腔黏膜、口周及皮肤黑素沉着伴胃肠道息肉。

【临床特征】

1. 具有家族遗传性,患者多在幼年即出现黑色素斑沉着,随年龄增长色素斑可增大、增多、变深,而至成年后色泽多有所减退。

2. 以唇红、口周皮肤和颊黏膜最常见,损害为茶褐色的圆形、椭圆形或不规则的斑块,大小不一,直径常为 2～5 mm,不隆起,散在或群集分布。

3. 通常口周及唇红部色素沉着较皮肤先出现。

4. 胃肠道多发性息肉是本病的重要特点,息肉多见于小肠,大小不等。

5. 色素斑的大小、数目和分布情况与胃肠道息肉的严重程度无关。

【诊断】

1. 根据唇红口周色素斑、反复发作的胃肠道症状和详细家族史可考虑本病。

2. 消化道钡剂 X 线造影、消化道纤维内镜和腹部超声波检查均有助于确诊。

【治疗】

1. 全身治疗　对胃肠道息肉应请相关科室诊治。

2. 局部治疗　对口腔色素斑一般不需治疗。

【预后及转归】

该类患者的患癌危险率为正常人群的 18 倍,所以,对患者及其家族中有明显皮肤黏膜黑斑者应密切随访观察。

（三）原发性慢性肾上腺皮质功能减退症

原发性慢性肾上腺皮质功能减退症又称 Addison 病，常由自身免疫、肾上腺结核、肾上腺转移性癌肿等引发。

【临床特征】

1. 全身皮肤弥漫性色素沉着，呈青铜色、褐色或黑褐色。

2. 口腔黏膜色素沉着一般出现较早，好发于唇红、颊、牙龈、舌缘等，表现为大小不一的点状、片状的蓝黑色或暗棕色色素沉着。

3. 可出现乏力、食欲缺乏、体重减轻、血压下降等全身症状。

【诊断】

综合临床表现、血液生化检查及促肾上腺皮质激素（ACTH）兴奋试验可确诊。

【治疗】

1. 全身治疗　行病因治疗及基础治疗。

2. 局部治疗　尚无有效治疗方法，应注意保持口腔卫生。

（四）多发性骨性纤维发育异常

多发性骨性纤维发育异常即 Albright 综合征，是一种发生于儿童和青少年的先天性疾病，主要表现为骨纤维性发育异常，口腔黏膜、皮肤色素斑及性早熟，病因不明。

【临床特征】

1. 患者常在 5－15 岁即表现出多骨性骨纤维结构不良的相关症状，包括骨骼畸形和（或）病理性骨折。

2. 常于唇周、背部、腰臀部及下肢等处出现黄褐色或黑褐色斑块，直径 1cm 至数厘米，个别患者可无色素沉着。

3. 内分泌出现异常，包括性早熟、肢端肥大症或巨人症、高泌乳素血症等。

【诊断】

综合病史、临床三大特征和骨 X 线检查即可确诊。

【鉴别诊断】

须注意与多发性神经纤维瘤病、骨化性纤维瘤、成釉细胞瘤、骨囊肿、骨巨细胞瘤及甲状旁腺功能亢进症相鉴别。

【治疗】

1. 治疗措施取决于患者年龄、病变部位、范围及严重程度、有无功能障碍及并发症等。

2. 单骨型骨纤维异常可根据具体情况采取适当的手术治疗。

3. 局部治疗，对色素斑可不做处理。

（五）黑棘皮病

黑棘皮病是一种少见的以皮肤色素沉着、乳头状增生、对称分布为特征的疾病。临床上分为恶性黑棘皮病和非恶性黑棘皮病，病因不明。

【临床特征】

1. 恶性黑棘皮病主要发生于中、老年人，与胃癌、肺癌、肠癌有关。

2. 非恶性黑棘皮病可发生于任何年龄，属显性遗传病，常伴有先天缺陷或内分泌疾病。

3. 皮损好发于颈、腋、脐、腹股沟、肘窝、外生殖器、肛周等，表现为局部灰棕色或黑色素沉着、乳头状增生呈天鹅绒样，触之柔软，严重时可出现疣状隆起。

4. 口腔黏膜出现无色素的小乳头瘤样增生伴色素性斑点。

【诊断】

1. 根据临床特征易诊断。

2. 凡年龄超过 40 岁的非肥胖患者且皮损广泛而严重者，应高度怀疑恶性黑棘皮病的可能。

【治疗】

1. 全身治疗　对于非恶性黑棘皮病，应依据不同的病因进行治疗。对恶性黑棘皮病应积极寻找原发肿瘤并给予相应治疗。

2. 局部治疗　恶性黑棘皮病经手术切除肿瘤后，病损一般可消退。

（六）炎症后色素沉着

炎症后色素沉着是指皮肤黏膜在出现急性或慢性炎症后所发生的色素沉着。炎症释放的炎性介质可刺激黑色素细胞活跃，合成黑色素增多，导致色素异常沉着。

【临床特征】

1. 口腔扁平苔藓、慢性盘状红斑狼疮愈合后，常在黏膜上遗留色素沉着，多发生于唇红、口周皮肤及颊黏膜。

2. 色素斑呈淡褐色或黑色，其形态和分布与原有疾病相吻合。炎症完全消退后，色素也可缓慢消退。

3. 无明显全身症状和体征。

【诊断】

根据原有的口腔黏膜炎症史及随后的色素沉着易于诊断。

【治疗】

1. 无须进行全身处理。

2. 局部治疗,口腔黏膜色素斑无须治疗。

二、血色素沉着症

血色素沉着症又称青铜色糖尿病,是由于高铁饮食、大量输血或全身疾病造成体内铁质蓄积过多而发生铁质代谢障碍所致的疾病,本病可能是一种常染色体隐性遗传性疾病。

【临床特征】

1. 好发于面部、上肢、手背、腋窝和会阴部,初期皮肤发灰变暗,然后逐渐加深成青铜色或金属样灰色。

2. 其他症状,包括嗜睡、体重减轻、性功能减退、腹痛和关节炎等。

3. 多数患者还可伴有糖尿病、心脏病、胰腺病等。

4. 少数患者有口腔黏膜的蓝灰色或蓝黑色色素沉着。

【诊断要点】

根据皮肤黏膜色素沉着伴糖尿病、心脏病或肝病、肝功异常、血清铁含量增高等即可诊断。

【治疗要点】

全身治疗可采用去铁胺、铁络合疗法或放血疗法,口腔黏膜的色素沉着不需特殊处理。

三、胆红素沉着症

胆红素沉着症即黄疸为一种常见的临床表现,是由于血清内胆红素浓度增高(高胆红素血症),使巩膜、皮肤、黏膜、体液及其他组织被染成黄色。该症多由肝病、溶血性疾病及胆道阻塞所引起。

【临床特征】

1. 程度不同的巩膜、皮肤黄染伴有发热、体重减轻、消化不良、腹痛,尿粪颜色改变、肝脾及胆囊肿大等全身症状。

2. 硬软腭交界处黏膜及颊黏膜可出现黄染。

【诊断】

根据病史、临床表现和实验室检查结果进行综合分析,以确定诊断。

【治疗】

全身治疗:经内科病因治疗,黄疸可消除。

第二节 外源性色素沉着

由体外进入人体组织中的色素称为外源性色素,主要包括重金属、药物、化妆品、染料及植物性色素等,外源性色素可通过血液循环吸收到体内而沉积于内脏器官、皮肤或黏膜,也可由外部应用直接渗透到皮肤、黏膜而使之着色。

一、金属性色素沉着症

金属性色素沉着症是由于职业接触或因疾病长期应用某些金属制剂所引起的皮肤黏膜色素改变,常见的有铅、铋、银、汞沉着病。

【临床特征】

1. 铅沉着病 可出现慢性铅中毒的症状。口内牙龈边缘出现一灰蓝色线条称为"铅线"。有时在牙齿表面也可有棕黑色或墨绿色色素沉着。

2. 铋沉着病 全身皮肤尤其是面、手部皮肤出现蓝灰色或青灰色色素沉着。口内在上下前牙牙龈边缘出现一黑色线条称"铋线"。有时在唇、颊、舌黏膜也可出现灰黑色晕斑。

3. 银沉着病 颜面及肢体暴露部位的皮肤出现淡蓝色或蓝灰色色素沉着。口腔黏膜也可出现蓝灰色色素沉着。

4. 汞沉着病 可出现汞中毒的症状,如"汞毒性震颤"等,面颈部皮肤出现青灰色色素沉着。口内在牙龈上可出现一灰黑色线条称"汞线",但并不常见。

【诊断】

根据应用金属制剂的病史和临床表现进行诊断。

【治疗】

1. 全身治疗 由职业病防治机构进行治疗;停用金属制剂或换用其他药物;肌内注射二巯丙醇可治疗铋、银、汞所致色素沉着。

2. 局部治疗 口腔黏膜色素沉着无须特殊处理,但应特别注意口腔卫生,清除牙结石,防止牙龈炎及牙周炎的发生。

二、药物性色素沉着症

药物性色素沉着症是由于使用药物所引起的皮肤黏膜色素异常,而口腔黏膜药物性色素沉着症主要由药物过敏引起,如固定性药疹。在口周皮肤及唇红与皮肤交界处出现圆形或椭圆形的棕褐色色素斑。根据口腔表征和明确的用药史诊断。无特殊治疗方法,停药后色素沉着可逐渐消退。

三、烟草性色素沉着

烟草性色素沉着是由于长期吸烟所引起的皮肤黏膜色素异常。烟雾中所含的刺激性成分或有害物质可刺激促黑素细胞生成而发生色素沉着,常见于牙槽黏膜。色素沉着的程度与吸烟时间、吸烟量成正比。结合吸烟史和临床表现诊断。患者戒烟后6～36个月色素可消失。

第三节 色素脱失

白癜风是一种常见的色素脱失性皮肤病,表现为局部或泛发性色素脱失,本病的发生与遗传相关。

【临床特征】

1. 好发于面额部皮肤,皮损为局部色素脱失斑,呈乳白色,大小不一,形状不定,表面平滑无鳞屑,界限清楚,病损区可见散在的正常皮岛,损害区的毛发也可变白。

2. 眼、耳亦可发生病变。

3. 口周皮肤、唇红黏膜也可出现局部色素脱失斑。

【诊断】

根据本病后天发生,损害区为乳白色斑,无自觉症状等可诊断。

【治疗】

1. 全身治疗 8-甲氧基补骨脂素,口服,0.3～0.6mg/kg,1.5～2h后照长波紫外线或晒太阳,每周2～3次,疗程3个月或更长;醋酸泼尼松,口服,15mg/d,早晨7～8时服,见效后每月递减5mg,至5mg/d,维持3～6个月;还可试用其他免疫抑制药、中医中药等。

2. 局部治疗 用0.1%的8-甲氧基补骨脂素溶液涂搽患处,0.5～1h后照长波紫外线或晒太阳,每周2～3次;对早期病损也可用肤轻松霜涂搽。

(周红梅 汪玉红)

■参考文献

[1] 王翰章,周学东.中华口腔科学.2版.北京:人民卫生出版社,2009:1987-1991.

[2] 李秉琦.李秉琦实用口腔黏膜病学.北京:科学技术文献出版社,2011:267-270.

[3] Gondak RO, da Silva-Jorge R, Jorge J,et al. Oral pigmented lesions:Clinicopathologic features and review of the literature. Med Oral Patol Oral Cir Bucal,2012,17(6):e919-924.

[4] Müller S. Melanin-associated pigmented lesions of the oral mucosa:presentation, differential diagnosis, and treatment. Dermatol Ther, 2010, 23(3):220-229.

第 25 章

概　论

一、儿童口腔医学简介

长期以来,我国存在着"儿童牙医学""儿童牙病学""儿童口腔病学"等称谓。近年来,许多学者建议我国此专业称为"儿童口腔医学"。主要原因有 3 个:首先,随着国际上对本专业范围及内容认识的深入,国际上学科的英文名称发生了变化。以往用"Pedodontics",译为"儿童牙科学",治疗内容仅限于传统的牙体修复、保存和预防。近年来,越来越多的国家使用"Pediatric dentistry",其概念范畴已经完全不同于过去的"儿童牙科学",治疗、研究内容既包含儿童存在的牙科问题,还涉及儿童所存在的牙颌问题和与牙齿有关的儿童身体、心理发育及社会问题。其次,儿童口腔科主要根据年龄来确定本专业的治疗对象,而其他临床科室主要是根据所诊疗疾病的范围和方法来分科,涉及生长发育阶段儿童、青少年的口腔相关问题,都是本专业的研究范围。随着国人口腔保健意识的增强,患者前来就诊的目的不单是为了治疗牙病,有些儿童的就诊目的是进行健康管理、咨询。还有一个原因是鉴于我国自 20 世纪 50 年代以来采用"口腔医学"一词,2003 年第 2 版专业教材的名称启用"儿童口腔医学"。因此,本专业学科名称为"儿童口腔医学",临床专业分科称"儿童口腔科"。

作为口腔医学中的一门独立学科,儿童口腔医学是以处于生长发育阶段的儿童为对象,研究其口腔范围内之牙、牙列、颌及软组织等的形态和功能,诊断、治疗和预防其口腔疾病及畸形,使之形成有健全功能的咀嚼器官。儿童口腔医学的目的确定

了儿童口腔科的服务对象,由于主观、客观等原因,其服务对象的年龄划分在各国及各诊疗单位并不一致。基于牙齿的形成并非仅从出生后开始,所以一些学者主张,胎儿期及出生后的无牙期亦为此专业的研究和服务对象。第二恒磨牙萌出及其牙根完全形成,此时口腔处于恒牙列阶段,牙列的生长发育也基本完成,因此,一些医学院校儿童口腔科的诊疗年龄为 15 岁以下。近年来,我国许多专家建议,儿童口腔科诊疗年龄应为 18 岁以下。其理由为此时儿童青少年身心发育为成年人,第三恒磨牙萌出,颌面部发育成熟;我国大多数儿童医院诊疗年龄在 18 岁以下。

儿童时期,机体随生长发育的各个阶段而发生变化,由小变大,由单纯变复杂,在牙、牙列、咬合、颌骨等部分也都有明显的变化。牙科治疗的目的不仅是恢复受损牙体、牙列等的形态和功能,还应考虑其在生长发育过程中的变化。例如,在临床治疗中,3 岁和 8 岁的患儿,年龄差距为 5 年,前者刚形成乳牙列,而后者已处于混合牙列期,口腔内情况较为复杂,既有年轻恒牙的萌出,又有近脱落期的乳牙。在牙科治疗中,对上述两名患儿所考虑的方法和内容均有所不同。而在 33 岁和 38 岁两名患者间,年龄差亦为 5 年,由于两者均属生长发育已完善的成年人,在牙科治疗的原则和方法上是相同的。

在儿童口腔科的临床中,有不少方面运用口腔牙体牙髓科、牙周科、口腔黏膜科、口腔修复科、口腔外科、口腔正畸科和口腔预防科等专业的技术和方法,要结合儿童的解剖、生理、心理等特点,研究、

开展、创新适合本专业的诊治方案与方法。

二、儿童口腔医学的概念和特点

(一)儿童口腔医学的概念

儿童口腔医学是研究胎儿至青少年时期口腔器官的生长发育、保健和疾病防治的口腔医学分支学科。美国儿童牙科学会(American Academy of Pediatric Dentistry)认为"儿童牙科是以治疗身体、精神、情绪等正在生长发育变化中儿童为对象的牙科学分科"。日本的教科书中提出"儿童齿科是以生长发育中儿童为对象的牙科学分科,其主要任务是预防和治疗儿童口腔疾病和牙齿发育异常,促进儿童口腔的正常发育。"

虽然各国对儿童口腔科学概念表述不同,但都强调儿童口腔科面临的是正在生长发育中的人群,无论在其解剖、生理、病理、免疫系统以及精神、心理等方面,都处在不断地变化状态。因此,在疾病的诊断、治疗和预后诸方面都与成年人有一定区别。所以在国内外一些儿童口腔科的教科书中,特别告诫牙科医师"The child is not a little man",即"儿童不是小大人",不应把儿童口腔医学看成是成人口腔医学的缩影。

(二)儿童口腔医学的特点

儿童口腔和成年人口腔最大的不同是,儿童时期要长两次牙,即乳牙和恒牙,在牙病的治疗上,不只是恢复形态功能就可结束,还要对第 2 次牙的生长发育进行生理性诱导,因此,对儿童牙病的治疗从乳牙早期一直到恒牙的发育完成都需要定期进行口腔健康管理。

在医患关系上,对于成人患者只是医师和患者两者之间的关系,而对儿童是医师、患儿和家长(监护人)三者之间的关系,在治疗实施和管理中家长起着十分重要的作用。所以医师(护士)要认真听取家长的希望和要求,完成详尽的检查后,将患儿口腔状况、治疗计划、内容原理,甚至治疗次数、所需费用等讲清楚,征得家长同意,签署知情同意书后才能开始治疗。

三、儿童口腔医学的学科范畴

儿童口腔医学的学科范畴包括维持和增进从胚胎至成人这一生长发育过程中的口腔健康,预防和治疗口腔疾病和发育异常,进行定期口腔健康管理和研究口腔功能的理论和方法等。其包括的范围较为广泛,概括起来有以下几个方面。

(一)儿童牙齿、牙列、颅颌面的生长发育和发育异常

儿童时期牙、牙列、颅颌面生长发育的变化最大,也最为活跃,只有正确认识并掌握其规律特点,才能准确地判断其异常的倾向。儿童牙齿发育异常包括牙齿数目异常、形态异常、结构异常和萌出异常等。儿童口腔科医师需要选择合适的时机,进行多学科合作治疗。早期的治疗和适宜的处置有利于儿童正常发育。

(二)乳牙、年轻恒牙疾病

主要包括乳牙、年轻恒牙龋病及因龋或非龋疾患所引起的牙髓和根尖周病、牙外伤等。对牙齿疾病的早期诊断和治疗是非常重要的,否则会对儿童生长发育产生影响。这种影响既有局部的,又有全身的,甚至对儿童身心发育产生影响,一定要引起重视。

(三)儿童口腔软组织疾病

牙周组织疾病是发生在牙周组织的慢性疾病,其发展需要一定时间,成人时有较重的临床表现,但最早往往发生在儿童。由于儿童没有养成良好的口腔卫生习惯,早期牙龈炎症未得到及时治疗,或缺乏牙周疾病的预防知识等,就会造成成年时牙周病的发生。由于儿童牙周组织解剖的特殊性,牙周组织疾病表现也有其特点。儿童黏膜疾病往往和全身疾病有关,也应积极进行防治。

(四)口颌系统疾病

近年来许多学者认为,口颌系统疾病是继龋齿和牙周病之后第三大影响口腔健康的疾病。儿童时期咬合和咀嚼功能障碍及口腔不良习惯对颞下颌关节疾病有着重要的影响。对儿童口颌系统疾病的积极防治,也是临床医师不可忽视的问题。

(五)牙列和咬合关系异常

许多研究表明,约 60% 青少年错𬌗畸形的发生是由于替牙期发育障碍引起的并开始有所表现。所以积极治疗乳牙和年轻恒牙牙疾病,并注意恢复牙的解剖形态和生理功能,及时纠正口腔不良习惯,对影响颌面发育的错𬌗畸形进行早期矫治,诱导儿童牙列和咬合功能的正常发育是极其重要的。

(六)残障儿童口腔治疗

由于身体或心理障碍,残障儿童口腔状况要比正常儿童差。残障儿童口腔疾病的发病特点和治疗方法都和正常儿童有所不同。许多调查显示,残障儿童的龋齿发病率高于同龄儿童。随着社会的进步,残障儿童牙科治疗会越来越受到重视。

(七)儿童遗传性疾病及相关综合征的口腔表现

儿童龋病、牙周病、错𬌗、牙及颌面部发育异常存在遗传及环境因素,儿童口腔科医师应仔细询问病史,认真检查后对疾病的遗传和环境因素进行分析。对相关的口腔综合征,特别是常见的乳恒牙先天缺失、多生牙、形态异常、颅面发育异常、早期牙周疾病等,近年来,此方面研究开始增多。本专业医师应正确诊断,制订系统的治疗计划。

(八)儿童口腔治疗的行为管理

由于儿童的心理和生理发育特点,儿童对口腔科治疗易产生惧怕情绪,诱导儿童配合完成牙科治疗的所有方法和措施,称为儿童口腔治疗的行为管理。儿童的就诊行为受发育、心理、环境等因素影响。行为管理的方法有药物和非药物,是儿童口腔医师必须掌握、并不断研究的内容。

（葛立宏）

■ 参考文献

[1] 冯海兰,王嘉德.口腔医学导论.北京:医科大学医学出版社,2002:74-78.

[2] 邓辉.儿童口腔医学.北京:大学医学出版社,2005:1-4.

[3] 齐小秋.第3次全国口腔健康流行病学调查报告.北京:人民卫生出版社,2005.

[4] 石四箴.儿童口腔医学.全国统编教材.3版.北京:人民卫生出版社,2008:1-7.

[5] Jimmy R,Pinkhan.儿童口腔医学.葛立宏主译.4版.北京:人民卫生出版社,2009.

[6] effrey A. Dean,David R. Avery,Ralph E. McDonald. Dentistry for Child and Adolescent. 9th ed. St LouisCV:Mosby Inc,2011.

[7] 葛立宏.儿童口腔医学.全国统编教材.4版.北京:人民卫生出版社,2012:1-4.

第 26 章

儿童口腔疾病病史的采集、口腔检查及治疗计划的制订

第一节 病史的采集

病史的采集主要是问诊。在儿童口腔科中,通常是医师、护士与患儿和家长共同进行交谈,以了解疾病的发生、发展和诊疗情况。由于年龄因素或发育程度的差异,仔细倾听家长对病史的陈述,即间接采集病史是非常重要的。在病史询问过程中要注意态度和蔼亲切,语言通俗易懂,注重与家长的沟通,以取得他们的信任。同时要尊重患儿和家长的隐私,并为其保密。切不可先入为主,尤其不能用暗示性言语或语气来诱导家长或患儿,以免造成误诊。病史采集的内容包括以下内容。

1. **一般项目** 在初次就诊建立病历档案时,应记录患儿的一般情况,包括姓名、性别、出生年月、年龄(采用实际年龄:新生儿记录天数、婴儿记录月数、1岁以上记录几岁几个月)、家庭地址、家长姓名、联系方式、病史叙述者与患儿的关系等。

2. **主诉** 主诉是用病史提供者的语言来描述患儿迫切要求解决的口腔问题,即就诊的主要原因。通常用最精练的语言概括患病部位的最主要症状及其性质与持续时间。

3. **现病史** 现病史要围绕主诉内容展开,按时间顺序详细描述患病的情况,包括从目前所患疾病的首发症状起,至就诊时整个疾病的发生、发展、

演变过程、主要症状、伴随症状及其诊疗情况,对于儿童患者还应关注病症对生长发育的影响。同时还需询问并记录有鉴别诊断意义的阴性症状。

4. **全身健康状态** 患儿的一般情况,如生长发育情况、精神状态、睡眠等以及其他系统的症状对全面评估患儿的病情、预后以及应采取的辅助治疗是很必要的,尤其对牙颌面外伤患儿,如果合并颅脑、重要脏器或肢体严重损伤时,应待全身情况稳定或好转后再诊治牙外伤。

5. **既往史** 包括患儿过去的口腔健康状况、口腔卫生习惯、喂养方式、饮食习惯、口腔不良习惯、接受口腔疾病预防保健措施的状况以及口腔治疗史,此外还包括全身其他器官系统的健康状况、医疗史、过敏史等,特别是与口腔疾病密切相关的疾病及其治疗情况。

6. **家族史** 某些牙齿发育异常、反映全身疾病的牙周炎以及错𬌗畸形等疾病可能有家族史。要求儿童口腔科医师熟悉相关遗传性疾病,仔细询问父母、兄弟姐妹和其他直系亲属有无口腔和全身表现,同时注意保护隐私,消除紧张情绪,建立良好的交流氛围。

第二节 儿童口腔检查

儿童口腔处于生长发育的不断变化过程中,而且不同年龄阶段儿童的心理行为特点有所不同,因此,儿童口腔检查有别于成人,具有一定的特殊性,

检查时应注意以下事项。

1. 医护人员从询问病史开始就应该和患儿建立良好的关系。通过微笑、轻轻抚摸患儿、叫患儿

的小名,用表扬性语言鼓励患儿等,取得患儿的信任和合作。

2. 为增加患儿的安全感,检查时应尽量让孩子与家长在一起,婴幼儿可坐或躺在家长怀中检查。调整椅位时应事先告知患儿,然后再做调整,以免突然的体位改变使患儿感到不安。

3. 避免将灯光直接投照到患儿的眼上引起不适。

4. 使用锐利的检查器械或医护人员传递注射器时,应尽量避开患儿视线,以免引起患儿恐惧。

5. 对于口腔卫生较差的患儿,应首先清洁牙表面和窝沟处的软垢、菌斑,并将牙面干燥后,在良好的光源下进行检查。

6. 一般情况下按照先外后内、由前至后、由浅入深的顺序进行检查,以免遗漏。对患儿有刺激的检查方法和检查部位应放在最后进行。

7. 动作要轻柔,尽量避免引起疼痛。

8. 应注意加强健侧与患侧对照检查,注意观察患儿反应,突然眨眼或闪躲动作常提示疼痛体征的存在。

一、儿童口腔基本检查方法

(一)视诊

视诊时先检查主诉部位,再检查其他部位。通常按一定顺序全面检查以免遗漏。

1. 颌面部情况

(1)表情与意识神态检查:尤其对牙外伤患儿,注意排查颅脑损伤。智力障碍儿童多表现出异常表情。

(2)颜面部外形和色泽检查:颜面部是否对称、各部分之间比例关系是否协调,有无颌面部畸形,皮肤颜色是否正常。

2. 口腔内部情况

(1)口腔前庭检查:依次检查唇、颊、牙龈黏膜、唇颊沟以及唇颊系带情况,注意有无颜色异常、质地改变、瘘管或窦道、溃疡、假膜、组织坏死或新生物;腮腺导管乳头有无红肿、溢脓。

(2)牙齿检查:观察患儿所处的牙列时期;牙齿的萌出状态、形态、数目、颜色、排列,有无移位;牙石、软垢和充填体情况。对龋坏牙齿的视诊要注意位置、大小和深浅等。对外伤牙的视诊要注意有无牙釉质裂纹、牙冠折断及折断的部位、范围、程度,有无露髓等。牙邻面"墨浸样"改变提示该部位患龋。牙冠变色常提示牙髓可能出现各种病理改变,

如暗灰色提示牙髓已坏死,棕黄色表明牙髓可能出现钙化,粉红色提示牙髓出血或牙齿内吸收。

(3)开口度:正常的开口度约相当于患儿自身的示指、中指、无名指 3 指末节合拢时的宽度。儿童牙根尖周炎合并间隙感染、颌面部外伤时都可出现开口受限。

(4)固有口腔和口咽检查:包括腭、舌、口底、口咽等。唇、舌系带附着是否正常,舌体大小、形态是否正常,有无运动障碍、伸舌是否偏斜及伸舌时舌尖是否呈"W"形。

(二)探诊

探诊是应用牙科探针检查以确定病变部位、范围和组织反应情况,包括牙、牙周和窦道的探诊等。探诊器械有普通尖头探针、牙周探针和窦道探针等。探诊时采用握笔式,动作要轻柔,必须有支点,同时要注意观察患儿的眼神和表情。探查刚萌出的年轻恒牙窝沟时,避免用力过大损伤正常的牙齿结构。

探诊的内容包括以下内容。

1. 牙体缺损部位　范围、深浅、质地、敏感程度及露髓与否。若初步判定为活髓牙深龋近髓时,则不可探入,以免探针刺穿牙髓引起剧痛,增加患儿的痛苦。对牙颈部及邻面均应仔细检查,以防遗漏。

2. 充填体边缘　用探针的直角钩尖端检查充填物与牙体之间的密合程度、是否有继发龋、有无悬突。

3. 皮肤或黏膜的感觉　探查麻醉效果。

4. 皮肤或黏膜窦道　用圆钝的窦道探针探查其方向与深度。儿童需在局部麻醉下探查,应缓慢顺势推进。也可用牙胶尖自窦道口顺其自然弯曲插入,拍摄 X 线片可显示与窦道相通的根尖周病变处。

(三)触诊

触诊也称扪诊,是用手指轻柔触摸或按压患部,根据患儿的反应和医师的感觉进行检查和诊断的方法。如用示指轻轻挤压牙龈,检查是否有压痛及波动感,牙周袋溢脓或肿胀范围;检查增生的牙龈组织质地是否坚韧、是否有弹性等。此外,在进行固有口腔、颌面部组织和器官、颈部病变和淋巴结及颞下颌关节检查时也常使用触诊检查方法。

(四)叩诊

叩诊是用平端的手持器械,如口镜、平端镊子的柄端叩击牙,观察患儿对叩击的反应。根据叩击

的方向分为垂直叩诊(即叩击方向和牙长轴方向一致)和水平叩诊(即叩击方向和牙齿长轴方向垂直)两种方法。垂直叩诊痛提示根尖周炎,水平叩诊痛提示根侧牙周膜炎症。检查牙劈裂的部位可由不同方向叩诊后的疼痛来判定。

临床上根据患牙叩诊时是否引起疼痛及疼痛的程度进行记录,从而判断根尖部和牙周膜的健康状况和炎症程度。

叩痛(一):患牙叩诊反应同对照牙。

叩痛(±):患牙叩诊感觉不适,但无疼痛。

叩痛(+):患牙重叩轻痛。

叩痛(+++):患牙轻叩重痛。

叩痛(++):患牙的叩痛反应介于叩痛(+)和叩痛(+++)之间。

儿童叩诊时需注意以下几点:①先叩健康的对侧同名牙和邻牙,再叩可疑患牙。②叩诊的力量一般以叩诊正常牙不引起疼痛的力量为适宜。③叩诊的同时观察患儿的反应。④低龄儿童不宜做叩诊检查。⑤若患儿对叩诊恐惧时,可进行"咬诊"检查,将小棉签放在可疑牙的𬌗面,让患儿咬合观察是否出现疼痛。咬合痛常见于急慢性根尖周炎、牙隐裂或冠根折。⑥对于主诉有明显咬合痛、局部肿胀明显的患牙,为避免引起患儿不必要的痛苦,可不用器械叩诊,用镊子或手指轻压牙冠,通过观察患儿的反应来进行判断。

在叩诊的同时结合听诊,即判断叩击牙齿时发出声音的清或浊对于疾病的诊断有一定的参考意义,例如,在外伤牙发生牙挫入,牙固连等情况下,叩诊可听到金属高调音;如叩诊浊音常提示有根折。

(五)牙松动度检查

检查前牙松动度时用镊子夹持切缘摇动,检查后牙则将镊子并拢后抵在咬合面窝沟中央,向唇(颊)、舌(腭)及近远中方向摇动,垂直方向松动度检查时以与牙长轴一致的方向进行。

临床上常用的牙松动度记录方法是以牙冠松动方向评估。Ⅰ度松动是仅有唇(颊)舌(腭)方向松动;Ⅱ度松动是唇(颊)舌(腭)方向松动,伴有近远中方向松动;Ⅲ度松动是唇(颊)舌(腭)方向松动,伴有近远中方向松动和垂直方向松动。

正常情况下牙有一定的生理性动度,不超过0.02 mm。对于刚萌出的年轻恒牙和牙根吸收的替换期乳牙,可以检查到有一定的动度,这种情况仍属于生理性松动。

(六)𬌗的检查

检查覆𬌗、覆盖是否正常,牙弓的形状、对称性、间隙和拥挤情况,有无个别牙齿早接触造成的创伤,通常采取用示指指腹轻按于上颌牙的唇(颊)面近颈部,让患儿做咬合动作,手指感到有较大的震动或动度的牙,可能存在早接触。也可用咬合纸法检查早接触点。

二、儿童口腔辅助检查方法

(一)X 线检查

X 线检查仍是目前应用最普遍的辅助检查手段,可用于儿童龋病、牙髓病与根尖周病、牙周病、口腔颌面部的感染、外伤、先天发育异常、良恶性肿瘤等疾病的辅助检查。

儿童进行口腔 X 线检查时需注意以下事项:①患儿的年龄不是进行 X 线检查要考虑的绝对因素,应该在全面了解现病史和进行基本口腔检查之后,判断缺少 X 线检查可能影响正确的诊断和治疗计划的制订时才考虑做该项辅助检查,并且要有针对性地选择 X 线投照的种类。②儿童处在生长发育阶段,垂体、甲状腺、性腺功能活跃,进行放射检查时,需尽量避开这些部位,应常规使用铅领和铅裙进行有效防护;避免直接照射眼睛。③儿童口腔结构与成人相比有明显不同,因此,在投照条件、胶片的制作规格、附属支架等方面需要进行调整。X 线剂量一般相当于成人的 2/3～3/4,对婴儿拍摄时更要降低剂量。并应根据年龄大小及投照牙齿选择曝光条件,如拍摄上颌牙较下颌牙曝光时间稍长,拍摄后牙比前牙曝光时间稍长。④儿童口腔颌面部 X 线影像也具有不同于成年人的特点。儿童颌骨结构发育不完善,疾病极易扩散,因此,其 X 线片阳性征象出现较成年人早。例如,牙外伤 3 周后可以发现牙髓坏死引起的根尖周透射影和炎症性吸收的征象;6～7 周后可观察到替代性吸收或牙固连的影像。临床 X 线诊断中也应注意儿童口腔颌面部疾病发展快,修复也快的特点。

1. X 线片　儿童口腔科常用的 X 线平片检查包括根尖片、𬌗翼片、全口牙位曲面断层片、头影测量片、𬌗片等。

(1)根尖片:用于检查牙体、牙周、根尖周及根分叉病变,是儿童口腔科应用最广泛的 X 线检查方法。可用于评价根管充填的质量,术后复查治疗效果,儿童牙外伤初诊和复查。在根尖片上可以观察到牙体硬组织,即牙釉质、牙本质、牙骨质的密度、结构完整性,有无发育异常,乳牙牙根有无吸收、恒牙胚是否存在、发育阶段、冠周骨硬板是否完整、萌出方向、年轻恒牙牙根发育程度。龋洞的位置和深度与髓腔的关系。外伤牙有无冠折、根折,折断线与髓腔的关系,牙根在牙槽窝内的位置有无改变。髓腔和根管系统的形态和完整性,有无牙髓钙变和牙根内外吸收,有无异物。牙周膜间隙和硬骨板是否完整,根尖周骨质有无破坏。修复体有无悬突、继发龋。根管治疗时可用以确定工作长度,检查根管充填是否完善。

(2)殆翼片:用于检查前磨牙和磨牙区上下颌牙殆关系、牙冠结构、牙髓腔大小、邻面龋的深度、髓石、牙槽嵴顶、邻面充填体边缘密合情况、根分叉病变等。是判断磨牙区邻面早期龋的首选方法。

(3)曲面断层X线片:用于检查儿童颌骨、乳恒牙发育的整体状况,牙周病变,口腔颌面部肿瘤,外伤,颞下颌关节病变以及研究记录口腔颌面部的生长发育。

(4)X线头影测量片:包括正位和侧位投照。利用头颅X线定位照相获得影像,通过对牙颌、颅面特定标志点描绘出的线角进行测量并分析,获得全面的量化信息,用于研究分析正常及错殆畸形儿童牙颌、颅面形态结构,颅面部生长发育及记录矫治前和矫治后的牙颌、颅面形态结构变化。

(5)殆片:分上颌前部殆片、上颌后部殆片、下颌前部殆片及下颌横断殆片4种。在儿童口腔科主要用于上、下颌前部多生牙、阻生牙或异物、下颌颏部骨折及骨质变化的辅助检查。

2. 锥形束计算机体层摄影 锥形束计算机体层摄影(cone-beam computed tomography, CBCT),简称锥形束CT。用于口腔颌面部硬组织的检查,包括根尖周病变、颞下颌关节疾病以及肿瘤、外伤、畸形等疾病的诊断。

由于CBCT可以更好地使组织显影,并且在良好的解剖图像背景上显示病变部位的三维立体影像;另外,与全身CT相比辐射剂量小,因此,在儿童口腔检查中应用越来越多,在牙齿发育异常的诊断,尤其在弯曲牙、多生牙和阻生牙等的定位上具有重要意义。

(二)龋活跃性检测

龋活跃性是指一定时间内新龋的发生和龋进行性发展速度的总和,也就是患龋的易感性和倾向性。龋活跃性检测(caries activity test,CAT),是检测个体或群体可能发生龋的敏感程度,也是一种

预测性试验,对高危人群龋的预防与监控有重要意义。

常用的龋活跃性检测方法有Cariostat、Dentocult SM试验,是以牙菌斑、唾液为采样标本,通过测定变形链球菌的水平、产酸能力或唾液缓冲能力来判断机体患龋的危险性。

(三)牙髓状态检测

牙髓状态检测包括牙髓感觉测试和牙髓活力检测。

牙髓感觉测试是根据患牙对外界刺激的反应来检查牙髓的状态,测试结果的判定多依赖于患者的主观感觉,而且受儿童感知和语言表达能力的限制,难以客观反映牙髓的活力。相对牙髓感觉测试而言,牙髓活力检测是对牙髓血流的检测,更能客观地反映出牙髓的活力状态。

1. 牙髓感觉测试 温度测试法是利用冷热刺激检查牙髓反应。电测试法是通过观察牙齿对不同强度电流的耐受程度对牙髓状态进行判断的方法。测试前应向患儿说明检查的目的和可能出现的感觉,并嘱患儿有感觉时举手向医师示意;先测对照牙(首选对侧正常的同名牙),再测可疑患牙。

儿童牙髓感觉测试应注意以下事项:①对乳牙不适用,因为乳牙的根尖孔较大,尤其在生理性吸收期时呈开放状态,对检查反应的可靠性差。②对牙根未发育完成的年轻恒牙要慎用,因为正常时年轻恒牙较牙根发育完成的成熟恒牙阈值高,甚至最大刺激时也可能没有反应。③外伤牙在3个月内可能对牙髓感觉测试无反应,但对外伤牙牙髓状态的恢复与否进行复查时,牙髓电测试数值结果可以作参考。④对装有心脏起搏器的患儿以及有金属冠或银汞合金修复体的牙禁忌做牙髓活力电测。

2. 牙髓活力检测 牙髓活力状态在一定程度上取决于牙髓的血流量变化,因此,多数学者认为,牙髓血流量的检测才是真正的牙髓活力检测。

牙髓活力检测方法是通过检测获得能反映血氧饱和度、血细胞移动速率等的信号波形,以此来反映牙髓的血供情况和状态变化。目前常用的是激光多普勒血流仪(laser Doppler flowmetry, LDF)检测,它对牙无刺激,且可检测年轻恒牙和外伤牙,但在应用时易受髓腔形态、牙髓状态、周围组织等干扰。

总之,儿童牙髓状态检测必须结合病史和其他检查结果,进行全面分析,才能做出正确的判断。

(四)模型分析

取印模灌注牙列石膏模型,是重要的儿童口腔辅助检查手段。医师可以在体外利用模型分析牙列形态、牙弓大小、牙齿位置和咬合关系,设计治疗方案,尤其在进行牙发育异常和咬合诱导研究时,牙列石膏模型检查记录是必需的。

(五)实验室检查

针对某些儿童口腔黏膜病,反映全身疾病的牙周炎及伴有全身综合征的各类牙发育异常性疾病,可考虑做进一步的血清学检查及基因筛查与突变检测等遗传学检查,以助于诊断和治疗。

第三节　儿童口腔科临床资料

病历是最重要的医疗证据。患儿在儿童口腔科的临床资料,尤其是各时期的口腔检查记录、X线片及石膏模型等资料,能够客观地反映出临床治疗的效果,显示患儿在生长发育过程中口腔发生的变化。

一、门诊病历

儿童口腔科病历属于门诊病历,包括病历首页、口内口外检查、牙齿检查、X线检查以及必要的咬合分析、间隙分析和X线头影测量分析等内容。对于当日就诊之主诉疾病,完成主诉、现病史、既往史、检查、诊断、治疗计划、处置等内容的记载。此外初诊病历,还应重视对患儿其他口腔疾病和健康状况的全面检查和记录。治疗操作内容及过程必须记录清楚,辅助检查结果、用药情况等亦应在处置一项中写明。不仅阳性体征和结果应记录,重要的阴性体征和结果及所有支持诊断的异常发现、辅助检查结果等都必须详细记录。

病历是具有法律依据性质的文件,不得涂改病历,如果确系笔误需要修改之处,必须签字。完整的病历不仅有利于掌握患儿的全部病情资料和治疗过程,而且还能为可能出现的法律纠纷和医疗鉴定提供客观真实的证据。

近年来,数字化电子病历的出现大大提高了医务人员的工作效率,并且便于对临床资料的整理、研究以及医疗质量评估。

二、记存模型

同一个体生长发育各时期的记存模型,即牙列石膏模型是珍贵而重要的临床资料,可以帮助评估牙列的咬合问题,用于研究、诊断、确定咬合诱导计划和治疗期对照观察。

首先取上下颌印模,之后在上、下牙之间放置殆蜡,让儿童做正中咬合,取得殆记录,立即灌制石膏模型,修整。模型各边修整对称,以利于判断牙弓的对称性。

三、影像资料

不同发育时期的口外像、口内像以及全口曲面断层片和X线头影测量片对于了解、评价乃至预测儿童的牙殆发育都是非常重要的。通常口外像包括3种,即正面像、侧面像和微笑时的正面像;口内像包括正位像、左右侧位像和上、下牙弓牙殆面像。

儿童口腔科临床资料的总结和分析,对于儿童口腔医学诊疗水平的提高和科学研究的进展发挥重要的作用。

第四节　儿童口腔疾病治疗计划的制订

在仔细询问患儿病史,全面进行口腔检查,并结合X线等辅助检查结果进行综合分析,做出正确诊断之后,方可进行儿童口腔治疗计划的制订。儿童口腔疾病的治疗强调系统的综合性治疗,不仅包含对主要疾病的治疗,也包括对其他口腔问题的治疗和预防,尤其应注意对患儿及其家长进行口腔卫生宣教和合理饮食的指导。

一、儿童口腔治疗计划的内容

1. 急症的处理　对于患儿主诉的疼痛、肿胀、感染和外伤等急性症状立即处理,缓解疼痛并控制感染。尽可能在无痛下完成第1次口腔治疗,以减少和避免患儿对口腔治疗的恐惧。

2. 合理安排口腔治疗顺序　从儿童行为管理角度来讲,应首先选择操作简单快捷,不产生明显疼痛的口腔治疗,如局部涂氟、窝沟封闭、浅龋充填等,使患儿的初诊经历比较愉快。在以后的复诊中再进行复杂的治疗。在完成牙体修复治疗和实施必要的预防措施(包括窝沟封闭、牙涂氟等)之后,再进行咬合诱导和正畸治疗。

3. 相关学科会诊 复杂的口腔问题需要安排必要的牙周科、口腔正畸科、口腔修复科、口腔颌面外科等其他口腔学科的会诊,甚至需要儿科等临床学科的会诊,以确定全面的治疗计划。

4. 清洁口腔,控制菌斑 包括必要的洁治、饮食指导和口腔卫生宣教。口腔健康咨询与指导是每次口腔检查与治疗必须包含的一项重要内容。

5. 定期复查 每隔 3 个月到 6 个月进行 1 次口腔检查,以评估治疗效果,对发现的新问题给予及时处理,并且在复查时给予患儿口腔健康指导和必要的预防措施。

二、儿童口腔治疗前的安排与告知

1. 治疗计划的内容 首先需要制订初步治疗计划。计划不是一成不变的,随着病情的变化和治疗进展,原有计划可能有所变动。术者应在每次就诊后,向患儿家长交代下一次复诊的治疗内容。

2. 诊疗时程 应告知患儿及家长大致的就诊时间、就诊次数,复诊周期等信息,这些对于家长和儿童安排好工作和学习时间来院就诊极为重要。

3. 治疗费用 按照初步的治疗计划,在治疗开始之前,需要粗略计算治疗所需的费用并告知家长。

4. 治疗过程中可能出现的问题和预后等情况 必要时与患儿家长或监护人签署知情同意书,以减少和避免医疗纠纷的发生。

第五节 不同年龄阶段儿童的口腔检查与治疗计划侧重点

生长发育是一个连续变化的过程,不同年龄阶段的儿童所处的牙列时期不同,在生理和心理上有其各自的特点,因此,进行口腔检查和制订治疗计划时应该有不同的侧重点。

一、3 岁以下

婴儿在长出第 1 颗乳牙后就应到医院接受口腔专科医师检查,最迟不超过 12 个月龄。婴幼儿口腔检查最好采取膝对膝的姿势,即家长和医师面对面就座,膝盖互相接触,形成一个可供婴儿平躺的平台。患儿面对家长,头放在医师的下肢上,双下肢分开置于家长身旁,家长用肘部固定其双足,用手固定其双手,由医师固定患儿的头部,这样可以获得良好的视野。

婴幼儿口腔检查通常是对健康儿童的口腔状况进行评估,治疗计划的主要内容是预防性指导。在检查中,向家长询问孩子的口腔卫生习惯、喂养方式、食物种类、饮食习惯等,为家长和(或)保姆提供牙的生长发育、饮食与营养、氟化物的补充、口腔习惯、口腔卫生及牙外伤等方面的预防性指导;必要时使用龋齿风险评估工具进行患龋风险评估。

这一年龄段也是乳牙外伤及某些口腔黏膜疾病的好发时期。新生儿和 6 个月以内的婴儿口腔黏膜好发假膜型念珠菌口炎;6 个月至 3 岁的婴幼儿好发疱疹性口炎。

3 岁以内的婴幼儿由于心理和生理上的需求常常有各种吮咬习惯,不必强行破除。但是如果持续到 3 岁以后,则属于口腔不良习惯,可以导致不同的错殆畸形。

二、3-6 岁

此阶段为乳牙龋的好发年龄。3-4 岁时,乳磨牙的殆面窝沟好发龋;4-5 岁时,乳磨牙的邻面好发龋。因此,口腔检查的重点应是龋的好发牙位和牙面。

氟化物的局部应用通常在这段时期开始实施,建议应用于因菌斑控制不佳或不良喂养习惯所导致的釉质脱矿区,需要由专业人员来进行。对有患龋风险的乳磨牙可以做窝沟封闭,并且需要定期复查。对已经发生的龋齿进行治疗,严重根尖周炎的患牙需要拔除,并及时制作间隙保持器。

在学龄前期,对发育中的错殆畸形进行早期检查、诊断和治疗是十分重要的。检查时应注意牙齿数目、萌出、位置,有无口腔不良习惯(包括吮咬习惯、异常吞咽习惯、吐舌习惯、口呼吸习惯、偏侧咀嚼习惯、夜磨牙习惯等)、反殆、开殆、牙固连等异常情况,酌情进行必要的会诊。

此外,对发音不正常的儿童,要注意检查舌系带的附着情况,早期修整过短的舌系带有利于及早纠正发音。

三、6－12 岁

牙齿在萌出阶段以及萌出后的成熟过程中,具有患龋高危险性,因此,要仔细检查刚萌出的恒磨牙和前磨牙的窝沟,以及前牙的畸形舌侧窝,并做窝沟封闭以减少窝沟龋的发生。特别是第一恒磨牙萌出最早,龋的发生早,患龋率高,但却常被家长误认为是乳牙,不予重视。因此,在检查治疗乳牙的同时,应习惯性检查年轻恒牙有无患龋。

这一年龄段儿童处于混合牙列期,在进行口腔检查时应注意鉴别暂时性错𬌗。同时检查与评估牙齿数目、形态、萌出以及𬌗的发育情况,及时开展咬合诱导也是这一时期的口腔检查与治疗重点。

学龄期儿童是牙外伤的好发年龄。治疗时应尽量保存年轻恒牙的活髓,以促进牙根的继续发育。此外,前牙冠折后未及时修复可能会导致间隙缩小,因此,外伤牙部位的间隙保持也是非常重要的。

四、12 岁以上

除了第三磨牙,此时期如果还有未萌出的恒牙,则应对可疑部位进行 X 线检查。错𬌗畸形的早期诊断和治疗,以达到正常的咬合关系与功能是这一时期的重点。

由于性激素水平的变化,青春期牙龈组织对菌斑等局部刺激物的反应性增强,易患牙龈炎,牙周疾病的发病率开始上升,因此,青少年的口腔检查中更强调牙周检查。

在正畸矫治过程中应定期检查菌斑和牙龈出血情况,以发现活动性牙周疾病,并注意采取适当的防龋措施。

(葛立宏　赵玉鸣)

■ 参考文献

[1] Jimmy R. Pinkhan, 等著, 葛立宏主译. 儿童口腔医学. 4 版. 北京:人民卫生出版社,2009.

[2] 邓辉. 儿童口腔医学. 北京:北京大学医学出版社,2005;20-27.

[3] Guideline on Periodicity of Examination, Preventive Dental Services, Anticipatory Guidance/Counseling, and Oral Treatment for Infants, Children, and Adolescents. American Academy of Pediatric Dentistry (AAPD),2009.

[4] Guideline on Prescribing Dental Radiographs for Infants, Children, Adolescents, and Persons with Special Health Care Needs. American Academy of Pediatric Dentistry (AAPD), 2009.

[5] 徐倩荣,叶玲,谭红. 牙髓活力检测的新进展. 国际口腔医学杂志,2011,38(2):234-238.

第27章

乳牙及年轻恒牙的解剖形态与组织结构特点

第一节　乳牙的解剖形态

乳牙于婴儿出生后6、7个月左右开始陆续萌出,至2岁半和3岁,全部乳牙均已萌出。乳牙分为乳切牙、乳尖牙和乳磨牙3种类型,上、下颌各有10个乳牙,上、下颌的左、右侧均各有5个,全口共20个乳牙。将上、下颌左右侧分为4个区,各区牙的排列自中线向远中分别为乳中切牙、乳侧切牙、乳尖牙、第一乳磨牙和第二乳磨牙。乳中切牙、乳侧切牙和乳尖牙为前牙组,第一乳磨牙和第二乳磨牙为后牙组。

同一个体同颌的同名乳牙在解剖形态上基本相同,因此,全口20个乳牙有10种形态。乳牙在形态学和组织学上虽与恒牙有相似之处,但有其自身特点。

一、乳牙的牙体形态

(一)乳牙的牙体形态特点

1. 色泽　乳牙牙冠的色泽与恒牙的微白黄色相比,呈青白色或近白色。

2. 大小　在同类牙中,乳牙均小于同类的恒牙。但与其继承恒牙相比,乳磨牙牙冠的远中径大于前磨牙牙冠的近远中径,这将有利于乳恒牙替换。乳切牙和乳尖牙冠的近远中径均小于其继承恒牙。

3. 牙冠外形　乳牙牙冠的外形除乳磨牙外,基本上类似其继承恒牙。第二乳磨牙牙冠形态和第一恒磨牙相似,第一乳磨牙呈介于恒牙的前磨牙及磨牙的中间类型,且其咬合面形态的个体差异显著。

乳牙牙冠按比例观察,近远中径较大,而牙冠高度较小,牙冠外形显得粗短。牙颈部明显缩窄,

乳磨牙牙冠在近颈部区域有带状隆起,以第一乳磨牙的颊侧尤为明显。乳磨牙咬合面的颊舌径比牙冠膨大部的颊舌径小,存在明显地向咬合面聚拢的趋势,尤其是下颌第一乳磨牙。

4. 咬合面窝沟形态　乳磨牙咬合面的牙尖或发育沟不如恒牙规则,较为复杂且小点隙多。随着儿童年龄的增大,咬合面复杂的窝沟点隙易被磨耗较浅。第一乳磨牙的窝沟形态较第二乳磨牙简单。

乳磨牙磨片观察可见窝沟的深度不一,以此可分为3种类型:沟底未达釉质厚度1/2者为浅窝沟;沟底达釉质厚度1/2者为中等深度窝沟;沟底近釉牙本质界处的为深窝沟。

5. 牙根形态　乳前牙均为1个牙根,牙根在唇舌向呈扁平状,自根的中部开始稍向唇侧弯曲。乳磨牙的根分叉接近髓底,各根间的叉开度大,有利于容纳继承恒牙的牙胚,根呈扁平状居多。

上颌乳磨牙有1个腭侧根和2个颊侧根,下颌乳磨牙一般为2个根,即近中根和远中根。少数下颌第2乳磨牙有3个根,即近中1个根和远中2个根。

6. 冠根比例　乳牙的牙根与牙冠的长度比例较恒牙大,故乳牙显得根长,此特点在乳前牙尤为明显。

(二)各乳牙的牙体形态

1. 上颌乳中切牙　形态似上颌恒中切牙,但体积较小。

(1)牙冠:由唇面观虽形似其继承恒牙,但牙冠宽度大于高度。唇面平滑,近中缘和切缘几乎呈直线,远中缘和颈缘稍凸,近中切角稍小于直角,远中切角呈钝角而边缘稍呈弧状。颈线弯曲度小,唇面

近颈缘处隆起。舌面窝较宽大,延伸近达牙冠的1/2处。舌面边缘嵴细、舌颈嵴隆起度不高,故舌窝较恒中切牙浅。邻面呈以牙颈线为底边的三角形。

(2)牙根:为锥形单根,断面呈三角形,其边的大小是唇面最大,其次是近中舌面,最小是远中舌面。牙根在根端1/2～1/3处起向唇侧弯曲,并略偏远中。

2.上颌乳侧切牙　较上颌乳中切牙小而稍窄长。

(1)牙冠:宽度明显小于高度,唇面比上颌乳中切牙稍为隆起,略呈凸面状。切缘由近中斜向远中,近中切角呈为一小圆角,远中切角呈圆钝状。舌面的边缘嵴不发达,舌窝浅,颈嵴发育尚好;邻面亦近似三角形。

(2)牙根:锥形单根,根尖向唇侧弯曲,并略斜向远中。

3.上颌乳尖牙　形态与恒尖牙相似,但体积明显缩小。

(1)牙冠:宽度较大,唇面近似五边形,近中缘似直线状,远中缘与颈缘稍呈凸状。牙尖不如恒尖牙牙尖尖锐,但长而大,约占牙冠长度的1/2,牙尖偏远中,近中牙尖嵴长于远中牙尖嵴,此特点恰与恒尖牙相反。近中切角略高于远中切角,唇面轴嵴明显,将唇面分为近中和远中两部分。舌面中央嵴不明显,舌隆突偏向远中。邻面呈高大于底的三角形状,由邻面观看,牙尖偏唇侧。

(2)牙根:为三角锥形的单根,为乳牙单根牙中牙根最粗、唇面最宽。牙根较直,根尖1/3处可发生唇向弯曲,但发生率低于乳切牙。

4.上颌第一乳磨牙　牙冠和牙根的形态与其继承恒牙相差较大。

(1)牙冠:咬合面呈四边形,近中部分的颊舌径较远中部分的颊舌径大。合面颊侧缘与近中缘以锐角相交、与远中缘以直角相交;合面舌侧缘以钝角与近中缘相交,以直角与远中缘相交。合面自颊尖和舌尖走向的牙嵴较宽,隆起不如恒牙明显。近远中向的中央沟将颊舌侧牙尖分开。牙尖有2尖型、3尖型和4尖型。颊面接近近中颈部处隆起,有颊面基底结节之称。舌面小于颊面而隆起,远中面较近中面小而稍隆起,比近中面小,牙颈部明显缩窄。

(2)牙根:为近中颊根、远中颊根和腭根3个牙根,其中腭根最粗大。近中颊根和远中颊根均呈近远中向的扁平状,近中颊根比远中颊根长大,且其

近中面可见纵向浅沟。

5.上颌第2乳磨牙　形态似上颌第一恒磨牙,而与其继承恒牙形态差异大。

(1)牙冠:咬合面似菱形,舌缘和远中缘似呈直线状,颊缘的近中部分突出,以圆弧状与近中缘相交。可见4个牙尖,其中近中舌尖最大,远中舌尖最小。近中颊尖比远中颊尖大,两颊尖大小的差异比恒磨牙明显。中央沟被连接远中颊尖和近中舌尖的斜嵴所切断。远中窝常呈沟状,往往与舌沟相通。

颊面的结节状隆突不如上颌第一乳磨牙明显。因近中颊尖大,颊沟偏向远中。舌面舌沟较深。舌面近中部有时可见隆起的卡氏结节。与上颌第一恒磨牙相反,上颌第二乳磨牙的远中邻面大于近中邻面,牙颈部缩窄明显,但程度不如上颌第一乳磨牙。

(2)牙根:为近中颊根、远中颊根和腭根3个牙根,根尖可略弯曲。

6.下颌乳中切牙　为乳牙中最小者,牙冠外形与下颌恒中切牙相似。

(1)牙冠:唇面光滑,切缘呈水平状,近远中缘对称,舌窝浅。舌面的近中缘、远中缘和颈缘似融合成一钝状的微微隆起。邻面呈三角形。

(2)牙根:细长形单根,根长度约为冠长的2倍。横断面如稍圆的三角形。

7.下颌乳侧切牙　下颌乳侧切牙的牙冠较比下颌乳中切牙稍大,形态上与上颌乳侧切牙接近。

(1)牙冠:切缘自近中向远中舌侧倾斜,远中切角为一圆钝角。舌面较为平坦,其远中边缘嵴比近中边缘嵴明显,舌窝浅。邻面呈细长的三角形,切端稍偏于此三角形的唇侧。

(2)牙根:近远中向扁的圆锥形单根。

8.下颌乳尖牙　外形似上颌乳尖牙,但显得细长。

(1)牙冠:高度稍大于宽度,牙尖比上颌乳尖牙的牙尖短,远中牙尖嵴比近中牙尖嵴长,牙尖偏近中。舌面的嵴、缘均微弱,故舌窝浅。从邻面看,牙尖多与牙根的长轴一致。

(2)牙根:三角锥形单根,近远中径稍小于唇舌径;根尖1/3处向唇侧弯曲者的发生率少于上颌乳尖牙。

9.下颌第一乳磨牙　其形态不似任何恒牙。

(1)牙冠:咬合面颊舌径小,牙尖有4尖型、5尖型和6尖型,以5尖型为多,其中近中颊尖最大,远中颊尖最小。划分各尖嵴的沟裂不明显。颊面靠近中颈部处有明显结节,由此结节向近中颊尖有一

颊面嵴。舌面比颊面小,并有舌侧沟。由于颊面在近中部分明显地向舌侧倾斜,邻面的近中面较远中面平坦、宽大,远中面稍呈隆起状。

(2)牙根:近中根、远中根 2 个牙根,近中根较长。近远中根均呈近远中向的扁平状,2 根的分开度大。

10. 下颌第 2 乳磨牙　形似下颌第一恒磨牙,其宽度在乳牙中是最大的。

(1)牙冠:咬合面似长方形,近远中径大于颊舌径。牙尖数以 5 尖型为多,颊侧有 3 个牙尖,舌侧有 2 个牙尖,也有 6 尖型。近中面和远中面大小差别不大,从近中面看,颊面明显地向舌侧倾斜。下颌第二乳磨牙常被误认为下颌第一恒磨牙,前者的近中颊尖、远中颊尖和远中尖的大小相差不大,而后者的 3 个牙尖中,以远中尖最小。颊面在近中颈部处可见磨牙结节,牙颈缩窄明显。舌面的高度大于颊面。舌侧两牙尖大小差异不明显,与颊尖相比较为尖锐。

(2)牙根:多数为近中根、远中根 2 个牙根,均为近远中向的扁平状。少数牙有 3 个根,即近中根、远中颊根和远中舌根。

(三)乳恒牙的临床鉴别

熟悉了解乳牙解剖形态、萌出时期及次序等特点,有助于临床鉴别处于混合牙列期的乳恒牙。临床上常以下列各点加以鉴别。

1. 磨耗度　由于乳牙萌出早又易磨耗,故切嵴、牙尖磨耗明显。恒牙新萌出不久,磨耗不明显,新萌出的恒切牙尚可见明显的切嵴结节。

2. 色泽　乳牙色白或清白,而恒牙微黄,更显有光泽。

3. 形态　乳牙牙冠高度短,近远中径相对较大,并具有牙冠近颈 1/3 处突出明显、颈部收缩等特点。

4. 大小　以同名牙相比,乳牙比恒牙小。

5. 排列　在完整的牙列中,可参考牙齿排列的次序加以鉴别。

二、乳牙的髓腔形态

乳牙牙髓腔的形态与恒牙相比更为复杂。

乳牙的髓腔形态与牙的外形一致。就髓腔和牙体的大小比例而言,乳牙髓腔相比恒牙大,表现为髓室大、髓角高、根管粗大、髓腔壁薄以及根尖孔大。年幼的乳牙髓腔更大,甚至冠髓腔和根髓腔无明显分界,此特点在乳前牙尤为明显。髓角比恒牙明显地突入牙本质中,乳磨牙的近中髓角尤为突出。

随着年龄的增长,磨损或龋蚀等因素使牙本质暴露,牙髓发生防御性反应,在受损处相对的髓腔壁上形成修复性牙本质,髓腔相对变小。修复性牙本质多见于髓角和乳前牙切端相应的髓腔壁,其次是颈根部移行处相应的髓腔壁。

乳前牙中,上、下颌乳切牙和上颌乳尖牙的冠髓腔多偏向近中侧和唇侧,但上颌乳尖牙冠髓腔偏近中侧者比乳切牙者少。下颌乳尖牙冠髓腔则稍偏向远中侧和舌侧。乳前牙的髓室似漏斗状移行至根管。

乳磨牙的髓室较大,上颌乳磨牙的颊侧髓角比舌侧髓角、近中髓角比远中髓角更接近咬合面,上、下颌第二乳磨牙的近中颊髓角最接近合面。

乳磨牙根管口的位置均靠近牙颈部髓腔的近远中壁和颊舌壁。根管口间的距离第一乳磨牙比第二乳磨牙小,第二乳磨牙比第一恒磨牙小。

乳磨牙的髓室底离根分叉近,特别是第一乳磨牙,髓室底的厚度可为 1 mm 多一点,在临床操作时尤应注意,避免髓底被人为地穿通。乳磨牙的髓底多见副根管,这是感染易经此达根分叉处的原因。

乳牙根管数与牙根数有关,乳前牙是单根,一般均为单根管。上颌乳磨牙与其根数一致,有 3 个根管,即 2 个颊侧根管和 1 个腭侧根管,其中以腭侧根管最粗大。下颌乳磨牙的根管数为 2～4 个,2 个根管者即近中根管与远中根管;3 个根管者即 2 个远中根管与 1 个近中根管或 2 个近中根管与 1 个远中根管,以前者更为多见。

第二节　乳牙的组织结构特点

一、牙 釉 质

(一)化学组成及化学反应性

乳牙釉质中无机质的含量虽多,但有机质的百分率明显高于恒牙釉质,其矿物盐存在的形式和恒牙一样主要是羟磷灰石的结晶。由于乳牙羟磷灰石的晶体比恒牙的小,故乳牙单位体积内晶体表面积的总和就大,钙离子、磷酸根离子和羟基离子更易发生置换。

乳牙和恒牙间的无机质含量并不存在大的差

异,但在受化学药物作用时,所显示的化学反应却有所不同,乳牙釉质的化学反应性比恒牙活泼,乳牙釉质比恒牙易受酸的作用而脱钙,也易受氟化物的作用而增强其抗酸性。

牙釉质无机质的分布在表层和深层并不相同,例如,以分析化学的技术了解釉质中氟素的分布情况,釉质表层和切缘部的含氟量较高。

有机质在乳牙釉质内的分布也不均,釉质的表层、最深层及沟裂部位所含的有机质比其他部位多。发育中的釉质和成熟的釉质有机成分有所不同,乳牙釉质的有机含量高于恒牙。发育中的乳牙釉质,组成其蛋白质的氨基酸以胱氨酸、脯氨酸、谷氨酸、组氨酸及蛋氨酸的含量为多。

(二)物理特性及组织结构

1. 釉质晶体的大小　以 X 线衍射法检测釉质晶体的大小,乳牙釉质为 30～50nm,小于恒牙釉质的 30～60nm。

2. 釉质的厚度与硬度　乳牙釉质的厚度约为恒牙釉质厚度的 1/2 左右,乳牙釉质的厚度按切牙、尖牙、磨牙的次序而有所增加。乳牙的釉质硬度弱于恒牙,乳牙釉质表层的硬度在牙颈部较弱,向切端方渐增强;乳牙釉质硬度有随年龄增长而增强的趋势。

3. 釉质的气孔率与吸水率　乳牙釉质的气孔率和吸水率均大于恒牙釉质,且其本身之两率亦随年龄的增长而减少。

4. 釉柱的排列　乳牙的釉柱与恒牙相比弯曲少,排列整齐,由釉质牙本质界行向釉质表面。在切角、牙尖、牙嵴与隆突等部位的釉柱,由釉质牙本质界放射状地散开行向釉质表面。在窝沟部则相反,由釉牙本质界向釉质表面之窝沟底部集中。

牙颈部的釉柱行走方向有斜向牙尖、水平向和斜向根尖等 3 种类型。乳前牙颈部的釉柱行向最多是斜向切缘型;其次水平状也多见,向根尖方向者最少。乳磨牙牙颈部釉柱排列方向一般以水平向型为多,也有向根尖方向的类型,向牙尖方向排列者甚少。

了解釉柱排列的走向有利于修复牙体时窝洞的制备,避免留有无抗压力的游离釉柱。

5. 新生线　乳牙的釉质,部分形成于胎儿时期,另一部分形成于出生后。在这两部分釉质之间有一条明显的低矿化的生长线,即新生线,其发生率为 99.2%～100%。以此线为界,近牙本质侧的釉质为出生前所形成,被称为出生前釉质,近牙表面侧的釉质为出生后所形成,被称为出生后釉质。

二、牙本质

(一)化学组成及化学反应性

乳牙牙本质化学组成的含量与恒牙牙本质的含量存在差异,有机质含量在乳牙多于恒牙,尤其是明显多于乳牙釉质。化学元素的含量在乳牙牙本质不同深度表现不一,由釉牙本质界向髓腔面,随深度的增加,钙和磷的含量也渐增;近髓腔的牙本质其钙、磷含量明显高于近釉牙本质界处的牙本质。

乳牙牙本质的化学反应性活跃,既易被酸性溶液脱钙,又易经药物处理后增强抗酸性。

(二)物理特性及组织结构

1. 牙本质晶体的大小　以 X 线衍射法检测,乳牙牙本质结晶的大小为 18～30nm,小于恒牙牙本质结晶的 18～35nm,也小于乳牙釉质的结晶。

2. 牙本质的厚度与硬度　乳牙牙本质之厚度约为恒牙牙本质的 1/2,这也是乳牙龋病进展快并易致牙髓感染的一个因素。厚度又因所处部位不同而异,牙颈部的牙本质厚度多数少于恒牙牙本质厚度的 1/2。

乳牙牙本质的矿化不如恒牙,硬度低于恒牙牙本质,也明显低于乳牙釉质,其硬度与牙本质的部位有关,近釉牙本质界处很弱,中央处硬度增强,近髓腔处硬度又减弱。牙冠部牙本质硬度强于牙根部牙本质。由于乳牙牙本质硬度差,约为乳牙釉质之 1/10,故临床治疗时应小心操作,以免不必要地去除过多的健康组织或造成意外穿髓。

3. 修复性牙本质　乳牙修复性牙本质形成功能较为旺盛,在前牙部尤为明显。修复性牙本质的矿化度较恒牙的低,硬度比通常近髓腔的牙本质硬度更低。乳牙因磨耗而形成的修复性牙本质在乳牙切端多见,量亦较多。修复性牙本质的形成,随磨耗范围扩大及磨耗部位与髓腔距离的缩短而增多。

4. 牙本质小管的走向　乳牙牙本质小管行走的方向以单纯的直线状为主,在切端部尤为明显。与恒牙相比,乳牙的牙本质小管在近釉牙本质界处显得粗,在牙本质中的分布粗细不一,而恒牙牙本质小管的分布粗细均匀。

5. 新生线　乳牙牙本质也部分形成于出生前,部分形成于出生后,两者间也有一明显的新生线。但牙本质的新生线发生率不如釉质新生线的高,约为85％,且这部分的牙本质小管和基质的变异不多。出生前形成的牙本质称为出生前牙本质,出生后形成的牙本质称为出生后牙本质。

三、牙 髓

(一)牙髓细胞与纤维

乳牙牙髓细胞丰富,胶原纤维较少且细,根尖部的胶原纤维较其他部位为多。随年龄增长与乳牙牙根吸收而胶原纤维增多。恒牙则相对牙髓细胞较少,胶原纤维较多。

(二)牙髓血管

乳牙牙髓中部的血管粗细相混,边缘部的血管较细。恒牙则牙髓中部为粗血管,边缘部为分支的细血管。

(三)牙髓神经

乳牙牙髓的神经纤维为未成熟状,其分布比恒牙稀疏,边缘神经丛少,神经纤维也少。由于神经丛进入成牙本质细胞层的神经纤维甚少,进入前期牙本质的神经纤维更少,这是乳牙感觉上不如恒牙敏感的因素之一。乳牙冠髓中部,组成神经纤维束的神经纤维多为无髓鞘神经纤维,有髓鞘神经纤维少,且髓鞘亦不如恒牙发达。

(四)淋巴管

有关牙髓中淋巴管的存在问题,至今尚有争议,以光学显微镜及电子显微镜观察,均无有力证据证明其存在。

(五)牙根的生理性吸收

牙根吸收的初期,牙髓尚维持正常结构;牙根吸收达1/4时,冠髓无变化,根髓尚属正常,但在吸收面处纤维组织增加,近吸收面处成牙本质细胞排列混乱及扁平化。牙根吸收达1/2时,冠髓尚属正常,根髓近吸收面处,牙髓细胞减少,纤维增多,成牙本质细胞变性、消失,且牙本质内壁有吸收窝。牙根吸收达3/4时,正常牙髓细胞减少,成牙本质细胞广泛地萎缩、消失,纤维细胞增加,毛细血管新生,神经纤维渐渐消失,并有进行性内吸收。乳牙脱落时期,残存牙髓失去正常组织形态,无正常牙髓细胞、肉芽变性,牙冠的牙本质发生内吸收。

了解乳牙牙髓组织变化的特点,有利于掌握乳牙牙髓病治疗的适应证。

第三节 乳牙牙根的生理性吸收

牙根的吸收有生理性和病理性两种,正常乳牙牙根在替换期的吸收属生理性吸收。

牙根处于稳定的时期(表27-1)。这也是临床上乳牙进行牙髓治疗最有利的时期。

一、乳牙的牙根稳定期

乳牙从牙根形成至牙根开始吸收这一时期,是

表27-1 乳牙牙根的稳定期

	牙根形成(岁)	牙根开始吸收(岁)	脱落期(岁)	牙根稳定期(岁)
乳中切牙	1.5	4	6—7	2—4(约2年)
乳侧切牙	1.5—2	5	7—8	2—5(约3年)
乳尖牙	3.5	7	9—12	4—7(约3年)
第一乳磨牙	2.5	8	9—11	3—8(约5年)
第二乳磨牙	3	8	10—12	3—8(约5年)

二、乳牙牙根生理性吸收的特点

乳牙牙根是人体中唯一能生理性吸收、消失的硬组织,其机制目前仍不清楚。其吸收呈间断性,有活动期和静止期,故临床检查时可以发现时而松动,时而稳固。若在静止期,局部牙槽骨与牙根间发生骨性粘连,可导致低位乳牙或牙齿固连,其发生将有碍于继承恒牙的萌出和发育。

左右同名乳牙的牙根吸收状态一般无明显差异。但若一侧存在根尖周病变,两侧的牙根吸收会出现不一致的情况,这是因为存在根尖周病变一侧伴随了牙根的病理性吸收。

三、影响乳牙牙根吸收的因素

(一)根方恒牙胚的萌出压力

继承恒牙萌出的压力是导致乳牙牙根吸收的

主要因素之一,乳牙牙根吸收部位受继承恒牙位置的影响,吸收由牙骨质表面开始,向牙本质进展,渐渐涉及髓腔。

乳前牙牙根的吸收常开始于与继承恒牙相近的舌侧面根尖 1/3,由于继承恒牙牙胚向合方和前庭方向移动,逐渐达乳牙根的正下方,使乳牙牙根呈横向吸收。乳磨牙牙根的吸收自根分歧的内侧面开始,斜面状吸收。

各牙根发生生理性吸收的时间和程度各异。下颌乳磨牙多为远中根比近中根先吸收,上颌乳磨牙颊侧远中根和腭根比颊侧近中根先吸收。

继承恒牙的存在并不是乳牙牙根吸收的必要因素,若继承恒牙先天缺失,乳牙牙根仍可发生吸收,但吸收缓慢,乳牙脱落延迟。其机制尚待研究。

(二)咬合力与乳牙牙根吸收

咬合力与牙根吸收有密切联系。牙根稳定期,

适当的咬合力可促进牙周膜对乳牙根的保护,有正常咬合力的乳牙其牙根吸收慢于咬合力丧失者;而在乳牙、恒牙替换期,随着颌骨和肌肉的不断发育,咬合力不断增大,乳牙根的生理性吸收将会加快。

(三)其他因素

1. 继承恒牙牙囊的作用　在乳牙、恒牙交替时牙囊通过分泌甲状旁腺素相关蛋白,诱导破骨细胞形成,引起乳牙的生理性吸收。

2. 遗传因子　在乳牙根吸收的同时,牙周膜和牙髓组织也被吸收。在牙周膜的吸收中,出现程序性细胞死亡,说明乳恒牙的交替是一种遗传因子决定的有序过程。

以上各种因素通过破牙细胞、相关的细胞因子、生长因子、激素等多因素作用影响乳牙牙根的吸收。

第四节　年轻恒牙的特点

已萌出于口腔,但在形态、结构上尚未完全形成和成熟的恒牙称为年轻恒牙。恒牙一般在牙根形成 2/3~3/4 时开始出龈,萌出后牙根继续发育,2~3 年牙根才达到应有的长度,3~5 年根尖才发育完成。年轻恒牙牙龈缘附着的位置也不稳定,随牙齿的萌出而不断退缩,需 3~4 年才基本稳定。大部分恒牙自萌出后达到咬合平面需 7~12 个月。

一、年轻恒牙的解剖形态特点及临床意义

年轻恒牙牙根尚未发育至应有的长度,根尖孔呈开扩的漏斗状,髓腔整体宽大,根管壁薄,因此,年轻恒牙的牙髓治疗应尽力保存活髓组织,如不能保存全部活髓,也应保存根部活髓,以使牙根能正常发育。

年轻恒牙临床牙髓治疗中常常选择盖髓术和活髓切断术;对根尖敞开,牙根未发育完全的死髓牙应采用促使牙根继续发育形成的治疗方法,即根尖诱导形成术或牙髓血供重建术,待根尖发育完成后再行完善的根管治疗。

因年轻恒牙萌出不久,磨耗少、形态清晰,前牙多见明显的切缘发育结节与舌边缘嵴。后牙咬合面沟嵴明显、形态复杂,比成熟恒牙难以自洁,故临床工作中应积极预防恒磨牙窝沟龋,可选择氟化物防龋及行窝沟封闭。

二、年轻恒牙的组织结构特点及临床意义

(一)牙釉质

年轻恒牙的釉质在萌出时已基本成熟,其釉柱、釉柱鞘、柱间质等的形态与恒牙无明显差异,但其成釉细胞很易受周围环境因素的影响。

年轻恒牙釉质薄,矿化度低,溶解度高,渗透性强,此特点是年轻恒牙龋蚀发展较快又多为急性龋的因素之一。釉质的羟磷灰石结晶较小,结晶间有间隙。结晶的化学反应性活跃,易与氟素等无机离子结合,故临床上局部涂氟有较好的防龋效果。

在刚萌出的年轻恒牙釉质表面,有薄薄的称为釉小皮的有机质膜所覆盖。牙萌出后,因咬合、咀嚼、磨耗及刷牙等机械性的摩擦这层有机质膜逐渐消失。

(二)牙本质

成牙本质细胞所形成的继发性牙本质在正常的年轻恒牙不能见到,也不存在修复性牙本质。牙根部髓腔壁的牙本质小管管口,总体上稍小于牙冠部髓腔壁牙本质小管管口。

由于年轻恒牙的牙本质小管比成熟恒牙的粗大,管周牙本质和管间牙本质矿化度低,因此,在制备牙体时较为敏感,应在局部麻醉下低速切削,注意冷却,减少刺激。

（三）牙髓

年轻恒牙的牙髓组织比成熟恒牙疏松，未分化的间叶细胞较多，纤维成分较少，成纤维细胞多。牙冠部的成牙本质细胞如圆柱形，形成有细管结构的正常牙本质；牙根部的成牙本质细胞是立方形，形成无结构样牙本质。

年轻恒牙的牙髓组织血管丰富，生活力旺盛，其抗病能力及修复功能都较强，有利于控制感染和消除炎症。这也是临床上保存活髓疗法的有利条件。又因牙髓组织疏松、根尖孔大、血供丰富，感染也易扩散，故出现急性感染时应及时治疗。

（四）萌出后的成熟现象

年轻恒牙有萌出后的成熟现象，表现为牙萌出后其表面的钙、磷、氟和氯的含量增加，碳酸根离子减少，釉质的渗透性降低，有机质的含量减少，硬度和抗酸性增强，比重增加，羟磷灰石结晶增大。

（邹　静）

■ **参考文献**

[1] McDonald RE and Avery DR. Development and morphology of the primary teeth. Dentistry for the child and adolescent. 2011, 9th edition. Mosby, Inc.

[2] 葛立宏. 儿童龋病. 儿童口腔医学. 4版. 北京：人民卫生出版社, 2012.

[3] Ali Bagherian. An in vitro study of root and canal morphology of human deciduous molars in an Iranian population. Journal of Oral Science. 2010, 52(3)：397-403.

[4] Hargreaves KM and Cohen S. Differences in Primary and Permanent Tooth Morphology. Cohen's Pathways of the Pulp. 2011, 10th edition. Elsevier Inc.

第 **28** 章

儿童颅面部与牙列的生长发育

第一节　生长发育分期及各期特点

生长是指活体的组织、器官等在生物学过程中数量、形态的变化，是细胞分裂增殖、细胞体积增大及其间质增加的结果，是可用测量值来表示的量的变化。发育则是指细胞、组织、器官的分化与功能成熟。

生长和发育两者密切相关，我们应以生长发育的整体概念来研究机体的变化。生长发育为一连续过程，各期之间并没有严格界限，而且相互之间有密切联系。

生长发育分期及各期特点

(一)年龄阶段分期

生长发育期各年龄阶段分期，见表 28-1。

表 28-1　生长发育期各年龄阶段分期

生长发育期	年龄阶段
出生前期(prenatal period)	
胎儿期(fetus period)	0 周至出生(40 周)
出生后期(postnatal period)	
新生儿期(neonatal period)	出生至 4 周
婴儿期(infancy period)	4 周至 1 岁
幼儿期(toddler period)	1—3 岁
学龄前期(preschool period)	3 岁到 6—7 岁
学龄期(school period)	6—7 岁到青春前期
青春发育期(adolescent period)	女孩 11—12 岁到 17—18 岁
	男孩 13—14 岁到 18—20 岁

(二)各生长期特点

1. 胎儿期　从受精卵形成到胎儿出生前称为胎儿期。妊娠头 2 个月也称为胚芽期。胚芽期最易受基因变异和环境有害因素的影响，母体营养不良和母体疾病也会影响胎儿。如孕妇服用肾上腺皮质激素，可导致无脑儿或唇、腭裂。

胚胎第 4 周，外胚层、内胚层、中胚层逐渐分化形成。

胚胎第 6 周，来自外胚层的乳牙牙板已开始发生。

胚胎第 7～8 周，面部突起完成联合，初现人的面形，口腔和鼻腔外形形成。

胚胎第 14 周，口鼻腔分开；乳牙钙化开始。

胚胎 16 周，恒牙胚开始形成。

胎儿 20 周，胎儿出现吮吸反射。

胎儿 28 周，胎儿若出生则能够保持活力，这是胎儿在宫外生产的最小年龄。

2. 新生儿期　是自胎儿娩出至出生后 4 周，最大特点是胎儿在母体内寄生的结束,由原来的宫内生活转变为宫外的新环境,为适应新环境的变化,新生儿经历着自身一系列生理功能的变化。

胎儿离开母体后的变化在乳牙钙化进程上留有记录,即在乳牙冠部同一时期发育的釉质上,出现较明显的横线,称发育停止线(arrest line),又称新生线(neonatal line)。有的新生儿口腔的牙槽黏膜上可出现1个至数个白色米粒大小的球状物,这是牙板上皮剩余形成的角化物,称为上皮珠(epithelial peal)或"马牙子"。新生儿口腔黏膜容易发生感染,常见的是白色念珠菌感染。

3. 婴儿期 又称乳儿期,是出生后4周到1岁。此期的特点是生长速度快,代谢率高。此时期婴儿由母体得来的被动免疫逐渐消失,后天获得性免疫尚未完全建立,故易罹患传染性疾病。此期也是乳牙开始萌出及恒牙的钙化期,营养紊乱或疾病均可导致乳牙萌出迟缓及恒牙的釉质发育不良。

4. 幼儿期 1—3岁为幼儿期。该期体格生长速度比婴儿期减慢,但神经系统的发育仍然很快,前囟1—1岁半时闭合。3岁时,大脑皮质细胞已大致分化成形,语言能力迅速发育。此期在正确的教养下可以开始培养小儿的口腔卫生习惯。

3岁左右乳牙全部出齐,但牙齿的钙化程度不够,极易引起龋坏。且乳牙外伤多发生在这个年龄。

5. 学龄前期 3岁至6—7岁为学龄前期。此期儿童的免疫力增强,患病的危险性较婴幼儿期降低,但感染后的变态反应性疾病开始出现,龋源性根尖周炎,常常是引起这些疾病的感染病灶。5岁是乳牙龋病的高发期。

6. 学龄期 6—7岁到青春期前为学龄期。学龄期儿童的颅脑的发育已与成年人无大区别。淋巴系统的发育仍然处于高峰期,颈部和腹股沟处的淋巴结几乎在100%的儿童中可以触及。扁桃体肥大或咽部腺样体增生常常影响儿童呼吸道的通畅,患儿张口呼吸,久而久之容易形成患儿开唇露齿等错合畸形。

7. 青春发育期 青春发育期又可分为3个阶段。

(1)青春前期(prepubescence)指第二性征出现前,体格形态开始加速生长阶段。

(2)性征发育期(pubescence)第二性征开始出现,到性发育成熟。

(3)青春后期(postpubescence)性成熟到体格发育停止。

青春发育期的特点是身体骨骼,包括颜面骨骼出现第2次快速生长,个体及男女之间存在发育差异,一般女孩从11—12岁,男孩从12—13岁开始。

(三)各器官系统的发育与年龄的关系

出生后全身各系统的生长发育速度并不相同,著名的Scammon生长发育曲线将身体各主要系统、器官的发育规律及其与年龄的关系表示出来(图28-1)。

1. 淋巴系统(淋巴型,lymphoid type) 胸腺、淋巴腺、内分泌腺等。淋巴系统从幼儿期至学龄期持续快速发育,11—12岁达到高峰,约为成人的2倍,其后呈负增长。

2. 神经系统(神经型,neural type) 脑、脊髓、视觉器官等。神经系统为最早开始发育的系统,6岁左右达到成年人的90%。

3. 体格生长(一般型,general type) 身高、体重、肌肉、骨骼、颌面部等。体格生长在出生后1—2岁和9—14岁有2个快速生长期,总体呈S状曲线。

4. 生殖系统(生殖型,genital type) 子宫、卵巢、睾丸等。生殖系统从青春期开始快速发育。

(四)生长发育的影响因素

1. 遗传因素 基因是决定遗传的物质基础。儿童生长发育的"轨迹"、潜能和趋势,是由父母双方的遗传因素共同决定的。与遗传因素相关的代谢缺陷、内分泌障碍、染色体畸形等可严重影响生长发育。在口腔疾病中,比较明确的遗传性疾病有牙本质发育不全、无牙症等。一些遗传性疾病除全身症状外,还会在口腔颌面部出现表征,如外胚叶发育不全综合征、儿童掌跖角化综合征、低磷酸酯酶血症等。

2. 环境因素

(1)出生前环境:主要是指母体情况。①妊娠早期,尤其是胚胎前8周,对有害物质特别敏感。②孕妇严重营养不良。③母体感染风疹、弓形虫、疱疹病毒等。④孕妇服用某些药物、X线照射或精神创伤。以上因素中很多都对口腔发育产生影响。

(2)出生后环境:家庭环境、经济状况和社会因素等可影响儿童的体格、智力、心理发育。

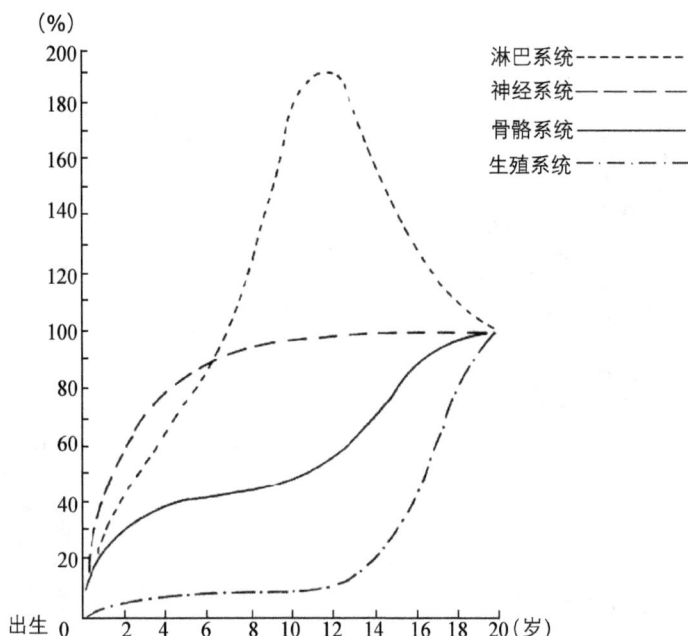

图 28-1　器官生长发育曲线(Scammon,1930)

第二节　颅面骨骼的生长发育

颅颌面生长发育是机体生长发育的一部分,也是颅颌面在长、宽、高 3 个方向上与时间的一个四维动态变化过程。从短期看,这一过程是生理学改变;从长期看,则是遗传和进化的改变。

婴儿出生时,颅骨与面骨之比约 8∶1,随着颌骨的发育和牙齿的萌出,面部快速增长,到成年人时颅、面比例约为 1∶1,头盖骨的生长早于上颌骨,上颌骨早于下颌骨,符合头尾阶梯发育的规律。颅骨的生长发育开始较早,其生长发育曲线符合神经系统的生长发育曲线。颌骨的生长发育曲线基本符合体格生长曲线。

颅面骨骼的生长快速期和平稳期交替出现。①第 1 快速期:3 周至 7 个月,乳牙萌出。②第 2 快速期:4-7 岁,乳牙列建合完成,第 1 恒磨牙开始萌出。③第 3 快速期:11-13 岁,完成乳牙、恒牙列交替,第 2 恒磨牙萌出。④第 4 快速期:16-19 岁,恒牙列形成且恒𬌗建立。

一、颅骨的生长

颅骨的成骨方式既有膜内成骨也有软骨内成骨。

颅部前后径增长主要靠颅底软骨生长。颅部上下径及左右径增大主要靠颅骨骨缝的生长。出生后许多骨缝及软骨逐渐消失而融合,颌额缝 6 岁才消失。颅骨缝早闭见于小头畸形,骨缝晚闭见于

佝偻病、呆小症和脑积水的患者,骨缝不闭合见于颅骨、锁骨发育不全患者。

颅部的三维(向)生长中,前后径比上下径及左右径增加为多。其生长发育受到颌面部一般型生长发育的影响,同时也受到脑的神经系型生长发育的影响。

二、面骨的生长

(一)上颌骨的生长发育

上颌骨由第一鳃弓上颌突、侧鼻突和中鼻突共同发育而成;上颌骨与颅骨相连,主要是向下、向前及向外生长。

上颌骨体积的增长主要是骨的表面增生和骨缝间质增生的结果,包括:①长度增长。上颌骨唇侧增生新骨和舌侧骨吸收使长度增长。长度增长最大的部位是上颌结节区和颚骨后缘。②宽度增长。颊面和颧骨侧面新骨增生,颧颌缝生长,乳恒牙在牙槽骨的生长,增加了上颌前部的宽度,腭中缝的新骨增生增加上颌骨后部的宽度。③高度增长。颅底和鼻中隔的生长,上颌窦的发育和牙齿的萌出,牙槽突的生成使上颌骨的高度增长。

颅面骨的实质骨内含有气窦,它们都开口于鼻腔,其始基在胚胎 3 个月时就已发生,而其发育主要在出生后(图 28-2)。

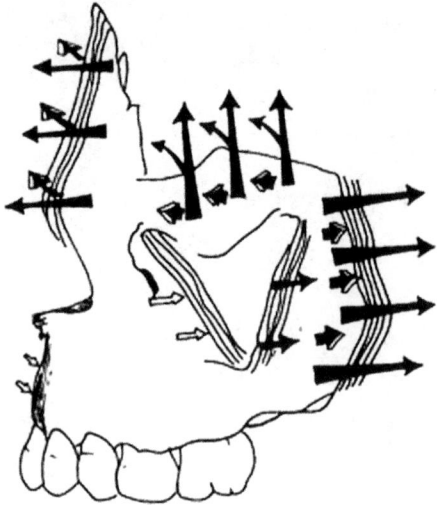

图 28-2 上颌骨生长发育综合图

（二）下颌骨的生长发育

下颌骨有两种生长方式，即软骨成骨和骨的表面增生。除了髁突有软骨生长外，下颌骨大小的增加都是骨膜下的骨表面基质的沉积形成，与肌的作用、髁突的生长和牙的萌出有关，并由此而决定下颌骨的生长（图 28-3）。

下颌骨生长有以下特点。

1. 下颌骨体骨板外侧新骨沉积，内侧面骨吸收，向外生长，体积增大，宽度增加。

2. 随着牙槽骨内牙胚的发育和牙齿的萌出使牙槽突上缘向上增长，下颌骨下缘新骨形成，下颌骨体垂直向增长。

3. 下颌支后缘骨增生，前缘骨吸收，呈前后方向增长。

4. 下颌髁突与喙突软骨不断增殖和骨化，使下颌支变长。咀嚼肌运动对下颌骨的发育，特别是对下颌骨形态的改变起着重要作用。

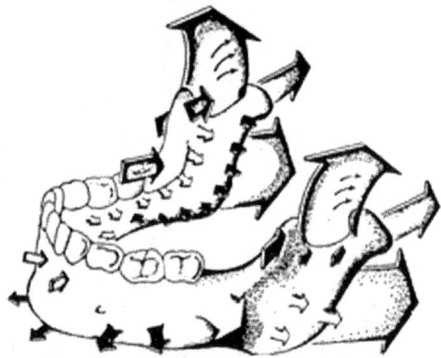

图 28-3 下颌骨生长方向示意图

第三节 牙和𬌗的发育

一、牙的发育过程

（一）牙胚发生

胚胎 5～7 周，外胚间叶组织诱导上皮增生，形成原发性上皮板。上皮板生长并分叉为颊侧的前庭板和舌侧的牙板。牙板进一步发育为牙胚。牙胚由 3 部分组成：①成釉器起源于外胚层，形成釉质。②牙乳头起源于外胚间叶，形成牙髓和牙本质。③牙囊起源于外胚间叶，形成牙骨质、牙周膜和固有牙槽骨。

在牙胚发育中，成釉器首先形成，依次分为蕾状期、帽状期、钟状期。成釉器下方球形未分化的间充质细胞团称为牙乳头。包绕成釉器和牙乳头的间充质细胞，称为牙囊。

（二）牙体组织形成

包括牙本质、釉质、牙髓、牙根、牙周组织的形成。釉质形成包括 2 个阶段：①有机质形成；②有机质矿化。牙本质形成是由成牙本质细胞完成的。在牙本质不断形成的同时，成牙本质细胞向中心移动，牙乳头体积逐渐缩小，待原发性牙本质完全形成在牙髓腔内的多血管的结缔组织，即为牙髓。当牙冠发育即将完成时，牙根开始发生。牙颈部的上皮根鞘包绕着牙乳头细胞向根方增长，形成根部牙本质和牙髓。随着牙根的发育，牙囊细胞形成牙周组织包括牙骨质、牙周膜和牙槽骨。

（三）牙齿萌出

1. 萌出前期 牙萌出的准备期，牙胚产生整体𬌗向移动和偏中心的移动，移动向骨吸收，反方向骨重建。

2. 萌出期 当牙根形成达全长的 2/3 时，牙胚突破牙囊、牙龈显露于口腔。牙胚破龈萌出，称为"出龈"。此后，牙根继续形成，牙齿迅速𬌗向生长，直至建立咬合接触。

牙自身𬌗向运动萌出到口腔称主动萌出。缩于釉上皮与釉质表面分离，牙龈向根方退缩，临床牙冠暴露称为被动萌出。

3. 萌出后期 当牙萌出到咬合建立时，牙槽骨密度增加，牙周膜各组纤维束逐渐形成。纤维束直径由细小变得粗大稳定。

刚萌出的牙,硬组织壁薄,髓腔宽大,牙根尚未完全形成,根尖孔呈喇叭口状,一般

经过 2~3 年根尖部才能完全形成。牙本质和牙骨质还在继续形成,年轻恒牙发育经过 3~5 年才达到与成人相似。

Nolla(1960)把 X 线片上的恒牙钙化过程分为 10 个阶段,为临床常用的评估牙发育程度的参考指标。其中,第 2 阶段牙冠开始钙化,X 线片上有牙囊存在,可以看到钙化的牙尖;第 6 阶段牙冠完成,釉质的钙化完成,进入牙根发育期,牙向𬌗面运动;第 8 阶段牙根形成 2/3,牙的大部分已在牙龈黏膜下,或已暴露于口腔中,即牙开始临床萌出;第 10 阶段根尖发育完成,表面牙发育近成熟(图 28-4)。

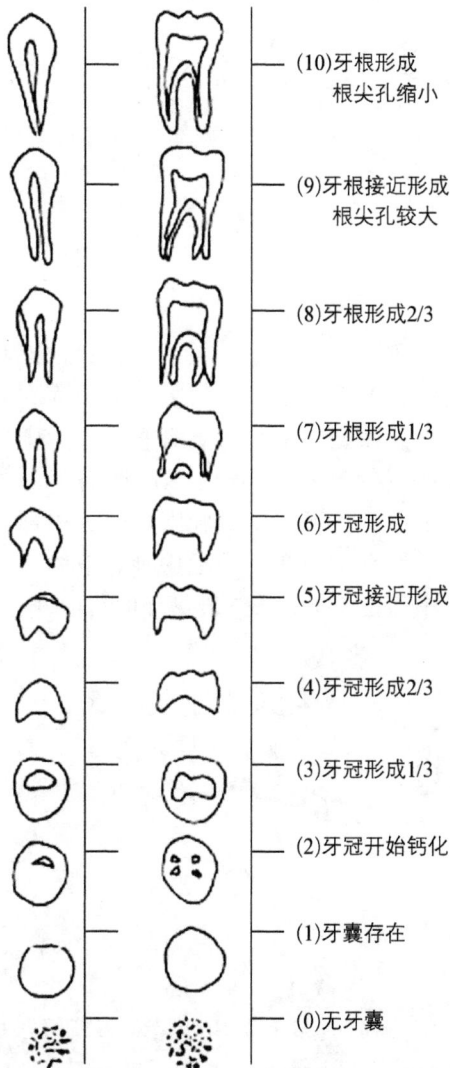

(10)牙根形成
　　根尖孔缩小

(9)牙根接近形成
　　根尖孔较大

(8)牙根形成 2/3

(7)牙根形成 1/3

(6)牙冠形成

(5)牙冠接近形成

(4)牙冠形成 2/3

(3)牙冠形成 1/3

(2)牙冠开始钙化

(1)牙囊存在

(0)无牙囊

图 28-4　恒牙钙化过程的 10 个阶段(Nolla,1960)

二、萌出的时间和顺序

牙齿萌出有一定的时间和顺序,左右对称萌出,同名牙下颌略早于上颌萌出。牙萌出顺序比萌出时间更具有临床意义。萌出顺序紊乱常导致错𬌗畸形的发生。乳牙萌出顺序见表 28-2,恒牙萌出顺序见表 28-3。

表 28-2　乳牙萌出顺序

序号	下颌	序号	上颌
1	中切牙	2	中切牙
4	侧切牙	3	侧切牙
5	第一乳磨牙	6	第一乳磨牙
7	尖牙	8	尖牙
9	第二乳磨牙	10	第二乳磨牙

表 28-3　恒牙萌出顺序

序号	下颌	序号	上颌
1	第一磨牙	2	第一磨牙
3	中切牙	5	中切牙
4	侧切牙	6	侧切牙
7	下尖牙	8	第一前磨牙
9	第一前磨牙	10	第二前磨牙
11	第二前磨牙	12	上尖牙
13	第二磨牙	14	第二磨牙

牙萌出顺序在咬合诱导中有特别的意义,可以利用顺序拔牙法引导牙齿萌出到正常牙位。

三、牙列与咬合的发育

(一)儿童时期的 3 个牙列阶段

1. 乳牙列阶段(6 个月至 6 岁)　乳牙开始萌出到恒牙萌出之前。任务:保护乳牙、加强卫生宣教,防止乳牙早失造成错𬌗畸形。

2. 混合牙列阶段(6—12 岁)　乳牙开始脱落,恒牙依次萌出,一直到全部乳牙被替换完毕。任务:预防错𬌗畸形,早期矫治,诱导建立正常咬合关系、防龋。

3. 年轻恒牙列阶段(12—15 岁)　全部乳牙被替换完毕,除第三磨牙外,全部恒牙均已萌出。任务:尽可能保存第一、二恒磨牙完好。

(二)咬合发育分期(Hellman 分期)

1. 无牙期(乳牙萌出前期)(ⅠA 期)　此期口腔内尚无乳牙萌出,此期上下颌关系实为仅相当于第一乳磨牙处有接触,其余部位均无接触,故从正

中观察有一间隙,称为颌间间隙(intermaxillary space)。下颌只有前后向运动,无侧方运动,下颌略处于上颌之远中位。

2. 乳牙咬合完成前期(IC期) 从出生后6～7个月牙齿开始萌出到2岁半左右全部乳牙萌出大概需要1年6个月至2年时间,3岁半时乳牙牙根基本形成,乳牙颌建立。

随着乳切牙的萌出,前牙部的颌间间隙消失。这一时期颅骨生长较快,面骨也有较快生长,所以颜面变化明显。

3. 乳牙咬合完成期(ⅡA期)

从2岁半左右乳牙全部萌出开始到6岁左右恒牙即将萌出为乳牙咬合完成期。3岁以后,随着颅面和恒牙胚的发育,乳牙颌发生如下一些变化。

(1)乳牙列的生理间隙:乳牙列间隙一般在3—6岁时出现在儿童的前牙部分,称为发育间隙(developmental space);在灵长类动物牙列中,上颌乳侧切牙与乳尖牙之间,下颌乳尖牙与第一乳磨牙之间的间隙,称为灵长间隙(primate space)。临床上将灵长间隙和发育间隙统称为生理间隙。一般认为间隙的出现表明颌骨在增长,乳牙列间隙的出现有利于未来恒牙的萌出与排列(图28-5)。

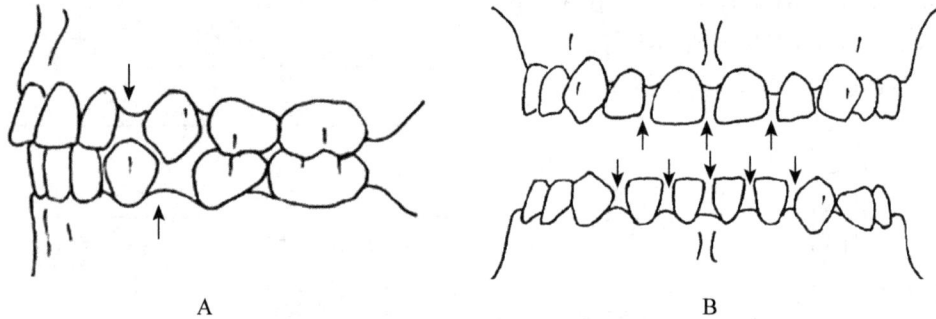

图 28-5 乳牙列生理间隙
A. 乳牙列灵长间隙;B. 乳牙列发育间隙

(2)牙弓的发育变化:乳牙咬合完成期的咬合关系相对比较稳定。乳牙列完成后,随着恒牙胚的发育,牙槽骨的生长,上下牙弓的宽带、长度均发生变化,这些变化主要表现在尖牙之间距离的增宽及第一乳磨牙前牙弓长度的减小。遗传因素及口呼吸、吮指、吐舌等不良习惯都会使牙弓形态改变。

(3)第二乳磨牙末端平面:乳牙从侧方观察,上下颌第二乳磨牙的远中面关系,大致可分为3型:①垂直型。上下颌第二乳磨牙的远中面在一个垂直平面上。该型终末平面更有利于今后下颌第一恒磨牙的近中移动,并最终形成恒磨牙的中性关系。②近中型。下颌第二乳磨牙的远中面位于上颌第二乳磨牙的近中。③远中型。下颌第二乳磨牙的远中面位于上颌第二乳磨牙的远中(图28-6)。

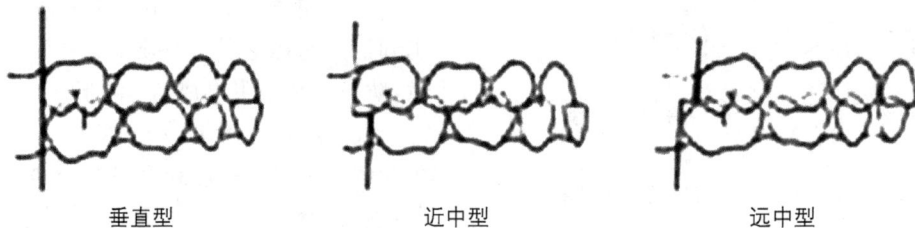

垂直型　　　　　近中型　　　　　远中型

图 28-6 乳牙列末端平面

(4)切缘和𬌗面的磨耗:初萌的乳牙切缘与𬌗面无明显磨耗。由于牙根发育未完成,𬌗间高度不足,而成深覆𬌗。随着乳磨牙牙根发育完成,覆𬌗变浅。由于咀嚼功能的行使,切缘和𬌗面磨耗。切牙冠的高度减少,𬌗面牙尖变平,5—6岁时,随着下颌牙弓的朝前移动,与上颌切牙呈对刃或极浅的覆𬌗覆盖关系。

(5)乳前牙的咬合:乳前牙牙轴的交叉角较恒牙的大,所以乳前牙上下关系近似于垂直。

4. 第一恒磨牙或恒切牙萌出开始期(ⅢC期) 儿

童 6 岁开始，第一恒磨牙萌出。同时，下颌乳中切牙也被恒中切牙替换。随着第一恒磨牙的萌出，颌骨的长度、宽度和高度以及牙弓都显著随生长发育发生变化。

(1) 第一恒磨牙的骀关系：由于乳磨牙的末端平面大多数是垂直型的，所以第一恒磨牙建骀初期是尖对尖的远中咬合关系。这种骀关系可以通过 3 条途径进一步发展成中性骀关系：①一些乳牙列的末端平面呈近中阶梯型，第一恒磨牙萌出后即直接达到中性骀关系；②末端平面为垂直型，有灵长间隙的乳牙列，第一恒磨牙萌出时推下颌乳磨牙向前，又利用灵长间隙向前移动，使末端平面成为近中台阶型，然后第一恒磨牙可以转为中性骀关系；③在无生理间隙的闭锁型乳牙列，第一恒磨牙尖对尖的骀关系，一直维持到第 2 乳磨牙脱落，第一恒磨牙利用剩余间隙向前移动而达到中性骀关系。

(2) 第一恒磨牙的萌出：决定第一恒磨牙正常萌出的主要因素有以下几点。①第二乳磨牙的末端平面；②牙列中的生理间隙；③第一恒磨牙的位置和萌出方向，萌出速度；④上下颌骨的发育程度等各种因素。胚胎 3~4 个月，第一恒磨牙的牙胚开始形成，出生时开始钙化，2-3 岁时牙冠即钙化完成，6-7 岁开始萌出，9-10 岁牙根发育完成。

开始萌出时，上颌第一恒磨牙牙轴向远中倾斜，下颌第一恒磨牙冠轴向近中倾斜，上下第一恒磨牙与第二乳磨牙之间存在间隙。随着萌出，上颌第一恒磨牙牙冠轴向近中倾斜，下颌第一恒磨牙牙冠轴与咬合平面垂直，紧贴于第二乳磨牙远中。第一恒磨牙萌出力较大，如果乳牙早失未做间隙保持器或乳磨牙邻面龋不进行修复治疗，会造成牙弓长度缩小。

(3) 切牙替换方式：上颌恒切牙随着乳牙牙根吸收向唇侧移动萌出。而下颌恒切牙在乳切牙的舌侧萌出，乳牙松动脱落后，依靠生长发育潜力和唇舌运动压迫恒切牙向唇侧移动，建立前牙正常的咬合关系。

5. 第一恒磨牙萌出完成及恒前牙萌出期（ⅢA 期）　这一时期第一恒磨牙萌出结束，恒前牙相继萌出，牙弓长度、生理间隙、牙齿排列发生一系列变化。

(1) 尖牙间距增加：恒切牙萌出时（6-10 岁），乳尖牙间距增大，侧切牙萌出后乳尖牙间距处于稳定时期，直到乳尖牙脱落，恒尖牙完全萌出时（11-14 岁），上颌恒尖牙间距稍有增加，下颌则无明显增加。女性牙弓增长比男性要小。

(2) 磨牙间距的变化：磨牙间距为两侧第一恒磨牙近中舌尖之间的距离，从第一恒磨牙萌出到 12 岁，男女上颌磨牙间距均有所增加，下颌则无明显增加。第二恒磨牙萌出时，第一恒磨牙由原来的舌倾变为稍直立时，磨牙间距可能稍有增加。

(3) 牙弓向前生长。

(4) 上颌切牙向远中萌出：上颌中切牙初萌时，牙间出现较大的间隙。待侧切牙、尖牙完全萌出后，间隙会自行消失。由于恒切牙初萌时的歪斜不齐，加之刚萌出的恒切牙牙冠与儿童面型、相邻乳牙、牙弓不协调，故有人称此阶段为丑小鸭阶段 (ugly duckling stage)。

(5) 下切牙拥挤现象：恒切牙萌出初期，可能出现拥挤，以后随着颌骨和牙槽突的生长以及乳磨牙替换时的剩余间隙的存在，拥挤会有所改善或消失。如果牙列拥挤在此时仍不能改善，以后几年中，由于后牙萌出压力，拥挤会更加严重。

6. 侧方牙群替换期（ⅢB 期）　由于恒尖牙萌出晚于恒切牙，所以临床上将其和第一、二前磨牙一起称为侧方牙群。侧方牙群的替换约从 9 岁半开始到 12 岁。下切牙的拥挤和上切牙的间隙此时得到改善，牙排列趋于正常。

(1) 剩余间隙：乳牙侧方牙群牙冠近远中径大于恒牙侧方牙群，这种所差的间隙称为剩余间隙 (leeway space)。剩余间隙上颌一侧平均为 0.9 mm，下颌为 1.7 mm。

剩余间隙的存在有利于第一恒磨牙在侧方牙群交换期建立正常的咬合关系。特别是末端平面垂直型和远中型的儿童，可以利用剩余间隙前移达到正常的咬合关系（图 28-7）。

(2) 牙弓周长的变化：乳磨牙替换后恒磨牙前移到剩余间隙可使牙弓周长变短。从 5-18 岁，上颌牙弓总长径变化不明显，下颌牙弓周长在女性减少约 4.5 mm，在男性减少约 3.4 mm。所以乳牙龋病一定要及早治疗，修复牙冠，乳牙早失应及时做间隙保持器，防止恒磨牙特别是第二恒磨牙前移，造成前牙拥挤和前突。

(3) 侧方牙群的替换顺序：侧方牙群的替换时间和顺序，对于牙的正常排列和正常咬合关系的建立是非常重要的。一般情况下，上颌恒牙侧方牙群的萌出顺序是 4→3→5，下颌为 3→4→5。

7. 第二恒磨牙萌出开始期（ⅢC 期）和第二恒磨牙萌出完成期（ⅣA 期）　第 2 恒磨牙大概在 11

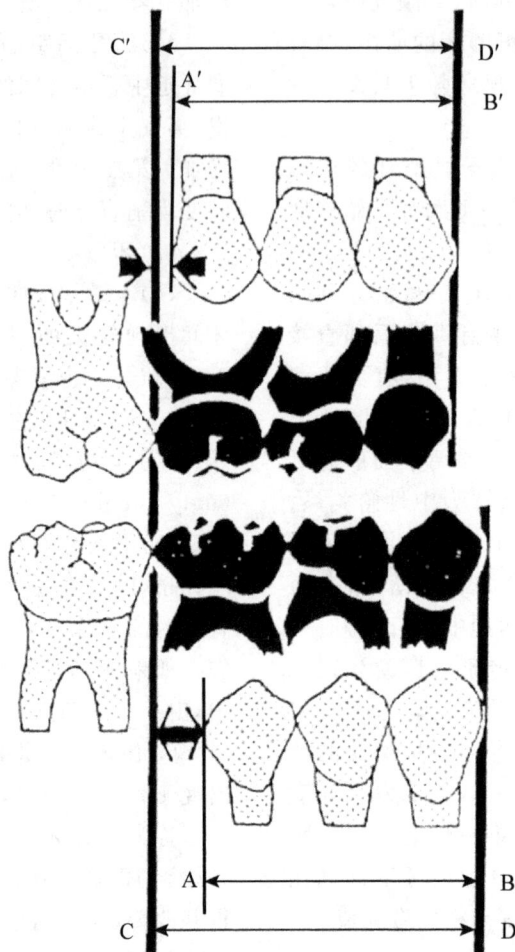

图 28-7　剩余间隙（Nance's leeway space，1947）

剩余间隙＝CD－AB（C'D'－A'B'）

岁半左右开始萌出，13 岁完全萌出。这时乳牙全部脱落，颜面和颌骨发生明显的生长发育变化。随着第二恒磨牙萌出，牙弓长径明显缩短，这种情况在下颌更为明显。如果第二恒磨牙在乳牙全部脱落，继承恒牙全部萌出后萌出则影响不大。如果乳牙滞留或继承恒牙萌出过缓，第二恒磨牙萌出会使剩余间隙缩小，造成前牙拥挤。

8. 第三恒磨牙萌出开始起（ⅣC 期）和第 3 恒磨牙萌出完成期（Ⅴ 期）　第三恒磨牙萌出并建𬌗，恒牙𬌗建立完成。

（宋光泰）

■ 参考文献

[1]　葛立宏.儿童口腔医学.4 版.北京：人民卫生出版社,2012:44-68.

[2]　傅民魁.口腔正畸学.6 版.北京:人民卫生出版社,2012:13-31.

第29章

牙发育异常

牙的发育是一个连续的过程,包括牙胚的发生、组织形成和萌出。这一过程不仅发生在胚胎生长期,而且可持续到出生之后。牙发育异常(dental developmental anomalies)是指牙齿数目异常、形态异常、结构异常、萌出与脱落异常,是儿童牙病中重要的一部分。牙发育异常的病因目前还不十分明确,有的来自遗传或家族性的,有的来自环境。其中,遗传因素在牙发育异常中起着重要的作用,有一些牙齿发育异常,是牙胚发育时期各种外来有害因素影响的结果。

第一节 牙数目异常

牙数目异常(abnormality of teeth number)表现为数目不足或数目过多。牙齿数目异常在乳牙列很少发生,恒牙列则较多见。

一、牙数目不足

牙数目不足又称先天缺牙(congenitally absent teeth)。按照缺失牙的数目,先天缺牙可分为个别牙缺失(hypodontia)、多数牙缺失(oligodontia)和先天无牙症(anodontia)。

按照与全身疾病的关系,先天缺牙可分为单纯型先天缺牙和伴综合征型先天缺牙。与缺牙相关的综合征有多种,常见的有外胚叶发育不全综合征、Reiger综合征等。遗传方式为常染色体隐性遗传。

(一)个别牙或部分牙先天缺失

个别牙缺失指缺失牙齿数目少于6颗(除第三磨牙外);多数牙缺失指缺失6颗或更多的牙(除第三磨牙外)。

【病因】

个别牙缺失的病因尚不明确,可能与牙板生成不足或牙胚增殖受到抑制有关。

大多数先天缺牙与遗传因素有关,已证实病例涉及与牙发育相关的一些调节基因,如MSX1和PAX9等。

【临床表现】

口腔内先天牙缺失的数目和位置不一,先天缺牙可发生于乳牙列,也可发生在恒牙列,恒牙较乳牙多见,且存在明显的种族差异,男女比率约2:3。除第三磨牙外最常缺失的牙齿是下颌第二前磨牙、上颌侧切牙,上颌第二前磨牙和下颌切牙。最少缺失的是第一恒磨牙,其次是第二恒磨牙。

乳牙列的牙缺失比较少见,可见于下颌乳切牙、上颌乳切牙和乳尖牙。乳牙列缺失者,恒牙列缺牙可能性大,乳牙列多牙者,恒牙列有30%多牙。

先天缺牙的特征是牙齿先天缺失(图29-1)。先天缺牙的诊断是根据牙的数目、形态、缺牙位置和间隙情况,明确有无牙外伤史和拔牙史,并经根尖X线片和全口曲面体层X线片等确诊。

【治疗】

处理先天缺牙问题需要全面诊断,同时仔细评估牙弓长度和咬合关系。最重要的原则是恢复咀嚼功能,保持良好的咬合关系。缺牙较少时可不处理。多数牙缺失时,可以做活动性义齿修复。

(二)先天性无牙症(外胚叶发育不全综合征)

先天性无牙症(congenitally total anodontia)是先天完全无牙或大多数牙先天缺失。常是外胚叶发育不全综合征的一种表现。

外胚叶发育不全综合征(ectodermal dysplasia syndrome)是口腔科较多见的一类遗传性疾病,它表现为牙先天缺失、毛发稀疏和皮肤异常等多种综合征。

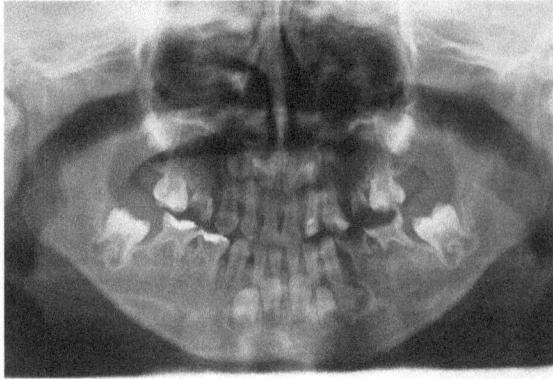

图 29-1 口内多数恒牙先天缺失(13,14,15,22,23,24, 25,34,35,43,44,45)

Clouston(1939)把本病分成两类,一类为无汗型外胚叶发育不全,另一类为有汗型外胚叶发育不全。无汗型(anhidrotic type)患者皮肤无汗腺或少汗腺,故体温调节障碍。有汗型(hidrotic type)患者汗腺正常,但牙、毛发和皮肤等结构异常。

【病因】

本病为遗传性疾病,遗传方式尚未完全明了,多数病例是伴 X 隐性遗传。目前已有 2 个相关性基因,一个是外胚叶发育不全综合征(ectodermal dysplasias syndrome)基因,另一个是 Rieger 综合征的基因。

外胚叶发育不全在家族内或家族之间存在着临床异质性。

【临床表现】

无汗型外胚叶发育不全的主要表现是患儿全身汗腺缺失或缺少,不能出汗或很少出汗,不耐受高温;患儿缺少毛囊和皮脂腺,皮肤干燥而多皱纹;毛发、眉毛、汗毛干枯稀少;指(趾)甲发育不良;患儿躯体发育迟缓、矮小,前额部和眶上部隆凸而鼻梁下陷,口唇突出,耳郭明显。30%～50%患儿智能较差。

口腔中最突出的表现是先天缺牙,余留牙间隙增宽,距离稀疏,牙形小,呈圆锥状。无牙的部位无牙槽嵴,但颌骨发育不受影响。有的涎腺发育不良,唾液少,口干。家长常因患儿不长牙而就诊咨询(图 29-2)。

有汗型外胚叶发育不全又称毛发-指甲-牙综合征(trichoanycho-dental-syndrome),主要表现是患儿汗腺发育正常,其他表现与无汗型外胚叶发育不全相似。口腔表现亦为牙先天缺失,缺失牙数不

等,或形态发育异常,前牙多呈锥形牙,或釉质发育不良釉质薄,横纹明显或出现小陷窝。

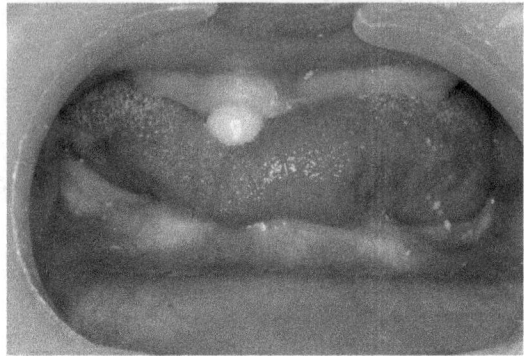

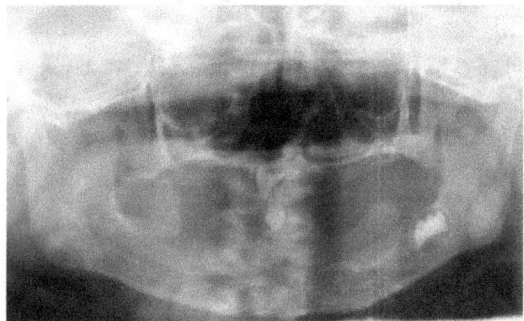

图 29-2 先天性无牙症

【治疗】

早期做部分义齿或全口义齿以增强咀嚼能力,促进颌面发育。随着儿童的生长发育,义齿需要做适当的调整或重做。有些病例可能需要结合正畸治疗来调整基牙的位置。

二、牙数目过多

牙齿数目过多(hyperdontia)是指多于正常牙类、牙数以外的额外牙,又称为多生牙(supernumerary teeth)。牙齿数目过多除多生牙外,还可表现为牙瘤(odontoma)。

(一)多生牙

多生牙是人类正常牙列以外的牙。

【病因】

多生牙的病因至今仍未认定。对额外牙形成的原因有数种推测:进化过程中的返祖现象,牙胚的分裂,牙板局部的活性亢进(是解释多生牙发生的、得到最广泛接受的理论遗传因素)综合征的一种表现。

【临床表现】

多生牙较少见于乳牙列,多见于混合牙列和恒牙列,其顺序是混合牙列＞恒牙列＞乳牙列。好发于上颌中切牙之间,其次是牙弓末端第三磨牙之

后,称第四磨牙(图 29-3、图 29-4)。

多生牙对牙列发育的影响,主要表现在对恒牙的发育和萌出方面,如引起恒牙迟萌或阻萌,出现牙间间隙、牙移位、牙根弯曲、邻牙扭转或萌出方向的改变。有的还与正常牙融合,或出现含牙囊肿,有的甚至引起邻牙牙根吸收。

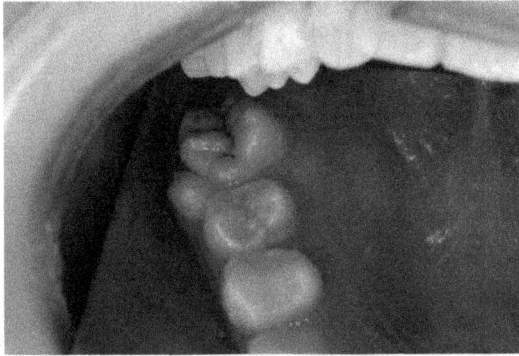

图 29-3　多生牙(15,16 牙颊侧)

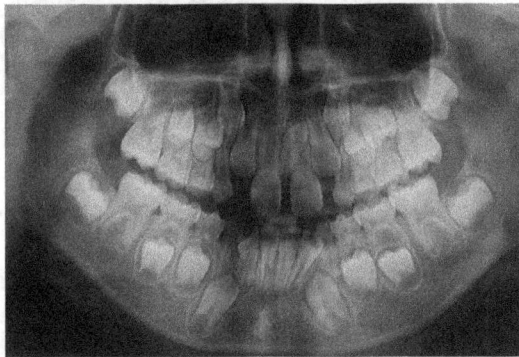

图 29-4　多生牙(11,21 间)

【治疗】

为减少多生牙对恒牙和恒牙列的影响,应尽早发现,及时治疗。

已萌出的多生牙应及时拔除。对埋藏的多生牙,如果不产生任何病理变化,可以不处理。若需要拔除的,手术必须仔细小心。必要时,需等切牙牙根发育完成后再拔除额外牙。当多生牙近似正常牙,或牙根有足够长度时若因多生牙的存在造成正常切牙的牙根吸收或弯曲畸形,可拔除正常切牙而保留多生牙来代替正常切牙。

(二)牙瘤

牙瘤是成牙组织的错构瘤或发育畸形,不是真正的肿瘤。肿物内含有成熟的牙釉质、牙本质、牙骨质和牙髓组织。根据这些组织排列结构不同,分为两种类型:组合型牙瘤和混合型牙瘤。

组合型牙瘤中,所有的牙组织有序排列,解剖上与牙相似。多发生于尖牙和切牙区域,上颌比下颌多见。X 线表现为阻射影像,呈小的牙样结构。混合型牙瘤中,仅仅是牙组织的混合,没有牙的形态。多发生于后牙区,X 线表现为阻射团块。

牙瘤通常没有症状,常在 X 线检查中发现。牙瘤的临床影响与多生牙相似,可造成恒牙不萌或阻生,乳牙滞留,并与牙源性囊肿形成有关。治疗原则是在不损伤恒牙胚的情况下尽早拔除,一般预后较好。

第二节　牙形态异常

牙形态异常(abnormality of tooth)是指正常牙齿形态之外的异常形态。临床常见的牙形态异常有畸形牙尖、畸形牙窝、牙过小、牙过大、双牙畸形、弯曲牙和牙髓腔异常等。

一、畸形牙尖与畸形窝

(一)畸形舌尖与畸形舌窝

畸形舌尖是牙发育时期成釉器出现皱褶向内陷入牙乳头所致,当向内陷入牙乳头形成窝状畸形时称畸形舌窝(invaginated lingual fossa)(图 29-5),又称牙内陷(dens invaginatus)。临床根据舌窝深浅程度和舌窝形态变异,又分为畸形舌沟、畸形舌尖和牙中牙。

畸形舌尖可发生于恒牙也发生于乳牙,恒牙多见上颌侧切牙,乳牙多见乳中切牙。

【临床表现】

畸形舌尖有的完全无害,有的高达咬合面妨碍咬合,有的尖内有髓角突入,折断后易使牙髓感染。有的畸形舌尖伴有畸形舌窝。

畸形舌窝是内陷较轻的一种,牙形态无明显变异,只是舌窝较深,容易滞留食物和堆积菌斑而患龋病。

畸形舌沟是釉质内陷的裂沟,裂沟可越过舌隆突,将其一分为二。若裂沟达根尖部,感染即可由此通过而引起牙周或根尖周炎症。

牙中牙是釉质内陷较严重的一种,由于内陷深

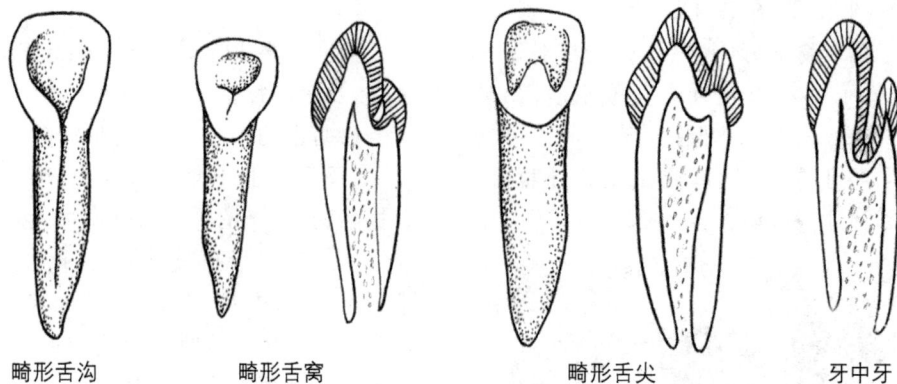

| 畸形舌沟 | 畸形舌窝 | 畸形舌尖 | 牙中牙 |

图 29-5　畸形牙尖和畸形窝示意图

入的部位有牙釉质和牙本质,在 X 线片上可以看到牙冠中央内陷的空腔,好似包含在牙中的一个小牙,故称牙中牙。此类畸形也易发生牙髓根尖周炎症。

【治疗】

乳中切牙畸形舌尖若较圆钝不妨碍咬合可以不处理。如妨碍咬合,可采用分次磨除法,做间接盖髓或直接盖髓术。如牙尖已折断,根据牙髓感染程度,选择冠髓切断术或根管治疗术。年轻恒牙的畸形舌尖若牙髓感染坏死,需选择根尖诱导成形术。

畸形舌窝的牙,早期应进行窝沟封闭或预防性充填,以预防龋病发生。

畸形舌沟引起牙周和根尖周炎症者,一般应拔除。

(二)畸形中央尖

畸形中央尖(central cusp)是指在前磨牙的中央窝处,或接近中央窝的颊尖三角嵴上,突起一个圆锥形的牙尖。大多数中央尖是左右侧同名牙对称性发生。最多出现于下颌第二前磨牙。

【临床表现】

中央尖的高低不等,结构不一,大部分为釉质组成,中央部为薄层牙本质,并有髓角突入。中央尖磨损或折断后,可见底部的环状痕迹,颜色较深的中心为突入到尖内的髓角或形成的继发性牙本质。细而高的中央尖极易折断,折断后牙髓暴露而易引起牙髓感染、坏死以至根尖周炎症,属无龋性根尖周感染(periapical infection of caries free teeth)。当牙根未发育完成而中央尖折断使牙髓和根尖周组织发生炎症时,牙根即停止发育,此时 X 线片上显示的患牙牙根短、根管粗、根尖孔敞开或

呈喇叭口状(图 29-6)。

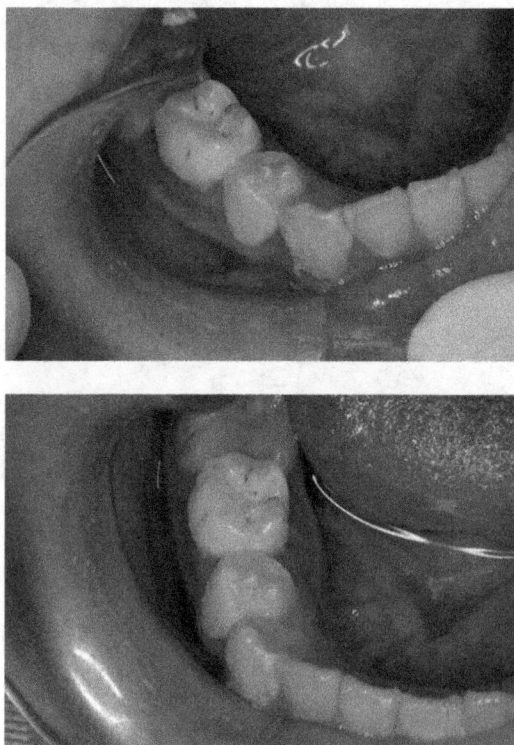

图 29-6　畸形中央尖(45)

畸形中央尖患者一般无临床症状,常在口腔检查时偶然发现,多数患者是在中央尖折断并发牙髓和根尖周炎症后就诊。

【治疗】

低而圆钝的中央尖可不做处理,让其自行磨损。为防止中央尖折断和并发症发生,可采用预防性充填法和中央尖加固法。

中央尖折断并出现轻度牙髓或尖周病变时,需要根据牙髓感染的情况和牙根发育情况,选择治疗

方法。

牙根没有发育完成的年轻恒牙可采用冠髓切断术、根尖诱导成形术、牙髓血管再生术等控制炎症,促进牙根的发育。

牙根发育完成的患牙,可采用根管治疗术。

牙根过短且根尖周病变范围过大的患牙,可予以拔除。

二、过大牙、过小牙及锥形牙

(一)过大牙

过大牙是指大于正常牙的牙,又称为牙过大(macrodontia)。

【病因】

过大牙有个别牙过大和普遍性牙过大。个别牙过大的病因尚不清楚。普遍性牙过大多见于脑垂体功能亢进的巨人症。环境因素与遗传因素共同决定牙的大小。

【临床表现】

过大牙的形态与正常牙相似,但体积较正常牙显著过大,多见于上颌中切牙和下颌第三磨牙。

【治疗】

个别牙过大对身体健康无任何影响可不做处理,或可进行适当调磨,调磨应以不引起牙髓敏感症状为原则。

(二)过小牙

过小牙(microdontia)是指小于正常牙的牙又称牙过小,常呈圆锥形,又称锥形牙(cone shaped tooth)。

【病因】

过小牙有个别牙过小和普遍性牙过小,其病因多与遗传有关。

【临床表现】

体积较正常牙显著过小,见于上颌侧切牙和上颌第三磨牙。

【治疗】

牙过小影响美观,可做树脂冠修复,或做光固化树脂修复外形。有的学者认为,对身体健康无任何影响,可不做处理。

三、双牙畸形

双牙畸形(fused teeth)是指牙在发育时期,由于机械压力因素的影响,使 2 个正在发育的牙胚融合或结合为一体的牙形态异常。根据形态和来源,可分为融合牙、结合牙和双生牙(图 29-7)。

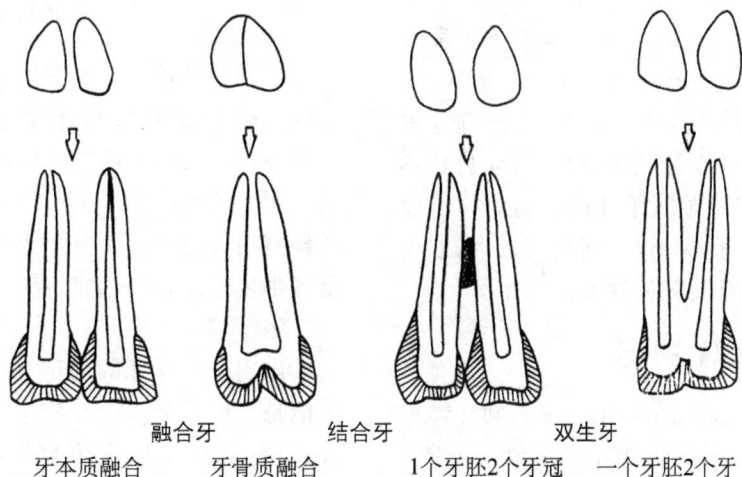

| 融合牙 | | 结合牙 | 双生牙 | |
| 牙本质融合 | 牙骨质融合 | 1个牙胚2个牙冠 | 一个牙胚2个牙 |

图 29-7　双牙畸形示意图

(一)融合牙

融合牙(fusion of tooth)是由 2 个正常牙胚的牙釉质或牙本质融合在一起而成。除牙发育受压力因素影响外,还有遗传倾向(图 29-8)。

【临床表现】

根据融合时间的早晚,可以形成冠根全融合、冠部融合而根部分离和(或)冠部分离而根部融合,

临床上看到的多是冠部融合。根管可以是 1 个,也可以是 2 个。乳牙、恒牙均可以出现融合。乳牙多见于下颌乳中切牙和乳侧切牙,或乳侧切牙和乳尖牙融合。恒牙多见于额外牙和正常牙融合。融合牙的融合线处是龋齿的好发部位。

【治疗】

融合牙对牙列无任何影响,可不做处理。若有

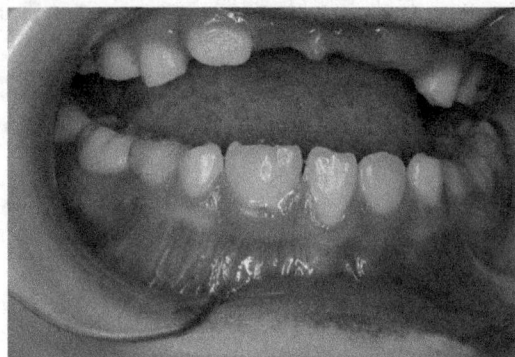

图 29-8　融合牙(41,42)

碍美观,易患龋病者,应早做窝沟封闭或光固化树脂修复。替牙前后应摄片检查有无恒牙缺失,及时进行间隙管理。若 X 线片显示已达到后继恒牙萌出时间,但融合牙仍滞留可考虑拔除。

(二)结合牙

结合牙(concresence of tooth)是 2 个或 2 个以上基本发育完成的牙,由于牙拥挤或创伤,使 2 个牙根靠拢,由增生的牙骨质将其结合在一起而成。

结合牙造成菌斑滞留,引起龋病或牙周组织炎症,必要时可考虑切割分离并拔除非功能牙。

(三)双生牙

双生牙(germination of tooth)是牙胚在发育期间,成釉器内陷将牙胚分开而形成的畸形牙,表现为牙冠的完全或不完全分开,但有一个共同牙根和根管。双生牙是由一个牙胚发育而来,牙数目不少。在恒牙列有时需要对该牙进行片切减径以建立正常的牙关系。乳牙列和恒牙列均可发生,双生乳牙常伴有其继承恒牙的先天缺失。

四、弯 曲 牙

弯曲牙(dilaceration of tooth)是牙冠和牙根形成一定弯曲角度的牙,多指的是前牙弯曲。

【病因】

弯曲牙形成的原因主要是乳牙外伤,其次是乳牙慢性根尖周炎,偶见于多生牙。

【临床表现】

弯曲牙多见于上颌中切牙,可在牙冠部弯曲,也可在牙根中部或近根尖处弯曲(图 29-9)。

【治疗】

弯曲牙的治疗取决于弯曲程度、牙根形态、牙发育程度和牙位置等。对牙根尚未发育完成、弯曲程度较轻的牙,可手术开窗助萌或手术翻瓣结合牙

牵引复位。弯曲严重者不宜保留而需拔除。

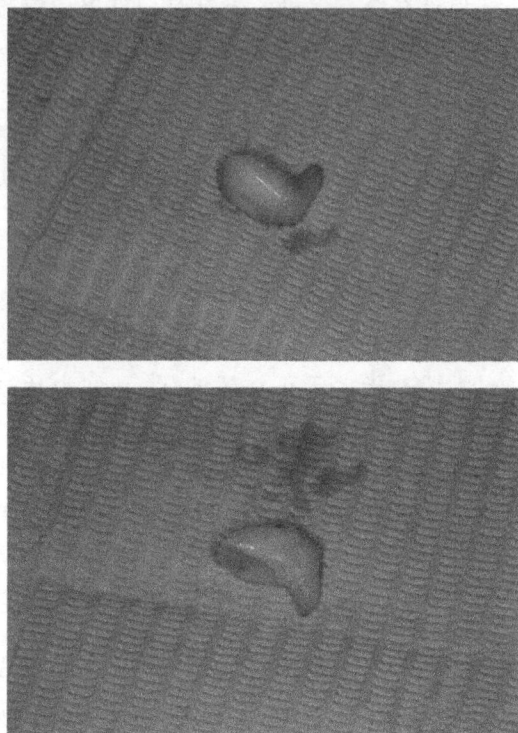

图 29-9　弯曲牙

五、牙髓腔异常

牙髓腔异常的牙齿是指牙冠长而牙根短小,牙髓腔大而长,或髓室顶至髓室底的高度大于正常,根分歧移向根尖处的牙。Show(1928)根据牙体和髓室延长的程度将牛牙样牙分为 3 度,即比正常牙的髓室稍长的为轻度牛牙样牙,分歧接近根尖的为重度牛牙样牙,处于这两者之间的为中度。

【病因】

出现牛牙样牙的病因尚不清楚。有学者推测可能是一种原始型。也有学者推测可能与遗传有关,也有学者认为,是发育期间上皮根鞘没有正常内折所致。

【临床表现】

牛牙样牙的特征是牙体长牙根短,根分歧到牙颈部的距离大于殆面到牙颈部的距离,髓室底的位置比正常牙齿明显移向根尖处。

乳牙、恒牙均可发生。恒牙多见于下颌第二磨牙,乳牙多见于下颌第二乳磨牙。

【治疗】

髓腔异常牙对身体健康无明显影响,可不做处理。在需做根管治疗时由于髓室底位置低,根管口

定位较困难,在有条件的情况下,可利用显微镜探寻管口进行治疗。

六、釉　珠

【病因】

釉珠的形成是牙根发育时期上皮根鞘的某一局部异常分化,再度出现造釉功能而形成的附着在牙骨质表面的珍珠状釉质突起。

【临床表现】

釉珠是发生于根面上的移位釉质。多出现于磨牙根分叉处,以上颌恒磨牙居多。多数是单个,有时也可沿牙根的纵沟成串排列。

【治疗】

釉珠位置如果偏向牙颈部,则可影响牙龈附着或妨碍牙周手术。通常不做处理。

第三节　牙结构异常

牙结构异常通常指的是在牙发育期间,在牙基质形成或钙化时,受到各种障碍造成牙发育的不正常,并在牙体组织留下永久性的缺陷或痕迹。

临床常见的牙结构异常有釉质发育不全、牙本质发育不全、氟牙症和四环素着色牙等。

一、釉质发育不全

釉质发育不全(enamel hypoplasia)是牙釉质在发育过程中,受到某些全身性或局部性因素的影响而出现的釉质结构异常。

(一)遗传性釉质发育不全

【病因】

遗传性釉质发育不全(amelogenesis imperfecta,AI)是一组影响釉质发育的遗传性疾病,有特定的遗传方式。已证实与遗传性釉质发育不全相关的基因有 AMELX 基因、ENAM 基因、MMP-20 基因、KLK4 基因以及 DLX3 基因。AMBN 基因和 TUFT1 基因也可能与遗传性釉质发育不全相关。

【临床表现】

正常釉质发育经历釉质的形成、矿化和成熟。遗传性釉质发育不全分为 4 型。

1. 釉质发育不良型　主要是釉基质形成缺陷,表现为釉质形成数量不足,但硬度正常,矿化好。表面可呈点窝状或粗糙颗粒状改变,严重者部分牙体组织缺失;也可表现为光滑型釉质发育不全,牙冠颜色由白到棕色不等;X 线片显示,釉质与牙本质对比度正常。

2. 釉质矿化不良型　釉质数量正常,但基质矿化不良,质地软。表现为牙萌出时釉质呈橘黄色,易碎,厚度正常,但表面釉质很快剥脱并暴露出牙本质。X 线片显示,釉质阻射率低于牙本质。

3. 釉质成熟不全型　釉基质形成基本正常,但釉质晶体成熟阶段受累,X 线密度值和矿物质含量低。表现为釉质厚度正常,硬度有减低,探针尖端用力可刺入,易于从正常的牙本质上碎落丧失。X 线片显示釉质阻射率接近于牙本质。

4. 釉质发育不全、成熟不全伴牛牙样牙　釉质表现为黄棕色斑块及唇面点样凹陷,磨牙表现为牛牙样牙,牙体长,牙根细,髓腔大。

(二)外源性釉质发育不全

【病因】

在牙齿发育过程中,周围环境的变化常会影响成釉细胞的功能而造成釉质的缺陷。环境因素又可分为全身因素和局部因素。

1. 全身因素　营养不良,特别是钙、磷、维生素 A、维生素 D、维生素 C 的失调。脑损伤和神经系统的缺陷,肾病综合征,严重过敏,铅中毒,过量 X 线照射,化学治疗,风疹等。

由于釉质发育不全是既往牙发育状态的记录,根据各牙发育期先后不一和釉质发育不全的部位,可以推断影响其全身性因素发生的时间。如 11、13、16、21、23、26、31、32、33、36、41、42、43、46 牙的切缘和尖处出现釉质缺损,表示发育障碍发生在 1 岁以内;如果上侧切牙切缘也累及,表示发育障碍发生在或延续到 2 岁。如前牙无影响,只在前磨牙和第二恒牙出现釉质发育不全,则表示发育障碍发生在 3 岁以后。

2. 局部感染和创伤最常见的为特纳牙(Turner tooth)　其严重程度取决于乳牙根尖周感染的程度及感染发生时恒牙形成的阶段。由于乳牙的慢性根尖周炎导致的继承恒牙釉质发育不全称为 Turner 牙。

【临床表现】

乳恒牙列均可发生。恒牙受累时,同期发育的牙,成组、左右对称出现釉质发育不全。

在釉质基质形成时受到障碍,就会出现釉质实质性缺损,牙表面有带状或窝状的凹陷。

釉质发育不全的主要表现为牙变色和牙釉质缺损。

按病损程度,临床上习惯将釉质发育不全分成轻、中、重度。

1. 轻度釉质发育不全　釉质形态基本正常,表现为色泽改变,呈白垩或黄褐色着色;釉质表面可有少量浅沟、小凹点、细横纹,探诊不平。

2. 中度釉质发育不全　釉质表面出现实质性陷窝或带状缺损;色泽改变加重,为黄、棕或深褐色。

3. 重度釉质发育不全　釉质大面积缺失,呈蜂窝状缺损或釉质消失,前牙切缘变薄。

【治疗】

对釉质发育不全的牙齿应注意早期防龋,可涂氟化钠等防龋制药。仅为釉质矿化不良或只有很表浅的小陷窝,可不做处理。

大面积釉质发育不全有时发生在第一恒磨牙的𬌗1/3,治疗应在牙未完全萌出前开始,可局部涂氟降低牙髓敏感性,及早行充填治疗,必要时可行预成冠修复。

对于釉质着色而没有实质缺损的牙,可采用釉质微磨除法结合使用牙漂白剂,或冷光美白技术与YAG激光治疗。

对于着色深、牙体组织缺损多的釉质发育不全,可使用树脂、瓷贴面甚至烤瓷冠或金属全冠。对于遗传性釉质发育不全的患者,易发生快速磨耗和釉质崩脱,应早期使用全冠修复磨牙,稳定𬌗关系,同时避免患牙的进一步破坏。

二、牙本质发育不全

牙本质发育不全(dentinogenesis imperfecta)是一种牙本质发育异常的常染色体显性遗传疾病,无性连锁,可在家族中连续几代出现,男女都可患病。

牙本质发育不全可分为3型。

Ⅰ型伴有全身骨骼发育不全的牙本质发育不全。

Ⅱ型牙本质发育不全,又名遗传性乳光牙本质,单独发生不伴有骨骼发育不全的表现。

Ⅲ型牙本质发育不全,又名壳状牙。牙变化特征为空壳状牙和多发性露髓。

【临床表现】

牙本质发育不全的牙变化主要表现在牙本质,

而牙釉质基本正常。乳牙、恒牙皆可受累,但乳牙列病损更为严重。Ⅰ型和Ⅱ型均有类似的牙齿改变。Ⅰ型伴有骨生成不良,Ⅱ型不伴有骨生成不良(图29-10)。

牙齿变化的特征为:①全口牙呈半透明的灰蓝色、棕黄或棕红色或呈半透明的琥珀色,牙冠多呈钝圆球形。②全口牙磨损明显,釉质剥脱后牙本质外露,暴露的牙本质极易磨损而使牙冠变短。③牙髓腔早年宽大,而后由于牙本质堆积使其狭窄或完全闭塞。④X线片显示,牙髓腔明显缩小,根管呈细线状,严重时可完全阻塞。⑤有家族遗传史,可追溯到家族遗传图谱。

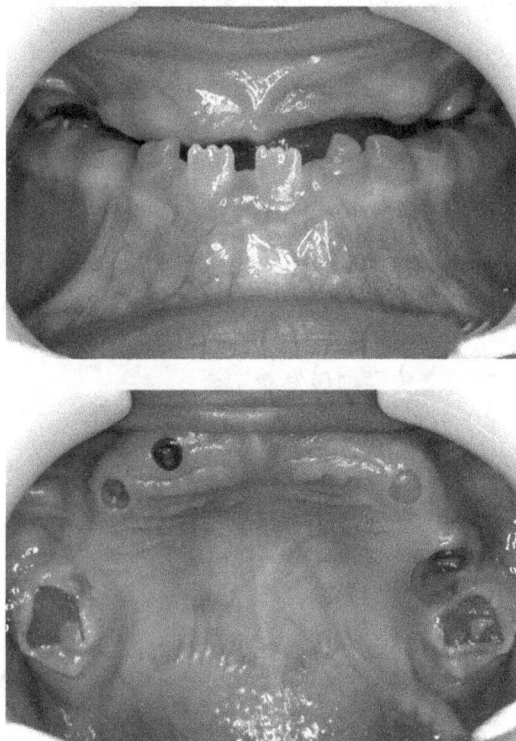

图 29-10　遗传性乳光牙本质

【病理】

牙本质发育不全的病理变化主要表现在釉牙本质界和牙本质。釉质一般均属正常。牙本质呈层板状,牙本质小管排列紊乱。Ⅲ型牙本质发育不全的患牙,由于罩牙本质层形成后牙本质停止生成,使牙呈空壳状。牙本质小管数目很少,排列紊乱。

【治疗】

主要原则是防止牙齿磨耗,保持牙功能,改善美观。后牙可采用不锈钢预成冠防止磨耗。年龄较大的患儿可考虑后牙全冠修复。前牙可采用树脂改善美观。伴有根尖周透影和根折的患儿可考虑拔除。

对于垂直距离降低,伴有颞下颌关节紊乱病的患者,须进行咬合重建。

三、氟牙症

氟牙症(dental fluorosis)又称斑釉牙或氟斑牙,是一种特殊类型和原因明确的釉质发育不全,也是一种地方性的慢性氟中毒症状。

【病因】

主要是儿童在牙发育期摄入了过量的氟所致,损害了牙胚的成釉细胞,使牙釉质的形成和矿化发生障碍,导致釉质发育不全。

氟牙症的发生具有明显的地域特征性,也存在一定的个体差异。饮水中的氟是氟牙症的重要发病因素,当水中氟含量超过 1 ppm,即 1 mg/L 时有可能出现氟牙症。除饮水外还要重视环境中其他来源的氟化物的影响。

【临床表现】

同一时期萌出的牙齿釉质上有白垩色到褐色斑块,严重者还伴有釉质的实质缺损。病损通常对称出现,其斑块呈散在的云雾状,与周围牙体组织没有明显的界线。

临床上常按其轻、重而分为轻度、中度和重度 3 个类型。

1. 轻度　在多数牙齿表面有白垩状斑块,但仍保持硬而有光泽,无实质缺损。

2. 中度　在多数牙表面有白垩到黄褐或深褐色的斑块,但牙面仍光滑坚硬,无实质缺损。

3. 重度　多数牙甚至全口牙出现黄褐或深褐色斑块,同时有点状、线状或窝状凹陷缺损,牙面失去光泽,凹陷内均有较深的染色。

氟牙症主要发生于恒牙,很少出现于乳牙。

【治疗】

根本的治疗和预防是改良水源。轻度的氟牙症一般无须治疗。严重的氟牙症,可进行脱色漂白、贴面、光固化树脂覆盖以及全冠修复等。近年,采用过氧化脲化合物对轻、中度氟牙症进行脱色,有较好的治疗效果。

四、四环素着色牙

四环素着色牙(tetracycline pigmentation tooth)是在牙发育期间服用了四环素类药物而引起的牙齿内源性着色现象。

【病因】

牙发育期服用了四环素类药物,其机制目前未完全定论。颜色的轻重与服药剂量和时间有关,用药量越大变色越重,用药时间越长,牙冠变色范围越广。

因四环素能够通过胎盘进入胎儿体内,乳牙也可以发生四环素着色。乳牙和恒牙最容易受影响的时期是从胎儿 4 个月到出生后 7 岁左右,因此,孕妇和儿童必须禁用四环素类药物。大量的四环素还可引起釉质发育不全。

【临床表现】

四环素着色牙的主要表现是牙齿变色,其变色程度分为 3 度。

1. 轻度　牙呈均匀乳黄色或淡黄色。

2. 中度　牙呈浅灰色或黄褐色。

3. 重度　牙呈深浅不等的黄褐色、棕褐色、灰色、黑色。

变色牙的部位和程度决定于服用四环素时牙齿发育所处的阶段。

【治疗】

最根本的方法在于预防,即在牙发育矿化期间不用四环素类药物。轻度着色牙可不做处理,重度着色牙可在脱色后采用光敏固化树脂覆盖法处理。对严重的病例,可采用树脂贴面的方法。不仅可以遮盖牙异常的颜色,而且可以修复牙表面的釉质缺损。

五、先天性梅毒牙

先天性梅毒牙(congenital syphilitic teeth)是在胚胎发育后期和出生后第 1 年内,牙胚受梅毒螺旋体侵害而造成的牙釉质和牙本质发育不全。

【病因】

母体的梅毒螺旋体致胎儿发生梅毒性炎症,影响了发育期的牙胚,引起牙发育障碍。

【临床表现】

表现为半月形切牙或桶状牙,桑椹状磨牙或蕾状磨牙等,主要发生在上中切牙和第一恒磨牙。

哈钦森(1956 年)发现先天性梅毒的四大特征是半月形牙、蕾状牙、耳聋和间质性角膜炎。

诊断要点:双亲中有梅毒史;患者本人梅毒血清试验阳性;恒中切牙、第一恒磨牙形态结构异常,有的有听力和视力障碍等。

【治疗】

最根本的治疗和预防是妊娠期对母体行抗梅

毒治疗,妊娠 4 个月内用抗生素治疗,基本上可预防婴儿先天性梅毒的发生。

形态结构异常的梅毒牙可用复合树脂、树脂冠修复,第一磨牙可做高嵌体或金属冠修复。

六、牙根发育不良

牙根发育不良(hypoplasia of tooth root,HTR)又称短根异常(short root anomaly,SRA)是指牙齿根部生理性发育障碍的疾病,是一类先天性发育异常疾病,其牙根短小、牙根缺如,严重者造成牙过早脱落。

【病因】

牙根发育不良的病因尚不明确,可能与以下因素有关。

1. 遗传性因素 碱性磷酸酶(ALP)缺乏。

2. 全身性疾病。

3. 放射治疗和化学治疗等医源性因素。

【临床表现】

牙根发育不良的牙变化主要表现在牙根部,牙冠部基本正常,乳牙、恒牙均可累及,但在乳牙的牙根病损更为严重。

【诊断及鉴别诊断】

1. 年龄 出现松动或脱落的乳牙是处于乳牙根生理吸收尚未开始的年龄。

2. X线片显示 患牙的继承恒牙胚牙冠尚未发育完成或仅有牙尖的影像。

【治疗】

为了恢复咀嚼功能,促进颌面骨骼肌肉的发育,牙齿脱落后可做活动义齿修复体。

七、萌出前牙冠内病损

萌出前牙冠内病损(pre-eruptive intracoronal lesion)未萌(或部分萌出)的恒牙牙冠部的缺陷,X线片上显示,牙冠部牙本质内邻近釉牙本质界的透射影。

【病因】

病因尚不清楚,目前较广泛被接受的理论是牙本质吸收学说,因为组织学上发现病损内有多核巨细胞、破骨细胞和吸收陷窝。

【临床表现】

通常无症状,在 X 线片上偶然发现。表现为未萌(或部分萌出)的恒牙牙冠部牙本质内邻近釉牙本质界的透射区。

【治疗】

早期发现并在累及牙髓前,早期干预非常重要。在儿童应拍摄系列的全口曲面断层片,仔细观察未萌的恒牙是否存在该病损。治疗的原则与龋齿的治疗相似。

第四节 牙萌出与脱落异常

牙萌出分为 3 期:前萌出期、前功能萌出前和功能萌出前。牙齿萌出异常一般多见于恒牙,临床上常见的萌出异常有牙齿萌出过早、牙萌出过迟、牙异位萌出和低位乳牙、乳牙滞留等。

一、牙萌出过早

牙萌出过早又称牙早萌(early eruption),是指牙萌出的时间超前于正常萌出的时间,而且萌出牙的牙根发育尚不足根长的 1/3。

(一)乳牙早萌

乳牙早萌较少见,一种称诞生牙(natal tooth)、另一种称新生牙(neonatal tooth)。诞生牙是指婴儿出生时口腔内已有的牙,新生牙是指出生后 4 周萌出的牙。发生率为 0.02%~0.1%。

【病因】

乳牙早萌的原因不甚了解,一种说法是由于牙胚距口腔黏膜很近,而过早萌出。也有学者认为可能与种族特性有关。

【临床表现】

诞生牙和新生牙多见于下颌中切牙。偶见上颌切牙及第一乳磨牙。诞生牙多数是正常牙,少数是额外牙。

早萌的乳牙牙冠形态基本正常,牙根尚未发育或根发育很少,松动或极度松动。

【治疗】

极度松动的早萌乳牙,应及时拔除。拔除后仔细搔刮牙槽窝。

如果早萌乳牙松动不明显可保留观察。

(二)恒牙早萌

恒牙早萌多见于前磨牙,下颌多于上颌。

【病因】

主要与先行的乳磨牙根尖周病变或过早脱落有关。

【临床表现】

早萌的恒牙极度松动,常伴有釉质矿化不良或釉质发育不全现象。

【治疗】

控制乳磨牙根尖周围炎症是防止恒牙早萌的重要治疗环节。

对早萌牙是否进行阻萌,需根据早萌牙的松动情况,以及对颌牙存在与否而定。

二、牙萌出过迟

牙萌出过迟又称牙迟萌,是牙萌出期显著晚于正常萌出期。要由局部和全身因素所决定。局部因素主要包括龋病、外伤和口腔不良习惯;全身因素主要包括营养障碍、内分泌功能异常、骨功能异常和遗传性疾病。

(一)乳牙萌出过迟

【病因】

个别乳牙萌出过迟较少见。全口或多数乳牙萌出过迟或萌出困难多与全身因素有关。

【治疗】

查明原因,而后针对全身性疾病进行治疗,以促进乳牙萌出。

(二)恒牙萌出过迟

【病因】

个别恒牙萌出过迟多与乳牙病变、过早脱落或滞留有关。最常见的是上颌乳切牙过早脱落,其次是乳尖牙和乳磨牙过早脱落。

【治疗】

乳切牙过早脱落造成恒牙萌出过迟,可在局部麻醉下,施行开窗助萌术。

与全身性疾病有关者,应查明原因,针对全身性疾病进行治疗。

(三)埋伏牙

牙萌出期已过而仍在颌骨组织中未能萌出的牙称为埋伏牙。乳牙多发于乳磨牙,恒牙多发于下颌第三磨牙,上颌中切牙。

三、牙异位萌出

牙异位萌出(ectopic eruption)是指恒牙在萌出过程中未在牙列的正常位置萌出。牙的异位萌出多发生在上颌尖牙和上颌第一恒磨牙,其次是下颌侧切牙和第一恒磨牙。

(一)第一恒磨牙异位萌出

是指第一恒磨牙萌出时近中阻生,同时伴随第二乳磨牙牙根吸收和间隙丧失。

【病因】

造成第一恒磨牙异位萌出的因素很多。①牙体积较大,儿童颌骨较小;②恒牙萌出角度异常。

【诊断】

①第一恒磨牙生理性的萌出轨迹,萌出时期的确认;②X 线检查;③其他,头颅侧位描绘。

【临床表现】

可见异位的第一恒磨牙近中边缘嵴阻生在第二乳磨牙的远中牙颈下,导致第二乳磨牙远中根吸收。

【治疗】

早期发现可以不处理,临床追踪观察。如果 8 岁后仍不能自行调整萌出到正常位置,应采用治疗措施,最简单的方法是铜丝分离法。当下第二乳磨牙的远中根被完全吸收,而近中根完好时,可采用截冠法诱导第一恒磨牙萌出。当第二乳磨牙牙根吸收严重时,则可拔除第二乳磨牙,并做导萌器,引导恒牙萌出到正常位置。

(二)恒尖牙异位萌出

恒尖牙异位萌出可分为唇侧异位和腭侧异位,最常见的是上颌尖牙的唇侧异位萌出。

【病因】

主要原因是尖牙萌出时间迟于侧切牙和第一前磨牙,另外尖牙处在牙弓转弯处的解剖位置,易受邻牙变化的影响。

【临床表现】

包括触诊尖牙区牙槽骨的颊侧是否存在尖牙的膨隆,可初步提示尖牙的位置。

【治疗】

临床上保护好乳尖牙,并尽可能地保持到正常替换。其次及时治疗侧切牙和第一乳磨牙的根尖周病,也可防止恒尖牙位置的变异。对已经异位的恒尖牙,可结合整个牙列情况进行正畸复位。

四、牙脱落异常

牙脱落异常最常见的表现是牙固连和乳牙滞留。

(一)牙固连

牙固连(ankylosis of tooth)是牙骨质与牙槽骨的直接结合,固连部位牙周膜丧失,患牙的𬌗面低于正常的𬌗平面。值得注意的是患牙并非真正下沉。

【病因】

1. 遗传或牙周膜先天缺失。

2. 局部代谢障碍。

3. 局部创伤。

【临床表现】

1. 牙固连的诊断指征

（1）牙下沉。患牙的殆面低于正常殆平面。根据下沉的程度可以分为 3 度。①轻度。患牙殆面低于殆平面，位于邻牙接触点上方。②中度。患牙边缘嵴平或低于邻牙接触点。③重度。患牙整个殆平面平或低于邻面牙根。

（2）叩诊。因牙周膜缓冲作用减少，患牙呈实性叩诊音。

（3）患牙正常的生理动度消失。

（4）X线检查显示，牙周膜消失，根骨连接处不清。

2. 乳磨牙固连对牙列的影响

（1）受累牙本身：可发生脱落延迟，邻面正常接触关系改变，容易发生食物嵌塞。

（2）对继承恒牙的影响：阻碍恒牙的发育和萌出，造成恒牙延迟萌出或阻生，有时恒牙萌出路径改变或发生扭转。

（3）对殆的影响：一般认为牙固连是发生错殆的隐患。

【治疗】

1. 定期观察　对于轻度下沉的乳牙，可以采取记存模型、间隙测量、定期复查的方法，观察患牙能否自行替换。

2. 修复维持颌间高度　利用树脂、金属冠或嵌体等修复低位乳牙重建颌和邻接关系，以防止邻牙倾斜和对颌牙过长。

3. 松解法　在保持根尖周血供的情况下破坏牙周膜的固连处。

（二）乳牙滞留

乳牙滞留（retained primary teeth）是指继承恒牙已萌出，未能按时脱落的乳牙，或恒牙未萌出，保留在恒牙列中的乳牙。

【病因】

1. 继承恒牙萌出方向异常。

2. 继承恒牙先天缺失、埋伏阻生、异位萌出。

3. 继承恒牙萌出无力，乳牙根不被吸收。

4. 全身因素，如佝偻病、侏儒症、外胚叶发育异常。

5. 遗传因素。

【临床表现】

乳牙滞留常见于 1 个乳牙，其次是 2 个乳牙。2 个乳牙滞留往往是对称性的。

混合牙列时期，最常见的是下颌乳中切牙滞留，后继之恒中切牙于舌侧萌出，乳牙滞留于唇侧呈双排牙现象。其次是第一前磨牙颊侧或舌侧。据报道，乳牙滞留的牙位排列顺序为第二乳磨牙＞第一乳磨牙＞乳中切牙＞乳尖牙＞乳侧切牙。上下颌乳牙滞留的牙位排列顺序不完全相同。

乳牙滞留诊断的依据是已到达替换时期尚未替换的乳牙，而且该乳牙根部或唇、颊、舌侧又有继承恒牙萌出（图 29-11）。

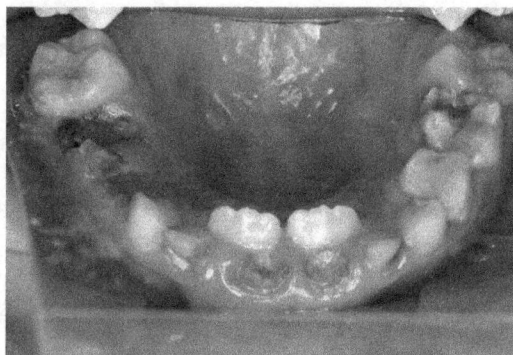

图 29-11　乳牙滞留(71,81)

【治疗】

当恒牙异位萌出，乳牙尚未脱落，应及时拔除该滞留的乳牙。X线片显示无继承恒牙胚，则不予处理。

（王小竞）

■ **参考文献**

[1] McDonald and Avery. Dentistry for the child and adolescent. 9th ed. st Louis CV: Mosby, Inc. 2011.

[2] Jimmy R. Pinkham 儿童口腔医学. 葛力宏译, 4 版. 北京: 人民卫生出版社, 2008: 7-56.

[3] 邓辉. 儿童口腔医学. 北京: 北京大学医学出版社, 2005: 178-199.

[4] Richard Welbury. Paediatric Dentistry. 3rd Edition. USA: Oxford University Press, 2005.

[5] 葛立宏. 儿童口腔医学. 4 版. 北京:

人民卫生出版社, 2013: 69-94.

[6] 樊明文. 牙体牙髓病学. 4 版. 北京: 人民卫生出版社, 2013: 120-139.

[7] 石四箴. 儿童口腔医学. 3 版. 北京: 人民卫生出版社, 2010: 52-78.

[8] 于世凤. 口腔组织病理学. 7 版. 北京:

人民卫生出版社,2012;138-155.

[9]　段小红.口腔遗传病学.北京:人民卫生出版社,2012;30-42,54-71.

[10]　史俊南.现代口腔内科学.北京:高等教育出版社,2000;758-777.

[11]　陈谦明.口腔黏膜病学.4 版.北京:人民卫生出版社,2010;74-77.

[12]　杨富生.儿童口腔科诊疗必修技术.北京:人民军医出版社,2003;153-159.

[13]　文玲英,杨富生.临床儿童口腔科学.西安.世界图书出版公司,2001;85-105.

第 30 章

儿童口腔诊疗行为管理

第一节　概　述

一、定　义

行为管理（behavior management）是指在儿童口腔医学临床工作中，医务人员为了使诊疗能够高质高效的完成，并同时培养孩子良好口腔卫生习惯所采用的各种方法的总称。

二、儿童口腔科医患关系的特点

与在其他口腔临床专业中医师与患者一般是一对一的关系不同，在儿童口腔科临床工作中，患者（孩子）、监护人与医护人员构成一个三者相互影响、相互作用的三角关系，其共同的目标是保持和促进孩子的口腔健康，而这三者同样受到社会大环境的影响。在儿童口腔诊疗这一特定的场景中孩子是中心，医护人员及监护人都服务于孩子的口腔健康；医护人员掌握了口腔疾病诊治的专业知识和技能，负责制定计划和实施口腔治疗，在诊治过程中起主导性作用，引领整个团队向着共同的目标前进；监护人对诊疗的了解与配合是完成既定诊疗目标所必不可少的，因为孩子尤其是年幼的孩子不能独立参与到治疗计划的制定、实施和反馈中，实施和完成这些过程在很大程度上都需要监护人参与。因此，在对儿童进行口腔治疗时，医护人员不仅要关注作为患者的孩子，还必须事前向其监护人介绍患病情况、治疗计划、疾病预防以及风险、费用等问题，取得监护人的理解和信任，这样才能取得良好的疗效。

三、行为管理内容及其目的

在儿童口腔医学临床工作中，行为管理的目的绝不仅仅是"控制"孩子的行为，保证预定的治疗能够高质高效完成，避免因治疗给孩子造成身心伤害，同时还要培养孩子良好的口腔卫生态度，帮助其养成良好的口腔卫生习惯。作为很可能是孩子最早接触到的口腔科医师，儿童口腔卫生工作从业者的一言一行都可能会对孩子产生深远影响。因此，在医护人员与患者接触、检查、诊断和治疗过程中，医护人员需采用适当的语言与情感交流，及时发现和消除患儿紧张、焦虑和恐惧情绪，并逐步与患儿和家长建立相互信任的关系，帮助患儿逐步适应口腔治疗这一新奇的环境，提高诊疗操作中患儿的配合能力，保证治疗顺利进行。行为管理技术是医护人员使用的一种临床技术，同时也是心理学、教育学在儿童口腔医学中的具体应用。交流和教育是达成行为管理目标的两个主要途径，而医护人员自身的能力，主观意愿在其中起决定性的作用，这些能力包括共情能力，与患者和（或）其监护人的沟通技巧和交流能力，利他精神等。

儿童口腔科行为管理按是否使用药物分为非药物介导的行为管理和通过药物介导的行为管理。非药物的行为管理是治疗的基础，包括告知－演示－操作、治疗前的体验、正强化、分散注意力、示范作用、语音语调控制、保护性固定、积极倾听、适度反应等。药物介导的行为管理方法包括笑气-氧气吸入镇静、口服药物镇静、静脉给药镇静和全身麻醉下儿童口腔治疗，有效的非药物的行为管理能降低药物管理时所使用药物的总量，这样能更好地保证患者安全。医师应该根据儿童不同的心理行为特点、疾病状况、年龄、家长意愿等因素来制定行为管理的策略，大部分儿童都可以通过非药物的行为管理措施而顺利完成预定的诊疗,对于药物介导的行为管理,应严格掌握适应证。

四、行为管理的过程

行为管理贯穿在整个诊疗过程中,包括诊疗前,诊疗中和诊疗后 3 个阶段。

(一)诊疗前

医务人员可以通过各种媒介,如互联网、电视、广播、杂志等向大众宣传儿童牙齿健康的重要性及对各种牙齿疾病进行治疗的必要性,并向大众传递现代牙科治疗已经进入无痛微创时代的信息,帮助患者监护人树立良好的口腔卫生观念,消除或减少对口腔治疗的错误认知。在此基础上监护人应给孩子的就诊做必要的生理心理方面的准备,包括孩子就诊的时间应避开其生理状态欠佳的时段,如感冒、午睡等;以孩子能理解的语言提前告知孩子牙齿治疗的必要性,即通过治疗孩子可能的获益;既不否认口腔治疗可能存在的一些刺激,又不能将口腔治疗作为一种恐吓惩罚手段;在日常生活中注意避免当着孩子的面谈论不良口腔治疗经历或口腔治疗的不利面。

(二)诊疗中

在诊疗过程中由医师根据患者的具体情况、主诉、监护人要求、诊疗条件来制定相应的诊疗计划,对非急诊,没有明确自觉症状的患者应本着循序渐进的原则来制定整体的治疗计划,尤其注意控制首次治疗的时间和刺激强度,将首次治疗作为孩子学习认知口腔诊疗的重要一环,以帮助患者适应口腔诊疗环境,并与患者及监护人逐渐建立相互信任关系。在整个诊疗过程中使用后述的各种常规行为管理方法,根据患者的反应进行适时调整,最终达到消除患者紧张恐惧情绪的目的,使患者乐于接受口腔诊疗。

在每次复诊中医师不仅要关注计划治疗的牙齿,还需注意患者的口腔卫生情况,进行有针对性的口腔卫生指导,指导患者及监护人如何进行有效的口腔卫生清洁,逐步帮助其养成良好的口腔卫生习惯。

诊疗过程中,护士是医师的重要助手,尤其是当医师专注于治疗之时,护士将承担起很大一部分对孩子进行行为管理的工作,因此,护理配合人员的职业素养和能力也是影响儿童行为管理成败的因素之一。

(三)诊疗后

在每次治疗结束后,医务人员应该对孩子的行为表现有一个简单的小结,以鼓励表扬为主,并明确提出孩子做得不够好的地方,希望其在后续的治疗中改进。

在全口治疗结束后,因患者所有口腔内的健康问题基本上已经解决,孩子及监护人可能会忽视口腔健康,因此,医师应再次强调保持口腔健康的重要性,并就患者可能发生的问题提出相应地预防措施。在定期复查的过程中,医师应该根据患者的口腔卫生情况和年龄进行有针对性的口腔卫生指导,相关内容请参阅龋病及牙周黏膜病章节。

第二节　儿童口腔科非药物行为管理

一、儿童口腔诊治过程中的不良心理反应

1. 恐惧(fear)　由于患儿以往对吃药、打针等医疗经历曾经有过不良感受,容易泛化到牙科治疗,对医院的环境及穿白衣的医师、护士常常有一种畏惧感,即使没有不良的口腔诊疗经历也容易处于高度紧张和防卫状态。监护人在就诊前过分的叮嘱,新奇的牙科器械和噪声等都可能强化儿童的恐惧心理,而恐惧常使儿童痛觉过敏、痛阈下降,使治疗过程中所出现的些许不适被放大,从而加重儿童内心的恐惧体验,久而久之可能发展成牙科恐惧症(Dental fear)。

2. 焦虑(anxiety)　与恐惧不同,焦虑情绪一般是出现在尚未面对口腔诊疗之际,表现为患儿在进行治疗前的紧张性升高,烦躁、出汗、脸色发白、心跳加快、情绪波动,甚至打呃、发呕、尿频等,其症状有轻有重,严重时可能干扰患者的日常生活。

3. 歇斯底里(hysteria)　一种情绪异常激动,患者不能控制自己情绪的状态。在这种状态下医师很难与患者建立有效交流,不能取得患者对诊疗的配合,需要进行强制治疗或改期治疗。

4. 拮抗　分为冲动型拮抗和被动型拮抗,前者常表现为哭闹、喊叫、乱打乱踢或躺在地上要脾气,谁的话也不听;后者则表现为不说话、不哭闹,动作上有意与医师要求背道而驰,说理和恐吓均无作用。

二、影响儿童口腔治疗行为的因素

1. **患儿的年龄** 各年龄段儿童在口腔诊疗中都会产生焦虑和紧张。一般情况下,儿童年龄越大,医师越容易与儿童建立有效交流,其对口腔诊疗的适应也越快,医师比较容易通过常规的行为管理方法诱导儿童配合治疗。研究表明,正常儿童3岁以下者约90%不能配合口腔诊疗,3-4岁不能配合的比例大概是50%,而7岁以上者不能配合治疗的比例下降到5%以下。

2. **监护人** 儿童在诊疗过程中通常是由监护人陪伴,监护人对治疗的焦虑不安情绪对儿童的影响很大,高度焦虑的家长会对儿童的行为产生负面影响。有研究表明,母亲的焦虑会影响到各年龄阶段的孩子,尤其是4岁以下的儿童;监护人不恰当的介入会干扰医师与儿童之间的交流,危及良好医患关系的建立。而对监护人进行相关知识的普及教育后其情绪、行为表现能有所改善,相应的其儿童的行为表现也会有所改善。

3. **口腔诊疗史** 在儿童的口腔诊疗史中,疼痛的经历值得重视。疼痛可以是其自发的也可以是医源性的,可以是客观存在的或主观想象的。有研究表明,第1次牙科就诊中的不良治疗经历会对儿童的行为产生负面影响。监护人自身对治疗史中疼痛经历的认知及其如何将这些信息传递给儿童都与儿童的合作程度密切相关。

4. **医源性因素** 医护人员的个人因素,如言谈举止,共情能力,与儿童交流的方式,甚至是医师的性别等都可能会影响儿童的就诊行为,医护人员在临床工作中需要调整自己的身心状态,以良好的身心状态来给儿童提供口腔诊疗服务。儿童口腔科医疗环境也会影响儿童的就诊行为,在诊室设计上应考虑到如何避免那些不配合儿童的行为可能对其他儿童所造成的不良影响。诊室和候诊区甚至医护人员的服装都应考虑儿童的心理和视觉感受,根据儿童喜欢的内容和色彩进行布置,有利于消除儿童紧张、恐惧心理。

5. **儿童的性格** 某些儿童的焦虑人格特征会表现在口腔诊疗环境中,对这样的儿童常规行为管理方法见效慢效果不明显,多需要辅于药物介导的镇静或全身麻醉的方式来完成预定的治疗。

6. **治疗内容** 每次的治疗内容要考虑患儿的适应能力和过程,尤其是首次治疗,在不影响治疗效果的前提下,先做侵入性小、简单、持续时间短的治疗,如口腔检查、涂氟、教刷牙、简单充填等。有痛的或(和)复杂治疗待患儿适应环境并与医师建立信任关系后再进行。也有学者建议第1次就诊不做治疗,儿童只和医务人员适应性交流。

三、不同年龄组儿童口腔患者接诊技术

儿童口腔患者的接诊是一门技术,最重要的是医师应与患儿和其监护人建立亲切、信赖的关系。儿童口腔医师应具备良好的职业素养,具体表现是品格高尚,尊重他人,富有同情心、爱心、耐心;态度诚恳,动作轻柔,心理感受力强,良好的交流沟通技巧;技术熟练,治疗要稳、准、轻、快,尽量避免和减轻患儿的痛苦。这样就会有助于消除患儿紧张心理。

1. **3岁以下** 该年龄段儿童的理解和交流沟通能力有限,难于理解治疗的必要性和因治疗的获益,缺乏自制力,对过于恐惧、躁动者可用适量镇静药帮助控制其不合作行为。在诊疗中,儿童的姿态需要稳定的支持,可在健侧加上咬合垫,严防分泌物呛入气管,另多需对其肢体进行制动,以防突然的体动导致器械划伤。在诊疗中医师不应因儿童年幼而忽视与儿童间的交流,医师可以用儿童能理解的语言告知将要做什么,会有什么感觉。医师张口诱导儿童模仿张口,也可以让儿童摸摸口镜、镊子,使其减少对医疗器械的恐惧。开始用慢而轻柔的动作操作,观察儿童的适应能力,逐步增加力度和速度。

2. **3-6岁患儿** 该年龄段的儿童心理远未成熟,交流沟通能力不成熟。医护人员和蔼的表情和关心的语言就显得非常重要,要让儿童明白他所接受的检查和治疗是必要的。另一方面,又要鼓励儿童自我控制和约束。在每一诊疗单元结束时都应给予口头表扬,以强化患儿的主动合作性,并把下一步要做什么诊疗简略地告诉患儿,让他感觉自己不仅是被检查者,也是参与者。

对有治疗需要而又不配合治疗的儿童,不能轻易放弃诊疗,应该了解孩子该年龄段的心理特征,避免出现不耐烦的态度。对儿童的不配合如果放任迁就只会耗时费力,甚至纵容强化了其对治疗的不配合,严重时会导致病变发展而失去治疗的好时机。因此,医师应该采用常规的行为管理方式诱导孩子,在这些方法无效时可考虑采取保护性固定的方法,如裹住患儿手足,或家长坐在治疗椅上抱紧患儿,将患儿双手固定其胸前,双下肢夹住患儿双

下肢。对拒绝张口的患儿,强制性给予开口器。

3. 6—12 岁儿童　这个时期儿童,心理日趋成熟,也具有基本的个性,心理处于一种相对平静和冲突较少的阶段。绝大多数儿童已经受过学校严格的组织纪律训练,有一定的自我约束力和忍耐力,医师能很好地与儿童进行交流沟通,常规的行为管理方法可以获得很好的效果。其行为中具有社会性情绪色彩,一般不应采用强制。诊治过程中要注意激发儿童配合治疗的意愿,在治疗中随时给予一些保证和赞许是很有效的。

四、非药物行为管理方法

1. 非语言性交流(nonverbal communication)　是指通过医师与儿童间的接触,姿势及面部表情的变化来强化并诱导儿童的行为。其目的是为了提高其他交流管理技术的有效性并获得或保持患儿的注意及合作。这是一种可以用于所有患儿的行为管理技术。具体方式多样,如赞许的眼神,拍拍肩膀等。

2. 告知-演示-操作(tell-show-do)　是儿童口腔科门诊常用的简单有效的行为管理方法,具体使用方法如下:医护人员在操作之前预先用儿童能理解的语言告知孩子将会做什么怎样做,并让孩子在没有危险的情况下来体验,最后才进行真实的操作。比如我们可以告诉儿童涡轮机头是给牙洗澡用的淋浴喷头,在口外让儿童体会涡轮机头工作时的声音和水雾,待孩子适应后在进入口腔不接触牙空转,让孩子感受其在口内工作时的感受,待孩子习惯后在进行真正的操作。通过该方法可以将患儿不熟悉的口腔诊疗过程、器械、用品等介绍给孩子,能有效降低孩子因不熟悉所引起紧张或恐惧。在具体应用时医师要注意循序渐进,控制每次新引入的器械或方法,语言上要使用孩子能理解的描述方式。

3. 治疗前的体验(Pre-appointment experience)　是指带儿童到医院儿童口腔科门诊参观和体验,事先让孩子明白这次不做治疗,只是熟悉环境。这是一种能有效消除因对陌生环境不了解而导致恐惧的方法,在具体实施时可以通过医护人员和蔼可亲的态度,让患儿消除对口腔治疗和医护人员的不良想象,同时可使儿童在第 1 次治疗过程中对见过面的医护人员所提的要求做出积极的反应。另外,在该过程中也可以先让患儿看别的患儿配合完成治疗,帮助他熟悉治疗过程,但是不要让他们看到不愉快的治疗和过程。为让幼儿第 1 次到儿童口腔科门诊适应治疗,可做一些简单治疗,如口腔检查、指导刷牙及涂布氟化物等。

4. 正强化(reinforcement)　指医师在操作过程中注意观察孩子的行为表现,当其出现配合治疗的良性行为时便及时给予肯定鼓励,通过这样的方法来不断强化诱导儿童形成配合治疗的行为。与此相对,对那些不配合的行为可以忽视,当患儿反复出现这些行为时则可以明确提出要求,希望其减少这些不配合的行为。在整个诊疗过程中要以鼓励表扬为主,少用批评,不用惩罚。尤其是 3—6 岁幼儿,随着其活动范围扩大,观察力、注意力、记忆力有了明显发展,但心理活动带有很大的不稳定性,因此,周围环境对其心理有很大影响。此时应多与患儿交流,不论他的表现如何,哪怕只有一点点进步,也要予以赞扬和鼓励,使其更有信心,医护人员切忌沉默无言对孩子的言行缺乏反应。

强化物的选择需因人而异、因时制宜。一个赞许的眼神,一句鼓励的话语,一张漂亮的小贴纸,治疗后美观和功能的改善都可能成为强化物。

5. 分散注意力(distraction)　指在进行有可能引起儿童不适的操作时使用某些方法来分散转移患儿对操作本身的注意力,从而提高孩子的耐受力,减少其对治疗的不良印象,避免出现躲避和干扰治疗的行为。分散注意力的方法有很多,有的需要借助专门的设备,如通过电子设备提供的音视频文件,小玩具等。也可通过医护人员的语言来完成,如给儿童讲小故事,要求患儿思考一些其感兴趣的问题等。在使用该方法时要注意不能因此干扰了医师与儿童之间的有效交流,以免喧宾夺主。

6. 示范作用(modeling)　指通过观摩学习的方法向患儿展示如何配合口腔诊疗,以此提高儿童在治疗中的配合程度。具体实施时可以由医师或监护人带领患儿,特别是初次就诊时,参观其他合作患儿的治疗过程,其间向他们简要说明诊疗过程,如果条件允许可以让儿童之间就治疗过程和体会进行交流,以此消除患儿对未知事物的畏惧心理。被观摩的对象最好是同龄的或年龄稍小些的患者,这样示范作用的效果更明显。该方法不仅对孩子有效,对那些对现代口腔诊疗存在错误认知的监护人也很有效,在实施过程中要避免让患儿看到别的孩子不合作的表现。

7. 语音语调控制(voice control)　指医师通过语气、语调的变化来与儿童建立有效交流,并最终诱导患儿形成良好口腔诊疗行为的方法。这种语气语调的变化可以用于唤起儿童的注意,也可以用于明确提出要求或对儿童良好行为进行鼓励。该方法一般适用于3岁以上年龄较大的儿童。

8. 保护性固定(protective stabilization) 指医护人员用手和一些工具,如约束板和约束包来帮助固定儿童患者,以避免其在治疗中因突然的体动而受伤。由于这样的患儿多数拒绝张口,所以使用这项技术治疗时口内应放开口器,治疗前应空腹禁食,防止患儿治疗中呕吐。该技术只能用于其他非药物行为管理方法无效,而又有治疗需求的患者。绝不能将此作为一种惩罚措施或仅仅为了医务人员的方便而使用,在具体应用中医师不可忽视与患者和监护人之间的交流。

临床实践证明,身体约束的方法可为某些不合作儿童提供其所需的口腔治疗,并能避免在治疗中出现意外情况。儿童不配合的原因可以是年幼,脑瘫等生理原因,也可以是牙科恐惧症等心理因素,不管是哪种情况,在使用该方法前医师需要评估患者通过治疗的获益是否大于束缚治疗可能造成的伤害,就此与监护人进行充分沟通,并签署知情同意书。在诊疗过程中医师应尽一切可能将潜在的伤害降到最小,而最有效的方法就是在整个治疗的过程中尽可能多的与儿童交流,告知他(她)治疗的目的,束缚不是惩罚而只是为了避免受伤。监护人应该在整个治疗过程中和治疗结束后为儿童提供足够的心理支持和安抚。

9. 其他方法 儿童口腔科临床的行为管理是一项综合性技术,除上面提到的方法外还有一些其他方法可用于临床工作中,如母子分离、行为塑造、系统脱敏、设定时限、积极倾听、适度反应等。由于孩子的年龄、个性不同,治疗条件不同,医师个人能力不同,在实际工作中可根据实际情况采用不同方法。在临床工作中表扬鼓励对所有儿童都适用,包括孩子在内所有人对表扬的反应都是积极的。医患之间的交流包括医师与患儿和监护人之间的交流,良好的医患交流是建立彼此间相互信任的基础,而只有建立了互信关系医师才能更有效地帮助患者及其监护人克服对治疗的恐惧焦虑情绪,并逐步有针对性的帮助其确立良好的口腔卫生习惯。

五、监护人在行为管理中的作用

在儿童口腔医学临床工作中,监护人是不可或缺的重要角色。医务人员与其关系处理得当时,监护人是完成诊疗计划的重要助手,不仅治疗中能事半功倍,还能更好的维持长远疗效。相反,医患沟通不畅有可能导致医疗纠纷,影响疗效。

在临床实际工作中,监护人就是普通人,其口腔健康知识水平与普通人一样,医师对此不能有过高期望,因此,在整个口腔检查、治疗计划制定和具体实施治疗时,在不影响儿童口腔诊疗的前提下医务人员可抓紧时间,有针对性地进行口腔卫生知识讲解和宣教,监护人口腔健康意识的树立是儿童口腔健康行为确立的前提条件。

第三节 儿童口腔科治疗中的焦虑和疼痛控制

大多数儿童口腔患者可以在通常的牙科环境下接受治疗。医师可以通过与儿童建立良好融洽的医患关系,依靠各种常规行为管理技术,并采用口腔局部麻醉的手段就可以有效地减轻或消除绝大多数患者的紧张焦虑情绪,从而使治疗能顺利进行。对于那些采取了有效的局部麻醉,通过非药物行为管理手段仍不能很好适应牙科治疗的患儿,医师必须采取措施进一步地控制其恐惧情绪。不同深度的镇静,可以有效减轻患者恐惧情绪,同时多能提高疼痛阈值。特别需要指出的是,从无镇静的意识清醒到意识丧失的全身麻醉是一个连续变化的过程,各阶段间没有明确的标志点,其深度很难被区分,并且可能在不同深度间波动。按对意识的抑制由浅到深分为轻度镇静、中度镇静、深度镇静

和全身麻醉。对不同镇静深度的人员培训要求和设备要求是不同的,口腔科医师经过培训后可以实施轻、中度镇静,而深镇静和全身麻醉必须由具备麻醉医师资格的人员来完成。在口腔科临床工作中,笑气-氧气吸入镇静技术是一种有效简便的镇静方法。

一、笑气-氧气吸入镇静技术

笑气镇静和麻醉应用于口腔科已有160多年的历史。在口腔科治疗过程中,患者在清醒状态下吸入笑气-氧气的混合气体是目前公认的最安全、最有效而且是患者易于接受的镇静方式。口腔科医师经过培训认定后,可独立进行操作。

笑气-氧气吸入镇静技术(nitrous oxide/oxygon inhalation)应用得当时,患者处于轻度或中度镇静状态下,此时患者自身具备持续保持气道通畅的能力,能对物理刺激和医师的指令如"睁眼"做出反应。需要强调的是,如果患者出现没有体动或丧失意识就说明其镇静深度超过了中度镇静,医师应该避免出现这种情况。一般笑气的浓度在50%以下是安全的,绝对不能超过70%。

(一)笑气的理化性质及其药动学

笑气常温下为无色稍带甜味的气体,可压缩液化。血气分布系数为0.47,在血液中很稳定,不与血液中任何物质结合,能快速穿过肺泡-动脉膜达到平衡,因而也易穿过血脑屏障进入脑部。发挥作用迅速,摄入后3~5min即出现临床效应高峰。笑气不通过肝代谢,99%由肺部排泄,约0.004%经胃肠道厌氧单胞菌代谢,并产生有毒的自由基,但该过程对机体影响较小。

(二)笑气-氧气的作用

1. 镇静及镇痛 笑气-氧气具有镇静及镇痛双重作用。吸入50%以下浓度的笑气可产生镇静及轻度镇痛作用,能有效控制恐惧或焦虑情绪,而情绪放松也利于提高痛阈。其间患者呼吸和心血管功能不受影响,保护性反射存在。但不能达到完全无痛的效果,因此,在进行有可能伴随疼痛的操作,如拔牙术、开髓等操作时,单纯的笑气-氧气吸入不足以产生足够的镇痛作用,还需要局部麻醉。笑气与其他镇静药的联合应用必须非常小心,药物的协同作用可能导致镇静深度超过预期。

2. 失忆性 有学者研究发现,经过笑气-氧气吸入镇静后,患者往往感觉治疗持续时间非常短暂,甚至忘记手术过程,其情绪体验也没有紧张焦虑。笑气-氧气的应用能产生不完全的顺行性遗忘,有学者认为,镇静药产生的健忘性及睡意可能有利于治疗,但对患者并非完全有益。

3. 快速起效复苏迅速 笑气的药代动力学特点决定了笑气-氧气作用起效很快(30~60s),使用约5min后可发挥最大效应,停止吸入后迅速失效,其复苏快速、完全。复苏阶段存在的比较确定的潜在并发症是弥漫性低氧症,患者可出现头痛、嗜睡、恶心等症状。为避免及减少这些不良反应,可在笑气停止吸入后给予3~5min100%氧气吸入。

(三)笑气-氧气吸入镇静技术的优点

1. 起效快 因为笑气具有很低的血浆溶解度,易于通过血脑屏障,它可以快速达到起效浓度,因而起效快。

2. 复苏速度较快 当停止笑气吸入后,血浆中的笑气浓度可以快速降低,其速度比口服、直肠鼻内、给药或肌内注射镇静均要快。笑气在3~5min就能完全从体内排出。

3. 镇静深度可调控 笑气-氧气吸入镇静的镇静深度可随时通过调节吸入笑气浓度和总量来控制,以保证患者处于安全状态,相比其他镇静技术在镇静深度的可调控性上该方法具有显著的优点。

4. 不良反应小 笑气-氧气吸入镇静无须注射,无创,不会出现肝、肾、脑、心血管系统和呼吸系统的不良反应。吸入笑气最常见的不良反应是恶心,但这种反应多出现于使用高浓度笑气时,一般情况下很少见。

(四)笑气-氧气吸入镇静技术的局限性

1. 需要患者的配合 只有当患者自身有治疗意愿,并且能遵从医嘱通过鼻罩进行呼吸时该方法才有可能成功,因此,对年幼,智障,歇斯底里及医师根本不能与之有效交流的孩子该方法不适用。

2. 从业者需自我保护 微量的笑气对医护人员是安全的,但笑气可能干扰维生素B_2的代谢,因此,应控制暴露于笑气中的时间,并在治疗时注意通风。

3. 技术和设备要求较高 操作人员需经有资质的机构进行培训。使用笑气-氧气吸入镇静技术前期需要购买、安装设备;后期笑气和氧气的持续供应也需要经费投入。

4. 笑气鼻罩影响上颌前牙术野 笑气鼻罩可能会影响某些区域,如上颌前牙区术野的暴露,特别是年幼患者。

(五)适应证的选择

需要注意的是笑气-氧气吸入镇静只适用于那些对口腔治疗有焦虑但意愿接受诊疗的孩子,而对极度焦虑、躁狂和反抗的患儿无效。因此,多数学者认为,笑气-氧气吸入镇静技术只适用于4岁以上轻度焦虑的患儿,因为该年龄段的儿童已能领会医师的指示,并懂得使用鼻罩通过鼻子呼吸。且该技术用于4岁以上者安全性高、不良反应少。扁桃体肿大、鼻塞等上呼吸道感染会妨碍笑气-氧气吸入;中耳炎、肠梗阻、气胸等闭合腔性疾病患者使用笑气-氧气吸入可引起相应并发症,不宜采用此技术。

(六)笑气-氧气吸入镇静技术的操作流程

1. 选择符合适应证的患者 就相关情况与监护人和(或)患者进行充分的交流沟通,必要时签知情同意书。

2. 治疗前患者的评估 美国麻醉医师学会(ASA)对患者的全身健康状况有一个世界通用的评估标准,在儿童口腔医学临床工作中,只有 ASA 分级为Ⅰ级和Ⅱ级的患者才适于在门诊进行镇静治疗,这些患者是健康的或只有轻度全身系统疾病的患者。笑气-氧气吸入前需要测量患者的血压、脉搏和呼吸频率,为其生命体征的监护提供基线参考值。在吸入镇静开始前还需做心肺听诊和呼吸道的评估,以排除呼吸道梗阻等气道异常情况的存在。

3. 患者的准备 虽然小剂量笑气-氧气吸入镇静一般不会发生呕吐,但是使用笑气-氧气吸入镇静的患者术前应在相应时间内禁食水,使胃内排空,以降低患者因胃内容物呕吐造成误吸的危险。

4. 患者的监护 患者的监护包括意识状态、肺通气量、血氧饱和度。患者的意识状态可以通过其眼神、面部表情和语言来判断;可以通过听诊和观察气囊的膨胀收缩来监控患者的呼吸和肺通气功能;血氧检测仪可以反映氧饱和度并可发现早期血氧浓度的降低,减少严重并发症的发生。

5. 镇静流程 首先使用符合儿童年龄特点的告知-演示-操作(TSD)技术,用其能理解的语言告知将要进行的操作和需要儿童如何配合。选择适合的鼻罩,以手指轻压使鼻罩与上唇紧贴,以便用鼻呼吸,年龄较小的儿童建议使用质地柔软的鼻罩。固定好鼻罩后,先吸 3～5min 的纯氧,成人流速控制在 5～7L/min,3-4 岁的儿童控制在 3～5L/min,可以通过询问患者的舒适度来确定最终的气体流速。

观察气囊的收缩和膨胀情况,调节每分钟的气流量,开始给予笑气,通常浓度从 5% 开始,然后按每次 5%～10% 的浓度增加,在每个浓度维持 3min 左右以观察患者的镇静深度是否合适,最终将笑气的浓度逐渐升至能达到理想镇静水平的最低浓度。理想镇静深度的体征为四肢及颌面部肌肉轻度放松;上睑下垂;目光呆滞;手掌打开,温暖、微湿;音调出现轻度变化;自述舒适放松。对儿童来说,笑气的最大浓度一般不要超过 50%。当儿童表现很舒适,并能观察到最佳的镇静体征时说明该浓度是合适的。这种通过调整吸入笑气浓度和总量的方法来达到所需最佳镇静深度的技术称为滴定技术,该技术主要用于有轻微焦虑但能合作的儿童。整个口腔治疗期间笑气的浓度可维持在理想镇静深

度水平或稍低,当进行那些刺激比较大的操作如局麻注射时可适当调高吸入笑气的浓度。若在治疗过程中患者出现恶心、呕吐或过度镇静的表现(如出汗,脸色苍白),则应马上关闭笑气而给患者吸入纯氧。

治疗结束后停止笑气吸入,继续吸入 3～5min 纯氧,使血液内的笑气迅速扩散进入肺泡,以使患者尽快复苏。吸氧不足时会出现恶心、轻度头痛、头晕等不良反应,适当延长吸氧时间可以减少这些反应。

(七)急救准备

虽然笑气-氧气吸入镇静技术在绝大多数情况下是相当安全的,但不同镇静深度之间没有明确的界限。随着笑气浓度的增加、使用时间延长,患者可能出现过度镇静甚至全身麻醉及其他并发症,临床医师应有效监控并具备相应急救技能以避免上述情况的发生。因此,在欧美国家非麻醉专科医师必须接受严格训练,取得专门的执照后才能合法使用该镇静技术。同时临床应用前要全面评价患者的全身情况以保证镇静技术的合理应用。镇静过程中必须确保氧气浓度不低于 30%,并且配备专门的监护、急救设施,如脉搏血氧计、心电图仪、听诊器、急救包等。在一名专职监护人员协助下,从治疗开始到结束直至患者完全复苏的全过程中,对患者的心率、血氧饱和度、血压、呼吸等生命体征进行监护,并准备相应的急救设备,包括自动体外除颤仪,负压吸引设备、简易人工呼吸器及复苏药品。

二、口服药物镇静技术

口服给药是儿童口腔科临床较为常见的轻、中度镇静时的用药途径。

(一)口服药物镇静(oral sedation)的优点

1. 方便 一般说来口服给药既简单又方便,尤其是那些口感好用量少的药品。通常在单独安静的房间内让孩子口服用药,在这样的环境中家长就可以诱导孩子进入镇静状态。

2. 经济 对使用者来说,口服用药无需购买或使用特殊的设备。但是,口服给药镇静时也应使用专门设备,由有经验的麻醉医师监测患者的生命指征和镇静水平。

3. 不良反应小 只要牢记用药的原则,合理用药,口服药物镇静是比较安全的。但联合用药或者同时使用 2 种或 2 种以上镇静途径时,其风险会增加。

(二)口服药物镇静的缺点

1. 个体差异 口服用药的最大缺点就是医师很难做到对镇静深度的精确调控,用药量一般是根据患者的体重或体表面积来推算的。而相同体重(或体表面积)的不同患者,对相同剂量同一药物的反应又存在差异,这种个体差异性与很多其他因素有关,另外药物在胃肠道内的吸收速度和量也受到很多因素的影响,例如:有无食物、自主神经张力、恐惧、情绪变化、劳累、药物及胃排空的时间等。

2. 起效时间长 口服给药途径是所有镇静用药途径中起效最慢的一种。基于药物的不同,从给药到可以治疗需要 15～90min 的时间。

(三)口服镇静药的应用

口服镇静药治疗应在单独安静的房间中进行,避免儿童受到其他干扰。医师应正确计算患者所需镇静药物的剂量。目前在儿童口腔临床工作中常用的是一种短效的苯二氮䓬类药物——咪唑安定,其用量以不超过 700μg/kg 为宜。

与其他镇静方法一样,口服药物镇静也存在潜在的镇静过度导致患者呼吸抑制而危及患者生命安全的问题,因此,在具体使用时医师必须经过专业的培训,充分掌握药物的药理作用和代谢相关知识,当镇静深度不理想时切忌追加用药,以免药效叠加引起呼吸抑制危及患者的生命安全,在任何时候患者的安全都是重中之重。另外医师还需要设计一个治疗程序表,这样口腔科医师才能确定镇静的所有要素是否都已考虑到,例如,儿童必须由监护人陪伴并确定其安全到家。

三、静脉注射镇静技术

(一)静脉注射镇静技术(intravenous sedation)优点

静脉注射给药也是一种能准确滴定使用药量以达理想镇静深度的给药方式。这是因为药物被直接注射到血液中,没有吸收过程的限制,数个循环后便可达到药物的最佳效果,在使用静脉靶控输入的方式下,医师可以通过调节单位时间内进入体内的药量来达到并维持所需的镇静水平。

(二)静脉注射镇静技术的缺点

1. 技术缺点 注射本身可能就是引起儿童恐惧的原因,因此,要建立静脉通路存在一定的困难,同时技术难度较大,整个过程要求操作者训练有素。

2. 潜在的并发症 由于静脉给药直接入血,

其风险也较其他给药方式大。错误放置静脉导管可能造成的并发症有药物外渗入组织中、血肿、药物误注射到动脉内等。如果注射速度过快,则可能引起更严重的并发症。等剂量药物静脉注射所引起的过敏反应要比口服或肌内注射所引起的反应更快。静脉注射前要先做皮肤试验,注射操作要正确且仔细,这样才能避免并发症的发生。静脉插管可能引起少见的并发症——血栓性静脉炎。

(三)静脉镇静技术的操作

尽管静脉镇静技术应用广泛,尤其是在青少年人群中的使用日趋广泛,但是在儿童口腔科开展静脉镇静仍受条件限制。该技术需要在体内插入小号针头直至治疗结束。对于焦虑的孩子来说几乎不能耐受该操作,因为"针头"就是造成他们恐惧的原因。但年龄相对较大的孩子,通常是需要做牙槽外科手术的青少年,可以接受针头放在他们的手背上或者肘窝内静脉注射苯二氮䓬类药物。

(四)静脉注射镇静技术操作注意事项

1. 皮肤试验 在静脉注射前,需要先给患者注射初始试验剂量,在短时间内观察患者有无过敏反应或是否对该药物敏感。

2. 患者的监护 由于可能发生快速进展性并发症,通过静脉注射镇静药的患者需要接受严格的监护。

3. 静脉通路 急救时最佳的给药途径是静脉给药。急救开始后再建立静脉通路会增加困难并浪费宝贵的抢救时间。

四、全身麻醉下儿童牙科治疗技术

自 1951 年 Thomason 第 1 次将牙科全身麻醉技术应用于儿童龋齿和拔牙治疗以来,全身麻醉下的儿童牙科治疗因其卓越的优点成为治疗常规行为管理方法无效患儿的最常用的行为管理方式,近年来受到世界各国儿童牙科医师的关注和认可,公众的接受度也越来越高。只要术前严格把握适应证并做完善的术前评估,由技术过硬的团队运用正确的麻醉方法,那么实施全身麻醉下儿童牙科治疗技术(dental treatment under general anesthesia for children)是安全的。

牙科全身麻醉技术是利用麻醉药物诱导意识丧失,在这种状态下语言和疼痛刺激都不能使患儿清醒;自主通气功能受损,保护性反射部分或全部丧失,必须依靠气道管理保证患者安全。其与深度镇静的区别在于后者为意识受到抑制,刺激后能够做出特定反应但强度较弱,故依然有不能制动的可能,反而增加了其误吸的风险。其与外科全身麻醉的区别在于后者要求麻醉达到催眠、镇痛和肌肉松弛的效果,而牙科全身麻醉不需过高的镇痛效果,一般也不需要肌肉松弛。

(一)儿童牙科治疗使用全身麻醉的适应证

全身麻醉是医师解决患儿口腔问题的终极方法,需严格掌握适应证。全身麻醉治疗前医师应为患儿制定系统的治疗方案,如口腔护理、饮食指导、定期复查等,同时应使家长全面了解牙治疗的必要性,使用全麻的原因,向家长仔细解释治疗的计划和过程并告知潜在的风险,签署知情同意书。

有下列情况的患儿可以选择全身麻醉下治疗。

1. 患儿有智力或全身疾病等方面的问题,无法配合常规治疗。

2. 3岁以下需要立即治疗的低龄患儿,且治疗需要较大。

3. 非常不合作、恐惧、焦虑、抵抗或不能交流的儿童或青少年,多数牙需要治疗,并且在短期内其行为不能改善者。

4. 患儿有多数牙需要治疗,患儿或(和)监护人无多次就诊条件。

5. 因急性感染、解剖变异或过敏等原因使患儿进行充填治疗或外科手术时局部麻醉无效。

6. 为避免束缚下牙齿治疗可能会对患儿心理造成的伤害,使用全身麻醉可以保护其心理免受伤害并避免医疗危险。

(二)儿童牙科治疗使用全身麻醉的禁忌证

1. 有不适宜做全身麻醉的身体状况。

2. 仅个别牙需要治疗,且能配合完成治疗

(三)国内外开展全身麻醉下牙齿治疗的情况

儿童口腔科针对残障儿童和不合作儿童开展的全身麻醉下牙治疗已有50年的历史。1916年美国Vater等开展全身麻醉下牙治疗。近年来,国际上纷纷报道许多发达国家儿童龋病患病率呈明显下降趋势,而全身麻醉下儿童牙齿疾病治疗,特别是全身麻醉下儿童牙病治疗病例数呈上升趋势。其主要原因是对于儿童龋病对儿童生长发育的不良影响和强制下牙治疗对儿童身心发育造成的不良影响,社会、家长及牙科医师有了进一步的认识,也和全身麻醉技术日趋成熟、安全性较高有关。

我国首例儿童全身麻醉下牙治疗是在1999年完成的,其后随着患者接受度的不断提高,诊疗需求和诊疗人数均不断增加,目前这一方法已经成为低龄和残障儿童牙病治疗的重要方法之一。

(葛立宏 夏 斌)

■ 参考文献

[1] Jimmy R. Pinkhan 著,葛立宏主译.儿童口腔医学.4版.北京:人民卫生出版社,2009.

[2] Richard Welbury; Paediatric Dentistry. 3rd edition. Oxford, Oxford University Press,2005.

[3] Jeffrey A. Dean,David R. Avery,Ralph E. McDonald; Dentistry for Child and Adolescent. 9th. Maryland Heights, Mosby ELESEVIER 2011.

[4] 邓辉.儿童口腔医学.北京:北京大学医学出版社,2005:29-32.

[5] 葛立宏.儿童口腔科治疗中的焦虑与疼痛控制.北京大学学报,2009,41(1):6-9.

[6] Bin XIA, Chun-li WANG, Li-hong GE. Factors associated with dental behaviour management problems in children aged 2-8 years in Beijing,China. International Journal of Paediatric Dentistry.2011,21(3):200-209.

[7] 夏斌,刘克英,王春丽,等.口服咪唑安定镇静术在儿童口腔科临床应用的效果评价.北京大学学报(医学版),2010,42(1):78-81.

[8] 夏斌,张笋.监护人教育对儿童口腔就诊行为表现的影响.北京大学学报(医学版),2010,44(1):125-129.

[9] Ray, J. et al. Heritability of dental fear. J Dent Res, 2010, (89):297-301.

[10] .http://www.aapd.org/policies/.

第 31 章

儿童龋病

第一节　乳牙龋病的治疗

儿童的乳牙在萌出后不久即可患龋,临床上最早可见 6 个月的儿童,上颌乳中切牙尚未完全萌出其唇面即可发生龋坏。乳牙龋病治疗计划制定时不仅要考虑龋坏的程度,还应考虑患牙在口腔内的保存时间、牙根的吸收程度及继承恒牙的发育状况、患儿罹患龋病的风险及患儿对治疗的合作程度等。

一、好发牙位及好发牙面

乳牙龋病好发的牙位依次为上颌乳中切牙、下颌第一乳磨牙、下颌第二乳磨牙、上颌第一乳磨牙、上颌第二乳磨牙。

乳牙龋好发的牙面在上颌乳牙为乳中切牙之近中面,其次为远中面和唇面;乳侧切牙以近中面、唇面多见;乳尖牙则多见于唇面,其次为远中面;第一乳磨牙多见于咬合面,其次为远中面;第二乳磨牙则多发于咬合面和近中面。在下颌为:第一乳磨牙咬合面,其次为远中面;第二乳磨牙咬合面,其次为近中面;乳尖牙多见于唇面,其次为远中和近中面;下颌乳中切牙和侧切牙少患龋,如患龋则多出现在近中面。

各年龄段的乳牙龋病发生部位有其明显特点,2 岁以下时主要发生于上颌乳前牙的唇面和邻面,3-4 岁时乳牙龋多发于乳磨牙咬合面的窝沟,4-5 岁时好发于乳磨牙的邻面。

由于左右侧同名乳牙的形成期、萌出期、解剖形态及所处位置等相似,又处于同一口腔环境,故在乳牙龋病中左右侧同名牙同时患龋的现象较恒牙突出。

二、乳牙龋的特殊类型

由于乳牙自身的解剖和组织结构特点及儿童的饮食特点,乳牙龋在临床上除了可根据龋坏波及的程度分为浅、中、深龋以外,还可表现为一些不同于恒牙龋的特殊类型,如环状龋、奶瓶龋、低龄儿童龋等。

(一)环状龋

发生在乳前牙唇面、邻面的牙冠中 1/3 至颈 1/3 处、围绕牙冠的广泛性环形龋损称为环状龋。最早由 Neuman 于 1987 年报道,在恒牙很少见,多见于乳牙。有学者认为与乳牙新生线的矿化薄弱有关,但有学者经病理组织学观察分析,认为环状龋的形成与出生后乳牙牙颈部釉质的矿化程度低有关。龋向两侧扩展,而不易向矿化程度高、抗酸力强的出生前釉质扩展,以致形成环状。环状龋的发生还与幼儿的自洁作用较差及局部食物滞留相关。

(二)奶瓶龋

延长哺乳时间或者长时间的奶瓶喂养可导致幼龄儿童发生较为严重的龋患,这一类乳牙龋损称为奶瓶龋。Fass(1962 年)首次提出了"奶瓶喂养龋(nursing-bottle caries)"的概念,此后,这一儿童乳牙龋病类型又出现过各种名称,如"喂养龋(nursing careis)""婴幼儿奶瓶龋(baby bottle caries)""奶瓶喂养综合征(nursing bottle syndrome)""婴幼儿奶瓶牙龋损(baby-bottle tooth decay,BBTD)"等。许多学者认为由于长时期用奶瓶人工喂养,瓶塞贴附于上颌乳前牙,奶瓶内多为牛奶、果汁等易产酸发酵的饮料,加之低龄儿童的乳牙刚萌出不久,牙齿表面不成熟,更易受酸的作用而使低龄儿童发生龋损。近年来随着对奶瓶龋研究的深入,逐渐认识到奶瓶喂养虽与奶瓶龋的发生有关,但并不是唯一因素。

(三)低龄儿童龋

1994 年美国疾病控制中心(CDCP)会议上首次提出低龄儿童龋(Early Childhood Caries,ECC)的概念,其定义不是依据受累牙的个数,而是患者的年龄和患牙的位置。ECC 可较好地反映儿童龋多因素致病的特征,但在各国学者的调查中其发生率差异较明显(3%～79.9%)。Damle(2006 年)将重症低龄儿童龋(Severe early childhood caries,S-ECC)定义为 3 岁以下的儿童发生有光滑面的乳牙龋患,或 3－5 岁的儿童发生 1 个以上的上颌乳前牙的光滑面龋损或 3 岁的儿童 dmf>4,4 岁的儿童 dmf>5,5 岁的儿童 dmf>6。ECC 患儿在 2 岁、3 岁或 4 岁时具有典型的临床特征,可早期累及上颌乳前牙,也可累及上下颌第一乳磨牙,上颌乳前牙光滑面患龋是其主要特征,且病损牙位呈明显的对称性,下颌乳前牙少有累及。

三、乳牙龋的临床特点

与恒牙龋相比,乳牙龋的临床表现有如下的特点。

1. 患龋率高,发病时间早 乳牙的患龋率高,且发病时间早,在牙齿刚萌出不久,甚至牙尚未完全萌出,即可发生龋坏。

2. 龋患发展速度快 由于乳牙的釉质和牙本质均较薄,且矿化程度低,髓腔大、髓角高,龋坏易波及牙髓,很快发展为牙髓病、根尖周病甚至形成残冠和残根。

3. 自觉症状不明显 因为乳牙龋进展快,自觉症状不明显,常被患儿家长忽视。临床上常见患儿龋已发展成牙髓病或根尖周病时才来就诊。

4. 龋齿多发,龋坏范围广 在同一儿童的口腔内,多数牙齿可同时患龋,如两侧上下颌第一、第二乳磨牙可同时患龋;也常在一颗牙的多个牙面同时患龋。

四、乳牙龋病的治疗

(一)药物治疗

也称非手术性治疗,包括阻断性治疗和再矿化治疗两种方式,主要是指不切割或少切割牙体龋损组织,仅在龋损部位涂抹适当的药物,使龋损停止发展或消失。

1. 适应证 主要适用于龋损面广泛的浅龋、白垩斑或剥脱状的环状龋及一些不易制备洞型的乳牙。这类龋损常见于乳前牙邻面和唇面,有时也可见于乳磨牙的咬合面与颊面。若有条件应尽可能做修复治疗,因为药物治疗并不能恢复牙体外形,仅起抑制龋损进展的作用。药物治疗也可对龋高风险儿童作预防用。

2. 常用药物 2%氟化钠溶液、8%氟化亚锡溶液、1.23%酸性氟磷酸钠溶液、75%氟化钠甘油糊剂、10%氨硝酸银溶液和 38%氟化氨银溶液、氟保护漆等。

(1)药物作用原理:①氟与牙中的羟磷灰石作用形成氟化钙,起到再矿化和抑龋作用。形成氟磷灰石,因氟磷灰石较羟磷灰石抗酸力提高,起到防龋和抑龋作用。②氨硝酸银涂抹,又称氨银浸镀法,主要是氨硝酸银中的银离子与有机质中的蛋白质作用,形成蛋白银,凝固蛋白,起到抑菌和杀菌的作用。③氟化氨银涂抹时,形成氟化钙和磷酸银,增加牙的抗酸力。另外,氟化氨银中的银离子又能与蛋白质结合成蛋白银而起作用。但是,氟化氨银对软组织有腐蚀作用,且可和使牙局部着色变黑,影响美观。

(2)操作步骤和注意事项:①操作步骤如下。一是修整外形。当龋蚀周围有明显的无基釉或尖锐边缘时,应予去除,并修整外形,形成自洁区。二是清洁牙面、干燥防湿。涂药前去除牙面上的软垢,清洁前可借助菌斑染色剂,明确清除范围,以便彻底清洁。欲用含氟药物涂抹者,清洁牙面时不宜使用含碳酸钙的摩擦剂,因药物中的氟离子易与碳酸钙中的钙离子结合形成氟化钙,影响氟化物对牙的作用。牙面清洁后需吹干,用棉卷隔湿、辅以吸唾器,以免唾液污染牙面或将药物溢染他处。三是涂药。涂药要有足够的时间浸润牙面,操作时应反复涂搽 2～3min,每周涂 1～2 次,3 周为 1 个疗程。使用有腐蚀性的药物时,药棉切忌浸药过多,结束时应拭去过多的药液,以免流及黏膜造成损伤。涂药后 30min 内不漱口、不进食。②注意事项。大部分用于阻断龋发展的药物需隔湿干燥后再进行操作,且需严格按照各种制剂的说明书严格规范进行。一些制剂具有腐蚀性,因此,应避免对黏膜及牙龈的腐蚀和刺激。另外,考虑儿童吞咽药物的危险,需在操作过程中使用排唾设备和保护黏膜。

(二)修复治疗

乳牙龋损后可致咀嚼功能降低,多个乳牙牙冠破坏严重时可致乳牙牙弓长度缩短、咬合高度降低,对颌面部的正常生长发育及恒牙列的形成均带来不良影响。故去除病变组织、恢复牙体形态、提高咀嚼功能的修复治疗非常重要。

充填修复治疗指去除龋坏组织,制备大小与形态适当的窝洞,在保护牙髓的状况下,选用合适的充填材料充填窝洞、恢复牙体外形的一种治疗方法。

乳牙窝洞的制备基本原则同恒牙的牙体窝洞制备,但应考虑乳牙牙体解剖结构的特点,如牙釉质、牙本质薄,牙髓腔大,髓角高,牙颈部缩窄,牙冠向咬合面聚拢及易磨耗等。目前儿童口腔临床常用的备洞器械仍然是高速钻机,近年来在一些发达国家采用了一些备洞新技术以减轻由于钻机备洞可能给儿童造成恐惧和疼痛,如化学机械备洞、激光备洞和喷砂备洞新技术。激光备洞去除龋坏组织可不用术前麻醉,且几乎无术后反应。喷砂备洞需要橡皮防水障和强吸唾装置,否则儿童有吸入石英砂的危险。

充填修复牙体外形时凡位于牙本质中层以下的窝洞均应护髓后再充填。由于磷酸锌黏固粉中的游离磷酸对牙髓有刺激,应尽量避免使用。

儿童口腔临床常用的牙体修复材料有玻璃离子水门汀,复合树脂材料、复合体材料及银汞合金材料。银汞合金因其毒性和不美观在儿童牙体缺损修复治疗中的应用越来越少,逐渐被一些性能优良的牙色材料,如树脂改良型玻璃离子材料、复合体材料所替代。

儿童乳牙牙体缺损修复的操作基本同于恒牙牙体修复,但在修复乳牙邻面外形时应考虑到乳牙列生理间隙的存在,不必勉强恢复接触点。在多个牙的牙冠崩坏时,应恢复其咬合高度,以恢复患牙的咀嚼功能。

1. 复合树脂充填(resin-based composite restoration) 复合树脂充填材料在乳牙的牙体缺损修复中应用时,操作步骤基本同于恒牙的复合树脂修复术,但因乳牙的解剖及组织结构有异于恒牙,故在儿童口腔临床的使用有不同于恒牙充填修复的特点。复合树脂充填材料种类多样,使用前应了解其特点及使用步骤,才能取得良好的临床效果。

在制备乳牙Ⅰ、Ⅱ类洞形时,以去除活跃性龋坏组织及无基釉为原则,不需要制作特殊的抗力形

与固位形,不必受银汞合金充填所需洞型的限制。制备乳牙Ⅳ类洞时,因切端为直接承受咬合压力之处,不宜过薄,故洞缘不能达切端。

在临床应用于乳牙时,还需注意酸处理时间应适当增加。合适的酸蚀时间是酸处理后经清洗、适当吹干,肉眼可见牙面呈白浊样,失去正常光泽,即可认为已达到良好的酸蚀效果。

近牙髓的窝洞应在充填前行氢氧化钙护髓。由于丁香油能阻止复合树脂的聚合,故不宜用氧化锌丁香油酚水门汀垫底,必要时可用聚羧酸水门汀垫底。乳牙深窝洞的复合树脂充填前,可选用合适的玻璃离子水门汀垫底,利用其良好黏结性、持续性释放氟离子的优点,既可避免复合树脂材料对牙髓的刺激性,又降低了因树脂固化时的聚合收缩及其导致的微渗漏,既弥补了单独使用玻璃离子充填材料在强度和抗压等机械性能方面不如复合树脂的缺点,又发挥和增强了复合树脂材料抗压和美观的优点。

2. 玻璃离子水门汀(glass ionomer cements,GIC)充填 因GIC材料生物相容性好、对牙髓的刺激性小,在临床修复中的黏结为化学性黏结,能释氟、降低继发龋的发生,应用于乳牙充填修复日益增多。

(1)GIC的种类:根据组分差异分为传统型玻璃离子水门汀(conventional GIC)、金属加强型玻璃离子水门汀(mental-reinforced GIC)及树脂改良型玻璃离子水门汀(resin-modified GIC,RMGIC)。传统型玻璃离子水门汀的固化机制为酸碱反应,RMGIC的固化机制既有传统GIC的酸碱反应固化特征,又有单体聚合的固化特征。根据组分中引发剂的不同,RMGIC有双重固化机制(即酸碱反应固化+丙烯酸酯的光固化)和三重固化机制(即酸碱反应固化+丙烯酸酯的化学固化+光固化)。

(2)GIC充填乳牙窝洞的特点:①因GIC为亲水性材料,因此,在充填体固化早期,应避免与唾液接触;②根据相邻乳牙的颜色选择合适颜色的GIC充填材料;③防水制剂的应用。临床上常用凡士林等防水药涂抹于GIC充填体表面以隔绝水分。完全固化后的玻璃离子水门汀在口腔的环境中仍具有一定的吸水性,吸水后产生轻微的体积膨胀,可补偿固化时的体积收缩,以提高修复体的边缘密闭性,降低继发龋的发生。

3. 金属预成冠(performed mental crown)修复
(1)适应证:①大面积龋坏的乳牙的修复;②龋

病活跃性强或高龋风险儿童的乳磨牙牙体修复;③牙髓治疗后,面临冠折危险的乳牙修复;④广泛牙体缺损,难以获得抗力形和固位形者;⑤牙釉质或牙本质发育不全的乳牙;⑥各种口腔不良习惯的固位体及各种间隙维持器的固位体。

(2)优缺点:预成冠牙体制备所需去除的组织较少,较容易恢复牙冠的解剖形态、近远中径和功能,操作简单。缺点是成品冠与牙颈部的密合需要操作者用冠钳处理,受医师操作技能、熟练程度的影响较大;成品冠较薄而易磨损。

临床常用的金属成品冠为厚度 0.14 mm 的镍铬合金冠,富有弹性,且具有各乳磨牙的不同解剖形态及不同大小。在恒牙牙冠修复中已用烤瓷铸造冠代替锤造冠,而乳牙牙冠小、牙颈部明显缩窄、髓腔宽大、髓角高以及釉牙本质薄,若以铸造冠修复的要求制备牙体组织,对正常牙体组织破坏较大且易露髓,因此,在乳牙基本不做铸造冠修复,而以成品冠修复乳牙牙冠大面积缺损。

(3)操作步骤:①牙体制备。首先清洁牙面,去除龋坏组织。用细金刚砂针切割邻面使近远中面相互平行。若第二乳磨牙为牙列中最后一颗牙时,远中面的制备比近中面稍深达龈下。颊舌面制备时应注意颊面近颈部 1/3 处隆起,此处应较多地切割,但应掌握适度,以免使牙体与成品冠之间的空隙过大。颊面与邻面相交处应制备成圆钝状,咬合面磨除 0.5~1 mm 的间隙。若牙冠短时可移行至龈下 0.5 mm。②成品冠的选择。根据牙的种类和大小选择合适的成品冠。可选用直接法或间接法。直接法:用蜡片在患牙处做咬合记录或直接用圆规测量患牙的近远中距离,根据蜡片上患牙印迹的近远中距离或圆规测量结果选择大小合适的 SSC。间接法:在牙体制备完成后,对该牙局部取模,翻制

石膏模型,在模型上测量患牙的近远中径,选择合适的成品冠。③修整成品冠。参照模型上患牙的牙冠高度及颈缘曲线形态,剪除、修整成品冠的高度及颈缘,颈缘需达龈下 0.5~1.0 mm。用各种冠钳调整冠的形态,恢复牙冠应有的隆起,缩紧牙颈部,尽量恢复患牙的解剖形态。④磨光颈缘、试戴。用金属剪修剪过的成品冠颈缘必须用细砂轮、橡皮轮等磨光,以免刺伤牙龈。试戴时应检查咬合面有无高点,牙颈部是否密合及成品冠与邻牙的关系等。⑤黏固。经确认为适用的成品冠后,用玻璃离子材料或聚羧酸黏固粉黏固。

4. 树脂冠套(resin composite strip crown)修复 对于大面积缺损或环状龋的乳前牙可以采用前牙树脂冠修复。严格地讲,它不是一种完整的冠,而属于黏结修复的范畴,其优点是美观、不易脱落,一次完成,操作简单,缺点是颈缘黏结和修复不太理想。操作步骤如下。

(1)牙体预备:以去净龋坏组织为原则进行牙体预备,深龋近髓处用氢氧化钙护髓。

(2)选择合适的冠套:根据牙冠的近远中径选择大小合适的成品树脂冠套并试戴,剪去颈缘以下的多余部分,在其远中切角处用探针扎一个小排气孔。

(3)充填:按黏接修复的常规步骤酸蚀、干燥牙面,涂黏结剂,将装满流动树脂的冠套入待修复的乳前牙,固定后光照固化。光照前可用棉球拭去牙颈部和排气孔溢出的多余的流动树脂。

(4)去除树脂冠套:固化后用探针从唇面和远中面相交的轴面颈部挑破并去除成品冠套,修整颈部边缘和排气孔处多余的树脂,调整咬合,打磨抛光。

第二节 年轻恒牙龋病的治疗

年轻恒牙(young permanent teeth,或 immature permanent teeth)是指恒牙已萌出,在形态和结构上尚未形成和成熟的恒牙。保护与及时治疗年轻恒牙,形成健全的恒牙列是儿童口腔科的主要任务之一。

一、年轻恒牙龋的临床特点

1. 第一恒磨牙发病早,龋患率高 第一恒磨牙于儿童 6 岁左右即萌出,因萌出时间早又处于口腔的后位,因而发生龋患率最高(约占年轻恒牙患龋率的 90%),且常被家长将其误认为乳牙,不予重视,从而耽误其早期发现早期治疗的时机。第一恒磨牙的龋坏可影响到整个混合牙列和恒牙列的功能,影响到颌骨的发育及面颌的形态。值得注意的是,儿童的第一恒磨牙患龋常常呈左右对称,40%以上的第一恒磨牙龋累及 2 个以上的牙面。

2. 耐酸性差,龋坏进展快　因年轻恒牙萌出后 2 年左右才能进一步矿化完全,存在萌出后的再矿化现象,因此,刚萌出的年轻恒牙表面釉质不成熟,硬度较差,渗透性较大,耐酸性差而易患龋,且进展较快。不仅如此,年轻恒牙的髓腔大、髓角尖高,牙本质小管粗大,病变快,容易引起牙髓感染和根尖周组织的炎症。

3. 受乳牙患龋状态的影响　有研究已证实乳牙患龋可增加年轻恒牙患龋的概率,相邻乳牙的龋坏可能波及相邻年轻恒牙的邻面。

二、年轻恒牙易患龋的因素

1. 年轻恒磨牙解剖形态复杂　新萌出的年轻恒磨牙咬合面较大,窝沟点隙复杂,易滞留细菌和食物残渣。上下颌恒磨牙的咬合面、上颌恒磨牙的腭沟、下颌恒磨牙的颊沟、上颌切牙的舌侧窝均为龋易发生且发展迅速的部位。

2. 年轻恒磨牙萌出时间长,难自洁　恒磨牙新萌出时其咬合面远中部分龈瓣覆盖时间较长,龈瓣下的牙面长期处于不洁状态,容易发生龋坏。另年轻恒磨牙的咬合面在较长时间内低于咬合平面,容易滞留菌斑,也容易导致龋病的发生。

3. 第一恒磨牙萌出时期儿童年幼,口腔卫生措施常不彻底　因第一恒磨牙多在 6 岁左右萌出,这时候的儿童因年龄小,口腔健康意识薄弱,刷牙效果相对较差,加上第一恒磨牙位于口腔后部,常被家长误认为是乳牙而不予重视,导致第一恒磨牙患龋率高居恒牙列榜首。

4. 替牙期的暂时性拥挤　年轻恒牙新萌出时可出现暂时性拥挤和不规则排列,被拥挤的隐蔽部位很难自洁,也容易导致菌斑堆积,龋病发生。

三、好发部位

在混合牙列期,随着恒牙逐渐萌出,恒牙的患龋率开始升高。其好发部位为第一、二恒磨牙咬合面、上颌舌面和下颌颊面沟,上颌中切牙邻面。

四、年轻恒牙龋的治疗

1. 再矿化治疗　适用于早期脱矿无牙体缺损的牙釉质龋,或正畸治疗后托槽周围的白垩斑治疗,应用方法见乳牙龋病的再矿化治疗。

2. 预防性树脂充填(preventive resin restoration,PRR)治疗　当牙面窝沟有可疑龋或小范围龋坏时,仅去除窝沟处的病变牙釉质或牙本质,采用

酸蚀技术和树脂材料充填窝洞,并在此基础上施行窝沟封闭术,这就是儿童口腔临床对年轻恒牙沟裂龋常用的 PRR 治疗。这是一种治疗与预防相结合的措施,符合目前提倡的微创牙科的观点。

其优点是充填洞型不要求预防性扩展,保留了更多的健康牙体组织,同时也达到了预防窝沟龋再次发生的目的。

(1)适应证:①年轻恒牙窝沟点隙能卡住探针者;②年轻恒牙窝沟深在,封闭剂不易流入窝沟基部者;③窝沟有早期龋迹象,牙釉质混浊或呈白垩色者。

(2)操作步骤:①用钻机去除龋坏组织,球钻大小依龋坏范围而定,若窝沟仅有患龋倾向或可疑龋,需用最小号球钻去除脱矿牙釉质;若龋坏有一定范围和深度,则采用小号或中号球钻去除龋损,但要求尽可能地多保护健康牙体组织。②清洁牙面,彻底冲洗、干燥、隔湿。③若去除龋坏组织后牙本质暴露,需用氢氧化钙垫底。④酸蚀咬合面和窝洞。⑤对窝洞宽度超过 1 mm 的窝洞,在涂抹牙釉质黏结剂用复合树脂充填后再涂抹并固化封闭剂;对窝洞宽度不超过 1 mm 的窝洞,可直接用流动树脂充填,注意避免产生气泡。⑥术后应检查充填及固化情况,有无漏涂、有无咬合高点。

3. 充填治疗　银汞合金充填适用于后牙Ⅰ、Ⅱ类洞,基本方法同恒牙龋的银汞合金充填术,应注意预防性扩展,减少继发龋,正确恢复咬合面和邻接面的形态,以防影响日后正常的咬合与邻接关系。

复合树脂及树脂改良型 GIC 充填适用于年轻恒牙前牙Ⅰ、Ⅲ、Ⅴ类洞和后牙Ⅴ类洞,复合树脂还可用于前牙Ⅳ类洞和后牙Ⅰ、Ⅱ类洞的修复,传统型 GIC 在年轻恒牙仅用于Ⅴ类洞及后牙的非创伤性充填术中。

4. 嵌体修复　适应于面积较大或邻接面咬合面年轻恒牙窝洞。嵌体在年轻恒牙的应用有金属嵌体,树脂嵌体和陶瓷嵌体等种类,由于 20k 的金合金嵌体边缘强度,耐磨性较为理想,适用于磨牙,Ⅱ类洞以及高嵌体的修复。制备洞形时要注意预防性扩展及边缘的移行。

5. 预成冠修复　年轻恒牙尚在不断萌出,多牙面龋洞的修复需做冠修复时可选用成品冠或冠套做暂时修复,待恒牙列发育完成后再改做永久性修复。

预成冠多选用抗压性能好的不锈钢成品冠,操

作步骤基本同与乳牙的预成冠修复。

五、年轻恒牙龋修复治疗的临床特点

在进行年轻恒牙的龋病治疗时,应考虑到年轻恒牙的形态、组织结构和生理特点。由于年轻恒牙的牙体硬组织硬度比成熟恒牙差,弹性、抗压力及抗曲挠力也低,故制备洞形时宜用金钢钻针减速切削,减少釉质裂纹的产生。

年轻恒牙髓腔大,髓角高,而龋损多为急性龋、龋损组织染色淡、分界不清,故在去龋和制备洞型时应小心操作,用龋蚀显示液较稳妥。可用大小合适的球钻低速去龋,去除深部软化牙本质时,可选用挖匙挖除,应避免造成不必要的露髓。

年轻恒牙龋由于进展迅速而缺乏继发性牙本质的保护,加之牙本质小管粗大,其牙髓易受细菌、化学及物理等外来刺激的影响,对机械刺激尤为敏感,在去腐时钻磨时间不宜长,不宜用刺激性强的药物消毒窝洞,对中龋以上的窝洞充填时要注意护髓,不宜用磷酸锌黏固粉直接垫底。

对深龋一次去净腐质可能导致穿髓者,应分次去腐质,第 1 次可保留近髓处的软化牙本质,窝洞干燥后用氢氧化钙垫底,再用封闭性能好的充填材料进行暂时充填。10~12 周后再次治疗,去除全部充填物,常见首次淡褐色湿润的牙本质已变为灰色或黑褐色的干燥牙本质。用挖匙去除所残留的软化牙本质,确见未露髓,再做间接盖髓、垫底及永久性充填修复。

年轻恒牙未经磨耗,牙尖、沟、嵴均极为清晰,窝沟形状又复杂,在磨牙咬合面制备洞形时很难确定洞形的边缘,对这种情况可采用 PRR 处理。

当年轻恒磨牙萌出不全,远中尚有龈瓣覆盖部分牙冠时发生龋齿,若龋患波及龈瓣下,需推开龈瓣,去腐备洞,进行充填;若龋患边缘与龈瓣边缘平齐,可去腐后用玻璃离子水门汀暂时充填,待完全萌出后,进一步永久充填修复。

年轻恒牙在混合牙列中有一定的垂直向和水平向的移动度,所以其修复治疗以恢复解剖形态为主,不强调邻面接触点的恢复。

第三节 儿童龋病的预防

儿童龋病的治疗应紧密结合龋病的预防工作才能防止继发龋及新发龋的发生,更好地预防和控制儿童龋病。为达到这个目的,需针对人群的每一个个体进行患龋风险的评估,对临床治疗后的每一个患儿进行个性化的龋病预防。

一、龋风险评估

儿童的龋风险评估(caries risk assessment)是儿童口腔健康理论的一个分支,儿童也许暴露在容易患龋的风险下,但不一定患龋。通过在龋发生前尽可能地去除患龋风险因素,儿童龋病是可以被预防的。龋病治疗的干预也应着力于改变儿童的口腔健康不良习惯并降低儿童龋病发生的风险。表 31-1 为美国儿童牙科学会(American Association of Pediatric Dentistry,AAPD)推荐的儿童龋风险评估工具(caries assessment tool,CAT),用以分析 6 个月以上儿童患龋的风险,并以此来作为制定个性化防龋方案的依据。

表 31-1 儿童患龋风险评估

	低风险	中度风险	高风险
临床检查	过去 24 个月内没有新发龋 没有釉质脱矿 (釉质白垩斑) 没有可见菌斑 没有牙龈炎	过去 24 个月内有新发龋 有 1 个区域的釉质脱矿 (釉质白垩斑) 有牙龈炎	过去 12 个月内有新发龋 多于 1 个区域的釉质脱矿(釉质白垩斑) 有可见菌斑 影像学检查可见釉质龋 高检出率的变形链球菌 佩戴矫正器 釉质发育不全

（续 表）

	低风险	中度风险	高风险
环境特征	最佳的全身和局部用氟 主要在用餐时间摄取单纯的糖类或其他致龋食物 看护人员社会经济地位较高 在牙医处进行定期规律的口腔保健	非最佳的全身和局部用氟 偶尔（每天1～2次）在非用餐时间摄取单纯的糖类或其他致龋食物 看护人员社会经济地位中等水平 口腔保健不规律	无或非优化局部涂氟 经常（每天3次以上）在非用餐时间摄取单纯的糖类或其他致龋食物 看护人员社会经济地位较低 缺乏口腔保健资源
一般健康状况			需要特殊照顾的儿童 唾液成分或量受损的儿童

二、儿童龋病治疗中的个性化防龋

儿童龋病治疗前后及治疗过程中,针对每个患儿的个性化防龋可有效防止继发龋及新发龋,其内容包括以下几方面。

1. 实施治疗前 通过与其父母的交流,详细了解患儿的发育过程及现状、饮食和口腔卫生习惯及其父母的患龋状况,综合分析,找出患儿发生龋病的主要因素并予以纠正。

2. 治疗中 积极治疗活动性龋坏,充填材料要选择得当,并严格遵守操作规程,以保证良好的远期效果。

3. 治疗后 视患儿不同的患龋风险选择不同的防龋措施,如选用各种含氟制剂(含氟牙膏、含氟漱口水、含氟凝胶、含氟泡沫、氟保护膜等)或进行窝沟封闭。儿童龋病治疗后还应对家长和患儿进行口腔卫生知识宣教,儿童良好口腔卫生的维持需要家长的参与,甚至起主导作用,尤其在婴幼儿期和学龄前期。

4. 定期口腔检查 对于学龄前儿童建议每3个月进行口腔检查,学龄儿童建议每6个月进行口腔检查,以达到早期发现和治疗龋齿的目的。对于高龋风险的儿童可缩短定期进行口腔检查的时间。

（邹 静）

■ 参考文献

[1] McDonald RE and Avery DR. Dental caries in the child and adolescent. Dentistry for the child and adolescent. 2011,9ᵗʰ edition. Mosby, Inc.

[2] Cameron AC and Widmer RP. Dental caries. Handbook of pediatric dentistry. 2013,4ᵗʰ edition. Mosby, Inc.

[3] 葛立宏.儿童龋病.儿童口腔医学.4版.北京:人民卫生出版社,2012.

[4] 周学东.儿童牙体牙髓病治疗.实用牙体牙髓病治疗学.2版.北京:人民卫生出版社,2013.

[5] 岳松龄.儿童龋病.现代龋病学.2版.北京:科技文献出版社,2009.

第 32 章

儿童牙髓病和根尖周病

第一节　乳牙牙髓病和根尖周病的检查和诊断方法

乳牙牙髓病和根尖周病的诊断主要依赖于病史、临床检查及 X 线检查。经过各种检查,结合临床症状,综合推断牙髓病和根尖周病的性质和程度。

一、收集病史

疼痛的病史和性质对于判断牙髓是否需要治疗是非常重要的。但有深大龋洞并伴有牙龈瘘管的儿童,常常没有疼痛的病史。如早期出现牙齿病变(婴幼儿龋),患儿可能没有牙齿感觉的经验,所以要先辨别疼痛的性质。

1. **疼痛的发作方式**　激发痛和自发痛。自发痛意味着牙髓的严重损害,通常无法保留;但也可由食物嵌塞导致的龈乳头炎引起,这些牙的牙髓可以保留。激发痛可根据激发因素、持续时间提示牙髓状态。

2. **疼痛发作时间**　牙髓炎常有夜间疼痛发作或加重。

3. **疼痛发作频率**　持续性和阵发性。炎症早期一般是持续时间短,缓解时间长;晚期时持续时间长,缓解过程短或消失。发作频率越高,说明炎症越严重,范围越广。

4. **疼痛能否定位**　急性牙髓炎表现为牵涉痛,往往不能定位;根尖周感染引起的疼痛可较好定位。

5. **疼痛的程度**　一般来说,急性牙髓炎可引起跳痛、锐痛及难以忍受的剧痛;急性根尖周炎可表现为持续性剧痛、肿痛或跳痛;慢性炎症表现为钝痛、隐痛或不适等。

二、临床检查

1. **软组织肿胀和瘘管**　主要依靠视诊和触诊。儿童牙周组织的特点是牙槽骨疏松、骨皮质薄、血供丰富等,这就导致根尖炎症容易扩散,引起颜面部肿胀,易突破骨壁,在颊舌侧牙龈黏膜上形成瘘管。牙龈的红肿,或有瘘管排出脓液的严重龋坏的牙齿都提示牙髓病变。此外,充填体的折断和脱落以及边缘继发龋坏,也是牙髓病变的指征。

2. **叩诊和松动度检查**　一般来说,叩诊敏感意味着牙髓的炎症已经累及牙根周围组织;松动度病理性增加则意味着患牙存在慢性炎症,牙槽骨或牙根已吸收。叩诊检查从正常牙到可疑牙,力量由轻至重。幼小患儿,注意观察其眼神和表情的变化。Belanger 认为,不能使用口镜叩诊,而用手温和地进行,使儿童免于不必要的不适刺激。松动度检查注意病理性动度与生理性动度的区别,注意与对侧正常同名牙或邻牙对比,必要时 X 线检查确诊。

3. **露髓和出血**　露髓孔的大小与牙髓感染的范围不一定成正比关系,如龋源性露髓。露髓孔处的出血量及颜色对判断牙髓状态有帮助,如露髓处出血量大,颜色暗红,常说明牙髓有感染。

4. **牙髓活力测试**　牙髓状况的初步检查。由于乳牙解剖和组织学结构特点及儿童感知能力和语言表达能力的限制,使得温度测试和电测试的结果可信度低。

三、X 线检查

主要是根尖片和𬌗翼片。乳牙 X 线应注意观察的内容。

1. 龋病的深度与髓腔的关系。

2. 髓腔内有无钙变,有无牙体内吸收。

3. 根尖周组织病变的状况和程度 根分歧区域硬骨板的消失和骨密度的降低是牙髓坏死或即将坏死的最早体征。

4. 乳牙牙根是否出现生理性或病理性吸收。

5. 恒牙牙胚发育状况及其牙囊骨壁是否完整。

但 X 线片有其局限性,如只能显示二维图像,同时由于周围结构的干扰和影像重叠,不易明确病变的有无及范围的大小。

第二节 乳牙牙髓病和根尖周病的临床表现和诊断

一、各型乳牙牙髓病的临床表现及诊断要点

乳牙牙髓病多由龋源性感染引起,也可由牙外伤引起,由于其临床表现和组织病理学改变的不一致,导致诊断符合率低。按临床表现可将其分为急性牙髓炎(acute pulpitis)、慢性牙髓炎(chronic pulpitis)、牙髓坏死(necrosis of pulp)和牙内吸收(internal resorption of teeth)。

(一)急性牙髓炎

临床特点是发病急、疼痛剧烈,多数为慢性炎症的急性发作,无慢性过程的多出现在牙髓受到物理损伤、化学刺激以及感染的情况下。

1. 临床表现

(1)症状:自发痛、阵发痛、夜间痛及不能自行定位,温度刺激诱发或加重疼痛,对化脓性或部分坏死者"热痛冷缓解"。

(2)检查:牙体硬组织疾病或有充填物;可有叩诊不适。

2. 诊断要点 疼痛的特征、临床检查。痛侧有几个患牙时,逐一检查,确定患牙。

(二)慢性牙髓炎

最常见,根据穿髓与否分为慢性闭锁性牙髓炎和慢性开放性牙髓炎,后者又可分为慢性溃疡性牙髓炎(chronic ulcerative pulpitis)和慢性增生性牙髓炎(chronic hyperplastic pulpitis)。

1. 临床表现 多数患牙症状轻微,X 线检查可示根分歧部位牙周膜腔增宽,硬骨板破损。

(1)慢性溃疡性牙髓炎:髓室已穿孔,症状轻微,食物等刺激嵌入洞内疼,持续性疼痛。

(2)慢性增生性牙髓炎:常见于穿髓孔较大的乳磨牙及外伤露髓的乳前牙,丰富的血供使炎症牙髓组织过度增生形成息肉,对刺激不敏感。

(3)慢性闭锁性牙髓炎:未露髓,可有不定时的自发痛,冷热刺激痛,持续性疼痛。

2. 诊断要点 各型慢性炎症的表现,无明显症状的慢性闭锁性牙髓炎需与深龋鉴别,后者仅有激发痛,刺激去除后疼痛即可消失。

(三)牙髓坏死

常是牙髓炎症的自然结局,细菌感染、牙外伤或毒性药物都会引起牙髓坏死。

1. 临床表现 一般无疼痛症状,但有牙变色;引起根尖周炎时可有疼痛;龋源性炎症开髓时可有恶臭。坏死是个演变的过程,部分坏死的临床表现取决于尚未坏死的部分牙髓的炎症的类型。X 线检查可能显示根分歧区域硬骨板破损、骨质稀疏现象。

2. 诊断要点 主要是牙髓有无活力、牙髓炎、外伤史、牙齿变色等。

(四)牙髓钙化

两种形式:结节性钙化(又称髓石)游离于牙髓组织或附在髓腔壁上;弥漫性钙化 可造成整个髓腔闭锁,多见于外伤后的牙。

1. 临床表现 一般无明显症状,可出现与体位相关的自发痛,与温度刺激无关。X 线检查示髓腔内有阻射钙化物或弥漫性阻射影像而使原有髓腔的透射区消失。

2. 诊断要点 X 线检查是重要诊断依据,外伤史及氢氧化钙治疗史可作为参考。

(五)牙内吸收

指正常的牙髓组织肉芽性变,分化成破牙本质细胞,从髓腔内部吸收牙体硬组织,致髓腔壁变薄。原因与机制尚不明确,临床上多发生于乳牙。

1. 临床表现 一般无自觉症状,常在 X 线检查时发现。当髓室吸收接近牙面时,牙冠内富有血管的肉芽组织颜色可透过菲薄的牙釉质,使牙冠显示出"粉红色";当吸收使牙面破坏穿孔,牙髓暴露时,可引起疼痛、出血等症状。位于乳磨牙髓室的吸收也可使髓底穿通,位于根管的内吸收可使牙根折断。

2. 诊断要点 X 线检查是主要的诊断依据,可

出现髓腔内窝状透射区。

二、乳牙根尖周病的临床表现和诊断

指根尖周围或根分歧部位的牙骨质、牙周膜和牙槽骨等组织的炎症性疾病，又称根尖周炎。

(一)病因

1. 牙髓来源的感染(最主要)。

2. 牙外伤、牙齿发育异常、牙髓治疗过程中药物或充填材料使用不当等。

(二)临床表现

1. 急性根尖周炎　常是慢性根尖炎症的急性发作，引流不畅、破坏严重而集体抵抗力差时可导致急性发作，表现为剧烈的自发性疼痛、咀嚼痛和咬合痛，穿通髓腔时见穿髓孔溢血或溢脓；患牙松动并有叩痛，根尖部牙龈红肿，有的出现颌面肿胀，所属淋巴结肿大，并伴全身发热等症状。X线检查示根尖周无明显改变或仅有牙周膜间隙增宽现象。

2. 慢性根尖周炎　无明显的自觉症状，可有咀嚼不适感，牙龈瘘管。临床检查可查及深龋洞或修复体、牙冠变色、瘘管等。X线检查示根尖部和根分歧部牙槽骨破坏的透射影像。

(三)诊断要点

急性根尖周炎可有典型的咬合痛或自发痛、剧烈持续的跳痛，牙龈或颈部肿胀，叩诊敏感等；慢性根尖周炎确诊的关键是患牙X线片上根尖或根分歧区域骨质破坏。

(四)乳牙根尖周病特点

1. 根尖周炎时可存在部分活髓　乳牙侧支根管和副根管较多，组织疏松，血供丰富。

2. 易累及根分歧区域　乳牙副根管和副孔较多。

3. 易引起软组织肿胀　乳牙根尖牙周膜宽，纤维组织疏松且不成束，导致感染易扩散。

4. 易导致牙根吸收　特别是不稳定期，生理性及病理性吸收共同作用，加快吸收。

5. 牙槽骨骨质疏松，代谢活跃，对治疗反应较好。

第三节　乳牙牙髓治疗

一、治疗目的

1. 去除感染和慢性炎症，消除疼痛是首要目的。

2. 延长患牙保存时间，乳牙早失会影响儿童的咀嚼功能及对继承恒牙的引导作用。

3. 防止对继承恒牙产生病理性影响，包括继承恒牙的发育和萌出。

二、治疗原则

首选保存活髓，如不能保存全部活髓，也应保存部分活髓，如不能保存部分活髓，也要考虑保存患牙。

三、治疗方法

根据牙髓的状态或感染程度做出适当的治疗方案。治疗方法大致分为两类，非手术治疗(目的在于保存活髓)和彻底治疗(包括牙髓摘除术和根管充填)。当感染不能被以上方法控制，不能获得新骨支持，牙应被拔除。

(一)盖髓术

盖髓术(pulp capping)是活髓保存的重要方法，即在接近牙髓的牙本质表面或已暴露的牙髓创面上，覆盖能使牙髓组织恢复的制药，以保护牙髓，消除病变。

盖髓术可分为间接盖髓术与直接盖髓术，主要的材料是盖髓剂。

理想的盖髓剂应具备以下几个优点：①能促进牙髓组织修复再生，诱导修复性牙本质形成；②对牙髓组织具有较好的生物相容性；③有较强的杀菌或抑菌作用；④有较强的渗透作用；⑤对牙髓有安抚、镇痛、消炎作用；⑥X线阻射，便于检查；⑦价格低廉，易于保存，便于操作。

1. 间接牙髓治疗

(1)概念：间接牙髓治疗(indirect pulp therapy,IPT)是指治疗深龋近髓患牙，为避免露髓，有意识地保留洞底近髓的部分龋坏牙本质，用氢氧化钙等生物相容性材料覆盖龋坏牙本质，以抑制龋病发展，促进被保留的龋坏牙本质再矿化及其下方修复性牙本质的形成，保存牙髓活力。适用于乳牙，也适用于恒牙(图32-1)。据报道，乳牙的成功率可超过90%，总体成功率高于直接盖髓术和冠髓切断术。

(2)适应证：深龋近髓患牙，没有不可逆性牙髓

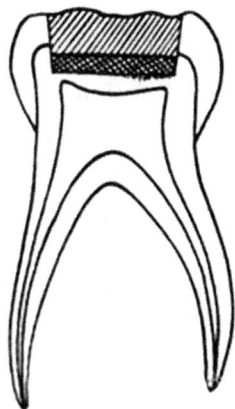

图 32-1　间接盖髓术

炎症和体征,X线检查无病理性改变。

(3)治疗步骤:①去腐。临床标志是牙本质的质地,软泥状的应被去除,坚硬而变色的牙本质可被间接覆盖。近年来,化学去腐开始出现,其方法包括使用3种氨基酸和低浓度的次氯酸钠凝胶,使用特殊设计的手工器械放入龋洞内,但治疗速度明显慢于车针去腐。②盖髓。最常用氢氧化钙和氧化锌糊剂,促进修复性牙本质形成和龋坏牙本质再矿化。③垫底、充填 玻璃离子水门汀等材料垫底,常规充填。④2次去腐及充填 3～6个月后去净软龋,如无露髓,护髓垫底,永久充填;露髓者根据临床症状、体征等进行相应治疗。⑤定期复查。周期为3～6个月,临床及X线检查。患牙修复体应完整、封闭性好;牙髓活力正常,术后无敏感、疼痛或软组织肿胀等症状或体征;X线检查无病理性牙根内吸收或外吸收及其他病理性改变。

2. 直接盖髓术

(1)概念:直接盖髓术(direct pulp capping)是一种用药物覆盖于牙髓暴露处,以保护牙髓、保存牙髓活力的方法。

(2)适应证:牙髓活力正常,无任何症状或体征,备洞或外伤导致的机械性露髓,露髓孔<1mm。

(3)治疗步骤:①隔湿。橡皮障或消毒棉纱卷隔离唾液,吸引器排唾。②消毒。消毒手术区。③盖髓。生理盐水冲洗,棉球拭干,覆盖盖髓剂。④充填。玻璃离子水门汀等材料垫底,常规充填,也可在盖髓后,用丁香油氧化锌糊剂暂时充填,观察4～6周,若无症状,再进行常规充填。⑤定期复查。周期为3～6个月,临床及X线检查。牙髓活力正常,无敏感、疼痛或肿胀等症状或体征;X线检查无

病理性牙根内吸收或外吸收,无根分歧或根尖区骨密度降低,术后1～3个月可在盖髓处观察到牙本质桥的出现。

(二)乳牙牙髓切断术

1. 概念　乳牙牙髓切断术(pulpotomy-primary teeth)是在局麻下去除冠方牙髓组织,用药物如甲醛甲酚、硫酸亚铁、氢氧化钙制剂等处理牙髓创面以保存根部健康牙髓组织的治疗方法。

2. 适应证

(1)深龋或外伤露髓,不能进行直接盖髓者。

(2)部分冠髓牙髓炎。

3. 禁忌证　任何提示感染从冠髓向周围扩散的症状体征,如肿胀、牙髓钙化等。

4. 牙髓切断术药物　理想的覆盖根髓的材料应具备的特性为抗菌性;对牙髓和周围组织结构无害;促进根髓恢复;不影响牙根的生理性吸收。

(1)甲醛甲酚合剂(formocresol,FC):有效成分是甲醛(组织固定药)和三甲酚(强效抗菌药)。优点是可使牙髓断面发生凝固性坏死,其根尖部的牙髓仍保持活力;缺点是术后可能发生牙根内吸收或牙根病理性吸收;甲醛的强渗透性易刺激尖周、牙周组织,甲醛甲酚的半抗原作用,可导致根尖周、牙周组织的免疫学反应。临床和影像学研究表明其牙髓切断术的成功率为70%～97%。

(2)戊二醛(glutaraldehyde):强有力的组织固定剂,浓度2%～4%,与甲醛甲酚相比,其优点是固定性更好、作用缓慢、刺激性小、毒性低。缺点是非生物相容性的药物、稳定性差、保存困难,需常更换,接触组织还会导致局部损伤。

(3)硫酸亚铁溶液(ferric sulfate):一种止血药,浓度一般为15.5%,与血接触后形成铁与蛋白的复合体膜,机械性地封闭被切割的血管达到止血的目的。金属蛋白血凝块在牙髓断面形成一个屏障,减少牙髓感染和内吸收。

5. 治疗步骤

(1)术前摄取X线片了解根尖周组织和牙根吸收状况,若牙根吸收超过根长的1/2,则不宜牙髓切断术。

(2)麻醉和隔湿。局部麻醉,使用橡皮障,吸引器排除唾液。

(3)去腐、制备洞型。

(4)揭髓顶、去冠髓。

(5)牙髓断面处理。生理盐水冲洗并用其棉球轻压止血,选择甲醛甲酚溶液、硫酸亚铁溶液、

MTA 或氢氧化钙制药对断面做相应的处理。

（6）修复：冠髓切断术的患牙首选的是不锈钢全冠。

（7）定期复查：首次是在术后 3 个月，以后周期为 6 个月，临床检查应无病理性症状或体征，X 线检查无病理性骨吸收或根吸收。

（三）牙髓摘除术

1. 概念　牙髓摘除术（pulpectomy）或称拔髓术、去髓术，是去除牙髓后进行根管消毒和充填，最后修复窝洞，恢复外形，从而保存牙的方法。

2. 适应证

（1）乳牙外伤、各类牙髓炎。

（2）恒牙的急、慢性牙髓炎，牙髓退变，牙体内吸收，外伤牙冠折断在龈上者，外伤露髓因修复需要利用髓室或根管加强固位的，以及牙体病变引起疼痛而治疗无效的患者。

3. 治疗步骤　麻醉患牙；除去腐质、制洞；揭髓室顶；切除冠髓；拔髓和预备根管；封根管消毒药；充填根管；牙体修复，预成冠修复（图 32-2）。

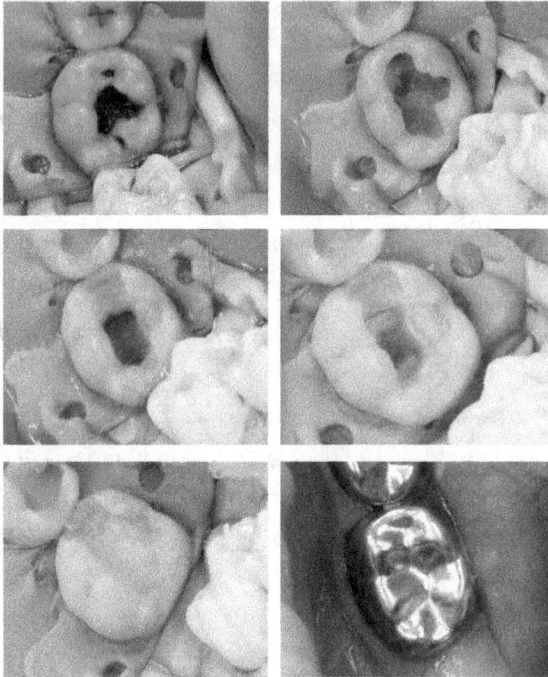

图 32-2　牙髓摘除术

（四）乳牙根管治疗术

1. 概念　乳牙根管治疗术（root canal therapy of primary teeth）是指通过根管预备和药物消毒去除感染性物质对根尖周组织的不良刺激，并用可吸收的充填材料充填根管，防止发生根尖周病或促进根尖周病愈合。

2. 适应证

（1）牙髓炎症涉及根髓，不宜行牙髓切断术之患牙。

（2）牙髓坏死而应保留的乳牙。

（3）根尖周炎症而应具有保留价值的乳牙。

3. 禁忌证

（1）牙冠破坏严重，已无法再修复的乳牙。

（2）髓室底穿孔。

（3）根尖及根分叉区骨质破坏范围广，炎症已累及继承恒牙牙胚。

（4）广泛性根内吸收或外吸收超过根长的 1/3。

（5）下方有含牙囊肿或滤泡囊肿。

4. 治疗步骤

（1）术前 X 线片，了解根尖周病变和根吸收情况。

（2）局部麻醉或牙髓失活。

（3）髓腔的开通：去除腐质，制备洞型，开髓揭顶，去冠髓，找根管口。

（4）根管预备：清理根管内病变牙髓组织及其分解产物、细菌及各种毒素，除去根管壁上感染的牙本质。乳牙的根管长度一般较 X 线片上根尖孔距离短 2 mm，根管器械扩挫根管，3% 的过氧化氢溶液、2%～5.25% 的次氯酸钠溶液交替冲洗根管内的残余物质和碎屑。注意急性症状先建议引流，炎症消退后再继续治疗。

（5）根管消毒：干燥根管后，将氢氧化钙制剂、甲醛甲酚或木馏油小棉球放置髓室内，氧化锌丁香油糊剂封固窝洞。

（6）根管充填：3～7d 后无症状前提下，去除原封物，冲洗、吸干，有效隔湿条件下，根管充填材料注入根管，黏固粉垫底，常规充填。

（7）预成冠修复：防止牙齿折裂。

5. 注意事项

（1）预备时勿将器械超出根尖孔，以免感染物质推出根尖孔或损伤恒牙胚。

（2）理想的根管充填材料应具有同乳牙牙根一样的吸收速率，并对根尖周组织和恒牙胚无害，在对根尖有压力的情况下吸收、抗菌、充填容易、黏附于管壁、不收缩、必要时容易取出、X 线阻射作用，且不使牙着色。现在没有一种材料能满足以上要求。近年来最常用碘仿、氢氧化钙制剂和氧化锌丁香油糊剂。

（3）不宜对乳磨牙牙龈瘘管进行深搔刮术，避免伤及根分歧下方的继承恒牙。

6.定期观察　周期 3～6 个月,进行临床检查和 X 线影像学检查,缺一不可。

(1)临床评价和 X 线片评价:①临床评价指有无症状或不适,有无异常松动、叩痛、龈瘘或脓肿。②X 线片评价指根尖或根分歧区有无骨吸收或病变,继承恒牙的发育有无受累。

(2)成功的标准:临床无异常松动、龈瘘或肿胀,原有的龈瘘已愈合。

X 线片显示,根尖周无病变或原有病变已消

失,继承恒牙牙胚发育未受损。

(五)干髓术

干髓术又称失活牙髓切断术,是用药物使牙髓失活,切除冠髓,将多聚甲醛干髓剂覆盖于根髓断面,通过干髓剂的作用,使根髓干燥、硬化、固定,成为无菌干化组织的治疗方法,用于乳牙牙髓炎的治疗。乳牙根管粗大,根髓组织不易被干髓剂完全干尸化,所有对距离替换期远而又处于重要位置的乳牙应慎用。

第四节　年轻恒牙的牙髓病和根尖周病

年轻恒牙是指正在生长发育中的恒牙,其根尖孔尚未完全形成。

1.硬组织特点　年轻恒牙矿化度低,易脱矿,一旦发生龋齿,进展迅速;牙本质小管粗大,感染易侵犯牙髓;由于是新萌出的牙齿,继发性牙本质很少,相对而言髓腔大,髓角高,易受外界感染。

2.牙髓组织特点　年轻恒牙的髓腔较大且牙髓组织较多,牙髓组织中血管多,血供丰富,这样既能使牙髓内的炎症产物被很快运送出去,使牙髓具有较强的修复能力。

3.牙根组织的特点　由于根尖孔较大,髓腔内血液丰富,发生感染时易扩散,但其抗感染能力强,如能及时治疗,牙髓可恢复,这为年轻恒牙尽量保存活髓提供了生理基础;萌出后 3～5 年牙根才能发育完成,在此之前,保存活髓,尤其是保存活的根尖牙乳头是牙根继续发育的关键。

年轻恒牙的牙髓炎症多数是由龋病引起,但牙齿结构异常、牙齿外伤、医源性因素也可以引起。龋源性的牙髓炎多是慢性炎症,常形成慢性牙髓息肉,其引起的急性牙髓炎往往是慢性牙髓炎的急性发作。严重的牙齿创伤或制洞过程中的意外露髓也可使牙髓发生急性炎症,或牙髓坏死。

年轻恒牙的根尖周病多是由牙髓炎症或牙髓坏死发展而来,此时的牙髓感染可通过宽阔的根尖孔引起根尖周组织的炎症和病变。若病原刺激强,机体抵抗力弱,局部引流不畅,则可能很快发展成为急性根尖周炎;若病原刺激作用弱,机体抵抗力增强,炎性渗出物得到引流,急性炎症又转为慢性炎症,其中由于机体抵抗力较强,根尖组织长时间受到轻微刺激而表现出的根尖周骨小梁密度增强的根尖周致密性骨炎较为多见。

由于年轻恒牙髓和根尖周组织疏松,血液丰富,一旦发生炎症感染易于扩散,如治疗及时,炎症也易控制和恢复。

一、年轻恒牙牙髓病和根尖周病的检查和诊断方法

牙髓治疗中最重要和最困难的步骤是判断牙髓的健康或炎症状态,从而选择合适的治疗方法。其判断方法与乳牙相似,主要依靠病史、临床检查及 X 线检查。

(一)病史采集

牙科病史、疼痛史以及与牙外伤、牙齿发育异常(如畸形中央尖折断)有关的病史。通常牙髓疾病在临床上可根据疼痛的时间和强度分为可复性和不可复性牙髓炎。

(二)临床检查

1.软组织检查　牙龈出现肿胀或瘘管是诊断年轻恒牙牙根周围组织存在炎症的可靠指标。注意患牙牙髓虽有炎症但仍可能有一定活力。

2.叩诊和松动度检查　年轻恒牙生理动度大,个体差异大,注意与健康的对照牙比较。

3.露髓和出血　龋源性露髓在露髓孔周围存在较硬的牙本质,孔的大小与牙髓感染范围成正比。

4.牙髓活力测试　年轻恒牙的牙根尚未发育完成,或尚未建立完善的神经传导,牙髓活力测试尤其电活力测试准确性较低,可能出现假阴性或假阳性反应,所以临床上并不主张过分依赖牙髓活力测试结果。

(三)X 线检查

对判断牙根发育中患牙的牙髓状态十分关键。

1. 正常情况下,健康年轻恒牙开放的根尖周围,有一骨密度稀疏区域,为根尖牙乳头的部位,其外围有一致密的牙乳头骨硬板,应与牙髓坏死导致的病理性骨吸收密度稀疏影鉴别。

2. 脱位性牙外伤后可能发生暂时性的根尖周组织破坏,有可能导致临床误诊,需注意。

二、年轻恒牙牙髓治疗原则

应尽力保存活髓组织,如不能保存全部活髓,也应保存根部活髓。如不能保存根部活髓,也应保存牙齿。保存活髓组织,可以保证牙根的继续发育和生理性牙本质的形成,尤其是保存活的牙乳头是使牙根继续发育的关键。

一般情况下,年轻恒牙在牙根形成 2/3 左右开始萌出,萌出后 2~3 年达到牙根的应有长度,3~5 年后根尖孔完全发育完成;牙根发育完成后,牙髓室和根管内有继发性牙本质持续形成并以相对慢的速度持续终生,使根管壁的厚度不断增加;此外修复性牙本质的沉积也增加牙根的强度,萌出后的一系列的继续发育都有赖于牙髓的作用,保存活髓十分必要。

三、年轻恒牙活髓保存治疗

活髓保存,主要是指间接牙髓治疗、直接盖髓术、部分牙髓切断术和牙髓切断术。

间接牙髓治疗和直接盖髓术是保存全部活髓的治疗;部分牙髓切断术和牙髓切断术是切除部分活髓,保存部分牙髓的治疗。

年轻恒牙活髓保存的成功要素包括治疗前的临床诊断;治疗中的无菌操作和最小的损伤程度;良好的盖髓剂及良好的牙封闭治疗。

(一)间接牙髓治疗

又称二次去腐法(Gross caries removal therapy)是在年轻恒牙深的龋洞治疗时,如果临床判断牙髓仅存在极轻微的可逆性炎症,而完全去净腐质会导致露髓时,可采用的治疗术。

1. 适应证 深的龋洞近髓但无牙髓症状,如果一次完全去净腐质会导致露髓的年轻恒牙。

2. 禁忌证 闭锁性牙髓炎、牙髓坏死等牙髓感染。

3. 治疗步骤

(1)拍摄术前 X 线片。

(2)无痛状态下尽可能去除腐质,特别是湿软的细菌侵入层,保护髓角,避免穿髓。

(3)操作中注意冷却,避免用高压气枪强力吹干,尽量减少对牙髓的刺激。

(4)间接盖髓(常用速硬氢氧化钙制药)后应严密充填龋洞,避免继发感染。

(5)二次去腐(初步去腐 6 个月后):间接盖髓剂被去除后,可见原残留的腐质颜色变浅,质地变干变硬。待去净腐质后,应再次间接盖髓和严密垫底,方可完成永久性充填。

(6)定期复查:3 个月左右在 X 线片上可观察到修复性牙本质层的出现,术后 6 个月左右,常可观察到连续的有一定厚度的修复性牙本质层;修复性牙本质层的出现,是间接牙髓治疗成功的重要指征。

(二)直接盖髓术

1. 原理 牙髓暴露多发生于牙外伤或深龋治疗时的意外穿髓,伴热损伤、压力升高、牙髓出血等病理过程。直接盖髓后,露髓孔处常形成血凝块,牙髓组织充血并出现暂时性炎症反应,随后血凝块机化,成牙本质细胞样细胞形成修复性牙本质,封闭穿髓孔。

2. 适应证 机械性或外伤性露髓,意外露髓,露髓孔<1 mm;外伤露髓在 4~5h,且露髓孔表面无严重污染。

3. 禁忌证 湿软的细菌侵入层腐质未去净而露髓;外伤后露髓时间过长或露髓孔有严重污染;有自发痛史等各种牙髓炎症状态。

4. 治疗步骤

(1)拍摄术前 X 线片。

(2)制备洞型、清除龋坏组织 严格隔湿、消毒、防污染,去除腐质。

(3)放置盖髓剂。

(4)充填玻璃离子水门汀等材料垫底,常规充填,也可在盖髓后,用丁香油氧化锌糊剂暂时充填,观察 4~6 周,若无症状,再进行常规充填。

由于牙髓有一定的修复能力,所以盖髓剂的作用主要是为牙髓的自我修复和牙本质桥的形成提供一个诱导因素,隔离外界环境、保护健康牙髓、提供牙髓修复的环境,激发牙髓细胞的分化,从而形成牙本质桥。人们在探索保存活髓的研究中常用的盖髓剂有氢氧化钙、无机三氧化物聚合物(mineral trioxide aggregate,MTA)、骨形成蛋白等生物材料。

氢氧化钙是目前临床应用最广泛的直接和间接盖髓材料,它集盖髓剂、诱导剂、根管消毒剂三者作用于一体。氢氧化钙制剂类型较多,如 Dycal、Life 及 Nu-Cap 等,呈碱性,pH 9~12,可中和炎症所产生的酸性产物,有利于消除炎症和减轻疼痛。氢氧化钙抗菌作用仅对牙髓表面的细菌有效,对存在于牙髓组织中的细菌作用不大。

氢氧化钙盖髓的机制尚不明确,一般认为:①氢氧化钙直接接触牙髓后,表层牙髓组织发生凝固性坏死,而坏死下方则出现炎症反应,可诱导牙髓细胞分化为成牙本质样细胞并分泌牙本质基质;②高浓度氢氧根离子可维持牙髓组织碱性环境,增强碱性磷酸酶活性;③钙离子可增强焦磷酸酶活性,分解矿化抑制剂,从而维持矿化过程的进行;④钙离子抑制副交感神经,降低血管通透性,致牙髓组织发生营养不良性钙化;⑤氢氧化钙可溶解牙本质基质,释放其中的生长因子,从而调控牙髓细胞成牙本质向分化,形成修复性牙本质。

氢氧化钙的缺点:不能与牙本质紧密连接,易导致微渗漏;物理特性不稳定;盖髓后牙髓表面出现炎症和坏死;盖髓后易导致髓腔及根管闭锁,增加根管治疗难度;压缩强度不足,在充填物下方形成裂隙,继发充填物或牙体折裂。

MTA:是 1993 年由 Lee 首次报道的一种牙髓治疗材料,1998 年获美国 FDA 许可应用于临床。MTA 是由多种亲水氧化矿物质混合形成的灰色粉末状制剂,主要成分为硅酸三钙、硅酸二钙、铝酸三钙、铝酸四钙以及少量三氧化二铋等,在潮湿环境下发生水合作用,硬固后形成坚硬的屏障。临床上,MTA 不仅可用于直接盖髓术和活髓切断术,还广泛用于髓室底穿孔修补、根管侧穿修补、根尖诱导成形和根尖倒充填等,具有良好的临床疗效。

MTA 具有以下特点:①强碱性和抗菌性。粉状 MTA 和蒸馏水以一定比例混合后,初期为碱性凝胶,pH 10.2,3h 后固化(在口腔等湿润环境下,MTA 固化时间延长至 4h),pH 升至 12.5,呈强碱性,可持续 24h 以上。MTA 的强碱性赋予其一定的抗菌效能,主要对少数兼性厌氧菌有效。②封闭性。盖髓材料微渗漏导致的牙髓组织炎症是盖髓术成败的重要影响因素。MTA 固化时微膨胀,且不受血液潮湿环境的影响,封闭性能优于银汞合金。③生物活性。MTA 盖髓初期可形成不规则晶体沉积,为牙髓细胞生长和增殖提供活性底物,诱导牙髓细胞极化和分泌矿化基质,增强碱性磷酸酶活性,促进生长因子和白介素等炎性因子释放,形成修复性牙本质。④生物相容性。电子探针显微

分析表明,MTA 主要成分为钙和磷,与牙体硬组织的主要成分一致,具有良好的生物相容性。⑤X 线阻射性。三氧化二铋主要赋予 MTA X 线阻射性能。

与氢氧化钙相比,MTA 盖髓效果更佳,导致的牙髓炎症反应更轻,产生的牙本质桥厚度更均一。在 MTA 作为诱导剂进行根尖诱导成形术可以避免使用传统氢氧化钙造成的治疗时间和封闭效果的不确定性,可以减少复诊的次数。但存在混合和填放困难、凝固时间长、价格昂贵等缺点。

(三)牙髓切断术

1. **概念** 年轻恒牙牙髓切断术(pulpotomy-young permanent teeth)是在局部麻醉下去除冠方牙髓组织,用活髓保存剂覆盖牙髓创面以保存根部正常牙髓组织的方法。

2. **原理** 活髓切断术治疗后的牙齿保持活髓状态,X 线片检查牙根发育、无根内外吸收、根尖无病变、切髓断面的下方有牙本质桥形成,一般 3 个月左右在 X 线片上可观察到牙本质桥。

影响牙本质桥形成的因素:血凝块;牙本质碎屑;修复性牙本质的钙化速度;牙髓的健康状况;盖髓剂的种类。

3. **适应证**

(1)年轻恒牙龋源性、外伤性或机械性露髓,不能行直接盖髓术者。

(2)年轻恒牙牙髓感染局限于冠髓而根髓尚未受到侵犯的冠髓炎。

4. **禁忌证** 各种牙髓的弥漫性感染的患牙。

5. **治疗步骤**

(1)术前摄取 X 线片。

(2)麻醉与隔湿:严格隔湿、消毒、防污染。

(3)去腐、制备洞型。

(4)揭髓室顶、去冠髓:用慢速手机大球钻或尖锐挖匙去除冠髓。

(5)牙髓断面处理:生理盐水冲洗,去除组织碎屑,充分止血,断面放置盖髓剂,勿加压。

(6)充填:速硬材料严密垫底充填修复,避免继发牙髓感染。

(7)定期复查:定期临床和 X 线片检查,首次复查术后 3 个月,以后周期为 6 个月。

治疗后的牙,应牙髓活力正常,术后无敏感、疼痛或软组织肿胀等症状或体征;X 线检查应该无病理性吸收,无异常根管钙化,无根尖低密度影;一般术后 3 个月左右 X 线片检查可观察到牙髓断面上

牙本质桥的形成,牙根继续发育。预后与患者的年龄、牙位及病变程度有关。

6. **牙髓切断术后** 牙髓断面发生急性炎症反应或表层坏死,可出现以下3种组织学变化。

(1)断面处形成规则的牙本质桥,封闭根管口,根髓活力正常。

(2)断面处形成不规则钙化物,预备窝洞时牙本质碎屑被压到根髓断面,成为钙化中心,形成不规则钙化物。

(3)断面处有部分牙本质桥形成,根髓已发展为慢性炎症,或发生内吸收。

(四)牙根形成

牙根形成(apexogenesis,root formation),即当年轻恒牙部分根髓受到感染,根尖牙髓和牙乳头组织基本正常时,清除感染部分牙髓,保留根尖基本正常的牙髓和牙乳头组织,使牙根继续发育形成的方法,又称部分根髓切断术。

四、年轻恒牙感染牙髓的治疗方法

(一)根尖诱导成形术

根尖诱导成形术(apexification)是指牙根完全形成之前发生牙髓严重病变或根尖周炎症的年轻恒牙,在消除感染或治愈根尖周炎的基础上,用药物充填根管,诱导根尖部的牙髓或使根尖周组织沉积硬组织,使牙根继续发育和根尖形成的治疗方法。

根尖诱导成形术于1960年由Kaiser首先提出,1966年,Frank等学者提出"感染一经控制,使用根尖诱导剂可使牙根再度形成"的观点。因此,控制根管内感染,消除残留牙髓或根尖周组织的炎症以及诱导剂的应用是根尖诱导成形术成功的重要环节。

1. 原理

(1)牙根未发育完全的年轻恒牙根端形态:根管壁喇叭口状、根管壁平行状、根管壁内聚状(如图32-3),治疗时的根端状态取决于牙髓病变或发生坏死时的牙根发育。

(2)根尖诱导成形术所依赖的组织:①根尖部残留的生活牙髓。通过生活牙髓的分化或去分化产生成牙本质样细胞,沉积牙本质,促使牙根继续发育,形成的牙根近似于正常牙根。②根尖部的牙乳头。根尖存活的牙乳头,可分化为成牙本质样细胞,使牙根继续发育。③根尖周组织的上皮根鞘。当感染控制炎症消除后,部分上皮根鞘功能得以恢复,使根端闭合。

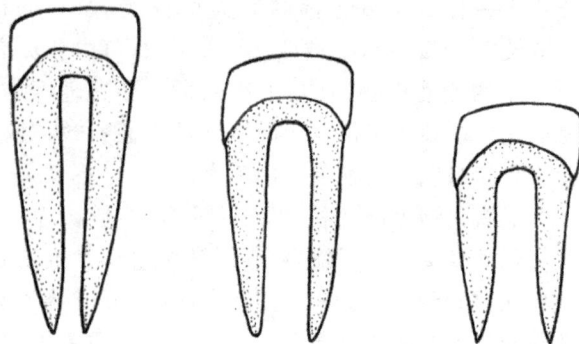

图32-3 牙根未发育完全的年轻恒牙根端形态

2. 治疗特点 根尖诱导成形术是在遵循根管治疗原则的基础上,通过消除根管内感染物质,增强根管消毒,并经根管内药物诱导,使根尖继续形成,延长牙根,缩小根尖孔,封闭根端的治疗。

治疗的特点是在根管预备、根管消毒和根管充填的步骤中,加强了根管消毒和增加了药物诱导。根尖诱导成形术的关键是控制根管内感染和尖周组织炎症。因而有的甚至在清理根管、消除感染和炎症之后,牙根则可继续发育,封闭根尖。

3. 适应证

(1)牙髓炎症已波及根髓,而不能保留或不能全部保留根髓的年轻恒牙。

(2)牙髓坏死或并发根尖周炎症的年轻恒牙。

(3)影像学指征表现为骨髓炎的患牙。

4. 操作步骤

(1)第一阶段:消除感染和尖周病变,诱导牙根继续发育。①术前X线片。②常规备洞开髓。制洞开髓的位置和大小应尽可能使器械直线方向进入根管。③根管预备。急性根尖周炎患牙,应先建立有效的引流,待急性炎症消退后再进行封药及后续治疗。根据X线检查估算根管长度,清理根管,3%过氧化氢溶液与生理盐水交替冲洗,彻底去除根管内感染组织。④根管消毒。吸干根管,封入消毒力强、刺激性小的药物,如氢氧化钙,氧化锌丁香油黏固剂暂封。定期换药,直至无渗出或无症状。彻底清除根管内感染物质、消除根尖周围炎症是促进根尖形成的重要因素。⑤药物诱导。封药后若无症状,去除暂封物及原封药,根管冲洗;干燥根管,封入诱导药物,充填患牙。⑥定期检查。每3~6个月复查1次,临床检查和X线检查。

(2)第二阶段:永久根管充填,使根尖孔封闭,修复患牙。

当 X 线片显示根尖形成或有钙化组织沉积,而且根管内探查根尖钙化屏障形成完全时,可行永久性根管充填,并用封闭性好的材料修复患牙。根管充填后可继续随访观察。

5. 牙根继续发育的类型

(1)根尖继续发育,管腔缩小,根尖封闭。

(2)根管腔无变化,根尖封闭。

(3)X 线片上未见牙根继续发育,但根管内探测有明显阻力,说明根尖处有薄的钙化屏障。

(4)X 线片上见在根端 1/3 处形成钙化屏障。如图 32-4 所示。

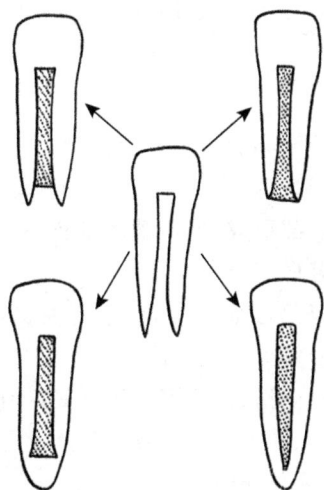

图 32-4　牙根继续发育的类型

6. 疗效评价

(1)评价的依据:①根尖周炎症和病变愈合情况;②牙根继续发育状况。

(2)评价的标准:①成功。根尖周病变消失,牙根延长,管腔缩小,根尖形成。②进步。根尖周病变消失,牙根延长,根尖未完全形成或形成不规则。③失败。牙根未能延长,或根尖周病变未见缩小或消失。

成功与进步均视为治疗有效,失败则为无效。

(二)根尖屏障术

根尖屏障术是指用非手术的方法将生物相容性材料充填到根管尖部,即刻在根尖部形成一个人工止点。

所用的材料较多,如磷酸三钙、冻干骨、冻干牙本质及 MTA 等,其中 MTA 应用最为广泛。

与氢氧化钙根尖诱导成形术相比,MTA 的根尖屏障术的优点有以下几点。

1. 疗程短,对患者依从性要求低。

2. MTA 具有良好生物学封闭性能,可提高治疗成功率。

3. 可降低根折发生率。

(三)牙髓血管再生治疗

牙髓血运重建术于 2001 年由 Iwaya 首次提出,指通过有效的根管消毒、再生支架的建立及完整的冠方封闭等,利用根管内血凝块为牙髓干细胞、牙乳头间充质干细胞和牙周韧带干细胞等的增殖和分化提供良好的微环境,诱导干细胞分化为成牙本质细胞和成骨细胞等,从而促使牙根继续发育的治疗方法。牙髓血供重建术能促进年轻恒牙的牙根继续形成和根尖周病变的愈合,是治疗年轻恒牙牙髓坏死的新方法。牙髓血供重建术除减小根尖周病变、促进牙根继续发育外,还具有局部恢复牙髓电活力的作用。与根尖诱导成形术相比,治疗后的患牙牙根更长、根管壁更厚、患牙远期根折的风险更低、操作方便、治疗周期短,具有广泛的应用前景。

(王小竞)

■ 参考文献

[1] 葛立宏.儿童口腔医学.4 版.北京:人民卫生出版社,2013:139-160.

[2] 文玲英,杨富生.临床儿童口腔科学.西安:世界图书出版公司,2000:123-161.

[3] 杨富生.儿童口腔科必修诊疗技术.北京:人民军医出版社,2003:100-151.

[4] 葛立宏主译.儿童口腔医学.北京:人民卫生出版社,2009:293-322,508-522.

[5] 樊明文.牙体牙髓病学.4 版.北京:人民卫生出版社,2012:246-259.

[6] 邓辉.儿童口腔医学.北京:北京医科大学出版社,2005.

[7] Richard R. Welbury. Pediatric Dentistry. 2nd ed. Oxford: Oxford University Press, 2001.

[8] Jeffrey A. Dean, David R. Avery, Ralph E. McDonald. Dentistry for Child and Adolescent. 9th ed. St Louis CV: Mosby Inc. 2011.

[9] Belanger GK. Pulp therapy for the primary dention. In: Pinkham JR, editor: Pediatric Debtistry: Infancy Through Adolescence. Philadelphia, Saunders, 1998.

[10] Eidelman E, Holan G, Fuks AB: Mineral trioxide aggregate vs. formocres in pulpotomized primary molars: a preliminary report. Pediatr Dent 23: 15, 2001.

第33章

儿童牙外伤

第一节　儿童牙外伤的概述及其分类

牙外伤(Dental Trauma)是指牙受急剧创伤，特别是打击或撞击所引起的牙体硬组织、牙髓组织和牙周支持组织损伤。牙外伤是仅次于龋病造成儿童牙齿缺损或缺失的第二大疾病。近年来，儿童牙外伤的发病率在不断升高。牙齿的意外损伤会直接影响和干扰儿童的口腔，甚至造成后天发育的缺陷和畸形，因此，对儿童牙外伤的预防和治疗应引起家长及医务人员的高度重视。

一、儿童牙外伤的发病情况和危害

(一)乳牙牙齿外伤

1. 乳牙外伤的发生　发生高峰期为1—2岁。近年也有学者报道，2—4岁儿童乳牙外伤有增加趋势。

由于乳牙牙槽骨较薄，具有弹性，上颌乳切牙牙根向唇侧倾斜，乳牙牙根未发育完成或存在生理性吸收、牙根较短等原因乳牙外伤造成牙齿移位较常见，特别是在刚刚萌出的乳牙，主要表现为嵌入、脱出、唇舌向移位及不完全脱出等。

2. 乳牙外伤的危害　乳牙外伤后须考虑对继承恒牙胚的影响及其影响程度：①由于儿童上前牙区继承恒牙位于乳牙根尖区，乳牙挫入和伴发的牙槽骨骨折，可直接伤及其下方的继承恒牙胚；②在婴幼儿，严重的牙齿脱出会使牙极度松动或全脱出，处理不当可能造成误吞和误吸，若误吸入气道可危及生命；③乳牙硬组织折断和牙周组织损伤还可继发牙髓、牙周组织感染，如不能及时治疗，同样可危害恒牙胚的正常发育，导致不良后果。

创伤对正在发育中的恒牙牙齿发育的影响在临床和动物实验中已得到证实，主要表现有以下几点。

(1)恒牙牙胚的萌出异常：牙胚的位置异常、萌出的位置异常、迟萌。

(2)牙冠部形成异常：釉质发育不全、白斑或黄褐色斑、牙冠形态异常。

(3)牙根部形成异常：牙根弯曲、短根、双重牙根、牙根部分发育或全部停止。

(4)严重创伤：甚至可使恒牙胚坏死，牙胚停止发育，牙埋伏、倒生、牙瘤样形态等。

(二)恒牙牙外伤

1. 恒牙外伤的发生　在恒牙列，牙齿外伤发生高峰期为7—9岁，男孩发生率高于女孩，外伤牙多发生于上颌中切牙，其次为上颌侧切牙，下颌切牙较少见。

恒牙外伤牙折断较常见，牙根未完全形成的牙松动、移位、脱出较常见。牙根完全形成后，牙周支持组织相应坚固，易引起冠折或根折。最易发生外伤的上颌中切牙牙根9—10岁完全形成，这一年龄阶段较易发生牙折断。

2. 恒牙外伤的危害　①可造成牙折断或牙松动、移位，影响咀嚼功能；②可能会造成牙髓炎症、根尖周组织炎症、影响年轻恒牙牙根的正常发育、牙丧失等，对儿童的牙、咬合等生长发育会产生影响；③牙缺损严重或外伤导致牙缺失时，未及时修复，造成牙合畸形，成年后永久修复困难；④若伴发牙支持骨组织和牙龈黏膜组织的损伤，引起感染、瘢痕和组织畸形等不良后果时，影响儿童的身心发育；⑤此外，还会对儿童心理造成不良影响，特别是严重牙外伤时，会影响患儿的发音、美观，成为患儿和家长的长期心理负担。

二、牙外伤的分类

牙外伤包括牙体硬组织损伤、牙髓组织损伤和牙周支持组织损伤。目前得到广泛认可的牙齿外伤分类是 Andreasen 分类法。

（一）Andreasen 牙外伤分类法

1. 牙体硬组织和牙髓组织损伤

（1）釉质裂纹（enamel infraction）：釉质表面有裂纹，但牙组织无实质性缺损。

（2）釉质折断（enamel fracture）：牙折断局限于牙釉质缺损。

（3）釉质-牙本质折断（enamel-dentin fracture）：冠折造成牙釉质和牙本质实质缺损，未暴露牙髓。

（4）冠折露髓（complicated crown fracture with pulp exposure）：牙釉质和牙本质折断且牙髓暴露。

（5）简单冠根折（uncomplicated crown-root fracture）：牙体组织折断包括牙釉质、牙本质和牙骨质，但未暴露牙髓。

（6）复杂冠根折（complicated crown-root fracture with pulp exposure）：牙体组织折断包括牙釉质、牙本质和牙骨质，且暴露牙髓。

（7）根折（root fracture）：牙根部牙本质、牙骨质折断，伴有牙髓受损。

在上述分类中，又把釉质折断和釉质-牙本质折断统称为简单冠折（uncomplicated crown fracture），冠折露髓称为复杂冠折（complicated crown fracture）。

2. 牙周组织损伤

（1）牙震荡（concussion）：单纯牙支持组织损伤，牙无异常松动或移位。有明显叩诊不适。

（2）亚脱位（subluxation）：牙周支持组织损伤，牙齿明显松动，但没有牙位置改变。

（3）半脱出（extrusive luxation）：牙从牙槽窝向牙冠方向部分脱出。

（4）侧方移位（lateral luxation）：牙沿牙长轴侧向移位伴有牙槽骨折断或裂纹。

（5）挫入（intrusive luxation）：牙向牙槽骨方向移位，同时造成牙槽骨损伤。

（6）全脱出（avulsion）：牙从牙槽窝完全脱出。

3. 支持骨组织损伤

（1）牙槽窝粉碎性骨折（comminution of alveolar socket）：牙槽窝受压粉碎。常见于牙挫入性脱位和侧方脱位。

（2）牙槽窝壁折断（fracture of alveolar socket wall）：折断局限于牙槽窝的面壁或口内侧壁。

（3）牙槽突骨折（fracture of alveolar process）：牙槽突折断，可波及或不波及牙槽窝。

（4）颌骨骨折（fracture of mandible or maxilla, jaw fracture）：下颌骨或上颌骨基骨折断，常波及牙槽突（颌骨骨折），折断可波及或不波及牙槽窝。

4. 牙龈或口腔黏膜损伤

（1）牙龈或口腔黏膜撕裂（Laceration of gingival or oral mucosa）。

（2）牙龈或口腔黏膜挫伤（Contusion of gingival or oral mucosa）。

（3）牙龈或口腔黏膜擦伤（Abrasion of gingival or oral mucosa）。

（二）其他牙外伤分类

李宏毅参考国际上各种分类方法所提出的牙外伤分类如下。

1. 牙震荡（tooth concussion）可存在于有牙周损伤、牙髓损伤和牙体损伤。

2. 牙折断（tooth fracture）包括牙冠折断（tooth crown fracture）、牙根折断（tooth root fracture）和冠根折断（tooth crown-root fracture）。

3. 牙移位（tooth displacement）包括牙挫入（tooth intrusion）、牙侧向移位（tooth lateral luxation）和牙部分脱出（tooth partial extrusion）。

4. 牙完全脱出（tooth total extrusion）。

三、儿童牙和支持组织损伤的临床检查

（一）病史的采集

在病史采集前应清楚记录患者的姓名、年龄、性别，以及陪同监护人与患儿关系，联系方式。在采集牙齿外伤信息前，应首先确认全身状况。

（二）临床检查

1. 即刻临床检查　在进行口腔的临床检查前，若伤口污染严重，应首先用温和的清水或生理盐水清洁，此外，应该观察患者的全身情况，排除口腔以外其他组织严重损伤后，再着手进行临床口腔检查。

口腔检查应注意如下几点。

（1）牙齿的完整性和颜色：检查牙体硬组织是否有裂纹和折断，应确认折断部位、范围、程度和有无露髓。

（2）牙龈和口腔软组织情况。

(3)牙位置有否改变。

(4)叩诊和牙动度检查。

(5)牙髓活力测验。

(6)检查咬合。

(7)X线片检查：牙根有否折断；牙周间隙有否改变、是否存在牙槽骨折断；年轻恒牙应观察牙根发育情况；乳牙应观察外伤牙下方继承恒牙胚情况；邻牙情况；是否存在陈旧性外伤，应注意牙根有无吸收及吸收方式。

2. 外伤复查及其注意点 对儿童牙外伤的患者，需要定期复查。年轻恒牙应至少复查至外伤牙根发育完成后；对外伤时牙根已基本发育完成的牙齿，随损伤程度和类型不同，复查期长短有所差别，但原则上不应少于 12 个月。对牙齿全脱出后的再植牙，可能需要终身复查。在完成外伤初期治疗后，可在 1 个月、3 个月时复查，如果复查结果为阴性，以后可每 6 个月复查。

外伤复查应重点进行以下检查。

(1)牙修复体是否完整，及时发现微渗漏。

(2)牙是否有变色，分析变色的原因。

(3)叩诊和牙动度检查。

(4)牙髓感觉测验，大多数外伤牙可在受伤后 3 个月内牙髓恢复反应，牙髓恢复反应时间的长短和外伤时患牙牙根形成状态有关。

(5)复查咬合，特别是正中𬌗时是否存在咬合创伤。

(6)原有牙龈、牙周和口腔软组织损伤的愈合情况，是否存在继发感染。

(7)X线片检查：应对比外伤初诊 X 线片，观察原片中存在的病理性改变的转归，是否出现新的病变。对于乳牙，还应观察继承恒牙情况；对于年轻恒牙应观察牙根继续发育的情况。

第二节 儿童恒牙外伤的诊治

一、釉质裂纹和冠折

(一)临床表现

1. 釉质裂纹（enamel infraction）在光线平行于牙体长轴时最易发现，单纯釉质裂纹患者可没有不适症状，但常合并有轻重不等的牙周和牙髓损伤，检查时应注意牙齿有无叩痛或松动度改变。

2. 釉质折断（enamel fracture）仅限于釉质的牙体组织缺损，为简单冠折。一般无自觉症状，断面粗糙。

3. 釉质牙本质折断（enamel-dentin fracture）局限于釉质和牙本质的牙体组织缺损，而未伤及牙髓，为简单冠折。常出现冷热刺激痛，其疼痛程度与牙本质暴露的面积和牙发育程度有关。牙髓表面牙本质较薄时，可以见到牙本质下面的粉红色牙髓。注意探诊时不要用力，以免穿透牙本质暴露牙髓。

4. 冠折露髓（complicated crown fracture with pulp exposure）牙釉质、牙本质折断，牙髓暴露，患儿可有明显疼痛，不敢用舌舔牙，也可有冷热刺激痛，影响进食，应及时处理。

(二)诊治原则

1. 釉质裂纹 一般来说，不需要特殊处理，但对深的釉质裂纹可用无刺激性的保护涂料或复合树脂黏结剂涂抹，以防止细菌侵入裂隙刺激牙本质或食物和饮料引起的色素沉着。

当釉质裂纹合并牙髓-牙周组织损伤时，要密切追踪观察。当存在正中𬌗咬合创伤时应做必要的调𬌗，严重时需做全牙列𬌗垫，消除咬合创伤。

2. 简单冠折 简单冠折的治疗原则是恢复正常功能和美观。

釉质表面折断，不影响美观时，只需要磨钝表面就可。缺损较大时，可采用断冠黏结或树脂修复。若上述两种方法均不可行时，可采用玻璃离子应急处理。

在年轻恒牙，由于牙本质较薄，离牙髓腔近，加之牙本质小管较粗大，外界任何刺激都会通过牙本质小管传入牙髓。虽然年轻恒牙牙髓组织具有较强的防御和修复能力，但这种能力是有限度的。因此，当牙本质暴露时，无论牙本质外露面积多少，都应该封闭牙本质断面，注意保护牙髓。

另外，年轻恒牙冠折造成切角缺损后，应及时修复外形，以防随着邻牙的萌出，外伤牙会丧失应有的三维间隙，导致成年后修复困难。

3. 复杂冠折（即冠折露髓） 生活的牙髓是年轻恒牙继续发育的保障，年轻恒牙冠折露髓后应尽可能保存活牙髓。年轻恒牙的牙髓组织抵抗力较强，若露髓孔不大（1 mm 以内）且外伤时间短（1～2h），可做直接盖髓治疗。但临床经验表明，直接盖髓不易成功，有学者认为，与牙受震荡和牙髓损伤的程度有关。

冠髓切断术(pulpotomy)或部分冠髓切断术(partial pulpotomy)是年轻恒牙露髓后首选的治疗方法。如露髓时间较长,发生牙髓弥漫性感染,甚至牙髓坏死时,应去除感染牙髓,行根尖诱导成形术(apexification)。治疗中应注意尽可能多地保存活的根髓和(或)根尖牙乳头,使牙根能够继续发育。

各种活髓保存治疗的外伤牙,术后有并发髓腔和根管闭塞的可能,故在日后复查中要注意髓腔钙变的现象,及时做根管治疗,为永久修复做准备。

通常情况下冠折露髓后,牙体组织缺失较多,及时修复牙齿外形,保持外伤牙的三维间隙显得尤为重要。可采用断冠黏结或树脂修复。从目前的黏结材料和技术来讲,断冠黏结是一种过渡性的修复方法,要嘱咐患儿不要用患牙咬太硬的东西,待患者成年后可改用其他的永久性修复方法。

二、冠根折

(一)临床表现

冠根折断是指由外伤引起牙牙釉质、牙本质和牙骨质的同时折断,表现露髓或不露髓。临床上分为简单冠根折断和复杂冠根折。冠根折通常起于牙冠唇面中部,延展至腭面龈下。冠方断片会向切端方向移位,引起咬合痛。可伴有牙龈撕裂,龈沟溢血。

(二)诊治原则

冠根折的治疗方法依据损伤程度有很大差别。

1. 简单冠根折 断端常在龈下1~2 mm,通过排龈止血,可行光固化复合树脂修复,亦可根据断端情况施行断冠黏结术。

2. 复杂冠根折 此类损伤严重,治疗复杂,应根据情况采取断冠再接术,冠延长术,根管治疗-正畸联合治疗,或拔牙的方法。

近年来,随着种植技术的普及,越来越多的恒牙缺失患者选择种植治疗,为减少儿童恒牙拔除后牙槽骨吸收,可对不能利用的恒牙根进行根管治疗,把牙根埋伏在颌骨内,上方做功能性间隙保持器,为成年后种植修复预留比较好的条件。

三、根 折

(一)临床表现

临床上分为根尖1/3、根中1/3和近冠1/3 3种根折情况。

根折的主要症状可有牙松动、咬合痛,牙冠稍显伸长,常伴发咬合创伤。越近冠方的根折,症状越明显;近根尖1/3部位的根折,症状较轻或不明显。

X线检查是诊断根折的主要依据。由于根折线显像变化较多,临床上常有误诊和漏诊的可能。需结合临床症状进行诊断,有可疑时,应变换投照角度再次拍摄,也可结合CBCT片进行诊断。

(二)病理学所见

根折愈合方式可分为3类。

1. 根折缝间形成牙本质和牙骨质沉积,临床检查牙齿动度正常,牙髓活力正常,X线检查示,依稀的根折线,称硬组织愈合。

2. 牙周膜细胞侵占整个根折间隙,封闭两端,牙齿动度增加,牙髓活力正常,根折线清晰可见,称结缔组织愈合。

3. 肉芽组织作为感染后冠根髓的反应性病变在两断端间形成,牙过度松动,牙髓反应阴性,根折处断端距离增宽,有骨吸收。

(三)诊治原则

根折治疗的总原则是使断端复位并固定患牙,消除咬合创伤,定期观察牙髓状态。

1. 近冠1/3根折

(1)残留牙根牙根长:牙周情况良好者,在根管治疗术联合正畸根牵引术,或辅以龈切除术和去骨术后桩冠修复。

(2)残留牙根长度和强度:不足以支持桩冠修复,需要拔除该牙,进行义齿修复。随着种植技术的普及,越来越多的患者希望成年后种植修复,对残留牙根行根管治疗,埋伏无感染的牙根于牙槽骨内,避免过早的牙槽骨塌陷,为成年后的种植修复,创造好的条件。

2. 根中1/3根折 患牙如有错位应在局麻下先行复位,再固定患牙。根中1/3折断的牙需固定2~3个月,坚固固定1~2周后应改为弹性固定,保持牙一定的生理动度。固定后应注意检查咬合,消除咬合创伤。

定期复诊做X线片检查断端愈合情况,并观察牙髓状态。检查若发现牙髓已发生坏死,应进行根管治疗。如此时断端尚未完全愈合,根管治疗时可在根管内放入合金根管固位桩或纤维桩,做根内固定,增加根折牙齿的牢固度。

3. 根尖部1/3根折 一般来说,根尖1/3折断可以不予以处理,只须嘱患儿不要用受伤部位咀嚼,可以不用固定等处理,进行定期追踪复查。如有明显松动并伴有咬合创伤时,应对患牙进行固定,定期观察牙髓、牙周组织状态和断面愈合情况。如发现根尖出现病变或牙髓钙化时,可在做根管治疗后行根尖切除术和根尖倒充填术。

四、牙脱位性损伤

(一)牙震荡和亚脱位

1. 临床表现　牙齿震荡是单纯牙支持组织损伤而没有异常的牙松动和移位,患者自觉牙酸痛,咬合不适。X线片检查显示根尖周无异常。亚脱位亦是牙周支持组织损伤,有异常动度,未移位。患者可有叩痛,龈沟渗血。X线片检查显示根尖周无异常或牙周间隙稍增宽。牙震荡和亚脱位的牙髓组织近期表现为充血,出血和感觉丧失,远期可表现为牙髓钙变,牙吸收,根尖周囊肿等。

2. 诊治原则　一般来说,牙震荡和亚脱位在没有咬合创伤时,可不做特殊处理,嘱患者该牙避免咬硬物2周左右,并定期复查,观察期应在6个月以上。当存在明显咬合创伤(特别是正中𬌗咬合创伤)时,应注意消除创伤。

(二)半脱出、侧方移位和挫入

1. 临床表现　半脱出时牙齿部分脱出牙槽窝,明显伸长,通常腭向移位,牙非常松动,龈沟内出血;侧方移位时牙齿发生侧方离心性移位,伴有牙槽嵴骨的粉碎或折断,由于牙与牙槽窝的锁结关系,牙齿不松动,叩诊呈高调固连音,龈沟内有或无出血,根尖可于移行区触到;挫入时患牙比相邻牙短,常不松动,叩诊呈高调金属音,牙龈可有淤血样改变。在恒牙列上述3种移位性损伤均不难判断,但对于正在替牙的混合牙列儿童,有时会存在判断困难,此时,X线片检查是诊断的关键手段。

X线片检查示挫入的牙,根尖区牙周间隙变小,或消失;半脱出的牙齿,根尖区牙周间隙增宽;侧方移位的牙可表现为近、远中两侧牙周间隙不对称,一侧减少,另一侧增宽。但当牙唇舌向移位时,普通的根尖片上可看不出变化,必要时需配合拍摄CBCT诊断。

2. 诊治原则

(1)半脱出和侧方移位:半脱出和侧方移位的治疗原则是及时复位并固定牙,同时消除咬合创伤,严密观察牙髓状态的转归。

复位:应在局部麻醉下进行,手法应轻柔,首先应解除唇腭侧根尖锁结,然后向根方复位。复位后的牙需固定2周左右,如果正中𬌗存在咬合创伤,

应使用全牙列𬌗垫治疗。

固定:脱位性损伤的牙,患牙应保持一定的生理动度,采用弹性固定。常用的固定单位是1个外伤牙＋两侧各2个正常邻牙构成的5牙固定单位。

消除咬合创伤:全牙列𬌗垫是最佳治疗方法。临床上制取印模时,对极其松动的牙,应先行固定后再取印模。

全牙列𬌗垫在口腔中佩戴时间因损伤程度、类型和患者咬合情况不同存在较大差异。临床上应佩戴至外伤牙基本不松动,正中咬合时没有异常动度。

(2)挫入:对于挫入牙的即刻复位价值尚未肯定,应视挫入的程度、患儿的年龄和牙发育的程度区别对待。①根尖开放的年轻恒牙。不宜将牙拉出复位,应观察牙自行再萌出。一般可观察2~3周,挫入的牙应有再萌出的迹象,整个再萌出过程时间较长,一般为6个月,但存在很大变异,可2~14个月。对严重挫入的牙(如牙冠挫入2/3以上),观察4周组织左右仍没有再萌出迹象,牙生理动度降低,应及时采取正畸牵引的方法,拉出该牙。②根尖闭合的挫入牙。挫入较少时,可以观察其再萌出,如果没有再萌出迹象,应在发生牙齿固连前,采用正畸牵引的方法,使该牙复位;对于挫入较多的牙(2/3以上),可用拔牙钳即刻钳出挫入的牙,复位固定,或者进行部分复位后黏结托槽,采用正畸牵引的方法,复位患牙。

牙移位性损伤对牙髓组织预后最重要的影响因素是外伤时牙根的发育阶段。牙根形成越多牙髓坏死的发生率就越高。对于牙根尚处于开敞状态的年轻恒牙,牙髓血管神经愈合能力较强,有可能保持活髓;牙根基本发育完成的牙,出现牙髓坏死的危险性明显增高,在复查中应密切观察牙髓状态的转归。对于移位严重的牙,复位固定治疗后,除可发生牙髓坏死外,还可能出现牙根外吸收,或替代性吸收。X线检查上出现根外吸收或替代性吸收时,可考虑摘除牙髓,用氢氧化钙类药物充填根管,治疗根吸收。

五、全 脱 出

牙全脱出是牙受外力完全脱出牙槽骨,临床上见牙槽窝空虚或充满血块。全脱出是最严重的一种牙损伤,可以造成牙周膜韧带撕裂,牙髓组织丧失血供,以及对牙骨质造成损伤。恒牙全脱出常见于单个年轻恒牙,上颌中切牙最好发。这主要由于

年轻恒牙牙根尚未发育完成，而且牙周膜具有弹性，水平外伤撞击常导致牙齿完全脱出。牙全脱出的治疗方法是牙再植术（tooth replantation）。

（一）牙再植术

1. 牙再植术的步骤

（1）用手或上前牙钳夹住牙冠，生理盐水冲洗清洁牙表面，除去明显的污染物。若污物附着在根面上不易冲洗掉，可用小棉球沾生理盐水小心轻柔地把污物蘸掉，注意不要损伤牙周膜。

（2）用生理盐水冲出牙槽窝内的血凝块。

（3）用轻柔的力量将牙再植，如遇阻力，应拿开牙，存于生理盐水中，检查牙槽窝有无骨折。

（4）用弹性固定方式固定7～10d，若有正中𬌗存在明显早接触者，应使用全牙列𬌗垫。

2. 抗生素的应用 再植后应常规全身使用抗生素。抗生素治疗可以减少感染，并且可以在一定程度上减少牙根的吸收的发生。还需根据患儿免疫状态，评估是否需要打破伤风预防。

3. 牙髓的处理 全脱出年轻恒牙施行再植术后的牙髓处理常难以选择，一方面希望保存活髓使牙根继续发育，同时可提高再植术的成功率；另一方面，由于全脱出的牙齿牙髓血管完全断裂，再植后牙髓成活的机会很小，一味地保留牙髓可造成根尖周组织感染，引发根内外吸收，导致再植术失败。牙根未发育完成的全脱出牙若能够迅速再植，其血管存在再生成的机会。一般来说，牙根发育在NOLLA Ⅷ以上时，建议实施根尖诱导成形术；对更加"年轻"的恒牙可试保留牙髓，密切观察牙髓的活力。

再植牙应在牙髓坏死分解前行牙髓摘除术，一般来说，在再植后2周内。即使是牙根完全形成的再植牙，氢氧化钙制剂也是首选的根管充填材料，因为其对于预防牙根吸收有一定益处。

（二）再植牙的愈合方式

由于多数再植牙都不能成功保留活髓，谈到再植牙预后时更多考虑牙周组织预后。

1. 牙周膜预后（healing with a normal periodontal ligament）牙周膜预后时最理想的愈合方式，在牙骨质和牙槽骨间的牙周间隙可见新生的结合上皮，结合上皮可在釉牙骨质界再附着。牙周膜愈合常发生在即刻再植之后。

2. 表面吸收愈合（healing with surface resorption，repair-related resorption）是一种常见的较为成功的愈合方式，常发生在牙再植后3个月左右。

最大的特点是这种吸收具有自限性和可修复性。

3. 牙固连或称替代性吸收（healing with ankylosis，replacement resorption）病理上，牙固连代表牙根表面和牙槽骨融合，没有正常的牙周间隙。发生在牙根表面缺乏活的牙周膜覆盖的再植牙。这种替代吸收分为暂时性替代性吸收和进行性替代性吸收。

4. 炎性吸收（healing with inflammatory resorption，infection-related resorption）延迟再植、不当的离体牙保存和不当的再植处理等常导致再植后牙根发生炎性吸收，导致治疗失败。

（三）影响再植牙成功的因素

1. 再植的时间 牙齿再植术成功的关键是尽可能保持离体牙牙周膜活性，故再植时间和离体牙保存是影响再植术的主要因素。牙齿脱出牙槽窝时间越短，成功率越高，15～30min 再植成功率较高。

2. 离体牙的保存 Andreasen 研究发现离体牙保存在自来水中超过20min，会导致再植牙牙根吸收。Kinirons 研究指出，干燥保存时间超过5min，发生根吸收的危险性就大大增加了，如果干燥保存时间超过60min，牙周膜细胞几乎不可能存活。目前最理想的保存介质是 Hanks 平衡盐溶液（HBSS）和 Via Span，但通常难以在事故地点获得。也可以用生理盐水和牛奶（最好是4℃左右）及唾液来替代。

3. 正确的再植术式是影响再植术成功的重要因素 再植术中固定的方式和时间也可影响愈合方式。固定方式应为弹性固定，固定时间：国际牙齿外伤学会建议＜10d；Andreasen 研究指出，固定超过6周将显著降低牙周膜愈合的发生率。

4. 患者的年龄和牙根发育程度 Andreasen 发现再植牙牙根发育越成熟，发生牙周膜愈合的机会越小。牙根未发育成熟的牙比发育成熟的恒牙虽然出现血管再生的机会更大，但其替代性吸收的发生率高于成人。

六、儿童恒牙外伤预后评估

（一）牙外伤后牙髓组织损伤的风险性评估

牙外伤后，牙髓组织的转归可分为牙髓存活、髓腔钙化、牙髓坏死，与以下因素有关。

1. 外伤本身的冲击力对牙髓组织的损伤 包括因牙折断导致的直接牙髓暴露、因牙震荡和移位造成的根尖血管的扭曲、伸拉或断裂。

2. 外伤后外界不良刺激对牙髓组织的损伤 如长时间的牙本质外露,咬合创伤等。

3. 外伤牙的自身情况 如牙齿发育程度、个体差异等。

研究表明,外伤后牙髓组织预后与患者牙根发育情况、外伤类型、就诊时间等因素可能相关,其中,外伤时牙根发育情况和外伤类型与牙髓组织预后有显著相关性,牙根发育成熟的牙发生牙髓坏死的风险是牙根发育未成熟牙的2～5倍。

(二)牙外伤后牙周组织损伤的风险性评估

牙周组织损伤也是一种普遍存在于牙外伤中的损伤,其程度可从最轻的牙周膜仅受到牵拉,到严重的牙周膜撕裂,甚至完成断开(如全脱出),其预后与损伤程度高度相关,另外也与外伤后的治疗和牙发育程度、组织修复能力有关。

在牙周膜仅受到牵拉时(如牙震荡、亚移位),如果外伤后没有严重的咬合创伤,一般预后良好,应为牙周膜愈合。在牙齿发生移位性损伤,移位不严重,牙周膜可部分撕裂,愈合时牙根可出现表面吸收,严重的牙齿移位,特别是牙挫入,会引起牙根替代性吸收。

牙外伤未经治疗,经过长时期以后,还可能出现创伤性根尖周囊肿。这种情形只在陈旧性外伤病例中发现。

第三节 乳牙外伤

乳牙外伤造成牙根或牙冠折断的较少,更容易造成牙齿移位或脱出,这是由于乳牙列期牙槽骨较疏松。发育早期恒牙牙胚位于乳牙的腭侧,严重的乳牙外伤可能影响或损伤继承恒牙牙胚。这种损伤往往在受伤以后较长的时期产生,医师要在最初检查时给予评估,决定患牙是否可以保留,判断外伤乳牙的预后和对继承恒牙的影响。

一、诊治原则

乳牙外伤的总的治疗原则是应使乳牙外伤对继承恒牙生长发育的影响降到最低。

在处理乳牙外伤时,应考虑以下因素:乳牙牙根与继承恒牙胚间关系的密切程度;距替牙的时间;患儿的配合程度。

二、牙 折 断

1. 简单冠折 如果折断边缘尖锐,可采取调磨的方法。对患儿家长有美观要求,或大面积牙本质外露近髓的牙,可采取光固化复合树脂修复的方法。一般在术后3个月、6个月复查,如果发现牙髓感染的症状,应及时行牙髓摘除术。

2. 复杂冠折 对露髓时间短(24h以内)的牙齿,可采取部分冠髓切断术或冠髓切断术;如果牙冠缺损大,不易修复者,或露髓时间长的牙齿,可采取牙髓摘除术。

3. 冠根折 多数情况下乳牙冠根折的牙齿需要拔除。

4. 根折 乳牙根折常发生在根中或根尖1/3。

(1)根尖1/3折断:牙一般只有轻微松动,不做其他处理,让患儿避免使用该牙咬合2～3周,根尖部断端常被生理吸收。一般在术后3个月、6个月复查,如果发现牙髓感染的症状,应及时行牙髓摘除术。

(2)根中部折断时:如果冠方牙极度松动,应拔除冠部断端,避免极度松动的牙脱落而被患儿误吸。根部断片可被生理吸收。如果患儿配合良好,冠部断端没有严重移位,可考虑复位＋钢丝树脂固定4周左右,但这种治疗的效果不肯定,通常拆除固定后乳牙仍松动,根部断端仍被吸收,造成乳牙早失。

三、脱位性损伤和全脱出

1. 乳牙牙齿震荡和亚脱位 乳牙牙震荡和亚脱位常不做临床治疗,定期观察,嘱患儿勿咬坚硬物2周。同时,注意维护口腔健康,避免牙龈炎症。一般在术后4周、3个月、6个月复查,如果发现牙髓感染的症状,应及时行牙髓摘除术。

2. 乳牙侧方移位和半脱出 是否保留侧方移位和半脱出的乳牙取决于该牙移位的程度和松动度。如果牙极度松动,移位严重,应考虑拔除;如果没有及时就诊,由于牙槽窝内血凝块已经开始机化而不能复位,应考虑拔除。对于就诊及时,牙移位不严重,可顺利复位的牙,可考虑复位后钢丝＋复合树脂固定10～14d,术后应观察乳牙髓转归,一般在术后4周、3个月、6个月复查,如果发现牙髓感染的症状,应及时行牙髓摘除术。

3. 乳牙挫入 临床上需要鉴别乳牙全挫入和全脱出。必要时应X线片检查帮助诊断。

是否保留挫入乳牙取决于挫入程度和牙根与恒牙胚的关系。如果乳牙挫入 1/2 以内，X 线片检查没有伤及恒牙胚，不做处理，可观察其自动再萌出。但应观察牙髓转归，术后 4 周、3 个月、6 个月复查，如果发现牙髓感染的症状，应及时行牙髓摘除术。

如果乳牙严重挫入，特别是乳牙冠向舌侧移位，根向唇侧移位时，X 线检查发现乳牙牙根与恒牙胚大量重叠，应及时拔除乳牙。一般在术后 4 周、6 个月、1~2 年复查，观察继承恒牙胚的发育情况。

4. 乳牙全脱出　X 线片检查确认缺失牙未挫入。乳牙全脱出，一般不再植。应定期 X 线片检查，观察恒牙胚情况。

第四节　牙外伤伴发的支持组织损伤

一、支持骨组织损伤

牙支持骨损伤包括牙槽窝破碎（comminution of alveolar socket）、牙槽窝壁折断（fracture of alveolar socket wall）、牙槽突骨折（fracture of alveolar process）和颌骨骨折（fracture of mandible or maxilla, jaw fracture）。一般来说，与儿童牙外伤关系最密切的是前三者。

1. 临床表现　牙槽窝破碎和牙槽窝壁折断是牙槽窝受压后发生的损伤，牙槽窝壁折断时损伤局限于牙槽窝的面壁或口内侧壁，牙槽窝破碎时损伤更为严重，整个牙槽窝粉碎性骨折。牙槽突折断时可波及或不波及牙槽窝。

2. 愈合方式与预后　在外伤后短期内牙槽窝壁折断和牙槽窝破碎的愈合常常是不完全愈合，之后在牙移位的愈合中，随着牙槽窝骨改建，折断部分愈合，此过程中，外伤累及的牙可能发生根吸收，还可以造成牙髓内出血，甚至牙髓坏死。

在年轻恒牙，牙槽突骨折多为不全骨折，个别严重病例中，也可发生牙槽突完全断裂分类，累及的牙齿也随断裂的牙槽突与颌骨整体分类。在牙槽突骨折后应严密观察牙髓和根尖周组织的感染。牙槽突折断后，可发生牙髓坏死、髓腔钙变、牙根吸收和牙槽骨吸收。牙槽突折断的预后与外伤的程度和固定治疗相关。外伤后 1h 内行夹板固定的牙齿发生牙髓坏死的风险性明显低于延迟固定的牙齿。

二、牙龈和口腔黏膜损伤

软组织损伤包括擦伤（Abrasion）、挫伤（Contusion）、撕裂（Laceration），甚至组织缺失（tissue loss, avulsion）。较严重的软组织损伤是牙龈撕裂伤和唇撕裂伤。

软组织损伤的一般处理原则有以下几点。

1. 挫伤一般不用特殊处理，但应警惕下方骨组织损伤，甚至骨折。如颏部皮肤挫伤，应检查髁突是否存在骨折。

2. 擦伤和撕裂伤应注意彻底清创，清除异物，如伤口污染严重，应注射破伤风疫苗，配合全身使用抗生素。

3. 大片的软组织缺损应建议患者到专业的成形外科就诊。

第五节　儿童牙外伤的预防

一、乳牙外伤的预防方法

1. 为儿童的护理人员提供必要的指导和培训可以减少在日常生活中儿童因为跌倒、碰撞等出现牙外伤。

2. 在儿童游乐场地增加安全保障设施，可以减少儿童在玩耍的过程中因跌倒、碰撞而出现的乳牙外伤。

3. 在汽车上使用安全带和儿童椅位，这样可以因为交通意外或交通事故导致的儿童乳牙外伤。

4. 在乳牙发生了外伤以后，要进行适当的治疗。可以保护后期恒牙胚的正常发育，降低外伤后遗症的发生率。

二、恒牙外伤的预防方法

1. 对儿童进行安全教育，提高自我保护意识。

2. 为参加体育锻炼的孩子或者小运动员提供专业的运动防护牙托。采用运动防护牙托以后，因为运动撞击而导致的恒牙外伤可以大幅减少。

3. 为患儿提供早期的矫治,在致伤性的外力作用下,可以减少出现牙齿外伤。

三、运动防护牙托

运动防护牙托覆盖并包裹在牙、牙龈、以及牙床骨上,隔绝上、下牙与面颊等组织,具有力量传导与再分配作用的防护器具。定制式防护牙托可提供最大的保护。有效的防护牙托必须达到如下要求。

1. 佩戴舒适,与牙及牙龈有良好的贴合性和固位性。

2. 根据不同的保护需要,有一定的厚度,能覆盖所有易受伤区域,减少冲击力。

3. 佩戴后上下牙齿咬合时,能确保最大范围

的上下牙接触关系,减少骨折的可能性。

4. 使用时不影响呼吸和说话,不会推挤牙而出现牙移动等。

防护牙托使用注意事项如下。

使用前请将牙托浸湿以增强吸附力,有助于牙托在口腔中的固位。使用完毕,请使用牙刷牙膏认真清洁防护牙托,然后晾干或置于清洁水中保存。可使用较为温和的化学药剂消毒,再用清水彻底清洗,但禁止使用高温、高压法消毒。初戴时可能对说话有一定影响,时间稍长即可适应,不要因此而排斥防护牙托。在牙颌明显发育变化或防护牙托重度磨耗及材料变硬时,需更换牙托。

（宋光泰）

■ 参考文献

[1] 葛立宏.儿童口腔医学.4版.北京：人民卫生出版社,2012：161-189.

[2] 樊明文.牙体牙髓病学.4版.北京：人民卫生出版社,2012：246-259.

[3] Andreasen JO, Andreasen FM. Textbook and color atlas of traumatic injuries to the teeth. Copenhagen：Munksgaard,4th edition,2007.

[4] Andreasen JO, Andreasen FM. Traumatic Dental Injuries：A Manual. Blackwell publishing Ltd. 2003.

第34章

儿童牙周组织疾病及常见口腔黏膜病

第一节　儿童牙周组织疾病

长期以来人们认为牙周病是一种成人疾病(adult disease)。目前已有证据表明,牙周病可以在儿童时期产生并随年龄增长进入破坏期。近年来对成人牙周病的研究已进入分子生物学水平,对儿童青少年牙龈、牙周病的研究有利于牙周病的早期诊断和治疗,有利于牙周病的预测和早期控制。

一、儿童牙周组织特点

1. 儿童时期由于颌骨的生长发育,乳牙的萌出和脱落,年轻恒牙的萌出,儿童的牙周组织随年龄增长而发生着不断的变化。

2. 乳牙列时期的儿童牙龈上皮薄,角化程度差,血管丰富,固有层的结缔组织疏松,质地松软,颜色通常呈粉红色。

3. 儿童龈沟深度平均为1.00 mm左右。新萌出恒牙的龈沟深度可达5～7 mm,随着牙冠逐渐达到咬合平面,其龈沟逐渐接近成年人正常龈沟深度。

4. 儿童乳牙附着龈宽度随年龄增长而增加,下颌乳尖牙及下颌第一乳磨牙的附着龈最窄,上颌乳中切牙和侧切牙的附着龈最宽。

5. 年轻恒牙列,附着龈的宽度为(0.75±0.71)mm至(3.53±0.73)mm,下颌尖牙及下颌第一前磨牙的附着龈最窄,上颌侧切牙及上颌第一磨牙的附着龈最宽。

6. 儿童各牙列时期附着龈上的点彩均不明显。乳牙牙龈乳头扁平,乳牙列尚无生理间隙时,牙接触紧密,牙龈乳头充满牙间隙。随着乳牙间生理间隙出现,牙龈上皮呈鞍状完全填充牙间隙。

7. 混合牙列期的牙龈色淡红而柔软,年轻恒牙初萌时,常致牙龈局部充血水肿,龈缘圆钝,稍似卷曲状,牙龈与牙冠连接疏松,龈沟深。磨牙的远中可有龈瓣覆盖,随着恒牙的萌出而逐渐退缩至牙颈部。

8. 儿童的牙周膜较宽,纤维束不太致密,单位面积内的纤维含量较少,细胞含量多,血管、淋巴管丰富,活力较强。

9. 儿童的牙槽骨硬骨层较薄,骨小梁较少,骨髓腔较大,骨质钙化度低,血液和淋巴液的供应也较丰富。乳牙的牙槽嵴稍呈扁平状,牙槽骨内有正在发育的恒牙胚,恒牙完全萌出后牙槽嵴逐渐达到最大高度。随着儿童咀嚼功能的增强、年龄的增大,牙槽骨进一步钙化,血管减少,纤维增加,逐渐接近成年人的正常牙周组织结构。

二、儿童牙龈病

(一)儿童牙龈病的概念

儿童牙龈病是指一组发生于儿童牙龈组织的病变,包括儿童牙龈组织的炎症及全身疾病在牙龈的表现。牙龈病一般不侵犯深层牙周组织。

牙龈炎(gingivitis)在儿童和青少年中较普遍,患病率70%～90%,最早可见于3—5岁的儿童,随着年龄的增长,其患病率和严重程度逐渐增加,在青春期达到高峰。青春期后,牙龈炎的患病率随年龄的增长而缓慢下降。

(二)儿童牙龈病的分类

1999年美国召开的关于牙周病分类的国际研讨会提出了新的分类法,将牙龈病分为菌斑引起的牙龈病和非菌斑引起的牙龈病。菌斑的刺激是导致牙龈组织感染的主要原因。

儿童由于牙龈上皮薄、角化差,受细菌感染或外伤刺激后易发生炎症,不良修复体如金属冠边缘伸展不当、充填体的悬突、不合适的矫治器以及一些口腔不良习惯、新生恒牙萌出等都可能造成牙龈的损伤和菌斑的滞留堆积而诱发牙龈炎。

1. 单纯性龈炎 单纯性龈炎(simple gingivitis)又称为边缘性龈炎(marginal gingivitis),是菌斑性牙龈病中最常见的疾病,在 1999 年牙周病的新分类法中,属于"仅与牙菌斑有关的牙龈炎",牙龈的炎症只位于游离龈和龈乳头,是一种在儿童和青少年中患病率较高的牙龈病。

【病因】

龈缘附近牙面上堆积的牙菌斑是单纯性龈炎的始动因子,其他如不良修复体、牙错位拥挤、口呼吸等因素均可促进菌斑的积聚,引发或加重牙龈的炎症。

【临床表现】

龈炎症一般局限于游离龈和龈乳头,以前牙区为主,表现为龈缘和龈乳头红肿、易出血,龈沟液量增多,局部有牙垢和食物残渣附着,一般无自发性出血,探诊出血(bleeding on probing,BOP)对龈炎的早期诊断有意义。

【诊断】

根据上述主要临床表现,龈缘附近牙面有明显的菌斑、牙石堆积,以及存在牙列拥挤等菌斑滞留因素即可诊断。

【治疗】

彻底清除菌斑、牙石,消除造成菌斑滞留和局部刺激牙龈的因素,帮助掌握正确的刷牙方法,保持患儿的口腔清洁。如有口呼吸不良习惯的患儿,应注意检查患儿鼻咽部的疾病,经治疗去除口唇闭锁不全的有关因素,改变其口呼吸习惯。牙列不齐和拥挤引起的菌斑牙石堆积,经矫治和掌握良好的口腔卫生习惯后牙龈炎症会逐渐减轻、消失。

2. 萌出性龈炎 萌出性龈炎(eruption gingivitis)是在乳牙和第一恒磨牙萌出时常可见的暂时性牙龈炎。乳牙萌出前,临床上有时可见覆盖牙的黏膜局部肿胀,呈青紫色,内含组织液和血液,称为萌出性囊肿(eruption cyst)。

【病因】

牙齿萌出时,牙龈常有异样感,使儿童喜用手指、玩具等触摸或咬嚼,使牙龈黏膜擦伤;牙萌出过程中,尚有部分残留的牙龈覆盖于牙面,易因咀嚼咬及而受伤;在牙冠周围或覆盖牙冠的龈袋内常由食物残屑等堆积而易导致炎症发生。

【临床表现】

正在萌出的牙冠周牙龈组织充血,但无明显的自觉症状,随着牙齿的萌出而渐渐自愈。第一恒磨牙萌出时常见冠周红肿,远中龈袋内可有溢脓,患儿诉疼痛,严重时炎症扩散可引起间隙感染、面肿。

【诊断】

患者处于乳牙或恒牙萌出期,牙冠周围的牙龈组织或远中龈瓣充血或红肿,探诊出血,感染较重时可扪及同侧淋巴结大等,即可诊断。

【治疗】

轻微的炎症无须特殊处理,改善口腔卫生即可减轻牙龈症状。炎症较重时可用 3% 的过氧化氢(双氧水)和 0.9% 的生理盐水冲洗,局部上消炎防腐药。伴发淋巴结大或间隙感染时需要全身应用抗生素。萌出性囊肿可以随着牙齿的萌出而消失,影响萌出时可切除部分组织暴露牙冠。

3. 青春期龈炎 菌斑引起的慢性龈炎在某些全身或局部因素的影响下,其临床表现、组织病理学改变以及疾病转归可发生变化。牙周病新分类法将菌斑引起的牙龈病分为"仅与菌斑有关的"和"受全身因素影响的牙龈病",青春期龈炎(puberty gingivitis,或 puberty-associated gingivitis)是受内分泌影响的牙龈炎之一,男女均可患病,女性稍多于男性。

【病因】

(1)局部因素:菌斑仍然是青春期龈炎的主要病因。这个年龄段的儿童由于乳恒牙的更替、牙齿排列的暂时性不齐、口呼吸或佩戴矫治器等原因,牙齿不容易清洁,加之孩子不易保持良好的口腔卫生习惯,容易造成菌斑在牙面及邻面间隙的滞留,引起牙龈炎的发生,而牙石一般较少。

(2)全身因素:青春期儿童体内性激素水平的变化是青春期龈炎发生的全身原因。牙龈是性激素的靶向组织,由于内分泌的改变,牙龈组织对菌斑等局部刺激物的反应性增强,产生较明显的炎症反应,或使原有的慢性龈炎加重。

【临床表现】

好发于前牙唇侧的牙龈乳头和龈缘,唇侧牙龈肿胀明显,龈乳头常呈球状突起,颜色暗红或鲜红,松软发亮,探诊出血明显,龈沟可加深形成龈袋,但附着水平无变化,也无牙槽骨的吸收。舌侧和后牙区牙龈炎症较轻。患儿主诉常为刷牙或咬硬物时出血,口腔有异味等。患儿因害怕刷牙出血而不刷牙,口腔卫生差时可加重病情。

【诊断】

患儿处于青春期,且牙龈的炎症反应较重,主要累及前牙唇侧牙龈,据此,诊断较易。

【治疗】

青春期龈炎反映了性激素对牙龈炎症的暂时性增强,青春期过后牙龈炎症可有部分消退,但原有的龈炎不会自然消退。因此,去除局部刺激因素、改善口腔卫生状况仍是青春期龈炎治疗的关键。多数患儿经基础治疗后可痊愈,对个别病程长且牙龈过度肥大增生的患儿,必要时可采用牙龈切除术。完成治疗后应定期复查,同时教会患儿正确刷牙和控制菌斑的方法,养成良好的口腔卫生习惯。特别是对于准备接受正畸治疗的患儿,在正畸治疗过程中更应进行仔细的牙周检查和预防性洁治,避免正畸过程中由于矫治器或患儿口腔卫生不良造成的对牙周组织的刺激和损伤。

4. 药物性牙龈增生　药物性牙龈增生(drug-induced gingival hyperplasia)主要是指因长期服用某些药物,如抗癫痫药和免疫抑制药等所致的牙龈纤维性增生和体积增大。

【病因】

长期服用抗癫痫药苯妥英钠(大仑丁)、钙通道阻滞药、免疫抑制药等药物是本病发生的主要原因。药物引起牙龈增生的真正机制目前尚不十分清楚,一般认为牙龈增生程度与性别、服药剂量、持续用药的时间、血清和唾液中苯妥英钠的浓度均无关系,但也有报道,认为牙龈增生程度与服药剂量有关。另有研究认为,药物性牙龈增生患者的成纤维细胞对苯妥英钠的敏感性增强,易产生增殖性变化,这可能是本病的基因背景,但关于此病的遗传因素尚无定论,有待进一步的探讨。

【临床表现】

苯妥英钠所致的牙龈增生一般开始于服药后的1～6个月,增生起始于唇颊侧或舌腭侧龈乳头,呈小球状突起于牙龈表面,继而增生的龈乳头继续增大而互相靠近或相连,并向龈缘扩展,盖住部分牙面,使牙龈外观发生明显的变化。增生牙龈的表面呈颗粒状或小叶状。近、远中增生的龈乳头在牙面相接处如呈裂沟状。牙龈增生严重时能使牙齿发生移位、扭转,以致牙列不齐。增生的牙龈组织一般呈淡粉红色,质地坚韧,略有弹性,不易出血,多数患儿无自觉症状,无疼痛。增生的好发区域依次为上颌前牙唇面最好发,其次是下颌前牙唇面、

上颌后牙颊面和下颌后牙颊面。牙龈增生的临床表现与服药的年龄阶段有关。在恒牙萌出前开始服用,牙龈组织增生和纤维化会使恒牙萌出受阻。

【诊断】

根据牙龈实质性增生的特点以及长期服用上述药物的病史,对药物性牙龈增生做出诊断并不困难。

【治疗】

(1)立即停止使用引起牙龈增生的药物:这是对药物性牙龈增生最根本的治疗。对那些病情不允许停药的患儿,需与相关医师协商,考虑更换使用其他药物或与其他药物交替使用,以减轻不良反应。

(2)去除局部刺激因素:通过洁治、刮治清除菌斑、牙石,并消除一切可能导致菌斑滞留的因素。一些症状较轻的病例,经上述处理后,牙龈增生可明显好转或痊愈。

(3)局部药物治疗:对于牙龈有明显炎症的患儿,可用3%过氧化氢溶液冲洗龈袋,并可在袋内放置抗菌消炎药物,待炎症减轻后再做进一步的治疗。

(4)手术治疗:对于牙龈增生明显,虽经上述治疗,增生牙龈仍不能完全消退者,可采用牙龈切除术可以去除增生的牙龈组织,并修整其外形。

(5)口腔卫生指导:教会患儿控制菌斑、保持口腔清洁的方法,以减少和避免术后的复发。对于需要长期服用苯妥英钠、环孢素或钙通道阻滞药的患儿,应在开始用药前先进行口腔检查,消除一切可能引起牙龈炎的刺激因素,减少本病的发生。

5. 遗传性牙龈纤维瘤病　遗传性牙龈纤维瘤病(hereditary gingival fibromatosis)又名家族性(familial)或特发性(idiopathic)牙龈纤维瘤病,为牙龈组织的弥漫性纤维结缔组织增生疾病。此病的发病率很低,未发现有性别差异。

【病因】

病因尚不清楚。有的患儿有家族史,但有的患儿并无家族史,有家族史者可能为常染色体显性或隐性遗传。

【临床表现】

牙龈开始纤维增生可在乳牙萌出时、恒前牙萌出时或恒后牙萌出时,一般开始于恒牙萌出之后,牙龈逐渐增生,可累及全口的牙龈缘、龈乳头和附着龈,甚至达膜龈联合处,但不影响牙槽黏膜。增生的牙龈组织致密而硬,色泽正常略白。增生的范

围可呈局限性,也可呈广泛性增生。增生通常是对称性,也有单侧增生。一般下颌症状轻于上颌,上颌磨牙区、上颌结节部及下颌磨牙区的病变,均为舌腭侧比颊侧明显,其中以上颌磨牙腭侧最为严重。

【诊断】

根据典型的临床表现,或有家族史,即可作出诊断。无家族史者并不能排除诊断本病。诊断本病时应与药物性牙龈增生和以增生为主要表现的慢性龈炎进行鉴别。药物性牙龈增生有服药史而无家族史,且牙龈增生主要累及龈缘和龈乳头,一般不波及附着龈。

【治疗】

牙龈纤维瘤病的治疗以牙龈成形术为主,切除增生的牙龈并修整成形,以恢复牙龈的生理功能和外观。但是应注意恰当地选择手术的时期。在发病后1～2年,或是X线片显示牙已萌出于牙槽骨,表面仅为软组织所覆盖时行手术为宜。7、8岁时行前牙区牙龈切除术,14岁左右行后牙区牙龈切除术,疗效较佳。

6. 急性龈乳头炎　急性龈乳头炎(acute inflammation of gingival papilla)是指病损局限于个别牙龈乳头的急性非特异性炎症,是一种较为常见的牙龈急性病损。

【病因】

因儿童乳牙相邻之间为面的接触,且存在一定的生理间隙,或乳牙邻面龋的发生,使儿童进食时容易引起食物嵌塞,造成牙龈乳头的压迫,再加上食物发酵产物的刺激,引起龈乳头的急性炎症。充填体的悬突、预成冠不良的边缘等均可刺激龈乳头,造成龈乳头的急性炎症。

【临床表现】

牙龈乳头发红肿胀,探触和吸吮时易出血,可有自发性的胀痛感。有时局部可检查到刺激物或邻面龋,去除嵌塞的食物牙龈可有渗血,患牙可有轻叩痛。

【诊断】

单个牙龈乳头出现上述临床表现,不难诊断为本病。

【治疗】

去除嵌塞的食物、充填体的悬突等局部刺激物,去除邻面的菌斑、牙石,局部使用抗菌消炎药物如3%的过氧化氢溶液冲洗等,待龈乳头的急性炎症消退后,彻底去除病因,如消除食物嵌塞的原因、

治疗邻面龋和调改不良修复体的边缘等。

三、儿童牙周病

(一)儿童牙周病的概念

儿童牙周炎也是由牙菌斑生物膜引起的牙周组织的感染性疾病,导致牙齿支持组织的破坏——牙周袋形成、进行性附着丧失和牙槽骨吸收。大多数学者认为,儿童易患牙龈炎,但很少患牙周炎。有的学者认为,儿童可能存在防御因素,或许是免疫因子阻止了牙龈炎发展成为牙周炎,这方面还需要进一步研究证实。

乳牙列由于牙槽骨丧失引起牙早失往往伴有全身性疾病,如低磷酸酯酶血症、慢性粒细胞减少症、掌跖角化牙周破坏综合征等。

(二)儿童牙周病的分类

1999年在美国召开的牙周病分类临床研讨会上,将牙周炎分为慢性牙周炎(chronic periodontitis,CP)、侵袭性牙周炎(aggressive periodontitis,AgP)、反映全身疾病的牙周炎(periodontitis as a manifestation of systemic diseases)等多种类型。慢性牙周炎患者大多数为成人,1999年以前称此类牙周炎为成人牙周炎,实际上CP也偶可发生于青少年和儿童,整个病情进展较平缓,因此,学者们主张将其更名为慢性牙周炎。

发生在儿童的慢性牙周炎的病因、临床表现及治疗并无特异性,故本章节不再赘述。1999年以前牙周病分类中的青少年牙周炎(juvenile periodontitis,JP)、快速进展性牙周炎(rapidly progressive periodontitis,RPP)及青春前期牙周炎(prepubertal periodontitis,PPP)一度合称为早发性牙周炎(early onset periodontitis,EOP),实际上这类牙周炎虽多发生于年轻人,也可见于成人,因此,在1999年的国际研讨会上更名为侵袭性牙周炎。

1. 侵袭性牙周炎　侵袭性牙周炎按其患牙的分布可分为局限型(localized AgP,LAgP)和广泛型(generalized AgP,GAgP)。局限型侵袭性牙周炎相当于过去的局限型青少年牙周炎,广泛型侵袭性牙周炎相当于过去的广泛型青少年牙周炎和快速进展性牙周炎。

【病因】

侵袭性牙周炎的病因虽未完全明了,但某些特定微生物的感染及机体防御能力的缺陷可能是引起本病的两个主要因素。大量研究表明伴放线菌聚集杆菌(Actinobacillus actinomycetencomitans)

是侵袭性牙周炎的主要致病菌。此外，AgP的龈下优势菌还有牙龈卟啉单胞菌（Porphyromonas gingivalis）、福赛坦氏菌（Tannerella forsythia）、牙垢密螺旋体（Treponema denticola）等牙周其他致病微生物。

已有一些研究证明本病患儿可出现外周血的中性粒细胞和（或）单核细胞的趋化功能降低，宿主自身的易感因素可降低宿主对致病菌的防御能力和组织修复能力，也可加重牙周组织的炎症和破坏。但不同的研究结果显示不同地区和人种可能存在吞噬细胞功能的差异。

【临床表现】

（1）局限型侵袭性牙周炎（localized aggressive periodontitis，LAgP）：LAgP的发病始于青春期前后，女性多于男性，进展快速，早期出现牙齿松动和移位。局限于第一恒磨牙或切牙的邻面有附着丧失，至少波及2个恒牙，其中1个为第一恒磨牙，其他患牙（非第一恒磨牙和切牙）不超过2个，多为左右对称。牙的移位多见于上切牙，呈扇形散开排列，后牙移位较少见，可出现不同程度的食物嵌塞。本病的早期患者菌斑、牙石量很少，牙龈炎症轻微，但却能探及深牙周袋，袋壁有炎症和探诊后出血，晚期可发生牙周脓肿。牙周组织的破坏程度与局部刺激物的量不成比例。X线片可见第一恒磨牙的邻面有垂直型骨吸收，若近远中均有垂直型骨吸收则形成典型的"弧形吸收"，在切牙区多为水平型骨吸收。

（2）广泛性侵袭性牙周炎（General aggressive periodontitis，GAgP）：GAgP受累的患牙广泛，LAgP和GAgP究竟是2个独立的类型，抑或后者是前者发展和加重的结果尚不肯定，但有不少研究支持两者为同一疾病不同阶段的观点。GAgP在临床上可见广泛的邻面附着丧失，累及除切牙和第一恒磨牙以外的牙至少3颗；有严重而快速的附着丧失和牙槽骨破坏，在活跃期牙龈有明显的炎症；患者有时伴有发热、淋巴结大等全身症状。

【诊断】

侵袭性牙周炎初期时无明显症状，待就诊时多已为晚期。如果青少年患者的牙石等刺激物不多，炎症不明显，但发现少数牙松动、移位或邻面深牙周袋，应引起高度警觉LAgP的可能性。重点检查切牙及第一恒磨牙邻面，拍摄X线片有助于发现早期病变。有条件时可作微生物学检测，观察有无Aa等的异常，有助于本病的诊断。早期诊断及治疗对保留患牙极为重要。

临床上常以全口多数牙齿的重度牙周破坏作为诊断GAgP的标准，但应注意排除一些明显的影响因素，如是否曾接受过不正规的正畸治疗，有无伴随1型糖尿病、HIV感染等全身疾病。

【治疗】

本病特别强调早期、彻底消除感染的治疗。通过洁治、刮治等牙周基础治疗大多数患者可有较好的疗效。但因Aa可入侵牙周组织而不易清除，不少学者主张全身服用抗生素作为洁刮治治疗的辅助疗法。近年来的研究和临床实践证明，甲硝唑和阿莫西林配伍使用可有效抑制Aa和厌氧致病菌，对于一些单纯刮治术效果不佳的病例可起到很好的效果。

2. 反映全身疾病的牙周炎　反映全身疾病的牙周炎所涵盖的是一组以牙周炎作为其突出表征之一的全身疾病，而不仅仅是受某些全身的影响而出现或加重的牙周病变。过去大多数被诊断为GAgP的患儿实际上都患有某种全身疾病，这些疾病能影响患儿对细菌的抵抗力，因而大大增加了牙周炎的易感性。

（1）低磷酸酯酶症患儿的口腔表征：按发病年龄低磷酸酯酶血症一般分为婴儿型、儿童型和成人型3型。婴儿型为常染色体隐性遗传，6个月前发病，骨骼为佝偻病表现，许多患儿在婴儿期就已死亡。儿童型为常染色体显性或隐性遗传，6个月以后发病，症状较婴儿型轻，主要口腔表征为乳牙早失，下颌前牙好发，其次为上前牙，磨牙较少累及。成人型为常染色体显性遗传，是3型中较轻的一型，在病史中可有乳牙早失和佝偻病的表现。X线片显示牙槽骨水平性破坏，主要在前牙区。牙本质钙化不良和髓腔扩大，牙根牙骨质形成不全或发育不良。

其治疗方案包括积极治疗全身性低磷酸酯酶血症，义齿修复早失乳牙，注意口腔卫生，控制菌斑，并定期复查。

（2）郎格罕斯细胞组织细胞增生症患儿的口腔表征：郎格罕斯细胞组织细胞增生症（Langerhans' cell histiocytosis）可发生在任何年龄、任何器官，主要好发于儿童和青少年，发病率为百万分之三左右，1—4岁是发病高峰期，牙槽骨或颌骨经常被累及。

可在口腔表现为牙龈糜烂、红肿、出血，牙根暴露，牙松动甚至脱落。发育不同时期的牙由于牙槽骨破坏而萌出于口腔。X线片显示牙槽骨或颌骨内有单发或多发的边缘不规则的溶骨性缺损,不同发育期的牙悬浮在病灶中成为"浮牙"(floating teeth)。组织病理学检查是本病诊断的重要依据,镜下可见大量的组织细胞浸润,电子显微镜可见病损细胞中有诊断意义的 Birbeck 颗粒。

确诊本病后,应及时将患儿转诊到儿童专科医院,继续做全面细致的检查并按分型施治。目前的治疗方法有免疫治疗、化学药物治疗、手术及放射治疗。

3. 创伤性牙周炎 咬合时牙的早接触、牙尖干扰、正畸治疗时加力不当均可造成牙周组织创伤。不正常的咬合力除了引起牙周组织病变外,还可以引起牙根吸收和牙髓病变。

(1)橡皮圈引起的创伤性牙周炎:在混合牙列期恒中切牙萌出时牙冠常向远中倾斜,其中间产生一暂时性的间隙,此间隙随着侧切牙和尖牙的萌出而逐渐关闭。有些家长和牙医不了解此生理现象,擅自用橡皮圈直接套在中切牙上进行间隙的关闭。橡皮圈逐步滑向根尖,可引起急性创伤性牙周炎。

橡皮圈引起的急性创伤性牙周炎病变仅局限于 2 个中切牙,牙龈红肿,牙周袋深,可伴有溢脓,患牙松动,甚至伸长。

本病的处理首先要去除埋入牙龈中的橡皮圈,局部涂抹消炎防腐药物,松动患牙可应用超强石英纤维或正畸托槽固定法予以固定。

其预后与病程长短有关,若发现及时、治疗得当、牙槽骨吸收未达根尖尚可保留患牙。发现时牙周破坏已达根尖、牙槽骨吸收明显、松动明显的患牙多数情况下无法保留。

(2)个别牙反𬌗引起的创伤性牙周炎:个别恒前牙反𬌗可引起对𬌗牙的牙周组织创伤,常合并下切牙的唇侧牙龈退缩和牙周袋形成,下切牙突出于下颌𬌗曲线唇侧,出现异常松动度。

引起个别恒前牙反𬌗的常见原因有:①唇向的多生牙导致恒切牙位置发生扭转和舌向异位;②受外伤的乳切牙可引起正常发育的继承恒切牙牙胚位置发生改变;③由于外伤或龋齿导致乳牙牙髓坏死,引起乳牙脱落延迟,滞留乳牙阻挡了继承恒牙的唇向移动,导致恒前牙异位萌出;④牙弓长度不足引起上颌侧切牙舌向萌出,发生反𬌗。

临床上对个别恒牙反𬌗的矫治详见咬合诱导一章。一旦解除个别恒牙的反𬌗,经局部的牙面清洁及菌斑控制,下颌前牙的牙周破坏会逐渐修复。

第二节 儿童常见口腔黏膜疾病

一、急性假膜型念珠菌口炎

婴幼儿口腔黏膜因白色念珠菌感染所患之念珠菌性口炎主要是急性假膜型念珠菌口炎(acute pseudomembranous candidiasis),损害的临床表现为凝乳状的假膜,又称"鹅口疮"或"雪口"(thrush)。

【病因】

病原菌为白假丝酵母菌(Candida albicans)。新生儿、婴儿体内的抗真菌成分含量低于成人,因此,新生儿和 6 个月以内的婴儿最易患此病。

分娩是使新生儿受感染的重要环节。乳头或哺乳用具等感染白假丝酵母菌时,也常致婴儿纤嫩的口腔黏膜发生感染。

【临床表现】

婴幼儿多表现为假膜型,感染好发于唇、舌、颊、软腭与硬腭等黏膜,若不及时治疗,任其扩展,假膜可蔓延至咽喉部。最初,受损黏膜充血、水肿,随后表面出现散在的凝乳状斑点,并逐渐扩大而相互融合,形成色白微凸的片状假膜。假膜由纤维蛋白、脱落的上皮细胞、炎症细胞等构成,内含菌丛,假膜与黏膜粘连,若强行剥离假膜,则露出黏膜的出血创面。患儿全身反应多不明显,部分婴儿可稍有体温升高,拒食与啼哭不安等症状较为多见。

【诊断】

通常根据发病年龄、临床表现不难作出诊断。若需做涂片法检查,可取少许假膜置于载玻片上加 1 滴 10％氢氧化钾,镜下观察可见菌丝及孢子即可确诊。

【治疗】

由于白假丝酵母菌不适合在碱性环境中生长繁殖,用 1％～2％碳酸氢钠溶液轻轻搽洗患儿口腔可起到抑制白假丝酵母菌生长繁殖的作用。该溶液为治疗婴幼儿鹅口疮的常用药物,用于哺乳前后搽洗口腔,以消除能分解产酸的残留凝乳或糖类,使口腔成为碱性环境,阻止白假丝酵母菌的生长和繁殖。轻症患儿不用其他药物,病变在 2～3d 即可消失,但仍需继续用药数日,以预防复发。也可用本药在哺乳前后洗净乳头,以免交叉感染或重复感染。重症患儿可口服克霉唑,给药量为 20～60mg/(kg·d),1d 3 次。克霉唑的毒性低,口服后能迅速吸收,并可进入黏膜和唾液中,使真菌细胞膜缺损,内含物溢出,导致真菌死亡。

在药物治疗的同时,应提醒家长注意口腔卫生及食具的消毒。母乳喂养者应用碳酸氢钠溶液清洗乳头,及时换洗内衣,以消除感染源。

二、疱疹性口炎

疱疹性口炎(herpetic stomatitis)属于一种急性感染性炎症,多发于 6 岁前的儿童,特别是在出生后 6 个月至 3 岁的婴幼儿更为多见,因为多数婴儿出生后即有对抗单纯疱疹病毒的抗体,这是一种来自母体的被动免疫,4～6 个月时即行消失,2 岁前不会出现明显的抗体效价。

【病因】

病原体为单纯疱疹病毒(herpes simplex virus,HSV)。口腔周围与颜面部皮肤等部位的疱疹主要由单纯疱疹病毒 I 型感染所致。单纯疱疹病毒属 DNA 病毒,可通过接触或呼吸道传染。

【临床表现】

患者常有与疱疹患者的接触史,潜伏期为 4～7d,儿童发病多急骤。可出现唾液增多而流涎,拒食、烦躁不安,发热,且有时发生高热,颌下淋巴结大、压痛、咽喉部轻度疼痛等前驱症状。全身症状往往在出现口腔损害后逐渐消退。

疱疹可发生于口腔黏膜角化程度不等的任何部位,例如,唇、颊、舌、牙龈与上腭等处,而且并不完全局限于单侧。初期为部分黏膜充血、水肿、平伏而不隆起和界限清楚的红斑。随后于红斑基础上出现针头大小或直径为 2 mm 左右数量不等的圆形小水疱。水疱一般都丛集成簇,但少数也可为单个散在。由于口腔黏膜上皮很薄,疱壁容易破裂,故临床上难以看到完整的黏膜疱疹而多见溃疡。初裂时,常在水疱周围留有隆起的灰白色疱壁。单个水疱所形成的溃疡一般较小,簇集的水疱则融合成大而不规则的溃疡面,边缘常呈不规则弧形的痕迹。儿童患者常伴有急性龈炎,舌背有明显的白苔。

患儿的症状随机体产生抗体而缓解。抗病毒的抗体在发病后 14～21d 可达高水平,以后逐渐下降至较低水平。临床症状一般在 7～14d 逐渐消失。溃疡愈合,不留瘢痕。

【诊断】

根据临床表现不难作出诊断,如儿童急性发作时,发热、淋巴结大等全身反应明显,口唇周围皮肤出现成簇的小水疱及口腔黏膜常见散在的有簇集迹象的溃疡,疱液中分离病毒诊断最为准确。临床应与儿童易罹患的疱疹性咽峡炎和手-足-口病相鉴别。

【鉴别诊断】

1. 疱疹性咽峡炎(herpangina)　为柯萨奇病毒(Coxsackie virus)A4 所引起的口腔疱疹损害,临床表现较似急性疱疹性龈口炎,但前驱期症状和全身反应都较轻,病损的分布只限于口腔后部,如软腭、悬雍垂、扁桃体等口咽部,初为丛集或成簇的小水疱,破裂后形成溃疡。损害少发于口腔前部,牙龈不受损害,病程约 1 周。

2. 手-足-口病(hand-foot-mouth disease)　由肠道病毒引起的婴幼儿常见传染病,最常见的病原微生物为柯萨奇 A16 型病毒与肠道病毒 71 型。在我国主要为前者。柯萨奇 A16 型病毒多在婴幼儿中流行,肠道病毒常致较大儿童及成人罹患。患者口咽部分分泌物及唾液中的病毒可通过空气飞沫传播,或唾液、粪便污染手和用具,接触或饮用被污染的水源也可致病。

托幼单位是本病的主要流行场所,3 岁以下的幼儿是主要罹患者。手-足-口病可发生于四季,但夏秋季最易流行。前驱症状为低热、困倦、淋巴结大,口腔和咽喉部疼痛,皮疹多在第 2 天出现,呈离心性分布,多见于手指、足趾背面及指甲周围,也可见于手掌、足底、会阴及臀部。开始时为玫红色丘疹,1d 后形成半透明的小水疱,如不破溃感染,常在 2～4d 吸收干燥,呈深褐色薄痂,脱落后无瘢痕。口腔黏膜发生散在的水疱、丘疹或斑疹,斑疹直径为 2～10 mm,数量不等,可数个至近百个。斑疹四周红晕,无明显压痛,中央有小水疱,数日后干燥结痂。唇、颊、舌、腭等口腔黏膜出现小水疱后极易破溃变为溃疡,上覆灰黄色假膜,周围黏膜充血红肿,患儿常有流涎、拒食、烦躁等症状。本病的整个病程为 5～7d,个别长达 10d。一般可自愈,预后良好,并发症少见。

【治疗与预防】

1. 局部治疗　消炎防腐止痛药涂抹或撒敷,年龄较大的儿童尚可用含漱法。局部涂抹 1%～5% 5-碘-去氧尿嘧啶核苷的混悬液,以抑制 DNA 单纯疱疹病毒。也可用 0.1% 疱疹净眼药水,使用时应注意有无疼痛加重,水肿加剧等变态反应迹象,以便及时停药。

皮肤损害的治疗以保持洁净、防止感染、促使干燥结痂为主。若疱疹已破裂,且范围比较广泛时应采用湿敷。湿敷法可用 6～8 层纱布浸在复方硼酸液中,取出后即覆在病损表面,随时滴加该溶液,直至痂皮脱落为止。在无渗出液时可局部涂疱疹净霜。

2. 全身治疗 保证患儿充分休息,并给予大量维生素 B、维生素 C 及有营养价值的易消化的饮食,进食困难者可静脉输液。可给患儿肌内注射板蓝根注射液。体温升高者给解热药,必要时可考虑补液。为预防继发感染,可加用抗生素或磺胺类药物,但局部或全身禁用皮质类固醇药物,以免病毒扩散产生严重后果。

3. 预防 由于儿童初发者症状比较严重,因此,在托儿所及幼儿园等儿童聚集的场所,一旦出现本病应立即做好消毒隔离工作。除隔离患儿外,尚需做到以下各点:衣服被褥暴晒,食具、玩具消毒,房间需有良好的通风换气。

三、创伤性溃疡

创伤性溃疡(traumatic ulceration)是由物理性、机械性或化学性刺激引起的病因明确的黏膜病损,婴幼儿创伤性溃疡多由于局部机械刺激与不良习惯所致。

(一)Riga-Fede 病(Riga-Fede disease)

Riga-Fede 病专指发生于儿童舌腹的创伤性溃疡。

【病因】

本病的发生主要有两种原因,一是新萌出的下颌乳中切牙的锐利切缘不断与舌系带摩擦而发生溃疡;另一个原因是舌系带过短,且偏近舌尖,或下颌乳中切牙萌出过早,即使是正常的吮乳动作也可发生此病。

【临床表现】

损害常位于舌系带中央的两侧,类似希腊字母的"φ"形,左右对称。局部起始为充血、糜烂,随后形成溃疡。由于常受摩擦刺激,溃疡面可扩大。病程长者可形成肉芽肿,甚至局部发生质硬、颜色苍白的纤维瘤而影响舌的运动。

【治疗】

局部可涂 1% 甲紫(龙胆紫)或亚甲蓝(美蓝),

忌用腐蚀性药物。牙齿应做磨改,以减少刺激。损害明显者可适当改变喂养方式,尽量减少吸吮动作,促进溃疡的愈合。对舌系带过短者,可行舌系带修整术。

(二)Bednar 溃疡(Bednar's ulcer)

婴儿上腭黏膜较薄,常因吸吮拇指、橡胶乳头或玩具等摩擦,或在护理婴儿口腔时用纱布擦洗不当,造成上腭黏膜损伤。损伤为浅在性溃疡,常呈圆形或椭圆形,且左右对称。上腭翼钩处易致糜烂溃疡,用指轻压即可触及翼钩。问明病史,去除刺激因素,局部涂抹消毒防腐类药物,能促使损害愈合。

(三)创伤性溃疡(traumatic ulcer)

乳牙残冠、残根以及慢性根尖周炎而根尖外露等刺激,持续损伤相对应的黏膜,可形成局部溃疡。

幼儿在口腔注射局部麻醉药物后,尤其是下颌神经阻滞麻醉后,颊、舌、唇黏膜出现增厚和麻木感,患儿常用牙咬麻木部位的黏膜造成口腔黏膜损伤,形成糜烂、溃疡。

对儿童乳牙残冠、残根以及慢性根尖周炎引起的创伤性溃疡治疗时,应及时拔除患牙,局部应用消毒、抗感染药物;对需要应用局部麻醉进行治疗的患儿,应在治疗后向家长及患儿交代勿在麻木感未消失前进食,勿咬麻木侧的黏膜;如已经产生局麻注射后的咬伤,应局部应用消炎、抗感染药物,注意保持口腔清洁,避免溃疡的进一步扩大和感染。

四、儿童常见唇舌疾病

(一)地图舌

地图舌(geographic glossitis)又称地图样舌,是一种浅表性非感染性的舌部炎症。因其表现类似地图样标示的蜿蜒国界,故名地图舌。其病损的形态和位置多变,又被称为游走性舌炎(migratory glossitis)。

【病因】

确切病因尚不明了,可能与遗传、免疫因素、微量元素及维生素缺乏有关。任何年龄都可发病,但多见于幼儿期和少儿期,随年龄增长有可能自行消失。

【临床表现】

地图舌好发于舌背、舌尖、舌缘部。病损部位由周边区和中央区组成。中央区表现为丝状乳头萎缩微凹,黏膜充血发红、表面光滑的剥脱样红斑。周边区表现为丝状乳头增殖而形成的白色或黄白色的弧形边界,此边界的宽度2～3 mm,且微微隆起,与周围正常黏膜形成明晰的分界。红斑和边缘可不断地变动形态和改变所处的部位,故有游走性。多个红斑的扩大、融合,损害区呈边缘清楚的地图状。损害区移动位置后,原部位能自行愈合。患儿一般无明显的自觉症状,局部无痛,可有灼热感、轻度瘙痒或对刺激性食物稍有敏感。女童发病多于男童。

【诊断】

根据舌背、舌尖、舌缘等病损好发部位和地图状形态不断变化的游走特征不难做出诊断,一般不需要进行病理检查。

【治疗】

分析其有关的发病因素,尽可能地去除这些因素的影响,尽量避免食用热、辣、酸及干咸坚果等食物。局部以注意口腔卫生为主,适当地给予消毒防腐药含漱、清洗。症状明显时可用0.05%氯己定溶液含漱,1%金霉素甘油等涂抹。

(二)口角炎

口角炎(angular cheilitis)是发生于上、下唇两侧联合处口角区的炎症,好发于儿童,特点为口角区皮肤对称性的潮红、脱屑、糜烂及皲裂。

【病因】

口角炎的发病因素大致包括以下几个方面。

1. 创伤 如口腔治疗时使用粗糙的一次性口镜,口角牵拉时间过长造成口角破损;儿童经常以舌舔口角与口唇,咬手指,咬铅笔等异物摩擦口角等不良习惯导致口角损害。

2. 感染 儿童唾液分泌过多经常使口角区潮湿,给链球菌、葡萄球菌或白色念珠菌感染提供了有利条件。口角潮湿、皲裂或长期服用抗生素容易导致白假丝酵母菌感染,小儿患猩红热时口角区易感染链球菌,此外还有疱疹性病毒感染、梅毒螺旋体感染、HIV感染等,分别引起念珠菌性口角炎、球菌性口角炎、疱疹性口角炎、艾滋病非特异性口角炎等。

3. 变态反应 患儿常有过敏体质,一旦接触变应原或毒性物质即可引起发病,常与变态反应性唇炎相伴发生。变应原通常是某些唇膏等化妆品以及可能引起Ⅰ型或Ⅳ型变态反应的某些食物药品。

4. 维生素B₂缺乏 维生素B₂(核黄素)是各种黄素酶辅基的组成成分,广泛地参与生物氧化过程中的递氢作用,在维生素B₂缺乏的情况下,可引

起生物氧化、脂肪与蛋白质的代谢障碍。维生素B₂缺乏长达1～2年者,有可能发生典型的黏膜皮肤损害。维生素B₂缺乏常因由食物摄入的量不足,或因消化功能不良,机体吸收少所致。烟酸、泛酸、吡多醇和维生素B₁等缺乏时,也可发生口角炎。

【临床表现】

主要为对称性的口角区皮肤的潮红、脱屑、形成糜烂面,发生皲裂,皲裂呈水平状,可见浅表的裂隙。局部皮肤因被口角溢出的唾液浸湿而呈苍白色,其周围为范围不等的轻度皮炎。皮肤皲裂长约数毫米,并与黏膜皲裂相连,但黏膜损害不如皮肤明显。皲裂的渗出液可结成淡黄色痂,化脓性感染后为黄褐色痂,张口可导致痂裂出血、疼痛,影响患儿的说话与进食,口唇的活动又延缓损害的愈合。

一般口角炎为双侧性,但因咬手指、铅笔、钢笔或其他异物摩擦唇角所致的口角炎则为单侧性。

【治疗】

局部可用消炎防腐类溶液清洗,如0.1%高锰酸钾溶液、1.5%过氧化氢溶液等。裂缝处可涂抹1%甲紫(龙胆紫)溶液。无渗出时可涂含有抗生素或激素的软膏。在疑有白假丝酵母菌感染时,可涂以克霉唑霜或10万U/ml的制霉菌素混悬液。

由接触反应原或毒性物质引起者,首要措施是去除过敏原,其次是合理应用抗过敏药物。口角渗出减少后,可用软膏等局部涂抹。

缺乏维生素B₂引起者,应给予维生素B₂ 5mg,每日3次口服,即可获得良好的效果。也可同时给予复合维生素B,每次1～2片,每日3次。

(三)慢性唇炎

慢性唇炎(chronic cheilitis)又称慢性非特异性唇炎,是一种病程迁延、反复发作、不能归为各种有特殊病因或病理变化的唇部炎症。

【病因】

病因不明,可能与温度、化学、机械性因素的长期持续性刺激有关,如气候干燥、风吹、身处高原寒冷地区,喜欢舔唇或咬唇等不良习惯等。

【临床表现】

寒冷、干燥季节多发。下唇唇红部好发,以干燥脱屑、发痒灼痛、渗出结痂为主要临床表现。唇红部淡黄色干痂,伴灰白色鳞屑,周围轻度充血。患处干胀、痒痛。患儿经常舔唇或咬唇,有时可引起皲裂,可见血痂形成于唇红部,反复感染可有脓痂。

【诊断】

根据病程反复,时轻时重,寒冷干燥季节好发,

唇红部反复干燥、脱屑、痛痒、渗出结痂等临床特点,排除各种特异性唇炎后即可作出诊断。

【治疗】

消除刺激因素是首要的治疗措施,如改变咬唇、舔唇的不良习惯,避免风吹、寒冷刺激,保持唇部湿润等。干燥脱屑者可涂抹抗生素软膏,如金霉素眼膏等局部涂抹,进食前应用温水将残留的软膏洗净,然后涂抹医用甘油。

(邹　静)

■ 参考文献

[1] McDonald RE and Avery DR. Gingivitis and Periodontal Disease. Dentistry for the child and adolescent. 2011, 9th edition. Mosby, Inc.

[2] Jenkins WMM, Papapanou PN. Epidemiology of periodontal disease in children and adolescent. Periodontology 2000. 26,2001;16-32.

[3] Darby I., Curtis M. Microbiology of periodontal disease in children and young adults. Periodontology 2000. 26,2001;33-53.

[4] Modéer T, Wondimu B. Periodontal diseases in children and adolescents. Dental Clinics of North America. 2000, 44(3);633-658.

[5] 葛立宏. 儿童牙周疾病及常见黏膜病. 儿童口腔医学. 4版. 北京:人民卫生出版社,2012.

第 35 章

咬合诱导

第一节　咬合诱导的概念

在牙发育时期,引导牙沿咬合的正常生理位置生长发育的方法,称咬合诱导(occlusive guidance)。

咬合诱导有广义和狭义之分。广义咬合诱导指保护牙,使其发育成正常𬌗的一切措施和方法,包括龋齿的充填修复和牙冠的修复,牙髓病、根尖周病的治疗,以及乳牙早失的间隙保持等。狭义咬合诱导指通过间隙管理、乳牙部分磨除法、上下颌𬌗关系调整和口腔不良习惯破除等治疗手段,防止错𬌗畸形发生或对已发生的错𬌗畸形进行早期治疗等,诱导建立正常恒牙咬合关系的措施。

第二节　牙列发育咬合紊乱的检查

一、病史采集

询问患儿出生前其母亲的身体状况,出生时状态、出生后患病情况、出生后发育状态及有无口腔不良习惯,不良习惯的类型、发生时间和间隔时间等。了解患儿父母、祖父母、兄弟姐妹和近亲的咬合状态及容貌特征等,必要时可做检查,以确定与遗传的相关性。

二、一般检查

检查牙状态,包括牙形态、龋损、修复情况及牙槽骨情况,了解上、下颌牙弓关系和有无早接触点等咬合状态,观察舌大小及位置、系带附着位置、牙周组织等软组织状态。观察颌面部的左右对称性、面部表情变化,检查口唇及软组织周围状况。

三、X线检查

根尖片、𬌗片、全口牙位曲面体层X线片、手腕骨X线片、X线头颅定位片、锥形束计算机体层摄影。

四、照　相

需要记录治疗前、中、后的各种变化。要求眶耳平面与地平面平行,面部表情自然,为观察唇牙关系,可加微笑或大笑像。正面像记录颜面发育是否对称及面部有无其他畸形。侧面像和45°侧面像显示面部高度及深度异常。口内像包括正中颌位时的正位像、左右后牙区侧位像、开口时上下𬌗面像。

五、取研究模型

口腔印模是指口腔中包括牙及与牙相关的软硬组织形态结构的阴模,反映了口腔软、硬组织的情况。模型可以弥补临床上口腔检查的不足,在模型上可以从前方、后方、侧方仔细地观察患者的𬌗情况。牙弓的形状、大小、对称性,上、下牙弓是否协调,纵𬌗曲线及横𬌗曲线有无异常,𬌗关系是否正常等均应在模型上仔细观察并进行测量。

六、模型测量与预测分析

治疗前必须有记录患者𬌗情况的模型,对模型上的牙、牙排列、牙弓及𬌗关系的观察、分析,有助于错𬌗畸形的诊断及治疗计划的制定。

(一)模型的观察分析

口腔模型需要观察的内容有:近远中咬合关系,上、下颌中线关系,上、下颌前牙覆𬌗覆盖关系,上下颌牙弓形态与对称性,牙数目、形态及牙的轴倾度与牙槽嵴顶关系,牙的磨耗程度,腭弓高度,系带附着状况等。

(二)测量

观察模型时,需采用分规或游标卡尺对以下部位进行测量。

1. 牙冠宽度 测量在第一恒磨牙前,牙弓内各个牙冠近、远、中最大宽度,将各宽度相加,其长度即牙弓应有长度。

2. 牙弓宽度 一般测量 3 部分距离,前段为尖牙牙尖之间的距离;中段为第一前磨牙中央窝的间距;后段为第一恒磨牙中央窝的间距。

3. 牙弓长度 以左右第二恒磨牙远中接触点间连线为底线,由中切牙近中接触点向连线所作之垂线为牙弓总长度。此长度可分为 3 段:中切牙近中接触点至尖牙连线的垂距为牙弓前段长度;尖牙连线至第一恒磨牙近中接触点连线之垂距为牙弓中段长度;第一恒磨牙近中面连线至第二恒磨牙远中面连线间垂距为牙弓后段长度。

4. 牙弓现有长度 即牙弓整体弧度的长度。分为 4 段,即一侧的切牙与尖牙,第一前磨牙近中至第一恒磨牙近中接触点,两侧共 4 段。分段测量其长度后,再将各段长度相加,其总和为牙弓现有弧形长度即可用间隙。

5. 基骨测量 分为基骨长度和宽度两方面。基骨长度是用一种特制仪器,测量中切牙唇侧黏膜移行皱襞处牙槽骨之最凹点到第一恒磨牙远中接触点连线的垂直距离。基骨宽度是测量左右第一前磨牙颊侧移行皱襞处牙槽骨最凹点间的距离。

(三)预测分析

通过模型测量预测牙弓长度,以确定牙列拥挤度的方法称为牙列拥挤度预测法。目前临床常用预测方法主要包括小野回归方程式预测法、牙片预测法及 Moyers 混合牙列分析法等。

1. 小野回归方程式预测法 以模型为基准,测量已萌出的上下颌中切牙、侧切牙近远中径的长度,用特定回归方程式预测未萌出的侧方牙群(尖牙、第一前磨牙、第二前磨牙近远中径)的长度的方法。

计算公式:

(1)下颌 4 个切牙:上颌侧方牙群。

男:$Y = 0.534X + 10.21 + 0.58$

女:$Y = 0.573X + 9.02 + 0.61$

(2)下颌 4 个切牙:下颌侧方牙群。

男:$Y = 0.523X + 9.73 + 0.50$

女:$Y = 0.548X + 8.52 + 0.56$

(3)上颌 4 个切牙:上颌侧方牙群。

男:$Y = 0.389X + 10.28 + 0.58$

女:$Y = 0.421X + 9.03 + 0.61$

Y:未萌出侧方牙群的长度,是尖牙、第一前磨牙、第二前磨牙近远中径总和的预测值。

X:已萌出的上下颌中切牙、侧切牙近远中径的长度。

计算步骤:①分规测量模型的牙弓现有长度(牙槽嵴长度);②测量已萌出的 4 颗切牙的宽度,并求和;③(2)中得数即为 X,依据选定的公式,代入求 Y,即为侧方牙群宽度预测值。

若上颌 4 颗切牙已完全萌出,首选计算公式(3)预测上颌侧方牙群。

2. X 线牙片预测法 混合牙列期,若 4 颗切牙未完全萌出时,可在 X 线片上测量牙冠宽度后利用以下公式计算出未萌切牙的宽度,进而用小野回归方程式法对未萌出侧方牙群近远中径长度进行预测。

$$X = \frac{Y \cdot X'}{Y'}$$

X 为预测恒牙宽度,X' 为 X 线牙片上未萌恒牙宽度;Y 为模型上已萌乳切牙宽度,Y' 为 X 线片上同一乳切牙的宽度。但是,如果牙的位置旋转、形态异常,用此法预测不准确,此时可参考对侧已萌出的同名牙的宽度进行测量。

3. Moyers 混合牙列分析法 Moyers 法(1973)是较常用的牙列拥挤度预测法,是用下颌恒切牙的牙冠宽度总和来预测混合牙列期未萌出的上下颌尖牙与前磨牙牙冠宽度的方法。

牙弓拥挤程度分析:牙弓应有长度与牙弓现有长度之差或必需间隙与可用间隙之差,即为牙弓的拥挤度。根据所测出的结果判断牙列的拥挤度,若拥挤度在 ±1 mm 之内,则维持现状,应用被动咬合诱导的方法维持间隙;若拥挤度在 1~5 mm,需采用主动咬合诱导治疗,可选用螺旋弓扩大器等扩大间隙来保证牙齿足够的萌出空间;若拥挤度>5 mm,则由于前磨牙近远中径的长度为 7 mm 左右,则相当于 1 个前磨牙的萌出间隙不足,可考虑序列拔牙法(以上数据仅供参考,具体治疗方案的确定应结合患者年龄、面型、口腔健康状况等)。

七、诊断与治疗计划制定

(一)诊断

1. 搜集全部病史资料和检查所得,分析形成错𬌗畸形的可能因素。

2. 根据错𬌗畸形的临床表现结合影响因素确定错𬌗畸形类型。

3. 拟定治疗计划和推测预后。

(二)治疗计划制订

区别治疗适应证与非适应证,有些由于生长发育形成的暂时性错𬌗畸形及不良习惯造成的错𬌗畸形,早期注意,往往可自行调整,确定不能调整者,在监护人知情并同意情况下进行治疗。

第三节　儿童时期的间隙管理

一、间隙保持的意义

牙齿在牙列中位置的维持是一系列外力作用的结果。如果其中一个外力发生改变或丢失,牙齿同邻牙间的状态就可能会发生改变,导致位置的变化或间隙的改变。乳牙早失后其邻牙和对𬌗牙可能会向缺隙处倾斜,造成继承恒牙萌出间隙不足,从而影响继承恒牙的正常萌出而造成恒牙排列不齐。恒牙列受影响的程度因儿童丧失乳牙时的年龄、牙列阶段、牙位与丧失牙齿的多少而不同。乳尖牙或乳磨牙早失后,发生恒牙列错𬌗畸形的机会比乳前牙早失者高 3～4 倍。儿童牙早失后,为防止邻牙向缺隙部位倾斜和对颌牙伸长,应设计间隙保持器保持早失牙的近远中和垂直距离,保证继承恒牙的正常萌出。

以下因素可能会影响错𬌗畸形的发生发展。

1. **口腔肌肉组织异常**　舌位过高加之强大的颏肌力量将会在下颌乳磨牙早失后影响咬合关系,表现为下颌牙弓的紊乱和前牙区的远中移位。

2. **口腔不良习惯**　吮指的习惯会给牙弓施加异常外力,常导致牙的倾斜和非正常时间的脱落。

3. **已经出现的错𬌗畸形**　牙弓长度的不调和其他类型的错𬌗畸形,尤其是Ⅱ类错𬌗Ⅰ分类,常常在下颌牙非正常时间脱落后变得愈发严重。

4. **咬合发育的阶段**　当邻近非正常时间脱落牙间隙处的新生牙处于积极萌出阶段时,间隙丧失发生的可能性更大。

二、间隙保持应考虑的因素

1. **儿童的年龄和牙龄**　乳牙丧失时年龄越小,越易造成邻牙倾斜。乳牙接近脱落时拔除,邻牙很少倾斜移位。观察冠矿化及牙根形成的多少,评估牙发育阶段,依据牙龄考虑牙活动萌出趋向,决定是否保持间隙。许多研究发现,7 岁前丧失乳磨牙可能会导致继承恒牙的迟萌,而 7 岁后乳磨牙的早失则会导致继承恒牙的早萌。随着年龄的增长,这一作用的显著程度降低。

2. **恒牙胚发育情况**　通过 X 线片确定有无继承恒牙胚存在,了解继承恒牙牙胚发育是否正常,有无扭转、弯曲、异位,能否正常萌出。注意观察恒牙胚表层覆盖的骨质厚度及其是否完整,预测继承恒牙萌出时间。通过𬌗翼片观察,未萌牙每冲破 1 mm 的骨质往往需要 4～5 个月的时间。

3. **牙齿萌出的先后顺序**　观察早失牙的邻牙与正在发育及萌出牙之间的关系,判断是否需制作间隙保持器及应用何种间隙保持器。第一乳磨牙早失的影响取决于咬合发育的阶段及第一恒磨牙和恒侧切牙萌出情况。如果侧切牙处于积极萌出的时期而同侧第一乳磨牙早失,恒侧切牙往往造成乳尖牙的远中移位从而导致第一前磨牙的萌出间隙丧失,往往伴有中线的偏移。下颌牙弓往往还会出现前牙的"倾倒"从而导致深覆𬌗。第二乳磨牙早失后,第二恒磨牙和第一恒磨牙的发育萌出情况对第二前磨牙的萌出影响较大。当第二恒磨牙早于第二前磨牙萌出时,将对第一恒磨牙近中移位起强大的推动作用,第一恒磨牙占据第二前磨牙的位置。如第二乳磨牙丧失在第一恒磨牙萌出之前,有可能使第一恒磨牙萌出之前即向近中移位,从而使第二前磨牙部分阻生或完全阻生。如第二乳磨牙丧失在第一恒磨牙萌出之后,第一恒磨牙亦常向近中移位使第二前磨牙阻生。因此,除第二前磨牙先天缺失有意关闭间隙的病例外,第二乳磨牙早失均应及时制作间隙保持器。

4. 骨量与牙量的关系　若患儿骨量明显大于牙量,患儿牙列中有散在间隙,无拥挤的趋势,可暂时观察,选择时机决定是否做间隙保持器。

5. 牙齿丢失后所经过的时间长度　间隙的丧失常常发生在拔牙后的前 6 个月。当需要拔除乳磨牙且各种因素提示需要采取间隙保持时,在拔牙后应尽可能早的采用间隙保持装置。

6. 恒牙的迟萌　经常发现单个恒牙发育迟缓从而导致迟萌,部分区域的恒牙因为阻生或偏离萌出道从而萌出缓慢。在这种情况下,经常需要拔除对应的乳牙,安放间隙保持器,保证恒牙在正常位置萌出。

7. 年轻恒牙早失的间隙处理　恒前牙早失,短期内就可能移位,需尽早做间隙保持器。如间隙已关闭,应扩展间隙后再制作间隙保持器。第一恒磨牙早失后,不论第二恒磨牙萌出与否均会向近中移位。第一恒磨牙早失时第二磨牙已经萌出,更为常见的现象仅仅是第二磨牙的倾斜。虽然前磨牙远中移位的程度最为明显,但缺隙前方同侧的牙齿,包括切牙和尖牙都有可能出现不同程度的"漂移"。临床上常见牙间接触的丧失及前磨牙远中移位过程中的旋转。较之于下颌前磨牙单个远中移位而言,上颌牙列中前磨牙往往成群移动。

三、间隙保持器应具备的条件

1. 保持间隙近远中距离,防止对颌牙伸长,继承恒牙顺利萌出。

2. 不妨碍牙齿萌出及牙槽骨高度的增长。

3. 不妨碍颌骨及牙弓的正常生长发育。

4. 恢复咀嚼及发音功能。

5. 维持正常的下颌运动和咬合关系。

6. 不引起邻牙龋坏或牙周黏膜组织疾病。

7. 制作简单,容易调整、修理,不易变形。

8. 取得患儿及家长的理解和配合。

四、间隙保持器的分类及其优缺点

间隙保持器可分为固定式间隙保持器和可摘式间隙保持器,其中固定式包括带环丝圈式或全冠丝圈式、远中导板式、充填式、舌弓式、Nance 弓(腭弓)式间隙保持器。各种间隙保持器的优缺点见表 35-1。

表 35-1　各种间隙保持器的优缺点

间隙保持器	优　点	缺　点
固定式	不需取戴	无咀嚼功能
	维持近远中径可靠	垂直距离不能保持
可摘式	维持近远中径、垂直距离可靠	不合作者效果差
	恢复咀嚼功能	
	美观、便于发音	
	预防口腔不良习惯	

五、间隙保持器的适应证和制作技术

1. 带环丝圈式或全冠丝圈式间隙保持器　带环丝圈式或全冠丝圈式间隙保持器是在选择的基牙上装配带环(全冠),在缺失牙处通过弯制的金属丝来维持间隙的近远中距离(图 35-1)。

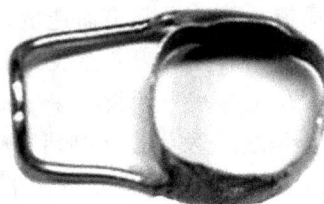

图 35-1　带环丝圈式间隙保持器

(1)适应证:①乳牙列期、混合牙列期单侧第一乳磨牙早失;②混合牙列期单侧第二乳磨牙早失;③应用远中导板式间隙保持器后,第一恒磨牙萌出后更换;④双侧乳磨牙早失,用其他间隙保持器装置困难的病例。

(2)制作技术要点:①基牙预备。带环(全冠)试戴,取印模。②设计外形线。丝圈颊舌径比继承恒牙冠部颊舌径稍宽。③丝圈与乳尖牙远中接触部分,在其远中最突点稍下方,与第一恒磨牙接触点在近中外形高点。④丝圈制作。0.9 mm 直径不锈钢合金丝,从乳尖牙或第一恒磨牙接触部开始弯曲,与带环(全冠)的焊接部位在颊舌面中部,焊接后打磨抛光。⑤带环(全冠)丝圈式间隙保持器装戴,先试戴带环(全冠)丝圈式间隙保持器,检查丝圈与牙及黏膜的接触情况后,黏结剂黏与牙上。

带环丝圈式间隙保持器一旦不需间隙保持,需拆除带环,全冠式间隙保持器一旦不需间隙保持,可去除金属丝圈,保留金属冠至乳牙脱落。

2. 远中导板式间隙保持器

(1)适应证:适于第一恒磨牙尚未萌出或萌出中、第二乳磨牙无法保存需要拔除者。用第一乳磨牙做基牙,戴入预成的或自制的合金全冠,冠的远中端焊接弯曲导板,插入牙槽窝内,远中导板贴合于未萌出的第一恒磨牙的近中面(图 35-2)。

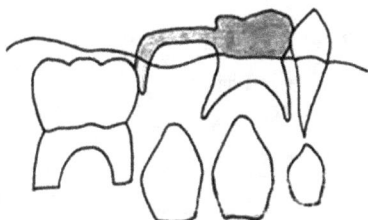

图 35-2　远中导板式间隙保持器

(2)制作技术要点:①基牙预备。选合适的第一乳磨牙金属成品冠,或取模制作第一乳磨牙全冠。②X 线测量。第二乳磨牙拔除前,通过 X 线片测量远中导板长度和高度,其高度应伸展到第一恒磨牙外形高点下 1～2 mm。③制作牙模。测量的长度和高度标记在牙模上。④远中导板制作。用宽约 3.8 mm、厚 1.3 mm 的预成腭杆,弯成合适角度,插入牙模制作间隙,保持与对颌牙无接触,焊接于第一乳磨牙的预成冠远端,抛光。⑤黏结。拔除第二乳磨牙,止血后,试戴保持器,或再次行 X 线检查,观察与第一恒磨牙的关系是否合适,必要时可做调整,合适后用水门汀黏接。

3. 充填式间隙保持器　将钢丝的一端埋在充填体里,另一端弯成弧形接触缺失牙另一邻牙的邻面。此种保持器操作简便,在临床上可直接完成,但其适用范围较窄。

(1)适应证:单个乳磨牙早失,间隙前端牙有远中邻面龋,或后端牙有近中邻面龋,均波及牙髓需做根管治疗。

(2)制作技术要点:①对间隙一端牙完成牙髓治疗;②弯制的不锈钢丝一端在髓腔,另一端弯成弧形抵住间隙另一侧邻牙;③黏固粉将钢丝固定在髓腔,充填。

4. 舌弓式间隙保持器　将舌弓的两端固定在第二磨牙或第一恒磨牙上,以保持牙弓周长和牙齿间隙的保持器。是一种用于下颌的保持器。多用于下颌乳牙列及混合牙列期多个后牙早失。通常在下颌切牙萌出后使用,以免影响其萌出(图 35-3)。

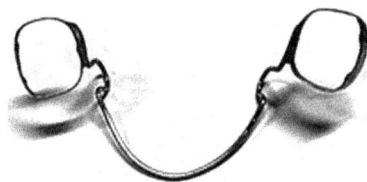

图 35-3　舌弓式间隙保持器

(1)适应证:①两侧第二乳磨牙或第一恒磨牙存在的病例。②乳磨牙早失、近期内侧方牙即可萌出者。③因适时拔除第二乳磨牙,需对其间隙保持时。④两侧多个牙早失,活动式间隙保持器患儿不合作者。

(2)制作技术要点:①基牙试戴环,取印模;②模型上设计外形线,舌弓前方在下切牙舌侧,前端贴近下前牙颈部并远离黏膜 1～1.5 mm,间隙部的近中设计支撑卡;③0.9 mm 直径金属丝弯成舌弓,焊接;④黏结。

下前牙区,舌弓外形线应与舌侧结节相接。对于未完全萌出的恒牙,不要人为改变牙萌出方向,所以,外形线不能与牙齿贴合。

5. Nance 弓(腭弓)式间隙保持器　与舌弓式间隙保持器用途一致。用于上颌缺牙间隙保持,前方不与下前牙切缘接触(图 35-4)。

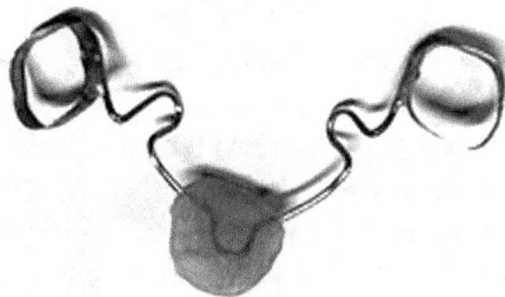

图 35-4　Nance 弓式间隙保持器

制作技术要点:与舌弓式间隙保持器一致。不同的是腭侧弧线的前方通过上腭皱襞,在此处的金属丝上放树脂,制作树脂腭盖板,压在腭盖顶部,防止上颌磨牙近中移动,利于固位。

6. 可摘式间隙保持器

(1)适应证:乳磨牙缺失 2 颗以上,或两侧乳磨牙缺失,或伴有前牙缺失。原则上不用固位卡环。尤其应避免在乳尖牙上使用卡环固位,因它可影响乳尖牙间宽度的发育(图 35-5)。

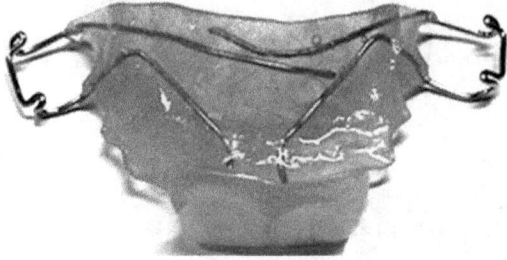

图 35-5　可摘式间隙保持器

（2）制作技术要点：①取模，记录殆关系。②设计外形：原则是唇颊侧不用基托或尽可能小，以免有碍生长发育。若缺牙过多，需加唇颊侧基托固位者，应考虑基托高度，避免影响牙槽骨正常生长发育。前牙部位的舌侧基托应离开舌面 1～2 mm，避免前牙移位。基托外形线设计应随年龄增长做相应改变；4 岁之前，应位于牙槽嵴顶到前庭沟距离的 1/2 之内；4—5 岁之前，应位于牙槽嵴顶到前庭沟距离的 1/3 之内；5—6 岁之前，应位于牙槽嵴顶到前庭沟距离的 1/4 之内。③卡环和唇弓：上颌第二乳磨牙或第一恒磨牙可放箭头卡或单臂卡环，下颌采用单臂卡环。

六、戴间隙保持器后的管理

原则上 3～4 个月应来院定期检查 1 次，主要检查以下几个方面。

1. 确认间隙是否达到间隙保持的目的。
2. 是否引起牙龈、黏膜、邻牙和其他牙损伤。
3. 是否影响继承恒牙萌出。
4. 有无变形、破损。
5. 是否需要调整及更换。
6. 是否需调整咬合关系。
7. 患儿是否已经习惯，可摘式能否坚持佩戴。
8. 检查邻牙及存留牙的龋坏。
9. 患儿是否有不良习惯。
10. 是否影响牙生理性移动及颌骨发育。
11. 患儿的口腔卫生状态。
12. 是否需要拆除及预测拆除时间。
13. 根据具体情况决定下次复诊时间。

第四节　恒牙萌出间隙不足的治疗

一、片 切 法

混合牙列期恒牙萌出间隙不足者，可适当磨除相邻乳牙。

1. 适应证　侧方牙群替换期，第一前磨牙萌出间隙不足的病例，可磨除部分第二乳磨牙近中邻面牙釉质。因第二乳磨牙牙冠近远中径大于第二前磨牙，乳牙侧方牙群牙冠近远中径大于恒牙侧方牙群。

2. 操作方法　磨除乳磨牙部分牙釉质，以使恒牙顺利萌出。磨除的乳磨牙牙面涂氟。

二、间隙恢复法

由于乳牙的龋损和早期缺失，引起牙弓周长缩短，第一恒磨牙近中移位，这时必须推第一恒磨牙向远中移动，使第一恒磨牙回到正常位置，恢复丧失的间隙，利于恒牙列的整齐排列。一般，间隙在 3 mm 以下时，推第一恒磨牙向远中移动，可使其间隙恢复；不足量在 5 mm 以上，多采用序列拔牙或减数拔牙矫治；3～5 mm，以上两法均可。一般间隙恢复装置有以下几种。

1. 上颌口外弓的矫治器
（1）口外弓：头帽或颈托每侧 150～300g，每月加力 1 次。
（2）口内弓：插于 $\overline{6|6}$ 颊面管圆管中。

2. 固定的附有螺旋弹簧装置　用口内支抗，使舌弓固定整个牙弓，用螺旋弹簧推动一侧前移的第一恒磨牙，每 2～3 周加力 1 次，间隙恢复后做间隙保持。

3. 上颌螺旋弹簧矫治器　上颌活动矫治器上放置开展间隙的各种装置或作为保持间隙装置也常见。

4. 弹簧式间隙扩大矫治器　用 0.7 mm 直径的金属丝做成的弹簧，作用力可使第一恒磨牙远中移动。

三、牙弓扩大

牙弓狭窄使恒牙排列不齐，前牙前突的病例。扩大牙弓可改善牙弓形态，使前牙排入牙列中。适应证有以下两种。

1. 上颌尖牙间牙弓窄小。

2. 口腔不良习惯使上牙弓狭窄,上颌前突者。

四、序列拔牙法

混合牙列时,严重牙列拥挤的治疗原则是增大牙弓长度或减少牙的数量。一般牙弓长度增加 3 mm 是可能的。4～9 mm 为中等拥挤,10 mm 以上为严重拥挤,这两种均须采取拔牙治疗。Dewel 将序列拔牙定义为按次序拔除提前选择好的乳牙及恒牙,先拔乳尖牙,其次第一乳磨牙,最后第一前磨牙,两次拔牙间隔 6～15 个月。只有当牙弓长度出现结构性的不调从而无法容纳发育中的牙齿且基本上没有希望获得正常的牙弓长度时才采取序列拔牙治疗。最初的序列拔牙用于混合牙列期Ⅰ类错𬌗的儿童,其牙弓长度无法容纳牙体组织。Salzmann 认为,无法在早期判断牙弓长度是否合适容纳所有的恒牙使其正常排列。序列拔牙在临床口腔治疗中的作用有限,需要患者保证定期的复查以判断是否有必要继续序列拔牙计划。

1. 乳尖牙拔除　恒侧切牙移位或阻生,或牙弓长度不足使 1～2 个下切牙牙龈退缩,并有牙槽骨破坏时拔除乳尖牙,下颌放置舌弓以保持第一恒磨牙位置,且预防切牙舌倾。上颌用 Hawley 型保持器。为防中线偏移,常对称性拔除两侧乳尖牙。

2. 第一乳磨牙拔除　切牙中度拥挤,无严重错位或阻生时,为防止乳尖牙拔除后切牙舌倾,可对称性拔除第一乳磨牙。拔除第一乳磨牙可促进第一前磨牙萌出,如果颌骨生长赶上或超越原来的发育不足,第一前磨牙可能不需要拔除。

3. 第一前磨牙拔除　一般一侧牙列拥挤在 4 mm 以上时,如尖牙唇侧错位,其间隙不足尖牙本身宽度的 1/2 以上时,需拔除 1 颗第一前磨牙。牙列拥挤超过 10 mm 时,需左右对称拔除 2 颗第一前磨牙。一般在恒尖牙即将萌出时,拔牙前必须先用 X 线检查第 2 前磨牙是否先天缺失或畸形,检查恒尖牙的位置是否在拔除第一前磨牙后,能进入其拔牙间隙。如有异常,则不能轻易拔除第一前磨牙。

第五节　牙萌出障碍的治疗

牙萌出障碍的原因

1. 乳牙滞留　由于乳牙根吸收不足,不及时脱落,导致恒牙异位萌出,应及时拔除滞留乳牙。

2. 多生牙　多生牙又称额外牙,好发于上颌前牙区,不仅影响恒牙胚的正常发育方向,而且常常阻碍恒牙的正常萌出,造成邻牙扭转、异位,牙列拥挤。多生牙的处理常是外科拔除,但其造成的牙列紊乱大部分病例不会因多生牙的拔除而自行消失,必要时需行咬合诱导。

(1)开窗助萌:多生牙阻挡或挤压造成恒切牙萌出困难时,拔除多生牙同时须切除覆盖在阻生牙上的牙龈组织和牙槽骨组织,暴露阻生牙的 1/3～1/2 牙冠,使其自然萌出。如萌出潜力不大时,必须设计牵引阻生牙的装置。

(2)治疗切牙扭转:多生牙造成切牙扭转,拔除多生牙后及时做活动矫治器,利用舌簧、唇弓等使扭转牙排入正常牙列。如果多生牙冠外形近似正常而恒切牙弯曲畸形,多生牙有足够的根长,可拔除恒切牙用多生牙代之。

3. 乳牙早失　上颌乳切牙过早脱落,儿童习惯用牙龈咀嚼,局部牙龈角化增生,变得坚韧肥厚,使恒牙萌出困难。应拍摄 X 线片了解受阻恒牙的牙轴方向、牙根发育状况、牙根是否弯曲等,否则若牙根弯曲,牙轴方向异常,或存在其他阻碍,行助萌术后牙齿也难萌出。乳尖牙和乳磨牙过早脱落,邻牙移位使间隙缩小,造成恒尖牙和恒前磨牙萌出困难或异位萌出。

4. 遗传因素　遗传因素造成牙齿萌出困难极为罕见。如锁骨颅骨发育不全(cleidocranial dysostosis,CCD)综合征即 Marie-Sainton 综合征,是一种常染色体显性遗传病,除牙齿萌出困难外,还伴有颅骨囟门不闭合和锁骨部分缺如等症状,主要是遗传性成骨不全,牙槽骨重建困难,缺乏恒牙的萌出潜力导致的。先天性甲状腺激素分泌缺乏,也可引起发育迟缓、全身性水肿、牙萌出过迟和错𬌗畸形等。治疗应查明原因,针对全身性疾病进行治疗。

第六节　口腔不良习惯的治疗

儿童口腔不良习惯主要包括吮指、吐舌、异常唇习惯、口呼吸、偏侧咀嚼及夜磨牙习惯等，均可影响咬合的正常发育。危害的产生及其程度，依不良习惯的频率、强度、持续时间而异。据调查，儿童的发生率为 7.42%～40.06%，女生高于男生。有口腔不良习惯的群体中错𬌗畸形患病率为 77.43%～89.94%，明显高于自然人群，应尽早防治，对其治疗首先破除不良习惯。可能与心理因素有关，包括亲子关系、生活环境、心理需求得不到满足等。治疗应配合说教法。

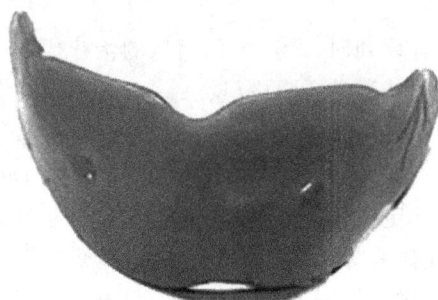

图 35-6　前庭盾

一、吮指习惯

吮指多为吮拇指或示指。一般从婴儿 3～4 个月开始，2 岁以后逐渐消失。如果持续到 3 岁以后，会出现牙列或骨的改变，造成明显的牙颌面部畸形。有吮指习惯者，常见被吮的手指有胼胝，甚至出现指弯曲。Salzmann 认为，吮吸习惯对于上下颌骨，牙弓及咬合的影响主要取决于该习惯出现的频率，持续的时间，骨骼的发育情况，遗传特性和孩子的健康状况。

吮指有以下治疗方法。

1. 在被吮吸的手指上涂抹一些对身体无害的苦味剂。

2. 年龄稍大儿童可佩戴唇挡矫治器。

3. 吮指引起上颌前突、深覆盖等，可使用前庭盾，有深覆𬌗倾向时可同时使用前牙平面导板。

二、吐舌习惯

患儿有伸舌习惯时，经常将舌尖伸在上下颌牙之间，形成开𬌗，致上下颌牙无𬌗接触，长期持续，由于舌的中央厚于两侧边缘，开𬌗间隙呈梭形，两侧后牙咬合尚属正常范围。

吐舌有以下治疗方法。

1. 带腭刺的上颌活动矫治器　在上颌活动矫治器的基托上包埋。除了吃饭及刷牙以外全日佩戴。

2. 其他装置　前庭盾、带腭珠的上颌固定矫治器。前庭盾主要用于伴开𬌗的 6 岁以上的儿童（图 35-6），还可产生唇功能训练的作用。

三、异常唇习惯

咬唇习惯多发生在 6－15 岁。以咬下唇多见，女孩较男孩多见。

咬唇的治疗方法。

1. 诱导治疗　可在下唇涂苦味剂或经常提醒患儿。

2. 前庭盾　可使唇与牙隔离，防止吮吸。

3. 添加唇挡丝的上颌活动矫治器或下颌唇挡矫治器

四、口呼吸

1. 临床表现　下颌及舌下降，唇肌松弛，开唇露齿，唇外翻，上前牙前突，上牙弓狭窄，腭穹高拱，形成开𬌗和长面畸形。

2. 治疗方法　消除病因；快速扩弓；前庭盾。

五、偏侧咀嚼

1. 主要症状　下颌牙弓出现偏𬌗移动，下前牙中线也向对侧偏移。

2. 治疗原则　纠正偏侧咀嚼，去除病因，治疗龋齿，修复缺牙或做功能性间隙保持器，治疗错𬌗畸形。加强废用侧的咬肌锻炼，使用该侧咀嚼，全口调磨。

六、夜磨牙习惯

1. 病因学

（1）牙源性𬌗因素。

（2）精神因素。

（3）与睡眠姿势有一定关系。

2. 治疗方法

(1)殆的介入治疗和重建途径:运用殆垫、修复、调殆、正畸治疗等手段,解除殆干扰,建立良好的殆平衡,减轻或消除磨牙症。

(2)心理和行为学途径:嘱患者消除精神紧张、缓解情绪压力,心理方面的自我暗示和催眠对磨牙症均有一定的疗效。

(3)其他方法:①改善睡眠姿势,特别是注意避免俯卧位和侧卧位。②咀嚼肌按摩,每次发作时,用拇指和中指卡在患儿的双侧咀嚼肌上轻轻按摩,直至患儿停止磨牙,尽量不要惊醒患儿。

第七节　乳牙反殆

一、乳前牙反殆

1. 乳前牙反殆的病因

(1)遗传因素:据有关资料统计,近 50% 的患者 1～3 代的血缘亲属中有类似错殆存在。

(2)先天性疾病:腭裂患者上颌骨发育不足,易造成前牙反殆及近中错殆。

(3)全身性疾病:佝偻病、内分泌紊乱患者,其钙代谢障碍或脑腺垂体功能亢进,常导致严重的下颌前突畸形。腭/舌扁桃体慢性炎症或肥大导致呼吸不畅而前伸下颌,日久可导致下颌前突。

(4)后天局部原因:奶瓶哺乳不良姿势;乳尖牙磨耗不足;口腔不良习惯;多数乳磨牙早失;乳磨牙邻面龋。唇侧萌出的多生牙可能导致切牙的扭转和舌倾,继而导致咬合关系的错乱及反殆关系。乳前牙的外伤可能导致发育中的继承恒牙损伤移位,从而在反殆位置萌出。乳切牙因外伤或龋坏导致牙髓坏死而延迟脱落,有可能成为异物导致该区域恒牙移位。无牙髓乳牙通常无法完成正常的根吸收过程,常常在咬合发育的过程中造成严重并发症。

2. 乳前牙反殆的治疗方法

(1)上颌殆垫活动矫治器:适用于上颌多个牙反殆,上颌前牙牙轴舌向或直立,并有轻度间隙不足牙列不齐者。不适于前牙反覆殆较深的患儿,殆垫有压低后牙、升高前牙的作用,佩戴时间太久会增加前牙深覆殆。

治疗方法:在上颌腭托两侧后牙上做殆垫,将上下前牙咬合打开,在每个反殆牙的舌面放置双曲舌簧,推动前牙向唇侧移动(图 35-7)。每 2～4 周复诊,可打开舌簧 1～3 mm 以加力。一般 4～12 周,反殆即可解除,逐渐磨低殆垫厚度,建立正常的前牙覆殆覆盖关系后即去除矫治器。上颌发育不足位置后缩的前牙反殆患儿,应同时佩戴口外上颌前方牵引器,牵引方向与殆平面向下呈 15°～25°,

牵引力每侧 400～500g,每日不少于 12h。

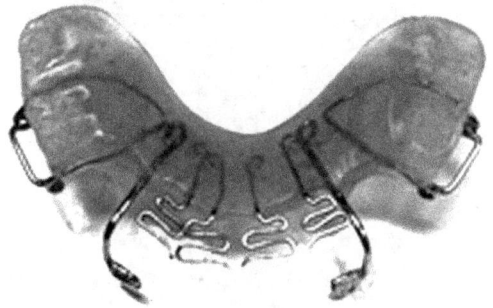

图 35-7　上颌颌垫式间隙保持器

(2)下颌斜面导板:适于牙排列整齐的乳牙反殆和反覆盖较轻的患儿。

治疗方法:在石膏模型上制作下颌尖牙间联冠式斜面导板。此导板斜面向舌方与下颌切牙长轴约呈 45°角。咬合时与反殆牙接触,与上颌腭侧黏膜组织无接触,后牙殆面离开 2～3 mm。每周检查 1 次,逐次调磨降低斜度,反殆解除后,及时去除矫治器。

(3)调磨乳尖牙:因上下颌乳尖牙磨耗不足而导致的咬合干扰,是反殆的主要病因之一。调磨部位为上颌两侧乳尖牙牙尖和近中切缘及下颌两侧乳尖牙牙尖和远中切缘(图 35-8)。

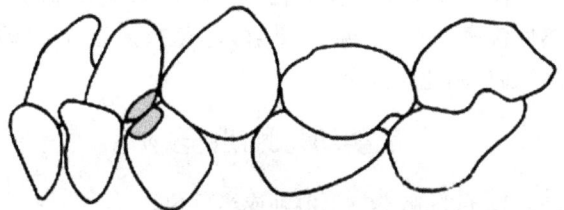

图 35-8　乳尖牙调磨部位

(4)压舌板咬撬法:合作程度较高的儿童,个别前牙的反殆可以利用较狭窄的木质压舌板进行纠正。放置于位置异常牙的腭侧,以颏部为支点对患牙施加唇向用力,1d 中至少应保证每小时开展 5min。主要用于未完全萌出的、尚未形成锁合的个别牙反𬌗,不适于新近完全萌出的牙。

(5)上颌前方牵引器:上颌骨发育不足的病例,推荐采用上颌前方牵引器(图35-9)。

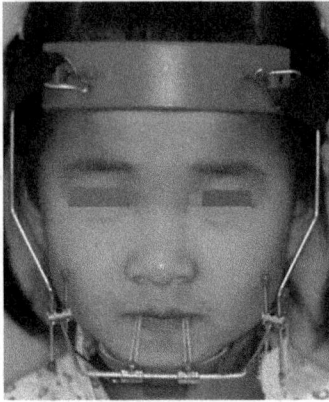

图 35-9 上颌前方牵引器

二、乳后牙反𬌗

1. 乳后牙反𬌗的病因

(1)一侧多数牙龋坏,只能用另一侧咀嚼,日久可导致单侧多数后牙反𬌗。

(2)一侧下颌的不正常压力,如长期托腮的习惯。

(3)口呼吸患者两腮压力增大,上牙弓逐渐变窄。

(4)腭裂患者,上颌牙弓宽度发育不足。

(5)巨舌症等造成下颌牙弓过度宽大。

(6)90%患儿在出生时曾使用过助产器械,如产钳等。

2. 乳后牙反𬌗的治疗方法 乳牙列期后牙反𬌗,多数伴有上颌牙弓狭窄,多数是双侧性狭窄,牙弓形态常常是对称性的。多采用扩大上颌牙弓的方法。

(1)螺旋扩大器式活动矫治器:用于单、双侧后牙反𬌗,上下颌牙弓狭窄的乳牙列、混合牙列和年轻恒牙列。置于双侧基托中央,上颌位于软硬腭交界处(图35-10)。

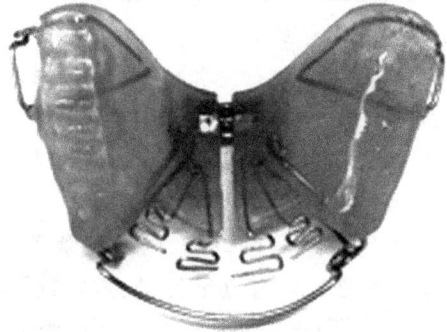

图 35-10 螺旋扩大器式活动矫治器

(2)双分裂簧式活动矫治器:适应证同螺旋扩大器式活动矫治器。

(3)W 腭弓矫治器:适于双侧后牙反𬌗、上颌牙弓狭窄、患儿活动矫治器不能合作者。1.5~2 个月后,取下带环腭弓加力,反𬌗解除后继续戴腭弓保持 3 个月。

第八节 咬合紊乱的早期预防

一、孕期的预防

注意保持孕妇身心健康、营养,避免患急性发热性疾病、过量放射线照射,避免摄入过多的烟、酒、咖啡和化学药品等。

二、婴幼儿时期的预防

1. 母乳喂养,45°斜卧或半卧位。

2. 避免婴幼儿头部长期处于一种睡眠体位。

3. 去除口腔不良习惯,如吮指、咬唇、吐舌等。

三、儿童时期的防治

1. 调整饮食结构。长期食用过软食物,不利于牙颌的正常发育。注意补充营养的基础上,根据牙齿发育阶段,摄入一定硬度的食物。

2. 防治龋病。

3. 防治扁桃体过大、慢性鼻炎、鼻窦炎等疾病。

4. 关注儿童心理健康。

儿童的许多不良习惯是由于得不到心理满足引起的。拥抱、抚摸、引逗等亲昵动作及母乳喂养、母亲的依偎、微笑及照顾,可使婴幼儿产生愉快和安全感。

第九节 发育中咬合关系的综合治疗

不同发育阶段的咬合关系有多种治疗方法,可以处理不同的横向,矢状向,垂直向的咬合发育不调。咬合关系的综合性治疗可以被定义为全面评估患者整体的口面部复杂程度,针对每一个患者咬合和整形方面的需要一次性或分别在特定阶段开展治疗。最好能够在患者每一个发育阶段都开展咬合的综合性治疗。

一、牙全面检查

美国正畸学会建议所有的儿童至少在 7 岁的时候能做 1 次牙全面筛查,认为早期的治疗有以下裨益:引导颌骨的正常发育;调节牙弓宽度;改善萌出模式;减少上颌前突牙的外伤风险;纠正不良口腔习惯;改善美观、增强自信;简化或缩短后期正畸治疗;降低恒牙阻生的可能性;改善儿童发音;为恒牙的萌出保持或重获间隙。

二、早期治疗的指征

牙源性和(或)骨性 Ⅱ 类或 Ⅲ 类错殆畸形;后牙和(或)前牙反殆;超过 6 mm 的覆盖;上颌中线偏移;中度的切牙拥挤;拥挤导致牙齿的异位萌出或其他牙周问题;超过 3 mm 的严重前牙开殆;严重深覆殆造成腭侧损伤;不良口腔习惯;上颌面中部发育不良;对于先天缺牙或多生牙的管理;上颌尖牙的异位萌出;口颌面部异常。

三、早期开展咬合诱导的目的

1. 磨牙具有良好的 Ⅰ 类关系及合适的排列角度。
2. 前牙正常的覆殆、覆盖及排列关系。
3. 具有容纳尖牙和前磨牙的间隙。
4. 牙弓对称排列。
5. 美观及功能良好的牙颌面关系。

四、牙列的发育阶段

发育阶段可分为:乳牙列、混合牙列、早期恒牙列。在口内 3 个平面(横向、垂直向、前后向)评估咬合问题也是非常必要的。

1. 乳牙列 牙性和骨性的关系异常,如果在乳牙列期没有得到治疗任其发展,将随着患者年龄的增长变得愈发的难治。以下乳牙列症状可以通过早期咬合诱导得到纠正:牙列横向不调如后牙反殆;上下颌前后向关系的不调,例如,前牙反殆;垂直向不调,例如,深覆殆或开殆。Ⅲ 类骨性关系治疗时推荐使用头帽通过强力弹性皮筋连接于口内装置。口内的装置通常为固定的黏结丙烯酸树脂或黏结的带环延伸装置。该治疗方法较之于扩张上颌,其纠正横向牙弓长度不足和间隙缺失的功能更为明显。头帽必须佩戴 4～9 个月直到骨性关系得到过矫正。之后只需晚间佩戴 6～12 个月以保持治疗效果。虽然可以纠正由于骨骼过度生长导致的 Ⅲ 类关系,但其最终结果不尽相同,且随着下颌的发育可能需要 2 次治疗,尤其是当患者有明显的遗传倾向时。

2. 混合牙列 在乳牙列或混合牙列开展早期治疗并不能完全避免恒牙列期全口固定的方丝弓治疗。早期治疗的目的在于建立正常的横向、前后向和垂直向的牙列关系及促进面部骨骼的发育。治疗方法有以下内容。

(1)主动或被动间隙保持器。

(2)固定或可摘扩弓器 Schwarz 保持器,四角圈簧装置,Hyrax 装置。

(3)固定矫治。

(4)头帽。根据垂直向和矢状向的生长模式选择颈型,高位牵引型,混合型或延长型。

(5)功能性装置。Frankel 装置,Herbst 装置,前后牙咬合板。

通常在混合牙列中,根据患者个体化的诊断评估,牙弓发育过程中可以获得以下长度。

牙弓宽度增加	2 mm
间隙保持或重获间隙	4 mm
改变倾斜角度或适当移位第一恒磨牙	2 mm
外推切牙	2 mm
总计	10 mm

对于已经纠正牙颌面部咬合问题的患者,最好在夜间使用头帽和功能性装置以保持治疗效果。

3. 早期恒牙列 所有治疗的目的是为了建立一个稳定、美观、功能良好的咬合关系。Andrews 提出建立正常咬合关系的要素:合适的磨牙关系,合适的牙冠倾斜角度,牙无旋转,紧密接触和平坦的咬合平面。

这一阶段治疗成果的保持必须遵循"终身保

持"的理念,临床上有很多不同的保持计划,以下 3 种比较受推崇。

(1)上下颌 Hawley 保持器 24h 佩戴持续 4 个月,其后的 8 个月只在夜间佩戴。

(2)1 年后重新评估看是否可以将保持时间减少为每周 1～2 个夜晚。

(3)终身佩戴保持器或者每周佩戴最少的时间至 21 岁,至颅颌面部生长速率接近成人。

至目前为止,还没有一个完美的保持方案,因此,患者必须意识到定期复查的重要性。

(王小竞)

■ 参考文献

[1] 葛立宏.儿童口腔医学.4 版.北京:人民卫生出版社,2013:213-234.

[2] Jeffrey A. Dean,David R. Avery,Ralph E. McDonald. Dentistry for Child and Adolescent. 9th ed. St. Louis CV Mosby,2011.

[3] Jimmy R. Pinkham,Paul S. Casamassimo,Henry W. Fields Jr,et al. Pediatric Dentistry:Infancy Through Adolescence. Amsterdam:Mosby,2005.

[4] 邓辉.儿童口腔医学.北京:北京医科大学出版社,2005.

[5] 杨富生.儿童口腔科必修诊疗技术.北京:人民军医出版社,2003:163-167.

[6] 葛立宏主译.儿童口腔医学.北京:人民卫生出版社,2009:367-382.

[7] 曾祥龙.口腔正畸学.5 版.北京:人民卫生出版社,2008.

[8] 于世凤.口腔组织病理学.6 版.北京:人民卫生出版社,2007.

[9] 皮昕.口腔解剖生理学.6 版.北京:人民卫生出版社,2007.

第 36 章

儿童口腔外科治疗

儿童口腔医学是针对"儿童"这一特殊年龄段人群的口腔医学分支学科,在儿童口腔科的临床诊疗中,涉及许多口腔颌面外科治疗的内容,针对儿童患者的生长发育特点及心理行为学特征,常用的

儿童口腔外科治疗技术与成年人治疗方面不尽相同,本章重点阐述儿童牙槽外科治疗及一些口腔软组织手术的临床特点和方法。

第一节　乳牙及年轻恒牙的拔除

儿童时期应尽可能避免乳牙的早失和年轻恒牙的缺失。然而,因生理性替换及严重的牙体疾病或牙外伤等不能设法保留患牙的情况下,拔除乳牙和年轻恒牙也是必要的。儿童的拔牙单从技术层面而言,与成人相似甚至较成人简单,但是,作为儿童口腔科医师,应全面了解儿童的心理特征及生长发育特点,掌握儿童行为管理及疼痛控制的方法,以仔细、轻巧和娴熟的技能,亲切的态度和语言,消除儿童的恐惧,尽力使儿童不受到痛苦,顺利地完成拔牙手术。

一、乳牙拔除

(一)适应证

1. 不能保留的病牙

(1)牙冠破坏严重,或因龋已形成残冠、残根状,已无法再修复的乳牙。

(2)近生理性替换时的露髓牙,乳牙牙根吸收1/3以上,不能进行根管治疗者。

(3)根尖周炎的乳牙,根尖及根分叉区骨质破坏范围广,炎症已涉及继承恒牙牙胚;或乳牙牙根因感染而吸收,乳牙松动明显;或乳牙根尖已露于牙龈外。

(4)乳牙因外伤无法保留者。

(5)有全身病灶感染迹象而不能彻底治愈的乳牙。

(6)其他因特殊治疗需要而应拔除的乳牙,如

放疗区域的患牙。

2. 因咬合诱导需要拔除的乳牙

(1)替换期的继承恒牙即将萌出或已萌出,乳牙松动明显或已成滞留的乳牙。

(2)影响恒牙正常萌出的乳牙。

(3)因正畸需要拔除的牙。在确认牙量和骨量不协调时,常采用顺序拔牙法(serial extraction),即为了1个恒牙的正常排列,可在拔除其先行乳牙外,多拔除1颗邻近的乳牙。

3. 其他　多生牙及不能保留的新生牙或诞生牙。

(二)禁忌证

1. 全身状况

(1)患血液病:如白血病、血友病、贫血、血小板减少症等血液病的活动期时,不能随意拔牙;必要时可在儿科医师的检查、监护下进行拔牙。

(2)患内分泌疾病:患有艾迪生病(Addison disease),即肾上腺皮质功能低下,巴塞多病(Basedow disease),即甲状腺功能亢进症,以及糖尿病患者等,应避免拔牙。

(3)患心脏、肾等疾病:有严重代谢障碍的心脏病患者,严禁拔牙。对症状轻的患者,可在儿科医师的检查、监护下行拔牙术。有肾炎病史的患者,拔牙前应检验肾功能后酌情处理。肾功能不全者,拔牙会使疾病恶化。

(4)急性感染、发热时也应避免拔牙。

2. 局部因素

(1)虽为病灶牙,但局部根尖周组织和牙槽骨有急性化脓性炎症时,应在药物控制后再拔除,以免炎症扩散。

(2)同时伴有急性广泛性牙龈炎或严重的口腔黏膜疾病时,应消炎、控制症状后再拔牙。

(三)术前准备

1. 做好解释工作、了解患儿健康状况 在拔牙前应以亲切的态度和通俗的言语告知患儿拔牙的必要性,多以表扬和鼓励的语气激励儿童,赞扬其"勇敢、坚强"的表现。若估计会有点疼痛时,应真诚地告诉患儿有点疼痛感觉,并说明这种疼痛是可以忍受的。绝不能让他有受骗之感,以免影响今后在治疗中的合作。

2. 术前的临床准备

(1)器械的准备:手术盘应放在患儿不能直视的位置,以免增加患儿的恐惧感。

(2)药物过敏试验:对有或疑有药物过敏的患儿,在术前应做过敏试验。

(3)清洁、消毒口腔:口腔卫生较差者术前应刷牙,清洁口腔。注射麻醉药的黏膜进针处尤应注意消毒,进针前,可用1%的碘酊或0.5%碘仿涂抹局部黏膜。

(4)检查并确定患牙。

(5)麻醉:注射局部浸润麻醉和传导阻滞麻醉的要求与成人基本相似,应注意儿童的口腔局部解剖特点及儿童对注射疼痛的耐受力。常用的麻醉药是4%阿替卡因(articaine)、1%~2%塞罗卡因(xylocaine)和2%甲哌卡因(mepivacaine)。在注射的进针点处黏膜可选用4%塞罗卡因或2%丁卡因(tetracaine)液、5%甲哌卡因(carbocainum)喷雾剂或本唑卡因(Benzocaine)表麻膏等进行局部表面麻醉,然后注射。另一个降低麻醉注射疼痛的方法是使用计算机控制口腔局部麻醉注射仪,通过控制注射速度和压力,减小或消除注射疼痛,该技术现已在临床广泛使用。

3. 应考虑的其他问题

(1)充分了解乳牙解剖生理特点,避免损伤继承恒牙。

(2)拔牙的顺序:对儿童行拔牙术,原则上应避免涉及多个区的同时拔牙。如有必要,在两侧都要拔牙时,先拔有症状的牙;同侧上、下颌都要拔牙时,先拔下颌牙。

(四)拔牙方法

乳牙拔除方法的原则与恒牙相类似,选用与牙齿牙颈部相适合的牙钳很重要,牙挺的使用常可省略。但在拔除一些残冠、残根时,可使用牙挺,有时也可选用大号挖匙代替牙挺。

1. 上颌乳前牙 牙根多为锥形,横断面呈三角形。应将拔牙钳的钳喙紧扣牙颈,稍加转动、慢慢脱臼、往牙槽窝外做直线牵引,能顺利地拔出。

2. 下颌乳前牙 拔除时的手法与上颌乳前牙相似。慢慢转动、脱臼后,向上把牙从牙槽窝内拉出。应注意的是下颌乳前牙的牙根比上颌乳前牙的牙根细长,舌侧多有吸收,应避免折断。

有些下颌乳前牙是融合牙或双生牙,这些牙齿不宜使用旋转力,可以使用颊舌向的摇动力,配合使用牙挺,使之松动,向上做直线牵引,顺利拔除。

3. 上颌乳磨牙 上颌乳磨牙根分叉的角度最大,因此,拔牙时牙槽窝扩展度也大,需要相应的上颌乳磨牙钳,紧扣牙颈线的近根端,放置拔牙钳后,先向腭侧用力以扩展腭侧的牙槽窝,再逐渐向颊侧用力拔除牙。有时,也可在近中颊根、腭根的近中处,用牙挺使之渐渐脱臼。牙钳尽力插入,把颈根部钳住,做颊腭向缓慢摆动,待完全脱臼后向牙槽窝外拉出。

4. 下颌乳磨牙 多为近远中2个根,有时有3个根。使牙做颊舌向摆动,扩展牙槽窝,拔除下颌乳磨牙。

在拔除乳磨牙时,应注意勿伤及继承恒牙牙胚。若后者近根分叉,乳牙牙根根尖弯曲,尤其近中根根尖易弯曲。拔除时感阻力难以拔出时,可把牙冠分成近、远中两片,分别拔出。切勿用力勉强拔除,以免把其继承恒牙牙胚亦一并拔出。

牙槽窝一般不做搔刮,以免伤及继承恒牙牙胚,但应去除残留的残片和肉芽组织。乳牙拔除后,应检查其牙根有无折断,区别牙根是生理性吸收还是折断。前者表面呈不规则的粗糙面,后者的断面是有光泽的光滑面。

(五)乳牙拔除后拔牙创面的愈合

乳牙拔除后,由于根尖血管和牙周组织的撕裂,牙槽窝内有血液渗出,一般15~30min后出血停止,凝结成血块。血凝块有封闭创口、防止感染、促进创口正常愈合的作用,又可促进形成肉芽。因此,保护好血凝块的存在对拔牙创愈合极为重要。

拔牙创面愈合一般有以下过程。

1. 出血及血凝块形成。

2. 牙龈组织的收缩及其结缔组织的生长延伸,使创面渐渐缩小,同时,来自牙槽骨骨壁的成纤维细胞及邻近的血管内皮细胞向血块内增殖,血块机化、肉芽组织形成。

3. 结缔组织渐渐由粗纤维性骨所替代,牙槽窝底有新的骨小梁形成。

4. 牙龈上皮继续由周围向血凝块表面生长,逐渐完全覆盖拔牙创面。

有研究显示,乳牙拔除术后 3 周,牙槽窝内可见新生骨小梁,牙槽窝的全部修复、达到与周围骨质密度相同所需的时间与儿童的年龄及原牙根尖是否存在病变有关,一般需(12.2±0.6)周至(15.9±0.9)周不等,年龄大及根尖有病变者,牙槽窝修复较慢。

(六)拔牙后的医嘱

拔牙后应向家长、患儿说明注意事项,嘱患儿咬紧创口上的止血棉卷,30min 后吐去,尽可能咽下口内唾液,2h 内勿进食,24h 内不可漱口,近日勿用创口处咀嚼,要保持良好的口腔卫生,建议术后一周复查,不适随诊。由于对象是儿童,应告之勿因好奇或异样感而以手指触摸伤口,以免感染。对注射麻醉的儿童,尤应防止儿童不自主地咬唇、颊等暂时麻木的黏膜而造成不必要的创伤。

(七)并发症

儿童拔牙后的并发症较少而且轻微。

1. *疼痛和出血*　乳牙拔除后会出现一过性疼痛和出血,疼痛与组织创伤有关,一般会很快恢复,不需特殊处理。乳牙拔除后大出血很少,但是一旦发生,一定要排除系统性疾病的可能,确保处理的正确和有效。乳牙拔除后一般不会发生干槽症。

2. *牙根折断*　儿童拔牙可能发生断根,如果乳牙牙根在拔除时折断,对易取的可见断根残片应及时取出;对取出困难或勉强取出易损伤继承恒牙胚或可能造成更大损伤的残片,不强求挖取残片。一些根尖部分折断的残片,暂可不取出,一般会随着恒牙的萌出而排出到牙龈表面。不能盲目挖探乳牙牙槽窝,以免损伤下面的恒牙胚。

3. *拔除的乳牙误咽*　拔除牙槽窝的乳牙滑落在口腔后,应防止患儿闭口,发生吞咽动作,立即用手或其他器械取出,或迅速翻转患儿体位,让其吐出,如果发生儿童误咽时,乳牙可随粪便排出,一般不需其他特殊处理。

4. *拔除的乳牙误入呼吸道*　这是一类罕见的严重拔牙并发症,应杜绝发生。这类情况多发生于不合作的幼儿,拔牙时可在患牙的舌侧或腭侧垫一纱布,防止拔出的牙滑脱被吸入呼吸道。一旦拔出的牙滑落在口腔中,应迅速用手或其他器械取出,或迅速翻转患儿体位,让其吐出。

若拔除的乳牙误入呼吸道,应立即抓持幼儿的双下肢,使其头低足高,另一只手拍打背部中央,直到异物吐出来;另一个方法是,救护者从后方搂住患儿的腰部,用大拇指的背部顶住患儿上腹部,间断地向上向后,冲击性地推压,促使横膈肌压缩肺,产生气流,将进入气管的异物冲出,试用上述方法无效时,应速送医院呼吸科急救,在纤维支气管镜下取出异物。

二、年轻恒牙的拔除

保护年轻恒牙对正常恒牙列的形成起积极作用,不能轻易地拔除年轻恒牙。但是由于年轻恒牙的解剖和组织结构特点、儿童时期的饮食条件、口腔清洁卫生状况等因素,年轻恒牙易患龋。尤其是第一恒磨牙萌出早、患龋率高、龋蚀进展快,若未及时检查和治疗,常致牙冠严重破坏,难以修复保留。

(一)适应证

1. 患牙因龋蚀等致牙冠严重缺损,无法以充填或冠修复等方法修复者。

2. 根尖周病变严重、骨质破坏范围大,无法治愈者。

3. 外伤牙无法保留者。

4. 因正畸需要拔除的牙。

(二)儿童第一恒磨牙的拔除

第一恒磨牙在儿童时期常因牙冠严重破坏而难以保留,从牙列的形成及功能等方面考虑,可选择拔除损坏严重的第一恒磨牙,让第二恒磨牙移位替代第一恒磨牙,但是这种替代法拔牙的适应证的掌握非常重要。主要要考虑以下 3 个方面:①患儿年龄宜在 8~9 岁;②第二恒磨牙尚未萌出,牙冠虽已形成而牙根尚未形成,牙胚位于第一恒磨牙牙颈部线以下;③第三恒磨牙存在,若同侧第三磨牙先天缺失,则不宜采用此法。

若患儿已不适用上述替代法,例如,年龄偏大,第二恒磨牙虽未萌出,但牙根已大部形成,不易移位替代时,应对第一恒磨牙尽量做暂时性的非手术治疗,维持至第二恒磨牙萌出后再拔除第一恒磨牙,做义齿修复。

拔除年轻恒牙时期的第一恒磨牙并不十分困难,此时期的牙槽骨并不坚硬,但此时的患牙往往是残冠甚至残根状态,牙钳喙缘难以钳住牙颈部,易夹碎,这时可以使用分根技术,分根后按单根分别拔除。在使用牙挺时,应注意尽量避免过多的伤及骨质。提倡应用一些微创器械,离断牙周膜,扩大间隙,最终拔除牙根。

在拔除第一恒磨牙时,如果发生断根,应仔细评估断根情况,在第二恒磨牙未萌出时,不能盲目探查第一恒磨牙远中根牙槽窝,以免损伤第二恒磨牙牙胚。

(三)前磨牙的拔除

前磨牙常因正畸减数的需要,或者因为严重的牙体牙髓病变而无法保留时,需要考虑拔除,第一前磨牙是正畸减数时最多考虑的拔牙选择。上颌前磨牙是扁根,断面呈哑铃形,在根尖1/3或1/2处常分为颊、腭2个较细的根,应特别注意防止该处牙根折断。拔除上颌前磨牙时不宜使用扭转力,以免断根。下颌前磨牙是锥形单根牙,断面为扁圆形,有时根尖会向远中略弯,该区域颊侧骨壁较薄,拔牙时以颊舌向摇动,结合小幅度扭转,同时向上、向颊侧远中牵引。

第二节 多生牙的拔除及阻生牙的开窗助萌

一、多生牙的拔除

(一)多生牙拔除的适应证

1. 影响周围邻牙正常萌出的多生牙。

2. 因正畸需要或妨碍正畸移动牙的多生牙。

3. 引起邻牙间隙甚至导致邻牙牙根吸收的多生牙。

4. 造成牙列拥挤,影响面容美观的多生牙。

5. 引起牙源性囊肿,如含牙囊肿等病理变化的多生牙。

6. 在鼻腔或上颌窦内萌出并出现相应部位症状的多生牙。

萌出的多生牙应及时拔除,以利邻近恒牙顺利萌出,减少恒牙的错位。未萌出的多生牙即埋伏的多生牙,也常称为埋伏牙。一般来说,只要儿童能够耐受手术治疗,可以尽早拔除埋伏多生牙;如果没有出现病理改变及没有导致正畸相关的问题,有些深部的埋伏多生牙可以不处理。然而,这类牙要定期接受临床和影像学检查,一旦出现病变就能被发现并及时治疗。当多生牙近似正常牙,牙根有足够长度时,或因多生牙的存在造成正常切牙的牙根吸收,或弯曲畸形,可拔除正常切牙而保留多生牙来代替正常切牙。

(二)埋伏多生牙的定位

为确定埋伏的多生牙的数目和在颌骨内的位置,X线片的检查是必不可少的,埋伏多生牙的定位往往是决定手术成败的关键。

1. 根尖片 根尖片是最简单的确定埋伏多生牙位置的方法,临床上往往通过摄2张或2张以上不同角度的根尖片,对比埋伏牙和邻牙的相对移动距离,可以推断埋伏多生牙位于邻牙的唇(颊)侧还是舌(腭)侧,这种技术称为埋伏牙定位片。

2. 全口牙位曲面体层X线片 这也是临床常用的确定埋伏牙位置和数目的方法,但同样只是二维位置的显示,在确定埋伏牙的唇(颊)舌(腭)侧位置方面没有帮助。上颌侧位体层片(图36-1)是一种准确定位埋伏多生牙唇(颊)舌(腭)侧位置的方法,较定位根尖片直观。

3. 锥体束CT片 是目前比较理想的判定埋伏多生牙位置的技术,可以清楚地显示埋伏多生牙在骨内的位置、方向、离唇腭侧骨皮质的距离,以及它们与邻近恒牙等重要结构的关系(图36-2)。这对确定临床手术进路和方法有非常精确的指导意义。

(三)拔牙方法

拔除正常牙弓位置上的已萌出的多生牙并不困难,多生牙一般呈锥形,牙根较短,牙钳从唇舌向紧扣牙颈近根部,然后轻轻使用与牙体长轴方向一致的旋转力就能拔除。唇颊侧萌出的多生牙几乎没有支持的骨组织,容易拔除,可以在近中、远中向使用直钳加轻的旋转力,顺利拔除。腭侧错位的多生牙在不能用拔牙钳拔除时,可用牙挺。

埋伏多生牙拔除需要术者进行充分的术前准备,也需要儿童患者的积极配合,有时还需要在全身麻醉或镇静下完成。一般选用局部浸润麻醉,对埋伏较深的多生牙可采用眶下神经阻滞麻醉和鼻腭神经阻滞麻醉。位于邻牙唇侧或邻牙牙根间的多生牙,多选用牙槽突唇侧弧形切口或唇侧龈缘梯形切口;位于邻牙腭侧的,常选用腭侧龈缘切口;对

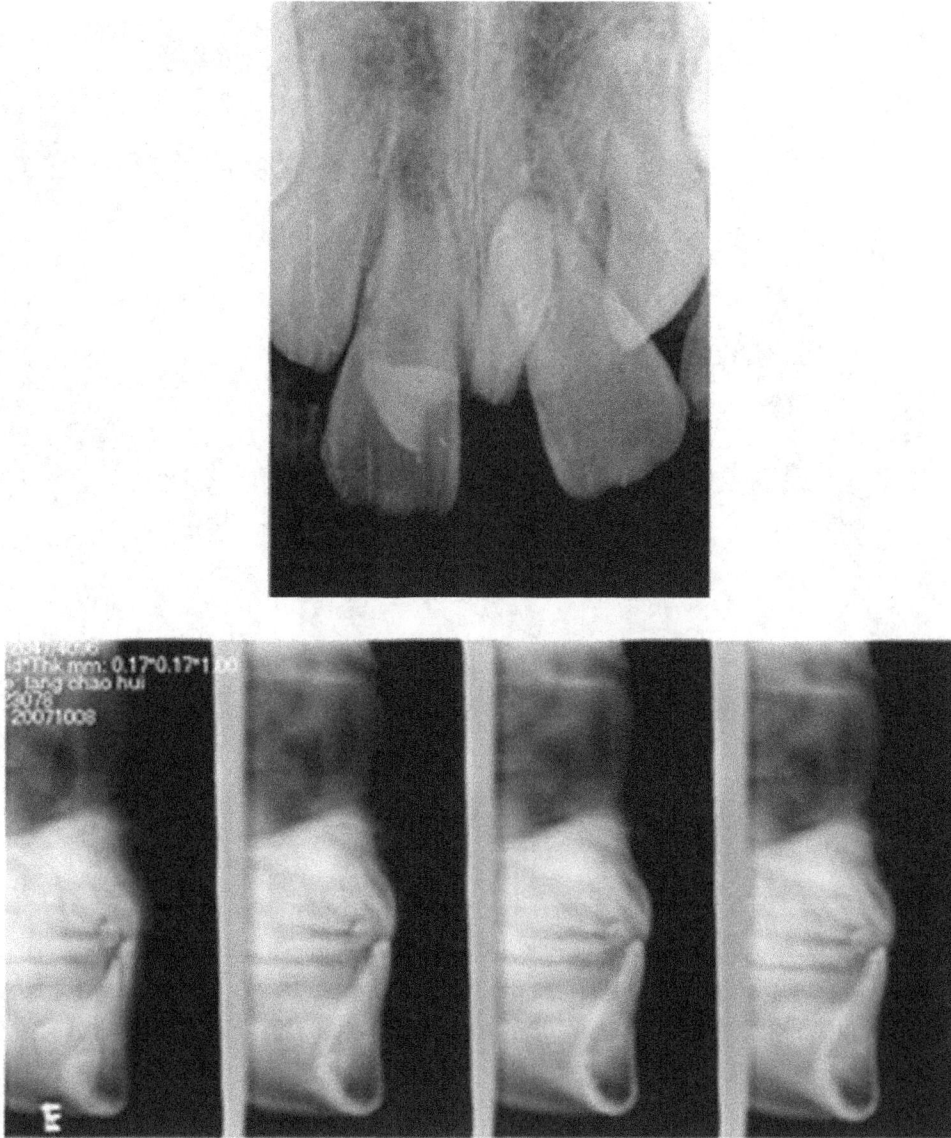

图 36-1　多生牙的侧位体层片定位

于埋伏很深,位于邻牙根尖上方、且偏腭侧的多生牙,唇侧进路可能较腭侧进路更易于操作。确定手术进路后,翻瓣去骨,暴露牙冠的最宽处,用牙挺挺出。

二、阻生牙的开窗助萌

(一)临床特点

上颌前牙骨埋伏阻生是临床上常见的问题,临床上多选择牙槽外科手术开窗结合正畸牵引的方法治疗。上颌前牙埋伏阻生的主要原因是牙胚位置异常和萌出道障碍,因此,对于牙根已形成,缺乏萌出动力,而未能萌出的埋伏阻生牙,均可考虑进行手术开窗导萌。

针对那些只有软组织阻生导致恒牙萌出困难者,临床上采用切龈助萌术,这类情况多由于乳牙过早脱落,儿童习惯用牙龈咀嚼,导致局部牙龈角化增生,牙龈肥厚,坚韧的牙龈组织阻碍恒牙萌出,多见于上颌前牙。临床上往往可以在牙龈上看到牙冠切缘的外形。

(二)手术要点

1. 术前检查　拍摄 X 线片,确定埋伏阻生牙的位置,锥体束 CT 扫描并对其图像进行三维重建,是目前比较理想的判定骨埋伏阻生牙位置的技术,可以清楚地显示阻生牙在颌骨内的位置、牙冠萌出方向以及萌出通道上可能存在的阻力等情况,以便确定手术路径和方案。

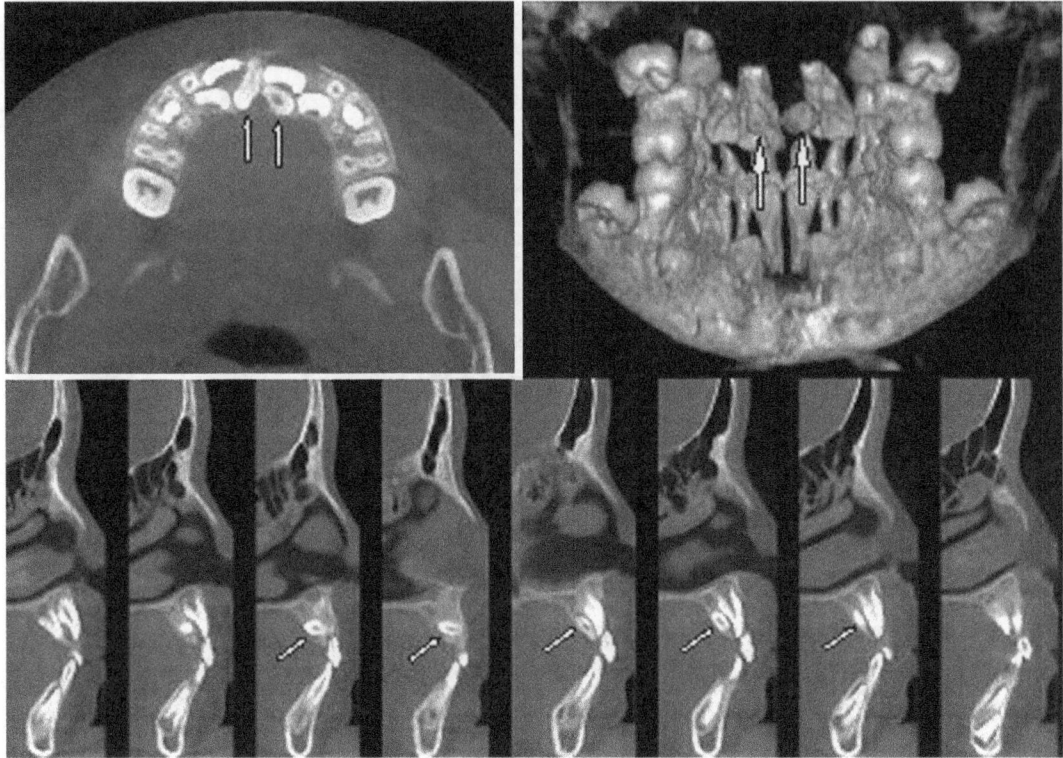

图 36-2 多生牙 CT 扫描及三维重建

同时,X 线检查可以了解受阻牙的牙根发育状况。若牙根弯曲,牙轴方向异常,或存在其他障碍,助萌术后牙也难以萌出。若手术时机掌握不当,过早的实行切龈术,但牙齿尚缺乏萌出动力,切开处有重新愈合的可能,这时可以形成更坚韧的瘢痕组织,以后牙齿的萌出将会更加困难。

2. 手术方法

(1)开窗导萌术:常规口外、口内消毒,铺手术孔巾,在局部麻醉下切开埋伏牙上黏膜,沿骨膜下翻开黏骨膜瓣,用高速手机或骨凿去除埋伏牙表面覆盖骨质,暴露埋伏牙牙面,暴露牙冠最宽径,使暴露的牙冠面比所黏结的正畸附件大,窗口填塞碘仿纱条,压迫止血,防止创面感染和创面粘连,为术后的正畸牵引做准备。术后 2～3d 复诊,黏结正畸托槽、舌侧扣或牵引钩。也可根据手术创口情况,在行开窗手术时即期黏结正畸牵引附件,黏结过程中注意充分止血,良好隔湿,保证正畸附件黏结牢固。

闭合式开窗导萌法(图 36-3)是目前多数学者推荐的术式,其优点是可以形成美观的龈缘外形和良好的牙周附着。手术切口从牙槽嵴开始,延伸至埋伏牙相邻两牙的近远中轴角处,在唇侧做一梯形切口,翻开梯形黏骨膜瓣,用高速手机或骨凿去除埋伏牙表面部分牙槽骨及导萌道上的致密骨组织,暴露埋伏牙牙冠形成一萌出通道。充分止血隔湿,黏结正畸牵引附件。用 0.3 mm 不锈钢丝结扎于牵引附件上作为牵引丝,从牙槽嵴顶的切口或从所需牵引方向的粘骨膜瓣中穿出,然后缝合伤口。牵引丝末端弯成小拉钩。术后 1 周拆线后即可进行牵引导萌。

(2)切龈助萌术:在局部麻醉下,切除受阻牙切缘部位增厚的龈片组织,暴露整个切缘,牙冠周围稍做分离,术后止血。一般情况下牙即可很快萌出。

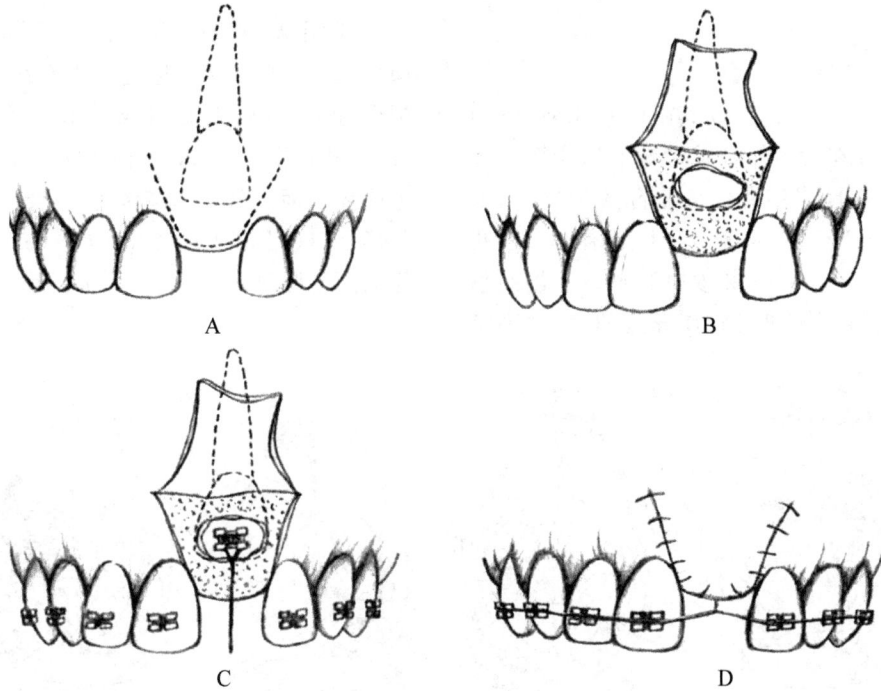

图 36-3 闭合式开窗导萌术
A:切口设计;B:翻瓣、去骨、开窗;C:黏结正畸附件;D:缝合及牵引

第三节 口腔软组织及牙槽外科手术

一、系带修整术

1. **唇系带修整术**

(1)适应证:小儿上唇系带附丽过低,位于牙槽嵴中切牙间,影响牙的正常排列时,需要进行唇系带修整术。

(2)手术方法:最常用的方法是横行切开纵行缝合法。局部浸润麻醉下,将上唇向外上牵拉,紧绷系带,用小剪刀或刀片沿牙槽嵴表面将系带切断至前庭沟,修整唇侧多余组织,有时亦需切除中切牙间的软组织,潜行游离龈创口两侧,拉拢间断缝合关闭菱形创面(图 36-4)。术后 5～7d 拆线。一些特殊情况下,可实施系带切除术或"Z""Y""V"字形成形术,有关内容请参阅《口腔颌面外科学》。

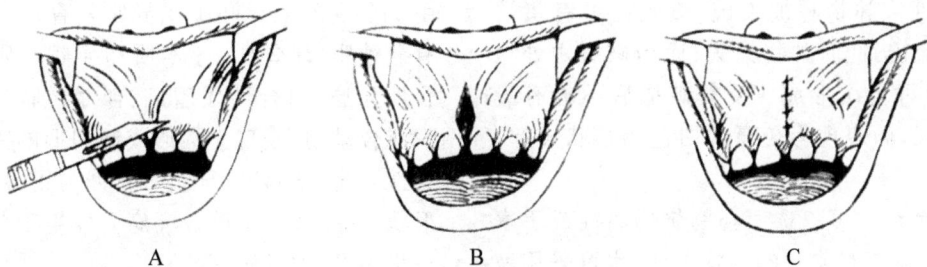

图 36-4 唇系带修整术
A:横行切开唇系带;B:形成菱形创面;C:纵行缝合

目前对上颌唇系带切断术采取较保守的态度。只有在唇系带是上颌恒中切牙间正中间隙(Median diastema)的致病因素时,才考虑施行唇系带切断术。这种情况直到恒尖牙萌出后才能确诊。因此,

不推荐在 11 岁或 12 岁之前施行上颌唇系带切断术。

2. 舌系带修整术

(1)适应证:舌系带过短或其附丽点靠前,影响舌正常活动者;或在舌前伸时系带与下切牙切缘摩擦,可能导致创伤性溃疡者。小儿舌系带过短,常表现为舌前伸时舌尖呈 W 形,舌上抬困难。小儿先天性舌系带异常宜在 1~2 岁时修整。多数的小儿发音不准并不是舌系带过短所导致的,常与平时的语音习惯与训练有关。

(2)手术方法:局部麻醉下,用系带拉钩将舌腹向上抬起,或用缝线穿过舌尖牵拉舌向上,使舌系带保持紧张,用小剪刀或手术刀横形剪(切)开系带,剪开长度可达 2cm,使舌尖在开口时能接触到上前牙舌面。然后间断纵向缝合横行切开出现的菱形创口(图 36-5)。注意勿损伤舌静脉和口底两侧的颌下腺导管。术后 5~7d 拆线。

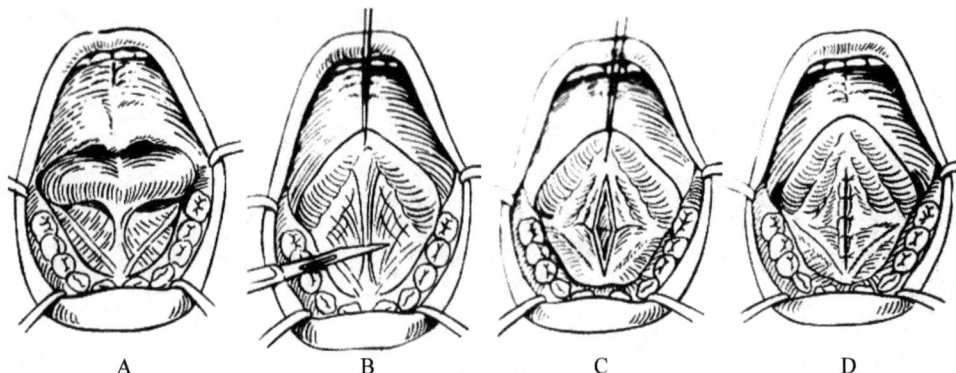

图 36-5 舌系带修整术
A:舌系带附丽靠前;B:横行切断舌系带;C:形成菱形创面;D:直线对位缝合

二、黏液腺囊肿

1. **临床特点** 黏液腺囊肿又称唾液腺黏液囊肿(mucocele),是由于黏液腺导管系统破裂或排出管阻塞,以致腺体内的分泌物外漏于组织间隙中或潴留于腺内而形成囊肿,可分为外渗性黏液囊肿和潴留性囊肿。黏液腺囊肿多见于下唇和颊部内侧以及舌尖腹面的黏膜,囊肿位于黏膜下,表面有一薄层黏膜,呈半透明、浅蓝色的圆形小泡,质地柔软有弹性。肿物易被咬破,囊腔内可有蛋清样透明黏液流出,此时肿物消失;而当破裂之处愈合以后,囊肿可再次形成。反复破损后不再有囊肿的临床特征,而表现为较厚的白色瘢痕状突起,质地较硬。

2. **治疗方法** 可以选用药物烧灼腐蚀或手术切除。手术切除是最常用的治疗方法,也可采用液氮冷冻治疗或激光治疗。

(1)药物烧灼腐蚀:先用注射器将囊液吸净,向囊腔内注入 2% 碘酊或三氯醋酸,停留数分钟,再吸出药液,然后注入药液,反复数次,最后吸净药液。目的是破坏腺上皮细胞,使其失去分泌功能。

(2)手术切除:局部浸润麻醉下,采用梭形切口,在黏膜下钝、锐性分离囊壁,将囊肿、覆盖黏膜及与囊肿相连的周围腺体一并切除。囊肿位于唇红和唇吻缘上者,可采用纵行梭形切口;位于前庭黏膜者,可采用横梭形切口。反复损伤的黏液腺囊肿可形成瘢痕并与周围组织粘连,不易分离,此时可适当扩大切除范围。直接缝合创面,5~7d 拆线。

三、牙 瘤

1. **临床特点** 牙瘤(odontoma)位于颌骨内,由 1 个或多个牙胚组织异常发育增生而形成。含有牙釉质、牙骨质、牙本质和牙髓。牙瘤可分为混合性牙瘤、组合性牙瘤,混合性牙瘤为各种牙齿组织混合排列,表现为圆形或椭圆形的钙化肿物。组合性牙瘤中的各种牙组织排列与正常牙相近,但牙形状不一、大小不等。牙瘤多发生于儿童,可单发,也可多发,常导致恒牙阻生。

2. **手术方法** 牙瘤均应手术摘除,采用局部浸润麻醉,在适当区域切开黏骨膜,翻瓣,用骨凿或金刚砂钻针将肿瘤表面的骨质除去,暴露肿瘤,完整摘除肿瘤,特别注意应完整刮除其包膜,术中要注意避免损伤邻牙,缝合创口。

四、含牙囊肿

1. 临床特点　儿童的含牙囊肿是颌骨牙源性囊肿的一种,又称滤泡囊肿(follicular cyst),多发生于恒牙萌出之前。此时恒牙的牙冠已完全形成,因在缩余釉上皮和牙冠之间有液体渗出而形成囊肿。乳牙的含牙囊肿很少见。

2. 处理原则与方法　正在萌出中的恒牙含牙囊肿,多采用开窗法,切除部分囊壁,使囊腔与口腔相通,随着囊液的排出,消除了囊肿对周围组织结构的压力,囊肿会缩小,牙可自然萌出,有时可辅助使用一些负压装置帮助囊液排出。如果是多生牙的含牙囊肿,则采取手术,连同囊内牙一并摘除。

部分含牙囊肿治疗需要手术摘除,一般采取刮治,大的含牙囊肿往往需要颌面外科医师进行手术治疗,请参阅《口腔颌面外科学》。

五、颌面软组织创伤

1. 创伤类别

(1)擦伤:儿童颌面部软组织擦伤多发生于颜面部较为突起的部位,表现为伤部表面上皮剥脱,表皮层多有破损,并有渗血,边缘不整齐,常伴有灼痛感。

擦伤的处理主要是清洗创面,除去附着于创面的泥沙等异物,并涂以碘仿,任其干燥结痂。如果擦伤后表皮缺损较多,也可覆盖一层凡士林纱布保护,防止创面感染。

(2)挫伤:多因跌倒撞击于硬质地面或物体所致,使其深层皮下组织受损或小血管破裂。表现为受伤部位水肿或血肿,局部皮肤变色及疼痛。深部组织发生挫伤时常伴皮肤裂伤,称挫裂伤。创口特点是创缘不整齐,常呈锯齿状,伴有青紫坏死组织等挫伤症状。

处理原则主要是止血、止痛、预防感染,局部加压包扎。较大的血肿可以用针刺吸出部分血液,然后加压包扎。挫伤后的早期血肿,可局部应用冷敷止血,后期应用热敷及理疗以促进血肿吸收。挫裂伤应及时清创处理,去除坏死组织,修整边缘,彻底止血后缝合。

(3)切割伤:切割伤是被锋刃的物体或玻璃碎片等切割所致。表现为创缘整齐,有的伤口较深,甚至伤及重要组织,如血管、神经等。

切割伤处理是及时清创缝合,清创的同时应仔细检查是否伤及面神经的分支或血管,以及腮腺导管等。如有神经、血管或腮腺导管损伤应及时给予相应处理。

(4)刺伤:刺伤多由尖锐的物品,如缝针、铅笔芯、竹签、木棍等引起。常表现为入口小而伤道深,常是盲管伤,也可以是贯通伤。刺入物末端折断可存留于组织内,刺入物也可以将泥土、污物、细菌等带入伤口深处,引起继发感染。

刺伤应彻底清创,清除创道内的异物,并充分止血和引流,应用抗生素控制感染,注射破伤风抗毒素。

(5)动物咬伤:常造成大块组织撕脱,使深部组织和骨面暴露,或引起鼻、唇、耳等器官缺损。动物蜇伤多为带毒刺的昆虫对软组织的刺伤,一般创较小,但可引起严重的局部肿胀和疼痛。

处理原则是根据伤情做相应的清创缝合处理,首先要彻底清创,用抗生素液湿敷,控制感染。待有新鲜的肉芽组织覆盖创面后再行游离植皮。对鼻、唇等缺损畸形,一般留待后期整复。应注射破伤风抗毒素。被狗咬伤者应注射狂犬疫苗以预防狂犬病。动物蜇伤治疗应先拔出毒刺,然后局部涂以 5%～10%的稀氨溶液(氨水)以中和毒素,同时辅助使用消肿镇痛的药物。

2. 处理特点　口腔颌面部软组织损伤清创术的处理过程中,原则上应非手术治疗。尽量保留软组织,早期缝合,尽量减少术后畸形及功能障碍的发生。

儿童颜面血液丰富,愈合能力强,伤后数日也应力争严格清创后做初期缝合。尽量保存可望存活的组织,在进行清创时要特别注意保护腮腺导管,面神经等组织,以免引起不必要的损伤。

儿童颌面部软组织的缝合,可不受伤后至清创时所延误的时间的严格限制,只要伤口无明显的化脓,伤口周围无明显的浸润性硬结,同时对伤口内的异物和坏死组织进行了比较彻底清除者,都可以进行缝合。应尽早关闭穿通口,暴露的骨面应用软组织覆盖。

儿童颌面部创口的缝合可用 3-0 或 4-0 缝线,缝合时要仔细,对位整齐平整,特别是眼睑,鼻唇等处,尤其要仔细缝合,如果对位不齐则术后遗留明显的畸形,随着儿童的发育畸形会更加严重。

不同部位软组织损伤的处理特点有以下几点。

(1)唇部损伤:儿童唇部的贯通伤伤口较隐蔽,不易发现,有时还可有碎牙片残留其中。清创处理后应先缝合黏膜创口,然后再清洗创口,缝合皮肤创口。

唇部全层撕裂伤时,因口轮匝肌断裂收缩创口裂开极为明显,清创后首先要缝合口轮匝肌,恢复唇的完整连续性,然后按唇的正常解剖外形,准确对位缝合。

(2)颏部损伤:儿童颏部损伤常造成颏部软组织挫裂伤,可深达皮下或骨面。损伤较重时可引起儿童下颌体部或髁状突骨折,单纯颏部软组织损伤可在清创后严密缝合创口,对合并骨折的患儿应根据具体情况采取相应的治疗,如单纯的关节挫伤则可采取关节减压与休息的方法治疗。

(3)腭部损伤:儿童腭部损伤常发生于软硬腭交界处,缝合时应将瓣端复位,周缘贴合即可。硬腭部软组织撕裂伤可做黏骨膜瓣单层缝合;软硬腭部应将黏膜与肌肉分层缝合。穿通伤则宜转移邻近组织瓣掩盖。组织缺损者也可在腭部两侧做松弛切口,由骨面分离起黏骨膜瓣向中央部贯通口处拉拢缝合,两侧黏膜松弛口处填塞碘仿纱条。如腭部创面过大,不能立即修复时,可考虑做暂时腭护板,使口、鼻腔分离,以后再行手术修复。

(4)舌部损伤:舌组织血供丰富,抗感染及再生能力均较强,在清创处理中一般不做组织切除。无论裂伤或不完全断离,缝合后的愈合效果都较好。即使完全断离的部分舌体,经清创缝合原位也可望生长成活。

舌的活动度较大,缝合伤口时要尽可能保留其长度和活动度。当缝合不规则伤口时,尽可能使缝合的伤口成前后纵行方向以保持舌的长度,缝合舌组织时,要用大弯针,粗丝线(4号以上缝线)缝合,缝合的穿刺点应距创缘稍远(5 mm以上),可采用褥式缝合。当舌腹面和口底黏膜或舌侧面及邻近牙龈都有创面时,如不能缝合所有创口可先缝合舌组织,其余创面可视情况予以游离植皮或邻近组织瓣转移消除之。

(宋光泰)

■ 参考文献

[1] 葛立宏.儿童口腔医学.4版.北京:人民卫生出版社,2012:161-189.

[2] 邱蔚六.口腔颌面外科学.7版.北京:人民卫生出版社,2012.

第 37 章

残疾儿童的口腔医疗

第一节　概　述

经过多年经济的高速发展,我国人民生活水平有了显著提高,过去未受重视的残疾儿童健康保健问题也日益受到重视。对大多数残疾儿童来说,其口腔卫生习惯并未随着生活水平的提高、饮食结构的改变而有相应改善,此外残疾儿童身体的不便多使其保持口腔清洁的能力受到影响,因此,他们的口腔健康状况一般而言比正常儿童要差一些。口腔科医师在对这些患者进行诊疗时除了解除患者的症状,更重要的是告知监护人及患儿如何保持口腔健康,进行有针对性的口腔卫生指导。

一、基本概念

2011 年我国《残疾人残疾分类和分级》国家标准颁布实施,其中将残疾人(disabled person)定义为:在精神、生理、人体结构上,某种组织、功能丧失或障碍,全部或部分丧失从事某种活动能力的人。

世界卫生组织按照残疾的性质、程度和影响把残疾分为残损(impairment),残疾(disability)、残障(handicap)3 类。

残损也叫病损,是指由于各种原因所致人的心理上、生理上、解剖结构或功能上的任何丧失或异常。它是有关器官结构和系统功能异常的生物医学概念,是一种在器官水平上的障碍。如关节疼痛、活动受限、呼吸困难、焦虑等。这是残疾发生、发展过程中的第一步,可以进一步发展为残疾,也可以直接导致残障。残损可以是永久的,也可以是暂时的,即日益严重和日渐好转可并存并相互转化。

残疾也叫失能,是指由于病损的原因使人的能力受限或缺乏,以至于其不能在正常范围内、以正常方式进行正常的个人日常生活活动。它是残疾发生发展的第二步,可以发展为残障,如能得到积极治疗与康复指导,也可以使原有的残疾康复。

残障是指由于残损或残疾,限制或阻碍一个人充当正常社会角色(与其年龄、性别、社会和文化等因素相应)并使之处于不利的地位。这是残疾发生、发展的不良结果,这是一个社会性的概念,反映个人与周围环境和社区的相互作用,以及对上述情况的适应。此时社会、家庭和环境对残障的影响很大,良好的社会、家庭支持系统和合理的康复治疗可以减轻残障的程度,反之残障的程度则可能会加重。

二、残疾的分类标准

目前对残疾的分类存在多种方法。按残疾性质分可以有先天残疾和后天残疾;按残疾部位分可有视力、智力、听力、肢体残疾等;按残疾类别分为心理残疾、生理残疾和感官、器官残疾。

1. 世界卫生组织残疾分类标准

(1)病损分类:①智力病损;②心理病损;③听力病损;④语言病损;⑤视力病损;⑥内脏病损(心、肺、消化、生殖等)病损;⑦骨骼病损(姿势、体格、运动);⑧多种综合病损。

(2)失能分类:①行为失能;②语言交流失能;③个人生活自理失能;④运动方面的失能;⑤身体姿势和活动方面的失能;⑥精细活动方面的失能;⑦环境适应方面的失能;⑧特殊技能方面的失能;⑨其他活动方面的失能。

(3)残障分类:①识别(人、地、时)残障;②身体残障(生活不能自理);③运动残障;④职业残障;⑤

社会交往残障。

2. 世界卫生组织疾病统计用残疾分类

(1)躯体残疾:①视力残疾;②听力残疾;③语言残疾;④肢体骨骼残疾;⑤肢体体形残疾;⑥内脏残疾。

(2)精神心理残疾:①智力残疾;②精神残疾。

(3)其他:复合残疾。

3. 国内分类情况 按照我国2011年颁布的国家标准,残疾分类为视力残疾、听力残疾、言语残疾、肢体残疾、智力残疾和精神残疾等6类。我国残联统计我国现有残疾人约8300万,其中0－6岁的残疾儿童约为167.8万,现患率为1.69%,而其中70%以上需要接受包括口腔诊疗在内的医疗服务,因此,该人群对口腔诊疗的需求是巨大的,不容忽视的。

三、残疾儿童的口腔医疗

目前我国儿童口腔健康的现状是高龋坏率,低充填率。而对大多数残疾儿童的家庭来说,监护人关注于孩子的残疾,为治疗孩子的残疾花费大量的时间和财力,对口腔健康的重要性意识不够或是无暇顾及,因此,在临床实际工作中一般都是孩子出现牙齿疼痛等症状后监护人才来寻求医疗帮助。大多数身有残疾的孩子与医护人员之间的沟通交流能力都会受到所患残疾的影响,建立有效交流比较困难,残疾还可能增加治疗的难度和风险,个别时候甚至有医务人员推诿残疾患者的情况,这些都在客观上加剧了残疾儿童口腔治疗就医难的现状。

同时医疗条件可直接影响口腔保健和口腔治疗方法的选择,影响口腔疾病的预后。口腔疾病可以造成严重后果,危及残疾儿童的生活质量,因此,积极的预防措施极为重要。目前残疾儿童的生活质量越来越受重视,医务工作者需确保其在成年前身体、智力、情感尽可能健康。口腔保健,是生活质量提高的一个重要组成部分。加强口腔保健,有助于残疾儿童生活的"正常化"。

有关残疾儿童口腔治疗的调查研究表明,很大一部分残疾儿童未得到针对性的专科治疗,而通常仅接受了一般性的口腔治疗,为残疾人士提供优质的口腔服务是社会的需要。残疾儿童和同龄者相比其高失牙率和低充填率更明显,残疾儿童与同龄者的口腔治疗方式也不尽相同,对其发生的口腔疾病应及早进行针对性治疗,残疾儿童通常需要更积极的口腔预防措施,尤为重要的是有针对性地培养

孩子和监护人的口腔卫生保健意识,并提供切实可行的保健方法和工具。

残疾儿童虽然存在这样那样的身心方面的问题,给口腔诊疗带来了一些困难,但医护人员应克服畏难情绪,在全面了解病史,充分沟通的基础上,充分发挥自己的专业特长,合理安排治疗方案,选择适宜的治疗方法,对绝大多数残疾儿童都可以完成预定的治疗计划。下面就残疾儿童的整个诊疗过程分别论述如下。

1. 检查要点

(1)询问病史:对残疾儿童的问诊建议使用标准问卷,以免遗漏并获得准确、全面的信息。以下几个方面的内容尤其要引起注意。①是否存在有可能影响口腔治疗计划进行的全身问题;②是否使用影响口腔治疗的药物,包括既往药物使用的情况;③是否患有传染性疾病;④多数残疾儿童难于向医师表述自己牙的症状,相关病史的询问很多时候是通过询问监护人而间接获得的,医师需要对这些信息的可信度进行甄别,尤其是陪伴就诊的监护人不是患者的主要看护者时;⑤口腔卫生习惯,包括喂养习惯和口腔清洁情况,尤其要询问监护人是否把给儿童提供零食作为一种奖励儿童或诱导孩子行为的手段;⑥询问病史的过程也是医患双方增进了解,建立良好和有效沟通的过程,而有效沟通的建立为将来相互信任关系的建立打下基础。

(2)全身检查:对残疾儿童进行全身检查非常重要,能为医师提供很多重要信息。观察儿童的言行举止有助于评估其对口腔治疗的合作能力;对其外貌的观察评估,有助于判定他们的健康状况;身高体重可以提供营养、身体生长和牙发育方面的线索;皮肤和指甲是观察出血性疾病,如发绀、黄疸、瘀斑等的窗口;面型是一些先天性畸形和综合征的重要表征。

(3)口腔检查:对残疾儿童进行口腔检查时医师不仅需要具备丰富的经验还需要有敏锐的观察力和良好的沟通技巧。对残疾儿童一些常用的口腔检查方法实施起来有困难,如牙髓温度测试;但并不是说这些依赖主观反应的检查对残疾儿童就没有意义,比如叩诊,残疾儿童可能不能清楚表达自己对叩诊的感受,但医师可以通过对其面部表情、声调等细节变化的仔细观察而发现一些有价值的线索。在关注龋坏情况的同时,医师不能忽视对儿童牙周状况的检查,牙龈状况能更敏锐的反映出儿童口腔卫生的情况。

X线检查是儿童口腔科最常用的一种辅助检查手段。有些残疾儿童不能配合口内片投照，牙片的效果不好，对这样的病例可以考虑拍摄曲面断层片。

2. 治疗计划的确定 在全面检查和病史询问的基础上，医师应为残疾儿童提供一个全面的治疗计划，至少包括以下几项内容。

（1）口腔卫生指导（oral health instruction）：对残疾儿童口腔卫生指导的基本原则与健康孩子一样，但残疾儿童因身心原因需要监护人进行更多的协助，因此，医师的口腔卫生指导工作需要更有针对性。①家庭口腔护理。医师应告知残疾儿童监护人有责任帮儿童养成良好的口腔卫生习惯。残疾儿童的家庭口腔护理也应该从婴儿时期开始，医师应教会监护人如何使用柔软的布或婴儿牙刷为孩子清洁牙，对于年龄较大的不愿意或因身心原因不能由孩子自己进行口腔清洁的患者，口腔医师应教会监护人如何帮助孩子清洁牙，并要求其每天至少给孩子清洁2次牙，并尽可能使用牙线，对一些有肢体运动障碍的孩子还应该提供特殊的口腔清洁工具。②饮食习惯。在对监护人就残疾儿童的饮食情况进行调查的基础上，医师应评估儿童饮食习惯的致龋危险度，对一些高危的饮食习惯提出有针对性的改进意见，以降低龋齿发生风险，维护治疗效果。③氟化物的使用。在评估当地水氟浓度后，医师应对残疾儿童提出有计划的合理用氟方案，以局部用氟为主，包括定期涂氟，家庭含氟牙膏或含氟漱口水。

（2）第1次治疗（尝试性治疗）：很多残疾儿童因经常在各种医疗机构接受各种检查、治疗，因此，对医疗有抵触情绪，而且很容易泛化出对口腔治疗的恐惧不安，对那些有在门诊接受常规治疗可能的残疾儿童来说第1次的治疗就显得尤为重要。第1次的治疗带有尝试的性质，对医师来说主要是观察儿童对实际治疗的反应并判断其配合治疗的能力与潜力，对监护人来说主要是通过实际的治疗来认识现代口腔治疗并树立对口腔治疗的良好态度，以便为儿童提供相应的心理支持，对残疾儿童来说，通过这种尝试性的治疗可以帮助其在一定程度上消除那些对口腔治疗的错误认识。

在治疗内容的选择上应尽可能安排操作时间短，不需局部麻醉的治疗操作，比如涂氟，窝沟封闭等，在整个治疗过程中医师应耐心细致的应用TSD等行为管理方法，仔细观察儿童的反应，通过一切

可能的方式与残疾儿童建立有效交流，以帮助残疾儿童及其监护人克服恐惧心理。

对那些治疗需求多而通过问诊检查明确的确没有配合能力的残疾儿童，也可以不进行这种尝试性的治疗，而选择在镇静或全身麻醉下进行所需的治疗。

（3）循序渐进的全口治疗方案：在进行第1次治疗的同时，医师要对残疾患儿和监护人进行再评估，包括儿童对治疗的配合能力及潜能，治疗需求，监护人对治疗方式的接受度、主观意愿等，在综合考虑了这些因素之后，医师根据患者的实际情况制定一个循序渐进的治疗全口牙的方案，最终达到恢复患者口腔健康的目的。

3. 治疗计划的实施 对残疾儿童，医师必须比普通患者花更多的时间来与孩子及其监护人进行沟通并建立和谐的氛围，尽最大努力消除儿童对口腔治疗的紧张焦虑情绪，以取得儿童在其能力范围内最佳的配合状态。如果无法获得患儿的合作，而口腔治疗又不能延期，医师就必须考虑其他方法，来保证所需要进行的口腔治疗操作能安全高效地完成，这些方法包括保护性固定、镇静或者全身麻醉等。

（1）保护性固定：是目前临床上最常用的一种对缺乏配合治疗能力儿童所采用的可以有效控制患儿不自主动作，并抑制其对治疗反抗行为的方法，根据患儿的具体情况可以采用专用装置或由监护人及医护人员来协助实施。在使用保护性固定措施前，必须做到监护人的知情同意，医师有义务告知监护人即将使用固定措施的基本原理和使用时间等。

保护性固定措施的使用目的是将患儿在口腔治疗操作中受到伤害的可能性降到最低，而绝不应作为惩罚措施，也不能仅仅为了医务人员操作便利而使用。对四肢和胸廓的固定措施不应影响循环系统和呼吸系统。医务人员在治疗中应抓紧时间操作尽快结束治疗，术中还应与患儿交流，安抚其情绪，将可能发生的生理或心理伤害降到最低。

（2）镇静或全身麻醉下口腔治疗：如果患儿合作能力有限或根本没有合作能力，就需要借助药物行为管理的方式，即镇静或全身麻醉，这些技术应用得当时可以很好地完成预定的口腔治疗。对那些伴有全身系统疾患的患者，在门诊进行治疗有风险，必要时考虑入院进行全身麻醉下的治疗。

（3）常规的口腔诊：疗并非所有的残疾儿童都

不能与医师建立有效交流,对那些肢体残疾或视听力残疾的儿童,医师完全有可能与其建立有效交流,一旦建立有效交流,就可以按常规的诊疗方式进行诊疗。

4. 定期复查和预防措施 对残疾儿童来说,定期复查非常重要,通过定期复查医师能进行有针对性的口腔卫生指导,并对口腔疾病做到早发现,早治疗。对那些口腔卫生维护有困难的患者,医师应缩短复查间隔,直到患者能将口腔卫生维护到理想水平。

窝沟封闭、局部用氟、洁治等预防治疗措施对残疾儿童来说也很重要,医师可选择适当的时机为残疾儿童提供相应的治疗。

第二节 精神发育迟滞

一、一般情况

精神发育迟滞(mental retardation, MR)又称为弱智或智力残疾,是指个体在发育阶段(通常指18岁以前),由生物学因素、心理社会因素等原因所引起,以智力发育不全或受阻和社会适应困难为主要特征的一组综合征。造成精神发育延迟的原因可以分为生物学因素和心理社会因素,前者包括遗传因素、母亲疾病等产前因素;出生时窒息、产伤等产时因素和中枢神经系统感染、脑外伤,甲状腺功能低下等产后因素。后者包括虐待、忽视和缺乏文化教育机会等。我国7—14岁组的患病率为5.27‰,根据儿童的智力商数和社会适应能力将智残分为轻度智残,中度智残,重度智残和极重度智残。

二、口腔健康状况

精神发育迟滞的儿童其智力水平不同则维护口腔健康的能力也不同,一般说来其比健康同龄人缺少有针对性的口腔卫生预防和治疗措施,菌斑清除不佳,其口腔内往往存在更多未经治疗的龋齿,牙周组织健康状态也欠佳。

三、口腔疾病治疗及保健

为精神发育迟滞儿童提供口腔治疗时,要求医师适应其社交、智商和情感上的迟滞状态,而采取与之相应的交流方法,需要明确的一点是轻度的精神发育迟滞儿童具备配合口腔治疗的潜能。在接受口腔治疗过程中,智力残疾患者可能会出现集中注意力短暂、烦躁不安、过于活跃和情绪不稳定等行为特点。医师在进行治疗时注意以下几点。

1. 治疗前让患者简单了解诊室情况,将诊室工作人员介绍给患者及其家人,让其熟悉工作人员及设施,减少因未知而引起的恐惧。允许患者携带一件喜爱的物品或玩具在就诊时抱着。

2. 重复语句、放慢语速,使用简单的词汇并确认患者已理解医师的语言。

3. 一次只发1个指令,每次成功完成一次操作后,医师应表扬患者作为鼓励。

4. 由于该类儿童与人交流存在困难,要求口腔医师应当对手势和言语特别敏感,并能积极倾听患者要求。

5. 邀请患者监护人参与到治疗操作中,以便在需要的时候协助医师与患者进行沟通。

6. 控制每个治疗单元的时间,首先进行简单治疗,逐渐进行更困难的操作。

对轻、中度精神发育延迟的孩子经过充分的准备,并全面了解患者的智力水平与能力,给予足够的耐心与理解,就有可能对其进行口腔诊疗。对重度及极重度的患者,以及那些经过各种努力不能配合治疗的患者,可以采取保护性固定,镇静或全身麻醉的措施。

第三节 脑性瘫痪

一、一般情况

脑性瘫痪简称脑瘫(cerebral palsy)是儿童口腔科门诊常见的一种残疾类型,通常是指在出生前到出生后1个月内由各种原因引起的非进行性脑损伤或脑发育异常所导致的中枢性运动障碍。临床上以姿势及肌张力异常、肌无力、不自主运动和共济失调等为特征,常伴有感觉、认知、交流、行为等方面的障碍和继发性骨骼肌肉异常,并可有癫痫发作。出生 1 个月后各种原因引起的非进行性中枢性运动障碍,又称为获得性脑瘫。目前各国对于脑瘫的定义并不统一,但基本内容是一致的。

脑瘫是儿童时期最主要的致残疾病之一,短期的医疗难以治愈。由于脑细胞受损后不能再生,即使功能完全恢复,严格说多少都会造成后遗症。

尽管已知很多因素会导致大脑运动中枢的损伤,但有 1/3 脑瘫病例并未能明确病因。脑瘫已被证实是分娩过程的并发症之一,任何有可能导致大脑发育所需氧气供给减少的因素都可能引起大脑损伤。脑部感染,比如脑膜炎和脑炎,脑的先天缺陷,胆红素脑病,重金属及某些药物中毒,头部外伤等都可引起脑瘫。早产和脑瘫之间有较高关联(约 1/3 早产儿中表现出神经系统异常)。脑瘫有各种类型,一些几乎难以被察觉,而另一部分却可致严重的残疾,如四肢和其他随意肌肉无法运动。

1. 临床特征

(1)痉挛强直(约占 70％):①肌肉应激性过度,导致受激时过度收缩;②肌肉紧张收缩(1/3 脑瘫的患儿患有痉挛性偏瘫。手和手臂呈反躯干屈曲,足和下肢呈内旋性屈曲而导致跛行);③颈肌控制受限,导致头部摇动;④支持躯干的肌肉缺乏控制,难于保持直立姿势;⑤口内口周咀嚼肌群运动不协调,影响咀嚼和吞咽,并伴有流涎、吐舌僵直及说话障碍。

(2)运动障碍:①相关肌肉时常不受控制的运动;②连续缓慢的扭动或不随意扭动(手足徐动症)或快速的抽筋性运动(舞蹈手足徐动症);③常见累及颈部肌肉,可至头部过度运动(肌肉高度紧张可导致头后仰,经常性张嘴,伸舌);④由于下颌突然闭合或严重的夜磨牙,可致频繁的不受控制的下颌运动;⑤口周肌肉群张力减退,伴有口呼吸、伸舌、流涎;⑥面部扭曲;⑦咀嚼和吞咽障碍;⑧言语障碍。

(3)共济失调:①相关肌肉完全不能联合运动,以致随意运动只能部分执行;②平衡感弱和共济失调(绊倒或蹒跚步态或抓握物体困难);③不受控制的震颤或做随意运动时震颤。

2. 与口腔诊疗相关的异常反射　有 3 个反射,最常见的这些反射都属于原始放射。

(1)不对称强直性颈反射:如果患者头部突然向一侧扭转时,这一侧的手会缩起来,对侧的手则会伸展拉直,呈现拉弓或击剑状。

(2)迷路紧张性反射:仰卧位时当患者头后仰时会出现四肢伸展的动作。

(3)惊跳反射:当患者受到突然的刺激,如响声时,会出现伸开双臂、双腿,手指张开,背部伸展或弯曲,以及头朝后仰又迅速收回的动作。

二、脑瘫的临床表现

1. 智力障碍　约 60％的脑瘫患者表现为一定程度的智力障碍。

2. 癫痫　30％～50％的脑瘫患者伴有癫痫,主要常见于婴儿期和幼童期。大部分癫痫可以通过抗惊厥药控制。

3. 感觉短缺或功能障碍　脑瘫患者的听力损害比正常人常见,约 35％的脑瘫患者患有眼部疾病,斜视是最常见的视力缺陷。

4. 言语障碍　超过 1/2 的脑瘫患者有着一定的言语障碍,通常是发音困难,由于对言语肌肉的控制缺乏,导致发音无力而不清晰。

5. 关节挛缩　伴有痉挛和僵硬状态的患者,由于肌群失用,在生长期和成熟期表现为四肢体位不正常和挛缩。

三、口腔健康情况

脑瘫患者与正常人相比无明显口腔发育异常。这些患者通常由于生理缺陷无法刷牙,必须通过别人的帮助进行口腔卫生清洁,保持口腔卫生有困难。另外,因其咀嚼吞咽困难,他们更愿意吃一些软而容易吞咽的糖类含量较多的食物。因此,其龋病及牙周疾病的发病率均比同龄人高。对需要服用苯妥英钠来控制惊厥的脑瘫患者,一般都有一定程度的牙龈增生。

脑瘫患者错𬌗畸形的患病率几乎是正常人的 2 倍。主要观察到的错𬌗畸形包括上颌前牙显著前突,深覆𬌗和深覆盖,开𬌗和单侧锁𬌗。这些可能与口内和口周的肌肉不协调有关。脑瘫患者容易出现颌面部及舌的共济失调和无控制运动,这些可能导致咀嚼和吞咽功能受损、过度流涎、吮舌和言语障碍。

脑瘫患者更容易发生牙外伤,特别是上颌前牙的外伤。

四、口腔疾病治疗

脑瘫患者四肢和头部的无意识运动和非自主的咀嚼运动给口腔治疗带来很大障碍,如果这些患者合并有智力障碍时医患有效沟通会受影响。治疗脑瘫患儿前,医师必须充分评估患儿的个体特性、症状和行为,然后根据条件和需要着手治疗。为了进行治疗可以采用保护性固定的方式来控制

患者不自主的动作,在固定过程中要注意对患者肢体的保护;对治疗需求多的患者可以采用全身麻醉的方式。

第四节 自 闭 症

一、一般情况

自闭症(autism)又称孤独性障碍(autistic disorder),是广泛性发育障碍(pervasive developmental disorder,PDD)的代表性疾病。自闭症的患病率报道不一,一般认为为儿童人口的2~5/万人,男女比例为3:1~4:1,女孩症状一般较男孩严重。该症一般起病于36个月以内,主要表现为3大类核心症状,即社会交往障碍、交流障碍、兴趣狭窄和刻板重复的行为方式。

二、口腔情况

自闭症患儿依其疾病的严重程度对口腔保健清洁状况有很大不同,但自闭症与龋患率之间是否存在关系还存在争论,有报道认为这类儿童偏好甜食,其咀嚼吞咽功能也受到所患疾病的影响。总体而言,这些儿童的口腔卫生较差,许多患者青少年时期仍需要由监护人辅助日常口腔护理,患牙周疾病的风险较高,另外,他们多伴有中度到重度的错𬌗畸形。因其有自残行为或不良口腔习惯,所以其口腔软硬组织损伤的风险较正常儿童大。

三、口腔疾病治疗

自闭症患儿依其所表现出的社会交往交流障碍的程度而决定了医师能在多大程度上与患儿建立有效交流,这种医患交流的建立可能很有限,但医师不应轻易放弃努力,对自闭症儿童需要付出比其他儿童更多的耐心和关心。对多数自闭症儿童,口腔治疗需要在保护性固定或全身麻醉下完成,少数症状较轻的儿童可以在门诊进行常规治疗。

第五节 躯体残疾

一、一般情况

肢体残疾是指人的肢体残缺、畸形、麻痹所致人体运动功能障碍。根据残疾对日常生活有无影响,分为轻、中、重3级,轻度者能完成日常生活活动,中度者能完成部分日常生活活动,重度者不能完成或基本不能完成日常生活活动。

肌营养不良症(muscular dystrophy,MD)是一组以进行性加重的肌无力,和支配运动的肌肉变性为特征的遗传性疾病群。其病理表现是肌肉纤维退化,被脂肪及纤维组织所取代。肌营养不良症的儿童,最初尚能自我行动,但随着病情的发展,他们必须依赖于轮椅而移动。在疾病的后期阶段,其自主呼吸功能受损,需要借助呼吸机维持呼吸。这种疾病有一些变异的类型,具有不同的症状和体征。

二、口腔健康状况

不伴有全身系统疾病的肢体残疾,如后天性截肢和严重的骨、肌肉、关节疾病损伤者,其口腔情况和治疗方式与非残疾儿童没有差异。中重度的肢体残疾依其残疾部位是否影响口腔清洁功能而表现出不同的口腔卫生状况,可以完全没影响也可能表现为极差的口腔健康和卫生状况。

三、口腔疾病治疗

对轻中度的肢体残疾者,其口腔治疗基本与非残疾儿童相同。对重度的肢体残疾儿童,应根据其残疾的类型和程度选择相应的治疗方式。

对肌营养不良症患者的防御性反射及吞咽或清除口咽分泌能力下降,误吞误吸的风险增加,在治疗中要注意防范。有需要使用镇静或全麻技术时,需与麻醉医师降低对呼吸功能的影响及麻醉后并发症的风险。

第六节　视力障碍

一、一般情况

视力障碍（visual impairment）包括从完全失明到对大小、颜色、距离和形状的视线限制，儿童发病率为 3‰。视觉损伤是儿童残障表现的一方面，例如，一个先天性风疹的患儿可能患有耳聋、智力缺陷、先天性心脏病以及牙齿的缺陷，同时先天性的白内障会引起失明。完全性的失明也许会频繁地住院治疗、和家人分开和难以融入社会。因为功能性的患儿视力损伤很难被评估，所以患儿也许会被认为是发育迟缓。失明患儿的各项发育指标都需要考虑，在成长的早期阶段，家长也许会觉得内疚并过度保护或相反拒绝子女，这会导致患儿自救技能缺乏，一般生活技巧的发展也滞后，常被误认为是智力障碍造成的。另一方面，失明患儿会表现出比较易激动，例如，按压眼，晃动手指或者撞头。因此，对患儿的生活能力的评估，对于口腔行为的管理是很有帮助的。

对于后天失明和先天性失明的患儿要进行区分，而不是只从视觉的损伤方面考虑。医师必须注意到先天性失明的患儿，早期生活中需要更多的关心和爱护，并且他们的智力也与那些后天失明的患儿有所不同。对事物的印象大部分是通过触摸和解说得到，但还可以通过闻和尝的办法来加深印象。对于这些患儿来说，听、触摸、尝和闻的方式可以帮助他们学习提高应对生活的能力。有报告指出，失明儿童培养了语言能力后，其他感觉也会提高并很好地发展起来。

二、口腔健康状况

视障儿童口腔健康情况与正常人群几乎没有差别。视力受损的患儿在生长发育中要比其他儿童更易受伤，牙发育不良和前牙损伤的概率要高于平均值。视觉损伤的儿童因为没办法很好地观察和去除牙菌斑，所以患牙龈炎的概率较高。

三、口腔疾病治疗

由于视力障碍患者对灯光和触觉更敏感，操作中使用灯光时应谨慎，应该让患者感知到在做什么操作，例如，让患者感觉器械和抚摸牙椅等。

视力障碍的儿童通常不伴有耳聋，可以正常语言交流。由于视障的患者感觉敏感，不能在没有告知情况下，突然将器械放入患者口中。"告知－展示－感觉－操作"（tell-show-feel-do，TSFD）的这种交流方法对视觉障碍患者是非常重要的。在对视觉损伤的患儿进行口腔治疗前，口腔医师应该记住以下几点。

1. 评估视觉损伤的程度（患者能否从黑暗中分辨亮光）。

2. 指导患儿协助完成操作，并询问患儿是否需要帮助，鼓励家长陪同患儿。向患儿详细描述将要放入嘴中的器械和物品，可以同时让患儿用手指去感受。不要在没有语言提醒的情况下，突然拿走器械或停止操作。

3. 进行身体检查操作时动作要轻柔。

4. 牢记患儿有着很强的个性并且十分敏感，应允许患儿询问关于操作的原因并认真回答他们的提问。

5. 当患儿因为安全和保护的需要时，允许他们在操作过程中继续佩戴眼镜。

6. 除了 TSFD 这一行为管理方法外，还可以通过触摸、尝、闻来帮助患儿认识熟悉环境。

第七节　听力障碍

一、一般情况

听力障碍（hearing-impaired）多数是后天损伤，然而有些儿童出生伴有部分或者全部听力丧失，这种情况可能发生于单独或伴有其他缺损。例如，风疹综合征（听觉，视觉，智力和心脏缺陷）。

目前许多聋人或听力障碍儿童可通过佩戴助听器来让他们听到更多的声音。年龄较大的儿童可能熟练唇语以及书写交流的方式，医师应积极鼓励儿童进行交流，尽可能利用其任何残留的听力潜力。

二、口腔保健

目前缺乏有关听障患儿口腔健康的数据。但儿童患者的釉质发育不全发生率较高,牙患龋率和缺失率均较高。

三、口腔疾病治疗

医师在交流过程中应注意放慢节奏,发音清楚,并注意口唇的运动,但要避免大声叫喊。牙科机头和超声器械所产生的高频噪声有可能干扰患儿所戴的助听器,这将增加他们合作治疗的难度;同样,这些噪声的骨传导对听障患儿干扰很大,因此,在必须使用这些器械时应该在治疗开始前取下或关闭助听器,在口腔治疗结束后再重新戴上。

(葛立宏 夏 斌)

■ 参考文献

[1] 葛忠明,臧渝梨.中国残疾人研究.济南:山东大学出版社,2008.

[2] McDonald and Avery. Dentistry for the Child and Adolescent, 9th edition, Mosby ELSEVIER, St. Louis. 2010.

[3] Richard Welbury: Paediatric Dentistry. Third Edition. Oxford University Press, 2005.

[4] James W. Little et al. Dental Management of the Medically Compromised Patient, 7th ed. MOSBY ELSEVIER, St. Louis, 2008.

[5] Murphy, n., Such-Neibar, T. Cerebral palsy diagnosis and management: State of art. Curr Prob Pediatr Health Care, 2003, (33): 146-169.

[6] Nelson L. P., et al. Unmet dental needs and barriers to care for children with significant special health care needs. Pediatr Dent, 2010, 33(1): 29-36.

第 38 章

全身性疾病在儿童口腔的表现

口腔是机体的重要组成部分,儿童时期患有某些血液病、传染性疾病、内分泌和遗传性疾病等,在口腔内会有一定的表现,应该引起临床医师的重视。正确全面的诊断和及时治疗,避免病情延误是口腔医师的主要工作内容。

第一节　血　友　病

血友病(hemophilia)是一组由于缺乏某种血液凝结物质导致的疾病。

一、临床分型

血友病根据缺乏的因子不同分为血友病 A、血友病 B、血友病 C 和血管性假血友病。

(一)先天性Ⅷ因子缺乏症

先天性Ⅷ因子缺乏症(factor Ⅷ deficiency)又名血友病 A 或抗血友病球蛋白缺乏症(hemophilia A. 或 AHG deficiency),是由于缺乏抗血友病因子 FⅧ而发病。其特点是轻微外伤后即可出血不止。血浆中 AHG 活性减低,凝血时间延长。

【流行病学】

是遗传性凝血障碍中最常见的一种出血性疾病,发病率占血友病的 80%。

【病因及发病机制】

隐性遗传,多有家族史。遗传基因位于 X 染色体长臂 2 区 8 带(Xq28)。

【临床表现】

由于Ⅷ因子不能通过胎盘,因而重症者在新生儿期即可发生出血现象。可有自发性出血,但多发生在轻伤、小手术后出血不止。发病年龄和出血程度与Ⅷ因子缺乏的程度有明显关系。发病越早,病情越重的多是 FⅧ:C 含量极低的。患者一生中Ⅷ因子的含量大致不变。根据Ⅷ因子缺乏程度不同又可分为 4 型。

1. 重度型　FⅧ:C 含量为正常的 1% 以下。自幼即有自发性或轻微外伤出血史。随年龄增长,外伤后出血不止的情况加重。反复皮下、肌肉和关节血肿,尤多见于膝、踝、肘关节和肩关节等大关节出血,急性期局部肿胀、疼痛。多次出血可刺激滑膜引起慢性增生性关节炎,导致滑膜软骨破坏,关节肿胀、机化、强直、肌肉萎缩、局部活动受限。此外,可出现内脏出血,如消化道出血,自发血尿等。头部外伤可致颅内出血。

2. 中等重度型　FⅧ:C 含量为正常的 1%~5%。偶有自发性出血或关节血肿,轻度外伤可致严重出血。

3. 轻型　FⅧ:C 含量为正常的 5%~20%。无自发出血或关节血肿,但外伤、拔牙或手术后出血时间延长。

4. 亚临床型　FⅧ:C 含量为正常的 20%~50%。无临床症状,仅在严重外伤及大手术时有渗血现象。

【辅助检查】

血友病属第一阶段的凝血障碍。试管法凝血时间不敏感,仅当 FⅧ:C<1% 时才延长。白陶土部分凝血活酶时间延长,FⅧ:C 30%~40% 时仍可测出。

【诊断和鉴别诊断】

主要根据家族史、临床特点和实验室检查明确诊断。但须与出血性疾病鉴别。

1. 对血友病 A、血友病 B、血友病 C 的鉴别主要是做纠正试验和凝血活酶生成试验。

2. 血管性假血友病。可出现严重的皮肤和黏膜出血。男女皆可发病，FⅧ：Ag 减少至正常的 50％以下。凝血时间延长，出血时间也延长，血小板黏附试验降低，阿司匹林耐量试验阳性，束臂试验阳性。

3. 凝血酶复合体减低症。出血症状和凝血时间延长与血友病相似，但凝血酶原时间延长，应用维生素 K 治疗有效。

4. 纤维蛋白原缺乏症。大多为获得性，遗传性的少见。除出血外，尚有原发病的征象。凝血时间显著延长，凝血酶和凝血酶原时间延长，纤维蛋白原定量减低。

【治疗】

新鲜冷冻血浆输入正常人血的Ⅷ因子以补偿患者之不足，是治疗血友病 A 出血的最有效方法。也可使用Ⅷ因子浓缩制剂或凝血酶原复合物。

(二)Ⅸ因子缺乏症

Ⅸ因子(血浆凝血活酶成分，PTC)缺乏症又名血友病 B，也叫克雷司马斯病，是缺乏Ⅸ因子引起的疾病。

【流行病学】

约占出生男性的 1/20 000。

【病因及发病机制】

性联隐性遗传，由于遗传基因缺陷而导致Ⅸ凝血活性或(和)抗原水平的降低。因子Ⅸ基因位于 X 染色体长臂，FⅨ遗传基因位于 X 染色体长臂 2 区 6-7 带(Xq26-27)。PTC 在肝合成、依赖维生素 K，故后天获得性 PTC 缺乏亦不少见。

【临床表现】

其临床表现与Ⅷ因子缺乏很难区别，唯出血较轻，有些患者平时无出血症状，只有外伤和术后才出血不止。其出血程度与血浆中 PTC 含量相平行。根据Ⅸ因子活性不同可分为 3 度。

(1)重度：FIX 活性<1％。

(2)中度：FIX 活性 1％～5％。

(3)轻度：FIX 活性 5％～25％。

【治疗】

PTC 比较稳定，在储存的血浆和血清中也存在，能被硫酸钡吸附。一般治疗同血友病 A。PTC 在体内的半衰期约 24h，故每 24 小时输血 1 次即可。

(三)Ⅺ因子缺乏症

因子Ⅺ(PTA)缺乏症又称血友病 C，是缺乏Ⅺ因子导致的。

【流行病学】

比较少见，仅占血友病的 5％，主要见于犹太人，男女皆可患病。

【病因及发病机制】

常染色体隐性遗传。

【临床表现】

出血症状较轻，偶见自发性关节血肿，多在手术或拔牙后发现。

【治疗】

出血后可输新鲜血或血浆 10ml/kg，PTA 半衰期为 40～48h，故可 2～3d 输血 1 次。

(四)血管性假血友病

血管性假血友病首先由 Vonebrand 描述，故又称 Von Willebrand 病。

【病因及发病机制】

常染色体显性或隐性遗传。患者血浆中缺乏一种可使血小板黏附的因子，称为 VWF，它与血小板特殊受体结合后血小板才能黏附于血管内皮下组织。由于遗传基因位点的变异，导致血浆中该因子质或量的异常。

【临床表现】

差异很大，轻者可完全无症状，重者可因大出血而致命。出血常于幼儿期开始，随年龄的增长，出血症状可逐渐减轻。以皮肤和黏膜出血常见，鼻出血、牙龈出血、拔牙或牙脱落时出血；外伤或手术后出血不止，甚至可持续数天至数周。青春期女性可有月经过多。与血友病相比，深部肌肉或关节血肿少见。

【辅助检查】

出血时间延长，凝血时间正常，血小板计数正常。血小板黏附率减低，加瑞斯托霉素不凝集。FⅧ：Ag 与 FⅧ：C 皆减低。阿司匹林耐量试验阳性。

【治疗】

出血严重者可输新鲜全血、血浆或冷沉淀物，冷沉淀物剂量每 24 小时 1～1.5U/10kg。拔牙时应特别慎重，术前可输血浆，术后局部加压止血。忌服阿司匹林等药物。

二、口腔治疗

1. 口腔预防保健 轻微出血可以通过局部加压来控制，如果出血持续数分钟，可局部应用凝血酶。

2. 牙周治疗 去除牙石和局部刺激可以减少组织出血的危险。如果计划行龈下刮除术，需根据可能出血量和凝血因子缺乏的严重程度,决定是否需要补充凝血因子。

3. 修复治疗　血友病患者应综合考虑各种修复方法。需要局部麻醉下修复治疗时,可以行牙周膜局部浸润麻醉,如果行下颌阻滞或上牙槽阻滞麻醉,凝血因子浓度应达到 40% 水平,或在抗纤维溶解治疗后进行。所有的修复治疗应尽量一次完成。

4. 牙髓治疗　应尽量避免牙髓暴露,深龋近髓时可做间接盖髓术治疗。行牙髓切断术或牙髓摘除术时,可以在局部麻醉下顺利完成。如果牙髓已经暴露,髓腔内注射比较安全,可以用棉拭子压迫止血而不会发生严重的出血问题。

5. 口腔外科治疗　血友病患者能否拔牙,需要听从血液病学专家的建议。拔牙完成后,局部直接应用止血药如凝血酶,可以协助局部止血。拔牙创应放置可吸收明胶海绵,然后用纱布压迫创面止血。

乳牙的正常脱落通常不会导致出血,不需要凝血因子治疗。如出血,通过手指和纱布直接按压几分钟即可控制。如果有持续缓慢出血,可用抗纤维溶解治疗。

6. 正畸治疗　正畸矫治时,带环必须安置适当,以免凸起的锋利边缘或结扎丝造成口腔溃疡。若意外划伤或者轻微牙龈撕裂引起出血,则应压迫伤口 5min 止血。建议使用高效结扎丝和弹簧以减少调整次数,从而减少局部创伤机会。保持良好的口腔卫生可以避免牙龈组织炎症、水肿和出血,建议使用牙周冲洗设备。

7. 牙齿外伤　儿童时期容易发生牙颌面外伤,除出血伤口的处理外还应注意血肿的发生。治疗时需要综合考虑,必要时进行抗纤维溶解治疗及止血处理。

第二节　白血病

白血病(Leukemia)是血液恶性肿瘤。白血病患儿骨髓腔内有增生异常的白细胞并进入外周血。异常白细胞(幼稚白细胞)取代正常血细胞、骨髓,并在其他组织和器官内积累起来。其发病高峰在 2—5 岁。

【病因及发病机制】

病因不详,但与电离辐射、某些化学物质、遗传因素有关。染色体异常儿童(唐氏综合征和胎儿期发育不全毛细血管扩张),儿童免疫力紊乱导致罹患白血病的风险增加。

【临床分型】

主要根据骨髓腔内主要的异常白细胞类型而分类。这些类型有不同的临床过程。按主要异常细胞的分化程度和成熟程度分为急性或慢性。急性白血病约占所有儿童恶性肿瘤的 1/3;其中,约 80% 是淋巴细胞性白血病(急性淋巴细胞白血病)。慢性白血病在儿童极少见,不超过全部白血病患者的 2%。

【临床表现】

急性白血病,白细胞在骨髓中渗透和扩散导致贫血、血小板减少、粒细胞减少。临床表现为易怒,嗜睡,持续发热,弥散的骨疼痛,且易有淤伤。较常见的表现为苍白,发热,心动过速,淋巴结大,肝脾大,瘀斑,皮肤擦伤,牙龈出血和感染。

【口腔表现】

常见牙龈肿胀、出血,可涉及龈乳头、边缘龈和附着龈。牙龈颜色苍白或暗红,质地松而脆弱,表面水肿光亮。牙龈肿胀范围广,多为全口牙,严重者可覆盖整个牙面。龈缘可见组织坏死、溃疡和假膜,伴有疼痛似坏死性溃疡性牙龈炎。牙龈自发性出血倾向严重难以止住,黏膜上可见瘀斑或出血点。可伴有口腔黏膜的坏死,或由于大量幼稚白细胞牙髓内浸润而引发剧烈牙痛。由于牙龈是白血病最易侵犯的组织,往往白血病的早期都是由口腔医师发现。

【辅助检查】

约 90% 急性白血病外周血涂片显示贫血和血小板减少。约 65% 白细胞计数偏低或正常,但密度每立方毫米 >50 000 个细胞。骨髓穿刺以获得骨髓的微观分析,细胞化学染色、免疫表型流式细胞分析和细胞遗传学分析等,可以帮助明确白血病的类型。

【诊断和鉴别诊断】

临床表现和血常规及血涂片发现大量幼稚白细胞可以诊断,但要与坏死性溃疡性牙龈炎鉴别。

【治疗】

白血病患者的牙周处理以非手术治疗为主,强调控制菌斑和口腔卫生。在牙龈出血能够控制的基础上,可进行适当的龈上洁治,动作要轻柔,避免组织损伤,局部使用 3% 过氧化氢液冲洗,涂抹或含漱抗菌药物。牙龈出血不止时,可使用肾上腺素棉球压迫止血,仍无效可使用牙周塞治剂止血。口腔治疗不可进行手术或活检等创伤性处理,避免出血和感染。

第三节 艾 滋 病

获得性免疫缺陷综合征(Acquired immunodeficiency syndrome,AIDS),简称艾滋病。

【病因及发病机制】

临床感染 HIV1 型或少数感染 HIV2 型病毒而发病。HIV 破坏人体免疫系统尤其是淋巴细胞和多核巨噬细胞。病毒的基因合并进入宿主的基因,不断地抑制机体的免疫反应,最终导致不可逆的免疫抑制。随后的免疫缺陷导致了大量的机会性感染、恶性肿瘤(卡波西肉瘤和淋巴瘤)和自身免疫性疾病。

【临床表现】

婴儿和儿童艾滋病的临床表现类似成人。早期表现的艾滋病毒感染包括耶氏肺孢子虫肺炎,间质性肺炎、体重减轻和夭折、肝大或脾大、全身淋巴结大、慢性腹泻等。与成人不同的是,频繁和严重的细菌感染在儿童艾滋病毒感染的患者中常见。

【口腔表现】

艾滋病毒感染可能引起的口腔临床表现包括真菌、病毒或细菌感染,发生肿瘤。

1. 真菌感染 最常见为白色念珠菌感染。有4 种主要类型的口腔念珠菌病:假膜、增生、红色(萎缩性)和口角炎。

(1)假膜性病变的特点:乳白色或黄色斑块,黏膜容易去除,留下红色出血的表面。最常见的病变部位为腭部黏膜、唇颊黏膜和舌背黏膜。

(2)增生性病变的特点:白色斑块难以被擦除。最常见的病变部位是颊黏膜。

(3)红色(萎缩性)病变的特点:是红色的外观,常见的病变部位是腭部和舌背,也可出现在颊黏膜破损部位。

(4)口角炎的特点:口角出现放射状龟裂,往往合并小的白色斑块。

治疗:包括全身或局部治疗。局部治疗包括使用制霉菌素漱剂(100 000U,每日 3～5 次)或克霉唑片剂。全身治疗有酮康唑(200 mg 或 400 mg 每日),或氟康唑每日 100 mg;两性霉素 B、唑类如氟康唑(静脉注射)等。可使用 0.12%葡萄糖酸氯己啶口腔含漱剂含漱作为辅助措施。

2. 口腔毛状白斑 是一种白色病变,位于舌外侧边缘难以擦除,表面光滑、波纹或明显折叠。只出现在艾滋病毒感染者,由 EB 病毒引起。

治疗:使用高剂量阿昔洛韦,但病变通常反复发生。

3. 细菌感染 艾滋病毒感染患者的口腔细菌性感染病变没有特殊性,均为已知疾病。

4. 肿瘤 卡波西肉瘤是最常见的恶性肿瘤。在艾滋病患者中发病率为 15%～20%。口腔病变可能单独发生或联合皮肤、内脏和淋巴结病变。卡波西肉瘤经常以第一病变出现在口腔,他们可能是红色、蓝色或紫色,单发或者多发,最常见的口腔病损部位是硬腭。

治疗:包括放射治疗、激光治疗、手术治疗和化学治疗。

恶性肿瘤的发病率增加,最常见的是非霍奇金淋巴瘤。初起时表现为口腔中一个坚固、无痛性的肿胀,可通过活检来诊断。

治疗:放射治疗和化学治疗。2 年存活率不到20%,平均生存时间约为 6 个月。

5. 特发性病变 可出现病因不明的口腔溃疡,类似普通的口腔溃疡,如出现一个红色的局限性溃疡,有时也表现为极大的坏死性溃疡和剧烈疼痛,可能持续数周。可有涎腺肿胀,原因不明,常累及腮腺且伴有口干。感染艾滋病病毒的患者可能发展为自身免疫性疾病,包括免疫性血小板减少性紫癜。口腔病变为小的、紫癜性病变或瘀斑。

6. 艾滋病病毒相关性牙龈炎和牙周炎 渐进和突发的牙周疾病是艾滋病毒感染者常出现的症状,可能是艾滋病病毒感染的第一迹象。经过常规标准牙周治疗后,病变没有任何改善。它有可能是一个快速进展阶段或从轻度牙龈炎过渡到进展期,牙周疾病自发性出血可能维持数月。临床表现主要有以下 3 种情况。

(1)牙龈线性红斑(linear gingival erythema,LGE):表现为龈缘处红色,宽 2～3 mm 的明显红边,极易出血,在附着龈上方可见瘀斑,对常规治疗反应差。

(2)坏死性溃疡性龈炎(necrotizing ulcerative gingivitis,NUG):艾滋病患者 NUG 的临床表现与

一般的坏死性溃疡性龈炎非常相似,但病情更严重、发展迅猛,对治疗反应不佳。

(3)坏死性溃疡性牙周炎(necrotizing ulcerative periodontitis,NUP):可以是由 NUG 在抵抗力极度低下时发展而来,也可能是原有慢性牙周炎牙周组织破坏的基础上,NUG 加重、加速病变发展。牙周组织在短时间内迅速破坏,骨吸收和附着丧失明显,可有死骨形成,牙槽骨暴露,甚至可发展为坏死性口腔炎。

【治疗】

全身抗 HIV 治疗。牙周治疗,常规处理 NUG、NUP,治疗主要是洁治术,0.12%葡萄糖酸氯己啶每日冲洗 3 次和适当的抗生素治疗。其他口腔疾病进行相应对症治疗。

第四节　糖　尿　病

糖尿病(Diabetes)是以高血糖为特征的代谢紊乱性疾病,与多种遗传因素有关。

【病因及发病机制】

由于胰岛素生成不足、功能不足和细胞表面缺乏胰岛素受体,使得葡萄糖无法从血管转移到达组织,血糖升高,糖从肾排泄,造成脂类、蛋白质代谢紊乱。

【流行病学】

儿童青少年期常见 1 型糖尿病,为胰岛素依赖型。发病高峰为 5－7 岁和青春期,学龄期儿童患病率为 2/1000,有遗传倾向。

【临床表现】

主要表现为口渴、多尿、多食和体重减少。慢性高血糖、微血管和大血管的改变、免疫反应低下、中性粒白细胞功能低下、胶原分解增加合成减少。

【诊断依据】

高血糖或高尿糖为诊断依据。

【口腔表现】

糖尿病未得到控制的患者,其口腔疾病症状是较为严重的。主要包括牙龈炎、牙周病、口干症、涎腺功能异常,对细菌、病毒、真菌易感性增强。龋齿、根尖周脓肿、缺牙、佩戴义齿的适应能力下降、味觉异常、扁平苔藓和灼口症等。

1. 牙龈炎和牙周病　糖尿病患者牙龈炎症较重,龈缘红肿增生呈息肉样,严重时形成有蒂或无蒂的牙龈瘤。牙周病易发牙周脓肿,牙槽骨破坏迅速,牙齿松动。糖尿病患者绝大多数易患牙周病,通常被称为糖尿病的第 6 症状。糖尿病未得到有效控制,是牙周病发展的重要危险因素。研究表明,血糖控制不佳的患者,牙周病的发生和严重程度远高于血糖控制较好的患者,而牙周炎症的控制也有利于糖尿病患者的血糖控制。

2. 涎腺功能异常与口干症　唾液分泌不足导致口腔黏膜干燥、粗涩和发红,伴发黏膜炎、溃疡、舌苔剥脱,严重时食物的咀嚼、吞咽发生困难而影响食物营养的吸收。有报道认为,儿童糖尿病患者由于唾液分泌异常,其患龋率也增高。

3. 口腔白念珠菌病　糖尿病控制不佳的患者,其唾液分泌异常、免疫功能低下和高糖唾液为念珠菌生长提供了物质基础,是白念珠菌病发病的重要因素。口腔病损常表现为萎缩性舌炎、义齿性口炎、白色假膜性念珠菌病(鹅口疮)等。

4. 灼口症　灼口症患者尽管口、舌有剧烈的疼痛,但通常无明确的口腔病损发现,病因繁杂无法确定。在血糖控制不佳的患者中,发病因素与唾液分泌功能紊乱、念珠菌感染和神经感觉异常等有关。较好地控制血糖,可以减少糖尿病患者口干症、念珠菌性口炎的发生,减轻灼口症疼痛程度。

5. 扁平苔藓　有研究发现,扁平苔藓患者中有 28%为糖尿病患者,认为糖尿病可能与扁平苔藓的免疫病理发生相关。

6. 急性口腔感染　口腔复发性单纯疱疹和牙周脓肿与糖尿病有关。控制血糖是减少急性感染发生的有效途径。

【治疗】

对口腔医师来说重要的是认识糖尿病并及时针对处理。一旦发现与糖尿病密切相关的疾病或症状,如"三多一少"症状、口干症或念珠菌性口炎患者,应建议到内分泌治疗并控制血糖。通常血糖控制良好的糖尿病患者与正常健康人口腔无明显差别,口腔疾病的治疗需要考虑血糖控制的情况。

1. 口腔白念珠菌病　口腔白念珠菌病通常表示糖尿病血糖控制不佳,继发于唾液分泌功能异常。使用药物治疗时要了解其糖的含量,避免使用含高糖成分的药品。有些含皮质类固醇激素的乳膏等可以抗炎和止痒而有助愈合,但类固醇激素有对胰岛素拮抗和反向调节作用,而导致血糖升高,需要密切注意。

2. 唾液分泌功能紊乱和口干症 治疗口干症的目的是刺激唾液分泌或使用替代物增加口腔湿润、预防龋齿和念珠菌感染,减少患者痛苦。

3. 灼口症 控制血糖水平有助于减轻灼口症状,必要时使用低剂量苯二氮䓬类药物,可以减轻或消除症状。

4. 牙周病治疗 良好的口腔卫生维护和定期口腔健康检查对糖尿病患者尤为重要。牙周治疗时要追溯糖尿病病史,了解内科医师或营养师的治疗方案。糖尿病病史越长,牙周病的严重程度越高。由于牙周感染能加重糖尿病的病情,增加血糖控制的难度,因此,牙周支持治疗一般每2~3个月1次。糖尿病血糖控制良好的成人通常手术前不需预防性使用抗菌药物,但手术后,特别是存在感染疼痛时应该使用。糖尿病患者的牙周治疗主要是非手术性的,在手术治疗前必须先控制好糖尿病,以免引起病程迁延。使用四环素控制炎症时,有可能导致血糖升高,需引起注意。

第五节 遗传性外胚叶发育不全综合征

外胚叶发育不全综合征(Ectodermal dysplasia syndrome,EDs)是一组外胚叶结构发育不良而导致的发育缺陷,表现为少汗症、毛发稀少、指甲异常、先天缺牙或无牙症。

【流行病学】

男性多于女性。在出生男婴中的发病率为1/100 000,女性患者较少且表现型不完全,多为致病基因携带者。

【临床分型】

分为有汗型和无汗型外胚叶发育不全综合征。无汗型最常见,约占外胚叶发育不全综合征的80%,表现为毛发、牙和汗腺发育不良。患者皮肤无汗腺或少汗腺,故体温调节障碍。无汗型外胚叶发育不全综合征为遗传性,又称为X-linked disorder(XLEDA)。而有汗型患者的汗腺正常,但牙齿、毛发和皮肤等结构异常。

【病因及发病机制】

为遗传性疾病,遗传方式尚未完全明了,多数病例是伴X-隐性遗传,也可为常染色体显性或隐性遗传。目前已知的发病基因为外胚叶发育不全综合征基因,该基因突变引起无汗型外胚叶发育不全。

由于外胚叶及其附属器的先天发育异常,导致部分汗腺或全部汗腺缺失;由于来源于外胚叶的牙板未发育或发育不足,缺乏牙的始基,不能诱导间叶成牙本质细胞的发生,而导致部分或全口无牙畸形。

【临床表现】

遗传性外胚叶发育不全综合征具有典型的三联征,包括毛发稀少(无毛或少毛)、牙缺如(无牙或少牙)、汗腺缺少而不能出汗(无汗症或少汗症)。无汗型外胚叶发育不全的主要表现是患儿全身汗腺缺失或缺少,不出汗或很少出汗,不能耐受高温,故在气温稍有增高时,或在运动、轻度感染时,即出现明显的不适或高热,不少患儿常常因为不明原因的发热而就诊,如在婴儿期未能及时发现,体温过高可导致脑损伤或夭折。患儿缺少毛囊和皮脂腺,皮肤干燥而多皱纹,尤其眼周围皮肤;毛发、眉毛、汗毛干枯稀少;指(趾)甲发育不良;患儿躯体发育迟缓,矮小,前额部和眶上部隆凸而鼻梁下陷,口唇突出,耳郭明显。性发育正常,30%~50%患儿智能较差。女性携带者也有一些形态特点,如汗腺稀少,头发和体毛、眉毛、睫毛缺如。临床发现的携带者女性中,约1/3健康,1/3中等程度症状,另1/3表现典型症状,但症状轻于男性患者。

患儿先天缺牙,乳牙和恒牙常全部缺失,或仅有数颗牙,牙形态小,前牙呈圆锥状。无牙部位的牙槽骨不发育,但颌骨发育不受影响。有的涎腺发育不良,唾液少,口干。家长常因患儿不长牙而就诊咨询。

有汗型外胚叶发育不全又称毛发-指甲-牙综合征(trichoanycho-dental-syndrome),主要表现是患儿汗腺发育正常,其他表现与无汗型外胚发育不全相似,例如,毛发和眉毛纤细、色浅、稀疏,指甲发育迟缓,菲薄脆弱,有条纹而无光泽,常可出现甲沟感染而使指(趾)甲基质崩解,或指甲缺失或变厚。口腔表现为牙先天缺失,缺失牙数不等,或形态发育异常,前牙多呈锥形牙,或釉质发育不良,釉质薄,横纹明显或出现小陷窝。

【诊断】

通过典型的临床症状一般可以确诊。最明显的特征是男性缺牙且形态异常,通常因为牙齿迟萌而就诊,早老型面容,这些均有助于诊断。

【治疗】

主要治疗措施是义齿修复以恢复咀嚼功能,促进颌面部达到正常垂直高度,维持颌面软组织功能。应尽早进行全口或部分义齿修复,在患儿能够配合的前提下,一般建议 2—3 岁就应开始进行,义齿基托应经常修改以适应牙萌出、牙槽骨生长以及咬合关系的发育性变化。

第六节 锁骨颅骨发育不全综合征

锁骨颅骨发育不全综合征(cleidocranial dysostosis syndrome,CCD),别名锁颅骨发育不全综合征,颅锁发育不全,Marie-Sainton 综合征,Hulkerantt 骨形成不全,Schenthaurer 综合征。又称为骨-牙形成障碍或全身性骨发育障碍,是一种罕见的遗传性疾病(MIM119600)。

【流行病学】

出生发病率为 1/100 000。

【病因及发病机制】

多属于常染色体显性遗传,50% 以上有家族史,具有明显的家族聚集性。CCD 的致病基因经遗传连锁分析定位于 6p21,并于 1997 年证实 RUNX2 基因为 CCD 的致病基因,主要为转录因子 RUNX2/Cb-fal 基因的错义突变、无义突变、剪切突变及其核苷酸序列在染色体上易位。锁骨颅骨发育不全综合征的病变可累及人体所有的膜内成骨和软骨内成骨的骨骼,多数 CCD 患者幼年时难以诊断,其临床特征到成年后才表现出来。

【临床表现】

有家族史,亦有自发者,2 岁以下畸形最明显,容易确诊。锁骨颅骨发育不全综合征的典型临床表现有以下几种。

1. 头颅增大,囟门和颅缝增宽、延迟闭合或不闭合。

2. 面骨相对较小,眼距增宽,鼻梁塌陷。

3. 双肩陡峭下垂,肩关节活动大,双肩可向前胸相互靠拢。

4. 牙发育不良,排列不齐,出牙或脱牙不正常,易患龋齿,牙脱落早。

5. 身材矮小,但智力正常。

此外患者还可表现为患侧肩胛骨较小呈翼状,有时有肱骨头半脱位,肩下垂和胸部狭窄。由于锁骨残疾压迫而致神经系统和心血管系统症状。锁骨缺损常伴有肌肉异常,如三角肌前部纤维或斜方肌的锁骨部缺如。臂丛可因残损的锁骨刺激引起疼痛和麻木,偶见并发脊髓空洞症、皮肤和软组织钙化。

头部发育异常(短头畸形)。儿童及成人期仍存留有额骨缝,囟门不完全闭合而骨小且发育欠佳。常呈侏儒状,可存在眼距过远。颅骨膜部骨化不完全,但颅底正常。骨缝推迟闭合或不能闭合,前囟门增大,有时可达到眶上嵴部位。一些患儿的前囟直至成人仍不闭合。在蝶骨部和乳突部也出现“囟门”。病变严重的颅顶大部分骨不能骨化,鼻骨、泪骨和颧骨部分或完全缺如。上颌发育差,下颌正常,但在下颌联合部不融合。腭弓高而窄,下颌有凸出畸形。乳牙生长正常。恒牙生长延迟并有发育不良。

常伴有单侧或双侧髋内翻和股骨颈短。胸椎和腰椎的神经弓不连接,胸廓也有畸形。有时并发脊柱侧弯、颈椎横突加大和脊椎滑脱。骨盆的两侧骨化均不正常,耻骨联合宽,有时骶髂关节也增宽。腕骨和跗骨骨化缓慢,有时可发生指骨短小或缺如。

并发症:伴有脊柱后凸、脊柱侧弯或脊柱前凸,脊柱裂等各种骨骼畸形。常有病理性骨折。亦见报道有癫痫、精神分裂症、精神迟滞者。

【诊断和鉴别诊断】

典型的临床症状,及颅骨 X 线片可提供诊断参考。对于身体矮小,囟门退闭的患者,应与佝偻病相鉴别,本症无佝偻病的实验室检查结果和 X 线检查见干骺端佝偻病的特征性改变,补充维生素 D 和钙剂治疗无效等可助鉴别。

【口腔治疗】

锁骨颅骨发育不全综合征在口颌系统的临床表现,可以通过一系列外科及正畸方法来治疗。首先应该分批拔除滞留的乳牙和多生牙,然后通过外科手术的方法去除部分骨质以暴露阻生牙。值得注意的是,当拔除滞留的乳牙后,即使继承恒牙牙冠距离牙龈黏膜很近,也不能自行萌出,因此,这些迟萌恒牙必须经过外科手术开窗,结合正畸牵引方法才能达到正常牙位。正畸治疗的目的是协调上下颌骨的发育,通过矫治器扩大狭窄的牙弓,面具式前牵引治疗上颌骨矢状向发育不足。局部义齿可用以暂时重建功能,当颌骨发育完成后,可以行种植义齿和固定桥修复。

第七节 低磷酸酯酶症

低磷酸酯酶症(hypophosphatasia)是一种罕见的遗传性疾病,其特点为骨骼和牙齿矿化不全,血清及骨组织中碱性磷酸酶活性降低。为常染色体隐性遗传。其临床表现有很大的变异性,从严重的全身性骨骼形成不良,导致新生儿死亡;到仅表现为年轻恒上前牙过早脱落。由于该病有典型的口腔表现,90%的低磷酸酯酶症儿童是被口腔医师发现的。

【流行病学】

发病率约为 1/100 000。

【病因及发病机制】

为常染色体显性或隐性遗传,其病因是由于肝、骨骼和肾中编码组织非特异碱性磷酸酶的碱性磷酸酶基因发生突变,使得钙和磷向硬组织中的沉积减少,从而导致骨和牙发育的异常,致病基因定位在染色体 1p36.1。

【临床表现】

低磷酸酯酶症按照出现症状的年龄,分为围生期型、婴幼儿型、儿童型和成人型。

1. 围生期型 首发症状出现在宫内或出生后数天内,通过放射线检查可发现严重的骨骼形成不良,通常导致患儿死亡。

2. 婴幼儿型 骨骼形成不良可以是致命性的,只是严重性稍低于围生期型。一般出生后 6 个月内发现患儿厌食,体重不增加,亦可出现连枷胸和肺炎。眼部表现包括青色巩膜、花斑眼眶和病理性睑退缩。宽囟门和宽颅缝,在小颅畸形患儿身上出现囟门消失,病死率约为 50%。患儿在儿童期可仅表现少数症状,如所有颅缝未发育成熟即融合,伴有明显的头盖骨内层剥脱,未发育成熟的乳牙脱落,一般性的骨质疏松和成骨缺陷伴有长骨的弓状畸形。

3. 儿童型 主要表现为佝偻病、身材矮小和步履不稳;也可由于牙骨质部分或全部形成不全,导致无牙周膜形成。父母一般没有临床症状,也有表现为尿中焦磷酸盐浓度升高,血清中碱性磷酸酶活性降低等。

4. 成年人型 主要表现为未发育成熟的上下前牙脱落,并伴有乳牙早失病史。脱落的牙齿常有釉质发育不全,并继发龋齿。由于颅缝的过早融合,可导致颅内压增高性突眼和脑损伤。关节内的焦磷酸钙沉积可导致软骨钙质沉着病或焦磷酸钙沉积。

【诊断及鉴别诊断】

低磷酸酯酶症的临床表现多样,临床和放射线学上腿骨畸形是最常见的表现,其次是无腿骨畸形,也有仅表现为未发育成熟的乳前牙早失,过早脱落的牙齿有完整的牙根,牙根表面牙骨质发育不全。

低磷酸酯酶症需与以下疾病相鉴别。

1. 成骨不全 婴儿型低磷酸酯酶血症与婴幼儿成骨不全都有普遍性骨密度减低。骨脆性增加,易反复骨折,但成骨不全患者可见蓝巩膜,身高随年龄增长而生长,骨折后有大量骨痂形成。

2. 佝偻病 与低磷酸酯酶血症的放射学影像表现相似,但佝偻病患者缺乏其干骺端多发结节样充盈缺损,且生化检查多有维生素 D 缺乏、血钙低。低磷酸酯酶血症患者的血清 ALP 水平低下,尿中 PEA 水平升高,血钙高。

3. 无软骨形成 放射学影像及超声影像表现与重型低磷酸酯酶血症患者相似,但是没有低磷酸酯酶血症患者相应的生化指标改变。

【口腔表现】

主要为牙根牙骨质形成不全或发育不良,牙本质钙化不规则和牙髓腔扩大以及边缘牙槽骨的改变。其中牙根牙骨质形成不全或发育不良是其主要表现。

低磷酸酯酶症患儿乳恒牙根表面结构的改变相似,表现为牙根表面牙骨质缺失,牙本质表面存在深的吸收区,牙根表面存在一层厚的菌斑,在吸收窝内有大量的细菌。有学者认为,牙槽骨最早期形成不全或发育不良,而后的细菌侵入,造成其吸收,是牙齿过早脱落的根本原因。

【治疗】

研究显示,采用酶的催化离子如锌、镁等治疗都不能改善患者的症状,限制饮食中磷的摄入有助于缓解症状。用非甾体类抗炎药物能显著改善儿童型低磷酸酯酶血症的临床症状,特别是疼痛和继发性代谢炎症,采用重组甲状旁腺激素治疗成人型低磷酸酯酶血症对跖骨应力性骨折有促进愈合的疗效。

第八节　唐氏综合征

唐氏综合征，又称为 21-三体综合征（trisomy 21 syndrome）或先天愚型（mongolism），最早发现于 1865 年，直到 1959 年才研究阐明。

【流行病学】

在人群中的发生率约为 1/700。随着母亲生产年龄的增大，发生率随之增加，在 20 岁组约为 1/2300，而在 54 岁组则达 1/54。

【病因及发病机制】

第 21 号染色体组型多了一条染色体即 47 条染色体。唐氏综合征的发病原因是由于胚胎发生期 21 号染色体不分离，而多余的 21 号染色体来源于母亲。

【临床分型】

有 3 种类型的唐氏综合征，但临床表现相同。

1. 21-三体综合征　占 94%。多出的 21 号染色体成为 47 条染色体中的补充，因此，21-三体综合征也称为三体 G 综合征。

2. 转化型　占 5%。21 号染色体的部分结合到其他染色体对上，常见在 14 号染色体，又称为 14/21 染色体转化，这种情况在 46 条染色体间补充。

3. 镶嵌型　占 1%。染色体不分离发生在细胞分裂后期，因此，部分细胞拥有正常的 46 条染色体，另一部分细胞 47 条染色体，即多出了 21 号染色体。

【临床表现】

智力低下、发育迟缓和家族聚集性是唐氏综合征的特征。患者智力低下，且大部分表现为中度到严重程度的智力低下，IQ 一般为 20～50。尽管少数患者的 IQ 超过 69 达到一般正常人水平，但智力发育明显迟缓。唐氏综合征的典型特征为面中部发育不良。鼻部畸形患者中，59%～78% 表现为鼻根部宽平。鼻中隔或鼻甲偏离，阻碍鼻腔呼吸而引起张口呼吸。耳部畸形患者中，54% 表现为小耳、招风耳、扁平状或无耳郭。眼部畸形中，内眦赘皮的歪斜状杏仁眼占 78%，斜视占 14%～54%，此外还有眼球震颤和屈光不正等表现。患者大部分表现为小头畸形、鼻梁塌陷、额窦缺如、上颌窦缺如或发育不足。

唐氏综合征患者易患二尖瓣脱垂等先天性心脏病、上呼吸道缩窄、乙型病毒性肝炎和白血病等。

老年性痴呆发生率约为 100%，寰枢椎失稳的占 10%～20%。患者常表现语言迟钝，声嘶，听力障碍，眼白内障，脑瘫，肥胖和驼背。

【口腔表现】

1. 牙周病　与其他智力低下患者相似，唐氏综合征患者的口腔健康状况非常差。90%～96% 的患者发生严重、早发、动态进展的牙周病。在 6—16 岁的唐氏综合征患者中，常能发现牙槽骨丧失，这种牙周病的高发生率与牙石或菌斑的堆积程度无明显关系，唐氏综合征患者的牙周病临床发展过程与青少年牙周炎相似，但不仅限于数个牙患病。急性坏死性溃疡性龈炎的发生率较高，其原因可能是由于宿主免疫反应低下。

2. 龋病　唐氏综合征患者龋病发生率较低，可能与牙齿的萌出时间延迟有关。

3. 错𬌗畸形　唐氏综合征患者错𬌗畸形发生率高，主要是Ⅲ类错𬌗多见。有研究报道，Ⅲ类错𬌗 32%～70%；Ⅱ类错𬌗 3%～32%；后牙双侧或单侧锁𬌗为 71%；开𬌗为 5%。小牙畸形特别是近远中径的减少常见，侧切牙缺失占 35%～43%，扭转牙、低𬌗牙、畸形舌侧尖和多个恒牙缺失较常见。有些唐氏综合征患者还发生乳牙固连、恒牙迟萌、多个牙阻生、牙形态异常等。有报道认为唐氏综合征患者的恒牙根较短而出现冠根比不调，还有牛牙症的报道。

4. 其他　有报道唐氏综合征患者可能出现巨舌症、裂舌和伸舌、悬雍垂裂和隐性腭裂等。

【治疗】

1. 牙周治疗与口腔卫生　记录最初的牙周病情况，主要是牙槽骨丧失和牙周袋形成情况。与唐氏综合征患者的家长建立良好的沟通非常必要，强调定期口腔检查的重要性。

对唐氏综合征患者的牙周疾病，要进行积极主动的治疗。可长期局部使用抗菌药物含漱剂、凝胶或喷雾剂。全身给药推荐使用四环素类药物。早期预防性处理很重要。唐氏综合征患者能否配合，是治疗能够进行的重要和决定性条件。

患者抵抗力低下，或牙周外科手术愈合延迟时，建议使用抗菌药物。有证据表明，唐氏综合征患者的外周循环系统存在毛细血管和脉管问题，可能会影响牙周翻瓣等手术的成功。当患者有进展期急性坏死性溃疡性牙龈炎和其他牙周病时,建议拔除松动不能保留的乳牙,以减少牙根吸收的速度。牙列拥挤的患者,增加了牙周病发生的机会,可以考虑选择性拔除乳牙或恒牙。

2. 充填治疗　使用复合树脂修复畸形舌侧窝可有利于牙周健康。

3. 正畸治疗　早期扩弓和矫正后牙锁𬌗可以减少错𬌗畸形的进一步加重。

4. 义齿修复　唐氏综合征患者义齿修复的选择有限。由于牙周病和牙齿松动等情况,限制了固定和活动义齿的选用。对部分上颌窦缺如的患者,可以考虑进行种植义齿修复,但也要看配合情况。所有义齿修复的方法,都要在制订治疗计划时与家长充分沟通并得到许可。

第九节　掌跖角化-牙周破坏综合征

掌跖角化-牙周破坏综合征(sydrome of palmar-plantar hyperkeratosis and premature periodontal destruction),又称为 Papillon Lefèvre sydrome,是一种较为罕见的遗传性皮肤病。

【流行病学】

发病率为 $1\sim4/100\,000$,男女发病概率相同,无人种差异,1—4 岁幼儿易发生。

【病因及发病机制】

常染色体隐性遗传,父母不罹患。致病基因为组织蛋白酶 C,位于常染色体 11q14-q21。组织蛋白酶 C 是一种含半胱氨酸的溶酶体二肽酶,在上皮组织和免疫炎症细胞中表达较高,主要功能是去除蛋白质或肽链 N-末端的二肽,激活免疫炎症细胞中多种丝氨酸蛋白酶,这些蛋白酶的失活导致机体的免疫反应失调。

【临床表现】

掌跖角化-牙周破坏综合征的典型特征是皮肤过度角化,严重的牙周破坏,部分患者伴发硬脑膜钙化。皮肤和牙周的病变通常在 4 岁前发生,约有 25% 的患儿伴发其他部位的炎症。但患儿的智力与生长发育并不受影响。

1. 皮肤损害　包括手掌、足底、膝部、肘部皮肤的局限性过度角化,可有鳞屑、皲裂、多汗和臭汗等。

2. 牙周损害　早期炎症变化导致牙槽骨丧失和牙脱落。5—6 岁时乳牙相继脱落,恒牙正常萌出,但随着牙周支持组织的破坏,恒牙也相继脱落。表现为深的牙周袋和严重的炎症状态,溢脓和口臭明显。一般到 15 岁左右,除了第三磨牙外,其他牙几乎已完全脱落而呈无牙𬌗状态。患者牙周主要菌群与慢性牙周炎相似,但在根尖部的牙周袋内多量螺旋体聚集,牙骨质上有螺旋体吸附。病理学上与牙周炎一致,但根部牙骨质发育不良。

【诊断】

诊断主要是根据患者典型的皮肤和牙周临床表现,实验室检查可以辅助诊断。检测到 CTSC 基因突变及组织蛋白酶 C 活性降低是确诊的金标准。

【治疗】

掌跖角化-牙周破坏综合征的临床症状较难控制,常规的治疗方法效果很差。应积极治疗牙周病,包括口服抗菌药物、牙周刮治等,有时需全口拔牙。治疗基本原则是关键时间内拔除一切患牙,以减少或破坏致病菌生存的环境,防止新病变发生。

第十节　朗格汉斯细胞组织细胞增生症

朗格汉斯细胞组织细胞增生症(Langerhans cell histiocytosis,LCH),旧称组织细胞增生症 X(histiocytosis x),是一组朗格汉斯细胞克隆性增生造成的疾病。

【流行病学】

年发病率约为 $4/1\,000\,000$,多见于 20 岁以下青少年,5—10 岁为发病高峰,男性略多于女性。

【病因及发病机制】

病因不明。是一种克隆性增殖性疾病,有研究显示是由于体细胞突变引起骨髓和其他器官中郎格汉斯细胞或其前体细胞的肿瘤性增殖,或细胞因子作用于未成熟的前体细胞导致组织细胞的非肿瘤性增殖。

【临床分型】

根据累及部位和程度的不同将其分为嗜酸性肉芽肿、汉-许克病及勒-雪病 3 种类型。近年来根据疾病的范围分为以下 3 型：单灶疾病、单系统多灶性疾病和多系统多灶性疾病。世界卫生组织在 1997 年的新分类中将其分为 LCH（局限性、全身性、怠惰性、进展性）和 LCH 肉瘤。

【临床表现】

单灶性 LCH 常发生于儿童和青少年。最常累及骨，也可见侵犯肺、淋巴结、胸腺、甲状腺和颌下腺，以往的嗜酸性肉芽肿属于此类型。单系统多灶性 LCH 最常累及骨骼系统，其次为淋巴结、皮肤、消化系统等。

多系统多灶性也称广泛播散性 LCH，多发生于 3 岁以内的婴幼儿，相当于以往的 Letlere-siuesdisease，临床常有肝、脾、淋巴结大，多发性溶骨损害，发热，反复感染（中耳炎、肺炎），病变进展快，预后差。此型也可见于成人。

【口腔表现】

口腔颌面部是朗格汉斯细胞组织细胞增生症常发生或累及的部位。首发部位可以是颌面部软组织、上下颌骨及淋巴结。颌面部 LCH 多发生于幼儿，从轻型的孤立性嗜酸性肉芽肿至累及多系统的 Letterer-Siwe 病均可见。最常累及的部位是上、下颌骨，如上颌骨的腭部，下颌骨的牙槽部及下颌骨升支部。

骨骼病变的影像学改变为溶骨性骨质破坏、缺损，甚至是多骨（颅骨）性缺损，周围软组织有肿块影。

【病理】

LCH 细胞不同程度的增生，其中夹杂多少不等的嗜酸性粒细胞、淋巴细胞、多核巨细胞。多核巨细胞有时可能为主要的细胞，从而掩盖了少数的 LCH 细胞。

【诊断和鉴别诊断】

正确诊断必须依据临床症状、体征、影像学检查及病理学改变进行综合分析。其中免疫表型 CDla、S-100 蛋白阳性对诊断有重要意义。

发生于口腔颌面部的朗格汉斯细胞组织细胞增生症，其组织病理表现常有多少不等的多核巨细胞，因此，须与颌骨的巨细胞病变加以鉴别诊断，如颌骨中心性巨细胞肉芽肿、骨巨细胞瘤、甲状旁腺功能亢进等。

【治疗】

大部分患者有自限性过程，但病程的不可预知性可能带来不同的结果。肝、肺和骨髓多脏器累及是病程恶化的重要因素；首次发病患者 50% 在 2 年内死亡；如果发展到不同骨骼或软组织，则发病年龄越小其预后越差。通常需要多学科配合治疗，抗菌药物治疗、化学治疗、放射治疗、外科手术、促肾上腺皮质激素和糖皮质类激素都可采用。

治疗方法的选择依据病变部位、范围大小和功能影响的程度确定。单灶性病变由于存在自发转化而较少需治疗，对多发性和弥漫性病变，可能需要采取包括刮治术等数种方法的联合治疗。有学者建议对多灶性病变和大的病变手术后进行低剂量放疗。由于存在对恒牙胚的伤害和诱发恶性肿瘤的风险，特别是在儿童非手术治疗复发概率高，现在已较少应用。

全身化疗用于弥漫性和不能外科手术的病变、局部病变疗效不佳、多脏器病变时。

局部和孤立的下颌骨病灶外科刮除有较好效果。如果病变区骨缺损较大，可以考虑骨移植减少病理性骨折的风险，促进骨再生。

朗格汉斯细胞组织细胞增生症患者，即使病变区牙齿显著松动、根尖吸收性病变，也不必拔除全部牙齿。牙周治疗包括牙石洁治、根面刮治和平整，认真做好口腔卫生可以保存牙和牙周组织。

第十一节　Axenfeld-Rieger 综合征

Axenfeld-Rieger 综合征是非常罕见的疾病，目前研究的病例也很有限。这种病例目前仅限于各种形态学的变化和相关异常表现的描述，是指双眼发育性缺陷，伴或不伴有全身发育异常的一组发育性疾病。

【流行病学】

发生率估计为 1/200 000，可呈家族性，患者确诊年龄一般在 5—30 岁，无明显种族和性别差异。

【病因】

为常染色体显性遗传。其致病基因定位于染色体 4q25、6p25 和 13q14，目前已明确的致病基因有 PITX2 和 FOXC1。

【临床表现】

大多数病例在婴幼儿和儿童期发现，Axenfeld-Rieger 综合征的特点是：①双眼发育缺陷；②可伴有全身发育异常；③继发性青光眼；④常染色体显性遗传,多有家族史,也有散发病例的报道;⑤男女发病率相同。约50%的患者发生青光眼,较多见于儿童或青少年期,如仅有角膜和房角的病变称Axenfeld异常,如还有虹膜病变则称Rieger异常,如伴有眼外的发育缺陷,则称为综合征。近年来的研究认为这两种发育缺陷是同一起源的不同程度的表现,因此,又统称为Axenfeld-Rieger异常或综合征。

【口腔表现】

Axenfeld-Rieger综合征的口腔表现为牙发育不良,有报道同胞兄弟牙齿不发育,但较为罕见。过小牙是Axenfeld-Rieger综合征的典型表现,发生率为0.1%~0.4%,牛牙症也是其牙发育异常的表现。Axenfeld-Rieger综合征患者正畸治疗存在牙根吸收的危险。

【治疗】

应关注牙与颌骨的发育,修复缺失牙,增进美观改善功能。在儿童期,及时矫正排齐牙,结合过渡性修复弥补缺牙状态,促进颌骨的正常发育。成年后可行种植义齿修复。

第十二节 白细胞功能异常

白细胞功能异常(Neutropenia)多为遗传性疾病,是由于外周血中性粒细胞的绝对值减少而出现的一种临床综合征,是外源性感染与宿主防御平衡被打破的结果。

【病因及发病机制】

多发于3岁以下的婴幼儿,发病与感染因素密切相关。所有病例均以感染性疾病为首诊原因,其中以单发呼吸道感染或呼吸道合并其他感染者最常见;其次是药物的影响,与粒细胞减少的发生直接相关的药物主要是抗生素及解热镇痛药。

【临床表现】

以持续低热及在疾病恢复过程中反复发热,或突发高热为主要临床特征,其他表现有面色苍白、精神萎靡、皮疹、口腔溃疡等,其中皮疹多出现在突发高热或重复发热时,并且多有用药史,提示中性粒细胞减少症患者出现的皮疹可能与药物的直接作用有关,患者起病可急可缓,以长程发热或反复发热多见;3岁以上的患儿多表现为持续3d以上发热不退,或在用药后突发高热、皮疹等。对病程超过7d、持续低热及在疾病恢复过程中又复发热或在用药物后突发高热的小儿,要高度怀疑有中性粒细胞减少的可能,应及时做血常规检查,以防漏诊误治。

【口腔表现】

中性粒细胞是机体抵御细菌感染的第一道防线,牙周炎时结缔组织、结合上皮、袋内壁上皮和牙周袋内均有大量的中性粒细胞产生。当机体中每微升血液中少于1500个白细胞时,可诊断为中性粒细胞减少症。轻症外周血中$(1\sim2)\times10^9$/L;重症时$<0.5\times10^9$/L。白细胞功能异常包括白细胞数目减少和细胞功能低下两种情况。在这种状态下,机体抵御外来感染的能力下降,加重牙周炎症的发生发展。

中性粒细胞的下降与牙龈炎的发展相关,白细胞功能降低,增加了牙周病的易感性。慢性特发性中性粒细胞减少症的患者,白细胞保护功能下降,牙周破坏进展迅速。有报道乳牙周围出现严重的牙槽骨破坏,但不影响萌出期恒牙。

【治疗】

白细胞功能异常的儿童其对感染的易感性增加,特别是易发生牙周病。严格执行口腔卫生保健,清除牙石,定期复查可以极大降低牙龈炎症的发生概率,减少牙槽骨破坏的机会。

尽管龋病发生与白细胞功能异常没有明显关系,但使用氟化物防龋等预防措施,可以减少因龋病导致的牙感染和牙齿丧失。

(葛立宏 赵玉鸣)

■ 参考文献

[1] McDonald and Avery. Dentistry for the Child and Adolescent. 9th edition, Mosby ELSEVIER, St. Louis. 2010.

[2] Richard Welbury. Paediatric Dentistry. Third Edition. Oxford University Press, 2005.

[3] James W. Little et al. Dental Management of the Medically Compromised Patient. 7th ed. MOSBY ELSEVIER, St. Louis, 2008.

[4] John A, Hobkirk et al. Hypodontia: A Team Approach to Management. 1st edition. Wiley-Blackwell, John Wiley & Sons Ltd, 2011.

[5] Crispian Scully et al. ORAL AND MAXILLOFACIAL DISEASES. Fourth Edition. Informa Healthcare, Informa UK Ltd, 2010.

第五篇　口腔预防医学

第 39 章

口腔预防医学概述

随着社会的发展,人们对生活质量的要求越来越高。口腔疾病多为慢性病,由于其高的患病率,与全身健康的密切联系以及对公共卫生造成的严重负担而倍受重视。不同于人体某些其他疾病,口腔的两大类疾病——龋病和牙周病,都可以通过个人行为的改善和专业人员的帮助而在很大程度上得到预防,口腔预防医学已成为口腔医学的一门重要学科。

第一节　口腔预防医学的概念

一、口腔预防医学的定义

口腔预防医学(preventive dentistry)是口腔医学的重要组成部分,主要以人群为研究对象,应用生物学、环境医学、预防医学、临床医学及社会医学的理论,宏观与微观相结合的方法,研究口腔疾病发生、发展及分布的规律,研究影响口腔健康的各种因素以及制订预防措施和策略,达到预防口腔疾病,促进口腔健康及提高生活质量的目的。

口腔预防医学可定义为"通过有组织的社会努力,预防口腔疾病,维护口腔健康及提高生命质量的科学与艺术"。

二、口腔预防医学与其他学科的关系

口腔预防医学与国外一些国家设置的口腔公共卫生学(dental public health)或社区口腔医学(community dentistry)相近,口腔公共卫生学更多从大公共卫生角度考虑口腔健康问题,社区口腔医学则更侧重于社区口腔问题的诊断和防治。口腔预防医学与口腔微生态学、口腔生物学等口腔基础学科及牙体牙髓病学,儿童口腔医学、牙周病学等口腔临床学科也有着密切的联系,口腔预防工作者需要掌握相关的知识和方法,更好地开展口腔预防医学的临床和科研工作。

第二节　口腔预防医学发展简史

口腔保健在古代就受到人们的关注,口腔预防医学在西方国家也发展很早。但在我国,口腔预防医学的发展较迟,主要在改革开放之后才普遍地在各地建立该学科并逐渐得以重视。

一、古代口腔疾病的预防

约 3000 年前,我国殷墟甲骨文记载了象形文字刻下的"齿"字和"龋"字,从字面可见,我国古人认为龋是由虫蛀造成的。由于牙病的困扰,我国古代也产生了多种口腔卫生保健方法,如漱口、咽津、叩牙、剔牙、牙刷等,有些方法延续至今。

二、口腔预防医学的诞生

17 世纪,荷兰学者 Anthony Van Leewenhoch

（1632—1723 年）发明了显微镜，并从儿童口腔内取出的牙垢中首次发现了口腔中的细菌。1880—1896 年，Willoughby D. Miller 进行口腔细菌学研究，证明了细菌作用于糖，产生酸使牙釉质脱矿而引起龋，并出版了相关专著，首次提出了龋病的酸溶解学说。

对于口腔预防医学，氟化物与氟牙症、龋病关系的发现以及氟在龋病预防中的应用具有划时代的意义，氟防龋被称为口腔疾病预防的基石。1771 年 Scheele 已发现氟。1886 年，Moisson 分离出氟素。1805 年，Morichini 发现人牙釉质中含有氟化物。1896 年，德国人 A. Dennirger 讲授氟化物可作为对抗牙科疾病的制剂，并认为饮食中缺氟是引起牙病的重要因素。1931 年，H. Trendley Dean 博士受美国公共卫生服务部委托，负责斑釉（氟牙症）流行病学调查，结果证明在一定范围内，随着饮水氟浓度的增加，斑釉的严重程度亦增加，龋病患病程度下降。1944 年，美国在 Grand Rapids 开展饮水氟化试验，随后美国正式开始饮水氟化防龋项目。美国 1948 年成立了国立牙科研究所（NIDR），1950 年建立了美国口腔公共卫生委员会，诣在促进全民的口腔健康。

三、我国口腔预防医学的发展

20 世纪初，西方现代牙医学开始传入我国。

1917 年，我国引进了牙医学教育，由加拿大人林则在成都华西协和大学创办的牙科系，于 1919 年扩建为牙医学院。随后，牙医学教育在我国逐步受到重视，并不断得到发展。1965 年，广州市开展了自来水加氟防龋，该项目于 1983 年停止。20 世纪 80 年代，世界卫生组织在北京举办了数期口腔公共卫生培训班，为各地培养了一批口腔预防的人才。1988 年，我国在天津市召开第一次全国口腔预防医学学术会议。1988—2007 年，经国家卫生部批准成立的全国牙病防治指导组在大众口腔健康促进、基层专业人员培训，以及协助卫生部制定我国口腔卫生保健工作规划等发挥了积极作用。1989 年，国家卫生部和教委等部委将 9 月 20 日定为"全国爱牙日"。1994 年，成立了中国牙病防治基金会。1997 年，成立了中华口腔医学会口腔预防医学专业委员会。2007 年，国家卫生部疾病预防与控制中心成立了口腔卫生处，正式将口腔卫生保健工作纳入卫生部的工作范畴；2013 年由于机构改革，口腔卫生处并入慢性病预防控制处管理。

我国于 1983 年、1995 年和 2005 年进行了 3 次全国性口腔健康调查，掌握了我国城乡居民口腔健康状况及其变化，为政府部门制订口腔卫生政策提供了重要信息。

第三节 口腔预防医学的研究对象及内容

一、口腔预防医学研究对象

口腔预防医学以人群为主要研究对象，以研究群体的口腔疾病患病情况、群体预防措施和个人预防保健方法为基本要素，通过研究，发现并掌握预防口腔疾病的发生与发展的规律，促进整个社会口腔健康水平的提高。口腔预防医学涉及全民的口腔保健工作，它需要口腔专业人员与卫生工作者的努力工作，政府有效的支持，广大群众的积极参与。

二、口腔预防医学研究内容

口腔预防医学研究内容广泛，包括口腔流行病学、循证口腔医学的应用、各种口腔疾病的预防、氟化物的应用、临床口腔预防技术、个人口腔保健、特定人群的口腔保健、口腔健康促进、社区口腔卫生服务、口腔卫生服务和口腔卫生政策等。

三、三级预防原则

Leavell 和 Clark 于 1965 年根据疾病的自然史，将预防策略分为 3 个级别和 5 个阶段。口腔疾病预防采用各种预防和治疗技术，对口腔疾病发生发展过程进行预防和控制。

1. 一级预防（primary prevention） 又称病因预防，即针对疾病发生的生物、物理、化学、心理及社会因素等致病因素采取预防措施，预防各种致病因素引起口腔疾病。包括 2 个阶段：第一阶段，增进健康，如健康教育、菌斑控制等；第二阶段，特殊预防手段，如局部用氟，窝沟封闭，牙洁治等。

2. 二级预防（secondary prevention） 又称临床前期预防，即第三阶段，在疾病发生的早期阶段，做到早期发现、早期诊断和早期治疗。如定期口腔检查、预防性树脂充填、非创伤性充填、简单充填等。

3. 三级预防(tertiary prevention) 又称临床预防,即当疾病发展到严重或晚期阶段时,采取积极有效的治疗措施,防止病情恶化,预防并发症和后遗症,尽量恢复或保留口腔功能。包括最后2个阶段,第四阶段,防止功能障碍,如复杂充填、牙髓治疗、根面平整、牙周手术等;第五阶段,修复,如活动或固定修复、种植牙等。

口腔预防医学的三级预防原则有利于口腔疾病防治的策略制定,使资源得到合理利用。在三级预防策略中,口腔预防医学应着重于一级和二级预防。

(林焕彩)

■ 参考文献

[1] 胡德渝.口腔预防医学6版.北京:人民卫生出版社,2013:1-7.

[2] 林焕彩.口腔流行病学.广州:广东人民出版社,2005:133-137.

[3] 周大成.中国口腔医学考史.北京:人民卫生出版社,1991:1-267.

[4] 齐小秋.第3次全国口腔健康流行病学调查报告.北京:人民卫生出版社,2008:2-8.

第 40 章

口腔流行病学

第一节　口腔流行病学及其作用

流行病学是一门重要的学科,它研究的不是流行病本身,而是疾病的流行。流行病学广泛应用于包括口腔医学在内的多门学科,它曾经并将继续为人类的口腔健康做出重要贡献。

一、口腔流行病学的定义

口腔流行病学(oral epidemiology)是流行病学的一个分支,即用流行病学的原则、基本原理和方法,研究口腔疾病和健康状态在人群中的分布及其影响因素,以及制订和评价预防、控制疾病及促进健康的策略与措施的科学。

二、口腔流行病学的作用

1. 人群口腔健康状况诊断　口腔流行病学可通过对某一人群(全国、某一地区或某一社区)的一种或多种口腔健康状况进行调查,获得该特定人群口腔疾病的患病情况和分布特点,从而做出口腔健康状况的诊断。同时,可以对该人群口腔医疗保健服务的需要进行评估。

2. 监测口腔疾病流行趋势　口腔疾病的流行受很多因素的影响,包括社会经济环境、卫生保健服务、口腔健康行为等。因此,随着时间推移,人群中口腔疾病的流行情况常会发生变化。通过连续多次的口腔健康调查,可以对人群中口腔疾病的变化进行监测。许多国家都定期开展全国性的口腔健康调查,以监测本国居民口腔疾病患病情况的变化,我国 1983 年、1995 年和 2005 年所进行的 3 次全国性口腔健康调查就有此重要作用。

3. 研究口腔疾病病因和影响流行的因素　横断面的分析性流行病学研究难以判别疾病的病因,

但可提供一些线索,形成危险因子假设;纵向的分析性流行病学研究则有利于进一步的判断。必要时采用流行病学实验、分子流行病学和遗传流行病学等研究方法,进一步揭示疾病的病因。

4. 口腔保健和干预措施效果的评价　一种新的口腔保健和干预措施的产生,需要包括临床和现场试验效果评价在内的一系列研究结果的支持。而一种已被证明有效的措施在新的有着不同社会文化环境和卫生服务的地区使用时也需要进行验证和对效果予以确认。各种社区口腔保健项目的管理也需要效果评价。这些都是口腔流行病学应用的重要内容。

三、口腔流行病学研究方法

流行病学的研究方法包括调查和试验性研究。调查(survey)是系统地收集与健康和疾病有关的信息,研究者在调查时没有采用干预性手段,为了强调这一点,有时使用观察性研究(observational study)这一表述。调查可以是描述性的,也可以是分析性的,这两种类型的区别并非总是那么清晰,一个调查里面可以同时包含描述和分析两个目的。流行病学的试验性研究则是在研究过程中采取了干预性的手段。

(一)描述性流行病学

描述性流行病学(descriptive epidemiology)是根据日常记录资料、调查得到资料及实验室检查结果,按不同地区、不同时间及不同人群特征,将人群中疾病或健康状况的分布情况和规律进行描述,并可以对疾病的病因提出假设。

1. 横断面研究(cross-sectional study)　调查

目标人群中某种疾病或现象在某一特定时间的情况,用于了解疾病在人群中的患病情况和分布特点,以便制订预防措施和为研究病因提供线索。这类研究又称现况调查,是最多见的一种流行病学调查方法。

2. 纵向研究(longitudinal study)　研究疾病或某种情况在同一个人群中随着时间推移的自然动态变化,是对 2 次或多次横断面调查结果的分析。它的作用在于动态地观察疾病或某种现象的演变情况及其原因分析。如对某乡村特定年龄组中年人的失牙情况进行多年连续监测,以观察该人群牙缺失的变化情况并分析其原因。

3. 常规资料分析(routine data-sets analyzing)又称历史资料分析,即对已有的资料或者疾病监测记录做分析或总结。如病史记录、疾病监测资料等。如研究某省居民颌面部肿瘤的种类,可收集该省部分医院近 5 年的病历资料进行统计分析,但应注意所选医院的覆盖面及其他可能影响资料代表性的因素。

(二)分析性流行病学

分析性流行病学(analytic epidemiology)就是对所提出的病因假设或影响因素在选择的人群中探索疾病发生的条件和规律,验证病因假设。它主要包括病例-对照研究和队列研究。

1. 病例-对照研究(case-control study)　主要用于探讨病因或相关因素对疾病发生的影响。它先按疾病状态,确定有特定疾病的病例组,然后选择与其配比的对照组,比较两组人群过去暴露于某种(些)可能危险因素的程度,分析暴露是否与疾病的发生有关。这种研究方法在时间上是由"果"及"因"的回顾性研究(retrospective study),回忆偏倚较大。

例如,采用病例-对照研究方法分析某地区大学生牙齿酸蚀症患病的危险因素,可通过抽样调查获得病例组,根据配对或成组配比设立对照组,控制干扰因素,收集可能的影响因素资料,然后进行统计学分析,寻找相关的影响因素。

2. 队列研究(cohort study)　是将特定人群按其是否暴露于某因素分为暴露组与非暴露组,追踪观察一定时间,比较两组的发病率,以检验该因素与某疾病关系的假设。这种研究方法在时间上是由"因"及"果"的前瞻性研究(prospective study),研究时间较长,需要较多的人力物力。

例如,为分析乳牙釉质发育缺陷是否为龋病的易感因素,可筛选患牙釉质发育缺陷的儿童为暴露组,并设立非暴露组,观察一定时间后分析比较两组的患龋情况。

(三)试验流行病学

试验流行病学(experimental epidemiology)是以人类(患者或正常人)为研究对象,在研究者的控制下采取某种干预措施或消除某种因素,以观察其对疾病发生或健康状态的影响。它是一种前瞻性研究,需要遵守随机、对照、盲法的设计原则。流行病学试验以人作为对象进行研究工作,因此,在试验中必须遵循伦理道德,以不损害受试者的身心健康为前提。

试验流行病学主要有以下作用。

1. 验证病因假设。

2. 预防措施的效果与安全性评价。

3. 新药、新方法或新制剂的效果和安全性评价。

4. 成本效果评价和成本效益分析。

根据不同研究目的和研究对象等特点,流行病学试验可分为临床试验(clinical trial)、现场试验(field trial)和社区试验(community trial)。临床试验是在理想的条件下进行的试验,现场试验是在实际环境中进行的试验,社区试验是现场试验的扩大。

第二节　口腔健康指数

指数是一组逐渐变化的数值,有上限和下限,不同的数值代表一特定意思或标准。口腔健康指数是用一组数值说明口腔疾病或状况在个体或群体中的临床表现,用数量等级和标准方法来阐明和比较疾病的范围和严重程度。每个个体可以有一个指数数值,每个群体可以用指数的平均值或分布来表示。一个理想的指数应该有好的信度和效度、简单、敏感、便于统计分析。然而,没有一个指数是完美的。选什么指数,主要看你的研究目的是什么,你想回答的问题是什么。

一、测量龋病指数

(一)DMF 指数

DMF 指数是衡量龋病最常用的指数,其中 D

(decayed)代表未充填龋,M(missing)代表因龋失牙,F(filled)代表已充填牙。按照世界卫生组织(1997)口腔健康调查基本方法,冠龋的诊断标准是用CPI探针探到牙的点隙窝沟或平滑面有明显龋洞、釉质下破坏,或可探到软化洞底或壁部。对于釉质上的白斑、着色的不平坦区、探针可插入的着色窝沟但底部不发软及中到重度氟牙症所造成的釉质上硬的凹陷,均不诊断为龋。对未满30岁的人进行检查时,要区分缺失牙的原因;30岁及以上者,无论任何原因失牙,都将计入"M",包括第三磨牙。"F"为永久性充填物充填的牙,且该牙无继发龋或其他原发龋。

DMF指数检查可以牙为单位进行,得到DT(decayed teeth)、MT(missing teeth)和FT(filled teeth),三者相加为DMFT值。DMF指数也可按牙面检查,得到DMFS值。DMF用于恒牙,字母用大写;相应的用于乳牙列的指数为DMFT和DMFS。FT除以DT和FT之和称为龋补充填比,代表一个社区龋齿得到治疗的比例。

DMF值在年龄较大的人群中可能是无效的。因为在他们中除了龋病外,其他原因引起的失牙也较多,特别在老年人群中,DMF中的M不能有效反映因龋引起的失牙。所以在老年人中可改用DFT指数。

对于预防性充填和牙科服务较好的地区,DMF值会过高估计龋患情况。有些牙医对未出现龋洞,但有可疑龋或有患龋倾向的牙进行充填,这些牙在流行病学调查中将会计入DMF中的F,如果它们未进行充填的话则会被诊断为无龋。一些非龋引起充填也可能使DMF高估。如果在一个地区,这种充填行为很普遍的话,DMF的数值将会变大。

DMF指数的缺点越来越受到人们关注,但在一个新的更好的指数出现之前,DMF指数还会被继续使用。

(二)龋病龋病率和发病率

龋病患病率又称患龋率,指在调查期间某一人群患龋病的频率,人口基数常以百人计算,故一般以百分数表示。计算公式如下:

$$患龋率=\frac{患龋病人数}{受检人数}\times100\%$$

龋病患龋率主要用于描述和比较龋病分布,分析患病的影响因素等。评价患龋状况时,患龋率并非是唯一的指标,龋均可能比患龋率更重要,在对高患龋率的人群(如中、老年人)中进行评价更是如此。

龋病发病率是指在一段时间内(通常至少1年),某人群新发生龋病的频率。龋病发病率用于估计龋病流行强度,研究龋病病因和影响因素,评价龋病预防措施效果等。计算公式如下:

$$龋病发病率=\frac{发生新龋的人数}{受检人数}\times100\%$$

(三)国际龋病检测和评估系统

国际龋病检测和评估系统(ICDAS)协调委员会于2002年提出了龋病评估的新系统——International Caries Detection and Assessment System(ICDAS),并于2005年召开研讨会对其进行修改,提出新的版本,即ICDAS Ⅱ。ICDAS Ⅱ有助于在口腔临床实践和流行病学研究中,对龋病进行更为精确的评估和管理,并试图结合和协调在龋病评估领域出现的新的知识和理论。

根据ICDAS Ⅱ标准,冠部原发龋的评估根据病损的严重程度其代码记录为0~6。不同情况下各级代码的外观特征有微小的变异,取决于牙面特征(窝沟点隙、颊舌的平滑面、近远中面)、是否有邻牙存在(近远中面)和龋病是否与充填体和窝沟封闭有关。因此,ICDAS Ⅱ的培训手册会对各种情况下各代码的诊断标准进行详细描述。不过,各代码的基本标准是一致的。

0=健康

1=牙釉质最初的可视性改变(仅在吹干后可见,限于窝沟点隙底部)

2=明显的牙釉质可视性改变

3=牙釉质局部缺损(无临床可见的牙本质暴露)

4=釉质下牙本质黑影

5=伴有牙本质暴露的明显龋洞

6=伴有牙本质暴露的大面积龋洞

ICDAS Ⅱ还设定了根面龋检测和分类标准,分唇颊、近中、远中和舌面记录。详见相关参考文献。

(四)龋病特殊仪器诊断方法

流行病学研究龋病的诊断一般采用视诊和探诊相结合的方法,在视诊不能判断时用探诊辅助诊断,世界卫生组织推荐的口腔健康调查基本方法采用的就是这种诊断方法。有些研究采用X线检查诊断龋病,尤其是邻面龋,但X线检查是一种侵入性的诊断方法。除此而外,还可采用特殊仪器进行诊断,包括激光荧光、定量光导荧光、光纤透照和电阻法等。

1. 激光荧光(laser fluorescence, LF)　激光荧光通过辨别龋坏和正常牙釉质经光照射诱导出现的牙齿的荧光不同而做出诊断。激光荧光龋检测仪(DIAGNOdent)采用的就是这种技术。该法简单快速,但非龋引起的釉质脱矿可能会造成假阳性。

2. 定量光导荧光(quantitative light-induced fluorescence, QLF)　是一种能拍摄牙面的荧光图像并对图像龋损区矿物质丢失和病损范围大小进行定量分析的方法。该技术可以对未形成龋洞的早期釉质龋损牙面定量评价,也可对病损区脱矿和再矿化过程矿物质含量改变进行定量监测,需要专门的软件系统。不适合用于邻面龋诊断。

3. 光纤透照(fiberoptic transillumination, FO-TI)　其原理是龋坏的牙体组织对光的散射更强,因此,比正常牙体组织光透射的指数较低。该法多用于邻面龋诊断,但灵敏度低于 X 线片。

4. 电阻法(electronic resistance method)　随着牙釉质脱矿,其电传导能力会发生变化,即使牙的表面是完整的。牙的窝沟釉质发生龋时其电传导能力增强。龋电测仪(electric caries monitor, ECM)采用的就是这种技术。该法灵敏度较高,但特异性较低,易出现假阳性。

二、测量牙周健康指数

(一)衡量牙菌斑指数

牙菌斑与牙龈炎有密切关系,它可反映受检者的口腔卫生状况,评价口腔健康教育的效率及菌斑拮抗药的作用。

1. 菌斑指数(plague index, PlI)　Silness 和 Loe 提出的用于测量口腔中菌斑的沉积情况。PlI 按靠近牙龈缘的菌斑厚度记分,牙龈缘的菌斑对牙周疾病的发生发展更为重要。

PlI 检查时用探针沿牙颈部牙面划过进行观察。PlI 可检查指数牙或全口牙。指数牙为 16、12、24、32、36 和 44,指数牙缺失时不用其他牙替代。每颗牙检查 4 个部位,即唇颊侧的远中、正中、近中和舌腭侧正中,每个牙面的记分为 0~3。

菌斑指数记分标准如下。

0＝近牙龈区无菌斑。

1＝龈缘和邻近牙面有薄的菌斑,肉眼不易见到,若用探针可刮出菌斑。

2＝龈沟内龈缘和(或)邻近牙面有中等量肉眼可见的菌斑。

3＝龈沟内和(或)龈缘邻近牙面有大量菌斑。

2. Turesky 改良的 Quigley-Hein 菌斑指数　Quigley 和 Hein 于 1962 年提出,1970 年 Turesky 等对该指数进行修改,提出更客观的记分标准。检查时先用菌斑染色剂染色,根据面积记分,不用探针。检查牙齿可包括除第三磨牙外所有牙的唇(颊)舌面,也可只检查 Ramfjord 指数牙——16、21、24、36、41、44。该指数经常被用于牙刷和牙膏使用效果的临床试验。各牙面记分标准:

0＝无菌斑。

1＝牙颈部龈缘处有散在点状菌斑。

2＝牙颈部菌斑宽度不超过 1 mm。

3＝牙颈部菌斑宽度超过 1 mm,覆盖牙面不到 1/3。

4＝菌斑覆盖牙面超过 1/3,不到 2/3。

5＝菌斑覆盖牙面超过 2/3。

3. 可视菌斑指数　Ainamo 和 Bay(1975 年)建立可视菌斑指数(visible plaque index, VPI),该指数通过视诊检查,不用菌斑显示剂,也不用探针。检查全部牙或选择的牙,每个牙检查 4 个部位,即唇颊面的远中、正中、近中和舌腭面正中。记分方法:

0＝没有看见菌斑。

1＝可看见菌斑。

每个人的记分是有可视菌斑的部位占总的检查部位的百分比。

(二)衡量牙龈炎指数

1. 牙龈指数(gingival index, GI)　是 Loe 和 Silness(1963)提出,Loe 于 1967 年对 GI 进行了修改(Loe, 1967),它是一个衡量牙龈炎的指数,常与 PlI 一起使用,记分标准为:

0＝牙龈正常。

1＝轻度炎症——牙龈颜色轻度改变,轻度水肿;无探诊出血。

2＝中度炎症——牙龈色红,水肿光亮;探诊出血。

3＝重度炎症——牙龈明显红肿;溃疡;有自动出血倾向。

GI 检查时使用牙周探针,可检查 6 个指数牙或全部已萌出牙齿。6 个指数牙是:16、12、24、32、36、44。每颗牙检查唇颊侧的近中龈乳头、正中龈缘、远中龈乳头和舌侧正中龈缘。

2. 牙龈出血指数(gingival bleeding index,

GBI）于 1975 年由 Ainamo 和 Bay 提出,认为牙龈出血情况更能反映牙龈炎的活动状况。GBI 检查时使用牙周探针轻探牙龈,观察出血情况。每个牙检查唇(颊)面的近中、正中、远中 3 点和舌(腭)正中共 4 个点,检查全部牙或仅限于指数牙。记分标准为:

0＝探诊后牙龈不出血。

1＝探诊后可见牙龈出血。

每个受检者的记分是探查后牙龈出血部位的数目占总的检查部位数目的百分比。GBI 常与 VPI 一起使用。

(三)社区牙周指数

1987 年,世界卫生组织在其口腔健康调查基本方法(第 3 版)中采用了社区牙周治疗需要指数(Community Periodontal Index for Treatment Need,CPITN)。CPITN 设计的出发点是对社区人群中的牙周疾病治疗需要进行估计。之后专家认为,根据 CPITN 对人群中的牙周治疗需要估计,估计量非常之大,事实上也不切实际。1994 年 WHO 在马尼拉举行的 CPITN 研讨会上就对此问题进行了论述,一些专家建议将 CPITN 改为社区牙周指数 CPI(Community Periodontal Index),去掉"治疗需要"字眼。1997 年 WHO 在其出版的口腔健康调查基本方法(第 4 版)上,正式更改为 CPI,并增加牙周附着丧失来衡量牙周健康状况,CPI 的基本使用方法与 CPITN 并无不同,只是含义上发生了改变。CPI 表示人群中现时的牙周健康状况,它并不代表社区中牙周治疗需要量,而中老年人群中过去的牙周破坏情况需要用牙周附着丧失来测量。

CPI 检查将全口牙划分成 6 个区段:

| 18——14 | 13——23 | 24——28 |
| 48——44 | 43——33 | 34——38 |

每个区段有 2 个或以上没有拔牙指征的牙时才能检查记录,否则不做检查。每个区段各有指数牙,在后牙区为第一磨牙和第二磨牙,上前牙区为右上中切牙,下前牙区为左下中切牙。在流行病学调查中,当指数牙存在时只检查指数牙,指数牙不存在时检查剩余的牙。每个区段只有一个分数,以情况最坏、也就是记分最高的牙记分。20 岁以下者,为避免第二磨牙萌出过程中产生假牙周袋,不检查第二磨牙;15 岁以下者只检查牙龈出血和牙

石,不检查牙周袋。检查时使用 WHO 专门设计的尖端带有小圆球和有刻度的探针,即 CPI 探针,该探针使用时用力不超过 20g。

CPI 记分(图 40-1)为:

0＝健康。

1＝探出血。

2＝牙石。

3＝浅牙周袋(3.5～5.5 mm)。

4＝深牙周袋(≥6 mm)。

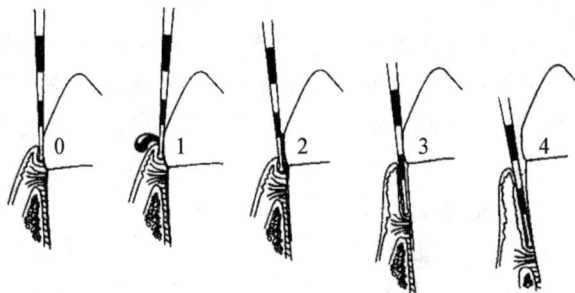

图 40-1　CPI 记分标准

CPI 采用等级计分,通常对每个区段只记录一个最高的分数。如果一个区段的记分为"2"的话,即表明该区段有牙石,并假定同时有探诊出血(牙龈炎);如果一个区段记分为"3",即该区段有浅牙周袋,同时假定有牙石和探诊出血。所以,假如我们要统计所检查人群牙龈炎的患病率的话,受检者只要有一个区段的记为"1"或"1"以上(2、3、4),按照 CPI 的标准这个人就属于患有牙龈炎。

(四)牙周附着丧失

牙周附着丧失(Loss of Attachment,LOA 或 Loss of Periodontal Attachment,LPA)是釉牙骨质界至牙周组织袋底的距离,它反映过去牙周组织的破坏情况,但不能反映当前牙周病的活跃程度。附着丧失可检查指数牙或全口牙,指数牙可采用检查 CPI 时使用的指数牙或 Ramfjord 指数牙。

WHO 在其口腔健康调查基本方法(第 4 版)中,对 LOA 的检查与 CPI 检查相结合进行,使用相同检查器械和指数牙,按区段记录,在记录每一区段 CPI 分数后随即记录 LOA 情况。在同一区段中,最高分值 CPI 与附着丧失不一定是同一颗牙。

按照 WHO 推荐标准,若一个区段的釉牙骨质界(cemento-enamet junction,CEJ)未外露,而最高 CPI 分数＜4(牙周袋＜6 mm),则估计该区段的附着丧失＜4 mm。LOA 记分代码(图 40-2)为:

0—附着丧失 0~3 mm（未见 CEJ 而 CPI 记分 0~3）。

若未见 CEJ 但 CPI 记分为 4,或可见 CEJ,则:

1——附着丧失 4~5 mm（CEJ 在 CPI 探针近探头的黑区内）。

2——附着丧失 6~8 mm（CEJ 在近探头的黑区上限和 8.5 mm 刻度间）。

3——附着丧失 9~11 mm（CEJ 在 8.5 mm 和 11.5 mm 刻度间）。

4——附着丧失 12 mm 或以上（CEJ 超过 11.5 mm 刻度）。

X—除外区段（余留牙少于 2 个）。

9—无法记录（CEJ 不可见也不能检查）。

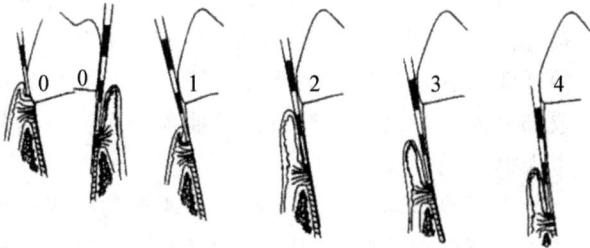

图 40-2　WHO 牙周附着丧失记分标准

LOA 的测量亦可采用有刻度牙周探针进行间接测量。检查者首先测量牙龈缘至袋底的距离（A）。然后,确定 CEJ 位置并测量 CEJ 至牙龈缘距离（B）。通过这两个数据得出 LOA:将 A 减去 B 即为 LPA（注意:当 CEJ 暴露时 B 为负数）。

三、测量氟牙症指数

多年来在氟牙症的研究中,提出过多种不同的分类法。目前国际上采用的标准主要有 Dean 氟牙症指数、TFI（Thylstrup 和 Fejerskov 氟牙症指数）和 TSIF（Tooth Surface Index of Fluorosis）3 种。由于篇幅关系,本章主要介绍 WHO 口腔健康调查基本方法所推荐的 Dean 氟牙症指数。

（一）Dean 氟牙症指数分级标准

Dean 氟牙症指数为 6 级分类（表 40-1）,临床检查时用 0、1、2、3、4、5 分别代表 6 种情况,评定每位受检者的氟牙症状况;而计算社区氟牙症指数时则分别给予这 6 种情况 0、0.5、1、2、3、4 的加权分。

表 40-1　Dean 氟牙症指数标准

分类	加权记分	诊断标准
正常	0	釉质光滑,有光泽,半透明,通常呈浅乳白色
可疑	0.5	釉质正常的半透明轻微改变,从少量白色条纹至偶尔可见的白色斑
很轻度	1	小的、似纸一样的不透明区不规则地散布在牙面上,占唇颊面 25% 以下
轻度	2	釉质白色不透明区更为广泛,但不超过牙面的 50%
中度	3	釉质表面大部分受累,有明显的磨损、棕染,常很难看
重度	4	釉质表面严重受累,釉质发育不全明显以致影响牙外形。有坑凹状缺损或磨损区,棕染广泛,牙常有侵蚀现象

氟牙症的诊断需与釉质发育不全、四环素牙、非氟斑、牙面外染和脱矿性斑等鉴别。每位受检者的氟牙症指数是根据口腔中 2 颗最严重的牙诊断的,如 2 颗牙受损程度不同,则按较轻的 1 颗牙诊断。表 40-1 中的加权记分用于社区氟牙症指数的计算。

（二）社区氟牙症指数

社区氟牙症指数（community fluorosis index,CFI）是根据某一社区中各受检个体的氟牙症指数计算。计算方法如下:

CFI=（可疑人数×0.5）＋（极轻人数×1）＋（轻度人数×2）＋（中度人数×3）＋（重度人数×4）/受检人数

氟牙症指数是定量反映一个地区人群氟牙症流行严重程度的指标,按 Dean 规定的指数范围进行评价。指数为 0.0~0.4 定为阴性,属正常范围,没有公共卫生意义;0.4~0.6 为边缘线,属允许范围;0.6~1.0 为轻度流行,这时需要采取公共卫生措施,防止这种现象继续下去;1~2 为中度流行;2~3 为重度流行;3~4 为显著和极显著流行。该指数应用广泛,不但用于饮水加氟的监测,也用于对地氟病病区流行强度的评价和改水、改灶、降氟效果的评价。

(三)氟牙症患病率

氟牙症患病率代表在一个特定时间内某一人群中患氟牙症的比例。氟牙症患病率未把不同程度的氟牙症分别加以考虑。因此,还应分别报道各种不同程度氟牙症的患病情况。氟牙症患病率计算公式为:

$$氟牙症患病率 = \frac{极轻度及以上的人数}{受检查人数} \times 100\%$$

第三节 口腔健康调查

口腔健康调查(oral health survey)是口腔流行病学研究的常用方法,它是一种横断面研究,在一个特定时间内收集一个人群口腔疾病患病频率、分布及流行规律的资料。口腔健康调查的目的是为了收集人群口腔健康状况和治疗需要的信息,监测口腔疾病患病水平和变化规律,了解和分析影响口腔健康的有关因素。

一、调查目的

研究目的应该是用极简练的文字表达出该项研究的核心思想与内容,它是一项研究计划的基本步骤,没有明确的研究目的一项研究计划难以取得成功。有时研究目的的内容较多,可以使用数个单句分别列出。研究目的应清楚,可以衡量。

二、捷径调查

捷径调查(pathfinder survey)的目的是为了在较短时间内了解某人群口腔健康状况,并估计在该人群中开展口腔保健所需的资源。由于此方法只查最重要的代表性年龄组,抽样方法经济实用,节省时间和人力,故称为捷径调查。WHO目前推荐的指标年龄/年龄组有5岁、12岁、15岁、35-44岁、65-74岁。

1. 5岁 该年龄可评定乳牙列龋病的患病水平。

2. 12岁 该年龄组可通过学校系统获得可靠的样本。已形成恒牙列。另外,该年龄组作为WHO全球监控龋病的年龄,可对龋病流行的趋势进行国际化比较和监测。

3. 15岁 此时对龋病的评定通常比12岁更有意义,还可评估青少年牙周病指征。

4. 35-44岁 该年龄组是监测成人口腔健康状况的标准年龄组,反映成人龋病和牙周病患病水平,以及提供保健服务的效果。

5. 65-74岁 该年龄组可评定老年人口腔健康状况。所获得的资料可用于规划老年人口腔保健,并监控口腔卫生保健对该人群的效果。

三、抽样方法

由于受到资源的限制或是为了避免资源的浪费,流行病学研究经常采用抽样调查的方法。所谓抽样即从研究人群中,按照统计学随机抽样原则抽取部分人作为调查的对象。被抽到的人群称为样本人群。

由于抽样调查是用样本人群调查的结果推断总体人群的患病情况,因此,抽样必须遵循以下两个基本原则。

1. 样本必须有很好的代表性,遵循随机化原则。

2. 样本必须足够大,较大的样本可以减少抽样误差,有较强说服力。常用的抽样方法有单纯随机抽样、系统抽样、整群抽样、分层抽样、多阶段抽样等。在一个研究中有时采用2种或2种以上的抽样方法相结合。

四、样本含量

在流行病学研究的计划中,确定样本量是很重要的一个步骤。样本过大,浪费人力、时间和经费;反之,样本过小,会妨碍得出预期的、有说服力的结果。

在流行病学研究中,样本量计算需根据所进行的研究是属于哪种方法而进行计算,不同研究方法样本量计算公式也不一样,具体可参阅有关的统计学书籍,必要时请卫生统计学专业人员提供参考意见。以下介绍对率做抽样调查时样本量的计算公式:

$$n = (\mu_\alpha/\delta)2\ P(1-P)$$

式中 n 为所需样本大小;μ_α 为正态分布中累积概率为 $\alpha/2$ 时的 μ 值,如 $\alpha=0.05$ 时 $\mu_\alpha=1.96$,$\alpha=0.01$ 时 $\mu_\alpha=2.58$,实际使用中通常将 μ_α 设为2;P

为某病预期患病率；δ 为允许误差，一般取总体率可信区间宽度的 50%，当将允许的误差设为 10% 的时候，δ＝0.1P，余类推。

例：为了解某社区 3—5 岁儿童患龋情况，拟进行一次口腔健康调查；根据既往调查资料，估计该社区 3—5 岁儿童患龋率约为 60%，允许误差为 10%，需要调查的人数为：

$$n = (\mu_a/\delta)2P(1-P)$$
$$= [2/(0.1 \times 0.6)]2 \times 0.6(1-P)$$
$$= 267(人)$$

五、调查项目

1. 一般性项目　无论是口腔健康状况调查表，还是口腔健康问卷调查表，一般在前面都有一般性项目，如姓名、性别、年龄或出生年月日、工作单位（或学校、班级）或住址、职业、民族等。这些基本资料可供查阅核对之用，同时，性别、职业、民族等也可能是今后分析的重要变量。

2. 口腔健康状况　在口腔健康调查表中，另一部分内容是直接反映口腔健康状况的信息，如龋病、牙周病、口腔黏膜病、氟牙症、戴义齿情况、治疗需要、口腔卫生状况等。这一部分是调查的主要内容，根据研究目的增减确定。在不同的年龄组进行调查时，调查的项目和要求可能会有较大的差异，可以针对不同的年龄组选用不同的调查表格。

3. 问卷调查项目　在口腔健康问卷调查表中，问卷调查项目主要包括口腔健康知识、口腔健康态度与信念、口腔卫生习惯和牙科服务使用、口腔健康生活质量等方面的具体内容，这方面的研究目前很受重视。研究中有时需了解社会经济或环境因素等资料，通常包括在问卷调查中。

六、预 调 查

预调查是指在正式实施一项调查研究之前，按照设计要求，进行一次小规模的测试。它的作用是通过测试，衡量原订计划是否可行，发现、解决原设计中存在的问题。比如：调查对象的标准是否恰当；应答率会不会过低；调查表中有无模糊之处；调查的内容是否过多；经费预算是否足够等。

预调查的另一个作用是通过演习，考核拟参与调查的每一个成员，特别是新培训的调查人员。必要时可进行人员的调整，以提高研究的质量。

如果预调查进行得很顺利，能够完全按照原设计方案进行，这时所获得的研究资料也可以并入正

式的研究之中。

七、调查的实施

调查实施的过程是整个研究过程中持续时间最长的阶段，出现变化和发生问题的机会也较多，其中最需要注意的是质量控制。质量控制方法除了要求严格遵守设计和工作规范外，最主要的就是定期检查，严把验收关。通常是定期将 5%～10% 的工作进行抽查，评定其质量，以便随时纠正出现的问题，不合格者返工或废弃重做，使调查获得真实、完整、可靠的资料。

调查的组织者应坚持每天记录工作日志，在工作日志上记录每日的检查地点、受检人数和每个调查点的有关资料。这些资料有时对日后调查结果的评价会有所帮助。

八、信度和效度

（一）信度

信度又称可靠性（reliability）或可重复性（reproducibility），是指信息的稳定性和一致性，当多次对同一信息进行测量时能否得到相同或近似的结果。信度的检测可包括百分符合率、相关分析、Kappa 值等统计方法。其中，Kappa 值是较可靠和目前使用得较多的检测方法，它将一致性的实际测定与统计学上认为是偶然出现的一致性程度联系起来。

Kappa 值可从任何负值至 1；Kappa 值为 0 时表明所得结果是随机的，没有任何一致性和可重复性；Kappa 值为负值表示一致性比随机结果还差；0.4 以下均为不及格，0.41～0.60 为中等，0.61～0.80 为优，0.81 以上为完全可靠。对于等级资料（如 CPI），可计算加权 Kappa 值。下面以两位检查者对龋病的检查的结果（表 40-2）为例，介绍龋病 Kappa 值的计算方法。

表 40-2　龋病检查一致性检验

检查者 2	检查者 1		
	无龋	有龋	合计
无龋	a	c	a+c
有龋	b	d	b+d
合计	a+b	c+d	a+b+c+d（=1）

a＝两个检查者均认为无龋的比例；

b＝检查者 1 认为无龋、检查者 2 认为有龋的比例；

c＝检查者 1 认为有龋、检查者 2 认为无龋的比例；

d＝两个检查者均认为有龋的比例

公式为：$\kappa = \dfrac{Po-Pe}{1-Pe}$

式中 Po 为结果一致的比例，$Po = a+d$.

Pe 预期偶然出现一致的比例：

$$Pe = \dfrac{(a+c)\times(a+b)+(b+d)\times(c+d)}{(a+b+c+d)^2}$$

假设两位检查者检查了 20 位 12 岁学生，共 560 颗牙；2 个检查者均认为无龋的牙 530 颗；检查者 1 认为无龋、检查者 2 认为有龋的牙 3 颗；检查者 1 认为有龋、检查者 2 认为无龋的牙 5 颗；2 个检查者均认为有龋的牙 22 颗。那么：

a = 530/560 = 0.9464

b = 3/560 = 0.0053

c = 5/560 = 0.0089

d = 22/560 = 0.0393

Po 经计算为 0.9857；Pe 经计算为 0.9114；κ 经计算为 0.84。

进行流行病学调查和临床试验时，临床检查的信度包括检查者自身的信度和有多位检查者时检查者之间的信度。检查者自身的信度就是同一检查者在相隔一定时间对相同受检者进行检查，依据结果计算其信度；检查者之间的信度是不同的检查者对相同受检者进行交叉检查，依据结果计算其信度。通常来说，检查者自身比检查者之间较易取得一致。

(二)效度

效度也称为真实性(validity)，也就是测量的结果能否反映事物的真实情况，测量的结果越接近事物的真实情况，则效度越高。

在流行病学研究中，无论采用哪种研究方法，都必须考虑能否得到正确的结果和结论，在研究中应尽量保证研究结果与客观事实的一致性。但是由于各种因素的影响，对事物某一特征的测量值往往会偏离其实值，这就是误差(error)。误差包括随机误差和系统误差。随机误差又称抽样误差，它总会存在，但可以通过合理的设计、正确的抽样等使之减少。系统误差又称偏倚(bias)，是在流行病学研究中样本人群所测得的某变量值偏离了研究人群中该变量的真实值，包括选择性偏倚、无应答偏

倚和信息偏倚。重复地做试验及增加样本含量并不能减少系统误差，只有研究人员科学地拟订设计，在选择研究对象、获取信息和资料分析等方面严加注意，方可防止偏倚或将其减少到最低限度。

九、临床检查的质量控制

1. 调查者的选择　一项流行病学研究的可靠程度主要取决于调查者的检查质量。一项研究往往不是一两个研究设计者能够完成的，要有一批工作态度良好又训练有素的检查者、记录者以及标本采取、检验操作、数据编码等工作人员参加。故挑选和训练这些人员非常重要。比如，挑选临床检查者时，不仅应具有一定业务水平，而且需对流行病学研究有一定兴趣与能力，能耐心、认真地进行检查。

2. 调查者的培训　进行口腔健康流行病学调查时，通常要对检查者进行培训，对检查标准进行校准(calibration)，并做一致性检验。一致性检验包括检查者与参考检查者的一致性检验和检查者之间的一致性检验。一般情况下，要求检查者与培训之间，以及检查者之间，通过对 15～20 人的检查，大多数评定的一致性介于 85%～95%，或设定 kappa 值的水平，例如，对龋病的检查一般要求 kappa 值在 0.80 以上。如果某些检查者的检查结果始终明显有别于其他多数人员，并难以纠正，则不能予以录用。

值得注意的是，对某一种疾病或状况所做的一致性检验结果只代表这种疾病或状况检查的可靠性，而与其他疾病或状况无关。例如，龋病一致性检验的结果只代表龋病检查的可靠性，而不能代表牙周疾病等其他疾病检查的可靠性。因此，当调查多种疾病或状况时，应分别计算各类检查的一致性检验结果。

3. 现场检查质量控制　由于检查者之间的检查差异是不可避免的，在实际调查的过程中，调查质量的负责人至少做一次质量检查，每次至少检查 25 人，以检查调查者是否始终按同一标准进行调查，如果发现任何人的技术误差过大，则该检查者应立即停止调查，重新复习标准，直到合格再进行工作。

第四节　口腔健康问卷调查

流行病学研究中的一些资料，须通过问卷调查的方式收集。问卷，也称为调查表，是一套经预先

设计的、有目的、有系统、有顺序的问题表格。问卷调查是口腔流行病学研究中一种常见而重要的研

究方法。

一、问卷调查内容

口腔健康问卷调查可用于收集多方面的信息，包括社会人口学特征，如年龄、性别、种族、婚姻状况；社会经济特征资料，如受教育程度、职业和收入；口腔健康知识、态度和行为；口腔健康相关生活质量；口腔卫生人力资源；口腔卫生服务需求等。具体调查什么内容取决于调查目的。

二、问卷结构

问卷的结构一般都包括封面信、问题及联结部分。封面信也称预告信，用以说明组织该调查的机构、调查目的、调查主要内容、调查对象、调查意义，并有保密承诺和感谢语。问题是问卷的核心部分，一个完整的调查问题由问题、答案和编码三部分组成。联结部分有指导语、过渡语、结束语等，由它们把问题按照逻辑顺序联结成一个整体。

三、调查方式

问卷调查方式有自填式（self-administered）和访谈式（interview）两大类。

1. **自填式问卷调查**　自填式问卷调查包括送发式问卷调查和邮寄调查，前者将问卷直接发放给被调查者，当场填答后收回，后者将问卷寄送给被调查者，由被调查人填写后寄回。随着互联网的发展，还可以通过电子邮件和网络进行问卷调查。

2. **访谈式问卷调查**　访谈式问卷调查包括面对面访谈（face to face interview）和电话调查（telephoned interview）。面对面访谈由调查员当面向被调查者询问问卷上的问题，被调查者作答，调查员记录答案。电话调查由调查员通过电话，向被调查者阅读问卷上的问题，被调查者作答，调查员记录答案。

在口腔流行病学调查中，上述几种方式以面对面访谈和送发式问卷调查应用最多。

四、问卷调查质量控制

1. **预调查**　根据研究目的初步设计出问卷后，需要对问卷做预调查。根据预调查情况，结合被调查者和专家意见，对问卷进行修改、补充、完善，形成正式问卷。

2. **问卷调查员培训**　与口腔流行病学调查中临床检查的检查者培训一样，问卷调查前应先对问卷调查员进行培训，令其熟悉问卷内容，掌握访谈技巧。特别是大规模的调查，要保证不同的调查员采用相同的方式进行调查，减少偏倚。

3. **问卷回复率**　通常所说的问卷回复率（respondent rate）是回收的问卷份数与发出的份数的比率。回复率是反映问卷调查质量的一个重要指标。问卷的科学设计和良好的访谈技巧是获得高的回复率的保障。

4. **问卷的信度**　信度的高低可以用信度系数来表示，通常以 2 次或 2 种测量结果的相关系数表示信度系数，信度系数越大，表明问卷调查结果的可信程度越高。

问卷调查信度分析有 2 种，即内部一致性分析和稳定性（重复性）分析。Cronbach α 系数、折半信度（split-half reliability）用于评价内部一致性，一般认为，内部一致性系数 >0.7 表明问卷的内部一致性较好。重测信度（test-retest reliability）、复本信度（alternative form reliability）等用于评价稳定性，一般认为稳定性系数 >0.5 为可接受范围。

5. **问卷的效度**　问卷调查效度的检验方法有内容效度（content validity）、准则效度（criterion-related validity）、建构效度（construct validity）等。效度越高，表示测量结果越能显示出所要测量的对象的真正特征。

第五节　口腔疾病流行情况和影响因素

口腔疾病种类繁多，其中以龋病和牙周疾病最为常见，也是导致失牙的主要原因。不同口腔疾病病因和影响因素不同，龋病病因模型已从单纯的生物医学模型转变为多维度多因素的立体模型，涵盖生物、环境、行为、社会等多种因素。以下对龋病和牙周疾病的流行情况和影响因素做一介绍。

一、龋病流行情况和影响因素

（一）龋病流行情况

世界各国家和地区龋病患病水平各异，世界卫生组织设定了龋病患病水平的衡量标准（表 40-3），根据该标准，我国 12 岁和 35—44 岁年龄组的龋病患病水平均属于"很低"。35－44 岁年龄组中,南美洲、西欧多国龋病患病较高;12 岁儿童中,南美洲、东欧多国患病较高,而西方国家由于口腔保健的进步,该年龄龋病患病已降到"低"或"很低"的水平。非洲国家龋病患病普遍较低。

表 40-3 WHO 龋病流行程度的评价指标(平均 DMFT)

等级	12 岁	35－44 岁
很低	0.0～1.1	0.0～4.9
低	1.2～2.6	5.0～8.9
中	2.7～4.4	9.0～13.9
高	>4.4	>13.9

迄今为止,我国进行过三次全国性口腔健康流行病学调查。第一次(1983 年)调查了 29 个省的 7 岁、9 岁、12 岁、15 岁和 17 岁中小学生的龋齿和牙周疾病;第二次(1995 年)调查了 11 个省的 5 岁、12 岁、15 岁、18 岁、35－44 岁和 65－74 岁 6 个年龄组的口腔健康状况,并进行了问卷调查;第三次(2005 年)调查了 30 个省 5 岁、12 岁、35－44 岁和 65－74 岁 4 个年龄组的口腔健康状况,并进行问卷调查。

第三次全国口腔健康流行病学调查结果各年龄组男女龋均和患龋率,见表 40-4。5 岁年龄组不同性别龋病患病水平无明显差异,其他年龄组女性高于男性。城乡比较,12 岁和 35－44 岁年龄组城乡的龋均相似,而 5 岁和 65－74 岁年龄组乡村高于城市。与国际上大多数国家比较,我国居民乳牙列患龋高,恒牙列患龋低;儿童和青少年 DMF 指数中,以"D"为主要构成成分,绝大部分的龋齿未得到治疗。

表 40-4 我国各年龄组人群患龋率和龋均(2005 年)

年龄组	患龋率(%)		龋均	
	男	女	男	女
5 岁	66.4	65.6	3.5	3.5
12 岁	25.4	32.6	0.5	0.6
35－44 岁*	44.7	66.1	1.9	2.9
65－74 岁*	68.6	75.1	11.0	12.1

* 35－44 岁和 65－74 岁两个年龄组均不包括第三磨牙

(二)影响龋病流行的因素

龋病是微生物感染引起的。在龋病的发生和发展过程中,一些因素扮演着重要的作用,包括细菌生物膜(特别是变形链球菌和乳酸杆菌的存在)、糖的摄入频率、唾液流率及其成分、氟的存在、牙矿物质的结构和口腔卫生的行为等。

过往对于龋病患病的影响因素有许多研究,不同地区人群或不同年龄龋病的影响因素存在差异,不同学者根据相关理论和研究结果提出过不同的影响因素模型。Burt 和 Ismail(1986)以龋病病因学说为基础,对龋病病因和影响因素进行细化,提出了一个多因素模型(图 40-3)。

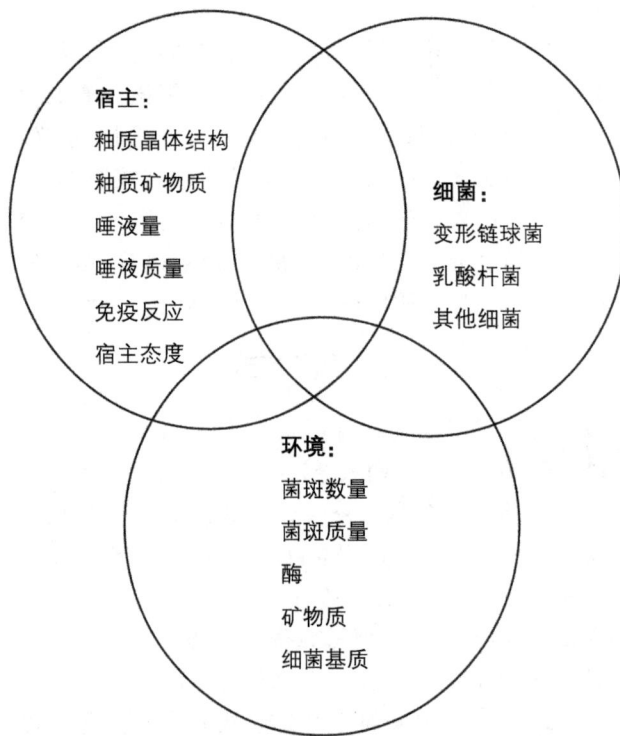

图 40-3 龋病多因素模型(Burt & Ismail, 1986)

世界卫生组织的口腔专员和预防专家 Petersen PE(2003)认为口腔疾病作为一种可预防的、与生活方式有关的慢性疾病,存在多种危险因素,并提出影响口腔健康的危险因素模型(图 40-4),建议口腔健康促进相关卫生政策的制定应当紧紧围绕社会、环境以及个体的一些可改变的危险因素着手。2005 年,在利物浦举行的世界卫生组织大会上,来自世界各国的专家达成共识,提出的 21 世纪口腔健康促进宣言。该宣言的内容主要包括国家制订氟防龋计划、采取有效的措施促进健康的生活方式并减少可改变的危险行为、确保人人享有相关的口腔医疗服务等。

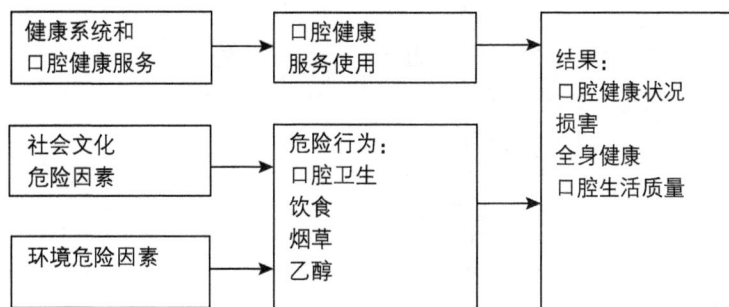

图 40-4　影响口腔健康的相关危险因素（Petersen PE,2003）

二、牙周病流行情况和影响因素

(一)牙周病流行情况

迄今为止,世界各国家(地区)的牙周健康调查仍以使用 CPI 指数为多,但也有一些国家以位点记录牙周健康的状况,如美国。

在青少年中,严重的牙周炎(即 CPI 得分＝4)的流行虽然有很高的报道,但一般情况其患病率＜5.0％,且多数在 1％以内。这些数据显示,在这个年龄组,严重的牙周病的流行是相当低的。但是,他们中相当比例缺乏良好的口腔卫生,因而牙石和牙龈炎的流行很高。如果在青少年已患有严重的牙周炎,其遗传和全身性的因素应引起高度的重视。

由于世界卫生组织指标年龄组的推荐,大多数国家报道牙周病在成人中的流行主要针对 35－44 岁和 65－74 岁的年龄组。关于口腔卫生状况,如以 CPI 得分＞1 为标准,大部分国家均有超过 80％的人有牙石。根据大部分国家的调查报告,中老年人中浅牙周袋(CPI 得分＝3)的流行约达到人群的 2/3,深牙周袋(CPI 得分＝4)有 20％～30％。这种浅和深的探诊深度似乎与经济状况、教育水平、口腔卫生保健服务的有效性没有较强的相关性。尽管大部分人群口腔卫生缺乏或不足,但严重牙周炎(CPI 得分＝4)仅集中于人群中的小部分个体。

我国第二次全国口腔健康调查(1995)结果显示,根据最高 CPI(TN)记分,2.1％的 35－44 岁中年人和 4.3％的 65－74 岁老年人有深牙周袋。第三次全国口腔健康调查(2005 年)牙周状况的检查以牙为单位记录,结果显示 35－44 岁组浅牙周袋和深牙周袋检出率分别为 40.6％和 4.9％,65－74 岁组浅牙周袋和深牙周袋检出率分别为 51.2％和 10.1％。

(二)影响牙周病流行的因素

牙周病流行受许多因素影响,包括年龄、社会经济状况、个人健康行为、局部因素、微生物、全身性因素等,以下对部分主要因素做一介绍。

1. 社会经济状况　与牙周病的严重程度是否相关尚没有权威性的结论。在高和低收入的人群中较严重的牙周疾病的全球流行提示,社会经济状况,尤其在人群水平来说,可能不是重度牙周炎的一个重要影响因素。但是,调查发现,社会经济状况较低的人群中,口腔卫生状况通常较差,牙龈炎患病率较高。

2. 吸烟　已经被公认为牙周病的一个危险因素。各种研究报道指出,吸烟者由于牙周病而出现更高的附着丧失,牙槽骨损失,甚至失牙的风险。

3. 牙因素　一些牙解剖学的特性与牙周病相关,包括釉质悬突、釉珠、牙列不整、牙拥挤和修复体边缘悬突等。

4. 微生物　牙菌斑中的细菌是牙周疾病的致病因素。然而,并非组成牙菌斑的所有细菌都显示与牙周疾病的进展呈现协同的相关性。一些病原体已经被确认为牙周破坏的启动因子,包括放线共生放线杆菌（Actinobacillus actinomycetemcomitans）；福塞类杆菌（Tannerella forsythensis ［Bacteroides forsythus]）和牙龈卟啉菌（Porphyromonas gingivalis）。

5. 糖尿病　和牙周疾病之间有着一种双向的关系。也就是说,控制不好的糖尿病会成为牙周疾病进展的风险,而有效的牙周治疗对糖尿病的控制又有着积极的作用。

6. 骨质疏松症　流行病学的研究已经证明全身性骨质的丧失和牙槽骨丧失之间的关系,牙脱落可能是骨质疏松症的一种表现。美国第三次全国健康和营养调查,通过全国性广泛的横断面调查所收集的资料发现,骨质疏松症可能是牙周炎的一个危险因素。目前证据尚不清楚骨质疏松症是否为牙周炎的一个危险因素,或仅仅只是单纯与牙槽骨丧失有关。由于一些已知的和未知的危险因素可能使评估复杂化,目前骨质疏松症只能被看作是一个潜在的危险因素。

(林焕彩)

■ 参考文献

[1] 林焕彩,卢展民,杨军英.口腔流行病学.广州:广东人民出版社,2005:8-150.

[2] 胡德渝.预防口腔医学.6版.北京:人民卫生出版社,2012:8-60.

[3] World Health Organization. Oral health survey-basic method. Geneva:WHO, 1997:1-47.

[4] 齐小秋.第三次全国口腔健康流行病学调查报告.北京:人民卫生出版社,2008:72-103.

[5] Petersen PE. The World Oral Health Report 2003: continuous improvement of oral health in the 21st century--the approach of the WHO Global Oral Health Programme. Community Dent Oral Epidemiol,2003,31(sl1):3-23.

第41章

循证口腔医学及其应用

第一节　循证口腔医学概述

循证口腔医学，或称循证牙医学（evidence based dentistry，EBD），是口腔医学的一个重要部分，也是循证医学（evidence based medicine，EBM）的一个分支。循证口腔医学是口腔医疗保健中的一种方法，它要求将临床相关科学证据的系统评估与患者口腔及全身健康状况和病史、口腔医师临床技能、患者治疗需要和意愿进行明智的结合。

循证口腔医学的目的是鼓励普通的口腔工作者在他们的临床服务中，寻找可得到的最佳证据，应用到日常所遇到的临床问题中，在临床实践中做出预防、诊断、治疗、预后判断等决定。只有这样，有限的资源才能得到充分利用，并取得最佳的防治效果。

一、主要特征

将循证口腔医学与传统口腔医疗实践做比较，两者都需要有良好的临床技术和经验，并尊重患者的意愿。但是，它们在证据的使用方面却明显不同（表41-1）。循证口腔医学通过系统和彻底的搜索去发现和使用现存的最佳证据，这要求必须在寻找某一特定问题的证据时将偏倚减少到最小的程度。由于发表的研究报道中质量参差不齐，因此，需要对这些研究结果进行严格的评价。再者，通过保证得出结论所采用方法的透明性，读者能够就结论的真实性做出自己的评价。

表 41-1　循证口腔医学与传统口腔医疗实践差别

循证口腔医学实践	传统口腔医疗实践
使用现有最佳证据	是否以证据为基础不明确
对证据质量进行系统评价	证据质量不明确或没有评价
评价程序更客观、透明和较少偏倚	评价程序较主观、不透明和较多偏倚
更多接受不确定性结论	较偏向于得出是或非的结论

二、实践方法

循证口腔医学实践包括两个方面——研究和应用。研究者（doer）是最佳证据的提供者，他们根据口腔临床实践中存在的问题，进行系统评价和荟萃分析，从文献中去收集、分析、评价和综合各单项研究的结果，为临床医师提供最佳证据。应用者（user）是从事口腔临床工作的人员，包括医疗管理者和卫生政策的决策者，他们将循证口腔医学的方法和最佳证据应用到各种决策中。

应用循证口腔医学做出临床决策，有一定的步骤：①从临床实践过程中提出需要解答的临床问题；②通过各种途径收集证据；③对收集的证据进行评价，好的证据予以储存，不好的证据予以抛弃；④根据最佳的证据做出决策，但要注意结合患者意愿，同时作为医师必须有相应的良好的临床技能；⑤评价实践效果，对证据进行验证。

第二节　循证口腔医学的证据

一、证据等级

各类临床研究中,依据证据强度从强到弱的排列为:随机对照试验、非随机对照试验、队列研究、病例-对照研究、病例分析、横断面调查和病例报告。

对于治疗性干预的评价,经过严谨设计的随机对照试验,其研究结果被认为是单个临床研究中最强水平的证据,而对多个随机对照试验的系统评价则提供了更好的证据。实际上,随机对照试验和系统评价并不能回答所有的临床问题,而其他水平的证据也可提供有价值的信息。不同学者和机构对证据水平的划分有所不同,但这些标准的内容实质是相近的。在 Richads 和 Lawrence(1995)对证据分级的基础上,Cochrane 图书馆"Self training guide and notes(2003 Issue 2)"将证据从强到弱分为 6 级。

Ⅰ级:至少 1 篇来自多个严格设计随机对照临床试验的系统评价的强的证据。

Ⅱ级:至少 1 个经过适当设计、有合适样本量的随机对照临床试验的强的证据。

Ⅲ级:来自多个严格设计的非随机临床试验、自身前后对照临床试验、队列研究、时间序列研究或配对病例对照研究的证据。

Ⅳ级:多中心或多个研究小组严格设计的非试验研究的证据。

Ⅴ级:权威机构基于临床证据提出的意见,描述性研究,或者专家委员会的报告。

Ⅵ级:同事的意见。

二、证据来源

1. 电子数据库　根据证据种类,电子数据库可分为两种,一种是原始研究证据;另一种是二次研究证据,即系统评价的证据。原始研究证据即各种原始研究的报道,与口腔医学相关外文的医学数据库有美国国家医学图书馆的 MEDLINE、荷兰的 EMBASE 等,中文的有中国生物医学文献数据库(Chinese Biomedical Literature Database,CBM)、CNKI 中国期刊全文数据库等。与口腔医学相关的二次研究证据数据库有 Cochrane 图书馆(Cochrane Library),归属英国牙医学会《Evidence-Based Dentistry》杂志编辑部的"Centre for Evidence-Based Dentistry",英国 Trip 数据库有限公司的"TRIP Database",MEDLINE 中的系统评价文章等。

Cochrane 图书馆由国际 Cochrane 协作网制作,是目前临床疗效研究证据的主要来源。它制作的系统评价主要通过 Cochrane 图书馆每 3 个月 1 期以光盘形式向全球发行,摘要可在互联网上免费查阅（网址是:http://www.cochrane.org）。在 Cochrane 评价组（Cochrane Review Groups）中,有 Cochrane 口腔健康组（Cochrane Oral Health Group）,可查阅到已发表的口腔医学的系统评价摘要,已登记或已发表计划书但未完成的系统评价。Cochrane 图书馆的主要内容有 Cochrane 系统评价数据库、Cochrane 临床对照试验注册数据库、疗效评价文摘数据库、卫生技术评价数据库等。

2. 杂志　专门发表循证口腔医学文章的杂志有《Evidence-Based Dentistry》《Journal of Evidence-Based Dental Practice》等。其他口腔医学杂志也有发表系统评价的文章,包括综合性杂志和各专科杂志,如《Journal of Dental Research》《Journal of Public Health Dentistry》《Community Dentistry and Oral Epidemiology》《Journal of Clinical Periodontology》《Journal of Endodontics》等。

3. 查看教科书或专著　教科书收集的是在编著时的最新证据,但也有可能编者没有掌握所涉及问题的最佳证据。比起教科书,专著通常有更丰富内容和信息,但受作者个人的观点影响更大。采用书籍内容作为证据时,要特别留意出版的时间,出版时间较早的书籍其证据也比较陈旧,容易有更多的错误。

4. 询问其他医务人员　询问上级医师或同事虽然是一种简便的方法,但所询问的医师不一定掌握了相关问题的最佳证据。

无论通过哪种途径,收集到证据后应对其进行评估,全面考虑它的效度、信度、结果和与自己工作的相关性。评价结果为最佳证据则可运用,否则可选择其他数据库进行再检索。

三、系统评价方法

系统评价是一种文献综合评价方法,它以某一具体临床问题(如某一疾病的诊断、治疗)出发,系统、全面地收集全世界所有已发表或未发表的临床研究结果,采用临床流行病学严格评价文献的原则和方法,筛选出符合质量标准的文献,进行定性或定量合成,得出综合可靠的结论。系统评价本身虽然没有直接做试验,只是从有关的领域中对原始性的研究进行引用和推论,但仍被视为一种科学研究。

1. **系统评价与传统的文献综述的差别**　传统的文献综述,也称叙述性综述(narrative review),在其完成过程中容易出现信息的偏倚,资料搜索方法和入选标准等主要根据综述者自己的经验判断。而系统评价有明确的设计,聚焦在一个临床问题,所搜索数据库覆盖广,文献选择有纳入标准,并对其进行检查和质量评定,条件许可时进行定量分析,给出基于证据的结论。

2. **系统评价的基本步骤**　系统评价有以下基本步骤。

(1)界定一个研究问题。

(2)确定研究纳入和排除标准。

(3)搜索有关文献。

(4)严格评价每项研究并提取数据。

(5)集中数据和分析。

(6)适当时采用 Meta 分析。

(7)报道研究结果。详细内容可参阅相关资料。

3. **Meta 分析**　Meta 分析又称荟萃分析,它是定量的系统评价,用来比较和综合针对同一科学问题所取得的研究结果,比较和综合的结果是否有意义,取决于这些研究是否满足特定的条件。

Meta 分析前需要对纳入的研究进行异质性检验(heterogeneity test),即对不同原始研究之间结果的变异程度进行检验。异质性检验有 Q 统计量检验法和图表法(如森林图)等,如检验结果有显著性差异,则说明存在异质性。这时如果没有对资料经过适当处理,分析的结果应用到临床不一定能得到同样的结果。经过异质性检验,如果各独立研究的结果是同质的,可使用固定效应模型分析。如果各研究的结果不同质,可采用随机效应模型。若异质性过大,应放弃 Meta 分析,只对结果做一般统计描述。Meta 分析能合并多项研究的统计量,对研究的合并可增大样本量,从而增大统计功效,所以 Meta 分析对于合并那些统计学功效较小的研究非常有用处。Meta 分析的结果通常采用危险度或可能性来描述定性资料的分析结果,采用加权平均差描述定量资料的分析结果。

第三节　循证口腔医学在口腔疾病预防中的应用

在口腔疾病预防实践中,我们会遇到各种各样的问题。例如,含氟牙膏用于 2 岁幼儿龋病预防的安全性如何? 口腔正畸患者龋病的预防,采用哪种局部用氟方法效果较好? 遇到这类问题时,我们要去寻找现有的最佳证据。基于最佳证据制订预防的计划,才有机会取得尽可能好的预防效果和效益,并能预防可能出现的不良反应。

如前所述,最佳证据可从电子数据库、杂志中寻找。其中,Cochrane 图书馆是目前临床疗效研究证据的最主要来源。截止 2014 年第 1 期(2014年 1 月 12 日更新),Cochrane 图书馆中口腔健康评价组已发表的系统评价文章共有 153 篇,内容涉及各种口腔疾病及治疗方法,与口腔预防医学相关的内容包括龋病预防 20 篇,口臭 2 篇,口腔卫生 3篇,牙周病预防 5 篇。上段所述的两个临床问题可从已发表系统评价文章中寻找答案。

一、幼儿使用含氟牙膏预防龋病的安全性

关于幼儿使用含氟牙膏预防龋病安全性的证据,在 Cochrane 图书馆中可查到 May CM Wong等发表的"Topical fluoride as a cause of dental fluorosis in children"的系统评价研究,其全文在发行的光盘中查阅。该研究描述了幼儿局部用氟和出现氟牙症风险的关系,纳入 25 项研究,作者得出以下结论,应该权衡局部用氟在预防龋齿方面的效果和其所带来的氟中毒的危险。目前大多数研究结果显示,局部用氟所导致的氟中毒是轻微的。仅有微弱不确定的证据表明,给 12 个月以下婴幼儿使用含氟牙膏会增加氟牙症的危险。对于 12~24 个月的婴幼儿使用含氟牙膏是否有风险还不明确。如果考虑到有氟中毒的危险,那么建议 6 岁以下儿童所使用的牙膏氟浓度应低于 1000 ppm。这需要

更多低偏倚风险证据来支持。在以后的研究中,评估局部应用不同氟化物或(和)不同浓度效果的试验(包括牙膏、凝胶、氟涂料、漱口水)应该设计足够长的随访期以便获得潜在氟牙症的数据。由于根据随机对照试验来评估是否会出现氟牙症是有违伦理的,提示我们未来在这一方面应开展一些观察性研究。但要注意研究设计的问题,要知道前瞻性研究、对照研究的偏倚性低于回顾性研究、无对照研究。该系统评价及其他证据为局部用氟预防幼儿龋病的安全性提供了决策依据。

二、口腔正畸患者局部用氟防龋方法

关于口腔正畸患者局部用氟防龋方法的选择,Philip E Benson 等 2004 年在 Cochrane 图书馆发表了"Fluorides for the prevention of white spots on teeth during fixed brace treatment",得出如下结论:已有一些证据表明,在正畸治疗过程中,局部应用氟化物或者使用含氟的黏结材料,可降低脱矿白斑的发生及其严重程度。但关于哪种方法或者哪些方法结合的氟的使用最为有效,尚缺乏证据。基于有据可循的当前口腔界其他领域的实践,我们建议固定矫正器佩戴者每日使用 0.05% 氟化钠漱口水含漱。需要开展更高质量的,针对正畸患者采用不同氟制剂的防龋研究。2013 年他们在 Cochrane 图书馆中对相关证据进行更新,发表了"Fluorides for the prevention of early tooth decay (demineralised white lesions) during fixed brace treatment"的研究,纳入 3 项研究 458 名患者,得出如下结论:有一些中等强度的证据证明,正畸治疗过程每 6 个月使用含氟涂料减少脱矿白斑是有效的,但这一发现仅基于单个研究。需要进一步双盲、随机对照试验确定预防脱矿白斑的最佳方法,包括患者的依从性和可能存在的不良反应。今后研究应跟踪受试者到正畸治疗结束之后,评估脱矿白斑对患者的正畸治疗满意度的影响。现有证据尚不能确定哪一种是最好的预防口腔正畸患者脱矿白斑的局部用氟方法。

毋庸置疑,并非所有口腔疾病预防的临床问题都能找到现成的系统评价的最强证据。有些问题虽然可能已有多篇研究,但尚未有研究者做出系统评价,需要自己去分析。有些问题可能仅有个别符合质量要求的研究,这也能提供相对较低层次的证据。而更多的临床问题可能缺乏证据,等待大家去探索。

（林焕彩）

■ 参考文献

[1] 林焕彩,卢展民,杨军英.口腔流行病学.广州:广东人民出版社,2005:296-306.

[2] 胡德渝.口腔预防医学,6 版.北京:人民卫生出版社,2012:68-77.

[3] Laxmaiah Manchikanti. Evidence-Based Medicine, Systematic Reviews, and Guidelines in Interventional Pain Management, Part I: Introduction and General Considerations. Pain Physician, 2008,11:161-186.

[4] Hackshaw AK, Paul EA, Davenport ES. Evidence-Based Dentistry-An Introduction. Oxford: Blackwell Munksgaard, 2006: 1-80.

[5] Wong MCM, Clarkson J, Glenny AM, et al. Cochrane reviews on the benefits/risks fluoride toothpaste. J Dent Res, 2011,90:573-579.

第 42 章

龋病的预防

第一节　龋病易感人群预测

一、通过既往史预测

1. **全身健康史**　一些全身性疾病可以改变机体的抵抗力而导致龋病。如低出生体重和早产儿；一些影响釉质发育的疾病；一些需要长期服用含高糖类、低 pH 药物的全身疾病。因此，在检测龋易感人群时，应该全面了解检测对象的全身健康情况，对他们所患的系统性疾病必须深入了解。这种情况通常用询问或问卷的方式可以获得。

2. **患龋经历**　儿童既往的患龋经历是乳牙或恒牙未来患龋情况的重要预测指标。如果儿童以往患龋频率高，说明患者曾经对龋易感，较短时间内多次充填提示经常处于龋高危阶段，每一年都要充填若干次，则提示过去持续存在着龋危险性。因此，对乳牙多发龋的儿童应该加强恒牙龋的预防。

3. **饮食习惯**　尤其要了解蔗糖摄入情况，必须了解个体摄入含糖食物的种类、量和频率，以及 24h 内的饮食组成。除了蔗糖以外，还要注意了解一些含蔗糖的食品，如糕点、饼干和含糖饮料等。对于儿童，要了解是否有睡前含奶瓶睡觉的习惯。

4. **口腔保健措施使用情况**　正确的口腔保健措施可以预防龋病，因此，是牙的保护因子。口腔保健措施中尤以每天刷牙、使用含氟制剂和定期检查较为重要。了解刷牙情况应该了解每天刷牙的次数和开始刷牙的时间。调查氟化物使用情况时，需了解使用的起始和持续时间、使用的方式、剂型和频率。有效的口腔预防措施可降低龋病发生的可能性，也可影响对未来龋病的预测。

5. **社会经济学情况**　家庭收入、父母亲文化程度也是龋的预测指标。它们主要通过家庭摄糖量、对口腔卫生关注程度和口腔预防措施的利用等因素对龋病产生影响。当社会经济地位低时，家庭糖摄入量和其他因素均处于低水平，此时龋危险性低；当社会经济地位上升时，蔗糖摄入量增加，而口腔卫生和口腔预防措施方面的改善作用尚未显现出来，这时龋危险性上升。随着社会经济地位的进一步提升，除了蔗糖摄入量继续上升外，对口腔卫生的关注程度、正确生活习惯的要求以及对口腔预防措施的利用均相应提高，此时蔗糖致龋的重要性相对下降，表现为龋患率下降。

二、通过临床状况预测

1. **龋病情况**　未充填龋洞及充填物代表着患龋水平高；两次就诊间龋发生的速度快说明龋活跃性高；因龋拔除和充填的牙多说明该患者对龋易感；较短时间内多次充填提示处于龋高危阶段；每一年都要充填若干次，则提示过去持续存在着龋危险性；质地发软的损害一般都是活跃龋，而发暗较硬的龋损很可能是经过了再矿化的静止龋。

2. **牙抵抗力**　龋病与牙自身对龋的抵抗力有关。一些牙因为釉质发育不良、或因排列不整齐、或因窝沟点隙很深等原因造成对龋的抵抗力下降，容易产生龋病。在临床检查时，应该注意这些情况是否存在，如果存在则预示该受检者是一个龋病高危人员。

3. **局部危险因素**　龋危险性可能随一些局部因子的存在而增加，如修复体、深的窝沟、充填体悬突等，这些因素可使菌斑沉积增加，使口腔卫生措施难于实施，或是降低了牙对细菌入侵的抵抗力。

三、通过实验室检测结果预测

1. 微生物及其产物

(1)Dentocult SM 试验:观察唾液中每毫升菌落形成单位(CFU/ml)的变形链球菌数量来判断龋的活性。

检测方法:先令受试者咀嚼 1 粒石蜡丸 1min 后,持附着板在舌背部翻转涂抹 10 次,立即将板放置培养试管内,旋上螺帽,37℃,48h 培养后,计数在附着板上的变形链球菌(蓝色)密度情况。

结果判断:分 4 级,"0 和 1"$<10^5$;"2"$<10^5\sim 10^6$;"3"$>10^6$。"3"为高龋的活性。

(2)刃天青纸片法:刃天青是氧化还原指示剂,变形链球菌与纸片上的蔗糖发生氧化还原反应强弱,显示不同的颜色反应,用以观察唾液内变形链球菌的数量。

检测方法:用纸片浸受试者唾液,放在 2 个聚乙烯薄膜间,压紧,再放在受试者腋下夹紧(约 32℃)15min,观察结果。

结果判断:纸片蓝色(-);紫蓝色(+);红紫色(++);粉色(+++);白色(++++)。粉色(++)以上为龋活跃。

(3)Dentocule LB 试验:观察乳杆菌在唾液的数量。

检测方法:受试者先咀嚼 1 粒石蜡丸 1min 后,收集唾液于容器内,再将唾液均匀浇在培养板上的培养基表面,除去多余唾液,放置培养管内,35℃,4d 培养,计数培养板上附着乳杆菌菌落密度。

结果判断:1000/ml(10^3 CFU/ml)、10 000/ml(10^4 CFU/ml)、100 000/ml(10^5 CFU/ml)、1 000 000/ml(10^6 CFU/ml)。>10 000/ml(10^4 CFU/ml)为高龋的活性。

(4)Cariostat 试验:检测牙表面菌斑内产酸菌的产酸能力。

检测方法:用标准棉签涂擦一侧牙颊面菌斑 4~5 次,将棉签放置培养管内,37℃,48h 培养,观察培养液颜色变化。

结果判断:蓝紫色(-);绿色(+);黄绿色(++);黄色(+++)。(++)表示培养管内 pH 5.0~5.5,为危险龋活性,(+++)为明显龋活性。

2. 唾液

(1)Dentobuff Strip 试验:观察唾液的缓冲能力。

检测方法:含指示剂的黄色酸性试条,当浸受试者唾液后,试条颜色从黄色变为蓝色,说明唾液有一定缓冲能力。

结果判断:用试条浸入受试者唾液,试条从黄色变为蓝色,表示 pH>6.0,说明唾液有缓冲能力,颜色不变则缓冲能力差。

(2)唾液流率:唾液流率是龋危险性评估的有效工具,流率高则龋危险性低。

检测方法:用试条测定唾液每分钟浸没试条的长度。

结果判断:判断标准是 >1ml/min,0.7~1ml/min 和<0.7ml/min,分别提示龋危险性低、中和高。

第二节　龋病的预防方法

一、龋病的预防策略

1. 一级预防　开展口腔健康教育,普及口腔健康知识,了解龋病发生的知识,树立自我保健意识,养成良好口腔卫生习惯;控制及消除危险因素,对口腔内存在的危险因素,应采取可行的防治措施。在口腔医师的指导下,合理使用各种氟化物的防龋方法,如:窝沟封闭、防龋涂料等。

2. 二级预防　早期诊断早期处理,定期进行临床检查及 X 线辅助检查,发现早期龋及时治疗。

3. 三级预防

(1)防止龋病的并发症,对龋病引起的牙髓炎、根尖周炎应进行恰当治疗,防止炎症继续发展(引起牙槽脓肿、骨髓炎及间隙感染等)。对不能保留的牙应及时拔除。

(2)恢复功能,对牙体缺损及牙列缺失,及时修复,恢复口腔正常功能,保持身体健康。

龋病是多因素导致的慢性进行性破坏的一种疾病,龋病的预防应采取综合防治措施,在龋病的多个环节提供有针对性的干预措施,阻止龋病的发生、发展。

二、龋病的预防方法

(一)提高牙的抵抗力

1. 使用氟化物　氟化物可以增加牙的矿物化

程度、提高牙对龋病的抵抗力,是目前在龋病预防中被广泛使用的化学制剂。氟化物使用的方法包括系统用氟和局部用氟(详见相关章节)。

2. **窝沟封闭** 后牙殆面存在的点隙裂沟是窝沟龋的好发之处,预防窝沟龋的有效方法之一是窝沟封闭术。窝沟封闭术即在牙殆面的窝沟中涂抹一层树脂材料,封闭深的窝沟,以预防龋齿发生(详见相关章节)。

3. **预防性树脂充填** 预防性树脂充填技术就是仅去除窝沟处的病变牙釉质或牙本质,根据龋损的大小,采用酸蚀技术和树脂材料充填龋洞并在牙面上涂一层封闭剂,这是一种窝沟封闭与窝沟龋充填相结合的预防性措施。由于不采用传统的预防性扩展,只去除少量的龋坏组织后即用复合树脂或玻璃离子材料充填龋洞,而未患龋的窝沟使用封闭剂保护。这样可以保留了更多的健康牙体组织,同时又阻止了早期龋的发展。

(1)适应证:①殆面窝沟和点隙有龋损能卡住探针。②深的点隙窝沟有患龋倾向,可能发生龋坏。③沟裂有早期龋迹象,釉质混浊或呈白垩色。

(2)分类:基于龋损范围、深度和使用的充填材料,可将预防性树脂充填分为3种类型。①类型A。需用最小号圆钻去除脱矿牙釉质,用不含填料的封闭剂充填。②类型B。用小号或中号圆钻去除龋损组织,洞深基本在牙釉质内,通常用流动树脂材料充填。③类型C。用中号或较大圆钻去除龋坏组织,洞深已达牙本质故需垫底,涂抹牙本质或牙釉质黏结剂后用复合树脂材料充填。

(3)操作步骤:①用手机去除点隙窝沟龋坏组织,圆钻大小依龋坏范围而定,不做预防性扩展。②清洁牙面,彻底冲洗,干燥、隔湿。③C型酸蚀前将暴露的牙本质用氢氧化钙垫底。④酸蚀殆面及窝洞。⑤C型在窝洞内涂抹一层牙釉质黏结剂后用后牙复合树脂充填;B型用流动树脂材料或加有填料的封闭剂充填,固化后在殆面上涂抹一层封闭剂;A型仅用封闭剂涂抹殆面窝沟及窝洞。⑥术后检查充填及固化情况,有无漏涂、咬合是否过高等。

操作中术者应特别注意避免唾液污染酸蚀后的牙釉质和保持酸蚀面绝对干燥。

4. **非创伤性修复** 非创伤性修复治疗(atraumatic restorative treatment,ART)指使用手用器械去除龋坏组织,然后用有黏结性、耐压和耐磨性能较好的新型玻璃离子(glass-ionomer)材料将龋洞充填的技术。ART的优点是如不需电动牙科设备,术者容易操作,患者易于接受,玻璃离子的化学性黏结可避免去除过多牙体组织,材料中氟离子的释放可使牙本质硬化以阻止龋的发展,兼有治疗和预防效果等。

(1)适应证:适用于恒牙和乳牙的中小龋洞,能允许最小的挖器进入;无牙髓暴露,无可疑牙髓炎。

(2)基本材料和器械:①材料。玻璃离子粉、液,牙本质处理剂。②器械。除常规器械以外,还需挖匙、牙用手斧(或称锄形器)、雕刻刀等。

挖匙去除软的腐质,清洁窝洞;一般根据窝洞大小分3个号,小号的直径0.6~1.0 mm,中号直径1.5 mm,大号直径2.0 mm。

牙用斧形器或锄形器扩展洞形,用于进一步扩大洞口使挖器易于进入。

雕刻刀有两种作用,扁平的一端用于将材料放入龋洞,尖锐的一端用于去除多余的充填材料及修复牙的外形。

(3)操作步骤:①备洞。使用棉卷隔湿保持干燥,用湿棉球擦去牙面菌斑,再用干棉球擦干表面,确定龋损大小。如牙釉质开口小,使用牙用斧形器扩大入口,部分无基釉可能破碎,使用小的湿棉球去除破碎釉质,在继续手术时再用棉球擦干。洞口大到挖匙能进入,去除腐质,可使龋洞湿润,便于去除腐质。初步去除软化牙本质后,可能需要扩大龋洞进口,将腐质去除干净。特别注意使用挖匙应垂直围绕洞的边缘转动,去除龋坏并达釉牙本质界,接近牙髓腔的牙本质应保留,避免牙髓暴露。将挖匙去除的龋坏组织放在棉卷上并清洁器械,用棉球保持龋洞干燥清洁。此时要求患者咬合,观察牙是否接触龋洞,这有助于充填后修整及调整咬合。多面洞采用与单面洞同样的原则备洞。②清洁。用处理剂清洁窝洞以促进玻璃离子材料与牙面的化学性黏结。处理剂一般为弱聚丙烯酸(10%)。用小棉球或小海棉球蘸1滴涂抹全部窝洞10s,立即冲洗2次。如窝洞被血及唾液污染,及时止血,冲洗并干燥,用干棉卷隔湿再涂处理剂。③混合与调拌。按粉液比例,将粉先放在调拌纸或调拌盘上,分为两等份,将液体瓶水平放置片刻使空气进入瓶底,然后竖直将1滴液体滴到调拌纸上。使用调拌刀将粉与液体混合而不要使其到处扩散。当一半粉剂湿润后,再混合另一半粉。调拌应在20~30s完成,然后尽快将调拌好的材料放入要充填的洞内。充填应在材料失去光泽之前进行,如果材料已经失去光泽变干,应重新调拌,不能使用已经变干的材料充填。注意事项是仅在调拌时才打开包装瓶,取出粉、水剂;使用之后将装粉剂的瓶盖旋紧,以防受潮。并立即将器械上的材料去除干净或放入水中,便于清洁。④充填。单面洞注意工作环境保持干燥,用棉球擦干龋洞,调拌好玻璃离子后用雕刻刀钝端将其放入备好的洞内,用挖匙凸面压紧玻璃离子。注意避免空气气泡,充填材料稍高于牙面,并将余下的点隙窝沟一并充填。

当充填材料失去光泽之前,将戴手套的手指涂少许凡士林放在其上向龋洞内紧压,使玻璃离子进入龋洞内,当材料不再有黏性后再移开手指(约30s)。用器械去除多余材料,使用凡士林覆盖玻璃离子表面,维持充填物干燥时间 30s。充填后用咬合纸检查咬合情况,如咬合高用器械去除多余材料,调整到正常咬合,再涂一层凡士林。最后让患者漱口并嘱患者 1h 内不要进食。

复面洞充填与单面洞操作基本相同,一般将复面洞区分为前牙和后牙,通常复面洞龋坏较大并涉及多个牙面。因此,充填时应特别注意确保充填物外形正常。

前牙复面洞充填:使用棉卷保持工作环境干燥;用棉球擦干龋坏部分;在牙的邻面正确置放成形片使充填物符合设计的邻面外形;将软木楔放置在牙龈缘之间保持成形片位置;根据前述方法调拌玻璃离子并稍许超填;使用手指紧紧平行牙面方向压住成形片,围绕唇面将其紧紧裹住使材料进入龋洞,用拇指紧按约 30s 直到材料固化。此时充填物将接近正常外形。去除成形片,用雕刻刀去除多余材料,检查咬合并再涂一层凡士林。最后请患者漱口并嘱患者 1h 内不要进食。

后牙复面洞充填:后牙复面洞也使用成形片保持外形进行充填,乳牙不一定总是要求完全修复邻面外形。可根据龋洞大小及牙齿在口腔中可能维持的时间而定,为了避免牙齿邻面嵌塞食物,乳牙大的邻面龋损可充填为斜面,可选择 T 形成形片。恒牙则使用条形成形片及木楔修复邻面,在安放之前先让患者咬合,以观察需要充填的程度。

操作步骤:保持充填牙干燥、涂处理剂,放置成形片,将木楔放在牙龈缘支持成形片保持接触点;使用玻璃离子充填龋洞并涂凡士林;使用雕刻刀去除多余材料以保证对颌牙不破坏修复体,与对颌牙不接触为好。修整邻面牙龈缘,需要时再涂凡士林,保持充填物干燥 30s。最后让患者漱口并嘱患者 1h 内不要进食。

(4)ART 的优缺点:ART 的优点。①牙体损伤小,最少的洞型预备,最少的牙体损伤以尽可能保存完好的牙体组织;②采用手用器械,不需要电源,不需要昂贵的口腔设备;③可随身携带,操作者能采用任何形式的交通工具,就可以到患者生活的环境中工作,如老年居民家中,交通不便的地方,到社区、学校、家庭中提供口腔治疗;④操作简单、易学;⑤控制交叉感染的方法简便,不需要高压消毒的手机,每次使用后,手用器械容易清洁和消毒;⑥患者容易接受,没有令人恐惧的牙科设备和牙科操作,也没有牙钻或吸唾器的噪音,减少了患者的心理创伤;⑦玻璃离子中氟离子的释放能预防和阻止龋病,有助于牙体组织的健康。

ART 的缺点是充填微漏难避免,材料强度低,长期保留率低,手工调拌玻璃离子的效果可能受操作者、地理和气候等的影响。

(二)控制菌斑

1. 机械方法　机械清除菌斑是简易的自我保健方法。包括刷牙、使用牙线、牙签、牙间刷及牙间清洁器等(详见相关章节)。

2. 化学方法　主要的化学方法为使用氯己定漱口(详见相关章节)。

3. 其他方法

(1)植物提取物:包括有黄芩、厚朴、五倍子、金银花、三颗针、两面针、三七及茶叶等,主要功能是抑制致龋菌。提取物多放入漱口剂及牙膏内使用。

(2)生物方法:主要指一些酶,包括非特异性的蛋白酶类和特异性的葡聚糖酶,他们可以减少菌斑在牙表面堆积,多放在牙膏内使用。

(3)抗菌斑附着剂:包括有茶多酚、甲壳胺等,这些物质除有弱的抑菌作用外,主要作用是阻止菌斑在牙表面附着,可以放在含漱剂或牙膏内使用。

(4)替代疗法:是用致龋菌毒性因子缺陷株替代野生株定植于口腔的方法,以达到减少龋发生的作用。目前还没有实际使用。

(5)免疫防龋:包括通过防龋疫苗发动的主动免疫防龋和通过特异性抗体发动的被动免疫防龋两种途径,前者目前还处于研究阶段,后者已经被放入牙膏中用于龋病预防。

(三)控制糖的摄入和使用糖代用品

1. 控制糖的摄入　蔗糖是致龋性很强的糖,饮食中的葡萄糖、果糖、麦芽糖等也具有一定的致龋性。要减少摄糖量,但不能忽视控制摄糖频率,摄取糖的频率对龋的发生十分重要,因此,要控制好摄糖的频率。

2. 使用糖代用品　蔗糖代用品有两类,一类为高甜度代用品,如天冬苯西二肽脂(aspartame),苯甲酸亚胺、环拉酸盐、甜叶菊糖,这些糖比蔗糖甜20～400 倍。另一类为低甜度代用品,如木糖醇(xylitol)、山梨醇(sorbitol)、甘露醇(mannitol)、麦芽糖(maltose)、异麦芽酮糖醇(isomalt)等。木糖醇等糖的替代品不会被致龋菌利用产酸和形成多聚糖,因而认为对牙是安全的。

(四)定期口腔检查

对于学龄前儿童建议每 3～6 个月进行 1 次口腔检查,对于学龄儿童应每 6 个月进行 1 次口腔检查,而成年人则每 6～12 个月进行 1 次口腔检查。

(冯希平　胡德渝　郑树国)

第三节　氟化物与牙健康

一、氟化物与人体健康

(一)人体氟来源

人体氟的主要来源是饮水,约占人体氟来源的65%。水中氟很容易被吸收。约有 25% 的氟来自于食物,所有食品都含有一定量的氟,但不同食品差异很大。空气中的氟不是人体氟的主要来源,但在空气氟污染时,氟可以通过呼吸道进入人体。

氟的总摄入量为机体每日从空气、水、膳食等摄取氟量的总和(mg/d)。氟的总摄入量包括两个含义,一是适宜总摄氟量,简称适宜摄氟量,是指防龋和维护其他正常生理功能的生理需要量,是制定各种氟载体的卫生标准的理论依据;另一个是安全总摄氟量,简称安全摄氟量,是指人体最大可接受的量,长期超过此量将会导致慢性氟中毒的发生。

计算氟的总摄入量虽然理想,但较复杂。由于氟的适宜和安全总摄入量的标准难以统一,因此,只提供一个范围,即每千克体重的摄氟量在 0.05～0.07mg 为适宜的,一般不应超过上限。

(二)人体氟代谢

1. 吸收

(1)吸收率和程度:大多数水溶性氟化物被机体摄取后,迅速被吸收,在数分钟内血浆氟浓度可明显上升,30～60min 达到高峰。

(2)吸收机制及部位:氟吸收是一个简单扩散过程。氟在胃部吸收机制与胃的酸度有关。胃酸使氟离子形成的非离子化氟氢酸能穿透细胞壁,因此,氟在胃中能被大量吸收。大多数没有被胃吸收的氟在小肠被迅速吸收,通过肠黏膜吸收氟不依赖pH。呼吸道、皮肤和口腔黏膜也能吸收部分氟。

2. 分布

(1)血液、乳汁:人体血液中含有结合的有机氟与游离的无机氟两种形式。血液是氟输送的媒介。75% 的血氟存在于血浆中,其余的主要存在于红细胞内。

(2)软组织:软组织含氟量一般低于血浆水平,但因为肾产生尿,偶尔可导致氟累积。由于胎盘的部分屏障作用,胎儿血氟水平约为母体血氟水平的75%;由于氟不易通过血脑屏障,因此,脑的氟含量最低。

(3)骨和牙:氟是钙化组织的亲和剂,机体内约99% 的氟沉积在钙化组织中。氟以氟磷灰石或羟基氟磷灰石的形式与骨晶体相结合。骨氟含量随摄氟量和年龄而增加。但实际沉淀率与年龄呈负相关。牙的氟蓄积与骨基本相似,氟在牙形成、矿化时期以及矿化后进入牙组织,釉质氟主要聚积在表层,釉质表层的含氟量较深层高 5～10 倍。牙本质的氟浓度介于表层和深层釉质之间。

(4)唾液和菌斑:一般唾液中的氟浓度低于血浆氟浓度,约为血浆氟的 2/3,全唾液的氟含量与腺体的分泌、摄入的饮食、氟制剂的使用有关。菌斑中氟含量为 5～10 mg/L(湿重),是全唾液的 100～200 倍。其含量取决于外源性氟化物的使用频率和氟浓度的高低。

3. 排泄　肾是排泄体内氟的主要器官,一般成年人摄氟量的 40%～60% 由尿液排出。肾的氟清除率与尿 pH 和流速呈正比关系。一般尿氟的排泄速度,在摄入氟的最初 4h 最快,3～4h 可排出摄入氟的 20%～30%,24h 可排出摄入氟的 50% 以上。机体还可通过粪便排出 12.6%～19.5% 的氟,由汗腺排出的氟占 7%～10%。还有微量的氟可由泪液、头发、指(趾)甲排出。

(三)氟化物的防龋机制

龋损的形成是脱矿过程与再矿化的连续性动力学反应,最终脱矿占据优势的结果。氟化物防龋作用机制有以下两个方面。

1. 抑制釉质的脱矿和促进釉质再矿化　氟化物防龋作用主要是唾液、菌斑液中的氟离子与牙齿接触,抑制脱矿过程,同时促进再矿化过程,干预龋病形成,减慢了龋的进展速率。当 pH 下降,牙受酸侵蚀导致牙釉质的矿物质发生溶解(脱矿),游离的钙、磷与唾液中的氟进入到菌斑液中,形成的过饱和氟羟基磷灰石提供驱使矿物质返回釉质的动力,脱矿的釉质晶体表面会形成新的晶体表层并作为再矿化的核,从周围的溶液中吸收氟至其表面,吸引钙、磷离子,排出碳酸盐,加速再矿化过程,形成羟基磷灰石和氟磷灰石的混合结构。氟磷灰石的酸溶解性较低,进一步增强了牙表面矿物质的抗酸溶解性的作用。

局部用氟时,唾液中高浓度的氟离子很快进入菌斑中,形成"氟库",以氟化钙的形式储存。

2. 氟对微生物的作用

(1)对糖酵解的影响:氟化物能抑制与糖酵解和细胞氧化有关的酶,使乳酸的形成受阻。

(2)抑制细菌摄入葡萄糖:通过抑制口腔致龋菌包括变链菌对葡萄糖的摄取、转化和利用,从而影响胞外多糖的合成、胞内多糖的储存,干扰细菌和菌斑在牙面上的堆积和黏附。

(3)抑制细菌产酸:氟化物以 HF 的形式扩散进入细胞,降低细胞内的 HF 浓度,刺激更多的 HF 扩散进入细胞;细胞内增加的氟离子浓度,通常成为酶的抑制剂;增加细胞内 H^+ 浓度(即 pH 下降),可使细胞减少甚至中止产酸。

(四)氟化物的毒性作用

氟对人体的健康效应与摄取剂量有关,当机体摄入过量氟后,会导致氟中毒、甚至死亡。关于氟的中毒剂量和致死剂量问题,一般以体重为基础的氟化物(氟离子)的可能中毒剂量标准(probably toxic dose,PTD)为 5mg/kg,作为临床治疗决定的依据。

1. 急性氟中毒 一次大量误服氟化物,可造成急性氟中毒,急性氟中毒的主要症状是恶心、呕吐、腹泻甚至肠道出血、肌肉痉挛、虚脱、呼吸困难;重者引起心、肝、肾器质性损害,以至昏迷。患者通常可在 4h 内或者发生死亡,或者得到康复,这一关键时期是非常短的。

急性氟中毒的急救处理原则是催吐、洗胃、口服或静脉注射钙剂、补糖、补液以及对症治疗。在社区用氟防龋如遇过量,最简单易行的现场抢救措施之一是迅速给患者补充大量牛奶,并及时采取其他急救措施。

2. 慢性氟中毒 机体长期摄入过量的氟可导致慢性氟中毒。慢性氟中毒可分为地方性氟中毒和工业氟中毒。地方性氟中毒根据氟的来源不同,又可分为饮水型和生活燃煤污染型。多数资料报道,饮水氟浓度达到 3mg/L 以上可产生氟骨症。生活燃煤污染是某些地区居民以高氟煤为生活燃料,煤燃烧时释放出大量的氟污染室内空气和烘烤中的粮食和蔬菜等。机体进食被污染的粮食和蔬菜,吸入污染的空气,长期摄入过量的氟,同样可以引起氟中毒。

工业氟中毒是指从事冰晶石或矾土作业的工人,通过吸入、食用或饮水摄入的氟,每日可达 20～80mg,持续 10～20 年,骨中的氟可导致骨硬化症。

慢性氟中毒的临床表现是氟牙症、氟骨症,以及神经系统、骨骼肌和肾等非骨相损害。氟骨症主要表现为骨质硬化和骨旁软组织骨化。

预防慢性氟中毒可从以下方面着手。①寻找合适的水源和采取饮水除氟措施,选用适宜氟浓度的饮水来源;②改变生活方式,消除因生活燃煤带来的氟污染;③加强个体防护,改善工作环境,预防工业氟污染。

(五)氟牙症

氟牙症(dental fluorosis)又称氟斑牙或斑釉症,是在牙发育矿化时期机体摄入过量的氟所引起的一种特殊的釉质发育不全,是地方性慢性氟中毒最早出现的体征。

1. 临床特点

(1)氟牙症多发生在恒牙,乳牙很少见。这是因为乳牙釉质的发育主要在胚胎期和哺乳期,胚胎期只有极少量的氟通过胎盘,母乳氟含量也很低且比较恒定。

(2)患氟牙症牙数的多少取决于牙发育矿化时期在高氟区生活时间的长短,出生至出生后在高氟区居住多年,可使全口牙受侵害;如 2 岁前生活在高氟区,以后迁移至非高氟区,在恒牙氟斑牙可能表现在前牙和第一恒磨牙;如果 6-7 岁以后再迁入高氟区,则不出现氟牙症。

(3)牙釉质可出现白色斑纹,甚至整个牙为白垩样釉质;有的牙出现黄褐色色染;严重者出现牙实质性缺损以至牙失去整体外形。

(4)牙釉质和牙本质变脆,耐磨性差,但对酸蚀的抵抗力较强。

2. 鉴别诊断 在进行氟牙症流行病学调查时,应注意与以下几种釉质异常相鉴别。

(1)釉质发育不全(enamel hypoplasia):①釉

质发育不全白垩色斑的周界比较明确，且其纹线与釉质的生长发育线相平吻合；氟牙症的斑块是散在的云雾状，周界不明确，与生长发育线不相吻合。②釉质发育不全可发生在单个牙或一组牙；而氟牙症发生在多数牙，以上前牙多见。③氟牙症患者有在高氟区的生活史。

（2）四环素牙：釉质表面有光泽，由于釉质和牙本质着色，使整个牙变暗，呈黄褐色，有四环素接触史。

3. 防治 预防氟牙症的基本原则是限制摄入过量的氟，如选择新的含氟量适宜的水源，应用活性矾土或活性骨炭去除水源中过量的氟，消除其他导致高摄氟量的影响因素。

对已形成的氟斑牙处理方法：①对无实质性缺损的，前牙可采用脱色法；后牙不予处理。②对有实质性缺损的，前牙适合用光固化复合树脂修复，重者可用贴面、烤瓷冠修复；后牙氟牙症影响咀嚼功能者，可采取充填法或金属全冠修复。

二、氟化物防龋的全身应用

氟化物的全身应用是通过消化道将氟化物摄入机体，通过胃肠道吸收进入血液循环系统，然后转输至牙体及唾液等组织，达到预防龋病的目的。

（一）饮水氟化

饮水氟化是将饮用水的氟浓度调整到最适宜的水氟浓度，以达到既能防止龋病的发生，又不引起氟牙症的流行。饮水氟化已得到 WHO、FDI、IADR 等 150 多个科学和卫生组织的认可。

1. 饮水氟化的原则 由于在预防龋病和预防氟牙症之间确实存在着一个可供选择的既安全又有效的饮水氟浓度范围，加之人体氟的来源是多方面的且还会受到环境条件和生活方式的影响，故在进行人工饮水加氟时，不能单纯以饮水自然氟含量为依据，应综合考虑。

（1）饮水的适宜氟浓度一般应保持在 0.7～1 mg/L。

（2）饮水氟含量在 0.5 mg/L 以下，如果氟牙症指数在 0.6 以上，则无加氟的必要。

（3）饮水氟含量在 0.5 mg/L 以下，氟牙症指数低于 0.6 时，如果 15 岁儿童的龋均超过 1DMFT，可酌情适当增加饮水氟含量。

（4）饮水氟含量超过 1.5 mg/L，则应消除过量的氟，如饮水氟含量在 1.5 mg/L 以下，而氟牙症指数超过 1 时，减少氟的摄入量。

（5）饮水含氟量应按季节、气温的变化进行调整。

（6）自来水加氟需要严格的管理和监测，保证安全有效。

2. 饮水氟化的评价 经过 60 多年的实践证明，饮水氟化是一种有效、安全、经济的防龋措施，具有突出的公共卫生特征，适用于社区防龋。

（1）饮水氟化是安全的。半个多世纪以来广泛和系统的研究证实，调整到适宜氟浓度的自来水对人类安全没有任何威胁，即不致癌、不致畸、不致冠心病和不助长衰老等。

（2）饮用氟化的防龋效果显著。主要表现为龋的减少和龋病进展的减慢。1980 年 Murray 和 Rugg-Gunn 根据对 20 个国家 94 个氟化区的研究结果总结报道恒牙龋减少 50%～60%。

（3）与其他方法相比，饮水氟化的费用低廉。美国、瑞士、英国和德国用于饮水氟化的费用平均每年每人只有 0.04～0.3 美元。

（4）饮用氟化能满足初级口腔卫生保健的公平性要求，使社区人人能享受均等化服务。

（5）饮用氟化的操作简单易行，只需少数人管理，可使大众收益。

饮水氟化的不足之处：①人群饮用的氟化水的量仅占氟化水总量的 2%～3%，这样可能会造成氟的浪费及环境中氟的污染；②需要通过法律程序，难以实施；③可能会引起轻度氟牙症的患病率升高。

（二）食盐氟化

食盐氟化（salt fluoridation）是调整食盐的氟浓度并以食盐作为载体，将氟化物加入人们常吃的食品中，以达到适量供氟、预防龋病的目的。

1. 食盐氟化的应用 食盐氟化适用于没有开展饮水氟化或没有自来水的低氟区。不同国家或地区由于饮食习惯的不同，人群对盐的摄入量也不尽相同，因此，在选用食盐氟化时，其含氟量也有所不同，一般为 90～350mg/kg。武汉大学口腔医学院在进行了食盐氟化可行性试验研究以后，提出 200～250mg/kg 氟化食盐在我国低氟区也有推广应用的前景。

2. 食盐氟化的评价

（1）氟化食盐优点主要包括：①覆盖人群广泛，不受地区条件限制可大规模的生产和供应；②不需要设备完好的供水系统；③与饮水氟化相比，减少了氟的浪费；④生产和控制方法简单，费用较低；⑤

每个家庭可自由选择,无心理上的压力。

(2)氟化食盐的不足之处在于:①防龋效果与大众接受程度和范围有关;②难以精确控制每一个体的耗盐量;③食盐摄取量在不同地区与不同人群之间差异很大,这对氟化食盐氟含量的确定带来一定困难;④氟化食盐的销售范围难以控制,如果进入高氟或适氟地区会造成危害。

(三)牛奶氟化

牛奶氟化(milk fluoridation)是将适量的氟化物添加到牛奶之中,使牛奶达到所需要的氟化物浓度。氟化牛奶可以不同形式生产,如液体奶和奶粉。用于牛奶氟化的氟化物有氟化钠、氟化钙、单氟磷酸钠和硅氟。

牛奶含氟浓度可根据年龄、当地饮水含氟量等适当调整如下:3－6岁一般为 0.5mg/d,也有 0.75mg/d 或 1mg/d。氟化牛奶的防龋效果,每天饮用可降低乳牙龋 40%～53%,可降低恒牙龋 44%～89%。北京大学口腔医学院开展了社区牛奶氟化的试点工作,2年结果显示降低乳牙新生龋 33%。

三、氟化物的局部应用

局部用氟是采用不同方法将氟化物直接用于牙的表面,抑制牙釉质的溶解脱矿和促进其再矿化,以提高牙的抗龋力。

局部用氟的应用范围较广,既适用于未实施全身用氟的低氟区或适氟地区,也可与全身用氟联合使用,以增强其防龋效果。大量研究证实,局部用氟防龋方法安全、有效并且方便,一般能降低患龋率 20%～40%,已经成为广泛使用的防龋措施。

(一)含氟牙膏

含氟牙膏是世界上应用最广泛的局部用氟防龋方法。用于含氟牙膏的氟化物有氟化钠、单氟磷酸钠及氟化亚锡等。适用于低氟和适氟地区的各年龄组人群。

1. 主要的含氟牙膏及特点

(1)氟化钠牙膏:氟化钠是首先在牙膏中采用的一种"离子"型氟化物。氟化钠的浓度为 0.22% 氟化钠牙膏,选用丙烯酸塑料或焦磷酸钙、二氧化硅作磨料,其防龋效果是肯定的,可降低患龋率 11%～38%。氟化钠的浓度为 0.24%(含 0.11% 氟)氟化钠牙膏,遇水即刻释放出氟离子。氟化钠牙膏的pH接近中性,一般比较稳定,没有使牙染色的缺点。

(2)单氟磷酸钠牙膏:是一种共价型氟化物牙膏,含单氟磷酸钠(Na_2PO_3F)的浓度为 0.76%,相当于含 0.1% 氟。主要特点是单氟磷酸钠与多种摩擦剂,如不溶性偏磷酸、无水磷酸二钙、二水合磷酸二钙、三氧化铝、二氧化硅及磷酸钙等摩擦剂的相容性好;含单氟磷酸钠牙膏对牙不染色,pH 接近中性且比较稳定,对人无不良反应。

(3)氟化亚锡牙膏:氟化亚锡具有抗菌、抗龋及抗牙本质脱敏作用。代表性产品是 0.4% 氟化亚锡牙膏,摩擦剂为与氟化亚锡有较好的相溶性的焦磷酸钙,临床防龋效果良好。但存在着有效期短、不稳定,以及牙染色和金属味道的缺点。新的配方通过复合螯合技术可使亚锡离子在牙膏的储运过程中得以有效稳定在牙膏中,而在刷牙过程中又可以快速释放出来。同时可对抗氟化亚锡牙膏原来的染色问题。使用芳香剂可有效掩盖亚锡的金属味。

2. 含氟牙膏的使用和防龋效果 6 岁以上的儿童和成年人,每天用含氟浓度高于 1000mg/kg 的牙膏刷牙 2 次,每次用量约 1g,可达到有效的预防效果。3－6岁的儿童,每次牙膏用量约为"豌豆"大小(约 0.5g),同时,应在家长监督与指导下使用,以免儿童过多的吞咽牙膏。在饮水氟含量过高,有地氟病流行的地区,6 岁以下的儿童不推荐使用含氟牙膏。

大量的临床试验结果表明,含氟牙膏的防龋效果是肯定的,用含氟牙膏刷牙可使龋病患病率下降 24%,各种含氟牙膏的防龋效果没有显著性差异。含氟牙膏在世界范围内的广泛应用是龋病患病水平持续下降的主要原因之一。由于含氟牙膏的使用方法简便、易于被接受,效果显著、无不良反应,是值得大力推广的一种理想的自我口腔保健措施。

3. 含氟牙膏防龋效果的影响因素

(1)牙膏的摩擦剂系统。具有防龋作用的游离氟离子在牙膏中的含量及稳定状态依赖于所用摩擦剂的种类。碳酸钙或磷酸钙不能作为含氟化钠牙膏的摩擦剂,但与单氟磷酸钠相容;氟化亚锡应避免与磷酸氢钙配方,但氟化亚锡-偏磷酸盐,氟化钠-二氧化硅有好的相容性。

(2)牙膏的含氟浓度,目前大多数牙膏含氟量为 1000～1100mg/kg,系统文献回顾分析表明,牙膏中的含氟浓度与防龋效果间存在着剂量-效应关系,氟浓度低的牙膏较含氟 1000mg/kg 牙膏的防龋效果差,而含氟 1500mg/kg 的牙膏防龋效果较含氟 1000mg/kg 的牙膏好。

（3）人群患龋基线水平。含氟牙膏的防龋效果与人群中患龋（DMFS）的基线水平呈正相关，即基线水平越高，防龋效果越显著。

（4）在专业人员的指导下使用可获得较高的防龋效果。

（二）含氟漱口液

含氟漱口液是指用中性或酸性氟化钠、氟化亚锡、氟化胺或氟化铵等配成的漱口液。临床试验结果表明，使用氟水漱口可获得 26％的防龋效果。

1. 种类及使用　氟化钠漱口液因价格便宜和味道易于接受而最为常用。

（1）0.2％NaF（900F⁻ mg/L）溶液：每周使用 1 次。适用于学校或幼儿园的防龋项目，需要在老师或专业人员的监督下使用。

（2）0.05％（230F⁻ mg/L）NaF 溶液：每天使用 1 次。可作为家庭口腔保健用品，儿童需在家长的监督下使用。

2. 含漱　使用漱口水时用量筒或注射器取配好的溶液于漱口杯中，5－6 岁儿童每次用 5ml，6 岁以上者每次用 10ml，将溶液含入口中，鼓漱 1min 后吐出，嘱半小时内不进食或用清水漱口。

3. 评价　氟水漱口是一种使用方便、容易掌握，价格较低、适用性广（低氟区及适氟区的多种人群均可使用）的口腔公共卫生措施之一，尤其适用于学校儿童的龋病预防。对龋活跃性较高或易感人群、牙正畸戴固定矫治器者及一些不能实行口腔自我健康护理的残障者，均可推荐使用。

（三）含氟涂料

含氟涂料（Fluoride Varnish）是加入了氟化物的有机溶液，将其涂抹于牙齿表面，可预防龋病。它具有在牙面停留时间长、提高釉质表面摄取氟能力等优点。

1. 类型　常见的含氟涂料产品有 Duraphat（含 2.26％F）和 Fluor Protector（含 0.1％ F）。

（1）Duraphat：以一种天然树脂（松香）为基质，5％氟化钠 溶于乙醇，氟离子浓度为 2.26％，Duraphat 是一种黄褐色、凝胶状黏稠的涂料。

（2）Fluor Protector：以合成的、多氨基甲酸乙酯为基础的透明树脂，二氟硅烷（0.9％湿重）溶于乙酸乙酯和丙酸异戊酯溶液中，氟离子浓度为 0.1％，Fluor Protector 是一种无色、流动性较强的液体，凝固后呈透明状。

2. 使用　含氟涂料使用简单，有以下操作步骤。

（1）清洁牙面：首先用低速慢钻带动橡皮杯蘸清洁剂或抛光膏清洁牙表面，也可让患者自己用牙刷刷牙彻底清洁牙齿表面。

（2）隔湿和干燥：用棉卷进行隔湿，用气枪吹干或用棉球擦牙面。

（3）涂含氟涂料：涂 Duraphat 是 用小刷子或棉签将涂料直接涂抹于牙上，并可借助牙线将涂料带到邻面。涂 Fluor Protector 可用小刷子或带钝针头的注射器将涂料直接涂抹于牙上。

（4）固化：涂料可以很快在口腔内的潮湿环境中凝固。

（5）医嘱：嘱患者于治疗后 4 h 内进流食或松软食品，不要咀嚼过硬的食物，当晚不能刷牙、使用牙线以及进行其他口腔卫生保健措施。

含氟涂料需定期使用，一般情况下 1 年 2 次。对高危人群最有效的方法是每年用 4 次。

3. 防龋效果　含氟涂料的防龋效果可达 38％，且不仅可预防光滑面龋，对邻面龋和窝沟点隙龋也有一定的预防作用。

4. 评价　含氟涂料的优点。

（1）Duraphat 含氟浓度较高，所需剂量少，减少了被吞咽的危险。

（2）快速凝固并黏附到牙表面。

（3）操作简单，需时少。由于潮湿的表面能促进涂料的凝固，因此，无须严格的干燥牙面。

（4）少有恶心、呕吐等不适反应，患者易于接受。使用 Duraphat 的不足之处在于涂抹后可导致牙短暂的变色，但刷牙可使其恢复正常；少数患者可对其产生接触性过敏；牙龈出血者禁用。

（四）含氟凝胶与含氟泡沫

1. 含氟凝胶

（1）不同浓度的含氟凝胶：自我保健使用 0.5％（5000 mg/L）的 APF 凝胶和 NaF 凝胶以及 0.1％（1000 mg/L）的 SnF₂ 凝胶；专业人员使用 1.23％（12,300 mg/L）APF 凝胶。

（2）适应证：①高度易感光滑面龋危险的人群；②高度易感根面龋危险的人群；③正畸患者、头颈部放疗患者和口干症患者；④恒磨牙需要封闭但不能做封闭的儿童。

（3）应用频率和使用方法：应用频率，第 1 年每季度使用 1 次，以后每 6 个月使用 1 次。

使用方法：供自我保健使用的凝胶可以放置在托盘内使用或直接用于刷牙。专业用含氟凝胶可在医院和牙科诊所，由口腔专业人员使用；如用于学校和幼儿园,需在牙科医师监督、指导下,由经过培训的卫生人员来操作。

应用程序:①选择合适儿童的牙列的泡沫托盘,托盘大小应与牙列相一致;②将适量的含氟凝胶置于上下托盘(含氟凝胶置于托盘的边缘下 2mm 时量较适合);③要求儿童身体坐正;④将盛有氟化凝胶的上下托盘分别轻柔放入儿童口中,嘱其轻咬使凝胶布满整个牙面和牙间隙;⑤在治疗过程中,最好使用吸唾装置吸出凝胶和唾液的混合物;如果没有吸唾装置,头应该向前向下使口内混合液流入到可回收的塑料治疗盘中,以减少儿童对含氟凝胶的吞咽;⑥氟化凝胶与牙列必须接触 4min 后取出托盘,嘱儿童吐出残留的凝胶或取出托盘后拭去黏附在牙面上和牙间隙里的凝胶;⑦医嘱。治疗后 30min 不要漱口、喝水和进食。

(4)含氟凝胶的防龋效果及评价:系统评价表明,使用含氟凝胶的防龋效果为 28%。

含氟凝胶的优点是:①用托盘放置含氟凝胶一次可以处理全口牙;②操作简单;③花费时间少;④可被大多数儿童接受。含氟凝胶的缺点是如误吞对胃肠道有刺激,可引起恶心和呕吐反应。

2. 含氟泡沫 含氟泡沫是一种富含氟离子的泡沫。含氟泡沫的含氟浓度和 pH 与含氟凝胶相同,含氟泡沫的用量只有含氟凝胶的 1/5~1/4,但它们对提高釉质中氟离子含量的效果却是相近的。含氟泡沫的防龋效果可达 24%。

含氟泡沫使用方法与注意事项同含氟凝胶(见前)。由于含氟泡沫与含氟凝胶的防龋效果接近,使用方法相同,而使用量及患者氟的暴露量少于凝胶,含氟泡沫可能成为含氟凝胶的替代产品。

(台保军)

第四节 窝沟封闭术

窝沟封闭又称点隙窝沟封闭(pit and fissure sealant)是指不去除牙体组织,在𬌗面、颊面或舌面的点隙裂沟涂抹一层黏结性树脂,保护牙釉质不受细菌及代谢产物侵蚀,达到预防龋病发生的一种有效防龋方法。窝沟封闭使用的黏性高分子材料,称为窝沟封闭剂。

在牙发育时期,点隙裂沟形成于牙釉质面的交界处。如果由于牙尖融合障碍,在牙釉质间或釉牙本质界之间将留下深的沟裂,这些部位的菌斑用常规的口腔护理方法难以去除。而氟化物对于减少牙釉质、牙骨质平滑面龋有很大的效果,但对𬌗面窝沟龋的效果却不理想,窝沟封闭是预防窝沟龋的较为理想的方法。

一、窝沟解剖形态及患龋特点

(一)窝沟解剖形态

牙齿咬合面的形态因牙而异,不同个体的同一颗牙的点隙窝沟形态和深度也不尽相同。长期观察证明,𬌗面龋的易感性与窝沟的形态和深度有关。

窝沟易患龋与很多因素有关:①点隙窝沟的解剖形态易为细菌聚集定植;②窝沟的深度不能直接为个体与专业人员清洁所达到;③窝沟口被有机充塞物,由再生釉质上皮、食物残渣,甚至菌斑形成阻挡,阻止局部用氟的进入;④点隙窝沟接近釉牙本

质界,在一些情况下,可能实际位于牙本质内,由于覆盖在牙本质上的牙釉质层较薄或缺如,因此,龋的发生,较之平滑面早而深。

实际上可将窝沟简单地分为两类,即浅、宽的 V 形沟和深而窄的 I 形沟。后者沟裂狭窄而长,类似瓶颈,底端膨大朝向釉牙本质界。这类沟裂可有大量分支,典型的沟通常有包括缩余釉上皮、菌斑与食物残渣组成的有机填塞物。它为细菌生长定殖,菌斑集聚提供了一个微生态环境,漱口刷牙很难使窝沟清洁。

(二)窝沟龋的发病特点

龋首先发生在窝沟壁,表现为狭窄处相对的沟壁上牙釉质龋损的形成。因而在龋形成的早期阶段,窝沟底部相对没受到影响,随着龋病继续发展,沟壁病损逐渐扩大,最后累及沟底,形成金字塔形的损害。病损一旦累及沟底,病变向邻近牙釉质和釉牙本质界两个方向发展,当病损累及牙本质时,损害进程加速,逐渐形成临床可探查到的龋洞。

二、窝沟封闭的临床应用

(一)窝沟封闭的适应证和非适应证

1. 适应证

(1)深的窝沟,特别是可以插入或卡住探针的牙(包括可疑龋)。

(2)对侧同名牙患龋或有患龋倾向的牙。

(3)釉质发育不全或殆面有充填物但存在深窝沟,可根据情况决定是否封闭。

2. 非适应证

(1)牙面无深的沟裂点隙、自洁作用好。

(2)患者不能配合正常操作。

(3)牙尚未完全萌出,被牙龈覆盖。

3. 窝沟封闭适宜的时间　乳磨牙在 3—4 岁,第一恒磨牙在 6—7 岁,第 2 恒磨牙在 11—13 岁为最适宜封闭的年龄。牙萌出后达咬合平面即适宜做窝沟封闭,一般是在牙萌出后 4 年之内。

(二)窝沟封闭剂的组成和类型

1. 窝沟封闭剂的组成　通常由有机高分子树脂、稀释剂、引发剂和一些辅助剂(如溶剂、填料、氟化物、涂料等)组成。其中树脂基质为封闭剂主要成分,主要是双酚 A-甲基丙烯酸缩水甘油酯。稀释剂一般是甲基丙烯酸甲酯等。引发剂可分为自凝引发剂与光固引发剂两种,前者常由过氧化苯甲酰和芳香胺组成。可见光固化引发剂采用 α-二酮类光敏剂如樟脑醌。

2. 封闭剂的类型与特点　封闭剂依照固化方式可以分为光固化(light-autopolymerization, light-cure)与自凝固化(autopolymerization)两种。

光固化封闭剂目前常用的光源为 430～490nm 的可见光。可见光固化封闭剂的优点是抗压强度较大且封闭剂表面光滑,术者可在他认为适当的时间使封闭剂固化,且花费时间较少(10～20s);操作方便,容易掌握。不需调拌,克服了自凝固化时易产生气泡的现象及固化过快或太慢的缺点。但操作需要特殊设备——光固化机,尤其在大面积开展群体预防工作时更需要较多光固化机,要增加费用。在使用可见光固化机时,其波长,光密度与固化深度和硬度有关,应注意其性能。由于高亮度的可见光波对眼视网膜有害,应注意保护眼。

自凝固化的方法不需要特殊设备,花费较少。但由于涂抹前调拌混合树脂基质与催化剂,材料经聚合反应在 1～2min 即固化,因此,调拌后术者须及时涂抹,在规定时间内完成操作过程,否则就会由于操作时间长,在未涂抹时就开始固化,或增加污染的机会而影响到封闭的质量。此外,调拌过程也可能产生气泡。

为了提高封闭剂的压缩强度、硬度和耐磨性,有的封闭剂中还加一定量的填料,其黏结强度、固化时间和保留率不受影响。有的专家认为,加填料的光固化封闭剂较无填料的封闭剂更好。

封闭剂可以是无色透明的,为了便于检查识别保存率,可在封闭剂中加入少量染料。常见者为白色、红色、粉色、蓝色等,加入染料后其防龋效果与保留率无明显区别。

(三)窝沟封闭术的操作步骤

1. 清洁牙面　首先应对牙面,特别是窝沟做彻底清洁,方法是在低速手机上装好锥形小毛刷或橡皮杯,蘸上适量清洁剂来回刷洗牙面(也可采用干刷)。清洁剂可以用浮石粉或不含氟牙膏,要注意不使用含有油质的清洁剂或过细磨料。彻底冲洗牙面后应冲洗漱口,去除清洁剂白陶土等,再用尖锐探针清除窝沟中残余的清洁剂。

2. 酸蚀　清洁牙面后即用棉纱球隔湿,将牙面吹干后用细毛刷、小棉球或小海绵块蘸上酸蚀剂放在要封闭的牙面上。酸蚀剂可为磷酸液或含磷酸的凝胶,酸蚀面积应为接受封闭的范围,一般为牙尖斜面 2/3。恒牙酸蚀的时间一般为 20～30s,乳牙酸蚀 60s。注意酸蚀过程中不要擦拭酸蚀牙面,因为这会破坏被酸蚀的牙釉面,降低黏结力。放置酸蚀剂时要注意酸的用量适当,不要溢出到口腔软组织,还要注意避免产生气泡。

3. 冲洗和干燥　酸蚀后用水彻底冲洗,通常用水枪或注射器加压冲洗牙面 10～15s,边冲洗边用排唾器吸干,去除牙釉质表面的酸蚀剂和反应产物。如用含磷酸的凝胶酸蚀,冲洗时间应加倍。冲洗后立即换干棉卷隔湿,随后用无油无水的压缩空气吹干牙面约 15s,也可采用挥发性强的溶剂,如无水乙醇、乙醚辅助干燥。封闭前保持牙面干燥,不被唾液污染是封闭成功的关键。隔湿在很大程度上也依靠患者的合作。

酸蚀牙面干燥后呈白色雾状外观,如果酸蚀后的牙釉质没有这种现象,应重复酸蚀。操作中要确保酸蚀牙面不被唾液污染,如果发生唾液污染,则应再冲洗牙面,彻底干燥后重复酸蚀 60s。

4. 涂抹封闭剂　用细刷笔,小海绵或制造厂家的专用供应器,将封闭材料涂抹在酸蚀过的牙面上。注意使封闭剂渗入窝沟,使窝沟内的空气排出,并放置适量的封闭材料以覆盖牙面全部酸蚀面。在不影响咬合的情况下尽可能有一定的厚度,有时可能会有高点,需要调殆。如果涂层太薄就会缺乏足够的抗压强度,容易被咬碎。

5. 固化　自凝封闭剂涂抹后 1～2min 即可自行固化。光固化封闭剂涂抹后,立即用可见光源照射。照射距离约离牙尖 1 mm,照射时间要根据采用的产品类型与可见光源性能决定,一般为 20～40s。照射的部位要大于封闭剂涂抹的部位。

6. 检查　封闭剂固化后,用探针进行全面检查,了解固化程度,黏结情况,有无气泡存在,寻找遗漏或未封闭的窝沟并重新封闭,观察有无过多封闭材料和是否需要去除,如发现问题及时处理。如果封闭剂没有填料可不调拾,如使用含有填料的封闭剂,又咬合过高,应调整咬合。封闭后还应定期(3 个月、6 个月或 1 年)复查,观察封闭剂保留情况,脱落时应重做封闭。

(四)窝沟封闭的效果评价

常采用封闭剂保留率和龋降低率 2 个指标。

封闭剂保留率的统计常以牙为单位,可分为完整、部分脱落、全部脱落 3 种情况,分别计算所占总封闭牙的百分比。

1. 封闭剂保留率　计算公式如下:

$$封闭剂保留率 = \frac{封闭剂保留的牙数}{已封闭的总牙数} \times 100\%$$

2. 龋齿降低率　计算公式如下:

$$龋降低相对有效率 = \frac{对照组龋齿数 - 试验组龋齿数}{对照组龋齿数} \times 100\%$$

$$龋降低实际有效率 = \frac{对照组龋齿数 - 试验组龋齿数}{已封闭的总牙数} \times 100\%$$

(冯希平　胡德渝　郑树国　台保军)

■ 参考文献

[1] 樊明文. 牙体牙髓病学. 北京:人民卫生出版社,2008.

[2] 高学军. 临床龋病学. 北京:北京大学医学出版社,2008.

[3] 胡德渝. 口腔预防医学. 6 版. 北京:人民卫生出版社,2012.

[4] Han Jiang, BaiJun Tai, MinQuan Du, Bin Peng. Effect of professional application of APF foam on caries reduction in permanent first molars in 6-7-year-old children:24-month clinical trial. J Dent. 2005,33:469-473.

[5] Jiang H, Bian Z, Tai BJ, Du MQ, Peng B. The Effect of a Bi-annual Professional Application of APF Foam on Dental Caries Increment in Primary Teeth:24-month Clinical Trial. J Dent Res. 2005 Mar,84(3):265-268.

[6] Stephen KW, Banoczy J, Pakhomov GN. 牛奶氟化预防龋病. 北京:北京医科大学出版社,2000.

[7] 胡德渝,万呼春,许晓燕,等. 非创伤性充填. 成都:四川科学技术出版社,2001.

[8] Mejare, Ingegerd, Lingstrom, et al. Caries-preventive effect of fissure sealants:a systematic review. Acta Odontologica Scandinavica, 2003, 61(6):321-330.

[9] Ahovuo-Saloranta A, Hiiri A, Nordblad A, et al. Pit and fissure sealants for preventing dental decay in the permanent teeth of children and adolescents. Cochrane Database of Systematic Reviews,2007:2.

[10] Muller Bolla, Pegurier ML, Tardieu C. Retention of resin-based pit and fissure sealants:A systematic review. Community Dentistry & Oral Epidemiology,2006,34(5):321-336.

[11] Simonsen RJ. Pit and fissure sealant:review of the literature. Pediatric Dent,2002,24 (5):393-414.

第43章

牙周病的预防

第一节　牙周病的始动因素

牙周病是发生在牙龈组织和牙周组织的由多因素引起的疾病,其中牙菌斑生物膜是引发牙周病的始动因素。根据菌斑存在的生态区域不同一般分为龈上菌斑和龈下菌斑。

龈上菌斑包括平滑面菌斑、殆面点隙裂沟菌斑、邻面菌斑和颈缘菌斑。颈缘菌斑和邻面菌斑与龈炎关系密切。

龈下菌斑与牙周组织的破坏关系最为密切,可分为附着性龈下菌斑和非附着性龈下菌斑。附着性龈下菌斑直接附着于牙根面和龈下牙石表面,与龈上菌斑相延续,其细菌成分与龈上菌斑相似,主要为革兰阳性球菌、丝状菌及少数革兰阴性短杆菌。非附着性龈下菌斑位于附着性龈下菌斑表面,主要为革兰阴性厌氧菌、螺旋体和有鞭毛的细菌。

第二节　牙周病的危险因素

一、局部危险因素

1. **牙石**　牙石是沉积在牙面或修复体表面的已钙化或正在钙化的菌斑及沉淀物。牙石不仅为菌斑提供了良好的附着部位,还影响了日常口腔卫生措施的效率和效果。菌斑和牙石可刺激牙龈,牙石还容易吸附细菌的毒素,增加对牙龈的刺激,引起牙龈炎。龈下牙石可不断加深牙周袋,牙周袋又为菌斑的沉积提供了特定的环境,并为牙石的沉积提供矿物质,进而促进菌斑矿化。

2. **食物嵌塞**　食物碎块或纤维被咬合压力楔入相邻两牙的牙间隙内,称为食物嵌塞。食物嵌塞可分为垂直型食物嵌塞和水平型食物嵌塞。嵌塞的机械作用和细菌的定植,可引起牙周组织的炎症,还可引起牙龈退缩、牙槽骨吸收和口臭等。

3. **创伤殆**　当咬合力超过牙周组织的承受能力时,可发生牙周组织的损伤即咬合创伤或牙周创伤。导致这种创伤的咬合状态称为创伤殆(traumatic occlusion),如牙的过早接触、修复体过高、夜磨牙及正畸治疗加力不当等均可造成牙周创伤。

4. **不良习惯**　不良习惯在牙周病的发生发展中是一个重要促进因素。磨牙症和紧咬牙均能导致牙的过度磨损,加重牙周组织的负荷,造成食物嵌塞。其他口腔不良习惯,如咬硬物、口呼吸、吐舌习惯、单侧咀嚼、不良刷牙习惯等均可对牙周膜造成一定的影响,导致牙周组织的损伤。

5. **不良修复体**　邻面充填体的悬突,修复体边缘不密合,活动义齿卡环位置不当,正畸治疗中矫治器佩戴不当等,不但直接压迫和刺激牙龈组织,而且修复体不易清洁,从而造成食物碎屑和菌斑大量堆积,引起牙周组织的炎症。

6. **牙位异常和错殆畸形**　牙的错位、扭转、过长或萌出不足等均有利于菌斑堆积,或形成创伤、食物嵌塞,促使牙周炎发生或加重。错殆畸形也与牙周病有一定关系,它们有的增加菌斑清除的难度,有的则直接对牙周组织产生损伤,导致牙周病发生。

二、全身危险因素

1. **吸烟**　是牙周病的重要危险因素之一。吸烟对牙周组织的影响有以下几方面。

(1)香烟的烟雾和香烟燃烧时产生的热量对牙龈组织是一种特殊的局部刺激因素,能使牙龈呈慢性炎症状态。

(2)吸烟者牙面出现焦油沉积物,使牙石易于沉积、菌斑形成速度增高;吸烟者口腔卫生状况较差,影响牙周组织的健康,其龈炎和牙周炎患病率高于不吸烟者。

(3)吸烟者牙槽骨丧失较不吸烟者多。

(4)吸烟导致的免疫学改变能降低牙周组织对感染的抵抗力。

(5)吸烟能抑制成纤维细胞的生长并使其不易附着于根面,影响牙周创口愈合。

吸烟和牙周病的关系的研究提示,吸烟方式和数量对牙龈组织状况、牙周组织的丧失和牙周炎的严重程度有影响。吸烟和牙周病的严重程度之间呈剂量效应关系。每天吸烟较多的人群,其牙周病的严重程度明显高于吸烟较少人群,吸烟的年限也和牙丧失及牙周疾病的严重程度显著相关。

2. 糖尿病 牙周病的破坏性炎症过程与糖尿病相互关联。特别是长期糖尿病患者,是牙周病明显的高危人群。有证据表明,慢性牙周病史能影响对糖尿病的控制。

流行病学与生物研究已得出结论,由于糖尿病患者的高度葡糖基化作用的增强,这些大分子可在组织中沉积,引起小血管壁与基底膜增厚,管腔变窄;多形核淋巴细胞功能失常;使胶原合成、骨基质产生、炎症介质产生等异常,从而加重牙周炎的发展。糖尿病不仅是牙周病的危险因素且两者之间具有相互影响的关系。

3. 遗传因素 遗传因素属于牙周病先天的、不可控制的危险因素。然而它并不直接引起牙周病,而是增加宿主对牙周病的易感性,使疾病较早发生或加重牙周病的病理过程。与遗传有关的宿主易感性可能是侵袭性牙周炎和(或)重度牙周炎发病的主要决定因素之一,并决定疾病的进展速度和严重程度。

4. 宿主的免疫炎症反应 牙周病是慢性感染性疾病,牙周病的发生涉及一系列免疫炎症反应。由于反应的复杂性和反应过程中产生的各种生活物质的非特异性破坏作用,不可避免地会引起组织的损伤和破坏。在某些类型的牙周病中免疫反应占有主要的地位。

三、行为危险因素

口腔卫生行为直接影响着口腔卫生状况,口腔卫生状况与牙周组织健康状况又有着十分密切的关系,牙菌斑、牙石的量与牙周病呈正相关。

四、人口社会背景危险因素

人口社会背景危险因素是指人群的年龄、性别、受教育程度、社会经济状况等因素对牙周病患病情况的影响。

年龄与牙周健康状况的相关性最强。从流行病学的趋势看,牙周病患病程度与年龄呈正相关,单纯的龈炎主要发生在儿童及青少年,而牙周炎多见于中、老年人。性别因素表现在男性牙周病患病程度重于女性。社会经济因素中的人群受教育程度和收入状况与牙周病的患病状况间呈相关关系。

第三节 牙周病的分级预防

一、概 述

预防牙周病应该做到以下几点。

1. 以健康教育为基础,增强人群牙周病预防的意识。

2. 培养人们良好的口腔卫生习惯,提高自我口腔保健和维护牙周健康的能力。

3. 提高宿主的防御能力,保持健康的生理和心理状态。

4. 实施专业防护,维持牙周治疗的效果。

二、预防水平

根据牙周病的自然发展史,可以把牙周病的预防水平分为三级。

一级预防(Primary Prevention)又称初级预防,是指在牙周组织受到致病因素的侵袭之前,或致病因素已侵袭到牙周组织,但尚未引起病损之前立即将其去除。一级预防包括所有针对牙周病的病因采取的干预措施。主要是对大众进行口腔健康教育和指导,帮助人们建立良好的口腔卫生习惯,掌握正确的刷牙方法,同时提高宿主的抗病能力。并定期进行口腔保健,维护口腔健康。

二级预防(Secondary prevention)旨在早期发现、早期诊断、早期治疗,减轻已发生的牙周病的严重程度,控制其发展。采取洁治的方法去除菌斑和牙石,控制牙龈病变进一步发展。采用X线检查法定期追踪观察牙槽骨情况,根据具体情况采取适当

的治疗,改善牙周组织的健康状况。

三级预防(Tertiary prevention)是在牙周病发展到严重和晚期阶段所采取的治疗措施以及修复失牙,重建功能;并通过随访、口腔健康的维护,维持其疗效,预防复发。同时,还应治疗相关的全身性疾病如糖尿病,增强牙周组织的抵抗力。

第四节　控制菌斑

一、菌斑控制的评估

1. 菌斑染色剂　菌斑染色剂大多由染料制成,剂型有溶液和片剂两类。常用的菌斑染色剂如下几种。

(1)2％碱性品红(basic fuchsin):成分为碱性品红 1.5g,乙醇 25ml。漱口的浓度为 1％水溶液。

(2)2％～5％藻红(erythrosis):片剂,15mg/片。

(3)酒石黄(tartrazine):以 85:15 的比例与广蓝(patent blue)混合,然后制成 4％的水溶液,局部涂搽。

(4)1.0％～2.5％孔雀绿(malachite green)。

(5)荧光素钠(fluorescein sodium):在特殊的蓝色光源下,菌斑显出黄色,在日光下不显示颜色。

2. 显示菌斑　菌斑是无色、柔软的物质,黏附于牙面,肉眼不易辨认,可借助菌斑染色剂,使菌斑染色而显现。液体染色剂的使用方法是用小棉球蘸染色剂涂抹牙面,一分钟后漱口,无菌斑处染色剂被冲掉,有菌斑处染色剂不易被冲掉而着色。使用片剂可嘱患者将药片放入口中左右侧共咀嚼1min,再用舌舔至牙的颊舌面,然后漱口,菌斑可被染色。因个别人对染色剂中的某些成分可能发生过敏反应,故使用前要仔细询问过敏史。

3. 菌斑控制的临床评估　医师可用菌斑染色剂检查、记录菌斑控制的程度,并将菌斑控制结果反馈给患者,以鼓励、督促患者加强菌斑控制的实践。

记录方法为 O'Leary 的菌斑控制记录卡,是国际上广泛采用的、能帮助患者记录菌斑控制效果的评价方式。

计算方法:菌斑百分率=(有菌斑牙面总数/受检牙面总数)×100％

受检牙面总数=受检牙总数×4

如菌斑百分率在 20％以下,可认为菌斑基本被

控制;如菌斑百分率为 10％或＜10％,则已达到良好目标。

二、菌斑控制的机械性措施

1. 刷牙　是每个人常规的自我口腔保健措施,是机械性去除菌斑和软垢最常用的有效方法。但单纯的刷牙通常只能清除口内 50％左右的菌斑,而难以消除邻面菌斑。

2. 牙线　使用方法有如下几种。

(1)取一段长 20～25cm 的牙线,将线的两端合拢打结形成一个线圈;或取一段 30～40cm 长的牙线,将其两端各绕在左、右手的中指上。

(2)清洁右上后牙时,用右手拇指及左手示指掌面绷紧牙线,然后将牙线通过接触点,拇指在牙的颊侧协助将面颊牵开。

(3)清洁左上后牙时转为左手拇指及右手示指执线,方法同上。

(4)清洁所有下牙时可由两手示指执线,将牙线轻轻通过接触点。

(5)进行(2)(3)(4)操作步骤时,两指间牙线长度为 1～1.5cm。

(6)牙线通过接触点,手指轻轻加力,使牙线到达接触点以下的牙面并进入龈沟底以清洁龈沟区。应注意不要用力过大,以免损伤牙周组织。如果接触点较紧不易通过,可牵动牙线在接触点以上做水平向拉锯式动作,逐渐通过接触点。

(7)将牙线贴紧牙颈部牙面并包绕牙面使牙线与牙面接触面积较大,然后上下牵动,刮除邻面菌斑及软垢。每个牙面要上下剔刮 4～6 次,直至牙面清洁为止。

(8)再以上述同样的方法进行另一牙面的清洁。

(9)将牙线从𬌗面方向取出,再次依上法进入相邻牙间隙逐个将全口牙邻面菌斑彻底刮除。

注意勿遗漏最后一颗牙的远中面,且每处理完

一个区段的牙后,以清水漱口,漱去被刮下的菌斑。

如果手指执线不便,可用持线柄(floss holder)固定牙线后,通过接触点,清洁邻面。

3. 牙签　在牙龈乳头退缩或牙周治疗后牙间隙增大时,可用牙签(toothpick)清洁邻面和根分叉区。常用牙签有木质牙签和塑料牙签。

使用方法:将牙签以45°进入牙间隙,牙签尖端指向𬌗面,侧面紧贴邻面牙颈部,向𬌗方剔起或做颊舌向穿刺动作,清除邻面菌斑和嵌塞的食物,并磨光牙面,然后漱口。

注意事项:①勿将牙签压入健康的牙龈乳头区,以免形成人为的牙间隙;②使用牙签时动作要轻,以防损伤龈乳头或刺伤龈沟底,破坏上皮附着。

4. 牙间隙刷(interdental brush)　适用于牙龈退缩处邻间区、暴露的根分叉区以及排列不整齐的牙邻面。特别对去除颈部和根面上附着的菌斑比牙线和牙签更有效,使用起来比牙线方便。牙间隙刷分刷毛和持柄两部分。

5. 龈上洁治术　是使用龈上洁治器械去除龈上牙石和菌斑并磨光牙面,防止菌斑和牙石再沉积,防治牙周病的措施。属于专业人员进行操作的非手术治疗范畴。

(1)手用器械洁治法:全口洁治时,应有计划地分区进行,按顺序逐牙进行洁治。洁治时以改良握笔法持洁治器,以被洁治牙附近的牙面作为支点,将洁治器的刃口置于牙石的下方,刀刃与牙面呈80°左右,向𬌗面方向使用腕部力量将牙石从牙面刮下。

(2)超声波洁治法:是利用超声波洁牙机高效去除牙石的一种方法。使用超声波洁牙机时,将工作头以15°轻轻与牙石接触,利用工作头顶端的超声振动波击碎牙石。对于牙龈炎患者,每6~12个月做1次洁治,可有效地维护牙周健康。

三、菌斑控制的化学方法

化学制剂必须依靠一些载体,如含漱剂、牙膏、口香糖、牙周袋冲洗液、缓释装置等才能被传递到牙周局部,起到控制菌斑的作用。下面介绍几种常用控制菌斑的化学制剂。

1. 氯己定　又称洗必泰(hibitane),化学名称为双氯苯双胍己烷,系二价阳离子表面活性剂,常以葡萄糖酸氯己定(chlorhexidine gluconate)的形式使用。

氯己定抗菌斑的作用机制包括以几点。

(1)减少唾液中吸附到牙面上的细菌数量。氯己定吸附到细菌表面,与细菌细胞壁的阴离子作用,增加了细胞壁的通透性,从而使氯己定容易进入细胞内,使胞质沉淀而杀灭细菌,从而使吸附到牙面上的细菌数量减少。

(2)氯己定与唾液酸性糖蛋白的酸性基团结合,从而封闭唾液糖蛋白的酸性基团,使唾液糖蛋白对牙面的吸附能力减弱,抑制获得性膜和菌斑的形成。

(3)氯己定与牙面釉质结合,覆盖了牙面,因而阻碍了唾液细菌对牙面的吸附。

(4)氯己定与Ca^{2+}竞争,而取代Ca^{2+}与唾液中凝集细菌的酸性凝集因子作用,并使之沉淀,从而改变了菌斑细菌的内聚力,抑制了细菌的聚积和对牙面的吸附。

氯己定主要用于局部含漱、涂搽和冲洗,也可用含氯己定的凝胶或牙膏刷牙及用氯己定涂料封闭窝沟。

氯己定能较好地抑制龈上菌斑形成和控制龈炎,平均达到60%。使用0.12%或0.2%氯己定含漱,每天2次,每次10ml,每次1min,可减少菌斑45%~61%,牙龈炎可减少27%~67%。

氯己定的不良反应:①使牙、修复体或舌背上发生染色,特别是树脂类修复体的周围和牙面龈1/3处,易染成棕黄色;②氯己定味苦;③对口腔黏膜有轻度的刺激作用。

2. 酚类化合物　又称香精油(essential oils)为麝香草酚、薄荷醇和甲基水杨酸盐混合而成的抗菌制剂,主要用作漱口剂。其代表商品是Listerine(26.9%乙醇,pH5.0)。

3. 季铵化合物　是一组阳离子表面活性剂,能杀灭革兰阳性和革兰阴性细菌,特别对革兰阳性菌有较强的杀灭作用,其机制是与细胞膜作用而影响其渗透性,最终细胞内容物丧失。季铵化合物主要包括氯化苄乙氧铵(benzethonium chloride)和氯化十六烷基吡啶(cetylpyridium chloride)。一般以0.05%的浓度作为漱口剂,可抑制菌斑的形成和牙龈炎的发生。长期使用可能出现牙染色、烧灼感等不良反应。该制剂在口腔内很快被清除,故不能保持疗效。

4. 氟化亚锡　是活性较高的抗菌药,锡离子进入细菌细胞并滞留,从而影响细胞的生长和代谢,因此,能抑制菌斑形成。用1.64%的SnF_2做龈下冲洗,能抑制龈下菌斑并能延缓牙周再感染。

5. 三氯羟苯醚(triclosan)　能有效抑制多种革兰阳性菌与革兰阴性菌。口腔领域用于牙膏、漱口液。其抗微生物的主要作用部位是细菌的胞质膜。

第五节　控制局部相关危险因素

一、改善食物嵌塞

对明确造成食物嵌塞的病因,应及时采取相应的方法,及时矫治食物嵌塞。用选磨法矫治部分垂直食物嵌塞。对于牙面的重度磨损或不均匀磨损,可通过选磨法重建食物溢出沟,恢复牙的生理外形,调整边缘嵴,恢复外展隙,来防止食物嵌塞。对于水平食物嵌塞,可考虑做食物嵌塞矫治器,或用牙线、牙签剔除嵌塞的食物。

二、调　𬌗

调𬌗是通过磨改牙外形、牙体和牙列修复、正畸方法使牙移动、正颌外科手术以至拔牙等,消除早接触,消除干扰,建立起有利于牙周组织的功能性咬合关系,减少对牙周组织的创伤,促进牙周组织的修复,改善功能。调𬌗一般适用于那些因𬌗干扰或早接触而引起了咬合创伤的病理改变者。调𬌗一般在控制了龈炎和牙周炎之后进行。

三、破除不良习惯

广泛宣传戒烟,改革烟草生产工艺,减少烟气中的有害成分;加强口腔卫生保健措施,改善吸烟者的口腔卫生状况,减少和消除吸烟对牙周组织造成的危害。

除去引起磨牙症的致病因素,制作𬌗垫矫治顽固性磨牙症,并定期复查。

四、预防、矫治错𬌗畸形

1. 预防错𬌗畸形　①宣传教育,提高母亲的预防意识;②给予儿童有利于颌面部组织正常生长发育的食物;③预防和治疗乳牙龋,保持乳牙牙体完整;④及时处理乳恒牙替换障碍;⑤处理多生牙、先天缺牙;⑥及时纠正口腔不良习惯。矫治已经发生的各种错𬌗畸形。

2. 在正畸治疗中的注意事项　①设计和用力要恰当,避免对牙周造成创伤;②矫治器位置安置适当,以免损伤牙龈;③随时观察矫治牙的动度,如出现咬合创伤,立即纠正;④矫治过程中实施严格的菌斑控制措施,以减少牙周病的发生。

五、制作良好的修复体

制作精良合理的修复体、重新恢复咀嚼的功能性刺激是维持牙周健康必不可少的基础。因此,在修复体制作过程中应注意以下几点。

1. 固定修复体的边缘应放在适当的位置。

2. 修复体的邻接面和𬌗面应有良好的外形接角区和接触点,避免食物嵌塞。

3. 桥体、卡环、基托的设计制作要尽可能减少菌斑和食物残渣的堆积,便于自洁。

4. 可用金刚石针磨除充填悬突,然后用细砂纸磨光邻面,或去除充填物重新充填。

第六节　提高宿主抵抗力

牙周病的预防不仅要消除和控制局部刺激因素,还需要提高机体的抵抗力,增强牙周组织对致病因子的抵抗力和免疫力。积极治疗和控制与牙周病发生有关的全身性疾病,如内分泌紊乱、糖尿病及遗传性疾病等。

加强对高危人群的监测。青春期和妊娠期是牙周病特别是牙龈炎发生的高危期,除了积极调整内分泌平衡外,特别要注意对高危人群的专业性口腔卫生护理,定期口腔检查,进行常规的牙周冲洗和洁治。同时加强个人的家庭口腔卫生护理,免于细菌及其毒性物质对牙龈组织的侵袭。

(台保军)

■ 参考文献

[1] 胡德渝. 预防口腔医学. 6 版. 北京: 人民卫生出版社, 2012.

[2] 孟焕新. 牙周病学. 4 版. 北京: 人民卫生出版社, 2012.

[3] Tangerman A. Halitosis in medicine: a review. International Dental Journal, 2002, 52: 201-206.

[4] Coil JM, Yaegaki K, Matsuo T et al. Treatment Needs (TN) and practical remedies for halitosis. International Dental Journal, 2002, 52: 187-191.

[5] Murata T, Yamaga T, Lida T, et al. Classification and examination of halitosis. International Dental Journal, 2002, 52: 181-186.

[6] Yaegaki K, Coil JM, Kamemizu T et al. Tongue brushing and mouth rinsing as basic treatment measures for halitosis. International Dental Journal, 2002, 52: 192-196.

[7] Klinge B, Norlund A. A socio-economic perspective on periodontal diseases: a systematic review. Journal of Clinical Periodontology, 2005, 32: 314-325.

[8] Harris NO, García-Godoy F, NatheCN. Primary Preventive Dentistry. 7th ed. Prentice Hall, 2009.

第 44 章

自我口腔保健方法

第一节 漱 口

漱口是最常用的清洁口腔的方法,一般漱口用清洁水或淡盐水含漱。为了辅助预防和控制口腔疾病,常用加入某些药物的溶液作为漱口剂。

一、漱口方法

漱口时将少量漱口液含入口内,紧闭口唇,上下牙稍微张开,使液体通过牙间隙区轻轻加压,然后鼓动两颊及唇部,使溶液能在口腔内充分地接触牙面、牙龈及黏膜表面,同时运动舌,使漱口液能自由地接触牙面与牙间隙区。利用水力前后左右,反复数次冲洗滞留在口腔各处的碎屑和食物残渣,然后将漱口液吐出。

二、漱口剂的种类和作用

根据漱口剂所含药物的不同,作用不同

1. 防龋 含有氟化物的漱口液,0.05%～0.2%氟化钠含漱液,每天或每周使用1次,能够预防龋病发生。

2. 抑菌 含有精油、三氯生、茶多酚、西吡氯铵等的漱口液,有控制牙菌斑、减轻牙龈炎的作用。

3. 镇痛 含0.5%普鲁卡因的漱口液对于口腔溃疡等引发的疼痛有镇痛作用。

4. 美白 含有焦磷酸盐、六偏磷酸钠、过氧化氢等的漱口液,能有效地美白牙。

第二节 刷 牙

刷牙是去除牙菌斑、软垢和食物残渣,保持口腔清洁的重要自我口腔保健方法。与其他口腔卫生措施相比,刷牙适合于所有人群,因而具有普遍的公共卫生意义。

一、牙 刷

1. 牙刷的设计 牙刷有手动牙刷和电动牙刷。根据人群年龄和口腔具体情况的不同,牙刷有不同的设计。

(1)刷头的设计:刷头的形状应贴合牙的自然形态,大小应设计成便于刷头进入口腔内各部位。

(2)刷毛的设计:①刷毛的硬度。刷毛的硬度由以下几个方面来确定,刷毛的种类和类型;刷毛的直径和长度;毛束的多少和植毛孔径的大小;每束刷毛的数目和弹性。刷毛太硬容易造成牙龈损伤;刷毛太软又会影响刷牙的效率。②刷毛的排列。通用型牙刷刷毛排列平齐,毛束排列不宜过多,一般为10～12束长、3～4束宽,各束之间要有一定间距;特异型牙刷除刷头形状、刷毛的排列形式各有不同。③刷柄的设计。刷柄应有足够的硬度、强度、能负担刷牙时所用的力量,并不易弯曲与折断,防潮,不吸收水分,容易干燥。刷柄应有适当的长度与宽度,还要符合人体工程学特点,便于握持,不易滑脱或转动。

2. 牙刷的选择 选择牙刷的基本原则包括刷头小;刷毛硬度为中度或软毛;刷柄易把握;适合儿童生长发育的不同时期的阶段牙刷。

(1)一般人可选择中毛或软毛,刷毛末端充分磨圆的牙刷,这样的牙刷在保证清洁力的同时对牙齿牙龈更加柔和,在刷牙过程中不易造成伤害。

(2)对于不能掌握正确刷牙方法的人,应选择更高效和特殊设计的牙刷,如交叉刷毛的牙刷或合适的电动牙刷。

(3)对于舌面粗糙的人可选择带有舌苔清洁器的牙刷,则能帮助清除舌苔,可减轻和预防口臭。

儿童在不同年龄段应有针对性地选择阶段性儿童牙刷。6个月至2岁乳牙萌出阶段,基本是父母给孩子刷牙,可以从指套型牙刷开始,用宽柄软毛的儿童牙刷,利用成年人握持,可清洁牙面,刷头周围最好是软胶的。2-4岁乳牙阶段,儿童开始学着自己刷牙,因此,设计要能够引起孩子的刷牙兴趣并适合儿童握持、不滑的卡通牙刷柄。同时选择小头软毛的牙刷。5-7岁的儿童开始萌出第1恒磨牙,所以应该使用末端刷毛长的牙刷,这样更有利于清洁萌出过程中的第一恒磨牙。8岁以上的儿童进入混合牙列时期,口腔清洁难度加大,可选择交叉刷毛和有末端动力刷毛的特殊设计。

3. 牙刷的保管 刷牙后要用清水多次冲洗牙刷,并将刷毛上的水分甩干,置于通风处充分干燥;牙刷应每人1把以防止交叉感染。尼龙牙刷不可浸泡在沸水中,更不能用煮沸法消毒,因为刷毛受高热易弯曲变形。

一般牙刷使用3个月后,刷毛的机械强度会有一定程度的降低,清洁效率会因此下降,因此,牙刷应3个月换1把。当牙刷出现刷毛卷曲时不仅会失去清洁作用且会擦伤牙龈,应及时更换。

4. 电动牙刷 普遍采用干电池或充电电池驱动,使用方便。电动牙刷刷头的设计除了更好的清洁牙菌斑效果,还具有更好的清洁色斑、美白牙的功效。

电动牙刷适用于所有使用手动牙刷达不到理想清洁效果的人。20世纪80年代以后,电动牙刷在运动形式和运动频率上都进行了不断的改进,出现了单向转动、相对转动、左右摆动和钟摆式旋转或称左右旋转等运动形式,也有的将几种运动形式相结合。电动牙刷的运动频率也得到了大幅度提高。先进的充电型电动牙刷已达到每分钟数千次的转动和数万次的震动。

临床试验证实了电动牙刷优于手动牙刷的功效。国际循证医学协作组织曾经几次发表关于电动牙刷与手动牙刷比较的系统评价,结果均表明只有采用钟摆式旋转或称左右转动的电动牙刷运动形式比手动牙刷在去除牙菌斑和减轻牙龈炎方面更有效。此外,系统评价也得出"使用电动牙刷不会比使用手动牙刷造成更大的损伤"的结果。

二、牙 膏

牙膏是辅助刷牙的一种制剂,可增强刷牙的摩擦力,帮助去除食物残屑、软垢和牙菌斑,有助于消除或减轻口腔异味,使口气清新。如果在牙膏膏体中加入其他有效成分,如氟化物、抗菌药物、控制牙石和抗敏感的化学物质,则分别具有防龋、减少牙菌斑、抑制牙石形成和抗牙敏感的作用。成人每次刷牙只需用约1g(长度约1cm)的膏体即可。

1. 牙膏的基本成分及作用 牙膏的基本成分包括摩擦剂、洁净剂、润湿剂、胶黏剂、防腐剂、甜味剂、芳香剂、色素和水。

(1)摩擦剂:占牙膏含量的20%～60%。常用的摩擦剂有碳酸钙、焦磷酸钙、磷酸氢钙、氢氧化铝、二氧化硅、硅酸盐等。通过刷牙时的机械摩擦作用,摩擦剂可帮助清洁与磨光牙面,使牙面清洁、光滑、发亮,去除色素沉着、菌斑。理想的摩擦剂清洁能力强,对牙面无损伤,提供高度磨光,能防止色素再沉着。

(2)洁净剂:又称发泡剂或表面活化剂,占牙膏含量的1%～2%。目前多用合成洁净剂,如月桂醇硫酸钠、n-十二烷基氨酸钠、椰子单酸甘油酯磺酸钠。它可以穿通与松解牙表面沉积物与色素,降低其表面张力并乳化软垢,使之容易被清除,有助于产生发泡作用。

(3)保湿剂:占20%～40%。常用的有甘油(丙三醇),聚乙二醇和山梨醇,这些制剂需要防腐,以防止微生物生长。其作用是保持膏体湿润,防止接触空气而硬化,并使剂型保持稳定。

(4)胶黏剂:占1%～2%,常用有机亲水胶体,如羧甲基纤维素钠及合成纤维素衍生物。其作用是防止在储存期间固体与液体成分分离,保持均质。

(5)防腐剂:常用乙醇、苯甲酸盐及二氯化酚、三氯羟苯醚。其作用是防止细菌生长,延长储存期限,并使其他成分相溶,此外还有芳香剂、甜味剂和色素等,提供易为人们接受的调味剂,这些成分共占2%～3%,水分作为溶媒,占20%～40%。

2. 功效牙膏 是在牙膏中加入某些活性成分(药物或化学制剂),可达到预防或者辅助治疗的功效,主要功效包括防龋、抑制牙菌斑、减轻牙龈炎、抗牙本质敏感、增白等。这些活性成分都是安全和无明显不良反应的。

（1）防龋牙膏：具有防龋功效的牙膏主要是含氟牙膏。

（2）抗敏感牙膏：具有抗牙本质敏感的作用。根据作用机制不同可分为两类：一类作用于神经细胞外部，通过去极化抑制神经疼痛信号传导，从而减轻外部刺激带来的痛觉。这一类以可溶性钾盐为主，如硝酸钾和氯化钾。另一类通过在暴露的牙本质表面形成沉淀物封闭开放的牙本质小管，阻隔外界冷热酸甜的刺激，从而减轻或预防牙齿敏感，这一类常见的有氟化亚锡或其他亚锡盐类、乙酸锶、磷硅酸钙钠和精氨酸。

（3）抑菌牙膏：具有抑制牙菌斑、减轻牙龈炎症功效。主要是通过化学成分产生抑制牙菌斑、减轻牙龈的红肿、出血等炎症表现的作用。如三氯生、氯己定，也有很多品种的中草药牙膏具有抗菌功效。

（4）增白牙膏：增白牙膏主要通过摩擦剂和化学制剂发挥美白作用，以去除外源性色素为主。外源性着色主要来源于日常饮食或吸烟带来的颜色。如茶、咖啡、红酒等饮料里的有色化合物如单宁酸和多元酚等聚合物，香烟、浆果里的深色素都会吸附在牙釉质表面，遮盖了牙釉质并降低其透明度而使牙染色。刷牙时牙膏的摩擦剂通过摩擦作用能有效去除牙外源性着色，从而清洁洁白牙。

三、刷　牙

刷牙是控制菌斑的基本方法，刷牙的目的在于清除牙面和牙间隙的菌斑、软垢与食物残屑，减少口腔细菌和其他有害物质，防止牙石的形成。这里介绍 2 种主要的手动刷牙方法。

1. 手动刷牙方法

（1）水平颤动拂刷法：WHO 推荐成人使用。水平颤动拂刷法是一种有效清除龈沟内和牙面菌斑的刷牙方法。水平颤动主要是去除牙颈部及龈沟内的菌斑，拂刷主要是清除唇（颊）舌（腭）面的菌斑。具体操作要领为：①将刷头放置于牙颈部龈缘处，刷毛指向牙根方向（上颌牙向上，下颌牙向下），与牙长轴大约呈 45°，轻微加压，使刷毛部分进入牙龈沟内，部分置于牙龈上；②从后牙颊侧以 2～3 颗牙为一组开始，用短距离水平颤动的动作在同一个

部位刷牙数次，然后将牙刷向牙冠方向转动，拂刷颊面。刷完第 1 个部位之后，将牙刷移至下一组 2～3 颗牙的位置重新放置，注意与前一部位保持有重叠的区域，继续刷下一部位，按顺序刷完上下牙齿的唇（颊）面。③用同样的方法刷后牙舌（腭）侧。④刷上、下前牙舌面时，将刷头竖放在牙面上，使刷头前部刷毛接触牙颈部龈缘，自牙颈部向切缘拂刷。⑤刷咬合面时，刷毛指向咬合面，稍用力做前后短距离来回刷。

（2）圆弧刷牙法：又称 Fones 法刷牙法，易为年幼儿童学习。刷牙要领为在闭口的情况下，将牙刷进入颊间隙，刷毛轻度接触上颌最后磨牙的牙龈区，用较快、较宽的圆弧动作，较小的压力从上颌牙龈拖拉至下颌牙龈。前牙切缘对切缘接触，做连续的圆弧形颤动，舌侧面与腭侧面需往返颤动，由上颌牙弓到下颌牙弓。

2. 刷牙的注意事项　刷牙时多是几种刷牙方法结合使用，大多数方法中都包括有旋转、拂刷与颤动 3 种基本动作。

（1）刷牙的顺序：为保证刷牙时不遗漏某些部位，建议按照一定的顺序刷牙做到面面刷到。每次牙刷放置一般占 2～3 颗牙面的距离，每个部位至少刷 5～10 次，然后移至下一个邻牙刷牙位置，2 个刷牙位置之间均应有重叠。

（2）刷牙的时间：普通人群建议每次刷牙时间至少为 2min。

（3）刷牙的次数：刷牙清除牙菌斑数小时后，菌斑可以在清洁的牙面上重新附着，不断形成，特别是夜间入睡后，唾液分泌减少，口腔自洁作用差，细菌更易生长。因此，每天至少要刷牙 2 次，晚上睡前刷牙更重要。

（4）难刷的部位：刷牙时，有些部位常被忽视，如上下颌最后一颗牙的远中面和邻近无牙区的牙面，上颌牙的腭面和下颌牙的舌面，排列不齐的牙，异位萌出的牙等。这些部位容易被忽视或牙刷难以达到，在刷牙时都应给予特殊的关照，需要补充一些刷牙动作或用牙线或牙间刷加以补充。口腔清洁应包括舌清洁，可用牙刷刷洗清洁舌面，也可用刮舌板。

第三节　牙间隙清洁

牙与牙之间的间隙称为邻间隙或牙间隙,牙间隙最易滞留菌斑和软垢。刷牙时刷毛难以进入邻间隙或不能完全伸入牙间隙,如果在刷牙的同时配合使用牙线或牙间刷等帮助清洁牙间隙,可更有效地清除牙菌斑。

1. 牙线　是用尼龙线、丝线或涤纶线制成的,它有助于邻面间隙或牙龈乳头处的清洁,特别对平的或凸的牙面最合适。

2. 牙签　是用来剔除嵌塞在牙间隙内的食物碎屑和软垢的工具,适用于牙龈退缩,根面暴露,邻面间隙较大的部位。使用牙签时应避免用力过大而损伤牙龈,加重牙龈退缩和增大牙间隙。

3. 牙间隙刷(interdental brush)　状似小型的试管刷,为单束毛刷,有多种大小不同的形态和型号,较小型的牙间刷一般会插上手柄,以便于握持使用。主要用于清除刷牙难以达到的邻面牙菌斑。当牙排列齐时,口腔内有复杂的修复体或牙龈萎缩、根分叉暴露时,可用特制的牙间刷清除邻间污垢,其效果优于牙线。

（台保军）

■ 参考文献

[1] 胡德渝. 口腔预防医学. 6 版. 北京: 人民卫生出版社,2012.

[2] Sharma NC et al. A Clinical Evaluation of the Plaque Removal Efficacy of Five Manual Toothbrushes. Journal of Clinical Dentistry 2010,21:8-12.

[3] Goyal CR et al. Efficacy of a novel brush head in the comparison of two power toothbrushes on removal of plaque and naturally occurring extrinsic stain. J Dent 2005,33(Suppl. 1): 37-43.

[4] He T, Britt M, Biesbrock AR. Innovations in global dentifrice technology: An advanced stannous-containing sodium fluoride dentifrice. Am J Dent 2010,23 (Spec Iss B): 3B-10B.

第 45 章

其他口腔疾病的预防

第一节 口腔癌的预防

狭义的口腔癌(oral cancer)指发生于舌、口底、腭、牙龈、颊和牙槽黏膜的恶性肿瘤,以鳞状细胞癌最为常见。

一、危险因素

(一)不良生活方式

1. 吸烟 是全世界流行的与肺癌及相关疾病高度相关的危险因素。烟草的烟雾中含有 4000 多种化合物,一支香烟燃烧产生约 500mg 的气体和微粒,其中的 1～35mg 是焦油(芳烃),而焦油中最强的致癌物质是亚硝基去甲烟碱和甲基亚硝基吡啶基丁酮。吸烟时有害物质侵入上皮,破坏上皮细胞功能,引起机体分子结构的变化而致病。

口腔癌患者中吸烟的比例是非吸烟人群的 2 倍多。口腔癌的危险度与吸烟量呈正相关,假设不吸烟危险度是 1,每天吸 10～19 支,危险度上升为 6.0,20 支以上为 7.7,40 支以上危险度高达 12.4。口腔癌的危险度还与吸烟时间的长短呈正相关,吸烟时间越长、吸烟量越大,发生口腔癌的危险度越高。

2. 嚼槟榔 槟榔嚼物一般由槟榔果、老花藤和煅石灰组成,有些地区在其中加烤烟及香料等。主要致癌因子来自其添加剂,如槟榔籽、石灰、丁香和烟叶。它们会导致口腔黏膜下纤维性变和白斑的发生,并可转化为口腔癌。口腔癌发生与嚼槟榔时间、槟榔在口腔的滞留时间呈正相关,最常发生的部位是颊部,嚼槟榔者患颊癌的危险性是不嚼槟榔的 7 倍。

3. 饮酒 导致口腔癌的途径可能有以下几种。①乙醇(酒精)的脱水作用使口腔黏膜对乙醇(酒精)饮料中的致癌物质(亚硝胺、碳氢化合物)更敏感;②乙醇(酒精)的即刻代谢产物乙醛可损害细胞,饮中等量的酒后唾液中就有相当量的乙醛形成;③在酒瘾很大的人群中酒精性肝病很普遍,肝病降低了肝对致癌物质的解毒作用;④长期大量饮酒导致营养缺乏,而营养缺乏显著降低了机体对癌症的抵抗力;⑤乙醇可提高细胞对氧化剂的暴露和抑制免疫功能等。饮酒主要增加舌与口底癌的危险性,因酒与舌、口底黏膜反复接触,引起黏膜烧伤并增加对致癌物质的吸收。

(二)环境因素

1. 光辐射 光辐射(波长 320～400nm)是引起皮肤癌的主要危险因素,长期强烈光照也是唇红部癌的原因之一,多发生在下唇。由于唇红部癌与光辐射有关,因此,患者有明显的职业差别,农民与户外工作人员患病率高,农民患唇红部癌是城市居民的 2 倍。

2. 核辐射 核辐射对人与动物均有诱发癌的作用,是由于射线对人体易感细胞的作用,常见白血病和淋巴瘤放射治疗后的患者,易引起黏膜表皮样癌和涎腺癌。

空气污染也是致病因素,如高度工业化所造成的煤烟污染,纺织工业中纤维刺激等。

(三)生物因素

1. 口腔感染与局部刺激 口腔卫生不良、尖锐牙尖及不良修复体的长期刺激,被认为是口腔癌危险因素之一,是一种慢性、反复刺激和感染的诱发过程。

2. 病毒与梅毒 病毒与癌症间有密切的关系,能感染口腔组织又具有潜在致癌作用的病毒有两种:疱疹病毒和人乳头状瘤病毒。单纯疱疹病毒1、EB病毒、人疱疹病毒6和人疱疹病毒8在口腔癌的形成中起一定的作用。人乳头状瘤病毒在口腔鳞癌的发生发展中起着重要作用,是口腔鳞癌的可疑病原因素之一,从口腔原发肿瘤、癌前病变、癌诱导细胞株和转移淋巴结中可检测出人乳头状瘤病毒的脱氧核糖核酸(deoxyribnucleic acid,DNA)。口腔癌发病还与梅毒有关。

二、预 防

口腔癌预防的含义包括预防口腔癌的发生,预防口腔癌对邻近组织的损害,预防口腔癌的转移,预防因口腔癌丧失生命。

(一)口腔健康教育与口腔健康促进

1. 控制危险因素

(1)戒除吸烟、饮酒、嚼槟榔等不良嗜好。

(2)注意对光辐射的防护。避免长时间直接日照,在直接日照下长时间工作的,应采取适当遮阳防辐射措施。

(3)避免过热饮食。

(4)避免口腔不良刺激。及时调磨尖锐牙尖和义齿锐利边缘,防止对软组织反复刺激,并保持良好的口腔卫生。

2. 提高公众对口腔癌警告标志的认识 如口腔内有2周以上未愈合的溃疡;口腔黏膜有白色、红色和发暗的斑;口腔与颈部有不明原因的肿胀和淋巴结大;口腔内有不明原因的反复出血;面部、口腔、咽部和颈部有不明原因的麻木与疼痛。

(二)定期口腔检查

癌症的发生是一个多阶段、多步骤的漫长发生过程;预防效果的关键在于早发现、早诊断、早治疗。因此,预防口腔癌须定期检查,做好癌前病变的阻断和逆转。

1. 定期口腔检查 可早期发现口腔癌或癌前病变,提高预防和早期治疗率。如果癌瘤在2cm,同时无转移,将大大增加5年生存率;如果癌瘤在2cm或以下,5年生存率可提高2倍;如果癌瘤在1cm或以下,5年生存率可以提高3倍。对40岁以上长期吸烟者、吸烟量在每天20支以上者、既吸烟又有饮酒习惯者、因烟酒刺激口腔已有白斑者及长期嚼槟榔者,应定期进行口腔检查。

2. 平时自我检查 自我检查的方法与步骤是在充足的照明下,患者面对镜子进行以下观察。

(1)对头颈部进行对称性观察:注意皮肤颜色的变化。

(2)用示指触摸面部:如有颜色变化、触疼或肿块、疣痣增大,2周内就医检查。

(3)触摸颈部:从耳后触摸至锁骨,注意触摸疼痛与肿块。检查左右两侧颈部。

(4)上、下唇:先翻开下唇,观察唇红部与唇内侧黏膜,用示指与拇指从内向外,从左向右触摸下唇,对上唇做同样检查,触摸是否有肿块,观察是否有创伤。

(5)牙龈与颊部:用示指拉开颊部,观察牙龈,并用示指与拇指挟住颊部,进行触摸。

(6)舌与口底:伸出舌,观察舌的颜色与质地,用消毒纱布包住舌尖部,然后把舌拉向左或右,观察舌的边缘部位。用示指与拇指,触摸舌体,注意是否有异常肿块。检查口底需用舌舔上腭部,以观察颜色与形态的变化,然后用示指触摸口底。

(7)上腭部:对上腭部检查有时需用牙刷柄压住舌,头略后仰,观察软腭与硬腭的颜色与形态。

(三)建立相应政策和措施

卫生行政部门应协同其他部门制定控烟、限酒的政策。增加专业人员控制癌前病变的知识与辨别早期病损的能力。确定口腔癌常规检查步骤与诊断标准,建立适合的治疗途径。

(四)防止环境污染

无论工作环境还是生活环境都应注意污染问题,特别强调公共场所禁止吸烟。应注意核辐射的污染。

第二节 牙本质敏感的预防

牙本质敏感是指暴露的牙本质对外界刺激产生短而尖锐的疼痛,并且不能归因于其他特定原因引起的牙体缺损或病变,典型的刺激包括温度刺激、吹气刺激、机械性刺激或化学刺激。

我国人群牙本质敏感症的患病率为29.7%。牙本质敏感好发于上颌前磨牙,其次是上颌第一磨牙,切牙的牙本质敏感的发生率最低。

一、危险因素

牙本质暴露往往是磨损、磨耗、酸蚀以及应力作用下釉质内碎的综合结果。

1. **磨耗** 异常的咬合状况可导致夜磨牙症，被认为是牙体磨耗的重要原因。

2. **磨损** 刷牙对暴露的牙本质可能会有磨损作用，尤其含较粗摩擦剂的时候。用粗摩擦剂的牙膏刷牙一旦与酸联合作用，即引起牙本质小管开放。因此，应尽量避免进食酸性食物和饮料后即刻刷牙，以减少酸性食物与刷牙磨损的协同作用。

3. **酸蚀** 酸蚀作用也是导致牙本质小管口暴露的重要原因。外源性酸能够去除牙本质小管表面的玷污层，使牙本质小管开放。内源性酸来源于胃、食管反流，由此引起的牙本质敏感主要发生在牙齿的腭侧面。

4. **牙龈退缩** 牙龈退缩后，暴露的牙骨质很薄且易被磨损，导致牙本质更快、更广泛地暴露。

多种因素可导致牙龈退缩，如使用不合格的牙刷、刷牙用力过大、牙龈自身损伤、牙周疾病及牙周疾病的不当治疗等。

二、预 防

1. 建立餐后漱口的习惯，漱口可以改变进餐后口腔内的酸性环境。

2. 平时减少酸性食物和饮料的摄入量和频率。

3. 进食酸性食物和饮料后，不要即刻刷牙，1h后再刷牙。

4. 选择合格的牙刷、采用正确的刷牙方法，避免刷牙时用力过大。

5. 有牙周病、夜磨牙症、牙过度磨耗等相关疾病的患者应及时诊治。

6. 有内源性酸来源的患者，建议治疗全身疾病。

第三节　牙外伤的预防

牙外伤是指牙受急剧创伤，特别是打击或撞击所引起的牙体硬组织、牙髓或牙周组织发生急性损伤的一种疾病。

人群中牙外伤发生的高峰年龄为6-13岁，儿童及青少年是牙外伤的高发人群。我国6-13岁的儿童牙外伤发生率为19.6%。乳牙期牙外伤发生的高峰期是10~24个月的幼儿。在恒牙期，男性较女性更易发生牙外伤，男女比率为(1.3~2.3):1。乳牙期儿童牙外伤发生的性别差异不明显。

恒牙牙外伤最常见的类型是牙釉质折断或牙釉质和牙本质折断却未造成牙髓暴露的简单冠折。乳牙牙外伤最常见的类型是半脱位，这可能与乳牙牙周支持组织弹性较高，牙在外力的作用下更易脱位而非折断有关。牙外伤最好发的牙位是上颌中切牙，其次是上颌侧切牙或下颌中切牙。大部分人只有单颗牙受累，两侧牙外伤的发生率没有明显的差别。

一、危险因素

1. **摔倒、碰撞** 摔倒、碰撞及物体撞击到牙是发生牙外伤最常见的原因。

2. **交通意外** 包括行走时被交通工具撞伤，或骑自行车、驾驶汽车时发生意外，造成牙及颌面

部的复合伤。

3. **运动损伤** 体育运动是发生牙外伤的主要原因之一。它受下列因素影响：运动的类型、运动场地、运动员的年龄和性别、运动的规模、体育竞赛的水平、防护用具的使用、是否有教练和牙科医师等提供指导。

4. **暴力** 暴力常导致上颌和面部的损伤。与农村地区相比，暴力行为更易发生在城市且随着年龄的增长而增多。

5. **危险行为** 喜欢冒险的儿童往往更易发生牙外伤；喜欢惹是生非的儿童发生牙外伤的风险更高；还有很多人经常把牙当成是工具，从而造成牙的损伤。

除了上述常见的牙外伤外，还有医源性牙外伤和口腔内的穿孔装饰品对牙的损伤等。

二、预 防

1. **增强保护意识** 首先要提高公众，特别是学校师生、家长对牙外伤的认知水平，增强防护意识。

(1)应加强学校的健康教育，加强牙外伤危害性的宣传，培养学生的防伤观念，提高自我保护意识。

(2)运动中应掌握动作要领，遵守一定的运动

规则和规律,有条件的地方应积极采取防护措施。

(3)教育学生避免暴力行为。

(4)日常生活中要遵守交通规则。

2.加强环境保护

(1)学龄前儿童家中尽量布置一个安全的玩耍区域,清除可能造成创伤的坚硬物饰,放置缓冲性强的物品。

(2)在易发生牙外伤的地点,如学校、道路、运动、游戏场所,尽可能进行草坪建设,或其他软化地面的方法。

(3)体育设施和游乐设施应提高安全性能,建立安全的娱乐场所和专用的活动场所。

(4)加强对学生上学专用校车的管理,避免拥挤;公交汽车上应设置专用扶手。

(5)政府有关部门除改善交通道路和机动车质量外,应加强道路管理,对雨雪后的道路应及时清理,盲人行走的专用盲道应加强建设和管理等。

(6)应提高全民法律意识,严格遵守交通法规,严禁酒后驾车。

3.使用护牙托　应提倡青少年参加体育运动时佩戴护牙托,以减少牙外伤的发生。护牙托是一种弹性片状减震装置,多用乙烯-醋酸乙烯酯共聚物制作而成。护牙托的作用有以下几点。

(1)保护牙和口内其他组织,如牙龈、颊和唇。

(2)防止颌骨骨折,特别是保护颞下颌关节。

(3)预防外力对颅脑的冲击伤害,降低脑震荡发生的可能。

(4)增强运动员的安全感。

4.矫正错𬌗畸形　唇关闭不全和深覆盖与牙外伤密切相关。对于患有唇关闭不全和深覆盖等错𬌗畸形的儿童应及早进行相关的矫治,防止牙外伤的发生。

5.全脱位牙外伤的应急处理　全脱位牙外伤脱位后,最好在5min内再置入牙槽窝,并采取适当的固定措施,这种牙的预后最好。如因各种因素无法即刻再植,应马上将牙保存于湿性环境中尽快就医。湿性环境保存有很多方法,如唾液、生理盐水、牛奶、蜂胶、椰汁、Hank平衡液、组织培养液等,最简便的湿性环境是口腔中的唾液。乳牙全脱位外伤一般不予再植,只需清理伤口,止血和预防感染。

第四节　牙酸蚀症的预防

牙酸蚀症是指在无细菌参与的情况下,接触牙面的酸或其螯合物的化学侵蚀而引起的一种慢性、病理性的牙体硬组织丧失。

一、危险因素

来自体内、体外的酸作用于易感的牙是引起酸蚀症的最基本的原因。然而,生活方式、口腔卫生习惯及唾液的缓冲能力等均会影响牙酸蚀症的发生和发展。因此,牙酸蚀症是一种多因素的疾病,是化学、生物、行为等多种因素相互影响、相互作用的结果。

(一)化学因素

化学因素主要指接触牙的酸性物质,包括内源性酸和外源性酸。

1.内源性酸　体内的酸进入口腔,最常见的原因是由于患有某些疾病使胃内容物进入口腔,胃酸长时间定期作用于牙硬组织发生酸蚀症。常见疾病包括以下几种。

(1)胃食管反流性疾病。如持续性反酸、慢性呕吐等。

(2)受神经、心理影响的胃肠紊乱。如神经性呕吐、神经性厌食症、神经性贪食症等。

(3)其他,如体内代谢及内分泌紊乱、长期酗酒、一些药物不良反应等。

2.外源性酸

(1)饮食因素:各类酸性水果(柑橘类水果、苹果等)、果汁(柠檬汁、橘子汁等)、各种碳酸类饮料(可乐、酸性饮料等)不仅与牙酸蚀症的发生发展有关,而且与这些食物和饮料的摄入时间、频率及方式等关系密切。

(2)药物因素:一些pH较低的药物也可引起牙酸蚀症。例如,维生素C片剂、补铁剂、阿司匹林和一些治疗哮喘的药物。

(3)环境因素:暴露于酸性工作环境中的人易患牙酸蚀症,它的患病率及严重程度与接触酸的时间、是否采取保护措施有关。

(二)生物因素

唾液的缓冲能力、获得性膜、牙的结构和矿化程度、牙和软组织的位置关系等生物因素都与牙酸蚀症的发生、发展有关。

(三)行为因素

1.饮食结构　据统计,英国2000年饮料的人均消费量达 120L。与此同时,牙酸蚀症的患病率也在逐年上升。

2. 口腔卫生习惯　牙酸蚀症的严重程度与夜间饮用酸性饮料后是否漱口、刷牙明显相关。

二、预　防

1. 加强口腔健康教育　普及牙酸蚀症的基本知识,树立自我保健的意识。

2. 治疗可引起牙酸蚀症的疾病　积极治疗,如胃肠功能紊乱等引起的慢性呕吐、持续返酸;治疗受神经、心理影响的胃肠紊乱;治疗内分泌紊乱等其他疾病。

3. 减少饮食中的酸对牙的侵蚀

(1)减少酸性食物和饮料的摄入量及摄入频率,或改用吸管饮用,让饮料少接触牙。

(2)可在饮料中加入钙、磷离子,增加其饱和度,从而改变酸性饮料本身的性质,减弱其酸蚀性。

(3)对一些 pH 较低的药物则应尽量避免嚼服,如果不能避免应及时漱口。

4. 避免酸性环境中与酸的接触　努力改善工作环境,消除空气中的酸雾,尽量避免暴露于酸性环境中,必要时需戴防酸口罩。

5. 增强牙对酸的抵抗力

(1)咀嚼无糖口香糖,促进唾液分泌,发挥唾液的缓冲作用,预防牙酸蚀症发生。

(2)对于患有系统性疾病,需要长期服药而导致口干的患者,应考虑调整用药或采取其他保护措施。

(3)平时使用含氟牙膏刷牙和含氟漱口水漱口,增强牙对酸的抵抗力。

6. 改变不良的生活习惯

(1)酸性饮食的摄入最好安排在就餐期间,此时的唾液的流量大,缓冲能力强。不要安排在两餐之间,尤其不应在晚上睡觉前。

(2)摄入酸性饮食后不要马上刷牙,可使用含氟漱口水漱口、咀嚼无糖口香糖等方法促进唾液分泌从而发挥唾液的缓冲作用。

(3)刷牙时宜用含氟浓度高而摩擦剂强度低的牙膏刷牙;选用刷毛软硬适度,对牙磨损较小的牙刷,采用正确的刷牙方法及合适的力度刷牙均能预防牙酸蚀症。

第五节　错𬌗畸形的预防

错𬌗畸形是指在儿童生长发育过程中由于先天的遗传因素或后天的环境因素,导致的牙、颌骨、颅面的畸形。

一、危险因素

(一)遗传因素

在颅面生长发育过程中,部分颌骨的发育变量,遗传因素起很重要的作用,而对牙弓和咬合关系等变量的影响相对较低,前牙的覆盖主要受到环境因素的影响。错𬌗畸形的遗传因素来源于种族的演化和个体的发育。

(二)环境因素

儿童生长发育过程中,造成错𬌗畸形的环境因素可分为先天因素和后天因素。先天因素是指在胎儿出生前,由于母体、发育、营养、疾病、外伤等原因导致的错𬌗畸形;而后天因素是指出生以后,由于各种全身和局部因素造成的错𬌗畸形。主要包括以下几个方面。

1. 不良口腔习惯因　不良口腔习惯造成的错𬌗畸形占各类错𬌗畸形的1/4左右。错𬌗畸形的发生及其程度与不良习惯的作用频率、持续时间和强度等因素有关。口腔不良习惯包括吮指习惯、唇习惯、舌习惯、偏侧咀嚼习惯、咬物习惯和睡眠习惯等。

(1)吮指习惯:儿童在4-6岁以后继续有吮指习惯会导致明显的错𬌗畸形。吮指习惯造成牙颌畸形的严重程度与吮指习惯持续的时间关系更大,与施加在牙上的力量大小关系较小。如果儿童每次吮指的力量都非常大,但每次持续的时间都非常短,所造成的畸形程度不会很严重;相反,如果儿童每次吮吸的持续时间都超过 6h 以上,或者在睡觉时整个晚上手指都放置在牙之间,就将造成程度更严重的畸形。

(2)吐舌习惯:儿童在乳恒牙替换时,经常用舌尖舔松动的乳牙、乳牙残根或初萌的恒牙,如果该习惯持续存在,就形成了吐舌习惯。由吮指及口呼吸等习惯造成了局部开𬌗之后,也很容易继发吐舌习惯。

(3)咬唇习惯:咬唇习惯多发生在 6-15 岁,常由于儿童情绪不好,出现咬唇动作,日久即形成咬唇习惯,女童较多见。唇习惯可单独存在,也可伴有吮指习惯。唇习惯中包括有咬下唇习惯、咬上唇习惯和覆盖下唇习惯。

(4)偏侧咀嚼习惯:儿童常因一侧后牙有严重龋坏不能咬合,或有乳磨牙、恒磨牙的早失,或有严重的牙错位而没有咬合关系等,无法用该侧进行正常咀嚼,只能用健侧咀嚼食物,久之就形成偏侧咀嚼习惯。咀嚼侧由于有正常的咀嚼功能活动,对牙颌发育具有正常的功能刺激,发育正常甚至发育过度,而失用侧咀嚼功能低下,发育不足,故下颌向失用侧偏斜。

(5)咬物习惯:多见咬铅笔和啃指甲等其他异物和吮吸橡皮奶头等。咬物固定在牙弓的某一部位,常形成局部的小开𬌗畸形。

(6)睡眠习惯:儿童睡眠时,经常用手、肘或拳头枕在一侧的脸下,有时用手托一侧腮部读书或思考问题,使面部局部长期受压,影响面部的对称发育,导致牙、𬌗、颌、面畸形。

(7)长期进软性食物习惯:随着食品的精细加工,软性食物与错𬌗畸形的关系已经被证实。在生长发育过程中长期食用软性食物,口颌系统缺乏足够的功能刺激,上下颌骨发育不足,增加了牙列拥挤、牙错位畸形的发生。

2. 口腔功能异常

(1)吮吸功能:人工喂养者可因奶瓶位置以及喂养时姿势不正确,使婴儿下颌前伸不足或前伸过度,造成下颌远中错𬌗、后缩或下颌前突畸形。

(2)呼吸功能异常:鼻部的疾病或增殖腺肥大等,使鼻腔部分或全部阻塞,影响正常的鼻呼吸,迫使以口呼吸代替鼻呼吸,常可引起𬌗、颌、面的发育畸形。

3. 龋病 龋病造成乳牙早失、牙弓长度变短、恒牙萌出受阻、牙列出现拥挤。乳磨牙早失会引起咀嚼功能低下,颌骨长期得不到足够咀嚼力的生理性刺激而发育不足,出现颜面的发育畸形,以及反𬌗等咬合关系的紊乱。

二、预 防

1. 妊娠期的预防 母体营养不足对胎儿生长发育影响极大,可产生各种颌面部畸形,要合理地选择和调配食物,保证营养充足。孕妇如有皮疹、内分泌失调或其他传染病,应及时诊治,甚至考虑终止妊娠。妊娠期间母体要避免大量放射线的深部照射,同时要防止妊娠期和临产前的外伤等。

2. 婴儿期的预防

(1)提倡母乳喂养:因为婴儿吮吸母乳时下颌适当的前伸运动,可将出生时下颌的远中位置调整到中性位置,同时吮吸时婴儿的舌部运动,能促进舌肌的发育。母体在哺乳期要注意营养,尤其是钙质的补充,有利于婴儿颌骨、全身骨骼及牙的生长发育。

(2)人工哺乳时应注意:婴儿的姿势、奶瓶的位置、人工奶头的开口和穿孔的大小。婴儿就半坐位,奶瓶不宜压迫上颌或下颌,橡皮奶头只能靠近舌尖 1/3 处,奶头除末端开孔外,在周围开些小孔,奶瓶的流速只能是间断滴下,使吮吸时口内压力均匀,充分发挥吮吸的作用,有利于咀嚼器官的正常发育。平时要避免婴儿啼哭或睡眠时吮吸橡皮奶头的习惯,以免导致下颌前伸或开𬌗。

(3)婴儿期还应注意:睡眠姿势,不可长期偏向一侧,以免一侧颌面长期受压形成颜面不对称。

3. 幼儿期的预防

(1)积极开展宣传教育工作:使儿童、家长和老师了解早期预防牙颌畸形的知识,纠正不良习惯,如吮指习惯、唇习惯、舌习惯、偏侧咀嚼习惯、咬物习惯和睡眠习惯等。

(2)儿童的食物:应有一定的硬度,以充分发挥咀嚼功能,促进牙颌系统正常发育。

(3)早期预防:龋病,定期检查,及时充填治疗,恢复乳牙外形,以免破坏邻接关系,致使邻牙倾斜移位,同时避免因严重龋或外伤导致的乳牙早失,保持乳牙列的健康完整,以利咀嚼系统发挥正常的功能。

4. 替牙期的早期干预

(1)乳牙早失:乳牙提前脱落,X线检查显示后继恒牙牙根尚未发育或仅形成不到 1/2 者,牙冠𬌗面有较厚的骨质覆盖,缺牙间隙已缩小或有缩小趋势,即可诊断为乳牙早失,此时应用缺隙保持器保持失牙间隙和正常牙弓长度,以便后继恒牙萌出时有足够的位置。

(2)恒牙早失:如在替牙期一般也应考虑采用间隙保持器保留间隙,待恒牙期做义齿修复。如果条件许可,可考虑用正畸方法移动邻牙替代缺失的恒牙,但需要制订全面的正畸矫治计划,在关闭缺牙间隙的同时应恢复良好的咬合关系。

(3)乳牙滞留:乳牙逾期未脱,而后继恒牙已开始萌出且萌出位置多不正常。通过X线检查,在确定有相应恒牙胚存在时,尽早地拔除滞留的乳牙,以便于恒牙萌出调整。如恒牙牙根已基本形成,缺乏自行萌出的可能时,应根据患者的上下颌情况全面考虑后,再决定是否进行正畸牵引助萌。

(4)恒牙早萌:恒牙早萌是乳恒牙替换期间恒牙牙根刚开始形成或尚未形成时就已萌出,早萌牙易受外伤或感染而脱落。临床上可用阻萌器阻止早萌牙萌出。阻萌器是在丝圈式间隙保持器上加焊一根阻萌丝,阻萌丝阻挡在早萌恒牙的𬌗面。定期拍摄 X 线牙片,观察牙根发育情况,当牙根已形成 1/2 以上时,可拆除阻萌器让其自然萌出。

(5)恒牙萌出顺序异常:恒牙萌出的顺序对正常建𬌗有很大的影响,正常的恒牙萌出顺序有利于利用替牙间隙使上下颌磨牙调整到中性关系,建立良好的尖窝锁结。必要时采取保持牙弓长度、保持个别牙位置及简单矫治器调整牙位置等方式,防止和矫正恒牙萌出顺序异常导致的错𬌗畸形。

(6)上唇系带附着异常:异常的上唇系带为粗大的,无弹力的纤维带,位于上中切牙之间与腭乳头相连,深嵌入腭中缝。此时,由于唇的功能活动妨碍了上中切牙靠拢,从而形成上中切牙间隙。可用固定矫治器矫正关闭中切牙间隙,待间隙关闭后,采用外科系带矫正术矫正异常附着的唇系带及切除多余纤维组织,以保持间隙关闭后的效果。如果间隙关闭前进行切除手术,由于切牙间瘢痕形成,反而影响间隙的关闭。

(冯希平　卢友光)

■ 参考文献

[1] Li L,Psoter W,Buxo C,et al. Smoking and drinking in relation to oral potentially malignant disorders in Puerto Rico:a case-control study. BMC Cancer,2011,11:324-331.

[2] 傅锦业,高静,郑家伟,等.口腔癌相关危险因素的流行病学调查分析.中国口腔颌面外科杂志,2011,9(4):316-322.

[3] 中华口腔医学会牙本质敏感专家组.牙本质敏感的诊断和防治指南.中华口腔医学杂志,2009,44(3):132-134.

[4] Lussi A,Jaeggi T,Schaffner Ⅱ,et al. Diet and dental erosion. Nutrition,2002,18(9):780-781.

[5] Locker D. Prevalence of traumatic dental injuries in grade 8 children in six Ontario communities. Can J Public Health,2005,96(1):73-76.

[6] Samir E,Bishara. Textbook of orthodontics. New York: W. B. Saunders Company,2001.

[7] 胡德渝.口腔预防医学.6版.北京:人民卫生出版社,2012.

第 46 章

特定人群的口腔保健

口腔在不同生命时期会表现一种特殊的状态，此时在口腔健康方面会有不同的特点和问题，对口腔保健的要求也不相同。

第一节 妊娠期妇女的口腔保健

一、妊娠期妇女的口腔问题

由于体内激素水平的改变，以及口腔环境、饮食习惯及口腔卫生行为方面的改变，妊娠期妇女患口腔疾病的风险相应增高。妊娠期妇女易发生的口腔问题主要有以下几种。

1. 龋病 妊娠期易发生龋病主要有以下几种因素。

(1)妊娠性呕吐使唾液的 pH 下降，釉质脱矿，增加了龋病的易感性。

(2)妊娠期摄取饮食的次数和数量增加，易造成口腔卫生不良。

(3)妊娠期体质下降，生活不便而易放松口腔卫生的维护。

(4)妊娠早期与后期，由于存在早产和流产的危险，不便于去医院接受口腔健康检查和护理。

2. 妊娠期龈炎

(1)妊娠期妇女孕激素水平升高，雌激素水平下降，导致牙龈毛细血管扩张、淤血、炎症细胞和液体的渗出，牙龈组织对口腔细菌的敏感性增加，容易出现牙龈炎症。

(2)由于内分泌功能紊乱，在牙石、软垢、残根、残冠等局部刺激存在的情况下，妊娠期妇女容易发生妊娠期龈炎，某些部位的牙龈还可出现瘤样增生，称为妊娠性牙龈瘤。

二、妊娠期妇女口腔保健的方法

1. 掌握口腔健康知识 妊娠期妇女可以通过社区讲座、图书阅览、健康咨询、观看妊娠期口腔健康知识手册等途径，充分接受口腔健康教育与指导，不仅学习自我口腔保健知识，还应接受有关胎儿口腔及牙发育、婴幼儿口腔保健知识的学习。如学习正确的婴幼儿喂养方式和哺乳姿势，掌握清洁婴幼儿口腔与牙的方法与体位，了解乳牙的生长发育、萌出时间、萌出时可能遇到的问题及婴幼儿早期龋的危害等。

2. 注重口腔健康维护 妊娠前彻底口腔洁治，妊娠后做好每日的口腔清洁工作，保持餐后漱口，早晚刷牙，使用牙线清除邻面的食物残渣和牙菌斑。如果已经有妊娠期龈炎的时候，可以配合使用有抗菌作用的漱口水。

3. 注意膳食营养平衡 妊娠期的营养对未来儿童口腔及牙的发育影响很大。乳牙胚和部分恒牙胚在这个时期生长发育，需要充足的营养物质供给发育所需。因此，妊娠期应当摄取足够的优质蛋白质、钙、磷和维生素 D 等，以保证牙胚的正常发育和矿化。

4. 避免不良刺激 妊娠期妇女应该注意避免不良刺激。应注意以下事项。

(1)妊娠期妇女应慎重用药，许多药物能通过胎盘屏障进入胎儿体内，导致胎儿畸形。妊娠 12 周内是药物致畸最敏感的时期。孕妇用药的原则是，能用一种药就避免联合用药，用对胎儿影响小的药不用安全性不确定的药，严格限制用药时间和药物剂量。

(2)妊娠期妇女应戒烟酒，少喝咖啡，烟酒和咖啡因将增加胎儿畸形危险。

（3）在妊娠早期（1～3 个月）和晚期（7～9 个月）避免接受复杂口腔治疗，因为紧张和疼痛增加胎儿流产或早产的风险。

（4）避免 X 线照射，尤其不要直接照射盆腔和腹部。

（5）需急症治疗时，应选择不含肾上腺素等收缩血管的药物进行局部麻醉。

（6）注意保暖，避免病毒性感冒。

第二节　婴儿期儿童的口腔保健

一、婴儿期儿童的口腔问题

婴儿是指小儿出生后 4 周到 1 岁的阶段，是乳牙继续矿化，陆续萌出的阶段。同时，恒牙胚正处于形成和矿化时期。婴儿期常见的口腔问题包括以下几种。

1. 鹅口疮　又名"雪口病"，是由白色念珠菌感染引起的真菌性口炎。新生儿和 6 个月以内的婴儿多见，尤其是出生 1 周以后的早产儿。

2. 乳牙早萌　诞生牙（出生时已萌出）和新生牙（出生后 30d 萌出的牙）（见儿牙教材），俗称"马牙"（上皮珠）。

二、婴儿期儿童口腔保健的方法

1. 保持口腔清洁

（1）牙萌出前：应建立每日为婴儿清洁口腔的习惯，在哺乳后或晚上睡前用手指缠上清洁纱布擦洗牙龈和腭部，清除黏附的食物残渣，按摩牙床，并使婴儿逐渐适应每日的口腔护理。

（2）牙萌出时：使用硅胶制成的牙训练器，清洁消毒后让婴儿放在口中咀嚼，锻炼颌骨和牙床。

（3）牙萌出后：婴儿出生 6 个月左右第 1 颗乳牙萌出时，用手指缠上纱布或使用指套牙刷，蘸清水轻轻擦（刷）洗牙面，清除食物残渣及牙菌斑。

2. 预防儿童早期龋　早期婴幼儿龋是发生在婴幼儿期的与饮食密切相关的多因素作用下的慢性感染性疾病。婴儿期常用奶瓶盛含糖的牛奶、果汁等喂养，尤其人工喂养睡前含奶瓶习惯，长期可导致乳上前牙龋坏。应提倡母乳喂养，定时哺乳，避免随意哺乳。预防早期龋还可以使用氟化物，可以在儿童出生 6 个月牙齿萌出后使用氟化物滴剂。

3. 使用正确的喂养姿势　无论是母乳喂养还是人工喂养，都应采取正确的喂养姿势。喂奶经常偏于一侧，则该侧面部受压，唇、颊活动受限，长期可导致面部双侧发育不对称。人工喂养时，奶瓶不能紧压下颌，亦不能将奶瓶过高抬起，致下颌过分前伸，造成下颌前突畸形。

4. 重视首次口腔检查　儿童的第 1 次口腔检查应在第 1 颗乳牙萌出后 6 个月内，请医师帮助判断儿童乳牙萌出情况并评估其患龋病的风险，提供有针对性的口腔卫生指导并建立婴儿的口腔健康档案。

第三节　学龄前期儿童的口腔保健

一、学龄前期儿童的口腔问题

儿童从 1 岁开始至满 6 岁称为学龄前期。这一时期是儿童颌面部生长发育迅速，经历了乳牙萌出期和乳牙列完成期。学龄前期儿童常见的口腔问题包括以下几种。

1. 龋病　乳牙龋自幼儿期就可发生，随着年龄的增长呈快速上升趋势，严重者可引发牙髓炎、根尖周炎，影响恒牙的发育和萌出。

2. 错𬌗畸形　这个时期儿童常有吮指、吐舌、咬下唇、口呼吸等不良习惯，易造成上颌前突、牙弓狭窄、开𬌗等错𬌗畸形。

3. 外伤　学龄前期是发生乳牙外伤的高峰年龄阶段。前牙多见，一般是由跌倒引起，牙出现松动、折断和脱落。

二、学龄前期儿童口腔保健的方法

1. 培养良好口腔卫生习惯　应该培养儿童良好的口腔卫生习惯，在父母的帮助下选择适合儿童年龄的牙刷，早晚帮助儿童刷牙，使儿童逐渐习惯和适应口腔清洁过程。不建议 1－3 岁儿童使用含氟牙膏，可以使用不含氟牙膏早晚刷牙。3－6 岁儿童可以使用含氟牙膏,但牙膏使用量不能超过"豌豆"大小。

2. 培养良好的饮食习惯

(1)适当增加咀嚼:在饮食中适当地增加一些粗糙的、富有纤维质的食物,目的在于使牙面能得到较好的摩擦,起到促进牙面清洁的作用,并通过咀嚼刺激颌骨生长,促进颌骨发育。

(2)减少餐间吃零食:餐间零食最好选择低致龋性的食物,吃完应马上用清水漱口。

(3)不在睡前进甜食和喂奶:1 岁以上应停止使用奶瓶喂养,避免夜间哺乳,睡前不能进甜食。

3. 适量补充氟化物　由于人乳或牛奶中仅含极微量的氟,因此。住在低氟地区和龋易感性高的儿童应适量补充氟。局部使用氟化物的方法主要有含氟涂料。全身用氟可使用氟片和氟滴剂。

4. 定期检查和治疗　儿童 1 岁以后应每 6 个月进行 1 次常规的口腔检查。检查有无龋齿、牙龈及口腔软组织健康状况、牙列和咬合情况及牙发育情况等,并建立口腔健康档案。对患有早期龋的儿童应尽早进行充填治疗。

5. 预防乳牙外伤　家长及保育人员应加强对儿童活动时的监护,防止意外跌倒造成的乳牙外伤。

第四节　学龄期儿童的口腔保健

一、学龄期儿童的口腔问题

学龄期儿童包括学龄期(6－12 岁)和青少年期(12－18 岁)。是牙颌系统的快速生长期,经历了乳牙列、混合牙列和年轻恒牙列 3 个牙列阶段。学龄期儿童是口腔健康观念和行为的形成期,也是接受新知识、树立新观念、培养终身口腔卫生好习惯的最佳时期。学龄期儿童的口腔问题包括以下几种。

1. 乳牙龋　6－8 岁是儿童乳牙患龋的高峰期。该阶段乳恒牙开始替换,牙弓不断生长发育,出现牙间隙,易造成食物嵌塞,引发邻面龋。乳磨牙大面积龋坏还会影响咀嚼和食物营养的摄入,不利于儿童的生长发育。

2. 错𬌗畸形　乳牙期及替牙期的局部障碍,是造成错𬌗畸形的常见因素。主要有以下表现。

(1)乳牙早失:因龋病等原因乳牙过早缺失,导致咀嚼功能下降,颌骨由于长期得不到足够咀嚼力的生理刺激而造成发育不足,导致恒牙错位萌出。

(2)乳牙滞留:乳牙滞留占据了恒牙的萌出位置,导致恒牙错位萌出或埋伏阻生。

3. 恒牙龋　主要是第一恒磨牙龋坏,因其萌出较早,尚未发育成熟,矿化程度低,加之𬌗面的窝沟较深,食物残渣及牙菌斑不易清洁,极易发生龋病。

4. 牙外伤　学龄期儿童由于运动量增大,牙外伤的发生率增加。7～9 岁学龄儿童是牙外伤的高峰期,以前牙为主。主要原因为运动中的跌倒和撞击所致。外伤后主要表现为牙震荡、牙脱位和牙折。

5. 牙龈炎　青少年易发生青春期牙龈炎。其原因与生长发育期体内激素水平的变化有关,加之身体发育所需进食量及进食次数的增加,学习任务繁重等因素而忽视了口腔卫生。主要表现为前牙牙龈充血水肿、发红、刷牙或咬食物时牙龈出血、口腔异味等。

二、学龄期儿童口腔保健的方法

1. 建立良好的口腔卫生习惯　6 岁以上学龄期儿童应在家长的督促下每天早晚刷牙,刷牙时应该使用正确的刷牙方法,用含氟牙膏刷牙。

2. 及时治疗乳牙龋　乳牙的龋坏会给儿童的局部和全身带来许多不良影响。完整健康的乳牙列能够发挥正常的咀嚼功能,可保障恒牙和颌面部骨骼的正常生长发育,有利于儿童的准确发音,引导恒牙的正常萌出。乳牙龋早期治疗时间短、儿童痛苦小。

3. 保护第一恒磨牙　恒牙是人一生中的主要咀嚼器官,在完全萌出后的 6 个月内进行窝沟封闭是保护它的最佳方法。

4. 戒除口腔不良习惯　对有龋病儿童应及早治疗,避免单侧咀嚼。对有口呼吸习惯的儿童应检查其上呼吸道是否通畅,治疗扁桃体肿大、腺样体肥大、鼻甲肥厚等,以保证呼吸道的通畅,纠正口呼吸。

5. 积极预防牙龈炎　预防青少年牙龈炎的方法是有效刷牙,清除牙菌斑。如出现刷牙出血,可选择有抑菌抗炎作用的牙膏,切忌不能因为刷牙出血而停止刷牙。对于邻面的牙菌斑应在刷牙前或刷牙后配合使用牙线。如果经常刷牙出血并已形成牙石者，要及时请专业医师进行洁治。

6. 预防牙外伤　学龄期儿童在参加体育活动和游戏时易发生牙外伤，提倡儿童在运动时使用保护牙托。保护牙托佩戴在牙上、在脸部和头部受到击打时可起到保护牙的作用，通常用硅胶等高分子材料制成。

第五节　老年人的口腔保健

一、老年人的口腔问题

联合国确定 60 岁以上的人为老年人。老年人随年龄增长伴随器官功能减退、基础代谢降低等，口腔各个组织器官也发生明显的增龄性变化。老年人常见的口腔问题包括以下几种。

1. 牙龈退缩　老年人由于增龄性变化，牙槽骨向根方退缩，使老年人的牙龈萎缩，牙间隙增大，易发生水平型食物嵌塞，牙根暴露还常伴随根面牙本质暴露，发生牙本质敏感。

2. 根面龋　老年人由于牙龈萎缩，牙根暴露，又由于唾液分泌量减少，自洁作用差，牙颈部和根面常堆积牙菌斑和食物残屑，极易发生龋坏。

3. 牙列缺损和缺失　龋病与牙周病是造成老年人牙缺失的主要原因。随着年龄的增长，老年人缺失牙数增多。当失牙数占全口牙的 1/4 以上时就会影响口腔的正常功能，尤其是咀嚼功能，进而影响食物的消化与吸收。

4. 口腔黏膜疾病　老年人是口腔黏膜病高发的人群。老年人的口腔黏膜疾病主要包括几种类型。

(1) 因增龄性改变而出现的以口腔灼痛、干燥、味觉异常为特征的口腔灼痛综合征等疾病。

(2) 因牙磨损、脱落、牙残留的尖锐边缘、不良修复体等刺激因素，反复刺激黏膜出现的创伤性溃疡、白色过角化等。

(3) 因糖尿病、高血压等全身性疾病及治疗这些疾病的药物而影响口腔的结构及功能，伴发口腔真菌感染等。

(4) 与义齿有关的口腔黏膜念珠菌感染，为义齿覆盖区域黏膜下红色斑块，多与患者的口腔与义齿卫生状况差有关。

5. 牙磨耗和楔状缺损　牙磨耗和楔状缺损与不正确的刷牙方法、咀嚼硬性食物及年龄的增加等诸多因素相关。重度磨耗还可致牙髓外露，形成牙髓炎，使牙的咬合面变平，导致咀嚼效率减弱。另外，磨耗严重可使人的面部下 1/3 的高度降低，不仅鼻唇沟加深，出现苍老面容，还会出现颞颌关节区域疼痛等功能紊乱症状。

二、老年人口腔保健的方法

老年人口腔健康的目标是，保留更多功能牙，维持正常口腔功能状态或通过最低限度的修复，尽可能康复口腔功能。老年人口腔保健方法主要包括以下方面。

1. 提高自我口腔保健能力　全社会和口腔专业人员应针对老年人的心理特点及普遍存在的口腔健康问题，利用各种大众宣传媒介，采取多种形式，在社区开展各种口腔健康宣传教育活动和口腔卫生指导。提高老年人自身的口腔保健意识，养成良好的口腔卫生习惯，掌握科学的自我口腔保健方法，预防和及时治疗口腔疾病。

2. 改善个人口腔卫生

(1) 刷牙与漱口：每天早晚刷牙，老年人要选择适合自己的保健牙刷。刷头不宜过大，刷毛软而有弹性。根据需要选用含氟牙膏或其他的功效牙膏，帮助预防根面龋和牙周疾病。除每天早晚刷牙外，每餐后要用清水漱口，使残存在牙面、牙间隙、唇颊沟等部位的食物残渣清除干净。

(2) 使用间隙刷、牙线和牙签：老年人由于牙缝较宽、牙稀松，牙根暴露，应使用间隙刷、牙线和牙签清除存留在邻面和牙根面的食物残渣及牙菌斑。有条件时可选用冲牙器。牙签的使用仅限于牙间隙大，有水平食物嵌塞时，应选用优质、清洁、扁平或楔状的木质牙签，顺着牙间隙的两个牙面缓慢滑动，剔除塞入牙间隙的食物。

3. 定期进行口腔检查　老年人口腔检查最好 6 个月 1 次，定期口腔检查的目的在于早发现，早治疗。检查的内容包括龋病（尤其是根面龋）、牙周病、口腔黏膜病等。口腔内残留的牙根，如经常肿痛应尽早拔除，牙过度磨耗形成的锐利牙尖等要及时磨除，以防对口腔软组织及颞下颌关节造成损伤。

4. 及时修复缺失牙　老年人不论失牙多少，都应及时做义齿修复,恢复口腔的基本功能。修复缺失牙一般在拔牙2～3个月后进行。要注意保护已修复的义齿,每餐后应摘下,使用义齿清洁片、粉、液浸泡义齿。久戴义齿常有不适,甚至引起口腔组织红肿、疼痛、溃疡,要定期由医师检查,及时处理或更换义齿,保持义齿处于功能状态。

第六节　残疾人的口腔保健

一、残疾人的口腔问题

残疾人是指由于先天原因,或因为年龄、疾病、意外事故,使其身体或精神的完好性发生短暂或永久性伤害,影响生活自理、学习或就业能力者。残疾人在口腔疾病的治疗、预防上有着和健全人不同的需求。对口腔健康的重视程度低,口腔疾病的患病率高,口腔保健及治疗率低,对口腔预防保健与治疗的需求大是这个群体的共性。残疾人的口腔问题包括以下方面。

1. 口腔卫生差　残疾人由于自主生活能力的降低甚至丧失,基本的口腔卫生状况得不到保证。一些残疾人由于偏瘫、脑瘫等原因而使保持口腔健康卫生的意识和能力都缺失。另外一些残疾人虽然有意识改善自身口腔卫生状况,但由于身体条件限制,生活自理能力缺失,而没有能力维护自身口腔健康。

2. 龋病　由于口腔卫生差、无法使用预防措施和定期口腔健康检查,残疾人大都是龋病高危人群。发生的龋病由于得不到及时的治疗,炎症扩散,引起牙髓炎和根尖病变。又由于没有及时治疗的龋病影响咀嚼,使牙面正常的生理性摩擦减少,食物残屑和菌斑堆积,口腔中常多个牙发生龋坏。

3. 牙周疾病　由于口腔清洁能力缺乏,口腔卫生状况得不到保证,牙龈炎和牙周炎在残疾人口腔中普遍存在。又由于残疾人的表达能力常受到限制,致使病情不能及时发现,延误了治疗的最佳时机而使牙周疾病与普通人相比常严重而广泛。

二、残疾人口腔保健的方法

残疾人缺乏自我口腔保健能力,口腔健康维护需要亲属、护理人员的帮助。

1. 刷牙　对缺乏生活自理能力的残疾人,应该帮助其刷牙。这时应该选择一种容易操作的舒适体位和姿势帮助他们刷牙。具体体位有:①帮助者坐在残疾人后面;②帮助者控制残疾人手的活动;③残疾人头部躺在帮助者腿部;④2人面对面,1人稳住残疾人,1人刷牙。刷牙时让残疾人的头稍向后仰起,按正常人的刷牙方法和顺序进行。为方便残疾人做好口腔卫生,可以使用改良口腔护理用品。如将市售牙刷的刷柄改装后,使其容易握持;选择电动牙刷代替普通牙刷以提高手残疾者刷牙时的灵活性;使用冲牙器代替牙线、牙签帮助残疾人清洁牙间隙的食物残屑。

2. 应用氟化物　在可能的条件下,应选择局部用氟方法,如使用含氟牙膏刷牙,含氟漱口水漱口。或由专业人员定期使用局部涂氟措施,如含氟涂料、含氟凝胶与含氟泡沫等均可起到防龋作用。

3. 窝沟封闭　对于残疾儿童来讲,窝沟封闭显得更为重要。在磨牙完全萌出后要尽早进行窝沟封闭。必要时可以考虑对残疾人口腔中所有的磨牙和前磨牙都做窝沟封闭。

4. 减少糖与甜食摄取　残疾人的自我控制能力差,应严格限制摄入糖与甜食,只在一日三餐时食用。其他时间内补充的膳食,尽可能减少糖和精制糖类的含量。甜度大、黏性大的食物要避免摄取,多喝水少饮用碳酸饮料。

5. 定期口腔检查　口腔专业人员应定期为残疾人进行口腔检查,提供洁治、局部用氟等适当的保健措施。至少应每6个月到1年检查1次,发现问题及时处理。

(冯希平　程　敏)

■ 参考文献

[1]　胡德渝.口腔预防医学.6版,北京:人民卫生出版社,2012.

[2]　Zhu Ling, Petersen PE, Wang Hong Ying, et a1. Oral health knowledge, attitudes and behaviour of adults in China. Int Dent J, 2005, 55(4):231-241.

[3]　杨莉,肖梅,杜民权,等.1720名孕妇牙体牙周健康状况的调查分析.口腔

研究,2009,25(3):369-370.

[4] 刘洪臣.老年人口腔健康指导.北京：人民卫生出版社,2011.

[5] 荣文笙.孕妇婴幼儿口腔健康指导.北京:人民卫生出版社,2011.

[6] 齐小秋.第3次全国口腔健康流行病学调查报告.北京:人民卫生出版社,2008.

[7] WHO. Oral health surveys：Basic Method.5th ed.Geneva,2014.

第 47 章

口腔健康促进

第一节　口腔健康促进的内涵

口腔健康是人体健康的组成部分。1981 年 WHO 制定的口腔健康标准是"牙清洁、无龋洞、无疼痛感,牙龈颜色正常、无出血现象(Teeth clean, no caries cavities, no pains, gingiva with normal colure and no sign of bleeding)"。2007 年世界卫生组织提出口腔疾病是一个严重的公共卫生问题,需要积极防治。口腔健康包括"无口腔颌面部慢性疼痛、口咽癌、口腔溃疡、先天性缺陷,如唇腭裂、牙周(牙龈)病、龋病、牙丧失及影响口腔的其他疾病和功能紊乱。"

口腔健康促进(oral health promotion)是指"为改善环境使之适合于保护口腔健康或使行为有利于口腔健康所采取的各种行政干预、经济支持和组织保证等措施"。口腔健康促进是健康促进的组成部分,包括保证和维护口腔健康所必需的制度与法律等,也包括专业人员建议与协助有关职能部门将有限的资源合理分配,支持把口腔预防保健措施纳入发展计划、财政预算和组织培训等。

第二节　口腔健康促进的组成、途径和任务

一、组　成

口腔健康促进是由口腔疾病预防、口腔健康教育和口腔健康保护三部分组成。

1. 口腔健康教育　是口腔健康促进的核心组成部分,是一个过程而不是一个结果,与一级、二级、三级预防均有关。

2. 口腔健康保护　包括司法和财政控制、法规和政策,目的在于促进健康和预防疾病。口腔健康保护是减少人们受到环境、不安全或不健康行为危害的可能性,为人们的口腔健康选择提供了保证。

3. 口腔疾病预防　在口腔健康促进中起着重要作用。口腔健康促进应以口腔疾病的一级预防为基础,有很多具体的预防和干预措施以阻止疾病的发生,是口腔健康促进的主要任务。

口腔健康促进主要涉及 7 个领域。①预防;②生活方式;③预防性政策;④决策者教育;⑤健康教育;⑥健康保护;⑦政策支持。

二、途　径

口腔健康促进的途径遵循口腔预防医学的三大途径。

1. 全民途径　选择的预防措施使社区所有人群都能从中获益。例如,自来水氟化防龋,通过调整自来水中氟的浓度达到适宜水平,改变社区人们生活的环境,使社区中每个人能从自来水氟化项目中获得预防龋病的益处。

2. 共同危险因素控制途径　不健康的饮食习惯、卫生习惯等不仅是口腔健康的危险因素,也是其他慢性病的危险因素,需要口腔专业人员与全体医务人员一起采取控制和改变这些共同危险因素的方法,促进人们的口腔健康和全身健康。

3. 高危人群途径　人群中每个个体发生龋病的危险性是不同的,龋病的高危人群对整个人群的口腔健康影响较大,选择针对龋病高危人群的预防

措施和方法,通过预防和控制高危人群的龋病,从而提高整个人群的口腔健康状况。

三、任　务

口腔健康促进主要有5个方面的任务。

1. 制定危险因素预防政策,包括对相关的科学研究给予更多的支持,加强口腔信息监测系统建设,改善各地网络信息连通渠道。

2. 制定有效的、有相关部门承诺的政策,预防有上升趋势的口腔健康高危险因素,如2011年国家卫生部公布修订后的《公共场所卫生管理条例实施细则》中新增加了"室内公共场所禁止吸烟"等规定。

3. 加强国际国内和各级部门间的合作,增强控制口腔危险因素的能力,提高公众对口腔健康的认知程度和口腔疾病预防意识。

4. 在口腔健康促进行动中协调政府、社会团体和个人的行动。

5. 组织社区口腔健康促进示范项目,尤其关注社会弱势群体、儿童和老年人。如健康口腔、幸福家庭。

第三节　口腔健康促进的计划、实施和评价

口腔健康促进一般包括计划、实施和评价3个相关组成部分。

一、计　划

1. 确立口腔健康目标　目标是在预定的时间内可以实现的和可以衡量的尺度。它是计划的核心,是计划、管理和决策的基础。口腔健康目标一般包含口腔健康教育目标,在制定目标时,应包括4项基本内容,即特定人群、具体指向、可衡量的尺度和实现目标的预期时间。口腔健康目标一般包括改进健康状况的目标,减少危险因素的目标,改进服务与防护的目标和提高公众及专业人员认识的目标。如患龋率、含氟牙膏使用率、口腔知识知晓率等。

2. 计划的执行　口腔健康促进的计划可遵循的原则,一是绝大多数持久性的健康行为改变在性质上都是自愿的,二是强调环境因素在影响健康和健康行为方面的重要作用。健康教育工作者通过一系列的诊断步骤,考虑到影响目标人群健康和健康行为的个体和环境,应用流行病学、社会心理学与教育学,以及管理研究的知识,进行理想的干预。

二、实　施

1. WHO全球口腔健康促进优先行动(略)。

2. 中国中西部地区儿童口腔疾病综合干预项目(略)。

三、评　价

1. 评价的主要内容　评价的内容包括:①对口腔疾病预防的效果评价,观察口腔健康状况的变化;②对口腔健康教育效果的评价(见第四节口腔健康教育);③对口腔健康保护的评价。

2. 评价的基本程序　2002年WHO推荐的用于口腔健康项目的综合评价模式(表47-1)。

表47-1　口腔健康项目的综合评价模式

投　入		程　序	结　果	产　出
人力	财力	组织结构	临床医疗保健服务	服务利用满意度
物力	时间	管理工作	社区口腔健康促进	自我口腔保健状况

3. 评价的基本要素　是确定标准和获取信息。用于判断健康促进干预的价值有不同的标准,包括效果、效率、适合性、可接受性、平等性。

4. 评价的分类　评价通常分为过程评价、影响评价与结果评价。

(1)过程评价:是评价项目实施的过程,是评估可接受性的一种方法,也可以评估一项口腔健康促进的适合性与平等性。

(2)影响评价:是项目的最后步骤,是最后对项目的评论。因为容易进行,影响评价是最普遍的选择。

(3)结果评价:是对项目长期作用的评价。结果评价较为复杂,实行比较困难,花费也较多。

第四节 口腔健康教育

一、概 念

口腔健康教育(oral health education)是通过有计划、有组织、有系统的教育活动传播口腔保健知识和技术,鼓励人们建立正确的口腔健康意识,提高口腔保健能力,主动采取有利于口腔健康的行为,终身维护口腔健康。

口腔健康教育是健康教育的一个分支,口腔健康是全身健康的组成部分,与全身健康关系密切并影响着全身健康,因此,口腔健康教育应纳入健康教育之中,通过增加公众的口腔健康知识,提高人们的口腔保健意识,改变人们的口腔健康行为,从而促进全身健康。

口腔健康教育本身不能成为一个预防项目,而是口腔预防项目的重要组成部分。它是让人们理解和接受各种口腔预防措施所采取的教育步骤。例如,在学校开展有效刷牙控制菌斑项目,应该配合有关刷牙的健康教育。如刷牙的目的,含氟牙膏与保健牙刷的使用,有效清除牙菌斑的方法等;另外,通过刷牙前后菌斑染色的自我检查,可以加深学生的理解和认识,提高教育效果。

口腔健康教育也是临床医疗服务的组成部分。由于患者渴望得到与自身有关的保健知识,加上对医务人员的高度信任,诊室椅旁的健康教育一般都能收到满意的效果。所以医师在进行检查、诊断、治疗与康复过程中都应尽可能地针对病情进行必要的健康教育。

二、方 法

1. **大众传媒** 通过网络、报纸、杂志、电视、电影、广播、街头展板与宣传橱窗等传播口腔健康信息,反复强化公众已有的口腔卫生知识。大众传媒的优点是覆盖面大,能较快地吸引公众注意力,使之集中到有待解决的口腔健康问题上来。

2. **社区活动** 城市街道、农村乡镇和社会团体与单位(企业、学校、机关)的有组织活动,使人们提高对口腔健康的认识,引起兴趣,产生强烈愿望,强化口腔健康服务资源的利用。通常是进行口腔健康调查,了解对口腔健康的需求,为制定计划打下基础,在制订计划过程中有意识地对不同层次的人进行教育,以增强目标人群对实施教育计划的责任感。

3. **小型讨论会** 社区座谈会、专家研讨会、专题讨论会、听取群众意见会等。参加者除口腔专业人员、决策者之外,应广泛吸收不同阶层的群众。如果要推广某项口腔保健的新技术,应组织讨论此项目的可行性、推广价值、成本效益、公众接受的可能性以及科学性等,这种会议要注意吸收不同观点的专业人员与新闻媒介参加。如在学校开展某项口腔保健项目,应该请校长、教师、家长与学生代表共同参加讨论。各种小型讨论会既是健康教育的方式,也是调查研究的方式。

4. **个别交谈** 口腔专业人员就口腔健康问题与预防保健问题与就诊患者、单位领导、儿童家长、社区保健人员等进行交谈、讨论。由于此方式是双向的信息交流,交谈针对性强,讨论比较深入,效果好。例如,患者就医时的椅旁教育,不只是医师单向传授知识,而是有问有答的交流。在交谈中,医师或保健人员应该是他们的良师益友,而不是以教育者自居。口腔健康教育就是要帮助人们在口腔健康方面学会自助,在掌握有关知识后自觉地去实践。

三、注意事项

1. **教育信息的科学性和准确性** 在进行口腔健康教育活动时,应重视教育信息的科学性和准确性。教育信息应严谨,并能体现最新科学研究成果。

2. **教育材料的通俗性和趣味性** 口腔健康教育材料的设计要有趣味性、通俗性与艺术性。如儿童牙保健知识的材料应配有图片、拼音、儿歌、动画和游戏;口腔健康教育信息也应从公众审美、健康、长寿的角度出发,表现出文(通俗易懂)、情(感情)、理(道理)结合的艺术,成为易于被公众接受的科学知识。

3. **口腔健康教育方法和内容的针对性** 口腔健康教育方法和内容应适合当地文化、教育、经济发展状况与人群患病情况,做到切实可行和有针对性。健康教育不仅仅传播信息,还要考虑影响健康行为的心理、社会和文化因素,传统的观念与习惯,个人或群体对口腔健康的要求、兴趣等,以确定相应的口腔保健内容与教育方法。

四、口腔健康教育的计划、实施和评价

(一)口腔健康教育的计划

计划是为了保证目标的实现,因此,要全面、严谨,应考虑以下步骤。

1. 确定与口腔健康相关的问题

(1)调查有关的社会问题,如个人收入,文化教育率与教育水平等。

(2)分析流行病学调查资料和病案材料,如发病率、患病率、有关口腔健康问题的分布和范围。

(3)确定有关的文化背景和社会行为问题,如目标人群的一般状况资料,关于自我保健措施与疾病症状的知识、态度与实践等。

(4)确定口腔健康教育的问题。

(5)确定有关口腔健康的管理问题。

2. 制定口腔健康教育目标　在问题确定之后,制定可以达到和可以测量的口腔健康教育目标,并通过共同努力来达到它。

3. 确定实现目标的策略

(1)进一步明确教育目标。

(2)通过选择恰当的方法推动教育活动。

(3)确定教学技术、教学行为及需要的详细资料。

(4)教育者与受教育者共同参与实践。

(二)口腔健康教育的实施

1. 口腔健康教育实施方法　口腔健康教育可以通过以下方法实施与监督。

(1)提供学习机会,学会如何确定和分析口腔健康及其相关问题。

(2)使口腔健康信息容易达到社区的每个人,为健康与口腔健康教育提供时间与空间。

(3)推荐可供选择的解决办法。这些办法适合于那些已经经过提供者与接受者或社区共同努力确定的口腔健康及其有关问题。

(4)强调进行有效交流的重要性,教育者与被教育者的双向交流比单向交流效果更好。

(5)把目标变成简单的、可以理解、实现和可以接受的口号或海报,在社区能监督执行。当几个口腔健康问题同时存在时,帮助人们学会如何确定重点。

(6)为各年龄组或特殊人群,特别是高危人群准备口腔健康教育手册或讲稿。

(7)模拟或示范个人与家庭口腔保健的适宜技术。

(8)建立个人与社区参与监督过程的标准与方法。

(9)在口腔健康教育项目中监督口腔健康教育内容取得的效果。

(10)在口腔卫生保健项目中建立与其他相关单位的合作。

(11)口腔健康教育项目应该是社区卫生发展项目的一部分。

(12)随访与复查。

2. 全国"爱牙日"活动　1989年,由卫生部、教育部等联合签署,确定每年的9月20日为全国"爱牙日"。建立全国"爱牙日"是我国开展群众性口腔健康教育活动的一个创举,是推动中国口腔预防保健事业发展的一项重要举措。

爱牙日的宗旨是通过爱牙日活动,广泛动员社会力量,在群众中进行口腔疾病预防知识的普及教育,增强口腔健康观念和自我口腔保健意识,建立口腔保健行为,从而提高全民的口腔健康水平。

爱牙日活动的永久主题是"爱牙健齿强身",每年还有不同的主题宣传口号。

(三)口腔健康教育的评价

评价是口腔健康教育的一部分,是了解教育信息是否得到有效传递,是否被受教育者接受和理解并采取了某些行动,是对教育结果的一个价值判断。

1. 评价的内容　口腔健康教育评价的内容包括口腔健康教育目标达到的程度,项目的计划与内容是否合理有效以及项目的投入与效益。有以下具体内容。

(1)口腔健康意识的变化:口腔健康意识是人们对有关口腔健康问题的一种思维、感觉和心理上的综合反应,一般体现在发现口腔健康问题后的反应,如对口腔医疗保健的需求、对口腔健康教育信息的需求等方面的变化。

(2)口腔健康知识的变化:口腔健康知识是促进行为改变不可缺少的因素,是对口腔健康信息学习的过程,而知识是行为的基础与动力。可采取问卷调查的方法来了解目标人群掌握知识的程度。

(3)对口腔健康问题所持态度的变化:态度是行为改变的准备状态,是对人、对事、对物的心理与感情倾向,态度的固有性质是对人、对事、对物的评价,因此,常用语义区分量表法,选一对反义词来判断,多用"喜欢、不喜欢""热爱、不热爱""相信、不相信"。例如,用牙科审美指数(dental aesthetic index,DAI)来调查人们对错𬌗畸形的态度。这种方法可以对口腔健康教育项目、预防措施、口腔健康教育者的工作等做出评价、观察群体态度的变化。

（4）口腔健康行为的变化：行为是对知道并相信的东西付诸行动，行为的动力来自信念，信念是相信某种现象或物体是真实的，坚信口腔健康科学知识的人，无疑会促进健康行为的形成。但知而不行的现象也普遍存在，说明从知到行之间有着十分复杂的心理变化，受着多种因素的影响，实际体现了人们价值观的自相矛盾。帮助受教育者认识这种情况，促进愿望与行为一致是一项重要的健康教育任务，也是健康教育的难点所在。

2. 评价的时间

（1）在口腔健康教育之前：了解个人与社区的口腔健康需要与兴趣，收集、分析、整理流行病学的基线资料。

（2）在教育期间：了解项目进展情况，获取反馈信息，适当调整现行项目。

（3）在教育之后：评价教育的效果，重新发展和改进教育项目。

3. 评价方法　对教育的评价可通过书面测试、自我评价、个别交流来实行，在对收集的资料进行统计学分析后，做出总结报告，最后得出结论。

（台保军）

■ 参考文献

[1] 胡德渝.口腔预防医学.6 版.北京：人民卫生出版社,2012.

[2] 威廉.科克汉姆等.医学社会学.7 版.北京：华夏出版社,2000.

[3] 卞金有.预防口腔医学.北京：北京大学医学出版社,2006.

[4] Lawrence W Green. Health Promotion Planning. 3th ed. Mayfield Publishing Company, 1999.

[5] Elizabeth T. Anderson, et al. Community as partner. 3rd ed. Lippincott, 2000.

[6] PE Petersen, B Peng, BJ Tai, Z Bian, MW Fan. Effect of a school-based oral health education programme in Wuhan City, Peoples Republic of China. Int Dent J,2004,54(1):33-41.

[7] Norman O. Harris, Franklin García-Godoy, Christine Nielsen Nathe. Primary Preventive Dentistry. 7th ed. Pearson,2009.

第48章

社区口腔卫生服务

第一节　社区口腔卫生服务基本概念和任务及内容

一、基本概念

1. 社区　世界卫生组织提出社区的概念是一个有代表性的社区,其人口数在 10 万～30 万,面积在 5000～50 000km² 。1987 年在阿拉木图召开的初级卫生保健国际会议将社区定义为以某种形式的社会组织或团体结合在一起的一群人。社区不等于行政区划,大到某个领域的国际机构(international community),小到某个居委会甚至乡镇、村。但根据我国的行政区划特点和长期以来人们社会和经济生活的组织特征,一般认为在农村社区范围为乡镇,在城市社区范围为街道。

一般来说,社区应包括 5 个要素。①有相对固定的人群;②有一定的地域范围;③有必需的生活服务设施;④特有的文化背景、生活方式和认同意识;⑤相应的生活制度和管理机构。在以上共同特征的基础上,可产生共同的社区意识,相互之间有强烈的认同感、归属感和凝聚力,可相互合作并开展有组织的集体活动,为完成共同的目标而努力,以此来满足所在社区的共同需要。

2. 社区卫生服务　以社区人群和家庭为基础提供的医疗保健服务,通常会超越传统意义上的医疗服务范畴,融入许多社会服务措施,因此,被称为社区卫生服务(community health services)。社区卫生服务的特点包括:①以健康为中心;②以人群为对象;③以家庭为单位;④以基层卫生保健为主要内容;⑤提供综合服务;⑥提供协调性服务;⑦提供可及性服务。

3. 社区口腔卫生服务(community oral health service)　是社区卫生服务的一个组成部分,是以社区人群的口腔健康状况改善与提高为目标,依托社区卫生服务体系,为社区居民提供最基本的口腔卫生保健服务。社区口腔卫生服务与口腔临床医疗服务有明显的区别(表 48-1)。

表 48-1　社区口腔卫生服务与口腔临床医疗服务的区别

	社　区	临　床
关系	专业团队对社区人群	个人对个人
重点	预防	治疗
方法	社会与流行病学调查、统计、分析	采集病史、口腔检查、诊断
措施	公共预防与干预	个别处理
人员	专业人员与非专业人员	医师与辅助人员
目标	提高群体口腔健康水平	恢复个别患者口腔健康与功能
投入	以尽可能少的花费获得尽可能大的社会效益	通常花费昂贵,社会效益最小
理念	符合人人平等人人健康的理想	难以达到社会平等的要求
态度	人人主动参加、全社会参与	个人被动参加

二、社区口腔卫生服务的任务和基本原则

1. 社区口腔卫生服务的任务

(1)提高人群口腔健康水平、改善生活质量。

(2)提供基本口腔卫生服务、满足社区居民日益增长的口腔卫生服务需求。

(3)营造口腔健康社区。

(4)保证区域卫生规划的实施、保证医疗卫生体制改革和城镇职工基本医疗保险制度改革的实施。

(5)完善社区口腔卫生服务机构的功能。

2. 社区口腔卫生服务的基本原则

(1)坚持为社区居民服务的宗旨:依据社区人群对口腔卫生的实际需求,正确处理社会效益和经济效益的关系,并应把社会效益放在首位。

(2)坚持政府领导:各部门协同,社会广泛参与,多方集资,公有制为主导的原则。

(3)坚持预防为主:防治结合的方针,提供综合性口腔卫生服务,促进社区居民口腔健康。

(4)坚持以区域卫生规划为指导:引进竞争机制,合理配置和充分利用现有的口腔卫生资源;努力提高口腔卫生服务的可及性,做到低成本、广覆盖、高效益、方便群众。

(5)坚持社区口腔卫生服务与社区发展相结合:保证社区口腔卫生服务可持续发展。

(6)坚持因地制宜:分类指导,以点带面,逐步完善的工作方针。

三、社区口腔卫生服务的内容

社区口腔卫生服务的内容从广义上讲,应包括各级卫生机构和社会相关部门为提高社区居民口腔健康状况而开展的一切活动,涉及口腔健康教育、口腔预防、口腔医疗、口腔保健、康复等初级口腔卫生保健的内容。

1. 社区口腔健康教育　针对人群中存在的主要危险因素,开展多种形式的口腔健康教育,并将其融入到社区口腔卫生服务的各项工作中,促使社区居民建立和形成有利于口腔健康的行为和生活方式,促进和维护社区居民的口腔健康。社区口腔健康教育内容包括以下几点。

(1)针对社区存在的主要口腔健康问题,明确社区口腔健康教育的重点对象、主要内容及适宜方法,制订社区口腔健康教育工作计划并组织实施。

(2)针对影响社区人群口腔健康的主要危险因素,开展以社区为基础的多种形式的口腔健康教育与健康促进活动,指导社区居民纠正不利于口腔健康的行为和生活方式。

(3)协助有关部门动员全社会参与,建立社区口腔健康教育展示室或活动室,配合开展其他专题的口腔健康教育和宣传等活动,尤其要发挥新闻媒体的作用。

(4)开展包括知识、信念、行为改善和口腔健康水平在内的效果评价。

2. 社区口腔预防　社区口腔预防要以"预防为主"的思想为指导,坚持三级预防策略,并以一级预防为主,防治结合为原则。注重公共卫生与个体口腔疾病预防相结合,因地制宜,结合社区特点开展预防工作。要以口腔医师为骨干,与公共卫生医师、社区护士等社区卫生团队人员相互配合协作,共同完成口腔疾病预防工作。

选择社区口腔疾病具体预防措施应遵循以下原则。

(1)针对人群中广泛存在并对口腔健康构成威胁的危险因素。

(2)有明确的技术界定和使用范围。

(3)能够测量并能取得口腔健康改善的效果。

(4)能明确降低已知危险因素的暴露。

(5)当地有实施该措施的条件。

(6)简便易行,群众能够接受。

(7)符合卫生经济学评价。

社区口腔疾病预防和治疗适宜技术主要包括局部使用氟化物、窝沟封闭、预防性树脂充填、非创伤性修复治疗、洁牙等。

3. 社区口腔医疗服务　是由社区口腔医师为社区居民提供的基本口腔医疗服务。社区口腔医疗服务提供的是以门诊为主要形式的基本口腔医疗服务。

社区口腔医疗内容包括以下几点。

(1)提供口腔常见病、多发病的基本诊疗服务。

(2)开展口腔疾病双向转诊服务。社区卫生服务中心和服务站与大型综合医院口腔科、口腔专科医院之间建立双向转诊服务机制,保证患者得到连续的口腔医疗服务,实现双向转诊和会诊。

(3)提供电话预约、家庭出诊、特需服务等服务内容,为居民建立口腔健康档案,掌握居民及家庭的口腔健康背景资料。

(4)为特殊者或特需者提供口腔专项服务。

社区口腔医疗工作中,应特别强调使用口腔疾

病防治适宜技术,以适应群众需要,减轻社区居民经济负担。

社区口腔卫生服务应贯彻预防为主、防治结合的方针。根据三级预防的精神,从疾病的病因、发生到康复,均有做好预防工作的任务。社区口腔医师除在基层口腔医疗机构处理患者口腔疾病外,还应深入患者家庭,对患者及家属讲解有关口腔疾病的防治知识。

4. 社区口腔保健 狭义的口腔保健是指保护口腔健康,广义的口腔保健则包括了口腔疾病的预防、治疗及康复、增进口腔健康等内容。在这里主要是指狭义的口腔保健。保护居民口腔健康是社区口腔卫生服务的重要目的。社区口腔保健是在充分发掘利用社区资源、突出社区特点、满足社区口腔卫生要求的基础上,将个体的口腔卫生需求和口腔健康问题同他们所生活的家庭、社区和社会联系起来去认识、分析和处理。通过社区口腔保健可以增强人们的口腔保健意识,提高人群的自我口腔保健能力,纠正不良的口腔卫生习惯和行为生活方式,提高社区人群的口腔健康,达到预防口腔疾病、促进口腔健康的目的。

社区口腔保健主要包括孕妇口腔保健、婴幼儿口腔保健、学龄儿童口腔保健、老年人口腔保健和特殊人群的口腔保健。社区口腔保健是以初级口腔卫生保健为主的综合性保健。

社区口腔卫生工作者应向社区居民提供基本的口腔卫生保健知识、信息和咨询,指导掌握维护自我口腔健康的方法和技能。

5. 社区口腔康复 社区口腔卫生服务中的康复医疗主要是针对社区中的患者、老年人、残疾人等特定人群。内容包括了解社区特定人群的口腔卫生保健和康复需求,指导他们提高自我口腔保健能力,提供口腔预防诊疗服务、洁治、牙列缺失与缺损的修复及功能康复和咨询服务等。

6. 社区口腔卫生信息管理 制订社区口腔卫生服务信息的收集、整理、统计、分析和报告制度,建立和建设社区口腔卫生服务数据库,分析和定期编辑口腔健康监测报告的资料等。

社区口腔卫生服务的上述基本内容是相互联系、有机结合在一起的。针对同一社区的人群或个体,社区口腔卫生服务所提供的是一种基本的口腔卫生服务,是包括上述内容的综合性、连续性、整体性、协调性的服务。

第二节 社区口腔卫生服务计划的制订、实施与评估

社区口腔卫生服务计划(community oral health plan)是指通过对一定时期内社区口腔卫生发展可能达到程度的预测,在本社区环境和资源允许的条件下,为提高居民口腔健康水平,按一定目标提供必需的社区口腔卫生服务所采取的措施方案。计划从社区口腔健康问题和实际状况出发,通过社区口腔卫生调查、社区诊断和预测,解决社区居民主要口腔健康问题、满足社区居民基本口腔卫生服务的需求。社区口腔卫生服务计划要根据社区卫生经济水平、卫生条件、居民口腔健康状况以及对口腔卫生服务的需求状况,遵循国家的卫生政策和方针,合理利用社区卫生资源,不断提高社区口腔卫生服务的质量和效益,以满足社区居民的口腔卫生服务需求。

一、社区口腔卫生服务计划的制订

(一)社区口腔卫生调查和社区诊断

1. 社区口腔卫生调查 (survey of community oral health)也称社区口腔卫生本底调查。是指在社区某一特定人群中,采用一定的调查方法收集研究所需资料的过程。目的是发现社区的口腔卫生问题,确定社区口腔卫生需要和需求及优先顺序;判断造成社区口腔健康问题的原因及社区各种可用以解决口腔卫生问题的资源;提供进行社区诊断的依据和制订社区口腔卫生服务计划所需的相关资料,也为将来进行社区口腔卫生服务评价积累基线资料。

社区口腔卫生调查的基本方法主要是采用卫生统计学和流行病学方法。

社区口腔卫生调查主要包括以下方面的内容。

(1)社区人口学资料:如社区人口数量、人口构成等人口学特征的资料。

(2)社区环境因素:即宏观社会经济发展状况及存在的相关问题,如地理位置、交通、气候、社会经济地位、人文与地理特色等。

(3)社区居民口腔健康状况调查:包括社区居民口腔健康观念、行为、口腔疾病流行病学调查、全身健康状况调查等;建立口腔疾病患者社区、家庭

及个人档案等。

(4)社区口腔卫生服务需要与需求情况:社区居民口腔健康状况,口腔疾病发病人数、患病人数,居民对社区口腔卫生服务的了解程度和有偿服务的可接受情况等,居民所获得的口腔卫生服务内容、需要提供服务的方法和措施、社区居民口腔卫生需求情况的评价和建议等。

(5)社区口腔卫生资源及服务能力:包括社区口腔医疗资源、口腔卫生人力资源、口腔卫生机构状况等,以及服务的内容、数量和质量,工作人员基本情况,资金投入、医疗设备配置、运营情况等。

(6)其他:如医疗保险制度、患者医疗服务质量满意度、医疗服务态度满意度等。

2. 社区诊断 (community diagnosis)是在社区口腔卫生调查的基础上,对社区口腔健康状况、人群口腔健康的危害因素、人群对口腔卫生服务的需求与利用及社区口腔卫生资源等情况所进行的分析和判断。通过社区诊断找出社区存在的主要口腔健康问题,从而制订社区口腔卫生服务计划,并组织实施,以提高社区口腔健康水平。

(1)社区诊断的程序:①收集资料。收集有关社区人群人口学特征的资料、口腔健康状况、居民对口腔卫生保健的认识、态度及口腔卫生资源、口腔卫生服务利用情况等资料;②分析人群口腔健康状况及影响因素并做出诊断,找出危害社区人群口腔健康的主要问题和影响因素。

(2)社区诊断的内容:①社区口腔健康状况及相关问题,这是社区诊断的主要内容;②社区自然环境状况;③社会、人文环境状况;④社区资源状况。

(二)社区口腔卫生服务计划的主要内容

社区口腔卫生服务计划是在社区口腔卫生调查和诊断基础上,以解决社区主要口腔卫生问题、满足基本口腔卫生服务需求为目的,制订的社区口腔卫生服务目标和实现该目标的具体方法。

社区口腔卫生服务计划要从社区卫生工作的实际出发,应与当地的卫生计划相衔接,可每年编制1次,也可3~5年编制1次。常用的口腔卫生服务计划有社区口腔卫生事业发展规划、社区口腔健康教育计划、社区口腔疾病防治计划、社区口腔医疗服务计划、社区口腔卫生保健计划等。

社区口腔卫生服务计划是社区口腔卫生服务工作的指南,因此,在制订社区口腔卫生服务计划时应考虑以下主要内容。

1. 工作目标　即社区口腔卫生服务应该达到的指标。选择目标时须注意符合社区需求;切实可行;表达清楚;有可测量的指标;有可参考的标准。所选择的指标体系须符合以下条件:①具有代表性,要在众多的指标中选择最有代表性的指标;②有效性,含义明确能最准确地反映希望测量事物的特征或状态;③可靠性,可被重复测量,误差小、稳定性好;④可行性,原始数据易取得,并无分析处理上的困难,不易出现理解误差。

2. 实施地点　即社区口腔卫生服务发生的场所,应按可利用的资源限度来确定社区内实施的范围。

3. 实施对象　即口腔卫生服务干预措施将要施加的人群;实施对象的确定应适当,既要覆盖所有危险人群,又要避免因范围过大而浪费资源。

4. 实施时间　明确计划实施的时间界限,即计划起止时间。要考虑3个方面,即准备工作所需时间、完成计划所需时间、干预措施产生作用的时间。

5. 服务内容　包括为社区人群提供的干预措施。

6. 实施方法与策略　应结合社区多方面的情况,制订实施原则和相应策略,确定计划实施的技术路线,建立实施领导小组和管理制度。

7. 质量控制　对服务质量、服务态度等问题制定切实可行的质量控制措施,确定控制计划实施质量的关键环节和实施质量控制的具体方法,必要时对计划进行适当调整。

8. 效果评价　确立评价指标和标准,采用一定的评价方法来明确相应的服务效果。应预先制订评估计划,选择评估的方法。

9. 资源情况和经费预算　应列出所需人力、物力、财力,并评价现有资源的可用程度和足够程度,应在可能得到的资源范围内制订计划。遵守最小成本原则,做详细经费预算。

此外,在选定社区口腔卫生服务计划项目时,还应注意评价以下几个条件:社区对项目所针对问题的关心程度;项目对社区口腔健康、个人及家庭生活等的影响程度;现代口腔医学能否提供有效的干预措施,其成本-效率、成本-效果、成本-效益如何;社区是否有足够的资源来实施该项目。

(三)制订社区口腔卫生服务计划的步骤

1. 准备工作阶段　是计划的基础工作,包括以下方面

(1)数据准备:社区口腔诊断报告、口腔健康档

案的分析结果等,同时应掌握社区经济、人口、文化、卫生资源、环境卫生等资料,对社区居民的口腔健康需求、影响因素和变动趋势做出分析。

(2)组织准备:制订社区口腔卫生服务计划须由社区做出决策,参加人员应包括社区领导、社区居民代表、卫生行政人员、口腔医师、社区公共卫生医生以及社区有关部门的领导者或协调者等。

(3)思想准备:参与制订计划的人员要明确认识制订计划的目的、意义、原则和依据。

2. 明确社区面临的口腔卫生问题和优先领域

采用定性研究的方法首先查明社区所面临的口腔卫生问题,其次采用定量调查研究方法进一步明确,最后根据重要性、紧迫性、可干预性、效益性和资源可得性的原则确定应该优先解决的主要口腔卫生问题。

3. 制订目标 在明确社区面临的口腔卫生问题和优先领域的基础上,根据重点问题确定预期目标和实现目标的各项具体指标。制订目标应遵循以下原则。

(1)可实现性:目标合理且有条件达到。

(2)可测量性:有利于对结果的评价和观察,但可测量的目标不一定全部都是量化指标。

(3)时间性:合理的时间框架。

(4)具有挑战性:有一定挑战性的目标可尽量地解决社区存在的口腔卫生问题。

4. 制定实现目标的策略 应首先分析口腔卫生问题发生的原因,根据本地区口腔卫生问题找出切实符合实际情况的原因,并尽可能挖掘其他可能的原因,以制定实现目标的策略。同时应考虑到社区的资源和条件,使制定的策略既能符合社区的基本情况,又能实现计划目标。

5. 确定干预措施 干预措施是在实现目标策略的指导下所制定的一系列为达到目标而进行的活动。应考虑社区的人力、物力和财力等资源问题,注重成本-效益。

6. 明确指标中有关资料的收集方法 根据目的采用定性和定量相结合的方法收集资料。

7. 确定口腔卫生服务的实施机构 这些机构应具备开展社区口腔卫生服务的能力和条件。

8. 制订工作计划 目标确定后,提出实现目标的具体措施、方法和步骤。它一方面为执行者提供指导,另一方面为监督、评价提供依据。具体工作计划的制定要注意以下几点:①所要完成的任务;②所需资源;③活动地点;④经费预算;⑤时间

计划;⑥负责单位和人员。

二、社区口腔卫生服务计划的实施

按照制订的社区口腔卫生服务计划,通过有效的措施实现计划中的预期目标,获得预期结果的过程,称为社区口腔卫生服务计划的实施。它包括以下5个重要环节。

(一)制订计划实施的日程表

在实施社区口腔卫生服务计划前,应制订完成计划的日程表并按照该日程表完成各项具体工作。进行项目过程评估时,日程表是一个重要依据。评估人员可依据日程表检查每项工作是否按实施日程表进行。

日程表应包括各项活动所需要的时间、地点、内容、具体实施人员、经费预算和特殊需求等。在制定实施日程表时,重点是时间安排和经费预算。时间安排是要保证在整个计划能够完成的前提下,合理具体地安排每一活动的时间,可根据具体情况和研究者的经验来确定。经费预算则是对所需经费的预期估计,与实际开支情况会有所差别,但这种差别不能太大,应有一定的限制。

(二)组建实施的组织机构

计划实施前应组建一个能够承担社区口腔卫生服务工作的组织机构,这个组织机构应包括与实施社区口腔卫生服务直接有关的领导机构和执行机构。领导机构负责社区口腔卫生服务的组织协调,提供政策支持以及解决在实施过程中遇到的问题;而执行机构则是负责操作和实施社区口腔卫生服务计划的机构,按照计划中的活动内容和步骤开展活动并实现计划目标。

在组建实施的组织机构的同时,通过对社区可利用卫生资源的考察,对现有的社区口腔卫生服务的评估和比较,选择最适合开展工作的口腔卫生机构,共同组建实施社区口腔卫生服务计划的组织机构。

(三)培训实施计划的现场工作人员

对现场实施工作人员进行系统、统一的培训,关系到社区口腔卫生服务计划实施的成败,是保证社区口腔卫生服务质量的关键所在。培训内容应包括社区口腔卫生服务项目所涉及的专业和相关知识、干预方法的专业技能训练、指标的测量与评估等。应特别注意对各种指标含义、指标测量的方法和技术的培训,要选择最佳的培训方式方法、时间、地点、师资、教材或资料。

（四）配备实施所需设备及材料

项目实施前应落实所需的各种仪器、设备及材料。根据实际情况，尽可能地利用社区内现有的卫生资源，包括人力资源和仪器设备。

（五）控制实施质量

为了保证质量，应对整个实施过程进行质量监督和评估。操作方法和指标的测量要尽可能统一标准，减少人为误差。在实施过程中不断发现问题、解决问题。

1. 质量控制包括以下 3 个方面 ①监督活动进程；②监督活动内容；③监督活动经费。在实施过程中，应加强质量控制、组织、管理和监督工作，及时进行阶段性评估，必要时调整实施计划。

2. 在实施过程中需要注意以下几点 ①实际操作需要足够的灵活性，在总的工作计划框架内，根据社区新出现或没有预见到的情况做出调整。②将社区口腔卫生服务计划融入当地的社会生活中，加强社区参与性和得到社区资源。③采用的措施应简单、实用，以便于社区大多数人可参与，使信息的传播及人员的培训变得容易，提高社区资源的使用率；而不应选择为少数人服务的高精尖技术。例如，社区口腔保健最重要最实用的技术就是早晚刷牙及有效刷牙、使用保健牙刷和含氟牙膏、减少吃甜食的次数、定期接受口腔检查等。④动员社区成员积极参与，充分发挥口腔专业人员作用，与社区居民建立良好的联系，同时培训和发挥非口腔专业人员的作用。

三、社区口腔卫生服务计划的评估

在实施结束后，要进行全面的评估。目的是了解社区口腔卫生服务计划的进展及客观效果，寻找差距，进一步改进和完善，使社区口腔卫生服务的各项活动更切合实际，更好地为社区居民的口腔健康服务。

社区口腔卫生服务评估的内容包括以下 6 个方面。

1. 适宜度 计划和措施是否符合国家的卫生工作方针、政策和任务，各项计划是否可行，是否符合国家和本地区的经济状况及发展趋势，是否适应社区居民的口腔卫生服务需求，计划的实施与目标之间是否有必然联系。

2. 足够度 计划是否具体，是否能够满足社区内居民需求，社区卫生资源的利用是否充足和适当，各项计划是否确定了明确的具体指标，采用什么途径可以实现这些指标，其可行性如何等。如果评估结果表明社区主要口腔卫生问题未得到有效的解决，应对社区口腔卫生服务计划进行调整。

3. 进度 将社区口腔卫生服务计划的实施状况与原定计划进行比较，检查是否按计划实施。完成或未完成的原因，找出存在的问题，及时反馈和解决。

4. 效率 检查实施计划所取得的成果与所花费的人力、财力、物力、技术支持以及时间相比是否合理，能否以更经济、更有效的方法和途径，使用较少的资源来获得同样的结果。其目的在于改进具体的实施工作，节省卫生资源。

5. 效果 评估实施后所达到的预定目标和指标的实际程度。效果目标达到程度应采用数字来表示，是对成果的定量分析。评估应全面系统地检查反映社区口腔卫生服务计划实施效果的诸方面，效果评估中除包括实施措施所达到的结果外，还应包括居民满意度调查、成本效果和成本效益分析等。

6. 影响 评估计划实施后对提高社区口腔健康水平和促进社会经济发展做出的长期贡献和产生的影响。

社区口腔卫生服务评估的指标通常包括卫生管理指标、社会经济指标、口腔卫生服务状况指标、口腔卫生保健指标和口腔健康状况指标等。

评估的方法可采用卫生经济学、卫生统计学、社会学调查和社会市场分析法。

第三节 卫生保健策略与社区口腔卫生服务

一、初级卫生保健

初级卫生保健（primary health care，PHC）是一种基本的卫生保健，它依靠切实可行、学术上可靠而又受社会欢迎的方式和技术；是社区内的个人与家庭通过积极参与普遍能够享受的，费用是国家和社会依靠自力更生和自觉精神在各个发展阶段上有能力负担的；它既是国家卫生系统的一个组成部分、功能中心和活动的焦点,也是社区整个社会经济发展的一个组成部分;是个人、家庭、群众与国家卫生系统接触的第一环,它使卫生保健尽可能接近于人民居住和工作场所,是卫生保健持续进程的起始一级。

(一)初级卫生保健的基本原则

1. 合理分配卫生资源 初级卫生保健思想的核心是实现卫生服务提供和卫生资源分配与利用的公正性,是使全体人民都能有均等的机会享受基本的医疗保健服务;确保满足人民最基本的卫生需要所必需的资源上和服务上的可及性和覆盖面;卫生保健应能服务于社会各阶层,应把有限的资源优先用于缺医少药,疾病多发及危险性人群和地区。

2. 政府负责,社区参与 在改善卫生状况和健康水平的过程中,社区和人民群众将发挥重要作用。初级卫生保健只有通过基层卫生机构接触民众,医疗保健技术才能发挥作用。各种预防、医疗和康复服务也须通过社区个人和家庭的积极参与才能达到普及。社区居民应充分认识到必须依靠自己的力量促进健康,必须调整自己的行为和生活方式,充分利用适宜的卫生技术和保健服务,成为当地政府和有关组织的合作者。同时,政府必须对其居民的健康负责。只有领导重视,政府各部门协调一致,广大民众的积极参与和支持,才能保证初级卫生保健的成功。

3. 多方合作 达到人人享有卫生保健,只靠卫生部门是不能实现的,须由政治、经济、文化、生产等各领域共同承担责任,须有赖于卫生部门与各个相关部门来促进人类健康的共同行动和协作关系,并要有特殊机制建立和保持这种部门之间通力合作的协同性。

4. 适宜技术 所用卫生技术应切实可行、效果可靠,能为广大基层卫生技术人员掌握和使用,又能满足群众的需求,被广大人民群众所接受和欢迎,不是追求高、精、尖技术与昂贵装备。适宜技术是实施初级卫生保健的重要基础。

5. 预防为主 突出预防为主是初级卫生保健的显著特征。通过教育群众,自我保护,预防疾病的发生。预防是最经济有效、受益面最广的,有利于充分利用有限的卫生资源,提高全体人民的健康水平。

(二)初级卫生保健的基本内容

初级卫生保健应致力于解决全民的主要卫生问题,其基本内容分为"4个方面""9项要素"。

4个方面包括以下内容。

1. 健康教育和健康促进 通过健康教育和各种政策、法规、组织等环境支持,促使人们自觉地采纳有益于健康的行为和生活方式,促进心理卫生、养成良好的生活方式,消除或减轻影响健康的危险因素,促进健康和提高生活质量。

2. 疾病预防和保健服务 在研究社会人群健康和疾病的客观规律及它们和人群所处的内外环境、人类社会活动的相互关系的基础上,采取积极有效的措施,预防各种疾病的发生、发展和流行。

3. 医治病伤及早发现疾病 以基层医院(或社区卫生服务中心)为中心,面向社区开设家庭病床、巡诊、转诊、会诊相结合的诊疗方式,为社区的居民提供及时有效的医疗服务。

4. 康复服务 对丧失了正常功能或功能上有缺陷的残疾者,通过医学的、教育的、职业的和社会的措施,尽量恢复其功能,使他们重新获得生活、学习和参加社会活动的能力。

二、初级口腔卫生保健

初级口腔卫生保健(primary oral health care)是根据初级卫生保健的原则,在个人及社会的参与下,以自我口腔保健为基础,通过口腔卫生人员和社区卫生工作者的共同努力,使全体社区成员平等地享有最基本的口腔卫生保健,维护和促进其口腔健康。

(一)基本概念

初级口腔卫生保健是在实际可行,科学上证明可靠,为社会与群众所要求和接受,在个人积极参加和社会参与的基础上,以自我保健贯穿于其发展的各个阶段,通过社区卫生工作者或口腔卫生工作者的实践,提供最基本的口腔卫生保健服务,使全体社区成员都能享有的一种基本卫生保健。

(二)基本内容和不同水平的初级口腔卫生保健

1. 基本内容 大部分初级口腔卫生保健的基本内容与初级卫生保健的基本内容密切相关,因此,在具体做法上可将它们结合为一体。

(1)口腔健康教育与口腔健康促进:针对社区群众普遍存在的口腔卫生问题,如龋病、牙周病以及预防与控制疾病的知识、方法与实践,进行口腔健康教育与具体指导,并且广泛动员全社会以及社会每个成员积极关注与参与。

(2)食品选择与营养指导:正确指导并适当限制糖类食品消耗,选择有益于牙与口腔健康的食物。

(3)倡导有益于口腔健康的行为习惯与生活方式:如戒除烟酒嗜好,纠正口腔不良习惯等。

(4)适当调节饮水含氟量(加氟或除氟),有利于牙健康。

(5)妇幼口腔保健。

(6)常见口腔疾病的适当处理。

(7)提供基本口腔保健用品。

(8)在工作与生活场所防止环境受污染,以利于牙和口腔健康。

(9)建立口腔保健卡,定期为群众进行口腔健康检查,并安排就近就医,及时治疗。

2. 不同水平的初级口腔卫生保健 根据目前我国各地区的不同情况,大致可以把初级口腔卫生保健分为3个层次。

(1)口腔健康教育、促进与具体防护。①提供口腔卫生与保健信息及口腔卫生指导,包括知识、技能与实践;②自我口腔保健技术知识讲解与技术示范;③个人营养、饮食习惯与食品选择咨询与指导;④个人口腔卫生实践、养成卫生习惯与生活方式;⑤适当补充氟化物(除高氟地区外);⑥适当限制糖消耗量与消耗方式,进行糖消耗量、次数与消耗方式指导;⑦选择健康食品指导;⑧提供基本口腔保健用品;⑨监测口腔疾病发病状况。

(2)口腔检查、早期诊断与即刻处理。①龋病与牙周病定期检查、记录与报告;②预防性洁治(去除菌斑和牙石);③窝沟封闭预防窝沟龋。④预防性充填;⑤早期龋简单处理(ART充填等);⑥局部应用氟化物(涂氟、含氟凝胶等)。

(3)症状保健:①缓解疼痛(机械或药物方法);②简单急诊处理;③拔除Ⅲ度松动牙;④安排转诊治疗。

上述3个不同层次的内容一般都属于初级口腔卫生保健的范畴。

三、社区口腔卫生服务与初级口腔卫生保健的关系

社区口腔卫生服务与初级口腔卫生保健目标一致,联系密切。社区口腔卫生服务是提供初级口腔卫生保健最有效的途径,是实现上述目标的基础

环节。

1. 社区口腔卫生服务和初级口腔卫生保健具有许多共同之处

(1)社区口腔卫生服务与初级口腔卫生保健均立足于社区,包括以个体服务对象为主的基层口腔保健和以社区人群为对象的社区口腔卫生两部分工作,都具有社会性、群众性、广泛性、综合性、艰巨性等特点。

(2)社区口腔卫生服务与初级口腔卫生保健均坚持合理布局、社区参与、预防为主、适宜技术、综合应用的基本原则。

(3)发展社区口腔卫生服务和推进初级口腔卫生保健都是社会公平的体现,是人类获得高口腔健康水平的关键,是社会发展的组成部分。初级口腔卫生保健是全体人民享有的基本口腔卫生服务,它是体现社会卫生资源公平的一个底线,卫生公平则是社会公平的重要内容之一。

(4)社区口腔卫生服务与初级口腔卫生保健目标一致,促进人人享有口腔卫生保健是口腔卫生工作的根本目标,与社区卫生服务宗旨一致。社区口腔卫生服务可以充分调动社区居民的积极性和参与意识,利用政府强有力的领导和政策上的支持,有效地利用社区各种资源,是促进实现人人享有口腔卫生保健的最佳途径。

2. 社区口腔卫生服务与初级口腔卫生保健的不同之处 初级口腔卫生保健工作范畴更宽,其目标和指标具有侧重于口腔公共卫生服务与管理的特点,着眼于解决居民的主要口腔卫生问题,包括增进口腔健康、预防口腔疾病、医治病伤和康复服务等4个方面的内容。虽然两者都以基本口腔卫生服务为己任,但社区口腔卫生服务是初级口腔卫生保健的载体,是实现人人享有初级口腔卫生保健目标的基本途径,通过社区口腔卫生服务工作,可以顺利实现初级口腔卫生保健工作的目标。发展社区口腔卫生服务不仅能进一步巩固公共卫生服务,还可有效地弥补居民个人及其家庭口腔医疗保健服务的不足,使我国很薄弱的基层口腔医疗保健得到切实的加强,是一种具有中国特色的基层口腔卫生服务。

(荣文笙 沈家平)

■ 参考文献

[1]　梁万年.临床预防医学.北京:高等教育出版社,2004:298-326.

[2]　崔树起,杨文秀.社区卫生服务管理.2版.北京:人民卫生出版社,2006.

[3]　唐明德.社区预防医学.北京:北京大学医学出版社,2009.

[4]　Petersen PE. The World Oral Health Report 2003: continuous improvement of oral health in the 21st century-the approach of the WHO Global Oral Health Programme. Community Dent Oral Epidemiol,2003,31(Suppl. 1):3-24.

[5]　Petersen PE, Yamamoto T. Improving the oral health of older people: the approach of the WHO Global Oral Health Programme. Community Dent Oral Epidemiol,2005,33:81-92.

[6]　胡德渝.口腔预防医学.6版.北京:人民卫生出版社,2012:198-211.

第 49 章

口腔卫生服务和口腔卫生政策

第一节　口腔卫生服务

一、口腔卫生服务需要、需求和利用的定义

口腔卫生服务（oral health service）需要是指由于居民实际的口腔状况与世界卫生组织提出的口腔健康标准之间的差距导致的对口腔预防、治疗、修复等方面的客观需要。口腔健康是指没有慢性口面部疼痛，没有口腔和鼻咽部肿瘤，没有口腔组织病损，没有先天性畸形如唇裂和腭裂，没有牙周（牙龈）疾病、龋病、牙齿缺失和其他影响口腔、牙齿以及颅面部组织的疾病和功能不调。维护口腔健康，不应仅仅停留在发现和治疗口腔疾病，还应形成良好的口腔卫生行为，采取适当的口腔预防措施，减少口腔疾病的发生。因此，口腔卫生服务需要应包括口腔治疗（如拔牙、补牙、镶牙）服务需要和口腔预防保健（如定期口腔检查、儿童窝沟封闭防龋、口腔局部用氟防龋等）需要。需要是客观存在的，不以人的意志为转移，也不会因个人是否意识到或经济上有能力承担而存在。但是，需求却是主观的。口腔卫生服务需求是指居民主观上愿意且从经济上有能力接受的口腔卫生服务的量。口腔卫生服务需求可由口腔卫生服务需要转化而来，也可能由于不良的就医或行医行为（如医师诱导），产生不必要的口腔卫生服务需求。

口腔卫生服务利用是居民实际上接受的口腔卫生服务量，是口腔卫生机构实际上为群众提供的口腔卫生服务量和工作效率。最常用于测量服务使用的变量是人年均接受口腔卫生服务的次数和1年内接受口腔卫生服务的人数的比例。根据接受口腔卫生服务目的的不同，Todd 把口腔卫生服务利用分为以下 3 种类型：一是定期接受口腔卫生服务型。Robins 指出，定期接受口腔检查是维持口腔健康的关键措施之一。《中国居民口腔健康指南》明确提出：每年至少进行 1 次口腔健康检查，提倡每年洁牙 1 次。在这种情况下，群众往往是在无任何口腔不适的情况下，定期到口腔卫生机构接受口腔检查，根据口腔医师的建议，采取口腔预防保健措施，或发现早期病变，及时处理，以达到维护口腔健康的目的。发达的工业化国家，定期口腔检查一般是人群接受口腔卫生服务的主要类型；二是有问题接受口腔卫生服务型。即有问题才去寻求口腔卫生服务。患者往往是因为口腔内软硬组织疼痛或不适，或口腔功能障碍等到医疗机构寻求治疗，治疗措施常是拔牙、治牙、镶牙、镇痛等。发展中国家通常都是该类型，如约旦，20－60 岁的成年人，只有 18.6% 是定期接受口腔检查者，60.7% 是属于有问题接受口腔卫生服务的；6－16 岁的青少年，11% 是定期接受口腔检查者，86% 是属于有问题接受口腔卫生服务的。三是不定期接受口腔卫生服务型。这通常介于上述两种类型中间，不是出现口腔问题后寻求治疗，属于无症状寻求检查但频率不固定，一般是在较空闲时或受别人提醒时才去接受口腔卫生服务。

二、中国口腔卫生服务需要、需求和利用情况

我国在 2005 年开展的第三次全国口腔流行病学调查，对 5 岁、12 岁、35－44 岁、65－74 岁 4 个年龄组人群的口腔健康状况进行了调查，发现各年龄段人群口腔卫生服务需要和实际利用间存在较大差距（表 49-1），其中 12 岁年龄组利用率略高于其他人群，与发达的工业化国家相比有很大差距，与

发展中国家,如泰国 12 岁学生(66%)相比也有较大差别,和尼日利亚 18—64 岁年龄组口腔卫生服务使用率(26%)相近。

表 49-1　不同年龄组人群的口腔卫生服务需要和利用情况

年　龄	需要情况			利用情况
	患龋率(%)	龋齿未充填率[DT/(DT+FT),%]	牙周有问题率(%)	近 1 年口腔科就诊率(%)
5 岁	66.0	97.1	--	15
12 岁	28.9	88.9	57.7	21
35—44 岁	88.1	80.1	85.5	16
65—74 岁	98.4	92.1	85.9	19

对 2005 年口腔健康流行病学调查中近 1 年口腔科就医原因进行分析,发现我国成人主要是有问题接受口腔卫生服务型,定期接受口腔检查的比例非常低(表 49-2),儿童和青少年定期接受检查和预防措施的比例分别占 28.4%、38.5%,比成人高,可能与我国重视儿童青少年健康有关。

表 49-2　不同年龄组人群末次口腔就诊的原因构成比(%)

	5 岁	12 岁	35—44 岁	65—74 岁
定期检查	24.9	32.5	4.2	1.7
预防措施	3.5	6.0	0.8	0.1
外伤	2.3	5.2	1.2	1.0
急性牙痛	26.0	19.0	40.4	38.4
慢性牙痛	19.2	14.4	33.1	38.8
不适	22.0	15.3	16.4	13.5
牙美容	2.0	7.5	4.0	6.5

三、影响我国口腔卫生服务利用的原因

口腔卫生服务需要和实际利用之间差距较大的原因,主要是人们认为,自己口腔没有问题或问题不重,其次是经济困难。工作紧张、没有时间,这对中年人就医产生一定的影响,但对老年人影响比较小(表 49-3)。影响需求和利用的社会经济原因可受到口腔卫生服务利用类型的影响。定期接受口腔卫生服务,可以相对应地采取预防保健措施,维护口腔健康,及时发现并处理早期口腔病变,既可减少就诊频次,也可降低医疗费用。

表 49-3　中、老年组 1 年内不到口腔科就诊的原因所占的百分比(%)

	35—44 岁	65—74 岁
牙没有问题	51	35.9
牙病不重	38	40.4
经济困难	20	33.6
没有时间	11	3.8
没有牙医	4	5.0
怕传染疾病	2	0.5
害怕看牙	4	2.2
没有好医师	3	2.4

四、提高口腔卫生服务利用的措施

我国口腔卫生需要巨大,但口腔卫生服务利用严重不足,既影响了居民口腔健康水平,同时也制约口腔医疗卫生工作的发展。必须采取有效措施,切实将居民对口腔卫生需要转化为口腔卫生需求,进而转化为群众对口腔卫生服务的利用。具体措施有以下几点。

1. 加强政策倡导,动员各级政府、发展改革、财政、卫生、教育、社会保障、民政等部门重视口腔卫生工作,将其作为深化医药卫生体制改革,解决群众"看病难、看病贵",改善民生的内容之一。

2. 加强健康促进,提高群众对口腔健康重要性的认识,普及防治口腔疾病的知识。

3. 加大政府投入,将口腔卫生服务纳入医疗保险和商业保险等多渠道筹措资金,提高群众支付能力,增加口腔卫生服务的利用率。此外,鉴于定期口腔检查,采取口腔预防措施对于维护口腔健康,

降低口腔医疗费用的重要性,还应通过加大宣传,制定优惠政策等方式促进口腔卫生服务的类型由有问题接受口腔卫生服务型向定期接受口腔卫生服务型转变。

第二节 口腔卫生政策

一、口腔卫生政策定义及制定

(一)口腔卫生政策定义及重要性

口腔卫生政策是卫生政策的组成部分,是口腔卫生领域的公共政策,是政府为了解决口腔卫生领域的突出矛盾和主要问题,确定口腔卫生事业发展目标、改善口腔卫生事业发展方向,从而提高人民口腔健康水平的用以规范或指导人们行动的一系列法律、法规、条例、措施等的总称。

适宜的口腔卫生政策对于保证和促进人民健康至关重要。口腔卫生政策和其他公共政策一样,有些是国家规范人们的行为准则,具有较高的权威性,即指令性。有些是规定工作目标、策略、措施或步骤,有较强的指导性。

此外,口腔卫生政策对于口腔医疗卫生系统自身建设和发展产生重要影响。口腔医疗卫生系统是保障群众口腔健康的载体,口腔医疗卫生人员是防治口腔疾病的力量。口腔医疗卫生人员的能力强弱、积极性的高低、医疗设备装备好坏直接制约着为人民提供卫生保健服务的质量和数量,进而影响群众的健康水平。口腔卫生政策也是影响口腔医疗卫生体系的发展的最重要因素之一。

(二)口腔卫生政策制定的科学程序

口腔卫生政策制定的科学程序就是制定高价值口腔卫生政策的思路、步骤和方法。具体来讲,包括逻辑上密切相连的7个步骤。

1. 口腔卫生政策问题的确认 运用公认的科学方法和遵循合理的逻辑步骤,确定特定领域究竟有哪些问题,这些问题的优先次序,找出哪些是焦点问题和关键问题,分析关键问题进入政策议程的可行性。

2. 口腔卫生政策问题的根源分析 针对特定的政策问题,运用科学方法,按照逻辑步骤,明确其根源和影响因素,找出形成机制。

3. 口腔卫生政策方案的研制 依据特定问题的根源、影响因素和形成机制,研制出相应的治本、治标和标本兼治的政策思路和方案。

4. 口腔卫生政策方案的可行性论证 对研制的政策方案,从政治、经济、技术、文化等方面做出可行与否的判断,如是多个可行的方案,要进行比较,找出优秀的方案。

5. 口腔卫生政策执行 将最优的方案付诸实践,严格执行,加强质量控制,确保实施过程中不走样。

6. 口腔卫生政策系统评价 根据政策实施的效果,判断政策价值、检验政策思路是否正确。

7. 确定口腔卫生政策去向 根据政策评价结果,确定政策的归宿,是继续实施还是暂停或终止。

(三)口腔卫生机构和口腔卫生人员的作用

在口腔卫生工作中,口腔医疗卫生机构和口腔医疗卫生人员是服务的供方,群众是服务的需方,所有的口腔卫生政策,无论内容如何,都是调整和约束供方和需方的利益关系,为更好地实现卫生工作的目标服务。因此,口腔医疗卫生机构和人员不仅是口腔卫生政策的利益相关者,更应是口腔卫生政策制定和执行的生力军。

为了使政策切实可行,从政策制定者角度,一是在政策制定过程中要维护广大口腔卫生专业人员的利益,充分调动其积极性,争取其积极参与。二是要发挥口腔医疗卫生机构和卫生专业人员的首创精神。

二、国际口腔公共卫生政策概况

由于各国居民口腔健康状况、对口腔卫生的需求、口腔卫生服务体系能力、国家经济发展水平不同,各国口腔卫生政策有所差异。

(一)世界卫生组织口腔疾病防控政策建议

世界卫生组织在"2003年世界卫生报告"中确定了口腔卫生四大战略方向,包括减轻负担,促进健康生活方式,建立公平服务的口腔卫生体系,以及将口腔卫生纳入全国和社区项目、将口腔健康促进纳入社会发展政策之中。近年来,随着对口腔健康、全身健康和生活质量关系的认识不断加深,特别是随着慢性非传染性疾病项目在各国实施力度的增加,世界卫生组织在2007年5月的第60届世界卫生大会通过WHA60.17号决议,敦促会员国做好以下几项工作。

1. 要将口腔卫生纳入慢性非传染病和传染病综合预防和治疗政策及孕产妇和儿童卫生政策。

2. 强调基本口腔卫生保健的可及性和公平性，要求建立机制将口腔卫生纳入慢性非传染病的基本卫生保健框架，从而普及到全体人口，要加强口腔卫生服务的利用，特别加强对贫穷和弱势人群疾病预防和健康促进。

3. 对于未达到最佳氟化物含量和尚未建立系统加氟规划的国家，考虑制定和实施加氟规划，重视诸如饮水、食盐或牛奶加氟等公平战略，并提供可负担得起的含氟牙膏。

4. 采取措施确保预防口腔癌成为国家癌症控制规划的有机组成部分，使口腔卫生专业人员或接受相关培训的初级卫生保健人员参与发现、早期诊断和治疗。

5. 采取措施预防与艾滋病病毒和艾滋病有关的口腔疾病，改善艾滋病病毒感染者的口腔卫生和生活质量。

6. 在学龄前和学龄儿童中开展"促进口腔卫生和预防口腔疾病"的行动，作为健康学校的组成部分。

7. 将口腔卫生信息系统纳入卫生监测计划，使口腔卫生目标与国际标准保持一致，并评价口腔卫生工作进展。

8. 加强循证口腔卫生研究和利用，巩固调整口腔卫生规划，并鼓励国家间交流社区口腔卫生规划的行之有效的经验。

9. 加强口腔卫生人力资源培养，培养包括牙科保健员、护士和辅助人员在内的口腔卫生人员，合理安排人力资源，向初级保健机构公平分配。

10. 酌情增加投入，专门用于预防和控制口腔及颅面疾病和病症。

(二)发达国家的口腔卫生政策

1. 加拿大　口腔健康政策包含 5 个主题，即开展口腔健康促进，提高公众认知；减少口腔疾病发生，增进口腔健康；加强卫生保健服务，消除阻碍普及口腔卫生保健的障碍；开展口腔疾病数据监测和研究；保障人力资源的数量、促进合理分布、加强培养教育。

2. 日本　口腔保健工作最著名的是实施"8020 运动"，即 80 岁的老年人拥有 20 颗牙。为了实现这一目标采取了以下具体对策。①开展宣传，鼓励人们重视口腔健康；②制定地域性口腔工作的指南；③以市、街、村为单位，持续开展家居患者的口腔保健工作；④建立市、街、村所属的保健中心，充实口腔保健医疗工作；⑤确保从事口腔医疗保健工作的医师、护士的人数，建立建全教育、研修体制；⑥在口腔保健中心及所覆盖的地区，以家庭医师的方式，设置紧急救护体制。

3. 英国　英国从 2006 年 4 月 1 日起执行口腔保健行动计划，支持基层牙科医师更多地关注预防保健，从国家和地方两个层面改进口腔健康。这个计划也支持初级保健机构（PCTs，Primary Care Trusts）完成其所承担的口腔保健责任。

4. 美国

(1)一般政策：开展口腔健康交流合作；提高研究和教育能力；提供充足的资金支持，制定相应的财政政策；发展口腔人力资源；市场合作及公众关系，重点放在联合市场以及调动公民的自发性等方面；强调发展均衡的口腔人力资源；开展人力资源研究；提高公众认识。

(2)口腔保健实现方面的政策：公共基金为长期失业人员，残障人员提供更多资源以保证其享有基本口腔保健服务；针对贫困人群制定新的计划，使其可自己购买相关口腔服务保险；针对退休老人可采用一些延期还款的政策；实施"国家健康服务队计划"，为健康服务欠发达地区提供口腔保健服务。

(3)加强牙科和颅面科学研究方面的政策：将牙科学校与学术团体整合，以获得更多的支持；牙科学校探索区域化联合，以减少花费，并可通过远程教育等形式共享教育设施；在课程设置上强调更加完整全面；对牙科学校课程进行综合评估。

(4)口腔教育方面的政策：除了科学研究、健康教育和一般的财政、人力等方面的策略之外，美国的口腔卫生策略更强调口腔保健服务的获得性，更强调改善口腔健康服务的不平等性。

(三)发达国家口腔卫生政策的综合分析

综合分析 WHO、英国、美国、加拿大、日本等国家口腔公共卫生策略，可以归纳出国际口腔卫生政策一般包括以下几点。

1. 强调政府主导，发展口腔卫生政策、战略和立法。

2. 将口腔疾病防治工作整合到国家和社区卫生规划中。

3. 控制共同危险因素，促进健康生活方式。

4. 口腔健康促进，提高公众认知。

5. 消除阻碍普及口腔卫生保健的障碍，建立平等的口腔保健服务系统。

6. 强调多部门参与、协作，动员社会各界支持，促进口腔卫生水平的提高。

7. 其他支持性政策,以保障以上策略能够顺利实施,包括提高研究和教育能力;充足的资金支持;发展均衡的口腔人力资源等。

三、中国口腔卫生政策

新中国成立以来,通过制定规划,争取多方面投入,创办口腔医学院校,培训口腔专业人员;引进并推广国外口腔卫生工作经验和先进技术,大力开展口腔健康教育,普及口腔卫生知识;我国口腔卫生工作取得了显著进展。但由于起步晚,底子薄,与经济和社会发展以及卫生事业发展速度相比,口腔卫生事业发展仍然滞后;居民口腔保健水平与居民日益增长的口腔保健需要相比还有一定差距。以下是对我国口腔卫生工作发展情况的简要分析。

(一)政策法规体系

国家卫生部医政司 1992 年制定了《我国 2000 年口腔卫生保健目标》,国家卫生部疾病控制局 2004 年制定了《中国口腔卫生保健工作规划(2004－2010年)》。由于对口腔疾病防治在社会经济发展中的重要作用及其特殊规律认识不足,很多地区缺乏必要的投入,口腔卫生保健目标、措施和人、财、物保障不够,缺乏保障口腔卫生服务公平性的有效政策,口腔卫生工作效果距离群众实际需要还有较大差距。此外,提高口腔卫生服务的可负担性、可获得性也是当前面临的重要任务。

(二)经费投入

自 2008 年起,中央财政设立了专项经费,支持中西部地区开展儿童口腔疾病综合干预试点,部分东部省份和经济发展较好的城市也安排了一些经费,用于本地区的儿童口腔疾病综合干预。尽管近年来经费投入有所增加,试点范围逐步扩大,经济和社会效益逐渐显现。但总体上口腔卫生经费数量还比较小,绝大多数省(区、市)完全没有口腔卫生专项经费投入,工作难以深入开展,限制了工作持续发展,无法对重点人群、重点地区及贫困和社会弱势群体提供长期有效的帮助。相当数量的群众特别是农村人口的口腔诊疗费用,需自己全部支付,医疗保险对口腔疾病的投入十分有限。只有建立稳定的经费投入机制,推行符合成本效益的公共卫生措施,才能最大限度地对我国居民口腔疾病进行综合防治,从而提升全民口腔健康水平。

(三)健康促进

1989 年,国家卫生部、全国爱委会等 9 个部委共同确定每年 9 月 20 日为全国“爱牙日”。20 多年来,围绕“爱牙日”主题,开展了形式多样、内容丰富的健康教育与促进活动。除了利用媒体开展宣传外,社会各界、口腔医务人员也积极参与。近 10 年的活动在形式和内容上也有了更多创新。通过“爱牙日”活动,提高了人民群众的自我口腔保健意识,一定程度上普及了口腔疾病防治知识,增强了全社会对口腔健康的关注。但是口腔疾病的宣传教育活动从时间上主要集中在全国爱牙日附近,缺乏长效发展机制;此外,活动缺乏广度、深度,人群口腔保健知识缺乏,良好的口腔卫生行为尚未建立。

(四)口腔疾病防治适宜技术普及情况

口腔疾病防治适宜技术价格低廉、方法简单,适宜在基层推广与应用,对于人群口腔卫生状况比较差的发展中国家来说,是改善我国居民口腔卫生状况的最经济、有效的公共卫生措施。30 年间,我国开展了适宜技术的试点和推广项目,包括氟防龋试点项目,儿童窝沟封闭防龋推广项目,非创伤性修复试点项目,龋齿早期充填项目,全国小学生口腔健康教育项目等。这些项目的开展为降低我国居民,尤其是儿童的口腔疾病患病率起到了积极作用。但是在大多数地区和基层卫生单位仍缺乏系统有效的指导和推广,在社区和农村地区没有得到普及。

(五)口腔卫生服务网络体系

新中国成立以来,在各级卫生行政部门和口腔卫生工作者的共同努力下,省、市口腔疾病防治网络逐步建立并培养了一支口腔疾病防治骨干队伍。一些地区如山西运城地区、黑龙江林口县等尝试建立农村三级口腔疾病防治网络,为我国农村地区口腔疾病防治、农村社区口腔保健提供参考模式。上海与沈阳建立了学校口腔卫生保健模式并加以推广。为了推动农村社区口腔保健工作的开展,卫生部 1991 年在全国范围内开展了牙防先进县评审工作,通过建立农村口腔疾病防治网点,探索建立为农民提供最基本的口腔保健服务模式和基层卫生服务。但是由于对口腔卫生工作重要性认识不足,农村口腔卫生力量非常薄弱,以社区为基础的口腔保健服务网络尚未建立,现有的口腔疾病控制和防治服务体系的结构不合理,不能适应大众日益增长的口腔卫生服务需求,群众看牙难矛盾比较突出。

(六)口腔疾病监测和口腔卫生服务信息系统

我国分别于 1983 年、1997 年、2005 年进行了 3 次全国口腔健康流行病学调查,基本了解了口腔疾病在人群中的流行情况,但是缺乏经常性的监测,难以及时了解群众的口腔卫生意识、口腔疾病发病和口腔卫生服务开展情况。只有建立口腔疾病监测系统和口腔卫生服务信息系统,才能掌握口腔疾病流行状况和发展趋势,评估口腔卫生工作执行效果。

(七)人才培养

改革开放 30 年来,我国口腔卫生无论是在人力培养还是机构建设方面都出现了迅猛发展的趋势。与 30 年前相比,我国口腔执业(助理)医师的总数增加 10 倍,从 1978 年的 5741 人发展到 2010 年执业口腔医师为 11.1 万人,口腔医学院(系)从 20 世纪 70 年代的 30 所发展到 2008 年的 94 所;口腔专科医院从 20 世纪 90 年代的 60 多所,发展到 2009 年的口腔医院 302 所,口腔病防治所 110 个。存在的主要问题,一是口腔人力资源依然缺乏,目前约每 1 万人拥有 1 名口腔医师,远远低于世界卫生组织提出的每 5000 人拥有 1 名口腔医师的适宜标准;二是分布极其不合理。东部地区远多于西部地区,城市远多于农村。三是各级机构分工不明确。口腔专科医院、综合医院口腔科、基层医疗卫生机构以及个体口腔诊所从事几乎相同的诊疗工作,造成大医院优质资源被一些简单病诊疗占用,存在一定的浪费,导致大医院看病难;而部分基层口腔医疗机构片面追求经济利益而开展一些比较复杂的口腔技术操作,但保证不了工作质量。

(八)口腔卫生工作政策展望

制定有利于口腔卫生事业的发展,推动人民口腔健康水平的高价值口腔卫生政策,应坚持以下几个原则:立足于当前国情;必须与总体的卫生工作相衔接;充分研究并吸取国际上的成功经验;顶层设计、全面规划;分类指导,分步实施。

基于以上原则,今后口腔公共卫生应贯彻"预防为主,防治结合,预防优先"的方针,结合深化医药卫生体制改革,大力发展口腔卫生服务体系,完善口腔公共卫生服务,不断满足群众口腔卫生服务需求,提高群众口腔健康水平。具体任务有以下几点。

1. 建立、健全口腔公共卫生相关法规、标准、政策、规划,保障人群平等地享受口腔公共卫生服务,降低口腔疾病和伤残负担,以重点疾病、重点人群和特殊人群为重点,积极争取财政政策的支持,完善医疗保险制度,拓宽筹资渠道。

2. 积极开展政策倡导,营造社会支持性环境。要大力宣传,提高各级政府、有关部门对口腔卫生工作重要性的认识,积极争取其对口腔卫生工作的支持。要加强与临床医学、预防医学的学术交流和合作,提高临床医学工作者、公共卫生工作者对口腔卫生重要性的认识,形成全社会关心支持口腔卫生的局面。

3. 大力开展口腔健康促进,探索建立长效机制。要积极利用"全民健康生活方式"这一平台,普及口腔防治知识,使群众的口腔卫生服务需要转化为口腔卫生服务需求,进一步转化为对口腔卫生服务的利用。为了提高健康教育的效果,真正达到"知、信、行",要增加健康教育的针对性。对于口腔疾病患者,要针对其所患的口腔疾病和易患的口腔疾病,开展有针对性的健康教育,提高其防治知识和治疗依从性;对于健康人群,要根据其处于生命全周期的不同阶段,开展有针对性的口腔保健宣传,教育其养成良好的口腔卫生习惯和就医行为。

4. 以龋病、牙周病为重点,实施口腔疾病综合干预。

5. 探索社区卫生机构开展口腔公共卫生均等化的内容和方式。

6. 以推广口腔预防适宜技术为重点,普及口腔保健服务。

7. 完善口腔卫生服务体系,要随着居民口腔健康需求的提高,逐步完善口腔卫生服务网络。

8. 完善口腔疾病监测和口腔卫生服务信息系统。

9. 加强口腔健康与疾病的科学研究。

(荣文笙　夏　刚)

■ 参考文献

[1] 卫生部办公厅关于印发《中国居民口腔健康指南》的通知(卫办疾控发[2009]41 号).

[2] 齐小秋.第三次全国口腔健康流行病学调查报告.北京:人民卫生出版社

2008.

[3] 卫生部、国家教委发布.2000 年我国口腔卫生保健规划目标(试行)1992年 10 月 26 日发布.

[4] 卫生部办公厅文件.中国口腔卫生保

健工作规划(2004-2010 年).卫办疾控发[2004]13 号.

[5] 胡德渝.口腔预防医学.6 版.北京:人民卫生出版社,2012;212-223.

第50章

口腔医疗保健中的感染与控制

第一节 口腔医疗保健中的感染传播及感染疾病

在口腔医学实践中,由于一些感染性疾病本身传染性强或者危险性大,加之口腔疾病的普遍性和口腔临床工作的特殊性,给疾病的传播提供了便利条件。口腔是一个有多种细菌存在的环境,口腔诊疗行为的特殊性表现在:①频繁接触最易传播疾病的血液和唾液;②频繁使用尖锐器械,易引起意外刺伤;③使用高低速手机和超声波洁牙机过程中,产生大量有致病微生物的喷雾,造成环境污染。

控制感染不仅可以避免医护人员自身遭受疾病的侵袭,同时避免了感染给患者带来的痛苦,在医疗实践中具有重要意义,也是医疗质量控制的核心之一。为了预防和控制感染性疾病的传播,保障人体健康,我国卫生部制定了《医院感染管理办法》《消毒技术规范》《医疗卫生机构医疗废物管理办法》《医疗机构口腔诊疗器械消毒技术操作规范》等法规准则。

一、感染的传播

临床环境中感染可在患者和工作人员之间传播,也可在患者和患者之间传播或经污染的物品传播。感染传播需通过 3 个环节,即感染源、感染途径、易感人群。

(一)感染源

感染源指病原微生物生存、繁殖并可污染环境的宿主(人、动物)或场所。包括患者、带菌(毒)者、动物传染源和某些带菌(毒)的场所。口腔诊疗中的感染源主要有患者与病原体携带者;污染的环境;污染的口腔医疗器械。

1. 患者和病原体的携带者 患有传染性疾病的患者或者口腔医务人员及病原体携带者。带菌

(毒)者的唾液和血液中同样存在着大量的病原微生物,但由于没有明显症状,因而难以被发现,这部分人群是口腔实践中应引起特别关注的危险人群。

2. 污染的环境 高速涡轮手机、超声波洁牙机产生的水雾混有患者的血液和唾液,可形成气溶胶污染周围的空气和物品表面,有限的空间容易造成交叉感染。

3. 污染的口腔器械 污染的器械如未经严格消毒灭菌又用于其他患者,可引起患者间的交叉感染。

(二)感染传播途径

感染途径指病原体从感染源排出后,经过一定的方式再侵入其他易感者的途径。口腔医疗实践中微生物的主要传播方式包括接触传播、空气传播、飞沫传播。

1. 接触传播(contact transmission) 通过接触而传播疾病。接触传播是医院感染主要且常见的传播途径。根据病原体离开传染源侵入机体前是否在外环境停留的特点,可将接触传播分为直接接触传播和间接接触传播。

(1)直接接触:感染源直接将病原微生物传播给易感宿主。直接接触血液或其他血液污染的体液(如唾液)是引起血源性传染病直接传播的主要途径。口腔医务人员反复暴露于血液与唾液,尽管有时肉眼看不见唾液中的血液,也可能已被血液污染,引起血源性疾病直接传播的风险较高,因此,手套是口腔检查与治疗必不可少的防护用品。

(2)间接接触:即易感者通过接触了被污染的医疗设备、器械和日常生活用品而造成的传播。最常见的是病原微生物从感染源经由医护人员污染

的手传给新宿主。此外污染而未消毒的印模、模型等也可造成感染。牙椅冷光源把手以及升降开关等使用频率高、污染严重,其消毒灭菌常被忽视和遗忘,也会形成间接传染源。其他如水龙头、电器开关、抽屉把手、病历、用于记录的笔等都有可能成为传播媒介。其中危害性最大的当属消毒与灭菌不当的口腔器械设备。

2. 飞沫传播(droplet transmission) 传染源产生带有微生物的飞沫(>5 μm)在空气中移行短距离后移植到宿主的上呼吸道而导致的传播。是一种近距离(1 m 以内)传播。

3. 空气传播(airborne transmission) 病原微生物经由悬浮在空气中的微粒,如飞沫核(≤5 μm)、菌尘来传播的方式。这种微粒能在空气中悬浮较长时间,并可随气流漂浮到较远处。

(三)易感人群

易感人群指对某种疾病或传染病缺乏免疫力的人群。很多因素可以影响一个人对病原体的敏感水平,因而增加感染的危险性和严重性。如营养状况、激素水平,正在接受的治疗措施如化疗,患有的疾病如糖尿病。免疫状态也是影响易感性的重要因素。

二、口腔医疗保健中的感染

在口腔医疗保健中可能经由接触和空气传播的主要微生物与疾病,见表 50-1、表 50-2。

表 50-1 由接触传播的微生物与疾病

微生物	疾病
乙肝病毒(hepatitis B virus,HBV)	病毒性肝炎
丙肝病毒(hepatitis C virus,HCV)	病毒性肝炎
丁肝病毒(hepatitis D virus,HDV)	病毒性肝炎
单纯疱疹病毒 I 型(herpes simplex virus I)	疱疹
单纯疱疹病毒 II 型(herpes simplex virus II)	疱疹
人类免疫缺陷病毒(human immunodeficiency virus. HIV)	艾滋病
淋病双球菌(neisseria gonorrhoeae)	淋病
梅毒螺旋体(treponema pallidum)	梅毒
铜绿假单胞(pseudomonas aeruginosa)	化脓感染
金黄色/白色葡萄球菌(staphylococcus aureus/S. albus)	化脓感染
破伤风杆菌(clostridium tetani)	破伤风

表 50-2 经由空气传播的主要微生物与疾病

微生物	疾病
水痘病毒(Varicella virus)	水痘
麻疹病毒(Measles virus)	麻疹
风疹病毒(Rubeola virus)	风疹
流行性腮腺炎病毒(mumps virus)	流行性腮腺炎
流感病毒(Influenza virus)	流感
腺病毒(Adenovirus)	
结核杆菌(Mycobacterium tuberculosis)	结核
化脓性链球菌(Streptococcus pyogenes)	化脓型感染

(一)艾滋病

艾滋病即获得性免疫缺陷综合征,是人类免疫缺陷病毒(human immunodeficiency virus,HIV)引起的一种全身性传染病。临床上主要表现为严重的免疫缺陷,伴有多种感染或继发性肿瘤,最后导致死亡。我国 HIV 病毒携带者与艾滋病近年来已有显著的增加,这意味着将有较多的 HIV 病毒携带者会到口腔诊所就诊,而大多数 HIV 携带者在就诊之前并没有及时检查出来。因此,应认识到这个问题的严重性。

1. 艾滋病的口腔常见病损 ①口腔毛状白斑;②口腔念珠菌病;③卡波西肉瘤;④非霍奇金淋

巴瘤。

2. 艾滋病在口腔临床的传播方式 艾滋病可通过性接触、血液或血液制品以及母婴传播。在口腔领域主要有两种。①直接传播（通过接触患者的血液、唾液）；②间接传播（主要通过污染的器械、飞溅到皮肤或黏膜上的血液或唾液及气雾中的微生物）。

(二)乙型肝炎

乙型肝炎病毒（HBV）感染，是一种传播广泛、严重危害人类健康的传染病，是导致急慢性肝炎、肝硬化和肝癌的主要原因。至今乙型肝炎仍是一个严重的问题。据 2006 年全国人群乙型肝炎血清流行病学调查结果统计，我国乙型肝炎表面抗原携带者占全国总人口的 7.18%。HBV 是一种耐热的病毒，在 95℃时要 5min 才能将其杀灭，传染性强、传染期长，慢性患者和迁延性带病毒者多，这种病毒在工作台表面可存活数周。在血液和血制品中可发现 HBV，在唾液、痰、母乳、眼泪、伤口分泌的液体、尿、精液及月经中也可发现 HBV，仅需极少量的病毒就可导致感染。乙型肝炎病毒在口腔临床中的传播方式主要是接触传播，通过直接接触患者的血液、唾液、龈沟液及接触被污染的环境都可能感染疾病。

(三)结核

结核病是由结核杆菌感染引起的慢性传染病。结核杆菌可侵入人体全身各种器官，但主要侵犯肺，称为肺结核病。近年来，结核病在普通人群中有明显上升的流行趋势，已列为传染病的首位，是影响健康的重要问题。2010 年全国第 5 次结核病流行病学调查显示，目前我国结核病年发病人数约为 130 万，占全球发病的 14.3%，位居全球第 2 位。

结核杆菌存在于痰中，通过咳嗽、打喷嚏、大声说话等方式经鼻腔和口腔喷出体外，在空气中形成气雾（或称为飞沫），较大的飞沫很快落在地面，而较小的飞沫很快蒸发成为含有结核菌的"微滴核"，并长时间悬浮在空气中。如果空气不流通，含菌的"微滴核"被健康人吸入肺泡，可引起感染。

(四)梅毒

梅毒是感染梅毒螺旋体导致的疾病。梅毒螺旋体在体外生存时间短，容易为消毒剂所杀灭。梅毒分为获得性与先天性两类。获得性梅毒有三期，初期的口腔病变为唇部等硬结、溃疡，二期为"黏膜斑"，晚期常为腭部坏死，溃疡甚至穿孔。先天性梅毒可表现为梅毒牙异常特征等。在艾滋病患者中梅毒很常见。原发的硬疳和继发的皮肤病损都可成为感染源，接触感染者的血液可引起疾病传染。

第二节　口腔医疗保健中的感染控制措施及方法

控制感染应遵循标准预防（standard precautions）的原则。标准预防认为患者的血液、体液、分泌物、排泄物均具有传染性，不论是否有明显的血迹污染，是否接触非完整的皮肤与黏膜，接触上述物质者，必须采取预防措施以降低医务人员和患者、患者和患者之间的微生物传播的危险性。其基本特点为既要防止血源性疾病的传播，也要防止非血源性疾病的传播；强调双向防护，既防止疾病从患者传至医务人员，又防止疾病从医务人员传至患者；根据疾病的主要传播途径，采取相应的隔离措施，包括接触隔离、空气隔离和微粒隔离。

控制感染的具体方法包括患者健康检查与评估；患者防护；医务人员防护；环境的防护；口腔器械设备的消毒与灭菌；医疗废物处理等。

一、患者健康检查与评估

口腔医师主要通过对患者检查与询问来采集病史，了解和评估患者的健康状态，初步判断患者是否患有或者怀疑患有传染性疾病，以采取相应的预防措施。患者有责任向医师提供其最新、最全面的健康信息与既往病史。患者的检查包括采集完整的病史、社会史和口腔软组织检查。采集病史主要是通过问卷调查与口头询问方式，让患者明白问题并做出适当回答，力求准确可靠。

1. 采集病史 包括过去史和现病史等。主要了解患者的感染疾病史，是否感染艾滋病、乙型肝炎、丙型肝炎、结核、疱疹、麻疹、呼吸道疾病、淋病、梅毒等。特别注意可能提示 HIV 感染的特征，如不明原因的高热、盗汗、体重减轻、不易治愈的感染、软组织损害、不能解释的淋巴结病、长期慢性腹泻等症状。

2. 社会史 鉴别是否为感染性疾病的高危人群，如同性恋的男性，静脉毒品注射者、感染 HIV 母亲的子女、与感染者接触的异性等。

3. 口腔软组织检查 对感染性疾病的早期口腔表征进行识别，并对病毒携带者做出诊断。必要时进行额外检查。

注意事项:①注意保护患者的隐私,对于一些敏感的问题,要注意场合和方式。患者的信息只能提供给需要信息的治疗人员,没有患者的同意不能透露给第三方。②口腔医师不能歧视患有传染性疾病的患者,拒绝给他们提供治疗是不道德的。医护人员有责任采用感染控制措施防止感染传播,在自己不被感染又不将感染传播给其他患者的前提下进行治疗。

二、患者防护

口腔医务人员要获得患者的主动配合,指导并协助患者在治疗前、中、后采取防护措施,减少治疗过程中病原体传播。

1. 治疗前 患者就诊前最好先自行刷牙,在治疗前先用抗生素漱口水漱口,以降低患者口腔中的菌群数量和减少食物残渣。有条件时患者应先接受洁牙。

2. 治疗中 为患者提供眼罩和胸巾,保护患者,避免飞溅物溅到眼睛或胸前,指导患者正确使用胸巾,不乱吐唾液。配戴义齿者,摘下的义齿须放置于义齿杯里。患者双手不可触摸任何器械和装置。不可触摸拔除的牙,不可将拔除的牙带出诊室。

牙科助手利用强吸吸走患者口腔内的唾液、血液和颗粒碎片,用弱吸协助吸走水分,尽量避免患者吐唾液,这样可以大大减少细菌扩散的数量,减少飞沫扩散引起的交叉感染。尽可能使用橡皮障。橡皮障能将治疗牙与其余牙隔开,还能阻止器械或治疗中使用的药剂进入口腔或咽喉,不仅可减少唾液和血液污染的气雾,还可防止对口腔黏膜及其他软组织的创伤。

3. 治疗后 用三用枪冲洗患者口腔,用强弱吸唾器吸走水分,丢弃使用过的胸巾,弹尽患者身上的颗粒碎片,避免患者将污染物带出诊室。拔牙后伤口的止血纱布,通常在患者离开前由医师取出。如果需要咬止血纱布离开诊室,则需嘱咐患者不可乱吐乱扔,应该用纸巾或塑料袋包裹止血纱布置于垃圾筒内,避免对社区造成污染。

三、医务人员防护

(一)树立职业安全防护的意识

口腔医务人员应提高对感染控制的认识,进行全面的感染控制培训,了解感染控制的条例和措施,遵循职业防护制度。通过学习和培训口腔医务人员应能做到以下几点。

1. 能评估感染传播的风险及可能的后果,认识到哪些地方容易造成对感染物的暴露,知道怎样避免或尽可能减少患者、自身或其他人感染的风险。

2. 应掌握医院感染"标准预防"的基本原则和具体措施,并能根据情况在必要时采取适当的隔离措施。

3. 医务人员发生职业暴露时应进行登记、报告、追踪及采取相应的处理措施等。

(二)接种疫苗

口腔医务人员由于职业的特点,在特定的环境中,手直接接触患者的唾液、血液及分泌物,很容易感染结核、乙型肝炎、丙型肝炎等疾病,所以,所有结核菌素试验阴性及乙型肝炎血清学指标阴性的口腔医务人员都应该进行疫苗接种。女性医务工作者应特别注意预防风疹病毒的感染,接种风疹病毒疫苗,预防受孕后胎儿致畸和流产。一旦发现医务人员为传染病病毒携带者,应停止工作,彻底治疗后才能返回临床工作。

(三)使用个人防护用品

任何口腔诊疗过程至少会接触口腔黏膜、唾液以及接触患者使用过的器械。个人防护用品(personal protective equipment,PPE)是医务人员为预防和控制感染所穿戴的自我保护用品,是控制感染最基本的要求。常用的PPE包括手套、口罩、面罩、防护眼镜、工作服和工作帽。

1. 手套 在所有可能接触患者血液、唾液、黏膜的检查与治疗过程、所有接触使用过的器械过程、所有接触患者身体组织的过程中,口腔医务人员都要佩戴手套。手套是一次性使用的,使用后作为医疗废物丢弃。用于牙科的手套主要有乳胶手套、乙烯基手套、以及外科消毒手套。

(1)乳胶手套:主要用于检查、常规充填手术、修复、根管治疗、洁牙、摄片、技工室等工作。当术者皮肤有破损,或患者有特殊感染问题时可使用双层手套以增强安全性,但灵巧性会受到一定影响。过去乳胶手套通常带有滑石粉,目前美国疾病预防和控制中心(CDC)建议使用不带滑石粉的乳胶手套。因长时间接触滑石粉可伤害手部皮肤,且滑石粉可以引起一些个体严重的过敏反应。

(2)乙烯基手套:有些医护人员可能对乳胶有严重的过敏反应,这种"乳胶过敏症"是一种接触性皮炎。一直以来,推荐乳胶手套过敏者使用乙烯基手套,但据最新研究报道,乙烯基手套的屏障作用时间只有 5~10min,不可作为牙科检查与治疗用途。目前,建议过敏者使用腈(Nitrile)制品手套。

(3)外科消毒手套:消毒无菌手套,当操作中需要接触大量血液或唾液(如外科手术、种植手术、牙周手术)时使用。

手套只有在完整无损时才是有效的。完整指没受损、没撕裂、未划破、无微渗漏等,如果出现手套破损,必须立即更换。但是即使戴上手套,污染仍有可能发生。例如,含石油基的乳液或溶液可导致手套老化或渗透,同时手套也不能防止尖锐器械的刺伤。所以,手套应与洗手相辅而不能代替洗手。

2. 口罩 保护面部不受碎片污染和防止吸入污染的飞沫,佩戴时应完全覆盖鼻部与嘴部。整个口腔检查及治疗过程,医护人员都必须保持佩戴口罩。接诊每个患者都应使用新的口罩;在治疗中,不能用手套触摸口罩;治疗结束后先脱手套再摘口罩。口罩一旦潮湿或污染了,必须更换,因为湿润的口罩不仅不舒服,而且降低了阻隔病原体的作用。

3. 防护眼镜和面罩 在口腔治疗中产生的颗粒可能伤害到医师的眼睛,如飞溅的碎片、旧的充填物或崩裂的牙体;正畸治疗或义齿修复时剪断弹出的金属丝;使用高速手机、超声波洁牙机或水气枪时产生的喷雾、牙结石碎片等。佩戴防护眼镜不仅可防止物理性损伤,也可以防止飞沫的危害,防止碎屑、唾液、飞溅的化学物质或其他气化物质伤害眼。防护眼镜可以用肥皂水、消毒液清洁,用流水冲洗干净后重复使用。

某些特殊治疗需要戴上面罩,如使用超声波洁牙、进行外科手术时,常有大块的血液或体液飞溅出,戴上一个塑料的透明面罩,可在更大的范围内避免意外飞溅的血液或体液污染。

4. 工作服和工作帽 使用工作服和工作帽最基本的作用是避免工作人员在治疗过程中受到喷雾、颗粒等的直接污染。推荐穿长袖工作服,每日更换,衣服一旦被血液或唾液污染应立即更换。更换衣服应有固定的时间和场所。

(四)采用手卫生措施

医务人员在医疗过程中,手部会沾染各种微生物,如致病菌、条件致病菌、病毒、支原体等,但由于手部生理结构无法进行灭菌处理(不能进行压力蒸汽灭菌、辐照、熏蒸),而长期使用化学消毒剂对皮肤有损伤,因此,只有经常洗手,将手部污染降低到最低水平,才能更好地控制感染的发生。手卫生(hand hygiene)是医务人员洗手、卫生手消毒和外科手消毒的总称。手卫生是预防和控制医院感染、保障患者和医务人员安全最重要、最简单、最经济的措施。

1. 手卫生方式 手卫生根据不同的目的有 3 种方式。

(1)洗手(handwashing):医务人员用肥皂(皂液)和流动水洗手,去除手部皮肤污垢、碎屑和部分致病菌的过程。

(2)卫生手消毒(antiseptic handrubbing):医务人员用速干性手消毒剂揉搓双手,以减少手部暂居菌的过程。

(3)外科手消毒(surgical hand antisepsis):医务人员用肥皂(皂液)和流动水洗手,再用手消毒剂清除或者杀灭手部暂居菌和减少常居菌的过程。手卫生产品包括传统的肥皂、水性抗菌消毒剂,以及一种速干手消毒剂(alcohol-based hand rub)。速干手消毒剂是一种含有乙醇和护肤成分的手消毒剂,用该类产品进行手部揉搓后不用流水冲洗,可以在椅旁操作。

手卫生的首选方式取决于医疗程序的类型、污染的程度以及对皮肤抗菌效果持续性的预期要求。对常规的牙科检查和非手术性操作而言,用一般的肥皂或抗菌肥皂洗手和卫生手消毒都是可以的,在手部有血液或其他体液等肉眼可见的污染时,应用肥皂(皂液)和流动水洗手,在手部没有肉眼可见污染时,可使用速干手消毒剂消毒双手。外科手术术前则必须进行外科手消毒。

2. 洗手方法 医务人员洗手应遵循以下方法。

(1)在流动水下,使双手充分淋湿。

(2)取适量肥皂(皂液),均匀涂抹至整个手掌、手背、手指和指缝。

(3)认真揉搓双手至少 15s,应注意清洗双手所有皮肤,包括指背、指尖和指缝,具体揉搓步骤见(图 50-1)。①掌心相对,手指并拢相互揉搓。②手心对手背沿指缝相互揉搓,交换进行。③掌心相对,双手交叉指缝相互揉搓。④弯曲手指使关节在另一手掌心旋转揉搓,交换进行。⑤右手握住左手大拇指旋转揉搓,交换进行。⑥将 5 个手指尖并拢放在另一手掌心旋转揉搓,交换进行。

(4)在流动水下彻底冲净双手,擦干,取适量护

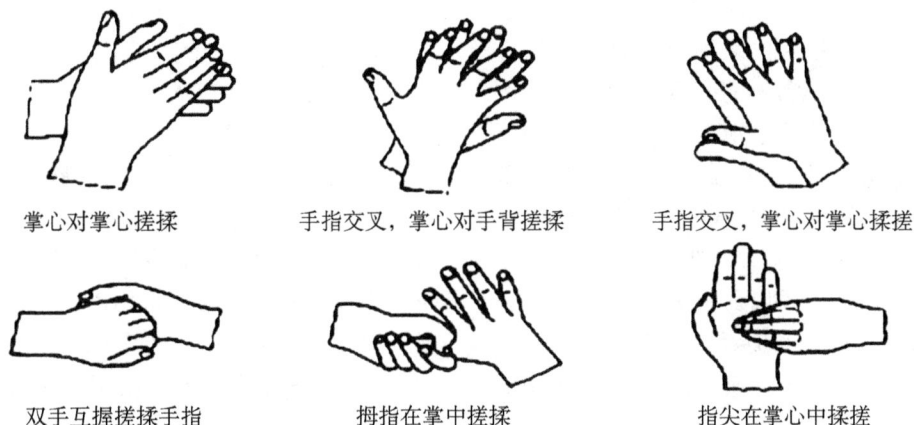

掌心对掌心搓揉　　　　手指交叉，掌心对手背搓揉　　　　手指交叉，掌心对掌心揉搓

双手互握搓揉手指　　　　拇指在掌中搓揉　　　　指尖在掌心中揉搓

图 50-1　六步洗手法

手液护肤。采用标准的程序可保证手的各个部位都得到清洗。除了清洗剂的作用外，双手间的摩擦作用和水的冲洗也很重要。如果使用不需冲洗的乙醇类速干手消毒剂，应注意揉搓剂的量足够覆盖手的所有部位，严格按照洗手方法中揉搓的步骤进行揉搓，至少揉搓 30s，以便乙醇能完全从手上挥发，同时能有效地杀灭微生物。

注意事项：① 洗手之前应先摘除手部饰物，剪短指甲，指甲边缘圆钝。②最好采用非手接触式水龙头。如采用自动感应式、足踏控制式水管装置。③任何一次洗手后，须擦干。一定要用干净的个人专用毛巾或一次性消毒纸巾擦干，或者使用自动干手机烘干。不能使用用过的毛巾，不能用工作服擦手。若没有条件，可让"湿手"自动晾干。④经常使用肥皂和抗菌剂洗手易引起慢性刺激性接触性皮炎，可选择刺激性小的手卫生产品和洗手后使用润肤产品以减少这类皮炎。使用石油提炼的乳剂可能会破坏乳胶手套的完整性，所以这一类润肤乳应在一天工作结束后使用。

（五）安全使用尖锐器械

1. 尖锐器械的使用　尖锐器械（sharps）指的是任何可引起刺入性损害的物体。口腔中常用的尖锐器械包括冲洗针头、注射针头、缝合针、外科解剖刀片、根管治疗的扩大针、探针、慢速车针、金属成形片、注射用的玻璃麻醉药以及其他玻璃制品、矫正用的各种钢丝、挖器、牙周刮治器等。

尖锐器械使用的原则是小心防范，避免伤害。如传递探针、镊子时，避免锐端朝向接受者；用后的车针应立即从手机上取下，仍需继续使用的车针头应该保持向下向内状态；尖锐器械不可以由护士

"手对手式传递"给医师，而是由护士准备好后放置在综合治疗台支架桌上，由医师自己取用；用后的针头及尖锐物品应弃于耐刺的硬壳锐器盒内，且该容器应放置在治疗区附近。

2. 尖锐器械伤害的处理　当尖锐器械伤害发生时，受害者须保持冷静，如果尖锐器械与患者有关，要先留下患者，然后按照尖锐器械伤害的急救与处理进行。

（1）用肥皂液和流动水清洗污染的皮肤，用生理盐水冲洗污染的黏膜。

（2）受伤部位的伤口冲洗后，用消毒液（75％乙醇或 0.5％碘仿）进行消毒，并包扎伤口；被暴露的黏膜，反复用生理盐水冲洗干净。

（3）发生职业暴露后，立即报告医院感染管理科，填写职业暴露以便进行调查、监控、随访。

（4）高风险时采用药物预防，如被 HBV 阳性患者血液、体液污染的锐器损伤，应在 24h 内注射高价乙型肝炎免疫球蛋白，同时进行血液乙型肝炎标志物检查，阴性者皮下注射乙型肝炎疫苗 $10\mu g$、$5\mu g$、$5\mu g$（按 0、1 个月、6 个月间隔）。

四、环境防护

（一）环境分区

口腔医疗环境应当将口腔诊疗区域和口腔器械处理区域分开，不同区域布局合理，能够满足诊疗工作和口腔器械清洗、消毒灭菌工作的基本需要。

1. 口腔诊疗区域　可划分为清洁区域（clean area）和污染区域（dirty area），指导口腔医疗环境中不同层次的清洁和消毒。

清洁区域指的是治疗室内那些仅用干净的手或物品触碰的地方或设备的表面及材料等。如容器内的材料、X线片、患者的病历、牙医助手的工作台、材料瓶、医护人员的洗手池等。清洁区域必须小心保护,在治疗过程中,避免脏手套、气雾和飞溅物污染清洁区域。使用过的手套不能接触这些区域的物品,如果不小心碰到须立即清洁消毒或治疗完成后清洁消毒。清洁区域在患者轮换之间不必消毒,但应每天进行清洁和消毒。

污染区域是治疗中一定或可能受到污染的设备、器械及工作台暴露面。从空间上划分是以治疗中的患者头部为中心,以处于工作位的牙科医师或牙医助手的背部为半径的范围。主要包括综合治疗台的支架桌、痰盂、吸唾系统、手机头、灯光手柄和开关等。这些区域表面应覆盖一次性保护物品,若没有覆盖,则应在每位患者结束治疗后按中等水平消毒。覆盖表面的保护物也应在每位患者完成治疗后更换。治疗中所有进入污染区域的材料或器械即使未使用过也不可再用,材料必须丢弃,器械必须消毒灭菌后再使用。同时保持该区域有良好的通风,以降低因气溶胶而引起的空气污染。

2. 器械处理区 器械处理区应相对独立,可设在诊室周围,方便器械的传递。区域内按照工作要求分为回收清洗区、保养包装区、灭菌区、物品存放区。回收清洗区为污染区,承担器械回收、分类、清洗、除锈、干燥等功能。保养包装区承担器械保养、检查、包装等功能。灭菌区摆放灭菌设备,承担灭菌功能。物品存放区存放消毒、灭菌后的物品。各区之间应标志明确,有实际屏障,人流、物流由污到洁,单向循环,不得逆流或交叉穿梭。

(二)屏障防护技术

治疗过程中所有可能接触到的设备或物体表面须使用屏障防护技术覆盖,或者治疗完成后清洁消毒。屏障防护技术(protective barriers techniques)是一种物理性的防护技术,采用一次性的塑料纸或透明的塑料套管覆盖治疗室那些经常接触且难以清洁和消毒的部位,以减少工作区域表面的污染。每位患者更换一次。这些部位主要有治疗台台面、牙椅控制板、柜子或抽屉把手、头顶灯的手柄、综合治疗台的把手、光固化机身和机头、三用枪工作头、牙椅的头靠、牙椅上所有操作装备的连接皮管等。

采用屏障保护技术的优点在于完成一位患者的治疗后,只要丢弃这些屏障,被覆盖的部分不需

要进行清洁消毒(除非有破损),治疗区域其他暴露部分及缺损部位在治疗两位患者之间必须清洁。这样既保持了物体表面的清洁又节省了时间。

(三)环境消毒

1. 空气消毒 为了减少口腔诊室的细菌污染,应注意诊室内的空气通风净化,在气候条件允许时,应尽量打开门窗通风换气。安装空气过滤器或空气净化装置。扫地时采用湿式清扫,减少灰尘飞扬。对诊室的空气消毒可采取以下方法。

(1)臭氧消毒:要求达到臭氧浓度 $\geqslant 20$ mg/m^3,在相对湿度 RH$\geqslant 70\%$ 条件下,消毒时间 $\geqslant$ 30min。

(2)紫外线消毒:选用产生较高浓度臭氧的紫外线等,以利用紫外线和臭氧的协同作用。紫外灯照射时间应$>$30min。

(3)化学消毒剂或中草药消毒剂:进行喷雾或熏蒸消毒方式。常用的化学消毒剂有 $0.5\%\sim$ 1.0% 的过氧乙酸水溶液熏蒸,或过氧化氢喷雾。在使用中注意所有消毒剂必须在有效期内,消毒时室内不能有人,甲醛因有致癌作用不能用于室内消毒。

2. 地面消毒 当地面没有明显污染情况下,通常采用湿式清扫,可用清水、$2\%\sim5\%$来苏溶液或0.2%漂白粉溶液进行扫除,每日 $1\sim2$ 次清除地面的污秽和部分微生物。当地面受到病原菌污染时,通常采用含有效氯 500 mg/L 的消毒液或 0.2%过氧乙酸溶液拖地或喷洒地面。

3. 墙面消毒 医院墙面在一般情况下污染程度轻于地面,通常不需进行常规消毒。当受到病原菌污染时,可采用化学消毒剂喷雾或擦洗,墙面消毒高度一般为 $2\sim2.5$ m 即可。对细菌繁殖体、肝炎病毒、芽胞污染者,分别用含有效氯 $250\sim500$ mg/L,2000 mg/L 与 $2000\sim3000$ mg/L 的消毒剂溶液喷雾和擦洗处理,有较好的杀灭效果。

4. 其他表面消毒 包括病历夹、门把手、水龙头、门窗、洗手池、卫生间、便池等物体表面,这些地方容易受到污染。通常情况下,每天用洁净水擦抹刷洗处理,保持清洁。

五、口腔器械设备的消毒与灭菌

口腔医疗器械种类繁多,这些器械在使用过程中被患者的唾液、血液、体液所污染,特别是高速涡轮手机内部管腔精细,结构复杂,是残留细菌病毒的栖息所,如果消毒措施不彻底,细菌和病毒可通

过器械传播,导致患者与患者之间的交叉感染。国家卫生部要求口腔诊疗器械的消毒工作必须严格遵循《口腔诊疗器械消毒灭菌技术规范》。

(一)口腔器械分类

口腔器械按照在使用时可能造成的危险程度分为高度危险器械(critical items)、中度危险器械(semi-critical items)、低度危险器械(non-critical items)3 个级别(表 50-3),指导消毒室对不同器械选择消毒、灭菌和保存应达到的水平,从而既能最大程度地杀灭细菌,控制感染,又避免了人力物力的浪费和不必要的器械损耗。

1. 高危器械指接触患者口腔伤口、血液、破损黏膜或进入口腔无菌组织或穿破口腔软组织进入骨组织或牙内部的各类口腔器械。

2. 中危器械指仅接触完整的黏膜或破损的皮肤,而不进入无菌组织器官的口腔器械。

3. 低危器械指不接触患者口腔或间接接触患者口腔,参与口腔诊疗服务,虽有微生物污染,但在一般情况下无害,只有受到一定量的病原微生物污染时才造成危害的口腔器械。

表 50-3　口腔器械危险程度分类与消毒、灭菌、存储要求

危险级别	口腔器械分类		消毒灭菌水平	储存要求
高度危险器械	①拔牙器械	拔牙钳、牙挺、牙龈分离器、牙根分离器、凿、口腔颌面外科车针	灭菌	保持包装及标签完好无损,储存于无菌状态 如有破损或已打开未使用或超过使用期限,须进行重新包装与灭菌处理才能再使用
	②牙周治疗器械	牙洁治器、刮治器、超声工作尖		
	③根管治疗器械	根管扩大器、各类根管锉、各类根管扩孔钻、根管充填器等		
	④口腔种植牙用手术器械			
	⑤其他器械	牙科手机、牙科车针、钻针、排龈器、加压器、刮匙、挖匙、电刀头、牙探针(牙周探针)等		
中度危险器械	①检查器械	口镜、镊子、器械盘等	灭菌或高水平消毒	用带盖的容器盛装放于清洁区域,并定期对容器进行消毒
	②正畸用器械	正畸钳、带环推子、取带环钳子、全冠剪等		
	③修复用器械	去冠器、拆冠钳、印模托盘、垂直距离测量尺等		
	④各类充填器	银汞合金输送器		
	⑤其他器械	牙科手机、卡局式注射器、压光器、用于舌、唇、颊的牵引器、三用枪头、成形器、开口器、金属反光板、拉钩、挂钩、橡皮障夹、橡皮障夹钳等		
低度危险器械	①调刀	模型雕刻刀、钢调刀、蜡刀等	中低度水平消毒	保持清洁、干燥
	②其他	全景 X 线摄影机、橡皮调拌碗、橡皮障架、打孔器、牙锤、卡尺、抛光布轮、技工钳等		

(二)清洗、消毒与灭菌

所有口腔医护人员应尽可能使用一次性器械,即用即弃,一次性器械不能消毒后使用。再使用的器械设备必须经过处理后才能用于下一位患者。口腔诊疗器械处理操作流程包括回收、清洗、干燥、检查与保养、消毒或灭菌、储存。清洗是消毒或灭菌前必须进行的步骤,灭菌可包括消毒,消毒不能代替灭菌。掌握这 3 个方法是控制感染的关键。

1. 清洗(cleaning)　指清除物品上的污垢。口腔小器械结构复杂,在使用过程中既存在有机物(血液、牙屑)污染,也残留无机物(氧化锌、棉花、根充糊剂等)污染。清洗包括去除有机或无机的污染物,可通过使用表面活性剂、洗涤剂、和水进行洗涤,或通过使用化学药剂的自动化过程(如超声清洗器或清洗消毒器)来完成。如果不能马上进行清洗,应将器械浸泡于装有洗涤剂、消毒剂或者活性酶清洁剂的容器中保湿,以避免污物干燥在器械表面而不利于清洗。清洗必须在消毒与灭菌前完成,肮脏的器械是不可能被消毒更不可能被灭菌。

清洗的方法有手工清洗、清洗机清洗、超声波

清洗。

（1）手工清洗：对于无机器清洗的设备或一些复杂物品，如各种内镜、导管等必须手工清洗。清洗人员须注意自身保护，戴厚的橡胶手套；戴面罩以保护眼、鼻、口黏膜；穿防水衣服或穿围裙和袖套；头套完全遮盖头发。将器械置于流动水下冲洗，清洗时水温宜为15～30℃。去除干燥的污渍应先用酶清洁剂浸泡，再刷洗。刷洗应在水面下进行，以防止产生气溶胶。管腔器械应用压力水枪冲洗，可拆卸部分应拆开后清洗。

（2）清洗机清洗：有全自动、半自动清洗器和专用设备清洗器。这些清洗器一般包括冷水清洗、洗涤剂清洗、漂洗、最后热水消毒（水温为80～90℃，至少可达中等水平消毒）和干燥过程。

（3）超声波清洗：结构复杂、缝隙多的器械应当采用超声波清洗。超声波主要是用于去除医疗器械内小的碎屑，为此超声清洗前须先初步清洗以除去大的污物。超声清洗时间宜为3～5min，可根据器械污染情况适当延长清洗时间，不宜超过10min。在使用前应让机器运转5～10min，以排除溶解的空气，机器内加酶可提高超声清洗的效率。

清洗完成后应用水冲洗，去除化学试剂或表面活性剂。清洗后的器械应擦干或采用机械设备烘干。根据器械的材质选择适宜的干燥温度。金属类干燥温度为70～90℃；塑料类干燥温度为65～75℃。没有干燥设备的或不耐热的器械可使用消毒的低纤维擦布进行干燥处理。

2. 消毒（disinfection）　指清除或杀灭物品上的致病微生物，使之达到无害化的处理。消毒方法根据消毒水平分为以下3种。

（1）高效消毒方法：可以杀灭一切致病性微生物的消毒方法。这类消毒剂应能杀灭一切细菌繁殖体（包括结核杆菌和致病性芽孢菌）、病毒、真菌及其孢子等，对细菌芽胞也有一定的杀灭作用。属于此类的化学消毒剂和物理消毒法包括紫外线、含氯消毒剂、臭氧、二氧化氯、甲基乙内酰脲类化合物以及一些复配的消毒剂等。

（2）中效消毒方法：可杀灭和去除细菌芽胞以外的各种致病性微生物的消毒方法，包括超声波、碘类消毒剂（碘仿、碘酊、氯己定碘等）、醇类、酚类消毒剂等。

（3）低效消毒方法：只能杀灭细菌繁殖体、亲脂病毒的化学消毒剂和通风散气、冲洗等机械除菌法。低效消毒剂有单链季铵盐类消毒剂（苯扎溴铵等）、双胍类消毒剂，如氯己定，中草药消毒剂和汞、银、铜等金属离子消毒剂等。

消毒根据消毒原理分为物理消毒法、化学消毒法、综合消毒法。物理消毒法利用物理因素清除或杀灭病原微生物，常用方法包括热力消毒（含干热或热加水）、辐射消毒、超声波消毒和微波消毒等。化学消毒法利用化学消毒剂擦拭、浸泡、熏蒸器械设备，使之达到无害。注意器械不可浸泡于化学消毒液中过夜。化学消毒法仅用于消毒那些不能承受高温高压的器械设备或义齿材料。全自动热清洗、消毒机是一种综合消毒法，是集物理消毒（高温90℃以上）、化学消毒、冲洗、干燥于一体的双门全自动化消毒机。目前使用的化学消毒剂为氢氧化钾类溶液。

3. 灭菌（sterilization）　指杀灭物品上的一切致病和非致病微生物，包括芽胞，使之达到无菌程度。经过灭菌的物品称为"无菌物品"。

（1）包装：包装指器械在灭菌前进行打包封装。包装器械的目的是便于无菌储存，即给灭菌后的器械设备提供有效的屏障保护，保护其在一定期限内（标注的有效期）维持系统内部无菌环境。包装袋或包装纸具备正常压力下空气无法穿过，但在足够的正压或负压下空气及蒸汽能穿透，有不吸潮易干燥的特点。成功的包装应该是封口严密且使用时容易打开。不可使用封闭式的金属盒装载器械灭菌，这样会引起消毒灭菌不全甚至失败。

封包注意以下事项：①包外应设有灭菌化学指示物，并标有灭菌器编号、灭菌批次、灭菌日期及失效期；②口腔门诊手术包内应放置包内指示物；③纸塑袋、纸袋等密封包装其密封宽度≥6mm，包内器械距包装袋封口处≥2.5cm；④医用塑封机在每日使用前检查参数的准确性和封闭完好性。

（2）灭菌方法：牙科常用以下几种灭菌法。①压力蒸汽灭菌；②干热消毒灭菌；③环氧乙烷气体灭菌；④氧化乙烯灭菌系统；⑤低温过氧化氢等离子灭菌系统。其中先进行抽真空的压力蒸汽灭菌法是目前口腔领域首选和最有效的灭菌方法。

预真空高温高压灭菌法：利用机械抽真空的方法，使灭菌柜室内形成负压，蒸汽得以迅速穿透到物品内部进行灭菌。蒸汽压力达205.8 kPa（2.1kg/cm²），温度达132℃或以上开始灭菌，到达灭菌时间后，抽真空使灭菌物品迅速干燥。目前国际上把预真空高压蒸汽灭菌器分为3个等级，即N级：灭菌前没有抽真空；S级：灭菌前抽1次真空；B

级:灭菌前抽 3 次真空。在灭菌前进行抽 3 次预真空可确保牙科手机轴承的空隙及管道内的空气完全抽出,热空气方能进入其管道,从而杀灭管道内回吸的病原微生物和病毒。

干热灭菌法(dry heat):适用于耐高温的诊疗用品,如油脂、粉末和金属、玻璃等制品的消毒和灭菌。未包装器械在 160～170℃ 灭菌需 1h,包装的器械则需更长时间,故不适合于频繁的口腔临床周转。近年来出现一种迅速干热的装置可直接将温度上升到 190℃,在此温度大多数金属器械不会损坏,该设备灭菌需 6min,包扎物品需 12min,但其容量较小。

(3)灭菌效果的监测:各种因素如装载、包扎、温度、暴露时间等都影响灭菌的效果。应当对口腔诊疗器械消毒与灭菌的效果进行监测,确保消毒、灭菌合格。灭菌效果监测常采用工艺监测,化学监测和生物监测 3 种方法。①工艺监测,又称程序监测。包括灭菌物品洗涤、包装质量合格;灭菌物品放置及灭菌器的使用方法合格;灭菌器的仪表运行正常;灭菌器的运行程序正常。此法能迅速指出灭菌器的故障,但不能确定待灭菌物品是否达到灭菌要求。此法作为常规监测方法,每次灭菌都应进行。②化学指示监测。按厂家的推荐使用管或条作监测,利用化学指示剂在一定温度与作用时间条件下受热变色或变形的特点,以判断是否达到灭菌所需参数。指示剂可指示温度的改变。高级指示剂对温度和时间两者都能显示。③生物指示监测。利用耐热的非致病性细菌芽孢作指示菌,确定芽孢的实际杀菌情况和灭菌过程,以测定热力灭菌的效果。

4. 选择消毒灭菌方法的原则

(1)根据物品污染的危害程度选择消毒、灭菌的方法。①对高度危险器械,须选用灭菌方法处理;②对中度危险器械,须进行中水平或高水平消毒处理;③对低度危险器械,可用低水平消毒或只做一般的清洁处理。

(2)根据物品上污染微生物的种类、数量选择消毒灭菌的方法。①对受到细菌芽孢、真菌孢子、分枝杆菌和经血传播病原体(乙型肝炎病毒、丙型肝炎病毒、艾滋病病毒等)污染的物品,选用高水平消毒法或灭菌法;②对受到真菌、亲水病毒、螺旋体、支原体、衣原体和病原微生物污染的物品,选用中水平以上的消毒方法;③对受到一般细菌和亲脂病毒等污染的物品,可选用中水平或低水平消毒

法;④污染严重或杀灭被有机物保护的微生物时,应加大消毒药剂的使用剂量和(或)延长消毒作用时间。

(3)根据消毒物品的性质选择消毒方法。①耐高温、耐湿度的物品和器材,应首选压力蒸汽灭菌;耐高温的玻璃器材、油剂类和干粉类等可选用干热灭菌。②不耐热、不耐湿及贵重物品,可选择环氧乙烷或低温蒸汽甲醛气体消毒、灭菌。③器械在浸泡灭菌时,应选择对金属基本无腐蚀性的消毒剂。

(三)特殊仪器设备的消毒与灭菌

1. 牙科手机　手机在使用中可通过以下 3 条途径造成污染。手机在口内操作过程中接触患者的唾液、血液、碎屑造成的表面污染;手机高速旋转切割时产生的带有病原微生物的气雾和飞沫进入空气造成的空气污染;手机高速涡轮停止转动瞬间形成的负压可将患者口腔中的致病微生物回吸至手机内部并经接头进入综合治疗台水气管道系统造成污染。

(1)牙科手机灭菌方法:手机内部轴承管道结构精细,内表面无法进入清洁。这些特点决定了手机清洁消毒的特殊性。同时高品质的手机价格昂贵,如何养护手机,延长其使用寿命也很重要。综上所述,化学消毒剂、微波、紫外线等消毒方法仅适用于手机表面的消毒灭菌,而不能杀灭手机内部的病原微生物。化学消毒法还存在着对人体的刺激和手机部件的腐蚀性等问题。因此,预真空高温高压灭菌法是目前对牙科手机最有效的灭菌方法。

(2)牙科手机灭菌常规程序:清洗消毒、养护注油、打包封口、预真空压力蒸汽灭菌及灭菌效果监测。在清洗手机时,可用清水和 75% 乙醇清洗手机外表,用自动加热清洗机或超声波清洗机清洗手机内部。手机的养护保养可以延长手机的使用寿命,注油是养护手机的最佳方式。

2. 口腔综合治疗台水路(dental unit water lines,DUWLs)　包括口腔综合治疗台的供水瓶及其与三用枪、高低速手机、超声波洁牙机的连接水管。在口腔诊疗过程中 DUWLs 受微生物污染严重,从 DUWLs 中可分离出多种人体病原体,包括军团菌、假单胞菌属、非结核分枝杆菌等。DUWLs的污染来源包括口腔医疗用水水源本身存在的污染;手机等使用过程中回吸造成的水污染;水路管道内壁形成生物膜引起的污染。

控制 DUWLs 的污染可以采用以下多种方法

联合运用。

（1）采用独立水源：为口腔综合治疗台提供蒸馏水，阻断水源中浮游微生物的污染；同时可在储水瓶内加入各种化学制剂，减少供水源性微生物，大大改善口腔供水质量。

（2）闲置时保持水路干燥：如果该口腔综合治疗台当天不再使用，则按清除键，让水路流出蒸馏水约2min，倒空水瓶，排空水路所有水分直至空气排出，关掉电源。水路处于无菌状态过夜，既防止细菌生长，又可保养整个系统，延长系统的使用寿命。

（3）使用过滤装置：在口腔综合治疗台地箱水管道内安装过滤装置，操作简单方便、成本低廉，已成为国内口腔综合治疗台提供过滤后的市政网水的主要方式。

（4）采用防回吸装置：使用防回吸手机或为综合治疗台配备防回吸阀，减少手机回吸引起的污染。

（5）冲洗水路：每日开诊前冲洗水路2min，每位患者治疗后立即冲洗水路30s，能有效地降低其近功能端因回吸产生的微生物数量。

（6）使用消毒液：如次氯酸钠、戊二醛、15.3%的异丙醇、0.26%的过氧乙酸、含氯二氧化物、ED-TA等化学制剂，减少水路管道内壁形成的生物膜。

六、医疗废物处理

医院中产生的废物包括医疗废物（medical waste）和生活垃圾（general waste）。

医疗废物指医疗卫生机构在医疗、预防、保健以及其他相关活动中产生的具有直接或者间接感染性、毒性以及其他危害性的废物。医疗废物包括有感染性废物、病理性废物、损伤性废物、药物性废物、化学性废物。医疗废物是造成医学污染的重要因素之一，医疗废物处置不当，会对社会环境造成污染。

口腔诊疗过程中产生的医疗废物应按照《医疗废物管理条例》《医疗卫生机构医疗废物管理办法》及有关法规、规章的规定进行处理。医疗废物的处理原则是防止污染扩散。主要方法是分类收集，集中并分别进行无害化处理。在临床医疗中设置3种颜色的废物袋，黑色袋装生活废物，黄色袋装除了尖锐性物品外的医疗废物，红色袋装放射性废物。尖锐性的损伤性废物应放于专门的利器容器内，容器内的废物不能超过2/3，安全运送到指定地点做无害化处理。

总之，口腔医疗保健中的感染与控制涉及诸多方面，除了以上所述，还要注意在拍摄X线牙片过程、印模及义齿出入技工室过程、标本收集转运等过程中的感染控制。口腔医疗机构只有建立了健全的感染管理体系、完善的感染管理制度，并严格执行，才能减少感染的传播，使医务人员和患者都能得到有效的保护。

（荣文笙 李雪）

■ 参考文献

[1] United States Centers for Disease Control and Prevention (CDC). Guidelines for Infection Control in Dental Health-Care Settings, 2003.

[2] Pankhurst C, Coulter W. Basic guide to Infection prevention and control in dentistry. A John Wiley & Sons Ltd. Publication, 2009.

[3] 黄少宏. 口腔科感染管理. 中国感染控制杂志, 2006,5(4):357-359.

[4] 章小缓,胡雁. 牙科诊疗的感染控制. 广州:广东世界图书出版公司, 2005.

[5] 中华人民共和国卫生部.医务人员手卫生规范,2009.

[6] 中华人民共和国卫生部.医院隔离技术规范,2009.

[7] 中华人民共和国卫生部.医院感染管理规范,2006.

[8] Thomas MV, Jarboe G, Frazer RQ. Infection control in the dental office. Dental Clinics of North America,

2008,52(3):609-628.

[9] 中华人民共和国卫生部.医疗机构口腔诊疗器械消毒技术操作规范, 2005.

[10] Jennifer L, Laurie K. Preventing percutaneous injuries among dental health care personnel. J Am Dent Assoc, 2007,138:169-178.

[11] 胡德渝. 口腔预防医学. 6 版. 北京:人民卫生出版社,2012:224-238.

附　　录

附录 A　高级卫生专业技术资格考试大纲
（口腔内科专业——副高级）

一、专业知识

（一）本专业知识

1. 熟练掌握口腔内科专业知识，包括牙体牙髓病学、牙周病学、儿童口腔医学、口腔黏膜病学和预防口腔医学等基本知识。

2. 掌握牙及口腔颌面部解剖生理学、口腔组织病理学、口腔颌面医学影像诊断学、口腔生物学、口腔临床药物学和口腔材料学等基本知识和专业技术知识。

（二）相关专业知识

1. 掌握口腔颌面外科学、口腔修复学和口腔正畸学等相关知识。

2. 熟悉与本专业密切相关学科的理论知识，如内科学、外科学、儿科学、耳鼻喉科学、皮肤病学、免疫学、分子生物学、医学统计学等。

二、学科新进展

1. 熟悉本专业国内外现状及发展趋势，不断吸取新理论、新知识、新技术，如牙体牙髓病学、牙周病学、口腔黏膜病学、儿童口腔医学和预防口腔医学的研究进展，并用于医疗实践和科学研究。

2. 了解口腔颌面外科学、口腔修复学和口腔正畸学等相关学科近年来的进展。

三、专业实践能力

1. 熟练掌握牙体牙髓病学的常见病和多发病的病因、发病机制、检查、诊断、鉴别诊断及治疗方法。掌握复杂疑难病例的诊断、鉴别诊断和治疗技术，如非典型性牙颌面部疼痛、猖獗龋、牙咬合病、牙髓治疗失败病例的再治疗、龋易感患者的管理、根尖手术等。

2. 熟练掌握牙周病学的常见病和多发病的病因、发病机制、检查、诊断、鉴别诊断、全面的治疗计划及治疗方法。掌握复杂疑难病例的诊断、鉴别诊断、非手术和手术治疗技术，如侵袭性牙周炎、牙周牙髓联合病变，以及反映全身疾病的牙周炎等。

3. 熟练掌握儿童口腔医学的常见病和多发病的病因、发病机制、检查、诊断、鉴别诊断及治疗方法。掌握复杂疑难的儿童牙病的诊治，如乳牙与年轻恒牙复杂疾病的处理等；了解儿童预防性矫治的治疗设计。

4. 熟练掌握口腔黏膜病学的常见病和多发病的病因、发病机制、检查、诊断、鉴别诊断及治疗方法。掌握复杂疑难黏膜疾病的诊断、鉴别诊断和综合治疗。

5. 熟悉不同年龄组的口腔保健的程序与特点，以及临床与群体的口腔预防、口腔健康调查和口腔健康教育项目的计划与实施。

6. 熟悉口腔内科常用药物的作用、不良反应、药理学及药动学知识，在临床实践中合理用药。

附本专业病种

1. 龋病
2. 氟牙症
3. 四环素牙
4. 釉质发育不全
5. 先天性梅毒牙
6. 畸形中央尖和牙内陷
7. 牙振荡
8. 牙脱位
9. 牙折
10. 磨损
11. 楔状缺损
12. 酸蚀症

13. 牙隐裂
14. 牙根纵折
15. 牙本质过敏症
16. 可复性牙髓炎
17. 急性牙髓炎
18. 慢性牙髓炎
19. 残髓炎
20. 逆行性牙髓炎
21. 牙髓坏死
22. 牙髓钙化
23. 牙内吸收及牙外吸收
24. 急性根尖炎
25. 慢性根尖炎
26. 慢性龈缘炎
27. 增生性龈炎
28. 青春期龈炎
29. 妊娠期龈炎
30. 药物性牙龈增生
31. 牙龈瘤
32. 急性坏死性溃疡性龈炎
33. 急性龈乳头炎
34. 急性多发性龈脓肿
35. 慢性牙周炎
36. 侵袭性牙周炎
37. 牙周-牙髓联合病变
38. 根分叉病变
39. 牙周脓肿

40. 牙龈退缩
41. 口腔单纯性疱疹
42. 带状疱疹
43. 手-足-口病
44. 口腔念珠菌病
45. 口腔结核
46. 球菌性口炎
47. 药物过敏性口炎
48. 血管神经性水肿
49. 多形性红斑
50. 复发性阿弗他溃疡
51. 贝赫切特综合征(白塞病)
52. 创伤性溃疡
53. 天疱疮
54. 类天疱疮
55. 口腔白色角化病
56. 口腔白斑病
57. 口腔红斑病
58. 口腔扁平苔藓
59. 盘状红斑狼疮
60. 慢性唇炎
61. 口角炎
62. 舌疾病
63. 性传播疾病
64. 艾滋病
65. 其他

附录B　高级卫生专业技术资格考试大纲
（口腔内科专业——正高级）

一、专业知识

（一）本专业知识

1. 熟练掌握口腔内科专业知识，包括牙体牙髓病学、牙周病学、儿童口腔医学、口腔黏膜病学和预防口腔医学等基本知识。

2. 掌握牙及口腔颌面部解剖生理学、口腔组织病理学、口腔颌面医学影像诊断学、口腔生物学、口腔临床药物学和口腔材料学等基本知识和专业技术知识。

（二）相关专业知识

1. 掌握口腔颌面外科学、口腔修复学和口腔正畸学等相关知识。

2. 熟悉与本专业密切相关学科的知识，如内科学、外科学、儿科学、耳鼻喉科学、皮肤病学、免疫学、分子生物学、医学统计学等。

二、学科新进展

1. 掌握本专业国内外现状及发展趋势，不断吸取新理论、新知识、新技术，如牙体牙髓病学、牙周病学、口腔黏膜病学、儿童口腔医学和预防口腔医学的研究进展，并用于医疗实践和科学研究。

2. 熟悉口腔颌面外科学、口腔修复学和口腔正畸学等相关学科近年来的进展。

三、专业实践能力

1. 熟练掌握牙体牙髓病学的常见病和多发病的病因、发病机制、检查、诊断、鉴别诊断及治疗方法。熟练掌握复杂疑难病例的诊断、鉴别诊断和治疗技术，如非典型性牙颌面部疼痛、猖獗龋、牙咬合病、牙髓治疗失败病例的再治疗、龋易感患者的管理、根尖手术等。

2. 熟练掌握牙周病学的常见病和多发病的病因、发病机制、检查、诊断、鉴别诊断、全面的治疗计划及治疗方法。熟练掌握复杂疑难病例的诊断、鉴别诊断、非手术和手术治疗技术，如侵袭性牙周炎、牙周牙髓联合病变、以及反映全身疾病的牙周炎等。

3. 熟练掌握儿童口腔医学的常见病和多发病

的病因、发病机制、检查、诊断、鉴别诊断及治疗方法。熟练掌握复杂疑难的儿童牙病的诊治，如乳牙与年轻恒牙复杂疾病的处理等，了解儿童预防性矫治的治疗设计。

4. 熟练掌握口腔黏膜病学的常见病和多发病的病因、发病机制、检查、诊断、鉴别诊断及治疗方法。熟练掌握复杂疑难黏膜疾病的诊断、鉴别诊断和综合治疗。

5. 熟悉不同年龄组的口腔保健的程序与特点，以及临床与群体的口腔预防、口腔健康调查和口腔健康教育项目的计划与实施。

6. 熟悉口腔内科常用药物的作用、不良反应、药理学及药动学知识，在临床实践中合理用药。

附本专业病种

1. 龋病
2. 氟牙症
3. 四环素牙
4. 釉质发育不全
5. 遗传性牙本质发育不全
6. 先天性梅毒牙
7. 畸形中央尖和牙内陷
8. 牙振荡
9. 牙脱位
10. 牙折
11. 磨损
12. 楔状缺损
13. 酸蚀症
14. 牙隐裂
15. 牙根纵折
16. 牙本质过敏症
17. 可复性牙髓炎
18. 急性牙髓炎
19. 慢性牙髓炎
20. 残髓炎
21. 逆行性牙髓炎
22. 牙髓坏死
23. 牙髓钙化
24. 牙内吸收及牙外吸收
25. 急性根尖炎

26. 慢性根尖炎
27. 慢性龈缘炎
28. 增生性龈炎
29. 青春期龈炎
30. 妊娠期龈炎
31. 药物性牙龈增生
32. 牙龈纤维瘤病
33. 牙龈瘤
34. 急性坏死性溃疡性龈炎
35. 急性龈乳头炎
36. 急性多发性龈脓肿
37. 慢性牙周炎
38. 侵袭性牙周炎
39. 反映全身疾病的牙周炎
40. 牙周-牙髓联合病变
41. 根分叉病变
42. 牙周脓肿
43. 牙龈退缩
44. 口腔单纯性疱疹
45. 带状疱疹
46. 手-足-口病
47. 口腔念珠菌病
48. 口腔结核
49. 球菌性口炎
50. 坏疽性口炎
51. 深部真菌病
52. 药物过敏性口炎
53. 过敏性接触性口炎
54. 血管神经性水肿
55. 多形性红斑
56. 复发性阿弗他溃疡
57. 贝赫切特综合征(白塞病)
58. 创伤性溃疡
59. 放射性口炎
60. 天疱疮
61. 类天疱疮
62. 大疱类天疱疮
63. 口腔白色角化病
64. 口腔白斑病
65. 口腔红斑病
66. 口腔扁平苔藓
67. 盘状红斑狼疮
68. 口腔黏膜下纤维化
69. 韦格纳肉芽肿病
70. 慢性唇炎
71. 口角炎
72. 舌疾病
73. 性传播疾病
74. 艾滋病
75. 其他